中国科学院教材建设专家委员会规划教材
全国高等医药院校规划教材

案例版™

供临床、基础、口腔、麻醉、影像、药学、检验、护理、法医等专业使用

预防医学

第3版

主　编　赵景波　李晓霞

副主编　李宏彬　张　卓　王　蓓　孙昕霙　周　梅　汤　颖　张　帆

编　委　（按姓氏笔画排序）

马　莉（大连医科大学）
王　威（郑州大学）
王　蓓（东南大学）
王金勇（大理大学）
王建明（南京医科大学）
王俊刚（牡丹江医学院）
牛玉存（哈尔滨医科大学）
毛宗福（武汉大学）
由艳秋（哈尔滨医科大学）
白雪松（吉林医药学院）
向　浩（武汉大学）
刘爱萍（北京大学）
汤　颖（哈尔滨医科大学）
关红军（牡丹江医学院）
许妍姬（延边大学）
孙　涛（杭州师范大学）
孙昕霙（北京大学）
苏艳华（厦门大学）
李　鑫（哈尔滨医科大学）
李宏彬（新乡医学院）
李晓霞（牡丹江医学院）
李福军（哈尔滨医科大学）
吴　涛（北京大学）
邱服斌（山西医科大学）
何　敏（广西医科大学）
余　清（温州医科大学）
张　帆（海南医学院）
张　卓（沈阳医学院）
武　英（华北理工大学）
金焕荣（沈阳医学院）
周　梅（昆明医科大学）
周晓蓉（哈尔滨医科大学）
赵拥军（滨州医学院）
赵景波（哈尔滨医科大学）
祝丽玲（佳木斯大学）
聂继盛（山西医科大学）
郭怀兰（湖北医药学院）
郭彩霞（首都医科大学）
唐玄乐（哈尔滨医科大学）
黄小玲（海南医学院）
黄海溶（海南医学院）
常雪莹（哈尔滨医科大学）
梁玉清（齐齐哈尔医学院）
梁晓晖（武汉大学）
董　晨（苏州大学）
曾转萍（广东药科大学）
黎燕宁（广西医科大学）

秘　书　鲍春丹（哈尔滨医科大学）

科学出版社

北　京

郑 重 声 明

为顺应教育部教学改革潮流和改进现有的教学模式，适应目前高等医学院校的教育现状，提高医学教育质量，培养具有创新精神和创新能力的医学人才，科学出版社在充分调研的基础上，引进国外先进的教学模式，独创案例与教学内容相结合的编写形式，组织编写了国内首套引领医学教育发展趋势的案例版教材。案例教学在医学教育中，是培养高素质、创新型和实用型医学人才的有效途径。

图书在版编目（CIP）数据

预防医学 / 赵景波，李晓霞主编 . — 3 版 . — 北京：科学出版社，2020.1

中国科学院教材建设专家委员会规划教材　全国高等医药院校规划教材

ISBN 978-7-03-063793-2

Ⅰ . ①预… Ⅱ . ①赵… ②李… Ⅲ . ①预防医学 — 医学院校 — 教材 Ⅳ . ① R1

中国版本图书馆 CIP 数据核字（2019）第 281021 号

责任编辑：张天佐 / 责任校对：郭瑞芝

责任印制：赵　博 / 封面设计：范　唯

科学出版社 出版

北京东黄城根北街 16 号

邮政编码：100717

http://www.sciencep.com

三河市骏杰印刷有限公司 印刷

科学出版社发行　各地新华书店经销

*

2007 年 8 月第　一　版　　开本：850×1168　1/16

2020 年 1 月第　三　版　　印张：30　1/4

2020 年 1 月第十二次印刷　　字数：966 000

定价：98.00 元

（如有印装质量问题，我社负责调换）

前　言

近年来，国家高度重视高等医学教育，大力推进医学教育改革与发展，深化医教协同发展，进一步推进医学教育改革与发展，加快建设高水平本科教育，全面提高人才培养能力，实施卓越医生教育培养计划。教育部召开新时代全国高等学校本科教育工作会议，坚持“以本为本”，推进四个回归，谋划我国教育改革的宏伟蓝图，开启医学教育现代化建设的新征程。在此背景下，科学出版社推出了新一轮的案例版教材。

预防医学是医学重要的分支领域，作为医学教育的重要组成部分，是一门与临床医学专业密切相关的重要课程。

本教材的构思基于科学出版社第 1、2 版《预防医学》（案例版）及国内其他版本的《预防医学》。由于预防医学是研究健康及其影响因素，用健康的决定因素解释疾病的发生，目前比较公认的模型为健康生态学模型，这个模型从里到外阐述人生整个过程中影响健康的各种因素，该模型的中心是人体，结构可分为 5 层，第一层：也称为核心层，是人先天的个体特征，包括对疾病易感性的基因、表观遗传、性别、种族、血型和其他生物学因素；第二层：位于第一层之外，为个体的行为特征，如吸烟、饮酒、肥胖等；第三层：为个人、家庭与社区网络，即人在交往中形成的人际关系；第四层：为生活与工作条件，包括社会心理因素、就业、职业种类、社会经济地位、自然环境和人工环境、公共卫生服务和医疗救治等；第五层：为最外层，是全球水平、国家水平，乃至当地的政治、经济、文化、卫生、环境条件及有关的政策等。生态学模型描述了人生整个过程经受内在及外界各种因素对健康的影响。为此，本教材基于健康生态学模型的全部内容构思全书内容：第一章为绪论；第一篇涉及研究人群健康的方法学内容，由于流行病学就是研究人群中疾病与健康状况的分布及其影响因素，研究防制疾病及促进健康的策略和措施的科学，更适合对疾病及健康问题的研究，因此第一篇介绍流行病学原理及方法，共 7 章，即第二章为流行病学概论、第三章为疾病分布、第四章为流行病学常用研究方法、第五章为偏倚及病因推断、第六章为诊断试验与筛检试验、第七章为公共卫生监测、第八章为循证医学。第二篇介绍人群健康的影响因素，涉及环境因素、营养因素、职业因素、社会因素、心理因素、学校环境、食品安全、行为因素等，共 10 章，即第九章为人类环境与健康、第十章为生活环境与健康、第十一章为膳食营养与健康、第十二章为职业环境与健康、第十三章为社会因素与健康、第十四章为心理因素与健康、第十五章为学校环境与健康、第十六章为行为与健康、第十七章为食品安全与健康、第十八章为烟草控制与健康。第三篇介绍临床场所预防医学，主要是在临床场所对个体开展的预防医学，共 4 章，即第十九章为临床预防服务、第二十章为疾病的第二级预防、第二十一章为患者教育与行为干预、第二十二章为健康风险评估与健康管理。考虑目前的全球化影响、健康生态学模型中涉及的全球卫生问题及临床本科质量认证评估的要求，第四篇介绍疾病预防控制与全球卫生，共 8 章，即第二十三章为传染病的预防与控制、第二十四章为慢性非传染性疾病的预防和控制、第二十五章为突发公共卫生事件的应对策略和措施、第二十六章为医院安全管理、第二十七章为社区卫生服务、第二十八章为健康保险与医疗卫生费用控制、第二十九章为全球卫生、第三十章为卫生体系及功能。

本教材以案例与传统理论知识结合的方式贯穿全书，有的案例放在章节的前面，起到引领、导课的作用，并激发学生的学习兴趣；有的案例位于章节的中间，起到承上启下的作用；而有的案例位于章节的最后，起到对理论知识总结的作用。每个案例包括三部分内容，即案例描述、案例问题及对案例问题的分析，三者构成一体，提示了本章节的主要知识和理论。案例均由编委根据该章节的理论，选自国内外经典的案例或自己的科研成果。另外，本教材将每章的重要知识点均列在各个框内，并放在该章阐述理论知识点的附近，起到明显提示需要掌握的重要知识点的作用。还有，本教材设有拓展阅读，以拓宽学生的视野。

为满足新时代高等医学教育的需要，使学生更好地掌握预防医学的知识体系，本教材编委会精心制作了 PPT 课件和微课等电子教学资料，以及配套的《预防医学思维导图与复习考试指南》。

本书在编写过程中，所有编委通力合作，不辞辛苦，在编写会及定稿会上大家以严谨治学的态度，集思广益、多次讨论，完成了互审、复审及终审，对各位编委付出的辛苦，我在此表示深深的谢意！

限于水平，书中难免存在不足之处，希望兄弟院校专家、学者及广大读者提出宝贵意见。

赵景波　李晓霞

2019 年 3 月 7 日

目　　录

第二篇　人群健康的影响因素

第三篇 临床场所预防医学

第四篇 疾病预防控制与全球卫生

第一章 绪 论

第一章 PPT

【案例 1-1】

据《鹖冠子·卷下·世贤第十六》记载，魏文王求教于扁鹊，你们家兄弟三人，都精于医术，谁医术最好？扁鹊说，在他兄弟三人中，大哥的医术最好，二哥的医术次之，他的医术最差。魏文王大惑不解，为什么你自以为医术最差，而名声却闻于天下呢？扁鹊回答，大哥治病，在病情尚未发作前就施法将病根予以铲除，其医术高超外人不知道，只有家人知道，所以没有名气。二哥治病，是在疾病初起，症状表浅时施治，虽药到病除，但乡里人认为他只是会治小病的医生，故名声不大。而我治病，都是在病人病情危重、痛苦万分之时予以施治，分别应用针灸、药物内服外敷，甚至动用手术，均能够使病情转危为安，逐渐痊愈，大家都认为我的医术神奇，所以能名闻天下。魏文王大悟。

【问题】

1. 扁鹊回答的寓意是什么？
2. 魏文王悟到了什么？

【案例 1-1 分析】

1. 事后控制不如事初控制，事初控制不如事前控制。病前治疗、病初治疗及病后治疗，正体现发病前预防、发病初期预防及发病后期预防的思想，体现出疾病预防越早越好的思想。

2. 病后妙手回春的“神医”，不如“治未病”的上医。道理是不要只顾眼前，应当有先见之明，要有对疾病发展的预见，在疾病前采取措施是上策。

医学是人类在长期与疾病做斗争的实践中产生和发展而成的。最早医学的出现应该是先有患者，在救治患者的漫长过程中，临床医学逐渐发展起来。随着早期临床医学的发展，为深入对疾病的认识，人们拓宽了医学的研究范围，研究疾病的病理生理及预防机制，医学向基础医学和预防医学逐渐扩展。经过了数千年，医学发展经历了原始医学、古代经验医学、近代实验医学和现代医学的过程。到目前为止，现代医学已经发展较为完善，基础医学、预防医学与临床医学已经成为三大医学支柱。预防医学尽管起步晚于临床医学，但自起步起，人们高度重视预防医学，《黄帝内经》上记载“圣人不治已病，治未病；不治已乱，治未乱”。新中国成立初期，我国根据当时的国情，提出了四大卫生工作方针：“面向工农兵，预防为主，团结中西医，卫生工作与群众运动相结合”，在当时就确立了预防为主的思想。当前我国社会发展进入新时代，新时期卫生工作方针是“要坚持正确的卫生与健康工作方针，以基层为重点、以改革创新为动力，预防为主、中西医并重，将健康融入所有政策，人们共建共享”。预防为主的思想依然没有改变。多年的预防医学实践如 1998 年的抗洪抢险、2008 年四川汶川地震的及时救助，均没有发生大灾之后出大疫的现象，由此说明，预防医学在医学中具有重要的地位和作用。

第一节 预防医学概述

微课 1-1

一、预防医学的定义

知识点 1-1

1. 预防医学的定义。
2. 如何理解预防医学的定义。

预防医学（preventive medicine）是以个体或群体为研究对象，以疾病预防为指导思想，采用现代医学微观和宏观技术相结合的研究方法，研究疾病发生与分布规律及影响健康的各种因素，制订预防对策和措施，达到保护健康、促进健康、预防疾病和提高生命质量目的的科学。

这里，针对群体的疾病预防，一旦寻找到得力的措施，预防疾病是最奏效的。而以个体为研究对象，这个个体可以是没有发病的具体个体，也可以是处于亚临床状态的个体或某病病后的个体，

笔记栏

只要针对个体实施的预防干预都应属于预防医学。

预防医学的研究具有鲜明的预防色彩，开展的研究和实践是以预防疾病为出发点。预防医学的研究方法有很多，当今现代医学中存在各种微观和宏观研究方法，如分子生物学方法、解剖学研究方法、病理学研究方法、微生物学研究方法、流行病学研究方法、气相色谱法、免疫组化、蛋白质组学等，这些研究方法，只要在预防疾病上应用，均为预防医学的研究方法，所以预防医学研究和实践往往是多种研究方法的结合，可谓现代医学微观和宏观技术相结合。

预防医学不但研究疾病的发生及其规律，更重要的是研究健康及影响健康的各种因素（包括环境因素及遗传因素）。从环境角度预防疾病，成功的例子有很多。回顾预防医学研究的历程，从遗传因素出发研究疾病的预防，实例也较多，如产前诊断、基因筛查等，比比皆是。

预防医学研究的目的是保护健康、促进健康、提高生活质量、减少伤残、延长寿命、减少早亡。

预防医学是现代医学的重要组成成分，是从医学中发展进化出来的一个综合性独立的学科群，主要包括卫生统计学、流行病学、环境卫生学、劳动卫生与职业病学、营养与食品卫生学、儿少与妇幼卫生学、卫生微生物学、毒理卫生学、社会医学、医学心理学、卫生管理学、健康教育学、卫生经济学等多门学科。

二、预防医学与卫生学、公共卫生

美国公共卫生领袖、耶鲁大学公共卫生教授温思络（Winslow）认为：公共卫生（public health）是通过有组织的社区努力来预防疾病、延长寿命、促进健康和提高效益的科学与艺术。

知识点 1-2

1. 公共卫生及卫生学的定义。
2. 预防医学、公共卫生及卫生学三者间的关系。

温思络对公共卫生的定义，内涵丰富。有组织的社区努力，主要是包括公共卫生的早期目标即改善环境卫生，预防和控制传染病；另外，开展个人卫生教育，通过组织医务人员，开展提供疾病早期诊断和预防性治疗的服务，建立社会机制来保证每个人都达到足以维护健康的生活标准。

温思络认为公共卫生是科学和艺术的结合。公共卫生实践需要整个社会参与，建立社会机制，保护所有人“与生俱有的健康和长寿权利”。可以确切地说，温思络的定义在公共卫生的历史上是一面丰碑。这个定义在1952年被世界卫生组织（World Health Organization，WHO）采纳，并一直沿用。

卫生学（hygiene）是以人群及其周围的环境为研究对象，研究外界环境因素与人群健康的关系，阐明环境因素对人群健康影响的规律，提出利用有益环境和控制有害环境因素的卫生要求及预防对策的理论根据和实施原则，以达到预防疾病、促进健康、提高生命质量的目的。

这里可以看到，卫生学的研究对象不但是人群，还有周围的环境，重点是研究外界环境因素与人群健康的关系。回顾历史，使卫生学成为一门精确学科的人是德国医学家马科斯·约瑟夫·范·皮腾科费尔（Max Joseph von Pettenkofer，1818—1901 年），他用物理、化学等实验研究方法研究空气、水、土壤对人体的影响，测定大气中二氧化碳对呼吸的意义，研究住宅的通气和暖气设备等，于 1882 年出版了《卫生学指南》，该书奠定了现代卫生学基础，后来的一百多年来，分化出许多卫生学科，如食品与营养卫生学、环境卫生学、儿童少年卫生学、劳动卫生学等。早期的卫生学所关心的是一个生物的人，很少系统地研究人群健康及其影响因素的研究，卫生学所研究的环境是指自然环境，很少涉及社会因素如经济、文化等的作用和影响，卫生学所提出的“卫生要求”常常指的是“卫生标准”。在我国医学院校早年发展初期甚至到现在，卫生学作为一门课程，在一些院校仍开课，主要讲述营养与食品卫生学、劳动与职业卫生学、环境卫生学、少儿卫生学及毒理卫生学等相关内容，随着时代的进步，卫生学在授课的内容上也扩展到预防保健策略和措施、社会因素、卫生服务体系与卫生管理层面上。

公共卫生与预防医学既有区别又有联系，两者同属于现代医学的重要组成，公共卫生与预防医学是医学学科目录下的一级学科，涵盖营养与食品卫生学、卫生统计与流行病学、劳动卫生与环境卫生学、少儿卫生与妇幼保健学、卫生毒理学等多个二级学科。公共卫生和预防医学，作为开办专业或授课课程，均以人群为研究对象，以控制疾病和促进健康为目的。传统意义的预防医学主要以

笔记栏

卫生学内容为主。而公共卫生是一种有组织的社会行为，具有医学学科的属性，内容上包括卫生学，还包括卫生法学、卫生事业管理、卫生监督学及其他交叉学科，因而公共卫生具有比预防医学更宽的外延。

三、预防医学与临床医学

临床医学（clinical medicine）是指在临床场所开展疾病的诊断、治疗和预后研究，是临床各专业学科的总称。它是根据患者的临床表现，各种化验检查及影像学特征，从整体出发，结合疾病的可能病因、发病机制和病理生理过程，进行诊断，通过治疗及预防、临床观察及随访，以达到消除疾病、减少痛苦、提高生活质量、延长寿命的目的。临床医学是以患病个体为研究对象的科学，一个来自某一个人群的患病个体，通过临床行为，获益的仅仅是患病个体（图 1-1）。

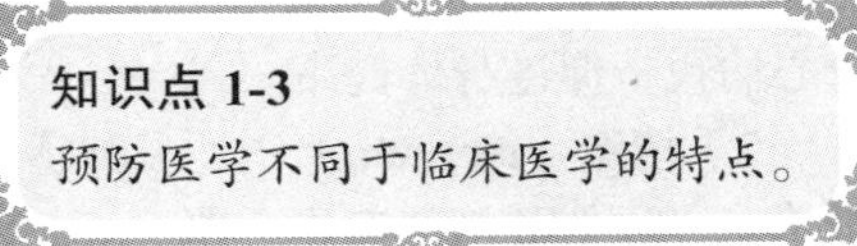

知识点 1-3
预防医学不同于临床医学的特点。

预防医学与临床医学，同为医学的分支之一，但预防医学不同于临床医学，其特点有：①预防医学的研究对象主要是个体或某一群体，主要着眼于健康者和无症状者的预防，实际上也关注病后并发症的预防和康复。②研究方法上注重微观和宏观方法相结合，使得研究方法更为多样且灵活；另外，从疾病预防的超前角度看，研究的是健康的影响因素，针对影响健康的因素展开研究。③预防医学采取的措施是从预防疾病出发的，更具有积极的预防作用，并且产生较临床医学更大的人群健康效果（图 1-1）。

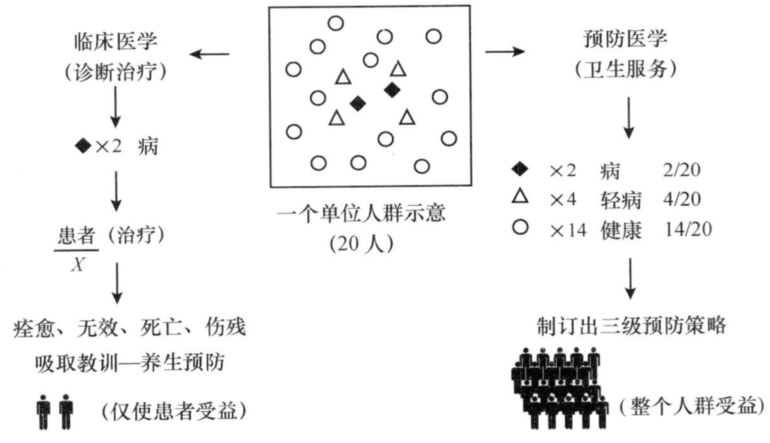

图 1-1 预防医学和临床医学与人群健康关系的比较

第二节 健康的概念及其影响因素

微课 1-2

预防医学是以研究健康，维护、保护和促进健康为目的。从医学发展的历程上看，人们对健康的理解是不同的。传统的健康观认为“无病即健康”，是把无病视为健康的评判标准，把健康单纯理解为“无病、无残、无伤”。

一、健康的概念、作用和衡量健康的标准

随着医学的发展、人类文明的进步，人们对健康与疾病的认识逐步深入，于是形成了完整的、现代的健康观。

知识点 1-4
1. 健康的定义。
2. 健康的组成。
3. 健康的作用。
4. 健康的衡量标准。

1948 年 WHO 关于健康的定义：“健康（health）是身体、心理和社会适应的完好状态，而不仅仅是无病和虚弱。”

健康是一个人身体素质的体现，也是一个人日常生活的资源，更重要是一个家庭乃至于整个社会的资源。健康本身是一个积极的概念，是需要个体、团体及整个社会参与，健康教育，改变行为，促进健康。

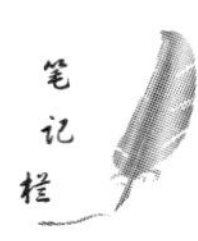

为更全面理解健康的概念，下面对健康的组成及作用加以阐述。

1. 健康的组成 健康的概念中包括了三个方面，即身体、心理和社会适应，犹如拉车的三匹马，它们以相互作用的方式建立相互的联系，使得个体或人群参与更为广泛的、丰富多彩的日常生活之中。

（1）身体（body）：身体具有结构和生理功能特征，人大体上的结构包括四肢、躯干及头颅等，人的许多日常活动需要这些结构的参与及协调；身体的生理功能是多方面的，如视力、嗅觉、听力等；身体还具有对疾病的易感性、免疫性及自我修复能力等。体重是身体中一个重要的指标，往往体重的增加或减重与疾病相联系，应该特别关注。

（2）心理（psychology）：包括智力、情绪和精神三个方面。

1）智力（intelligence）：指人认识、理解客观事物并运用各种知识、经验等解决实际问题的能力，包括观察、想象、记忆、判断、思考等。智力超群的人往往有优越感，这种优越感可促进身心愉悦，促进身体健康。

2）情绪（emotion）：是多种感觉、思想和行为综合产生的心理及生理状态。在日常生活中，最普遍、通俗的情绪有喜、怒、哀、惊、恐、爱等。无论正面还是负面的情绪，都会引发人们行动的动机。而积极情绪有益于健康，如和别人握手时热情、诚恳、可信和自信等；谈话时，轻松自如，不吞吞吐吐、慌慌张张，没有相互敌视和防范的心理和行为。

3）精神（spirit）：是指人的意识、思维活动和一般心理状态。真正健康的人具有良好的精神面貌，表现出充沛的活力和想象力。

（3）社会适应（social adjustment）：社会适应能力表现为人际交往的能力。人出生后，首先适应家庭环境、适应家庭成员，与父母及其他家庭成员的交往是最初的适应能力，也是学习适应能力的最重要方式。随着年龄的增长，上幼儿园和学校，开始与玩伴或同学交往；工作后，与同事及更大范围的人群交往，逐渐地学习、认识及再认识、总结交往的经验，提高交往的能力。良好的人际交往提高了化解各种冲突的能力，变得更加欣赏别人、接纳别人，并在交往中获得快乐，提高了社会的各种适应能力。

WHO 关于健康的这一定义，是把人的健康从生物学的意义，扩展到了精神和社会适应两个方面的健康状态，把人的身心、家庭和社会生活的健康状态均包括在内。

2. 健康的作用 健康对于一个人的重要性不言而喻。健康的三个组分就像是拉车的三匹马，可以把人们带到想去的任何地方，拥有健康，就有“可上九天揽月，可下五洋捉鳖”的雄心壮志，从而使人们经历人生的各个丰富多彩的阶段，体会曼妙的幸福人生。

健康是我们每个人的权利但不是每个人的专利，健康的个体便可参与到生命过程中各种有益的活动，当人们评价一生走过的路时，感到幸福满怀。

从群体的角度，保护及促进健康可以提高整个民族健康素质，延长整个民族的期望寿命，减少因疾病导致的直接或间接的经济负担，促进社会的良性循环和经济的快速发展。

3. WHO 提出衡量健康的 10 项标准 WHO 于 1978 年提出衡量健康的 10 项标准，分别是：①精力充沛，能从容不迫地应对日常生活和工作；②处事乐观，态度积极，乐于承担任务，不挑剔；③善于休息，睡眠良好；④适应环境，应变能力强；⑤对一般感冒和传染病有一定抵抗力；⑥体重适当，身体匀称；⑦眼睛明亮，反应敏捷，眼睑不易发炎；⑧牙齿清洁，无缺损，无疼痛，牙龈颜色正常，无出血；⑨头发有光泽，无头屑；⑩骨骼健康，肌肉、皮肤有弹性，走路轻松。这是从 10 个方面评价健康，可供参考。

二、健康的影响因素

> **知识点 1-5**
> 1. 健康的影响因素是如何划分的？
> 2. 健康的影响因素有哪些？

健康的影响因素是指影响个体或人群健康的各种因素，也称为健康决定因素。1974 年，时任加拿大卫生部部长 Lalonde 在《从新视角看加拿大人民的健康》报告中提出了影响健康的四大方面，即人体生物学、生活方式、环境及卫生保健体系。1985 年，Hancock 与 Perkins 提出了人类健康生态学模型（health ecological model）。近年来，WHO 又提出健康的决定因素，包括收入、

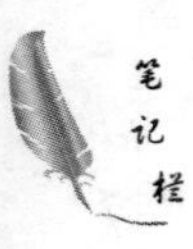

受教育水平、社会状况、空气、饮用水、工作场所、住宅、社区和道路等各种环境及社会支持网络、卫生服务、性别、个人遗传特征等。参照各种分类，可把影响健康的因素归纳为两个方面：个人因素和环境因素。个人因素（individual factor）包括生物学特征因素如遗传因素、行为及生活方式因素；而环境因素（environmental factor）包括自然环境因素和社会环境因素两个方面。

（一）个人因素

1. 生物学特征因素　生物学特征因素如遗传因素，基因的突变或染色体的异常均与疾病有直接关系。遗传因素不但参与单基因遗传病的发生和发展，还参与多基因遗传病的发生，即使基因序列没有发生改变，但是由于基因表观遗传发生了改变，也发现与多种慢性病的发生有关，如高血压、糖尿病、肿瘤等疾病。有些个体具有明显的遗传易感性，如有的人感染乙肝病毒后就易慢性化。另外，生物学特征也包括心理因素、生长发育规律、民族、年龄、性别、获得性免疫、营养状况等。

2. 行为和生活方式因素　是指个体因自身不良行为和不良生活方式，直接或间接给健康带来的不利影响。目前研究发现糖尿病、高血压、脑卒中、冠心病、恶性肿瘤、肥胖症、性传播疾病和艾滋病、精神性疾病、自杀等均与行为和生活方式有关。

（1）行为因素（behavior factor）：行为是机体在各种内外部刺激影响下产生的活动，行为是影响健康的重要因素，几乎所有影响健康因素的作用都与行为有关。例如，过量饮酒与酒精性心脏病，吸烟与肺癌、慢性阻塞性肺疾病，婚外性行为与性传播疾病，同性恋、吸毒与艾滋病等，这些不良行为也严重危害人类健康。

（2）生活方式因素（lifestyle factor）：广义生活方式是人们一切生活活动的典型方式和特征的总和，包括劳动生活、消费生活和精神生活（如政治生活、文化生活、宗教生活）等。研究表明，不良生活方式不但跟传染病有关，也跟慢性非传染病有关，据美国调查，只要有效地控制行为危险因素：不合理饮食、缺乏体育锻炼、吸烟、酗酒和滥用药物等，就能减少40%～70%的早死、1/3的急性残疾、2/3的慢性残疾。近年来，我国恶性肿瘤、脑血管病和心血管病已占总死亡原因的61%，究其原因，其中生活方式成为重要的贡献因素。

有些生活方式，经常存在于青少年及中年之中，如熬夜、不吃早餐、过度不科学的减重等，长此以往，导致身体处于亚健康状态甚至疾病发生。

（二）环境因素

环境因素强调人体与自然环境和社会环境的统一，强调健康、环境与人类发展不可分割。

1. 自然环境因素　包括生物因素、物理因素及化学因素。生物因素如病原微生物中病毒、细菌、寄生虫等；有毒动植物如毒蛇、毒蘑菇等；物理因素如噪声、震动、气温、气湿等；化学因素如农药、药物、添加剂等。

保持自然环境与人类的和谐，对保护、促进和维护健康有着十分重要的意义。反过来若破坏了人与自然的和谐，人类社会就会遭到大自然的报复。

2. 社会环境因素　为突出医疗卫生服务的重要性，将社会环境因素分为两部分阐述。

（1）重要的社会环境因素：包括社会制度、经济收入和社会地位、文化程度及社会支持网络、法律、教育程度、人口数量、就业和工作条件、民族及种族等，社会制度确定了与健康相关的政策、法律、法规等。社会支持网络是一个人在社会中所形成的人际关系。良好的健康往往与家人、朋友及社会的支持有关。

（2）医疗卫生服务的可及性：它是影响健康的重要因素，属于社会环境因素，是指社会卫生医疗机构、设施、制度及卫生服务的完善状况，医院设备、医务人员素质及疾病预防控制部门的预防服务能力，是一个国家或地区经济发展和社会进步的象征。

三、健康生态学模型

影响健康的因素是如何作用于人体改变健康状况的，有许多学说加以解释。截至目前，普遍公认的是1985年，Hancock与Perkins提出的健康生态学模型（health ecological model）（图1-2）。

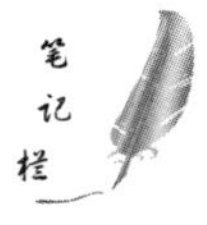

> **知识点 1-6**
> 1. 健康生态学模型及其结构。
> 2. 如何进一步理解健康生态学模型。

该模型强调个体和人群健康是个人的生物学特征、生活方式、自然因素及社会因素（包括卫生服务等）相互依赖、相互作用的结果，且这些因素相互制约，以多层面的交互作用来影响个体和群体的健康。该模型的中心是人体，结构可分为5层，第一层：也称为核心层，位于模型的最内侧，是人先天的个体特征，包括对疾病易感性的基因、表观遗传、性别、种族、血型和其他生物学因素；第二层：位于第一层之外，为个体的行为特征，如吸烟、饮酒、肥胖等；第三层：为个人、家庭与社区网络，即人在交往中形成的人际关系；第四层：为生活与工作条件，包括社会心理因素、就业、职业种类、社会经济地位、自然环境和人工环境、公共卫生服务和医疗救治等；第五层：为最外层，是全球水平、国家水平，乃至当地的政治、经济、文化、卫生、环境条件及有关的政策等。

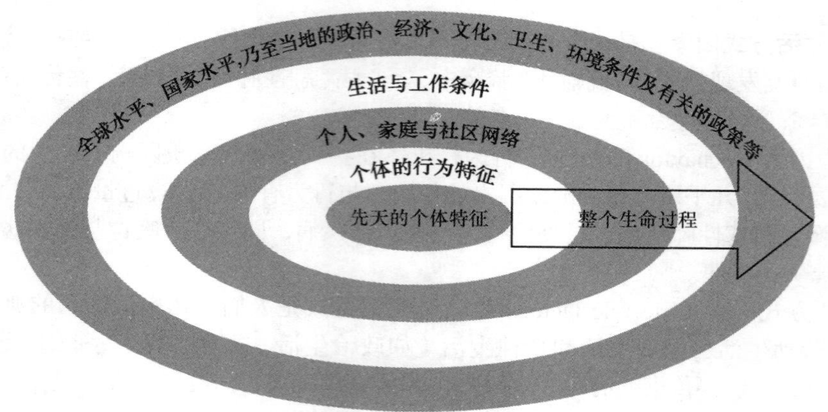

图 1-2 健康生态学模型

健康生态学模型从里到外阐述人生整个生命过程中影响健康的各种因素，意味着那些可影响健康但不影响发病的因素也可以被使用，进一步拓展了“病因”的范围和领域，提示了更多可以用来保护健康、促进健康、预防疾病的因素。

健康生态学模型强调个体特征是疾病发生的根本，如男性易患高血压，老年人易患冠心病或脑卒中等，遗传易感性的人易患与遗传相关的疾病。生物因素如细菌、病毒、寄生虫、媒介节肢动物等是传染性疾病的重要因素。物理化学因素如营养素、微量元素、维生素、矿物质、气象、水质、大气污染、电离辐射、噪声、震动等都与健康有关。从社会环境因素上看，政治、经济、文化、制度、职业、社会地位、宗教、风俗等都会影响疾病和健康。而且这些因素相互作用、相互影响，共同决定一个人的健康水平。

健康生态学模型，也说明了直接因素与间接因素的存在。从模型结构的各个层面可以看出，模型的中心是人，离人最近的因素作用于人体可以视为直接因素，相对较近的因素视为近端间接因素，而离人较远的因素视为远端间接因素。例如，全球化经济发展，使得国家经济发达，经济好使得老百姓有更多的肉类食品，喜食肉类食品导致血中低密度脂蛋白升高，高胆固醇导致颈动脉粥样硬化及脑动脉斑块形成，脑血管狭窄和堵塞导致脑卒中，脑卒中导致死亡。以死亡为结局，脑卒中为直接因素，而脑血管狭窄和堵塞是近端间接因素，而全球化经济发展是更为远端的间接因素。

健康生态学模型使得人们从对疾病的认识拓展到了对影响健康因素的认识，这是认识上的一大飞跃，从而揭示了更多新的保护健康、促进健康、预防疾病的方法，特别是在人们同时暴露于社会生态环境因素中时，指出了改善影响健康的社会生态环境对预防疾病、促进健康的意义。

第三节 疾病预防策略

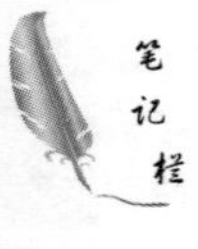
笔记栏

如何预防疾病？回答这个问题首先要了解疾病是怎么发生的。在疾病发生过程中，有各种因素作用于机体，也作用于疾病发生的不同阶段，那些直接作用出现结局的因素，如生理生化指标、血压、血脂及血糖等，人们习惯称为近端因素或下游因素，往往是它们直接导致疾病；而近端因素的上级因素，如行为因素、社会心理因素等，直接作用于近端因素，间接地导致结局，被称为中游因素；而中游因素之上的那些因素，如国家政策、社会经济水平、全球化等，往往是通过作用于中游因素及下游因素，对结局产生影响，这些因素被称为上游因素或远端因素，见图 1-3。在各种影响健康的因素中，有些因素损害健康或引起疾病，表现形式是急性、短暂性，如高空跌落、食物中毒、急性传染病等对机体的损害；而大多数因素，是长期及反复作用于人体，渐进导致功能的损害甚至疾病。

微课 1-3

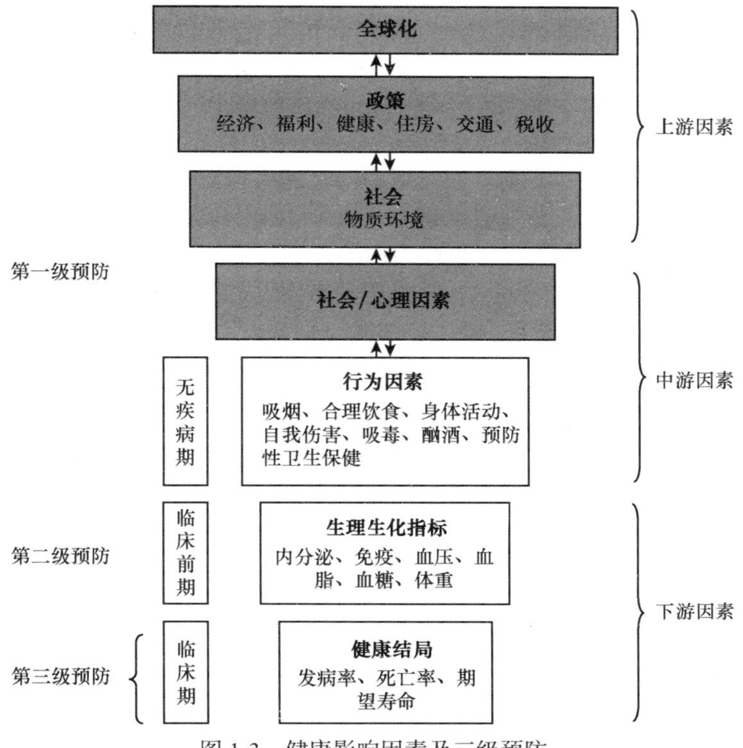

图 1-3 健康影响因素及三级预防

一、疾病自然史与预防疾病机会窗口

> **知识点 1-7**
> 1. 疾病自然史。
> 2. 预防疾病机会窗口。
> 3. 三级预防。

在人的一生中，疾病的发生一方面受到个体生物学特征如基因、行为心理特征等的影响，另一方面人长期暴露于各种损害健康或致病的因素，无论是社会环境因素还是自然环境因素，往往这些因素相互作用，相互关联，相互协同，损害健康，导致疾病。疾病，无论病因是否明确，在不给予任何干预的情况下，从发生、发展到结局的整个过程称为疾病自然史（natural history of disease）。其过程有几个明确的阶段：①健康期；②病理发生期，是指在致病因素作用下，机体发生病理改变，但还没有发展到可以检出的水平；③临床前期，病理水平上可以达到检出水平，但尚未达到临床诊断水平；④临床期，机体出现形态或功能上的明显异常，临床上出现典型症状，达到临床诊断标准；⑤结局：疾病进一步发展，出现伤残或死亡，或者缓解、痊愈。

各种疾病的自然史长短是不相同的，如急性疾病，疾病自然史是比较短的；而慢性疾病，疾病自然史时间就比较长，几年（慢性浅表性胃炎）甚至是几十年（如慢性乙型肝炎）。人体暴露于危险因素不是马上表现临床症状的，疾病发生是要有一个过程，这个过程就为疾病预防提供了机会，人们完全可以充分利用这个时间进行预防干预，因此有人称这段时间（疾病自然史）为预防疾病机会窗口（prevention of disease opportunity window）。

笔记栏

二、三级预防策略

无论疾病自然史长短，均可以将每种疾病自然史粗略地分为发病前期、发病期和发病后期三个阶段。

实际上，健康的个体处于发病前期时，虽未发病，但已经存在各种潜在的危险因素如吸烟、饮酒、体力活动少等，机体可能出现各种病理生理的改变，如血糖升高、血管动脉硬化等；在发病期，一般都会出现轻重程度不一的临床表现；而在发病后期，其结局可能是治愈或死亡，而有的治愈者也可能留有不同程度的残疾或后遗症。

在疾病自然史的每一个阶段，都可以采取相应措施预防疾病的发生，因此，疾病的预防是根据疾病自然史发生的各个阶段来进行的。根据对疾病自然史划分的三个阶段分别开展预防，相应的分为三级：第一级预防，即发病前的预防；第二级预防，即疾病发病早期的预防；第三级预防，即疾病发病后的预防，这就是疾病的三级预防（prevention disease at three levels），见图 1-3。

第一级预防（primary prevention），也称为病因预防。主要是针对致病因子（或危险因素）开展的预防，也是预防疾病发生发展及消灭疾病的根本措施。主要措施包括保障全人群健康的公共卫生措施和保障个体健康的措施。

公共卫生措施如把健康融入国家政策中，使所有的公共政策都有利于健康，从政治、经济、文化等层面保障人群健康，如提供安全的饮用水和食物、保护大气 / 水源及土壤的措施、利用各种媒体开展宣传教育、公共场所禁烟、开办公共体育场馆等。

针对个体健康的措施：个体的健康教育，改变不良行为，合理营养和锻炼；适龄儿童计划免疫，预防疾病；婚前检查，预防遗传病；开展儿童及孕妇保健；一些疾病高危个体的药物干预以预防疾病的发生等。

第二级预防（secondary prevention），是在疾病的临床前期，针对某个或某些疾病开展的早发现、早诊断、早治疗的三早措施。

第二级预防采取的主要措施是普查、筛检、定期健康检查及高危人群重点项目检查及设立专科门诊等。要做好第二级预防，应提高人群健康意识及对常见疾病的知识；提高医务工作者的疾病早期诊断能力；建立常见疑难重病的监测系统。对于早期疾病、可逆转疾病，预防性体检及早期筛查特别有意义。

第三级预防（tertiary prevention），是对已患病者采取的措施，目的是及时、有效地治疗、阻断疾病的发展和恶化，预防并发症和残疾；对于已经丧失劳动能力者，主要是功能恢复、家庭护理指导、心理康复，目的是尽快恢复生活和劳动能力，提高生活质量。

疾病的三级预防是以健康为目标，以人群为研究对象，突出预防疾病的思想，是医学工作者开展预防的基本原则和策略。

任何疾病，无论致病因素是否明确，强调第一级预防是重要的，如地方病中的克山病、大骨节病等，虽然病因不清，但综合的第一级预防是有效的；又如肿瘤，更需要实施第一级和第二级预防。有些疾病，病因往往是人为的而且是明确的，如医源性疾病、职业性疾病等，采用第一级预防更为奏效。但大多数疾病往往是多因素引起的，如代谢性疾病、心脑血管性疾病，要根据疾病特点展开，除了采用第一级预防外，还应开展第二级、第三级预防，如通过筛查，寻找可疑患者，再进一步早期诊断、早期治疗，开展康复治疗，这样可使预后效果更好。对于传染病的预防，应强调个体预防和群体预防的意义，个体的预防主要采用免疫接种的办法，当个体的免疫达到人群的一定水平，就可提高人群群体的免疫水平。传染病的预防强调五早措施：早发现、早报告、早诊断、早隔离、早治疗，而其中早发现、早隔离、早治疗就是阻止传染病由个体向一般人群传播，也是群体预防的办法。而有些疾病的预防，如高血压预防，对于高血压患者，是病后的预防，而对于冠心病和脑卒中来说，就是第一级预防。

三、高危人群策略和全人群策略

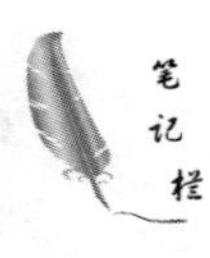

高危人群策略（high-risk strategy of prevention）是指针对没有发病但处于疾病的高危人群采取

预防干预措施，以降低其将来发病的风险。高危人群策略是以临床医学思维为导向的实现第一级预防的策略。

这个策略的实施首先是确定哪些人是处于某疾病的高危状态，要采用医学手段如生理、病理、临床检查或行为等筛查出来，然后再对这些个体的危险因素进行干预，降低危险因素水平及其未来发病的风险。例如，定期对某社区成年人心血管疾病危险因素进行评估，对未来15年发生脑卒中风险高的个体进行危险因素干预，如控制血压、食盐摄入、体重，戒烟限酒，多吃蔬菜、水果，服用小剂量阿司匹林等。

知识点 1-8

1. 高危人群策略和全人群策略的定义。
2. 高危人群策略和全人群策略两者的关系。
3. 在疾病预防中如何使用高危人群策略和全人群策略。

这种策略的好处：①干预的措施有针对性，干预对象容易接受，很容易在近期内看到干预的效果；②干预仅针对小部分高危人群，有利于医疗资源有限情况下实施，且投入近期可取得明显收益；③避免了未干预者遭受干预，具体实施操作性好，更便于医务工作者参与。

全人群预防策略（population strategy of prevention），是指针对影响整个人群的健康危险因素，尤其是病因链上那些远端的因素进行干预来降低整个人群疾病的风险。全人群预防策略是以公共卫生思维为导向的实现第一级预防的策略。

全人群预防策略不需要评估哪些个体未来发生疾病的风险高、哪些风险低，不被判为高危而不进行干预的个体，实际上依然存在发生疾病或健康危害的风险，应通过消除有害暴露，尤其是那些个体难以察觉或控制的各种环境暴露，或针对人群中有害暴露的各种决定因素，降低整个人群有害暴露的水平，降低整个人群总的疾病负担。在影响因素导致的全人群绝对健康风险中，贡献最多的是平均水平者或接近平均水平者，而不是那些处于曲线远端的个体，后者尽管发病相对危险度最高，但在绝对数量上所占比例较少，导致的绝对健康风险并不高于前者。因此，关注个体的高危策略，可有效降低该高危人群个体的发病危险，但对全人群的疾病风险的降低作用有限。另外，高危个体的危险因素往往受到所处的环境与周围人的影响，要改变个体的行为与其周围的环境和人，实际上也是很难的。将生活中的某些个体定义判定为“不正常”，试图使其脱离其所处的情境而改变，也是脱离现实的。所以关注全人群的预防策略，将健康的风险分布向左移动，即使较小的程度产生的健康收益也很巨大，从图形可以看到正常人群的分布面积扩大，而高危人群缩小明显（图1-4）。因此，全人群预防策略是根本性、持久性的策略，成本效应良好。这就是著名的Rose预防策略。

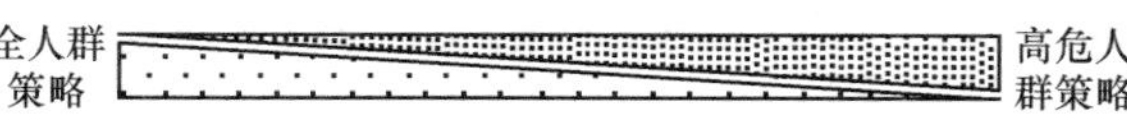

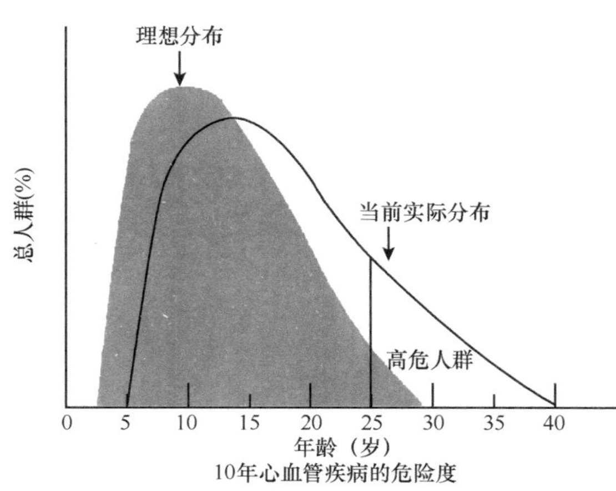

图1-4 预防的高危人群策略与全人群策略

四、健康的生命全程路径

人的一生，从出生到死亡，会经历各种决定因素的影响，这些决定健康的因素有的是有利健康的，有的是不利健康的。许多健康的决定因素对健康的影响作用往往是漫长的、积累的，具有长期性和作用的叠加性，这些因素长期作用可导致慢性病或慢性伤残等。因此，对于不同个体，有的人在生命中接触有害因素多而接触有利因素少，到一定年龄后，身体健康状况及各种功能变得较差；而有的人在生命中接触有害因素少而接触有利因素多，到了相同的年龄后，身体健康状况及各种功能仍很好。已有科学研究证据表明，在人的一生中采取预防措施越早，随着年龄增长预防措施越及时，则促进及维护健康的效益越大。健康生命全程路径（life course approach to health）就是基于这样的思维逻辑，从生命起始，根据整个人生各个时期的需要，采取有针对性的预防措施，提高干预措施

笔记栏

的效率。我们可以把人生划分为几个明确的阶段，如围生期和婴幼儿期、青少年期、成年工作期和晚年期四个时段，不同年龄段的人群处在不同的场所（家庭、学校、工作场所、生活社区），均有发生疾病的风险，应实施连续不断的预防服务措施，积极地有针对性地开展预防，有效避免或降低有害因素的危害，充分地发挥人的潜能、保护机体功能和劳动力，延长生命期限和改善生活质量。保证人生不同阶段的预防既能有效获得有针对性的卫生服务，也能避免造成不必要的重复或遗漏预防措施，达到促进人群健康既高效又节省的目的。

知识点 1-9

1. 健康生命全程路径的定义。
2. 健康生命全程路径预防的意义。
3. 三级预防策略，高危人群策略和全人群策略、健康生命全程路径三者的关系。

以上叙述的预防疾病方法，即三级预防策略、高危人群策略和全人群策略及健康生命全程路径，并不是孤立无联系的三种策略，而是阐述问题的不同侧面和角度。其中三级预防是最基本的策略，而高危人群策略和全人群策略仍然是一级预防策略，强调针对不同人群实施一级预防的不同策略和益处；而健康生命全程路径是针对人一生全程路径连续不断地实施三级预防措施，其中实施第一、二级预防更为常见和重要。

第四节　临床医学生与预防医学

预防医学是公共卫生实践的基础，也是整个医学中重要的一个领域。临床医学的主要目标是对疑似疾病的患者进行诊断，对确诊的患者进行治疗，并进行临床观察和出院后的随访，研究对疾病的治疗效果和出院后的预后结局。预防医学和临床医学就采用各种措施促进人的健康方面是一致的，但是侧重点是不同的，预防医学是从预防疾病的角度出发，关注人群的健康，目的是保护健康、减少疾病及伤残，提高生命质量。而一个人一旦失去健康，就可能成为某病患者，临床医学要针对疾病的原因和临床表现，进行救治和观察，甚至是主动出击，走入社区开展疾病健康教育和对疾病的筛查及诊断。实际上，临床医生在临床实际中一方面开展救治，另一方面自觉或不自觉也开展预防，如针对入院后患者的健康教育及临床通常用药进行干预；患者出院后的嘱咐和叮咛，其中劝告的大部分内容往往都与疾病预防有关。所以，预防医学并不是孤立的一个医学分支，也不是离临床实践甚远的学问，而是一个与临床医学相互掺杂、相互融合，共同促进患病个体健康和提高其生活质量的领域。

一、临床医学生学好预防医学的意义

临床医学生学习预防医学，将有利于提高以下各个方面的能力。

知识点 1-10

1. 临床医学生学好预防医学的意义。
2. 临床医学生如何学好预防医学。

1. 树立预防为主的观念　当今人群疾病谱，主要以慢性非传染性疾病为主，随着生活水平的提高，常见疾病如肿瘤、高血压、糖尿病等疾病负担越来越重。临床医生每天繁重的临床救治，通过临床诊断和治疗，解决不了上游即疾病是怎么发生的问题，所以最关键的问题是预防疾病的发生。临床医生头脑中树立预防为主的观念，开展针对患者、家属甚至是走出临床开展预防疾病的健康教育是重要的。

2. 加强对疾病自然史及其可能影响因素的认识　临床医学研究患病个体、可能的病因、发病机制、临床表现、诊断和治疗。对比而言，预防医学更关注的是人群、流行规律、疾病谱和预防措施。通过学习预防医学，可以提高对疾病发生发展过程即对疾病自然史的全面了解，同时也提高在这个过程中可能对疾病发生发展及预后产生影响的因素的了解，如环境因素、社会心理因素等的了解，可以提高对疾病的全面认识，这对临床诊断和治疗有很大，甚至是决定性的帮助。

3. 完善临床科研思维方法　临床医学关注患病个体、临床表现，主要考虑疾病的病理生理等生物学变化；而预防医学从宏观角度出发，强调社会心理因素对疾病的影响。因此，学习预防医学，能够帮助临床医学生运用微观和宏观相结合的方法分析和处理临床问题，提高分析问题和解决问题的能力，同时也有利于临床人员重视社会心理因素的影响，有利于对患者的人文关怀。

笔记栏

4. 提高处理突发公共卫生事件的能力 临床医学是社会的窗口，也是救治的前哨，由于临床医生工作的特殊性，常常首先接触突发公共卫生事件。我国近几年来重要的几起突发事件如2003年SARS、2008年的三聚氰胺等，首先接触并救治、控制事件的当事人就是临床医务工作者，而不是从事预防医学的人员。这里，临床医学工作者对遇到突发事件的敏感性、识别能力及处理事件的能力是非常关键的。学习预防医学，就是要树立可能遇到突发公共卫生事件的意识并敏感及时地做出反应，调动医务工作者甚至是全社会的力量控制突发公共卫生事件，以降低突发事件产生的负面影响。

5. 提高临床科研水平和能力 临床医生是临床工作的主体，每天积累了大量患者的临床表现、检查、影像、治疗后临床随访的各项指标变化的数据。面对临床种种问题，如何上升为科研问题、如何设计临床研究及如何分析这些大数据使之成为临床有用的科研结果，是摆在临床工作者面前的实际问题。而学习预防医学，尤其是学习科研设计及现场调查的流行病学研究方法和数据分析的统计学方法，将会大大提升临床医学生的研究能力及解决问题的能力。

二、临床医学生如何学好预防医学

既然预防医学与临床医学密不可分，那么临床医学生如何学好预防医学？有以下几点可供参考:

1. 学习和掌握预防医学中的专有名词 名词具有重要的内涵，它是解释有关理论或原理的敲门砖，常常频繁出现，很难用其他术语加以解释，就是这些名词在预防医学中起着极其重要的作用，掌握了这些名词对于理解预防医学的理论或知识事半功倍。在预防医学中常见的名词有健康、疾病自然史、三级预防、疾病分布、暴露、队列、病例对照研究、公共卫生检测、营养素、平衡膳食、食品安全、食物中毒、职业性有害因素、职业病、职业卫生服务、环境有害因素、生物地球化学性疾病、环境污染、疾病筛检、生活方式、医院安全管理、医疗保险、卫生系统、全球卫生等。

2. 学习和掌握预防医学中的原理 预防医学是一个学科群，拥有较多的原理，如疾病的人群分布现象；疾病的人群流行现象；疾病的发病过程，如机体的感染过程和传染病的流行过程；人与环境的关系，即疾病的生态学；病因论，特别是多因论；疾病的三级预防；合理营养与平衡膳食；学生身体发育与学校课桌椅的标准；职业卫生服务原则，等等。对这些原理的学习，有利于认识疾病和诊断疾病。

3. 学习和掌握预防医学中的研究方法 预防医学研究中使用的方法，有的是宏观研究方法，如某社区35岁以上人群糖尿病患病率调查等；有的研究是使用微观研究方法，如中国HIV1基因亚型分布及流行趋势；而有的研究往往是宏观与微观相结合。无论是使用哪种研究方法，都是根据实际研究目的的需要，合理选择使用。这些研究方法，对于临床研究特别有用，如细菌的变异及临床抗生素合理使用，就需要病人队列、监测及分子生物学几种方法的结合使用。临床实践中会遇到各种各样的临床问题，对于这些问题的解决，预防医学中的研究方法均可借鉴使用。

4. 学习预防医学研究的经典案例，从中树立预防为主的观念 预防医学从其发展到现在，预防及控制疾病的实例举不胜举，如天花的被消灭、结核的被控制、宫颈癌疫苗的成功研制等，均体现预防医学的思想。这些案例在一些专著、期刊杂志上均可查阅，通过阅读经典预防医学的案例，就会深刻体会预防医学的作用和地位，就会体会为什么对于疾病应该预防为主，就会体会预防医学在预防疾病时有哪些巧妙的办法。

5. 从实践中学习预防医学 临床医学生在大学期间学习预防医学，不是学完即可，而是要理论与实际相结合，通过后续的临床实践就会发现，预防医学不是孤立的学问，也不是遥不可及的理论，而是就在临床医学实践的身边，如当患者入院后或出院时，临床医生就有可能对患者进行一些忠告，开展健康教育和健康促进，这些忠告中如不要吸烟、作息要规律、不要动怒等就是预防疾病的内容，所以树立预防疾病的思想，实践中开展预防医学教育，往往是医生在临床实践中不自觉的行为，而这些行为也可能是有效的行为。

（赵景波）

笔记栏

第一篇　流行病学原理及方法

第二章　流行病学概论

第二章 PPT

【案例 2-1】

在人类历史上曾暴发过三次全球性的鼠疫大流行，第一次是席卷欧洲的黑死病，使欧洲人口受到重创。第二次是 1898 年，暴发于印度孟买的大鼠疫，使上千万印度人丧生。而第三次鼠疫于 1910 年在中国东北暴发。这次鼠疫传播极快，仅 20 天就传遍东三省，平均每月死亡 1 万人，很多家庭都是举家暴毙，死伤惨重。

当时，清政府尚无专设的防疫机构，俄国、日本均以保护侨民为由，要求独揽防疫工作，甚至以派兵相要挟。迫于形势，经外务部施肇基推荐，清政府派伍连德为全权总医官，到东北领导防疫工作。

伍连德是马来西亚华侨，1879 年生于马来亚槟榔屿，1896 ～ 1899 年他获得了女王奖学金前往英国读书，成为第一个获得剑桥大学医学博士学位的华人。之后接受了清政府的邀聘，回国任天津陆军军医学堂副监督。伍连德深谙细菌学和防疫学。

到东北后，伍连德解剖了一份病例，清楚地看到了一种椭圆形的疫菌——鼠疫杆菌。伍连德立即向北京外务部报告此事，提出初步的防疫措施：控制铁路、公路交通，以防瘟疫蔓延；隔离疫区傅家甸；向关内征聘医生等。另外，他通过隔离患者、焚烧尸体的方法，使得病疫得到有效的控制。到了 1911 年 3 月，死亡人数就降低为零。

【问题】

1. 此次鼠疫暴发的传染源是什么？
2. 东北鼠疫暴发的根本原因是什么？
3. 伍连德对中国近代医学有哪些主要贡献？

【案例 2-1 分析】

1. 1910 年，伍连德来到哈尔滨，发现这场瘟疫的最初感染者为在满洲里一带草原猎捕旱獭的关内移民，在当时，每张旱獭皮的售价比三年前猛涨 6 倍，在巨大利润的驱动下，当地中俄商人招募大批华工捕杀旱獭，大批流民北上闯关东，一度满洲里草原上捕猎者达 1 万人之多，这些人毫无捕猎经验和卫生知识。在伍连德到达哈尔滨之前，日本方面也派了一名日本医生前来调查病因，该医生一到哈尔滨，就立即雇人捉老鼠，希望在老鼠身上发现鼠疫杆菌。一连解剖了几百只，却没有发现一例带鼠疫菌的。显然，收购和捕猎旱獭的商业行为是引发 1910 年哈尔滨鼠疫的直接原因。

2. 伍连德发现，这一次发生的疫情明显与以往对鼠疫的认知有很多冲突。初到哈尔滨时，有当地医生向他讲述了他们的观察：傅家甸民居低矮肮脏，冬天门窗紧闭，空气不流通，室内一人染病很快感染全家。于是伍连德认为这种病是在人与人之间通过飞沫和呼吸传播的急性肺部炎症。基于种种事例，伍连德大胆提出，在傅家甸流行的鼠疫无须通过动物媒介，而可以通过呼吸之间的飞沫传染，他将此命名为“肺鼠疫”。

3. 主要贡献：中国现代医学奠基人，公共卫生学家，控制肺鼠疫；收回检疫主权；创建中华医学会，创办《中华医学杂志》；创办哈尔滨医学专门学校（哈尔滨医科大学前身）等 20 多所医学院校。主持及开展多次国际学术交流会，发表学术论文 300 余篇。他在世界上第一次提出了“肺鼠疫”的概念。他主持了中国第一次大规模地对瘟疫死者尸体的焚烧。他设计了中国第一个口罩。他是中国第一次用口罩预防传染病的推广者。

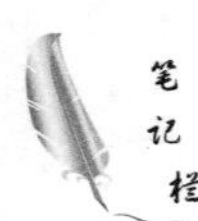

流行病学（epidemiology）是人类与疾病斗争过程中逐渐发展起来的一门工具学科，其思想萌发于2000多年前，但学科的基本形成不到200年，它是现代医学的基础与骨干学科。长久以来，流行病学为人类健康的促进提供了强大的理论基础和实践工具，特别是在第二次世界大战后，流行病学在传染病防治、母婴保健、食品安全和卫生、环境卫生、慢性非传染性疾病防治等方面起到了不可替代的作用。流行病学是预防医学的骨干学科，但同时随着流行病学研究方法的不断完善和应用领域的不断扩展，它也逐渐对临床医学、基础医学、预防医学的发展产生了深远的影响。

第一节　流行病学的定义和发展简史

微课 2-1

一、流行病学定义的演化

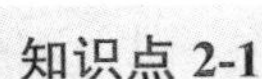

知识点 2-1

1. 流行病学的定义。
2. 流行病学定义的内涵。

流行病学是一个外来词汇，流行病学的英文epidemiology的词根是epi（在……之中、之上）、demi（人群）和ology（学问），字面意思即为“人群中的学问”。在医学范畴中指的就是人群的疾病问题。由于不同时期人们面临的主要疾病和健康问题不同，流行病学的定义也具有鲜明的时代特点。

20世纪上半叶传染病肆虐，英国的Stallybrass（1931年）把流行病学定义为“是关于传染病的主要原因、传播蔓延及预防的学科”。苏联出版的《流行病学总论教程》（1936年）中对流行病学的定义是“关于流行病的科学，它研究流行病发生的原因、规律及扑灭的条件，并研究与流行病做斗争的措施”。这样定义是由于当时流行病学是以防治传染病为主要任务。

20世纪中后期，随着传染病发病率和死亡率的大幅度下降，慢性非传染性疾病成为人类面临的主要卫生问题。相应的流行病学的定义也随之从传染性疾病扩大到非传染性疾病，这一时期很多流行病学家提出的定义反映了这种改变。如1964年苏德隆提出“流行病学是医学中的一门科学，它研究疾病的分布、生态学及防制对策”。1970年MacMahon提出“流行病学是研究人类疾病分布及疾病频率决定因素的科学”。1980年Lilienfeld认为“流行病学是研究人群中疾病表现形式（表型）及影响这些表型的因素”。这些定义都比较强调流行病学的方法学性质。

20世纪80年代后，随着社会经济的发展，医学模式由传统的生物医学模式转变为生物－心理－社会医学模式，人们在预防疾病的同时，也开始关注健康促进问题，与这种变化相应的是在1983年出版的Last主编的《流行病学词典》中将流行病学定义为“Epidemiology is the study of the distribution and determinants of health-related states or events in specified populations，and the application of this study to control of health problems”，即流行病学是研究特定人群中与健康相关的状态和事件的分布及决定因素，以及应用这些研究结果控制健康问题。

我国流行病学界在多年实践的基础上，提炼出来的比较公认的流行病学定义为“流行病学是研究人群中疾病与健康状况的分布及影响因素，并研究防治疾病及促进健康的策略和措施的科学”。这一定义与Last提出的定义是一致的，同时也符合我国卫生实践的实际。

二、流行病学定义的内涵

现代的流行病学定义有以下几个内涵：①流行病学的研究对象是人群，是研究所关注的具有某种特征的人群，而不是单一个体；②流行病学研究的内容不仅包括疾病，还包括一切与健康相关的卫生事件，包括心理的和社会的事件；③流行病学研究的起点是疾病和健康状态的分布，研究的重点是疾病和健康状态的影响因素；④流行病学研究的最终目的是为预防、控制和消灭疾病及促进健康。

在现代流行病学定义中特别强调了要研究健康状态的分布及促进健康的问题。因为人们认识到疾病和健康是生命过程的不同表现形式，仅仅研究疾病是不全面的，还应该把研究保持和促进健康的因素与影响疾病流行的因素摆在同等重要的位置，共同作为流行病学研究的主题，只有这样，流行病学定义才算完整，才能真正体现流行病学是以全人群为研究对象的一门医学基础学科。现代流行病学在研究疾病和健康相关问题时其研究范围不只局限在一般认识里的生物因素、心理因素、社

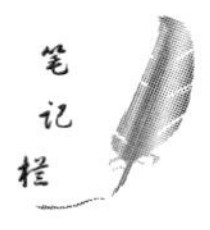

会因素，也包括与人类疾病和健康相关的“卫生事件”（health events），如环境污染、人口社会问题、经济危机、战争和动乱、公共安全等，这些均是不可忽视的影响疾病和健康状态及其分布的重要因素。

三、流行病学发展简史

流行病学是人类在与多种疾病，特别是传染病做斗争的实践中逐渐形成和发展起来的，是现代医学领域的重要方法学。随着人类面临的健康问题的变化和医学模式的转变，流行病学在研究领域、研究内容及研究方法等方面经历了学科的形成前期、学科的形成期、学科的发展期等三个阶段。

（一）流行病学学科的形成前期

流行病学学科的形成前期从2000多年前开始直至18世纪中叶。这一时期完整的流行病学学科尚未形成，但与其密切相关的一些概念、观察的对象及采取的措施已构成流行病学学科的“雏形”。流行病学的一些基本概念，可追溯到古希腊医生Hippocrates（公元前460—公元前377年），他在其著名的《空气、水及地点》一书中记载的关于自然环境与健康关系的论述是全世界最早的相关记载，在这本书里他提出了“环境在疾病的发生中起重要作用”这一根本理论，“流行”（epidemic）一词也是在这本书里最早出现的。而几乎在同一时期，我国也出现了“疫”“时疫”“疫病”等文字和词语反映疾病流行现象，到隋朝时出现了由政府开设的隔离麻风患者的专门机构，是早期的传染病隔离实践。15世纪中叶，意大利威尼斯出现了原始的海港检疫法规，要求外来船只必须在港外停泊40天进行检疫以防止外来的传染病传入威尼斯。由于这一时期人类的社会生产力低下，流行病学和其他近代科学一样处于缓慢发展的阶段。

（二）流行病学学科的形成期

流行病学学科的形成期从18世纪中叶至20世纪40年代。这一时期流行病学的发展主要发生在欧洲。由于工业革命，欧洲大陆逐渐城市化，城市人口规模的扩大为传染病的大面积流行提供了可能，因此这一时期欧洲城市不断出现霍乱、鼠疫、天花等传染病的流行和暴发，使人们的健康和生命受到极大威胁。流行病学正是人们在与传染病斗争的过程中逐步形成的。在这一时期，流行病学主要以研究传染病的人群现象为主，并进行了干预试验的尝试，有许多流行病学研究和应用的范例。如1747年，英国海军外科医生詹姆斯·林德（James Lind）在Salisburg号军舰上将12名患坏血病的海员分组（每组2人）进行添加不同食物的对比治疗试验，结果发现，食物中添加橘子和柠檬的两名海员几乎完全康复，证实橘子和柠檬等新鲜水果（后被证明是维生素C）可以治疗坏血病，开创了流行病学临床试验的先河。1796年，英国医生Edward Jenner发明了接种牛痘以预防天花，从而使天花这一烈性传染病得到了有效控制，为传染病的预防和控制开创了主动免疫的先河。18世纪，法国医生Pierre Charles Alexandre Louis通过对比观察，探索了放血疗法对炎症性疾病的疗效，利用寿命表对结核病的遗传作用进行了研究，从而为流行病学的定量研究打下了坚实的理论基础。1802年，Madrid的《西班牙疾病流行史》一书中首次出现了“epidemiologia”一词。1850年，全世界第一个流行病学学会“英国伦敦流行病学学会”成立，标志着流行病学学科的形成。1848～1854年，英国著名内科医生John Snow针对伦敦霍乱的流行，创造性地使用病例分布的标点地图法，对伦敦宽街（Broad Street）霍乱流行及不同供水区居民霍乱死亡率进行了描述和分析，首次提出了“霍乱是经水传播”的著名科学推断，并通过干预成功地控制了霍乱的进一步流行，成为流行病学现场调查、分析与控制的经典实例，而直到1883年显微镜的出现才帮助人们观察到疫水中的霍乱弧菌，这说明在病原不明的情况下，现场流行病学调查和分析仍有助于对疾病的防制。1887年，美国建立了国立卫生研究院（National Institutes of Health，NIH）的前身卫生实验室，在传染病的防治方面做了大量的工作。1919年，英国的Topley在研究鼠伤寒沙门氏菌对小鼠群感染流行的影响因素时提出了“实验流行病学”（experimental epidemiology）的概念。1938年，美国耶鲁大学的John Paul首先提出了临床流行病学（clinical epidemiology）的概念，并认为临床流行病学是为临床医师和临床医学研究者服务的重要方法学。

笔记栏

（三）流行病学学科的发展期

流行病学学科的发展期从 20 世纪 40 年代起至今，也可称为现代流行病学时期。这一时期的主要特点：①流行病学研究范围从传染病扩大到所有疾病和健康问题；②研究方法由传统的调查分析扩展为定量与定性相结合，宏观与微观相结合，分析方法不断完善，分析手段更加先进；③研究从“流行”发展为“分布”，动态、静态结合，由三环节因素扩展到社会行为因素；④流行病学与其他学科结合形成边缘学科。这一时期又可以分为三个阶段。

1. 第一阶段　20 世纪 40 ～ 50 年代，该阶段创造了慢性非传染性疾病病因学研究的方法。由于威胁人类健康的主要公共卫生问题由传染病转向慢性非传染性疾病，流行病学的研究内容也相应地扩大到对慢性非传染性疾病的研究。具有代表性的经典实例当属 1950 年英国医师 Richard Doll 和 Austin B. Hill 的吸烟与肺癌关系的研究。该研究使用病例对照和队列研究方法证实了吸烟是肺癌的主要危险因素，从而完善了病例对照和队列研究这两种流行病学的主要研究方法，证明了它们在病因研究中的巨大作用，同时也开创了慢性非传染性疾病病因学研究的新局面。其次是开始于 1948 年的美国 Framingham 心血管病队列研究。该研究通过对一个固定的人群进行 60 余年的长期随访观察，分析了心血管病的发生发展及其影响因素，确定了心脏病、脑卒中和其他疾病的重要危险因素，并带来预防医学的革命，改变了医学界和公众对疾病病因的认识，使人们对流行病学作用的理解进一步深化。1954 年在欧美国家开展的涉及百万学龄儿童的脊髓灰质炎疫苗现场试验，不仅证实了该疫苗的保护效果，也为人类实现消灭脊髓灰质炎的目标奠定了基础。这一时期，流行病学家将统计学的理论和方法应用到流行病学研究中，使流行病学的理论和方法得到了长足发展。统计学和流行病学从此逐步结合起来变为医学科学的重要基本理论。比较突出的成果有 1951 年 Jerorne Cornfield 提出了相对危险度、比值比等测量指标，1959 年 Nathan Mantel 和 William Haenszel 提出了著名的分层分析法等。

2. 第二阶段　20 世纪 60 ～ 80 年代是流行病学病因研究和分析方法快速发展的时期。在这一时期，社会生产力发生了巨大进步，社会经济繁荣，人们生活水平获得大幅度提高，同时对物质生活以外的精神生活提出更高的要求。在医学领域，人们摒弃了传统的生物医学模式，转而逐渐接受生物－心理－社会医学模式，并认识到疾病的发生发展是自然因素和社会因素、环境外因和个体内因多因素作用的结果，除防病治病以外如何提高健康水平和生活质量、延长寿命等问题逐渐成为医学研究的重要内容。流行病学的范畴从疾病和健康逐步扩展到公共卫生事业管理、卫生政策制订与评价、人口与计划生育及社会环境变化等，研究内容包括了环境污染、酒精中毒、吸烟、吸毒、犯罪、交通安全、心理卫生与健康、健康保护、卫生经济等。流行病学的方法学也随之不断发展，如 1962 年 Cornfield 发表了多变量分析方法；1979 年 Sackett 总结了分析性研究中可能发生的 35 种偏倚；1985 年 Miettine 提出了将偏倚分为比较、选择和信息偏倚三大类。这个时期问世了几部有影响的流行病学教科书和专著，如 1970 年 MacMahon 的《流行病学——原理和方法》（*Epidemiology: Principles&Methods*），1976 年 Lilienfeld 的《流行病学基础》（*Foundations of Epidemiology*），1982 年 Schlesselman 的《病例对照研究》（*Case-Control Studies*），1983 年 Last 的《流行病学辞典》（*A Dictionary of Epidemiology*），1983 年 Breslow 和 Day 的《癌症研究的统计学方法》（*Statistical Methods in Cancer Research*）和 1986 年 Rothman 的《现代流行病学》（*Modern Epidemiology*）等，完成了从研究分布到探讨病因的过渡。

在这一时期，Sackett 和 Feinstein 创造性地将流行病学方法和统计学的原理应用到临床医学研究和实践中，极大丰富和发展了临床研究的方法学，形成了临床流行病学这一交叉学科。临床流行病学从患者群体出发，通过严谨的设计、测量和评价，研究疾病的病因、发生、发展、诊断、治疗、护理和预后的规律，为临床决策提供科学的证据。20 世纪 80 年代以后临床流行病学得到迅速发展，1982 年在美国洛克菲勒基金会的支持下建立了国际临床流行病学网（International Clinical Epidemiology Network，INCLEN）。同时，在美国、加拿大和澳大利亚等国家建立了国际临床流行病学资源和培训中心（International Clinical Epidemiology Resource and Training Center，ICERTC），为许多国家培训了大量的临床流行病学专业人才。此后，临床流行病学的知识在世界范围内得到了普及和推广。

笔记栏

3. 第三阶段 20 世纪 90 年代至今，是流行病学与其他学科交叉融合、应用领域不断扩大的时期。这一时期的突出成果是流行病学与分子生物学学科交叉形成了分子流行病学并取得了巨大的成功，同时，临床流行病学的蓬勃发展催生了循证医学（evidence based medicine， EBM）。

1993 年 Paul A. Schulte 编写了第一部分子流行病学专著《分子流行病学——原理与实践》（*Molecular Epidemiology: Principles and Practices*），从宏观和微观、环境和宿主（遗传）多个层面深入研究与疾病和健康相关的因素。人类疾病的发生和发展往往是环境危险因素与个体遗传易感因素共同作用的结果，因此应用分子生物学检测技术检测个体的各类生物标志物特别是遗传物质，分析它们的暴露、效应和易感性等，结合流行病学研究方法可以在人群水平上研究和评价环境 – 基因交互作用对疾病发生发展的影响，为高危人群的筛选和有针对性的个体化预防提供科学依据，形成了分子流行病学。分子流行病学中分子生物学检测技术只是流行病学对人群现象观察的手段，分子流行病学的研究设计与传统流行病学没有本质区别，都是以人群和现场为基础，分子流行病学不过借助分子生物学检测技术把流行病学的观察推入到微观领域，从而宏观与微观结合起来，拓宽了流行病学观察的视野，在更广泛的角度解释疾病与健康发生发展的原因。近年以来，随着分子生物学技术的进步，特别是基因组学、蛋白质组学的技术的迅猛发展，系统流行病学成为病因学研究的引领方向。

从 20 世纪 80 年代起，以 Sackett 等为代表的临床流行病学家倡导将临床流行病学的最新研究成果应用于临床实践，继而在 20 世纪 90 年代形成了循证医学。循证医学是一门临床实践科学，其核心思想是在医疗决策中将临床证据、个人经验与患者的实际状况和意愿三者相结合。临床证据主要来自大样本的随机对照临床试验（randomized controlled trial，RCT）和系统性评价（systematic review）或荟萃分析（meta-analysis）等临床流行病学研究的结果。循证医学强调临床医生运用临床流行病学的原理和方法，检索、阅读和评价相关医学文献，从而使患者获得最优的治疗，而且是医生自我教育的有效手段，从而越来越受到临床医学各学科的重视。1993 年，Cochrane 协作网（Cochrane collaboration network）成立，致力于在全球范围内接受注册和广泛收集临床随机对照试验的研究结果。1995 年在英国牛津大学成立了全球第一个循证医学中心，专门从事临床证据的收集、开展系统评价、培养循证医学人才、推广循证医学知识。目前，Cochrane 协作网共有包括中国中心在内的 13 个中心，对临床医学的发展起到越来越大的作用。

四、我国流行病学的发展

从历史上看我国是一个深受传染病迫害的国家，史籍中关于传染病流行的记载比比皆是。关于传染病的最早记载发生在周代的春秋时期。史载鲁庄公二十年（公元前 674 年）夏“齐大灾”，按照《公羊传》的解释，此大灾即大疫。“疫”在《说文解字》中的解释为“民皆疾也”，也就是说人民都生病了，明代吴有性的《瘟疫论》说“疫者，以其延门阖户，又如徭役之役，众人均等之谓也”，也就是说“疫”的特点是挨家挨户，全家患病，就像政府派下徭役一样，每个人都是一样的，可见“疫”就是指传染病，因此这次发生在春秋时期的瘟疫记载是我国最早的反映疾病流行的文字记载。东汉以后就有了对传染病患者进行隔离的记载，至迟到晋朝，就已形成了专门的制度。南北朝时，齐太子长懋等曾建立了专门的患者隔离机构“六疾馆”以收治患病之人，隋朝时就有了专门隔离麻风患者的机构“疠人坊”。我国古代的医书如《伤寒杂病论》《肘后备急方》《诸病源候论》《温热论》等均有对传染病防治方法的记载，但由于中国古代医学科学进步缓慢，长期以来人们对疾病的流行仍然束手无策。

近代以来中国被西方列强打开国门，先进的流行病学知识随之传入我国。在新中国成立以前，由于旧中国积贫积弱，我国的流行病学发展一直比较落后，但是仍具有一些亮点。如伍连德博士（1879 年—1960 年）参与了 1910 年和 1920 年东北和华北两次鼠疫大流行的调查防控工作。他带领防疫队控制了肺鼠疫在我国东北和华北的流行，发现旱獭是鼠疫的主要宿主，从而对鼠疫流行病学做出了重大贡献。另外，伍连德博士还为我国霍乱防治、海港检疫工作做出了重大贡献，堪称我国流行病学的先驱者和奠基人。

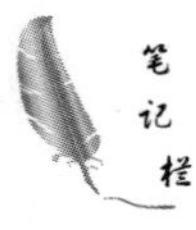

新中国成立后，我国制订了以预防为主的卫生工作方针，在中国共产党的领导下，经过短短几年的努力，我国基本消灭和控制了血吸虫等五大寄生虫病，随后又消灭了天花和古典型霍乱，控制

了人间鼠疫；历史上第一次在全国范围内消灭了性病的流行；大力提倡新法接生，显著地降低了新生儿破伤风的发生，到 20 世纪 70 年代末麻疹、脊髓灰质炎、白喉、百日咳、流行性脑脊髓膜炎、乙型脑炎、病毒性肝炎、肾综合征出血热等传染病的防治也取得了显著的成绩。

改革开放后，我们主动打开国门，在社会经济取得飞速发展的同时，国内外科学技术交流得以广泛开展。我国流行病学学者在和外国同行交流过程中吸收先进的流行病学知识和方法，使我国流行病学研究呈现了前所未有的发展状态，所取得的研究成果受到国际上的重视和好评。我国流行病学研究逐步赶上国际先进水平。临床流行病学这一新兴学科更是几乎与欧美国家同时起步，从无到有，发展壮大。

我国在1980年即派遣专家到英国剑桥大学参加由洛克菲勒基金会举办的临床流行病学培训班，从而将临床流行病学这一新的学科引入我国。1983 年，由卫生部批准在华西医科大学（现四川大学华西医学中心）、上海医科大学（现复旦大学上海医学院）、广州中医药大学建立了专门的临床流行病学研究机构。此后，1989 年我国首届临床流行病学学术会议召开，1993 年中华医学会临床流行病学分会正式成立。近年来，我国临床流行病学飞速发展，临床流行病学得到临床工作者的认可和重视，对推动临床科研水平的提高起到了积极的推动作用。

第二节　流行病学的基本原理和研究方法

一、流行病学的基本原理

> **知识点 2-2**
> 1. 流行病学的基本原理。
> 2. 流行病学研究方法。
> 3. 观察性研究和实验性研究的主要区别。

流行病学的研究对象是人群。流行病学认为疾病是一种人群现象，其在人群中的分布不是随机的，而是呈现出一定的时间、地区和人群间的分布特征。疾病的这种分布特征又与危险因素的暴露或个体的易感性有关。对人群现象进行测量并研究人群现象分布特点与危险因素暴露和个人易感性的关系，进而对危险因素采用相应的控制措施是可以预防疾病的。基于这样的思路，现代流行病学的基本原理包括：①疾病与健康在人群中的分布是存在规律的；②疾病的发病过程根据病因的不同而呈现不同的规律；③疾病的发生是个体易感因素与环境因素共同作用的结果；④人体发生疾病的原因是复杂的而不是单一的；⑤对病因的研究要符合人们认识事物的逻辑，而不是纯粹的猜测；⑥按照病因研究成果，可以制订相应疾病防治的原则和策略以控制疾病；⑦数理统计的方法在研究疾病发生发展中有巨大的作用。

二、流行病学的研究方法

流行病学在本质上属于一门应用科学，也是很讲求逻辑性的方法学。流行病学以医学科学为主、以多学科知识为依据，利用观察和询问等手段来调查人群中疾病和健康的分布状况，归纳、综合和分析疾病和健康状况特点而提出病因假说，进而采用适当的方法对假说进行检验和证实。在对疾病的发生了解清楚之后，还可以建立数学模型预测疾病的发生和发展。流行病学家按照研究设计和目的一般将流行病学研究方法分为三类，即观察性研究（观察法）、实验性研究（实验法）和理论性研究（数理法），如图 2-1 所示。

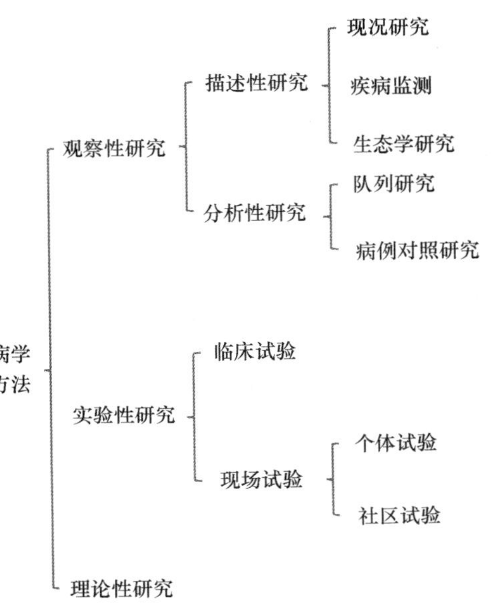

图 2-1　流行病学研究方法分类

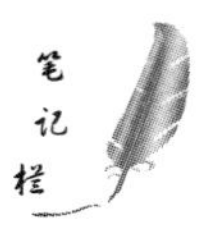

（一）观察性研究

由于流行病学是一门医学科学，其研究必然受到伦理道德的限制，又由于流行病学所研究的对象是人群而不是个体，这使研究者更面临资源的限制，大多数情况下只能进行观察性研究，因此观察性研究是流行病学研究的主要研究方法。

观察性研究是指研究者客观地收集人群在自然状态下疾病、健康和相关暴露因素的资料，评价疾病、健康与暴露因素的联系进而得到结论的方法。根据研究开始时是否设置对照组，观察性研究进一步可分为描述性研究和分析性研究。描述性研究又包括疾病监测、现况研究和生态学研究。分析性研究又包括病例对照研究和队列研究。描述性研究是指利用已有的资料或者特殊调查的资料，按照不同地区、不同时间及不同人群特征分组，把疾病或健康状态或暴露因素的分布情况及发生、发展的规律真实地展现出来，进而提出病因假说。分析性研究的任务主要是通过比较的方法，检验描述性研究所提出的假说，回答描述性研究所提出的问题，找出与疾病发病有关的危险因素，即检验病因假说。然而，在实际工作中，描述性研究与分析性研究的界限有时并不清楚，经过细致设计而获得的描述性研究结果有时也可以检验病因假设，而在分析性研究中，通过比较不同组的疾病现象和危险因素分布也可能会提出新的假说。

观察性研究方法中现况研究、病例对照研究和队列研究是流行病学研究中最常用的三种研究方法。以吸烟与肺癌的关联研究为例说明这三种方法之间的联系：现况研究反映目标人群中是否吸烟或者有无肺癌及其两者间的相关关系；病例对照研究以是否患肺癌将研究对象分为两组，比较肺癌病例组和对照组两组人群既往吸烟暴露比例的差异；队列研究以是否吸烟将研究对象分为两组，比较两组人群将来肺癌的发病率的差异。一般来说，研究者需要借助现况研究和病例对照研究来提出病因假设，而对病因假设的进一步检验则需要队列研究进行验证。

（二）实验性研究

在流行病学研究中，观察性研究往往涉及因素多，未知混杂因素很难控制，即使队列研究的研究结果检验了病因假设，也需要人群实验加以证明。实验性研究又称干预试验，是指将来自同一总体的研究人群随机分为试验组和对照组，研究者对试验组人群施加某种干预措施，对对照组人群给予对照措施或不施加任何措施，随访并比较两组人群的发病情况或健康状况有无差异及差异大小，从而判断干预措施效果的一种前瞻性流行病学研究方法。实验性研究和观察性研究的根本区别就是实验性研究存在人为的干预措施。实验性研究按照研究场景不同又可分为临床试验和现场试验。临床试验是在医院或其他医疗服务环境下进行的流行病学试验，随机对照试验就是此类试验中应用最广的一种，广泛应用于临床治疗性和预防性研究，如新药或新治疗方法的疗效研究。临床流行病学认为随机对照试验所得的研究结果论证强度最好，对循证医学有重要的意义。现场试验往往发生在非临床的场景，又可分为个体试验和社区试验。个体试验的干预对象是个人，为了提高研究的效率，通常在高危人群中进行，在实施过程中参照随机对照试验的方式进行。社区试验的干预对象是社区人群，常用于对某种预防措施或方法在整体人群水平上的效果进行考核或评价。另外，准实验性研究（quasi-experiment）是指在实际研究中，有时不能全部遵循实验性研究的基本原则，如临床试验的实际工作中没有设立对照组，或者设立了对照组但没有随机分组的情况，在社区试验中无法获得随机对照，只能对整个居民区人群实行预防，而选择具有可比性的另一个社区人群作为对照组等。

（三）理论性研究

流行病学的理论性研究是建立在观察性研究和实验性研究基础上的，是流行病学工作者对疾病现象做了深入理解后开展的研究。流行病学的理论性研究运用流行病学数学模型对复杂而客观的疾病现象进行了概括和抽象，定量地对疾病的发生、发展和传播进行分析，以求阐明疾病的流行现状和影响因素，预测疾病的流行趋势。如我国著名的流行病学家苏德隆教授曾建立了钉螺的负二项分布模型，从模型上验证了对血吸虫病的防治是一个长期反复的过程。

笔记栏

第三节　流行病学研究的基本特点

微课 2-2

流行病学作为一门医学科学的基础学科和方法学，具有一些鲜明的特点。

一、人群的特点

> **知识点 2-3**
> 流行病学研究有哪些基本特点?

人群特点是由流行病学本身的性质决定的，是流行病学的最基本特点。不同于临床医学，流行病学的研究对象是人群而非个体。流行病学对疾病和健康状态的认识是从宏观和人群的视角开展的。流行病学研究的是疾病在人群中的发生、发展和转归，临床医学研究的是疾病在个体的发生、发展和转归，因此人群的特点是流行病学区别于临床医学最显著的特点之一。人群和分布是流行病学中两个最基本的概念。流行病学研究的是疾病和健康的人群现象，发现人群中存在的主要公共卫生问题，或发生公共卫生事件的原因，从而制订有针对性的预防对策或公共卫生服务计划。分子流行病学研究的是人群中的生物大分子的分布与疾病和健康的关系，是宏观与微观的有机结合，但是实际出发点仍然是“人群”。

二、比较的特点

在流行病学研究中自始至终贯穿着比较的思想，比较是流行病学研究方法的核心。只有通过比较，才能从中发现疾病发生的原因或线索，科学评价临床治疗药物或方案的效果。队列研究中的暴露组和非暴露组，病例对照研究中的病例组和对照组，临床试验中的试验组和对照组等均贯穿着比较的特点，如比较高血压组和非高血压组的冠心病发病率，对比肝炎疫苗接种组和非接种组肝炎发病率的高低，比较素食主义者与非素食主义者寿命的长短等。

三、概率论和数理统计的特点

流行病学一般不使用绝对数表示疾病或健康状况的分布情况，因为绝对数不能反映人群中发病的强度或死亡风险。概率反映了随机事件发生可能性的大小，可以反映疾病发病强度或死亡风险，所以在进行群体间的疾病发病强度或死亡风险比较时多使用发病率和死亡率等概率指标。流行病学工作中得到的各种率实际上是频率。频率是在确定的观察对象范围内某事件发生的比例。频率是概率的估计值，而不是真实值，但是在大量的观察之下，频率近似等于概率。因此，流行病学要求观察对象的数量要大，但在流行病学的实际工作中并不要求观察对象数量越多越好，因为过多的数量会增加无谓的经济负担和工作难度，过少的数量则难以正确地说明问题，故要有足够合理的数量。

四、社会医学的特点

医学科学是兼有自然科学和社会科学属性的综合性学科。随着医学科学的不断进步，人们逐渐认识到人的疾病和健康状态不仅是人体自身的问题，同时与外部环境有关，可以说疾病和健康是人体内环境和外环境共同作用的结果。这是因为医学科学所研究的是人，而人不仅具有生物属性，同时具有社会属性。人生活于社会中，不可避免地受到体外自然环境和社会环境的影响。自然环境包括大气、水、土壤、生物和各种矿产资源，它是人类赖以生存和发展的物质基础。社会环境是社会政治、经济、文化、教育、家庭等的综合，它包括社会制度、经济体制、风俗习惯等，是人类赖以生产和生活的必需条件。现代人的生活与外部环境密不可分，所以人体的健康和疾病与自然环境和社会环境的影响是不可分割的。也正是因为上述因素，现代医学模式从过去的生物医学模式转变为生物 – 心理 – 社会医学模式。

五、预防为主的特点

作为公共卫生和预防医学的一门分支学科，流行病学始终坚持预防为主的方针并以此作为学科研究的内容之一。流行病学不同于临床医学只针对个体进行诊疗，其需要解决的是人群的疾病和健

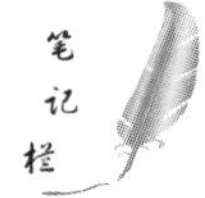

康问题。流行病学的重要研究目的是探究影响人群疾病和健康的危险因素，以便采取措施，防治疾病，促进健康。

第四节　流行病学的应用

微课 2-3

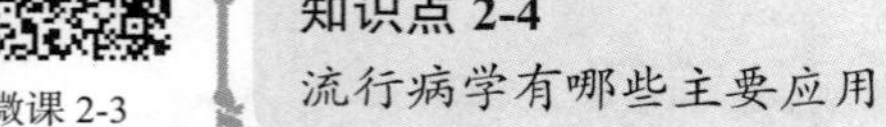
知识点 2-4
流行病学有哪些主要应用？

流行病学是一门应用性很强的医学科研方法学，随着流行病学原理的扩展和流行病学研究方法的进步，流行病学的研究范围也越来越广泛，实际已经包括了与人类疾病或健康有关的一切问题，具体可概括为以下几方面。

一、描述疾病与健康状态的分布特点

疾病（或健康状态）的分布是指在不同时间、不同地区及不同人群（年龄、性别、种族、职业等）中疾病（或健康状态）的分布现象。流行病学家使用描述性研究方法呈现疾病和健康在不同时间、空间和人群的分布特点，一方面，可以确定这些疾病和健康现象的现状和变化趋势，确定优先解决的公共卫生问题，保护需要特殊照顾的易感人群；另一方面，流行病学家通过了解疾病和健康现象及影响因素的分布特征及规律，为后续的研究积累了大量的基础资料，为疾病的预防控制、健康促进及相关问题的研究提供重要依据。

二、疾病病因与影响因素的研究

对疾病病因与影响因素的探讨是流行病学最主要的研究内容。无论传染病还是慢性非传染性疾病，其发生、发展均是多种因素综合作用的结果，只有透彻了解疾病发生、发展或流行的原因才能更好地制订预防或控制这些疾病的策略及措施，乃至消灭某一疾病。在流行病学发展的早期，流行病学主要研究传染病的病因，如对霍乱病因的研究。现代流行病学则较多地对非传染性疾病，特别是慢性非传染性疾病的病因进行探讨。越来越多的流行病学研究结果表明慢性非传染性疾病是遗传和环境等多因素共同作用的结果，随着诸多危险因素的阐明，据此进行的疾病防治已经取得很好的效果，如通过控烟来减少肺癌和冠心病的发生。

三、疾病的自然史研究

疾病的自然史可分为人群的疾病自然史和个体的疾病自然史。疾病在个体中的自然发展过程，如临床前期、临床期和临床后期的自然发生发展过程，称为个体的疾病自然史。疾病在人群中自然发展的规律称为人群的疾病自然史。对疾病的人群自然史进行研究既有理论意义又有实践意义。一方面，对人群的疾病自然史进行研究有助于早期预防和发现疾病，适时采取干预措施。另一方面，可以分析疾病的不同人群的疾病自然史，分析年龄、性别、治疗方法等因素与疾病结局的关系，找出对疾病结局有影响的因素。

四、疾病的监测

疾病的监测是贯彻“预防为主”方针的一项有效措施。流行病学研究的终极目标就是预防、控制和消灭疾病及促进健康。开展疾病的监测主要有两个目的，一是要消灭疾病或预防疾病的发生；二是要控制疾病发生后的蔓延、病程的进展或减缓发展，减少并发症、后遗症，降低病死率。我国目前已经建立起全国传染病监测系统和死因监测系统，它们为我国的疾病防控事业做出了巨大贡献。

五、卫生决策和评价

卫生工作是一项长期复杂的工作。卫生管理经常涉及人力、物力、财力等卫生资源的分配和管理。无论从现实和长远的角度看，卫生资源都是有限的，因此卫生行政管理部门经常需要对医疗、卫生及保健服务方面的建设、资源分配及项目选择等做出决策，从而制定合理高效的政策。正确的卫生管理决策是建立在对区域卫生工作现状充分了解的基础上的，而对卫生工作现状的了解需要建立在充分的流行病学调查研究的基础之上。卫生管理者首先要了解区域疾病与健康状况的分布，重点的

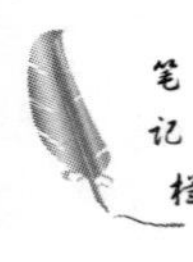

疾病和影响健康的因素，现有卫生资源与医疗卫生保健服务实际需要的适应情况等。卫生管理者只有掌握流行病学的知识，形成流行病学的观点，才能从群体和社区的角度来考虑和处理所负责范围的疾病和健康问题，形成正确的卫生决策。卫生决策是否正确，政策在执行过程中会出现哪些问题，各种卫生服务的效益如何，则是卫生政策评价的问题。卫生管理者需要按照流行病学的方法客观地调查研究、收集资料、分析资料、计算平均指标，才能客观地评价政策实施的效果。流行病学方法在这个过程中仍起到重要作用。

第五节 流行病学与其他医学学科的关系

一、流行病学与临床医学的关系

临床医学往往从患者的疾病出发，通过预防和治疗来最大程度减少疾病、减轻患者痛苦、恢复患者健康、保护劳动力。流行病学则以人群为研究对象，从疾病或健康状况在人群中的分布入手，研究其分布的原因及疾病发生发展的影响因素，探索疾病病因、开展疾病防治、促进人群健康。临床医学更偏重于疾病的解决，而流行病学则偏重于疾病的预防。

随着医学科学和技术的迅猛发展，临床医学和流行病学不断渗透和融合而形成了临床流行病学。临床流行病学借鉴了流行病学的观点、原理和方法，将之与临床实践相结合，但其落脚点仍是解决临床问题，这是同流行病学有所差异的。尽管在解决人类疾病和健康问题上的侧重点不同，临床流行病学与流行病学在理论和方法学上仍有密切的联系。临床流行病学作为一门重要的方法学在临床医学研究中的作用越来越突显，使临床医学研究的角度更加全面、方法更加完善、内容更加充实、结论更加科学可靠。同时，临床流行医学研究的深入开展又在一定程度上丰富和发展了流行病学的原理和方法，也为流行病学的发展指出了前进的方向。

二、流行病学和其他医学学科的关系

历史上，流行病学伴随着卫生统计学、微生物学、免疫学、传染病学、社会医学、心理学等学科的发展而发展，同卫生管理学有密切的联系。现代流行病学研究中，流行病学与病理学、生物化学、遗传学、分子生物学、营养学、环境卫生学、劳动卫生学、职业卫生等学科关系密切，同卫生统计学更是密不可分。

近些年，流行病学与其他相关学科相互渗透融合形成了很多新的学科，如分子流行病学、环境流行病学、生态流行病学、职业流行病学、营养流行病学、灾害流行病学、药物流行病学、肿瘤流行病学、管理流行病学等。这些新兴学科的特点是将流行病学的基本原理和方法应用于不同的领域，是新兴的交叉学科。

（李晓霞 郭毓鹏）

笔记栏

第三章 疾病分布

第三章 PPT

【案例 3-1】

2002 年 12 月底，广东民间出现关于一种致命怪病的传言，一些医院有患者因为该病而死亡，而且死亡病例不断被报道。坊间流传煲醋和吃板蓝根可以预防此怪病，导致市面出现米醋和板蓝根抢购潮。在该病流行初期，由于尚未清楚该病病因，只好根据症状及体征将该病称为“非典型肺炎”。经过各国科学家及医务工作者共同努力，逐渐认识到该病是由一种 SARS 冠状病毒（SARS-CoV）引起的急性呼吸道传染病，主要传播方式为近距离飞沫传播或接触患者呼吸道分泌物传播，故将该病称为重症急性呼吸综合征（severe acute respiratory syndrome，SARS）。该病从发现第一例病例后，不断流行和扩散，截止到 2003 年 6 月，北京市 SARS 的发生具有以下特点：① SARS 的发病时间高峰是 2003 年 4 月份；②病例主要集中在 20 ～ 40 岁，患者有明显的职业特性，医护人员高发；③北京市的非典型肺炎病例主要集中在朝阳区、海淀区、昌平区、东城区和丰台区。

【问题】

1. 该病的发生有什么流行病学特征?
2. 针对病因未明的疾病如何开展病因研究防治工作?

【案例 3-1 分析】

1. 应该对首例病例及该病流行进行描述，追溯病历，非典型肺炎最早于 2002 年 11 月在广东顺德暴发，首例非典型肺炎报告病例是 2002 年 12 月 15 日在河源市发现患病的黄某某。非典型肺炎是通过空气飞沫近距离传播，家属及医务人员有可能因接触患者的分泌物而感染。呼吸道传染病在冬春季高发，最初发病地区集中在中国广东。根据案例描述该病在北京的流行具有人群分布、时间分布和地区分布的特点。

2. 非典型肺炎发生初期，病因未明，临床病例数突增，并有死亡病例报道。像这种情况，尤其是引起社会恐慌的突发公共卫生事件的发生，流行病学要做的就是描述该疾病的三间分布，真实而准确地描绘该病是否具备时间、地区和人群方面的分布特点，从疾病分布的特点寻找疾病的病因线索，为疾病防治提供依据。

第一节 疾病频率的常用测量指标

微课 3-1

人群的疾病现象，需要客观的描述。频率测量是定量地研究疾病分布特征的有用工具。通过定量的测量与分析，发现差异，可以为寻找影响因素及提出病因假设提供参考。常用疾病频率测量指标如下。

一、发病频率测量指标

（一）发病率

发病率（incidence rate）是指一定期间内（一般为一年）特定人群中某病新病例出现的频率。计算公式为

$$发病率=\frac{一定时期内某人群中某病新病例数}{同期暴露人口数}\times K \tag{3-1}$$

K=100%，1000‰ 或者 10000/ 万……

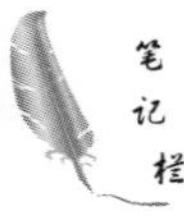
笔记栏

公式中的分子为新病例数，是以某病新发生的人次计算。对于急性病，往往发病时间清楚，便于确定是否为新病例，在观察期内，如果一个人发生几次该疾病则分别记为几个新发病例，如流行

性感冒、腹泻等在一年中可多次发病。慢性疾病或精神疾病等难以确定发病时间的可将初次诊断时间作为发病时间。

分母为同期暴露人口数，指在观察期间有可能发生该病的人数，常用观察期间特定人群的平均人口数代替，观察期往往以年为单位。平均人口数可以采用该观察期间的中间时间点的人口数，也可以用观察期间的年初人口数与观察期年末的人口数之和除以 2 作为平均人口数。

发病率是描述疾病流行强度的指标，反映疾病发生的频率，通过比较发病率，了解疾病的流行强度，探索病因因素，评价防治措施效果，提出病因假设。发病率可按性别、年龄、职业、民族和婚姻状况等人口学特征计算，称为发病专率。人群间发病率的比较需计算标准化发病率。发病率的准确性受疾病报告、登记制度及诊断的正确性等因素影响。

（二）罹患率

罹患率（attack rate）指在某一局限范围短时间内的发病率，计算方法与发病率相同。但观察时间较短，一般以日、周、旬、月为单位，常用于职业中毒、食物中毒或传染病的暴发及流行的描述性调查。

$$罹患率=\frac{观察期内某病新病例数}{同期暴露人口数}\times K \quad (3\text{-}2)$$

K=100%，1000‰ 或者 10000/ 万……

（三）续发率

续发率（secondary attack rate）也称二代发病率，指在传染病最短潜伏期与最长潜伏期之间，易感人群中发病的人数占所有易感人群的百分比。续发率常用于调查家庭内、病房、集体宿舍、幼儿园中发生的传染病流行。计算续发率时应将原发病例从分子和分母中去除。续发率可用于传染病传染力强弱的比较，也可以用于评价免疫接种及卫生防疫措施的效果。

$$续发率=\frac{潜伏期内易感人群中发病人数}{易感接触者}\times 100\% \quad (3\text{-}3)$$

二、患病频率测量指标

（一）患病率

患病率（prevalence rate）也叫现患率，指特定时间内被观察人口中某病新旧病例所占的比例。患病率按观察时间的不同分为时点患病率和期间患病率。时点患病率观察时间一般不超过 1 个月，期间患病率的观察时间可以为几个月，但观察时间也不能太长，避免季节温度等因素影响患病率的变化。

> **知识点 3-1**
> 1. 发病率分子、分母与患病率分子、分母的区别。
> 2. 发病率与患病率在用途上的区别。

$$时点患病率=\frac{某一时点某人群中某病新旧病例数}{该时点人口数}\times K \quad (3\text{-}4)$$

$$期间患病率=\frac{某观察期间某人群中某病新旧病例数}{同期平均人口数}\times K \quad (3\text{-}5)$$

K=100%，1000‰ 或者 10000/ 万……

患病率与发病率及病程的关系（表 3-1）：

$$患病率=发病率\times 病程$$

当某地某种疾病的发病率和病程在相当长的时间内处于稳定状态时，该病的患病率取决于两个因素。如果病程一定，发病率下降可降低患病率；如果发病率一定，病程缩短也可降低患病率。

患病率常用于描述病程较长的慢性病的发生和流行情况。在横断面研究中，评价疾病对人群健

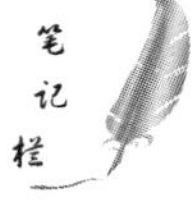

康影响的程度，亦可为估计医院床位周转、卫生设施和人力的需要量，评估医疗费用投入等提供科学依据。

表 3-1 发病率与患病率的关系

内容	发病率	患病率
适合描述的研究	疾病报告、动态监测、队列研究	描述性研究（现况调查）
观察时间	一般为一年	一般1个月或几个月
计算公式中的分子	观察期间某病新病例数	观察期间某病新旧病例数
计算公式中的分母	同期暴露人口数	时点患病率：该时点人口数 期间患病率：同期平均人口数
适用研究的疾病	各种疾病	病程长的疾病、慢性病
用途	疾病的流行强度	疾病的现患状况
影响因素	影响因素少（疾病的流行情况、疾病的诊断水平）	影响因素多（患者病程、病后死亡或痊愈及康复情况，影响发病率变化的饮食）
研究特点	动态描述	静态描述

（二）感染率

感染率（infection rate）指在调查时间内受检人群中感染某病原体的人数所占比例，用百分率表示。感染率常用于调查传染病或寄生虫病的感染情况和评价疾病防治工作效果。

$$感染率=\frac{受检人群中感染人数}{受检总人数}\times K \tag{3-6}$$

K=100%，1000‰ 或者 10000/ 万……

三、死亡与生存频率测量指标

（一）死亡率

死亡率（mortality rate）指在一定期间内，某人群中死亡人数在该人群中所占比例。

$$死亡率=\frac{一定期间内某人群死亡总人数}{该人群同期平均人口数}\times K \tag{3-7}$$

K=100%，1000% 或者 10000/ 万……

死于所有原因的死亡率为粗死亡率，按照人群年龄、性别、职业、民族等不同人口学特征分别计算的死亡率，则称为死亡专率。不同地区人口构成不同时，需计算标准化死亡率进行比较。

死亡率是测量人群死亡危险的常用指标，它可反映一个人群总死亡水平，以衡量某地区某时期人群死亡危险的大小；也可反映一个国家或地区卫生保健工作的水平。

（二）病死率

病死率（fatality rate）表示一定时期内因某病死亡人数占该病患者总人数的比例，反映该病患者因该病死亡的危险，一般用百分率表示。

$$病死率=\frac{观察期内因某病死亡总人数}{同期某病患者总数}\times K \tag{3-8}$$

K=100%，1000‰ 或者 10000/ 万……

> **知识点 3-2**
> 1. 死亡率与病死率在计算上的区别。
> 2. 死亡率与病死率在应用上的区别。

病死率是确诊疾病的死亡概率，反映研究疾病的严重程度，也可反映就诊机构的医疗水平和诊治能力，常用于急性传染病或恶性肿瘤等疾病病情严重程度的描述。某病的病死率和死亡率的计算分子相同，都是观察期内因某病

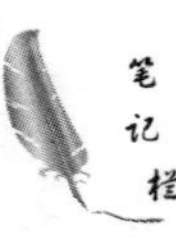
笔记栏

死亡总人数，分母不同，死亡率计算时分母为同期平均人口数，病死率计算时分母为同期某病患者总数。

（三）生存率

生存率（survival rate），也叫存活率，指随访期末尚存活的病例数占随访满 n 年的全部病例数的百分比。

$$生存率=\frac{随访满\,n\,年仍存活的病例数}{随访满\,n\,年的病例总数}\times 100\% \quad (3\text{-}9)$$

随访年数 n 通常以 1 年、3 年、5 年或 10 年为期。生存率常用于评价慢性疾病、病死率高的疾病对人群的危害程度，评价治疗方法的远期疗效。

第二节 疾病流行强度指标

微课 3-2

疾病的流行强度指在一定时期内，某疾病在某地区、人群中发病率的变化及各病例之间的联系程度，常用指标为散发、流行、暴发和大流行。

一、散 发

> **知识点 3-3**
> 1. 疾病流行强度的指标及其含义。
> 2. 疾病散发的原因。

散发（sporadic）指某病发病率呈历年的一般水平，各病例间在发病时间和地点上无明显联系，表现为散在发生。判断疾病是否呈散发状态应该与当地近 3 年该病的发病率比较，如果当年发病率未明显超过既往平均发病率水平，即为散发。

疾病散发常见于以下情况：①病后免疫力持久的疾病，或采取预防接种措施时。②当地人群维持一定免疫水平的疾病，如麻疹。③以隐性感染为主的疾病，常以散发状态存在，如乙型脑炎、脊髓灰质炎等。④传播机制不容易实现的传染病，如斑疹伤寒、炭疽等。⑤潜伏期较长的传染病也以散发状态存在，如麻风。

二、流 行

流行（epidemic）指某地区某病的发病率显著超过当地该病历年发病率水平，各病例间呈现明显的时间和空间联系。如 2003 年“非典”流行时，表现出明显的人与人之间的传播关系和地域间的播散特征。如果某地出现某疾病的流行，提示当地存在促使该病发病率升高的因素。

三、暴 发

暴发（outbreak）指在一个局部地区或集体单位中，短时间内突然发生很多症状相同的病例，如麻疹、手足口病、腮腺炎、食物中毒等，这些疾病容易在学校、托幼机构暴发流行。传染病暴发时患者一般有相同的传染源和传播途径，大多数患者同时出现在该传染病的最短和最长潜伏期之间。

四、大 流 行

大流行（pandemic）指某疾病发病率显著超过当地该病历年发病率水平，传播迅速，涉及地区广泛，短时间内跨越省、国界甚至洲界形成世界性流行。如流行性感冒、鼠疫、霍乱等都曾经发生过世界性大流行。

第三节 疾病的分布情况

由于致病因子、人群特征和自然社会环境等多因素综合作用的影响，疾病分布及流行强度表现不一，存在状态也不完全相同。疾病分布也称作疾病的群体现象或称为疾病的三间分布，是描述疾病在不同地区、不同时间和不同人群的频率和表现形式。疾病的流行特征通过疾病在地区、时间和

笔记栏

微课 3-3

知识点 3-4
1 疾病三间分布的定义。
2 研究疾病三间分布的意义。

人群的分布得以体现。疾病分布是流行病学研究的重要内容，它是描述性研究的核心内容，通过对疾病三间分布的描述，发现病因线索，为进一步的分析性流行病学研究提供理论基础。

一、疾病的地区分布

疾病的分布与特定地域空间的自然环境和社会环境等多种因素密切相关。如自然环境中的地理位置、地形地貌、气温、风力、降雨量、植被等自然条件；当地的政治、经济、文化、人口密度和生活习惯、卫生水平等社会环境因素。

疾病频率在国家间及国家内不同地区间和城乡间的分布存在差别，有些疾病在全世界流行，但不同地区发病流行程度不同。如流行性脑脊髓膜炎，虽然流行于世界各地，但是却在温带地区更为广泛和严重；心血管疾病世界各地均常见，但死亡率在远离赤道的地区比接近赤道的地区高。

（一）疾病在国家间及国家内的分布

1. 疾病在不同国家间的分布 疾病在世界各国的分布存在差别，有些疾病在世界范围内流行，但不同国家间流行强度有明显差异。例如，艾滋病虽然在全球广泛流行，但是在撒哈拉以南非洲地区 HIV 感染者占全球总感染人数的 2/3；乳腺癌在北美、欧洲多发；肝癌多发于亚洲和非洲；日本的胃癌及脑血管病的调整死亡率居世界首位，但其乳腺癌、肠癌和冠心病的调整死亡率却为最低。有些疾病只发生于世界某些地区，如黄热病只发生于南美洲和非洲。

2. 疾病在同一国家内不同地区的分布 疾病在同一国家不同地区的分布存在明显差别。如中国鼻咽癌以广东多发，河南林州市高发食管癌，肝癌则以江苏启东高发，原发性高血压发病以北方高于南方。

（二）城乡分布

因为生活状况、卫生条件、人口密度、交通情况、动植物分布等情况不一，某些疾病的病种、死因顺位、发病率和死亡率等呈现出明显的城乡差异。

1. 城市 特点：人口密度大，居住面积狭窄，人口流动性大，交通拥挤。这些特点导致疾病的暴发与流行，如水痘、流行性脑脊髓膜炎、流行性感冒等容易传播的呼吸道传染病的流行。城市的出生率稳定，青壮年所占比例较大，尤其是农村人口大量涌入城市，对于某些传染病来说，城市保持了一定数量的易感人群，使得某些传染病常年发生，甚至形成暴发和流行。

城市的饮用水卫生条件好，供水、排水设施比农村完善，管理到位，城市的医疗卫生水平高，设施齐全，医疗保健制度健全，因此城市的肠道传染病发病率低，一旦发现疫情更易得到有效及时的控制。

城市与农村相比较，工业发展集中，车辆多，环境污染严重，所以慢性病患病率升高，如高血压、肺癌及其他肿瘤的发病率高于农村。

2. 农村 特点：人口密度低，交通不便，与外界交往相对城市较少，呼吸道传染病不容易引起流行。农村卫生条件差，因此，肠道传染病、虫媒传染病和自然疫源性疾病比城市容易引起流行，如痢疾、疟疾、流行性出血热和钩端螺旋体病等。

随着农村人口不断在城乡间流动，乡镇企业迅速发展，农村经济和人们生活水平发生了很多改变，农村的高血压、糖尿病和肿瘤发病率呈上升趋势，传染病的发病率在城乡间的差异也逐渐减小或消失。

（三）疾病的地方性

由于自然因素或社会因素的影响，一些疾病只在某地区发病或者其发病率高于周围地区，这种现象称为疾病的地方性。研究疾病的地方性特点，对探讨病因、采取相应的防治措施及评价其效果有着重要意义。

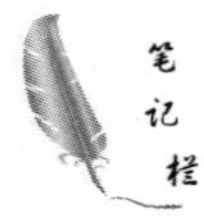
笔记栏

1. 疾病地方性分类

（1）自然地方性：某些疾病受自然环境的影响只在某一特定地区存在，称为自然地方性。原因有二：①该地区有适合于病原体生长发育的传播媒介生存的自然环境，如血吸虫病、丝虫病；②某些疾病与该地环境中的微量元素或化学物分布有关，如地方性甲状腺肿、地方性氟中毒等。

> **知识点 3-5**
> 1. 疾病地方性的分类。
> 2. 判断疾病地方性的依据。

（2）自然疫源性：地区的自然环境适合一些疾病的病原体生存，并且其繁衍过程不依赖于人，在野生动物或家畜中传播，人只是偶尔介入该环节时染病，这种情况成为自然疫源性，如鼠疫、流行性出血热和森林脑炎等。

（3）统计地方性：某地区因为生活条件、卫生条件和宗教信仰等社会因素使该地区某些疾病的发病率显著高于其他地区，却与该地区的自然环境关联不大，称为统计地方性，如痢疾、伤寒等肠道传染病。

2. 判断疾病地方性的依据　①该地区居民发病率高；②其他地区居民人群发病率低，甚至不发病；③迁入该地区一段时间后，发病率和当地居民一致；④迁出该地区后，发病率下降，患病症状减轻或自愈；⑤当地易感动物也可发生同样的疾病。

二、疾病的时间分布

疾病的时间分布是疾病流行过程随时间的推移不断变化的现象，是随着自然环境、社会环境和生物学环境等因素的改变而改变。研究时间分布规律，可以了解疾病的流行规律，提供病因线索。疾病的时间分布特征和变化规律可以从短期波动、季节性、周期性和长期变异四个方面来描述。

（一）短期波动

> **知识点 3-6**
> 1. 疾病的时间分布特征和变化规律。
> 2. 短期波动与暴发有何区别。

短期波动（rapid fluctuation）指短时间内（持续几日、几周或几个月）突然出现大量相同疾病病例的现象。疾病出现短期波动在多数情况下是大量人群持续暴露于共同致病因素而引起，如食物中毒、伤寒等疾病的暴发和流行。短期波动的含义与暴发相似，区别在于暴发常用于较小范围或少量人群，短期波动则用于区域较大或较大数量的人群。

（二）季节性

季节性（seasonal variation，seasonality）指疾病在一定季节内发病率增高，随着季节波动的现象。疾病所表现出的季节性特征主要受自然环境、气象条件、媒介昆虫、野生动物和家畜的生活习性、人的生产生活方式、营养饮食习惯、风俗习惯、当地的医疗卫生水平和易感人群的免疫力等因素的影响。

季节性的表现形式：

1. 严格的季节性　以虫媒传播的传染病的发生有严格的季节性，发病集中在几个月内，一年的其余月份没有病例的发生。如流行性乙型脑炎，在我国北方的发病高峰是每年的 7 ～ 9 月份，原因是媒介节肢动物的活动频率在这个季节升高，此时的温度适宜病原体的发育和繁殖。

2. 季节性升高　很多传染病一年四季均可发病，但是在特定月份发病率升高。如呼吸道传染病和肠道传染病有明显的季节性特征。春秋季高发呼吸道传染病，夏秋季高发肠道传染病。非传染性疾病，也体现季节性特征，如冠心病的发病和死亡都有季节性升高的倾向，在冬季多发。

（三）周期性

周期性（cyclic variation，periodicity）指一些疾病每隔一个规律的时间间隔会出现一次流行高峰的现象。

疾病的周期性变化多见于呼吸道传染病。如流行性感冒一般每隔 10 ～ 15 年流行一次，因为易感者的积累使得人群易感性增加，重新出现了发病率升高的现象。有效的预防措施可以改变或推迟疾病的周期性。如麻疹疫苗在普遍使用前，我国大中城市每隔一年流行一次，自 1965 年对麻疹易感者实施麻疹疫苗接种后，麻疹发病率降低，周期性流行的规律也基本消失，见图 3-1。

笔记栏

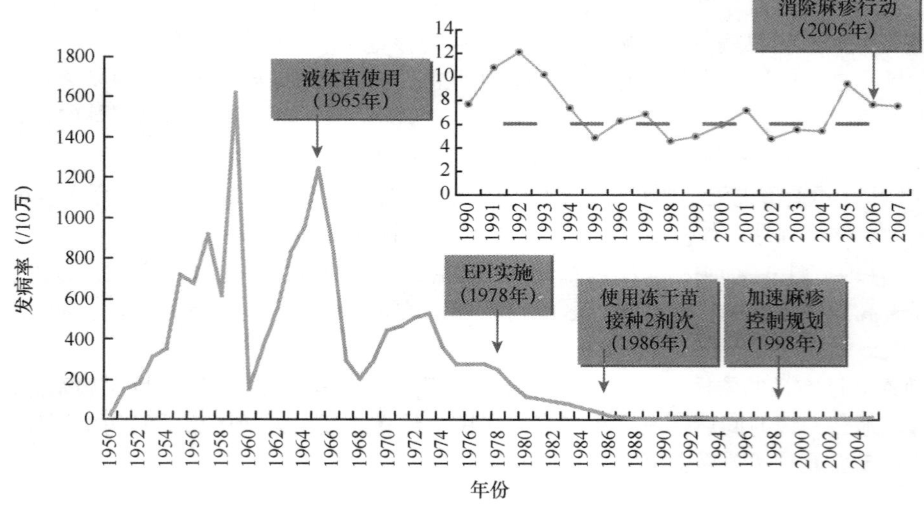

图 3-1　1950 ～ 2007 年中国麻疹的控制进程（年）

（摘自中国法定传染病监测系统）

> **知识点 3-7**
> 1. 影响疾病周期性的原因。
> 2. 疾病出现长期趋势的原因。

影响疾病周期性的常见原因：

1. 疾病的传播机制易实现　一些呼吸道传染病，当其易感者达到一定数量时即可迅速传播。

2. 病后可形成稳固免疫力的疾病　有些疾病流行后发病率下降，流行后人群免疫力水平持续的时间长短决定了该疾病周期性的间隔时间。

3. 人口密集，易于传播　在人口密集的城市，交通拥挤、卫生条件差又没有有效的预防措施，疾病的流行特征呈现周期性。

4. 病原体变异　疾病的周期性间隔时间与病原体变异及变异的速度有关。病原体变异速度越快，疾病再次流行的间隔时间越短。

（四）长期变异

长期变异（secular change）也称为长期趋势（secular trend）指在一个较长的时间内（几年或几十年），疾病的临床表现、分布状态和流行强度等发生了显著变化。

疾病分布出现长期变异的原因：①病因或致病因素发生了变化；②抗原型别的变异、病原体毒力、致病力的变异、抗体免疫状况的改变；③诊治条件和诊治水平的改变；④采取了防疫措施；⑤报告及登记制度完善程度；⑥人口学特征的变化。新中国成立以来，我国疾病的死因顺位分布发生了很大变化，慢性非传染性疾病已居死因前三位。疾病死亡谱的变化是疾病致病因素和采取防治措施综合作用的结果。

三、疾病的人群分布

人群的年龄、性别、职业、种族和民族、行为生活方式、婚姻与家庭等特征可构成疾病或健康状态的人群特征。研究疾病的不同人群分布，可以确定高危人群，为进一步探索疾病病因提供假设。

（一）年龄

年龄是人群主要的人口学特征，由于不同人群的免疫水平、生活方式和行为习惯不同，以及同一致病因素的暴露机会不同，几乎所有疾病和健康状态都与年龄有关。大多数疾病在不同的年龄组发病都有差异。慢性非传染性疾病随年龄的增长，发病率随之升高，如心脑血管疾病、肿瘤；急性传染病随着年龄的增长，发病率有下降的趋势。如儿童易患百日咳等急性呼吸道传染病。随着致病因子的变化，疾病的年龄分布也在发生变化，一些慢性病呈现发病年龄提前的趋势，如糖尿病、某

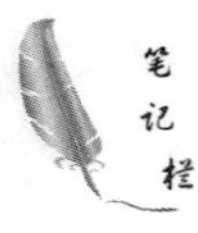

> **知识点 3-8**
> 1. 疾病年龄分布的目的。
> 2. 疾病性别分布差异的原因。

些恶性肿瘤等。研究人群疾病的年龄分布，有助于了解疾病的分布规律，为病因研究提供病因线索。

1. 研究疾病年龄分布的目的

（1）确定疾病的高危人群和重点保护对象。

（2）根据疾病的年龄分布差异，探索疾病的流行因素，为进一步研究提供病因线索。

（3）描述疾病的年龄分布动态趋势，有助于了解人群的免疫状况，确定预防接种对象和制订预防措施。

2. 研究疾病的年龄分布常用的分析方法

（1）横断面分析（cross-sectional analysis）：描述同一时期不同年龄组或不同年代各年龄组人群的发病率、患病率或死亡率的变化。横断面分析适用于传染病或潜伏期短、病程短的急性疾病的年龄分布。横断面分析不适合研究慢性病的因果关系，因为人群暴露于致病因素的时间距发病时间长，而且致病因素的强度会随着时间发生变化，该方法不能正确显示致病因素与年龄的关系。

（2）出生队列分析（birth cohort analysis）：同一时期出生的一组人群称为出生队列，跟踪随访出生队列若干年，统计研究疾病的发病情况。出生队列分析适用于慢性病的年龄分布分析，利用出生队列资料将疾病的年龄分布和时间分布特征结合起来，描述疾病的长期变化趋势及提供病因线索。

（二）性别分布

描述疾病的性别分布规律，一般指比较男性与女性之间的发病率、患病率和死亡率等指标，也可用性别比来表示。多数疾病的分布存在性别差异，这与男女性的遗传特征、内分泌代谢、生理解剖特点、暴露机会和个体内在素质不同有关。

导致疾病性别分布差异的原因：

1. 与致病因子的暴露机会和暴露水平不同有关　有些疾病的发病率有性别差异，是因为与致病因子的暴露机会和暴露水平接触不同所致，如森林脑炎、血吸虫病、钩端螺旋体病等的男性发病率高于女性，是因为男性暴露于致病因子的机会远高于女性；除了女性或者男性特有的恶性肿瘤如乳腺癌、子宫内膜癌、前列腺癌外，男女均患的恶性肿瘤，一般男性发病率高于女性，如肺癌、肠癌、肝癌、食管癌、膀胱癌等，与男性职业暴露和日常生活习惯有关。

2. 性别不同，其遗传特征、生理解剖结构和内分泌代谢等因素不同，致使男性和女性对疾病的易感性不同　如女性胆结石、胆囊炎等疾病发病率高于男性，女性尿道炎发病率高于男性，与男女性别的生理解剖特点有关；女性甲状腺疾病发病多于男性，与内分泌因素有关。

（三）职业分布

有些疾病的发生与职业关系密切相关。机体所处的职业环境不同，接触的致病因子不同，疾病的职业分布表现不同。如职工暴露机会的多少与劳动条件的不同，职业精神紧张程度和体力劳动强度不同，职业环境中的危险因素等都会对疾病的职业分布产生影响。生产联苯胺染料的工人易患膀胱癌；石棉作业工人高发间皮瘤、肺癌；脑力劳动者易患高血压和心脑血管疾病；建筑工人易发生意外伤害和外伤。

（四）种族和民族

不同种族和民族因为社会经济状况、风俗和生活习惯、所处的自然环境和社会环境、遗传背景等的影响，疾病分布显示出差异性。如马来西亚以马来人、印度人、华人居多，其中马来人患淋巴瘤较多，印度人则患口腔癌较多，华人却以鼻咽癌和肝癌发病较多；黑色人种的镰状细胞贫血发病率高于其他种族；日本人的胃癌发病率高于美国人，但移居美国后发病率却降低，提示与风俗和生活习惯有重要关系。

（五）行为生活方式

健康行为方式可以提高人群健康水平，不良行为则增加疾病发生的风险。目前，恶性肿瘤、心脑血管疾病、糖尿病等慢性非传染性疾病是危害人群健康和生命的主要因素。而这些疾病的发生发展在很大程度上是由不健康的生活方式和不良的行为习惯造成的。研究表明，吸烟与临床多种疾病的发生关系密切，吸烟人群的肺癌、喉癌、咽癌等疾病的死亡率高于非吸烟人群；饮酒是肝硬化、高血压、脑卒中等疾病的高危因素。吸毒、不洁性行为、同性恋人群往往与性传播疾病相关联。研究不同行为习惯的疾病分布，可以发现疾病的危险行为因素，发现高危人群，有利于探讨疾病发生的病因。

（六）婚姻与家庭

婚姻与家庭状况对人群健康状况有明显的影响。肿瘤、心脑血管疾病、自杀及精神病等在离婚者中常见，丧偶和单身者次之，已婚者最低。婚姻状况对女性健康影响明显。女性婚后的性生活、妊娠、分娩及哺乳都会影响女性健康。已婚妇女宫颈癌发病率显著高于单身女性，未婚女性和高龄分娩者乳腺癌发病率高。家庭是社会生活的基本单位。家庭成员共同生活，密切接触，传染病更容易在家庭中传播，如肺结核、病毒性肝炎、细菌性痢疾在家庭中传播，呈现家庭聚集性特点。另外，与遗传有关的疾病，如家族性腺瘤性息肉病、高血压、糖尿病等都会在一定程度上显示家庭聚集性。

四、疾病的地区、时间和人群分布的综合描述

在流行病学研究和疾病防治实践中，常需对疾病进行综合分析，从地区、时间和人群分布三方面描述，通过可靠的信息资料，获得病因线索，建立病因假设。如某传染病出现疫情暴发，在调查过程中，将暴发疫情的地区、时间和人群综合描述，判断该传染病的暴露时间和流行因素，以充分掌握疫情全貌，为确定疾病的感染事件、流行因素、传播途径和播散范围提供理论依据。

移民流行病学（migrant epidemiology）是探讨疾病病因的常用方法，通过观察某疾病在移民人群、移居地当地居民和原居住地人群的发病率和死亡率差异，探讨疾病的发生与遗传因素和环境因素的关系。利用移民人群探讨疾病的分布特点，找出疾病病因的一种研究方法。移民流行病学常应用于慢性非传染性疾病和一些遗传性疾病的病因及流行因素的研究。

> **知识点 3-9**
> 移民流行病学研究遵循的原则。

移民流行病学研究应遵循的原则：

1. 如果某疾病的发病率或死亡率主要是环境因素作用的结果，则该疾病在移民中的发病率或死亡率与原居住地人群的发病率或死亡率不同，却接近于移居地当地居民的发病率或死亡率。

2. 如果某疾病的发病率或死亡率的差别主要由遗传因素导致，则移民人群的发病率或死亡率与原居住地人群的发病率或死亡率相近，而不同于移居地当地居民的发病率或死亡率。

移民流行病学研究结果分析时应考虑移民人群的生活条件和生活习惯的改变程度，原居住地和移居地社会环境、经济条件、文化及医疗卫生水平，也应考虑移民人群的人口学特征，如年龄、职业、种族、文化水平和其他人口学因素。

日本的移民流行病学调查研究发现，日本移民宫颈癌和脑血管疾病的死亡率低于日本本土居民，而与美国白种人相近，说明这些疾病在日本有高发因素，移民脱离了日本环境，不受这类环境因素影响，死亡率下降；美国白种人肠癌、乳腺癌和动脉硬化性心脏病的死亡率高于日本本土居民，日本移民肠癌、乳腺癌和动脉硬化性心脏病的死亡率介于美国白种人和日本国居民之间，说明美国环境中有致病的高危因素。

（武　英）

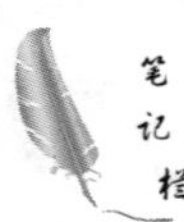
笔记栏

第四章　流行病学常用研究方法

第四章 PPT

流行病学既是一门应用学科，又是逻辑性很强的科学研究方法。流行病学研究常采用观察法、实验法和数理法，其中观察法按事先是否设立对照组又可进一步分为描述性研究和分析性研究。描述性研究的主要任务是“揭示现象”，其可描述疾病或健康状态的分布，为病因研究提供线索；分析性研究从分析现象入手，找出流行与分布的规律和原因，可用于检验或验证病因假设；流行病学实验则用于证实或确证假设。每种研究方法各有其适应性和优缺点，本章将予以详细介绍。

第一节　描述性研究

【案例 4-1】

19 世纪时，在英国伦敦发生过多次腹泻的大流行，甚至有死亡病例出现。当时，在伦敦哥鲁延斯库亚地区作为开业医生的约翰·斯诺博士采用了多种常规疗法进行治疗，如放血疗法、轻泻剂等，但这些方法和药物对治愈该病流行根本无效。之后斯诺对该病的患者进行了认真观察和详细记录，并通过亲自走访，调查收集患者及影响发病因素的相关资料。1854 年夏天，伦敦再次出现大批腹泻患者，于是斯诺绘制了一个标有发病地区所有道路、房屋、饮用水井等内容的 1 ： 6500 比例尺的详细地图，并准确地记录了每个死者的住家位置，从而得到了死者住家位置分布图。通过分析地图，发现死者的住家都集中于饮用“布洛多斯托利托”井水的周围，这一发现成为斯诺探究该病起因的重要线索。根据该线索，英国政府下令摘下了这个水井泵的手柄，并禁止使用该水泵吸水。几天以后，新的病例几乎就没再出现了。后来证明该疾病为霍乱。

【问题】

1. 对于 19 世纪时期的多次腹泻大流行，为什么约翰·斯诺博士采用多种常规治疗方法均无效?

2. 1854 年夏天，对大批出现的腹泻患者绘制了死亡标点地图，这种研究有什么用途? 此种流行病学研究方法对预防该病有什么作用?

【案例 4-1 分析】

1. 约翰·斯诺博士只是根据患者的临床表现进行了对症治疗，并没有针对病因进行治疗，因此开展病因研究是必要的。

2. 对多次出现的腹泻患者，斯诺认真观察，详细记录、绘制死亡标点地图，通过疾病地区分布，寻找到了死于该病者的住家都集中于饮用“布洛多斯托利托”井水的周围，这一发现提示了病例的地区分布特点，成为斯诺探究该病起因的重要线索。这是对该病进行了详细的描述性研究。根据该线索，人为摘下了这个水井泵的手柄，控制了水源，之后，新的病例不再出现，也说明了人群疾病率下降直至消除应归因于该水井，该水井就是这个疾病的病因。

描述性研究（descriptive study），又称描述流行病学（descriptive epidemiology），是流行病学研究方法中最基本、最常用的一类方法，主要用来描述人群中疾病或健康状况及暴露因素的分布情况，从而提出病因假设，为进一步深入细致的研究提供线索。描述性研究还可以用来确定高危人群，评价公共卫生措施的效果。

一、描述性研究的概述

（一）描述性研究的概念

描述性研究是指利用常规监测记录或已有的资料，或通过专门调查获得的数据资料，按照不同

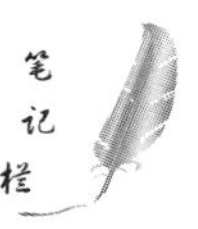

> **知识点 4-1**
> 描述性研究的概念。

人群、不同时间及不同地区特征进行系统的、有条理的归纳和整理后，描述疾病或健康状态及有关特征和暴露因素的分布状况，并在此基础上进行比较分析，获得疾病三间（人群、时间和地区）分布的特征，进而获得病因线索，提出病因假设。

（二）描述性研究的特点

> **知识点 4-2**
> 描述性研究的特点。

1. 描述性研究属于观察性研究，其不对研究对象施加任何干预措施，仅通过观察、收集、分析和总结相关数据，进而对所观察的事物或现象进行客观的反映。

2. 在描述性研究设计时一般不需要设立特别的对照人群，其在数据分析时，则是根据研究对象的疾病及暴露特征自然产生出患病与未患病、暴露与非暴露的对照，并进行相互比较。

3. 在描述性研究时暴露与疾病的发生是共存的，并不能确定暴露与结局的时序关系，因此，在因果关联的推断上存在一定的局限性，只能提供病因线索。

4. 描述性研究中疾病或某种健康状态是客观存在的，因此，所用指标常是患病率，但如果重复开展描述性研究，也可获得两次调查间隔期间该病的发病率。

（三）描述性研究的种类

> **知识点 4-3**
> 描述性研究的种类。

描述性研究主要包括现况研究（横断面研究）、病例报告、病例系列分析、个案研究、历史资料分析、随访研究及生态学研究等。

1. 现况研究 是按照事先设计的要求，应用普查或抽样调查的方法，收集特定时点或时期内、特定人群中所研究疾病或健康状况及相关因素的资料，并对资料的分布特征加以描述的一种调查方法，从而为建立病因假设提供证据。有关现况研究的介绍详见本节内容“二、现况研究”。

2. 病例报告（case report） 是指对临床上某种罕见病的单个病例或少数病例的病情、诊断与治疗等方面进行详细介绍，属于定性研究的范畴。病例报告主要针对新出现的或罕见的疾病，或疾病不常见的表现形式等进行描述，从而形成某种新的假设，用于探索疾病发生的原因，并为研究者提供分析和决策的线索。

3. 病例系列分析（case series analysis） 是对一组（可以是几例、几十例、几百例或几千例等）相同疾病的患者的临床资料进行收集、整理、描述、分析和总结，得出结论。常用来分析某种疾病的临床表现特征、评价预防、治疗措施的效果。

4. 个案研究（case study） 又称个案调查或病家调查，是指对个别发生的病例、病例的家庭及周围环境进行的流行病学调查。调查的对象一般为传染病患者，但也可以是慢性非传染性疾病的患者或病因未明的病例等。个案调查的目的是查明所研究病例的发病原因和条件，控制疫情扩散，消灭疫源地，防止类似疾病再次发生。个案调查还可以作为发现新出现的疾病或暴露的不良反应的第一个线索，为疾病监测提供资料。

5. 历史资料分析（historical data analysis） 历史资料是指既有的资料，是在研究者开展研究前就已经存在，研究者需要通过回顾性调查，提取和利用这些已经存在的资料，开展统计分析，获得研究结果。历史资料分析则是研究疾病的三间分布特征、疾病危险因素和评价疾病防治措施效果的重要资料和信息来源，属于描述流行病学研究的常规方法。

6. 随访研究（follow-up study） 也称纵向研究，是通过定期随访，观察疾病、健康状况或卫生事件在一个固定人群中随着时间推移的动态变化情况。与现况研究在特定时点或特定时期内研究人群中有关因素与疾病关系的特点不同，随访研究可以对研究对象进行连续多次的观察研究。随访研究可用于研究疾病的自然史，为疾病的病因研究提供线索。

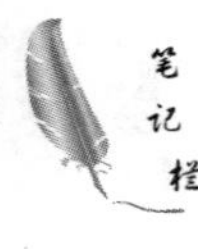
笔记栏

7. 生态学研究（ecological study） 也称为相关性研究（correlational study），该研究观察和分

析的基本单位是群体，是在群体水平上研究暴露与疾病之间的关系，因此，是一种粗线条的研究，仅能提供一定的病因线索。详见本节内容“三、生态学研究”。

（四）描述性研究的用途

> **知识点 4-4**
> 描述性研究的用途。

1. 描述疾病或健康状况在不同人群（人间）、不同地区（空间）和不同时间特征上的分布情况，揭示疾病或健康状态的分布及发展规律，为制订疾病的防制规划提供依据。

2. 描述影响疾病的危险因素的人群、地区和时间分布规律，确定疾病的高危人群，并进行干预或减少危险因素的暴露。

3. 描述、分析某些因素与疾病或健康状况之间的联系，从而为疾病病因或危险因素或与健康有关的因素提供进一步研究的线索，并形成初步的病因假设。

4. 通过描述性研究，提供实施控制疾病或促进健康对策或措施前后的比较数据，从而可对该对策或措施的效果进行评价。

二、现况研究

（一）现况研究的概述

> **知识点 4-5**
> 现况研究的概念。

1. 概念 现况研究是通过对特定时点或期间、特定范围人群中的疾病或健康状况，以及有关因素的分布状况的资料进行收集和描述，分析有关因素与疾病或健康状况的关系，从而为进一步的研究提供病因线索，是描述性研究中应用最为广泛的一种方法。从时间上来说，现况研究收集的资料局限于特定的时间断面，所以又称为横断面研究或横断面调查。从观察分析指标来说，该研究所得到的频率指标一般为特定时间内调查群体的患病率，故又称为患病率研究（prevalence rate study）。

2. 特点

> **知识点 4-6**
> 现况研究的特点。

（1）现况研究一般不设立对照组：现况研究在其开始时，是根据研究目的确定研究对象，然后收集某一特定时点或时期研究对象有关疾病和暴露（特征）状况的资料，不是事先就根据暴露或疾病情况进行分组，而是在资料处理与分析时，根据研究对象是否暴露（特征）或是否患病，自然产生出暴露与非暴露、患病与未患病的对照，并进行相互比较。

（2）现况研究的特定时间：现况研究是在某一特定时间调查某一人群中暴露与疾病的关系，因此会设定较为严格的时点或时期，其目的是保证在调查和收集资料期间，所研究的疾病状态或影响因素不会发生太大变化，以获得较为准确的人群患病或暴露状况，由此可见，时点患病率的精确性要高于期间患病率。

（3）现况研究在确定因果联系时受到限制：通常现况研究所揭示的暴露与疾病的关联为统计学关联，仅为建立因果关联提供线索，并不能据此做出因果推断。其理由有二：①在一次现况研究中，暴露（因）与疾病（果）同时出现在某一时点或时期，很难回答是因为暴露该因素而导致该病，还是由于该疾病而出现这种因素，即现况研究不能确定暴露与疾病之间的时间先后顺序。②在现况研究中，所研究疾病病程短（如迅速痊愈或很快死亡）的患者，很难入选到该时点或时期的研究中，因此该研究中包含了大量存活期长的患者，而存活期长与存活期短的患者，在许多特征上可能会很不同，在这种情况下，经研究发现与疾病有统计学关联的因素有可能是影响存活的因素，而不是影响发病的因素。

（4）对研究人群固有的特征可以提示因果联系：如性别、种族、血型等因素，在疾病发生之前就已经存在，其不会随着疾病的发生或发展而改变，若在排除或控制可能存在的偏倚的情况下，现况研究则可以提供相对真实的暴露与疾病的时间先后顺序的联系，从而进行因果推断。

笔记栏

（5）定期重复的现况研究可以获得发病率资料：如果两次现况研究之间的时间间隔不太长，在该时间范围内疾病的发病率变化也不大，且疾病的病程稳定，则可用两次现况研究的患病率之差，除以两次现况研究之间的时间间隔，计算得到该时期的发病率。

知识点 4-7

1. 现况研究的类型。
2. 普查的定义。
3. 普查的目的。
4. 普查的优缺点。
5. 抽样调查的定义。
6. 抽样调查应遵循的原则。
7. 抽样调查的优缺点。

3. 研究类型 现况研究根据涉及研究对象的范围可分为普查和抽样调查两类。在实际工作中要根据研究的目的、研究课题的特点、经费、人力、物力及实施的难易程度决定采用普查或抽样调查。

（1）普查（census）：即全面调查，是指在特定时点或时期内、特定范围内的全部人群作为研究对象的调查或检查。这里强调的是调查对象应该是特定范围人群中的每一位成员；特定时点也应该较短，如 1 ～ 2 天或 1 ～ 2 周，大规模的普查亦可在 2 ～ 3 个月内完成。

普查的目的可因研究工作的不同而不同，主要包括：①了解某人群中某种疾病或某危险因素的基本分布情况，掌握疾病的患病率及其流行特征，为病因研究提供线索，为疾病防治工作提供依据。②早期发现，早期诊断、早期治疗患者，如开展妇女阴道细胞涂片检查，发现早期宫颈癌患者。③了解慢性病的患病及急性传染性疾病的疫情分布情况，如对糖尿病的普查、针对血吸虫病疫区开展的普查等。④了解当地居民健康水平，如居民膳食与营养状况调查。⑤了解人体各类生理生化指标的正常值范围，如血脂、血细胞数量等指标。

普查的优点：①调查对象是全体目标人群，故不存在抽样误差。②可以同时了解目标人群中多种疾病或健康状况的分布情况，并提供病因线索。③能发现目标人群中的全部病例，并给予及时治疗。普查的缺点：①不适用于患病率低和诊断方法复杂的疾病的调查。②工作量大，不易做到深入细致，难免存在漏查。③由于普查涉及的人群范围相对较大，故耗费的人力、物力一般较大，费用往往也比较高。④调查工作人员涉及面广，掌握调查技术和检查方法的熟练程度不一，对调查项目的理解很难统一和标准化，故较难保证调查质量。

（2）抽样调查（sampling survey）：是指通过随机抽样的方法，对特定时点、特定范围内人群中的一个代表性样本进行调查，通过对样本人群的调查来推断其所在总体的情况。这是以小测大、以局部估计总体的调查方法。

样本的代表性是抽样调查结果是否真实可靠的关键环节。为了确保样本的代表性，抽样调查应遵循以下三条基本原则，①要随机化抽样：即待抽样的源人群中的每一个对象都有同等的机会或概率被选中作为调查或研究对象。②样本大小要适当：即样本应达到合适的数量，样本含量过小或过大都有其弊端。样本量过小，抽样误差就比较大，所抽取的样本缺乏代表性，所获得的研究指标不稳定，难以推断总体的情况；此外，样本量越小，检验功效越低，因此难以得出应有的差别，而出现“假阴性”结果。如果样本量太大，虽然可以在一定程度上降低抽样误差，但同时也会造成人力、物力和财力的浪费，而且工作量大，影响研究结果的准确性。③研究对象的变异程度要较小：即研究对象之间的变异程度越小，所抽取样本的代表性就越好；反之，样本的代表性就相对较差。

抽样调查与普查相比，具有节省时间、人力、物力和财力等优点，同时由于调查范围小，调查工作易于做到深入细致，提高了调查的精确度。但是抽样调查也存在如下缺点：①其研究结果只是对整个总体情况的估计或推断。②抽样调查的设计、实施与资料分析均比普查复杂。③存在抽样误差。④资料的重复或遗漏不易被发现。⑤不适于患病率过低的疾病及变异过大的人群的调查。

4. 用途

知识点 4-8

现况研究的用途。

（1）了解疾病或健康状况的分布：通过对特定时间、特定范围人群的某种疾病或健康状况开展现况研究，描述疾病或健康状况在人群、时间、地区的分布特征。

（2）为病因研究提供线索：了解人群的某些特征与健康状况之间的关系，获得病因线索，提出病因假设。例如，在胃癌的现况研究中发现胃癌患者中有幽门螺杆菌感染、吸烟、饮酒等因素的比例明显高于健康人群，从而提出幽门螺杆菌感染、吸烟、饮酒等因素可能是胃癌病因的假设。

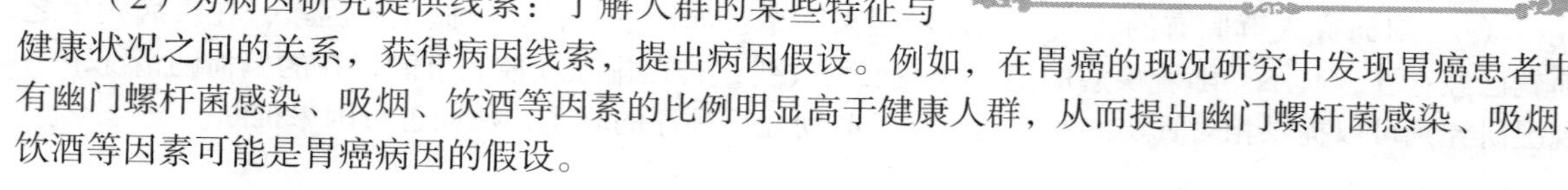

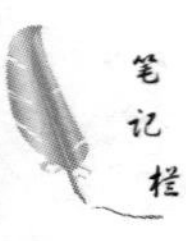

（3）评价防治措施的效果：现况研究可以通过比较干预前后疾病患病率和某项健康指标的差别来判断策略和措施的效果。例如，在疫苗接种若干时期后，重复进行现况研究，根据患病率的差别，评价所实施的疾病防治措施的效果。

（4）发现高危人群：某些人群由于具有某种暴露特征而使他们容易罹患某种疾病，这些人群称为高危人群。发现高危人群是疾病预防控制中一项极其重要的措施。例如，原发性高血压患者罹患冠心病的风险高于正常血压的人，则原发性高血压患者是冠心病的高危人群，通过开展现况研究，即可发现这些高危人群。

（5）疾病监测：在某一特定人群中长期连续地进行疾病监测，即可了解所监测疾病的分布规律及长期变化趋势。

（二）现况研究的设计与实施

> **知识点 4-9**
> 如何进行现况研究的设计与实施。

由于现况研究的规模一般都很大，涉及的工作人员和调查对象也很多，因此，为了更好地开展此类研究，必须在研究开始之前进行周密的研究设计，以保障研究的顺利实施并得出真实可靠的研究结果。

1. 确定研究目的　是现况研究设计的核心。在研究设计中，首先必须明确本次现况研究要达到什么目的、解决什么问题、对该问题的进一步研究有什么促进作用。例如，是为了了解某疾病的分布情况还是了解危险因素的暴露情况；是考核防治措施的效果还是探索病因。明确的研究目的有利于指导进一步的研究设计和研究实施，确保现况研究的质量。

2. 确定研究对象　确定合适的研究对象同样是顺利开展现况研究的关键环节，应根据研究目的对调查对象的人群分布特征、地域范围及时间点有一个明确的规定，并结合实际情况明确在目标人群开展调查的可行性。在设计时可以为某一时点上的流动人员所组成，如某年、月、日某医院的就诊个体；也可以为某个区域内的全部居民或其中的一部分，如选择区域内≥ 45 岁者；也可以采用某些特殊群体作为研究对象，如采用化学工作者来研究皮肤癌等。

3. 明确研究的类型　根据具体的研究目的进一步考虑是采用普查或是抽样调查。此时需要充分考虑两种研究类型的优缺点，以便在有限的资源下取得预期的研究结果。

4. 确定样本量和抽样方法

> **知识点 4-10**
> 1. 决定现况研究样本量大小的因素。
> 2. 现况研究样本量的计算方法。
> 3. 随机抽样的方法。

（1）样本量：在医学研究设计中样本量具有非常重要的地位。一个研究是否具有可行性，是否能够得到预计的产出，需要多少经费等关键问题都需要基于样本量来回答。样本量过大或过小都是不恰当的。样本量过小，可能所抽出的样本的代表性不够；样本量过大，浪费人力、物力，而且工作量过大，容易因调查不够细致而造成偏性。

决定现况研究样本量大小的因素可来自多个方面，主要包括：①预期现患率（p）：预期现患率或阳性率高，样本量可以小些。②对调查结果精确性的要求：容许误差（d）越大，所需样本量就越小。③显著性水平（α）：α 值越小，即显著性水平要求越高，样本量要求越大。样本量的估计可根据资料类型及已知条件代入专用公式计算。

数值变量资料样本量的估计：通过抽样调查了解人群中某些指标（如总胆固醇、体重等）的分布情况和变化规律时，样本量估计的计算公式如下

$$n=\left(\frac{Z_\alpha s}{d}\right)^2 \tag{4-1}$$

式中，n 为样本量；s 为总体标准差的估计值；d 为容许误差，即样本均数与总体均数的差值。Z_α 为检验水准 α 下的正态临界值。$\alpha=0.05$ 时，$Z_\alpha=1.96\approx 2$，上述公式可以写成

$$n=\frac{4s^2}{d^2} \tag{4-2}$$

分类变量资料样本量的估计：对率（符合二项分布）进行单纯随机抽样时，样本量估计的计算

笔记栏

公式如下

$$n=\frac{Z_{\alpha}^{2}pq}{d^{2}} \quad (4\text{-}3)$$

式中，n 为样本量；p 为总体率的估计值，该值可根据预调查或依据相近地区人群的情况确定；$q=1-p$；d 为容许误差；Z_α 为显著性检验的统计量，$\alpha=0.05$ 时，$Z_\alpha=1.96\approx2$。

当 $\alpha=0.05$，$d=0.1p$ 时，该公式可简化为：$n=400\times\frac{q}{p}$ （4-4）

当 $\alpha=0.05$，$d=0.15p$ 时，该公式可简化为：$n=178\times\frac{q}{p}$ （4-5）

当 $\alpha=0.05$，$d=0.2p$ 时，该公式可简化为：$n=100\times\frac{q}{p}$ （4-6）

上述计算公式仅适用于拟调查的疾病患病率或某指标的阳性率不太小或不太大时，即要求 $n\times p>5$，$n\times(1-p)>5$。

微课 4-1

（2）抽样方法：抽样可分为非随机抽样和随机抽样两大类。非随机抽样如典型调查，其不是按照随机的原则，而是根据主观判断有目的、有意识地进行抽样，故不能从样本外推到总体或进行统计推断；随机抽样是按照随机化的原则抽取样本，即保证总体中每一个对象都有已知的、非零的概率被选入作为研究对象，以保证样本的代表性，若样本量足够大，调查数据可靠，分析正确，则可以把调查结果推论到总体。常见的随机抽样方法有单纯随机抽样、系统抽样、分层抽样、整群抽样和多阶段抽样。

1）单纯随机抽样（simple random sampling）：也称简单随机抽样，是指从总体 N 个对象中，利用抽签或随机数字表等方法抽取 n 个对象组成一个样本，它的重要原则即是总体中每个对象被抽到的概率相等，均为 n/N。单纯随机抽样是最简单、最基本的抽样方法，该方法简单易学，但在实际工作中，往往由于总体数量大，编号和抽样麻烦及抽到个体分散而导致资料收集困难等而较少得到应用，但它仍是理解和实施其他抽样方法的基础。

单纯随机抽样的抽样误差的计算，有助于反映调查的精确度和估计总体参数及进行分析比较。

均数的标准误：

$$s_{\bar{x}}=\sqrt{\left(1-\frac{n}{N}\right)\frac{s^{2}}{n}} \quad (4\text{-}7)$$

率的标准误：

$$s_{p}=\sqrt{\left(1-\frac{n}{N}\right)\frac{p(1-p)}{n-1}} \quad (4\text{-}8)$$

式中，s 为标准差；p 为样本率；N 为总体含量；n 为样本量；n/N 为抽样比。

2）系统抽样（systematic sampling）：又称机械抽样，是按照一定顺序，机械地每隔若干单位抽取一个单位的抽样方法。进行系统抽样时先要决定按什么比例抽样及从哪个单位开始抽起。具体方法是设总体单位数为 N，需要调查的样本数为 n，则抽样比为 n/N，抽样间隔为 $K=N/n$。每 K 个单位为一组，然后用单纯随机方法在第一组中确定一个起始号，从此起始点开始，每隔 K 个单位抽取一个作为研究对象。例如，总体有 250 个单位，决定抽取 10 个单位，则抽样比为 1/25，$K=25$。从 1 ～ 25 号中随机抽出 1 个单位作为起点，如 5 号，以后每隔 25 个号再抽一个，组成的样本为 5，30，55，……以此类推，组成样本。

系统抽样最主要的优点是在现场人群中较易进行。例如，在城乡居民住户抽样调查中，调查员可按户或按门牌号每间隔 K 个住户调查一户，这较单纯随机抽样操作简单。另外，系统抽样的样本是从分布在总体内部的各部分的单元中抽取的，分布比较均匀，代表性较好。抽样调查最主要的缺点是当加入总体各单位的分布有周期性趋势，而抽取的间隔恰好与此周期或其倍数吻合时，则可能使样本产生偏性。例如，疾病的时间分布具有季节性，如果未能注意到这种规律，就会使结果产生偏倚。系统抽样标准误的计算可用单纯随机抽样的公式代替。

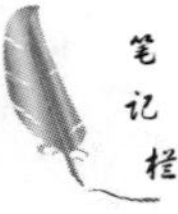

3）分层抽样（stratified sampling）：是指先将总体按某种特征（如年龄、疾病严重程度等）分为若干次级总体（层），然后再从每一层内进行单纯随机抽样，组成一个样本。分层抽样可分为两类，

一类为按比例分配（proportional allocation）分层随机抽样，即各层内抽样比例相同，如每层均抽 5% 的研究对象；另一类为最优分配（optimum allocation）分层随机抽样，即按特定要求或针对各层的特点，在不同层抽取样本的比例不同。

分层抽样的优点：①抽样效率高，估计的精确度高，因为研究前先将研究人群分层，并要求各层内的个体差异尽可能越小越好，而层间差异越大越好，所以可提高整个样本的精确度，而且抽样误差也较其他抽样方法小。②为适应研究目的，所抽取的各层样本量可作调整。③能对总体指标和各层指标分别进行估计。分层抽样的缺点是所获结论仅适用于分层条件相同的其他对象，因此有局限性。另外，由于抽样方法的需要，抽样前要有完整的研究人群所需的资料，由此也增加了工作的难度；一旦总体较大时，也不适用于大型流行病学研究。

4）整群抽样（cluster sampling）：是从总体中随机抽取若干群组，抽取其中部分群体作为观察单位组成样本，这种抽样方法称为整群抽样。若被抽到的群组中的全部个体均作为调查对象，称为单纯整群抽样（simple cluster sampling）；当从总群体抽出一定数量群体后，对每个样本群体再随机抽取其中的个体作调查，称为二阶段抽样（two stages sampling），如从许多家庭中抽出一定数量的群体，然后再从这些家庭中抽出若干个体作为调查对象。

整群抽样的优点是易于组织、实施方便，可以节省人力、物力。整群抽样的缺点：①如果群内差异小时，抽样效率将会降低。②抽样误差较大，故通常在单纯随机抽样样本量估计的基础上再增加 1/2。

5）多阶段抽样（multistage sampling）：是指将抽样过程分阶段进行，每个阶段使用的抽样方法往往不同，即将以上抽样方法结合使用，是进行大型调查时常用的抽样方法，如我国进行的慢性病大规模调查就采用此方法。其实施过程为：先从总体中抽取范围较大的单元，称为一级抽样单位（如省、自治区、直辖市），再从每个抽得的一级单元中抽取范围较小的二级单元（县、乡、镇、街道办事处）……以此类推，最后抽取其中范围更小的单元（如村、居委会、学校）作为调查单位。

在实际的研究或调查中，往往单一的一种抽样方法难以达到研究的真实性及可行性的要求，因此，多阶段抽样将前述的基本抽样方法组合进行多次、多级抽样，这样可以充分利用各种抽样方法的优势，克服各自的不足，并能节省人力、物力。多阶段抽样的缺点是在抽样之前要掌握各级调查单位的人口资料及特点。

5. 资料的收集

（1）确定拟收集资料的内容：现况研究可收集的信息多种多样，主要来自研究对象的各种特征（人口学特征、疾病、健康状况、行为特征、心理特征等）和研究对象所处的自然环境和社会环境几方面。资料收集过程中要注意所有调查对象的资料收集标准要明确和统一，并在调查前对所有调查员或参加检验的人员进行培训，尽可能地减少资料收集过程中导致的偏倚。

> **知识点 4-11**
> 现况研究资料收集的方法。

（2）资料的收集方法：在现况研究中，资料的收集一般有三种方法，①通过实验室测定或检查的方法来获得：如血糖、血脂、血压等指标的测定。②通过调查表收集资料获得：可以说调查表是现况研究收集资料的主要手段，因此，在调查之前应对参加调查的人员按照统一的标准进行培训，以保证收集资料方法和标准的一致性，这也是保证收集资料准确性的重要环节。③利用常规资料收集：如利用疾病报告登记、体检记录等常规登记和报告；收集各种医学检查数据和为特殊目的进行检查的资料，如入学、入伍前体格检查等。

6. 资料的整理与分析　资料的整理与分析是将收集到的原始资料或数据进行整理和分析，从而描述疾病或健康状况的分布特征，并在此基础上提出病因假设。

> **知识点 4-12**
> 如何对现况研究的资料进行整理和分析。

（1）资料的整理：主要包括以下两个方面，第一，检查原始资料的完整性和准确性，填补缺项和漏项，删除重复、纠正错误资料。在此基础上，应用数据库软件（如 Epidata 软件）或统计学软件建立数据库，保存和备用。在录入数据时，应尽可能使用专业人员双轨录入数据，并应用软件中的数据录入核对功能检查每个变量值的合理性，检查数值是否有差错或异常。如性别可编码成男为 0、女为 1，若出现任何表示性别的其他记录值将被视为错误或可疑。第二，对疾病或健

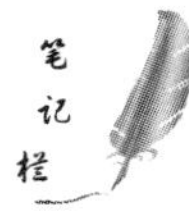

康状况按照已明确规定好的统一标准进行核实、归类。整理好的资料便于系统化、条理化，可进一步计算统计指标和进行统计分析。

（2）资料的分析：现况研究的资料分析应该从研究目的出发，使用合理的分析方法得出研究结果，从而解答研究问题。其统计分析资料的目的即为计算有关流行病学指标，反映数据的综合特征，阐明事物的内在联系和规律。

1）常用的分析指标：现况研究最常用的分析指标是患病频率指标（如患病率、感染率等）及某些特征的流行率（如吸烟率、饮酒率等）。对于调查所得到的数值变量资料（如身高、体重等）可以计算这些数据的均数、标准差、标准误和95%可信区间等。

2）三间分布的描述：将疾病或健康状况按不同人群、不同时间和不同地区进行描述，分析患病率等指标在分布上的差异及影响因素，提出病因假设。如人群分布可描述疾病发生的个体特征，包括年龄、性别、民族等；地区分布可描述疾病或健康状况在不同行政区域、不同地理环境及不同住所之间的差异；时间分布可以年、季、月、周、日或时等为单位，描述疾病或健康状况的发生和变化趋势；最后也可进行三间分布的综合描述。

3）分组比较分析：现况研究可以根据研究对象的某些性质进行分组比较，如根据是否患病分为患病组和未患病组或根据研究对象是否暴露于某因素分为暴露组和非暴露组（表4-1）。根据资料整理表进行“率”的计算，比较各组“率”的差别，并进行显著性检验。

表4-1　现况研究的资料整理表

因素	患病	未患病	合计
有暴露	a	b	$a+b$
无暴露	c	d	$c+d$
合计	$a+c$	$b+d$	$a+b+c+d$

现况研究资料还可以根据暴露水平的高低进行分级比较和趋势 χ^2 检验，进而进行剂量 - 反应关系的分析。另外，现况研究的资料在以上单因素分析的基础上，还可以进行多因素统计分析，如多元线性回归、Logistic 回归等。

（三）现况研究的优缺点

知识点4-13
现况研究的优缺点。

1. 优点

（1）现况研究可以在较短的时间内获得调查结果，且花费不大。

（2）现况研究中病因线索的提出是在收集资料之后将样本按是否暴露或是否患病来分组比较，故可比性较好，并且一次调查可同时观察多种因素的影响，其在病因探索过程中也是不可或缺的基础工作之一。

（3）现况研究可为疾病或健康监测、项目评价及卫生决策等提供依据。

（4）通常现况研究是流行病学研究的起点，是前瞻性研究的基础，连续的现况研究可提供良好的研究证据。

2. 缺点

（1）现况研究时不能确定暴露与疾病的时间关系，因而只能对病因研究提供线索，而不能得出有关病因因果关系的结论。

（2）现况研究调查得到的是某一时点是否患病的情况，不能获得发病率的资料，除非在一个稳定的群体中，连续进行同样的现况调查。

（3）不适于调查患病率很低的疾病，因为此时需要的样本量较大，且预期发现的阳性事件很少，研究的收益有限。

笔记栏

三、生态学研究

（一）生态学研究的概述

知识点 4-14
1. 生态学研究的概念。
2. 生态学研究的特点。
3. 生态学研究的用途。
4. 生态学研究的类型。
5. 生态学研究的优缺点。

1. 概念　生态学研究是以群体为观察和分析的基本单位，在群体水平上研究某种暴露因素与疾病之间的关系，通过描述不同人群中某因素的暴露状况与疾病的频率，分析该因素与疾病之间的关系。

2. 特点　生态学研究探讨因素与疾病之间的关系时，不是以个体为观察和分析的单位，而是以群体为观察和分析的单位，这是生态学研究最基本的特征。生态学研究可描述不同人群中某因素的暴露状况与疾病频率的关系，但无法得知个体的暴露与疾病的关系。该研究是从许多因素中探索病因线索的一种方法，但其提供的信息不完全，只是一种粗线条的描述性研究。

3. 用途

（1）提供病因线索，产生病因假设：生态学研究通过收集人群中某因素的暴露状况与疾病的频率，分析该暴露因素与疾病之间分布上的关联，探索该因素与疾病发生的关系，从而产生病因假设。该方法常被广泛应用于慢性病的病因学或环境变量与人群疾病或健康状态关系的研究中，为研究假设的建立提供依据。

（2）评估人群干预措施的效果：通过描述人群中某种（些）干预措施的实施状况及某种（些）疾病或健康状况的频率变化，评价干预措施的效果。

（3）为疾病监测提供依据：在疾病监测工作中，应用生态学研究来估计所监测疾病的变化趋势，为制订疾病预防与控制的策略和措施提供依据。

（二）生态学研究的类型

1. 生态比较研究（ecological comparison study）　是通过比较不同人群中某种（类）因素的平均暴露水平与疾病或健康状况频率之间的关系，了解这些人群中该种（类）暴露因素的频率或水平，并与疾病的发病率或死亡率作对比分析，从而为探索病因提供线索。

2. 生态趋势研究（ecological trend study）　是连续观察人群中某因素平均暴露水平的改变与某种疾病的发病率、死亡率变化的关系，了解其变动趋势；通过比较暴露水平变化前后疾病频率的变化情况，来判断某因素与某疾病的联系。

（三）生态学研究的优缺点

1. 优点　生态学研究可对不明原因的疾病提供病因线索，以供深入研究，这是生态学研究最显著的特点；可应用常规资料或现有资料进行分析，较快地得出结果，且节省时间、人力和物力；对于个体暴露剂量无法测量的情况，生态学研究是唯一可供选择的研究方法；生态学研究适合于对人群干预措施的评价。

2. 缺点

（1）生态学谬误（ecological fallacy）：又称生态学偏倚（ecological bias），是生态学研究中最主要的缺点。它是由于生态学研究以各个不同情况的个体“集合”而成的群体（组）为观察和分析的单位，以及存在的混杂因素等，造成研究结果与真实情况不符。因此，生态学研究发现的某暴露因素与某疾病分布的一致性，可能是该因素与疾病间的真正联系，但也可能两者间毫无联系。

（2）缺乏控制潜在混杂因素的能力：生态学研究主要是利用暴露资料和疾病资料之间的相关分析来解释两者之间的关联性，因此不可能将该研究方法中的潜在的混杂因素的影响分离出来。

（3）难以确定两变量之间的因果联系：生态学研究在进行两变量之间的相关分析或回归分析时，采用的观察单位为群体，疾病或暴露水平测量的准确性相对较低，且疾病或暴露因素是非时间趋势设计的，其时间关系不易确定，故其研究结果不可作为因果关系的有力证据。

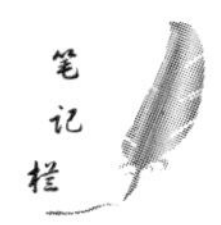

（李　鑫）

第二节 分析性研究

分析性研究是流行病学研究方法的重要内容，包括病例对照研究和队列研究，分析性研究往往是在描述性研究的基础之上或在研究的文献基础之上对提出的假设进行检验，病例对照研究及队列研究均具有完善的设计思路和特点，以下分别介绍。

一、队列研究

【案例 4-2】

在 20 世纪初，美国的三大死亡原因是肺炎、肺结核和传染性痢疾。而到 20 世纪中叶，心脏病已经成为死亡主要原因。心脏病夺走了很多生命，但是当时人们对它却知之甚少。到了 1948 年，美国国立卫生研究院（NIH）拨出了少量的资金用于冠心病流行病学和其他心血管病（CVD）的研究。他们选择了马萨诸塞州的 Framingham 镇开启了堪称医学研究典范的美国 Framingham 心脏研究（Framingham Heart Study，FHS）。在漫长的半个多世纪里，涉及 5000 多名受试者，及其后代，收集其基线信息（一般人口学特征、吸烟、饮酒等），并长期追踪随访以 CVD 为主的各项结局。Framingham 心脏研究在人类与 CVD 的斗争中做出了杰出贡献，它让我们对 CVD 有了全新认识。更可贵的是研究者们秉承始终如一追求真理的精神，与时俱进、上下求索，不断发现问题，拓展研究领域。而且，全球依据 Framingham 心脏研究发表的文章超过 1800 余篇，其中贡献不仅限于心血管领域，对各个领域都产生了巨大影响。2017 年新发表的一篇文献中，分析了 5041 名 Framingham 镇研究对象后代在不同的 3 个阶段各为期 12 年的随访中（1971 ～ 1982 年；1983 ～ 1994 年；1995 ～ 2006 年）吸烟对 CVD 发生率的影响。其结果显示在 1971 ～ 2006 年的每个 12 年随访周期中，男性吸烟者与不吸烟者相比，CVD 风险均增加了 2 倍；吸烟的女性患 CVD 的风险增加了 1.5 倍。

【问题】

1. Framingham 心脏研究是由因找果还是由果找因的研究，为什么？
2. 根据以上结果，能否认为吸烟是 CVD 的病因？为什么？

【案例 4-2 分析】

1. Framingham 心脏研究是由因找果的研究，因为他们先收集了 Framingham 镇人群基线信息（一般人口学特征、吸烟、饮酒等），然后长期追踪随访以 CVD 为主的各项结局。
2. 上述结果是采用前瞻性研究获得的数据，对 Framingham 镇人群分 3 个阶段各持续随访 12 年，分析了吸烟组与不吸烟组 CVD 发病率的差异，发现无论男性还是女性吸烟组 CVD 发病风险均明显高于不吸烟组，验证了吸烟是 CVD 发病的原因之一。

微课 4-2

队列研究（cohort study）属于分析性流行病学研究，因其验证病因假设的能力强而广泛应用于流行病学病因研究。队列研究又称作前瞻性研究（prospective study）、随访研究（follow-up study）、纵向研究（longitudinal study）及发生率研究（incidence rate study）等。

（一）队列研究的概述

知识点 4-15
队列研究的概念。

1. 队列研究的定义 队列研究（cohort study）是将研究对象按是否暴露于某因素或不同暴露程度分为不同亚组，追踪观察各组的结局发生情况，计算并比较各组间结局发生率的差异，进而判定暴露因素与结局之间有无关联及关联强度的一种观察性研究方法。

队列（cohort）在流行病学中常表示具有某种共同经历或暴露的一群人。队列研究中研究对象通常包括暴露组和非暴露组两个亚组。根据研究对象进出队列的时间不同，队列研究又可以分为：固定队列（fixed cohort），指观察对象都在某一时刻或一个短期时间之内进入队列，随访开始之后，就不再加入新成员，直到观察期终止，观察对象很少或几乎没有失访，即在整个观察期内队列成员

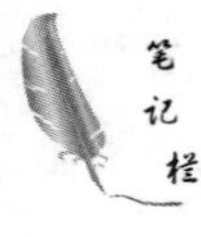

是相对固定的；动态队列（dynamic cohort），即在整个观察期内，原有的队列成员可以不断退出，新的观察对象可以随时进入，即整个观察期内队列成员不固定。

暴露（exposure）指研究对象所具有的与结局有关的特征和状态（如年龄、性别、遗传、生活行为方式等）或曾接触与结局有关的某因素（如重金属、环境因素等），这些特征、状态或因素即为暴露因素。

危险因素（risk factor）泛指能使某特定不良结局（如疾病）发生概率增加的因素，包括个人行为、生活方式、环境和遗传等多方面因素。其反面称为保护因素（protective factor），两者可统称为决定因素或影响因素。

2. 队列研究基本原理　队列研究的原理是在某一特定人群中，根据目前或过去某个时期是否暴露于某个待研究的因素（如吸烟），将研究对象分为暴露组和非暴露组，或按不同的暴露水平分组，如低暴露组、中暴露组和高暴露组，随访各组人群结局（如疾病、死亡或其他健康事件）的发生情况，比较分析各组结局的发生率，从而判定暴露因素与结局的关系。队列研究对象是指研究开始时尚未出现观察结局的人群。暴露组与非暴露组间应具有可比性。基本原理如图 4-1 所示。

知识点 4-16
队列研究的基本原理。

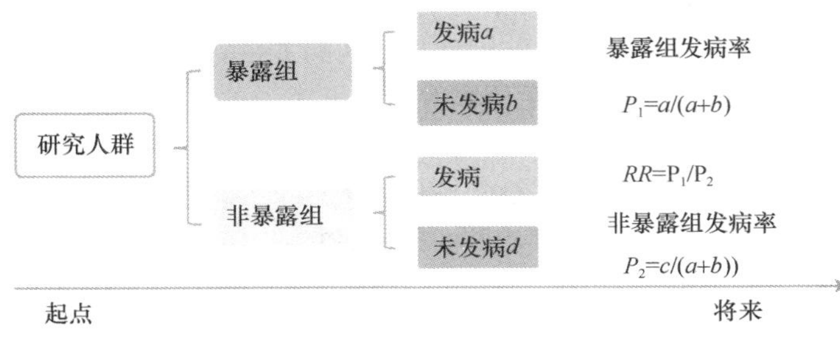

图 4-1　队列研究基本原理示意图

3. 队列研究特点

（1）前瞻性研究：在队列研究开始时，入选的研究对象先按暴露情况分不同组，通过随访、前瞻性观察一段时间后获得组间结局发生的情况。从时间先后顺序来看，队列研究是从因到果的研究。

（2）观察性研究：队列研究中所研究的可疑暴露因素不是人为给予或随机分配，而是自然存在的，因此队列研究又称为自然实验（natural experiment），其本质上属于观察性研究，而非实验性研究。

知识点 4-17
队列研究的特点。

（3）可直接计算结局发生率：队列研究中其结局发生在确切数目的暴露人群中，可准确计算出结局的发生率，估计暴露人群发生某结局的危险程度，使其判断因果关系的能力也较强。

（4）设立对照组：队列研究按照不同暴露分组，将无暴露或者低水平暴露组设为对照组，与暴露组的结局发生率进行比较。

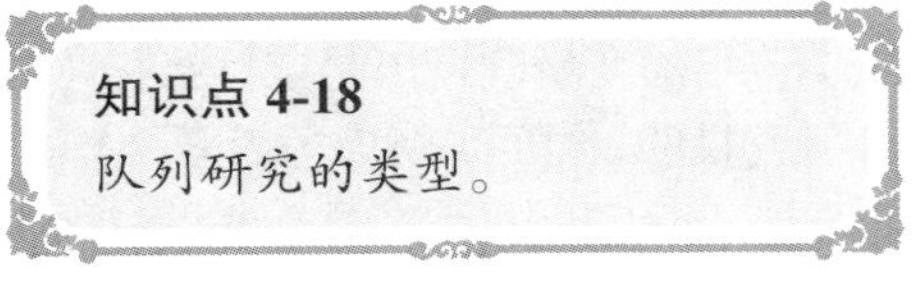

知识点 4-18
队列研究的类型。

4. 队列研究的类型　依据研究对象进入队列及终止观察的时间不同，队列研究可分为前瞻性队列研究、历史性队列研究（又称回顾性队列研究）和双向性队列研究（又称历史前瞻性队列研究）三种类型（图 4-2）。

（1）前瞻性队列研究（prospective cohort study）：是队列研究的基本形式，即在研究开始时，其结局还未出现，需要随访观察一段时间才能获得结局信息。其最大优点是研究者可直接获取关于暴露与结局的原始资料，结果可信；其缺点是若随访观察时间过长，且人群样本大，则失访可能性大，花费较大，降低可行性。

（2）历史性队列研究（historical cohort study）：也称回顾性队列研究，是研究开始时研究者已掌握了研究对象

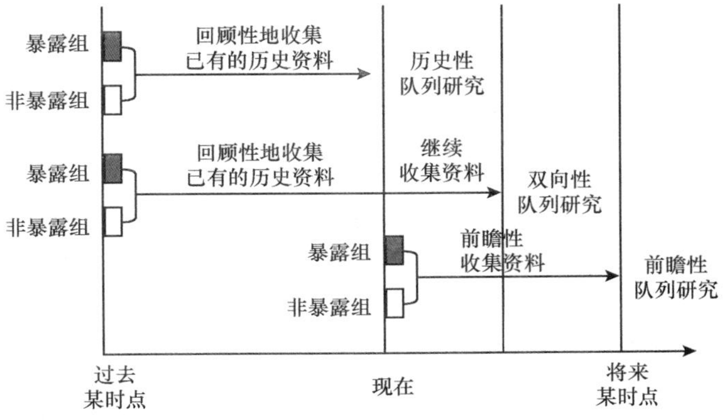

图 4-2　队列研究类型示意图

笔记栏

在过去某个时点的暴露状况的历史资料，研究结局在研究开始时已经发生，不需要前瞻性观察。即暴露与结局均来源于有关的历史记录或档案材料，可以在较短时期内完成资料搜集，不需要进行随访观察，仍属由因到果的研究。其优点是省时省力、出结果快，适用于长诱导期和长潜伏期疾病的研究，多用于具有特殊暴露的职业人群的职业病研究。其缺点是因资料积累时未受到研究者的控制，资料完整性、适用性较低，另外这种队列研究需在具备详细、准确历史资料的条件下才适用。因此，历史资料的完整性和真实性将直接影响这种研究的可行性和研究结果的真实性、可靠性。

（3）双向性队列研究（ambispective cohort study）：也称历史前瞻性队列研究或混合型队列研究。在历史性队列研究的基础之上，相关结局还不能满足研究的要求，则继续前瞻性随访观察一段时间。它是将前瞻性队列研究与历史性队列研究结合起来的一种设计模式，因此兼有上述两种类型的优点，且在一定程度上弥补了各自的不足。

（二）队列研究的设计与实施

设计与实施是一项研究成败的关键。本节以 Framingham 心血管病研究中的一项关于子代人群中吸烟与心血管疾病（CVD）的队列研究为例（以下称案例 4-2），说明队列研究的设计和实施要点。

1. 研究目的 队列研究的主要研究目的是对某个怀疑的危险因素与疾病的关系做进一步检验或验证。也可用于评价预防措施效果、研究疾病自然史、疾病预后因素及新药上市后不良反应监测等。

2. 确定研究因素 队列研究是一项在较大样本量的群体中开展追踪随访的研究，往往是费时、费力、费财的研究方法，因此研究因素的确定至关重要。需要考虑并明确暴露因素的选择、定义和测量方法。研究因素（暴露因素）通常是在描述性研究和病例对照研究基础上确定的。暴露的测量应采用敏感、精确、简单和可靠的方法。除了要确定主要暴露因素外，还应确定需要同时收集的其他相关因素，包括研究对象的人口学特征和各种非研究因素，以利于对研究结果进行深入分析。

如案例 4-2 中确定的暴露因素是吸烟。吸烟作为 CVD 的危险因素在大量的描述性研究及病例对照研究中有所提示，需要进一步在队列研究中验证。本研究中吸烟情况分为二分类变量，即吸烟和不吸烟。吸烟情况的获取是在每次体检时，通过自我报告获得相应信息。此外，Framingham 心血管病研究中研究对象的一般人口学特征、生活行为方式信息、体格检查数据及相关病史资料均有详细记录。

> **知识点 4-19**
> 研究结局和观察终点的关系。

3. 确定研究结局 研究结局也称结局变量（outcome variable），是指随访观察中预期出现的结果，也就是研究者所希望追踪观察的事件（如发病）。结局是队列研究观察终点，即对出现结局的研究对象不再继续随访观察。在研究疾病病因时，结局往往是疾病的发生；在研究疾病预后时，结局常常为疾病的痊愈、死亡、致残等。结局不仅限于出现某种疾病或死亡，也可以是健康状况或生命质量的变化；结局既可以是终极的结果（如发病或死亡），也可以是中间结局（如分子变化）；结局变量既可以是定性指标（如骨质疏松），也可以是定量指标（如骨密度）。研究结局应结合研究目的、时间、财力等因素，全面、具体、客观地确定。

4. 确定研究现场和研究人群

（1）研究现场：队列研究应选择人口相对稳定，便于随访，预期研究结局发生率较高，有较好的组织管理体系，研究能够获得当地政府重视、群众理解和支持的现场。最好是当地文化教育水平较高，医疗卫生条件较好，交通较便利。选择符合这些条件的现场，随访方便，所获资料更加可靠。依据不同的研究目的，队列研究既可以在医院进行，也可以在社区现场进行。

> **知识点 4-20**
> 1. 暴露人群的选择。
> 2. 非暴露人群的选择。

（2）研究人群：包括暴露组和非暴露组，暴露组中有时包括不同暴露水平的亚组。在队列研究中，暴露组和非暴露组人群都必须是在研究开始时没有出现研究结局，但有可能出现该结局的人群。根据研究目的和研究条件的不同，研究人群的选择也不同。

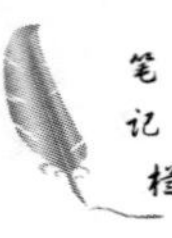

1）暴露人群（exposure population）的选择：暴露人群即具有某暴露因素的人群，一般有以下四种选择方式。

A. 职业人群：某些职业常存在特殊暴露因素，可能会与某些疾病有关，需要选择相关职业人群作为暴露人群。如选择染料厂工人研究联苯胺致膀胱癌的作用，选择石棉作业工人研究石棉与肺癌的关系等。通常职业人群的暴露史比较明确，选择职业人群进行队列研究时，常采用历史性队列研究方法。一旦认识到暴露的危害作用，就须立即采取防护措施以减少暴露，所以一般不宜进行前瞻性队列研究。

B. 特殊暴露人群：指对某因素有特殊或较高暴露水平的人群，是研究某些罕见暴露的唯一选择，如选择原子弹爆炸的受害者、核事故中的高暴露人群或接受放射治疗的人群研究放射线暴露与白血病的关系，也常采用历史性队列研究或历史前瞻性队列研究方法。

C. 一般人群：即某行政区域或地理区域范围内的全体人群，根据有无暴露于研究因素分为暴露组和非暴露组。该研究人群的代表性好，研究结果更具有普遍意义。当所研究的因素（如吸烟、饮酒）在一般人群中暴露率比较高，或者计划观察某地区一般人群的发病情况，特别是计划观察一些生理、生化指标、遗传标识及环境因素与疾病的关系时，可在一般人群中选择暴露组。

如案例 4-2 Framingham 镇的心脏病研究就是在一般人群中前瞻性地观察 CVD 的发病率，并研究吸烟（暴露因素）对 CVD 发病的影响。

D. 有组织的人群团体：该类人群可看作一般人群的特殊形式，如医学会会员、工会会员、机关、学校或部队成员等。该类人群有较强的组织性，便于有效地收集随访资料，相似的经历可增加暴露组和对照组的可比性。如 Doll 和 Hill 选择英国医师协会会员研究吸烟与肺癌的关系就是一个例证。

2）对照人群（control population）的选择：正确选择对照人群可提高队列研究结果的真实性。设立对照是分析性流行病学的基本特征之一，其目的就是比较，以便更好地分析暴露的作用。因此，选择对照组的基本要求是尽可能保证与暴露组具有可比性，即对照人群除未暴露于所研究因素外，其他各种可能影响研究结果的因素都应尽可能地与暴露组相同。做到暴露组与对照组有良好可比性的关键在于选择恰当的对照人群。在选择对照时，有时也会使用匹配的方法，以控制某些潜在混杂变量。常用于选择对照人群的方式有下列四种。

A. 内对照（internal control）：在同一研究人群中，采用没有暴露的人群作为对照即为内对照，即先选择一组研究人群，将其中暴露于所研究因素的对象作为暴露组，其余非暴露者即为对照组（非暴露组），这样暴露组和非暴露组来自同一个人群总体，可比性好，也可以从总体上了解研究对象的发病率。

案例 4-2 中的对照即为内对照，将 Framingham 镇子代人群中（同一研究人群）的不吸烟者定义为非暴露组。

B. 外对照（external control）：当选择职业人群或特殊暴露人群作为暴露组时，往往不能从这些人群中选出对照，常需在该人群之外寻找对照组，这样选择的对照称为外对照，也称平行对照（parallel control）。如可将具有暴露因素的某工厂全体工人作为暴露组，而无该暴露因素的其他工厂工人作为对照组。因为外对照与暴露组不是来自同一人群，所以需注意两组的可比性。

C. 总人口对照（total population control）：也称一般人群对照，这种对照实际上并不是与暴露组平行设立的对照，而是使用所研究地区一般人群现有的发病或死亡统计资料，即以全人口率作为对照。这种对照的优点是对照组资料容易得到，可以节省研究经费和时间但是资料比较粗糙，对照组与暴露组在人口构成等方面可能存在差异，实际上它并非严格意义上的对照，因为总人口中可能包含暴露人群。应用这种对照时应注意使用暴露人群所在地区的总人口率，而且在时间上应与暴露组资料一致或相近，以保证其可比性。在实际应用时，注意采用标化比，即用暴露组的发病或死亡人数与用总人口率算出的期望发病或死亡人数计算得到。

D. 多重对照（multiple control）：即用上述两种或两种以上形式的人群同时作为对照，这样可以减少只用一种对照所带来的偏倚，增强结果的可靠性和判断病因的依据，但要注意暴露组与不同对照组之间的可比性，设立多重对照会增加研究的工作量。

5. 确定样本量

（1）影响队列研究样本量的因素

1）一般人群（对照人群）中所研究疾病的发生率（p_0）。

2）暴露人群中所研究疾病的发生率（p_1）。

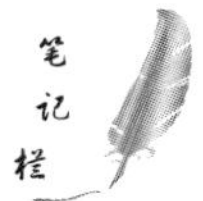

知识点 4-21
影响队列研究样本量大小的因素及样本量计算方法。

3）统计学要求的显著性水平（α）。

4）效力又称把握度（$1-\beta$）。

其中暴露组与对照组人群估计结局发生率可通过查阅相关文献或预调查获得，估计的暴露组与对照组人群结局发生率之差越小，所需样本量越大；α 和 β 值由研究者根据实际情况来确定，α 和 β 值越小，则所需样本量越大。为保证研究的可靠性，把握度不低于 0.80。如果不能获得暴露组人群结局发生率 p_1，可设法取得其相对危险度（RR）的值，由式 $p_1 = \mathrm{RR} \times p_0$ 可求得 p_1。RR 为暴露人群与非暴露人群中发病率或死亡率之比。

（2）样本量的计算：在暴露组与对照组样本量相等的情况下，可用式（4-9）计算出各组所需的样本量。

$$n = \frac{\left(Z_{1-\alpha/2}\sqrt{2\overline{pq}} + Z_{\beta}\sqrt{p_0 q_0 + p_1 q_1}\right)^2}{\left(p_1 - p_0\right)^2} \tag{4-9}$$

式中，p_1 与 p_0 分别代表暴露组与对照组的预期发病率，$\overline{p}$ 为两组发病率的平均值，$q = 1 - p$，$Z_{1-\alpha/2}$ 和 Z_β 分别为 α 与 β 对应的标准正态分布临界值，可查相关数据表获得。

（3）确定样本量时需考虑的问题：首先，队列研究往往需要从人群中抽取一定数量的样本作为研究对象，其抽样方法与现况研究相同，不同的抽样方法抽样误差不同。其次，一般情况对照组的样本量不宜少于暴露组的样本量，通常是等量的。如果某组样本太少，将使合并标准差增大，因而要求总样本量增大。另外，队列研究通常要追踪观察相当长的一段时间，在这期间研究对象会产生相应的失访。因此在计算样本量时，需要预先估计一个失访率，适当扩大样本量防止因为失访导致样本量不足而影响结果的真实性。如假设失访率为 10%，则可按计算的样本量再加 10% 作为实际样本量。

6. 资料的收集与随访

知识点 4-22
基线资料收集、随访相关概念。

（1）基线资料的收集：队列研究在研究对象选定之后，必须详细收集每个研究对象在研究开始时的基本情况作为比较分析的基础，这些资料称为基线资料或基线信息（baseline information）。基线资料一般包括三方面：

1）人口学资料：年龄、性别、职业、文化程度、婚姻状况、经济情况、个人生活行为习惯、疾病史和家族史等信息。

2）有关暴露因素资料：所有研究对象目前的暴露信息，包括暴露人群的暴露水平。队列研究需要根据基线的暴露情况进行分组。

3）结局相关的其他信息：收集与研究结局有关的其他资料，以便在资料分析时进行调整。如果研究对象在研究开始时已经发生结局或早期症状，应当排除。

基线资料可以通过查阅档案记录、询问调查、医学检查等方式收集。案例 4-2 中基线资料的收集方法即是通过查阅参与者的病史、体检、与私人医生的交流及住院记录等渠道获取。

（2）随访：当队列研究开始后，必须采用统一的方法定期或不定期地收集各组成员的资料，通过随访来确定研究对象是否仍处于观察之中，了解研究人群中结局事件的发生情况，同时搜集有关暴露和其他相关因素变化的资料。

1）随访内容：一般与基线调查内容一致，但随访收集资料的重点是结局变量。有关暴露和其他主要相关因素的情况也要随访，以便及时了解其变化，分析时充分考虑其影响。一般将随访内容设计成调查表，在随访过程中使用，并贯彻始终。

2）随访对象与方法：所有被选定的研究对象，不论是暴露组或对照组都应采用相同的方法进行随访。随访的方法包括面访、电话访问、自填问卷、定期体检等，还可以利用相关记录或档案。有时需要对环境进行监测，如对水质进行化验、测定环境污染等，以确证某一项暴露。随访方法的确定应根据随访内容、随访对象及投入研究的人力、物力等条件来综合考虑，一般采用常规的现况调查方法。

笔记栏

应该强调的是，对暴露组和非暴露组应采取相同的随访方法，且在整个随访过程中，随访方法应保持不变。

3）观察终点和终止时间：观察终点（endpoint of observation）指研究对象出现了预期的研究结局。如果研究对象出现了预期的研究结局，即达到了观察终点，就不再对该研究对象继续随访，否则应继续坚持随访到观察终止时间，即整个研究工作已经按计划完成，可以做出结论的时间。由于人口流动等，有一些研究对象没有达到观察终点就失去了联系，无法获得研究结局的信息，则视为失访，这在历时较长队列研究中难以避免。对于失访者应尽可能地进行补访；未能追访到的，应尽量了解其原因，以便进行失访原因分析。如果研究对象在到达观察终止时间之前死于意外或其他疾病，尽管不能对其继续随访，仍不能按照到达观察终点对待，也应视为失访。在资料分析时可比较失访者与继续观察者的基线资料，以估计失访对研究结果的影响。

4）随访期和随访间隔：随访期长短取决于两个因素，①疾病的潜伏期：对潜伏期短的急性病，随访期短，对潜伏期长的慢性病，随访时间则长；②暴露与疾病的联系强度：暴露导致的发病率或死亡率越大，作用越强，随访时间越短，反之随访时间越长。对于随访期比较短的队列研究对象在终止观察时一次搜集资料即可。但大部分队列研究的随访期比较长，需多次随访，其随访间隔与随访次数应视研究结果出现的速度及研究的人力、物力等条件而定。一般慢性病的随访间期可定为1～2年，本案例Framingham心血管病研究随访即为每2年随访一次。

7. 质量控制　队列研究由于其开展时间长、工作量大、收集信息较多，在随访过程中做好质量控制尤为重要。调查员应具有相应的文化程度及客观公正、科学严谨的态度，同时需要具备相应的专业背景知识，有助于调查工作高效、准确的开展。在资料收集前，应对所有参加调查的人员进行严格的培训，使其掌握一定的调查和随访方法与技巧，同时通过预调查或演练合格后才能开展正式调查。需要制定严格的调查员规范化指导手册。为保证调查质量，需要对调查过程和调查结果进行监督和复核。

（三）资料的整理与分析

> **知识点 4-23**
> 资料整理——四格表内容。

队列研究在资料分析前，应对原始资料进行审查，了解资料的准确性与完整性。对有明显错误的资料应进行重新调查、修正或剔除；对不完整的资料要设法补齐。队列研究资料的分析思路：先对资料做描述性统计分析，即描述研究对象的组成、人口学特征、随访时间、结局发生情况及失访情况等，分析两组的可比性及资料的可靠性；然后再进行推断性分析，即计算并比较两组或多组结局发生率的差异，分析暴露与结局是否有关联及关联强度。

队列研究的资料归纳整理成表4-2形式。

表4-2　队列研究资料归纳整理表

组别	发病	未发病	合计	发病率
暴露组	a	b	$a+b=n_1$	a/n_1
非暴露组	c	d	$c+d=n_0$	c/n_0
合计	$a+c=m_1$	$b+d=m_1$	$a+b+c+d=t$	m_1/t

1. 率的计算

（1）常用指标

1）累积发病率（cumulative incidence，CI）：当研究人群的数量比较多，人口比较稳定（即固定队列）时，无论发病强度大小和观察时间长短，均可计算研究疾病的累积发病率，即以整个观察期内的发病人数除以观察开始时的人口数，见式（4-10）。同样的方法可用于计算累积死亡率。报告累积发病率的时候需要说明时间长短，明确其流行病学意义。

> **知识点 4-24**
> 队列研究疾病率的计算。

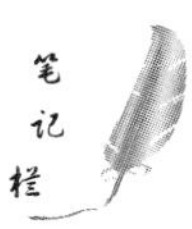

$$累积发病率=观察期内发病人数/观察开始时的人口数 \tag{4-10}$$

2）发病密度（incidence density，ID）：观察时间比较长的队列研究，很难做到研究人口的稳定。当观察的人口不稳定，观察对象进入队列研究的时间不同，以及各种原因造成研究对象在不同时间失访等，均可造成每个研究对象被观察的时间不一样，即为动态队列。此时以总人数为单位计算发病率或死亡率是不合理的。需以观察人时（person time）即观察人数与观察时间的乘积为分母计算发病率式（4-11）。以人时为单位计算出来的发病率带有瞬时频率性质，即表示在一定时间内发生某病新病例的速率，称为发病密度。最常用的人时单位是人年（person year），如 10 个研究对象被观察 1 年或者 1 个研究对象被观察 10 年都为 10 个人年。以人年为基础计算的发病密度，也称为人年发病率。

$$发病密度=观察期内发病人数/观察人年数 \tag{4-11}$$

3）标化比：当研究对象数量较少，结局事件发生率比较低时，无论观察时间长短，都不宜直接计算率。此时可以全人口的发病率或死亡率作为标准，计算出该观察人群的理论发病或死亡人数，即预期发病或死亡人数，再求得观察人群中实际发病或死亡人数与此预期发病或死亡人数之比，即标化发病或死亡比（standardized morbidity/ mortality ratio，SMR），见式（4-12）。标化比虽然是在特殊情况下用来替代率的指标，但实际上不是率，其流行病学意义与后面将要介绍的关联强度指标类似。

$$\text{SMR}=\frac{观察发病或死亡人数}{预期发病或死亡人数}=\frac{观察发病或死亡人数}{全人口发病率或死亡率\times 观察人数} \tag{4-12}$$

如果某单位的历年人口资料不能得到，而仅有死亡人数、原因、日期和年龄，则可计算标化比例死亡比（standardized proportional mortality ratio，SPMR）。以全人口中某病因死亡占全部死亡的比例乘以该单位实际死亡人数得出某病因的预期死亡数，然后计算实际死亡数与预期死亡数之比，此即 SPMR。

（2）显著性检验：队列研究中暴露组与非暴露组发病率或死亡率的比较需做统计学显著性检验。当研究样本量较大，样本率的频数分布近似正态分布，可用 Z 检验进行显著性检验，也可以用四格表 χ^2 检验。如果率比较低，样本量较小时，可改用直接概率法、二项分布检验、Poisson 分布检验。对 SMR 或 SPMR 的检验，实际是对所得结果值偏离 1 的检验，可用 χ^2 检验。详细方法参阅相关统计学书籍。

知识点 4-25
队列研究关联强度 RR、AR、AR%、PAR、PAR% 值计算。

2. 关联强度估计 若暴露组与非暴露组发病率或死亡率的差异有统计学意义，可进一步估计暴露与疾病之间的关联强度，即评价暴露的效应。常用的效应测量指标如下：

（1）相对危险度（relative risk，RR）：相对危险度是反映暴露与发病或死亡关联强度的最常用的指标，也叫率比（rate ratio，RR）或危险度比（risk ratio，RR），是暴露组和非暴露组的发病或死亡率之比。计算公式如 4-13。

$$\text{RR}=\frac{I_e}{I_0}=\frac{a/n_1}{c/n_0} \tag{4-13}$$

式中，I_e 和 I_0 分别代表暴露组和非暴露组的发病率或死亡率。RR 表示暴露组发病或死亡的危险是非暴露组的多少倍。RR=1 表示两组的发病率或死亡率没有差异；RR ＞ 1 表示暴露组的发病率或死亡率高于非暴露组，暴露可增加发病或死亡的危险性，暴露因素是疾病的危险因素；RR ＜ 1 表示暴露组的发病率或死亡率低于非暴露组，暴露可减少发病或死亡的危险性，暴露因素是保护因素。表 4-3 提供了相对危险度大小与关联强度关系常用的判断标准。可见，RR 值离 1 越远，表明暴露的效应越大，暴露与结局关联强度越大。

笔记栏

表 4-3　相对危险度与关联强度

RR		关联强度
0.9 ～ 1.0	1.0 ～ 1.1	无关联
0.7 ～ 0.8	1.2 ～ 1.4	弱
0.4 ～ 0.6	1.5 ～ 2.9	中
0.1 ～ 0.3	3.0 ～ 9.9	强
＜ 0.1	10 ～	很强

由样本资料计算出的 RR 是一个点估计值，若要估计其总体范围，应考虑到抽样误差的存在，需计算其可信区间，通常用 95% 可信区间（confidence interval，CI），常采用 Woolf 法计算，其计算公式为

$$l_nRR95\%\text{CI} = l_nRR \pm 1.96\sqrt{Var\left(l_nRR\right)} \tag{4-14}$$

式中，Var（l_nRR）为 RR 自然对数的方差，Var（l_nRR）$=\dfrac{1}{a}+\dfrac{1}{b}+\dfrac{1}{c}+\dfrac{1}{d}$

取 l_nRR95%CI 的反对数值即为 RR95%CI，不包括 1 时，说明暴露与疾病的关联有统计学意义。

（2）归因危险度（attributable risk，AR）：又叫特异危险度、率差（rate difference，RD）和超额危险度（excess risk），是暴露组发病率或死亡率与对照组发病率或死亡率相差的绝对值，说明发病或死亡危险特异地归因于暴露因素的程度，即由于暴露因素的存在使暴露人群发病率或死亡率增加或减少的程度。

$$AR = I_e - I_0 = \frac{a}{n_1} - \frac{c}{n_0} \tag{4-15}$$

由于 $\text{RR} = \dfrac{I_e}{I_0}$，$I_e = \text{RR} \times I_0$

$$AR = \text{RR} \times I_0 - I_0 = I_0\left(\text{RR} - 1\right) \tag{4-16}$$

RR 和 AR 都说明暴露的生物学效应，即暴露的致病作用有多大，但其意义却不同。RR 说明暴露者与非暴露者比较发生相应疾病危险的倍数，具有病因学的意义；AR 则是暴露人群与非暴露人群比较，所增加的疾病发生率，亦即消除该暴露因素，所能减少的疾病发生率，它在疾病预防和公共卫生学上的意义更大。

（3）归因危险度百分比（attributable risk percent，ARP，AR%）：又称为病因分值（etiologic fraction，EF），是指暴露人群中归因于暴露的那部分发病率或死亡率占全部发病率或死亡率的百分比。AR% 主要与 RR 的高低有关。

$$\text{AR\%} = \frac{I_e - I_0}{I_e} \times 100\% \tag{4-17}$$

或

$$\text{AR\%} = \frac{\text{RR} - 1}{\text{RR}} \times 100\% \tag{4-18}$$

式（4-18）的优点是不需要暴露组和非暴露组的发病率资料，仅知道 RR 就可计算 AR%，因此，在某些情况下可以用病例对照研究资料估计 AR%。

（4）人群归因危险度（population attributable risk，PAR）：是指总人群发病率或死亡率中归因于暴露的部分。PAR 的计算式如下

$$\text{PAR} = I_t - I_0 \tag{4-19}$$

式中，I_t 代表全人群的发病率或死亡率，I_0 为非暴露组的发病率或死亡率。

（5）人群归因危险度百分比（population attributable risk percent，PARP，PAR%）：也称人群病因分值（population etiologic fraction，PEF）是指总人群发病率或死亡率中归因于暴露的部分占总

笔记栏

人群全部发病率或死亡率的百分比。PAR% 的计算式如下：

$$PAR\% = \frac{I_t - I_0}{I_t} \times 100\% \quad (4\text{-}20)$$

$$PAR\% = \frac{P_e(RR-1)}{P_e(RR-1)+1} \times 100\% \quad (4\text{-}21)$$

式中，P_e 表示人群中具有某种暴露者的比例，从该式中可看出 PAR% 既与反映暴露致病作用的 RR 有关，又与人群中暴露者的比例有关，它说明暴露对全人群的危害程度。

例如，某吸烟与肺癌的队列研究获得以下资料，已知吸烟者肺癌年死亡率（I_e）为 0.96‰，非吸烟人群肺癌年死亡率（I_0）为 0.07‰，全人群的肺癌年死亡率（I_t）为 0.56‰，试计算 RR、AR、AR%、PAR、PAR%，并分析各指标的流行病学意义。

（四）队列研究优缺点

知识点 4-26
队列研究的优缺点。

1. 优点

（1）由于研究对象暴露资料的收集在结局发生之前，并且都是由研究者亲自观察得到，因而资料完整可靠，可减少信息偏倚。

（2）可以直接获得暴露组和对照组的发病率或死亡率，直接计算出 RR 等反映暴露与疾病关联强度的指标，可以充分而直接地分析暴露的病因作用。

（3）因果时间顺序明确，因在前果在后，加之偏倚相对较少，故其检验病因假说的能力较强。

（4）随访观察过程有助于了解疾病的自然史，有时一次调查可获得多种结局，可以分析一因多果的关系。

（5）有时暴露因素作用可以分等级，以计算剂量 - 反应关系。

2. 缺点

（1）队列研究耗费人力、物力、财力，耗时较长。

（2）不适于发病率很低的疾病的病因研究。

（3）由于随访时间较长，研究对象不易保持依从性，容易产生失访偏倚。

（4）在随访过程中，未知变量引入人群或人群中已知变量的变化等，都可使结局受到影响，使分析复杂化。

（曹文婷　黄海溶）

二、病例对照研究

【案例 4-3】

1971 年 4 月美国波士顿 Vincent 医院妇产科 Herbst 医生在临床观察中发现，1966 ～ 1969 年收治了 7 例阴道腺癌患者，年龄为 15 ～ 22 岁青年女性。既往的流行病学资料显示：通常阴道癌占女性生殖器官恶性肿瘤的 2%，阴道腺癌仅占阴道癌的 5% ～ 10%，非常罕见，而这 7 例全是腺癌；1930 ～ 1965 年 Massachusetts 总医院和一个州立医院中仅 2 例阴道腺癌，而 Vincent 医院 4 年间即有 7 例；过去的 2 例年龄均大于 25 岁，而此 7 例均在 15 ～ 22 岁。

【问题】

1. Herbst 医生根据出现的 7 例病例，最初进行了哪些方面的调查？

2. Herbst 医生在初步调查的基础上，为进行深入研究，在研究方法上是如何考虑的？能否得出发病的病因线索？

3. 这个实例能不能进行人体试验证明？为什么？后来动物研究的结果如何？

笔记栏

【案例 4-3 分析】

1. 本病阴道腺癌，在短短的 4 年间 Vincent 医院就发生了 7 例，该病例具有时间及地区的聚集性，这引起了 Herbst 很大的兴趣，于是她收集了 7 例患者的资料，试图从共同点找出线索，首先调查这 7 例女青年阴道局部刺激史，结果 7 人中均未使用过任何阴道刺激物、阴道冲剂或阴道塞。于是又进一步调查性生活史，结果是她们之中仅有一人结了婚，其他人都否认性交史，也没有人服用过避孕药。

2. 最初的调查尚未得出任何病因线索，于是 Herbst 决定全面了解患者自胚胎期至发病前的详细情况，包括她们母亲妊娠期的情况。考虑阴道腺癌是罕见病例，如用前瞻性研究，需要时间长、需要样本量很大，而初步的病例描述性研究未获得明显病因线索，考虑采用病例对照研究方法。于是，Herbst 医生将此 7 例患者，加上 1969 年另一个医院的 1 例 20 岁阴道腺癌患者共 8 例作为病例组，病例均经病理确诊；每个患者配 4 个对照，共 32 个对照，对照均选自与病例同一医院出生、出生日期与病例前后不超过 5 天的女青年。由经过严格训练的家庭调查员用标准调查表，对病例、对照及她们母亲的多种相关因素进行调查。涉及母亲的因素：吸烟、此次怀孕出血、以往流产史、此次怀孕时使用过雌激素、母亲哺乳及此次怀孕时照射过 X 线。经统计检验提示：母亲怀孕早期服用己烯雌酚与本病有统计学关联，提示了这样的假设：母亲怀孕早期服用己烯雌酚可能增加了她们的女儿在出生多年后，发生阴道腺癌的危险性。

3. 鉴于医学伦理学原因，这个病因线索不能采用人体试验研究来证明。但可以采用动物实验，动物实验研究证实了同样的结果，提供了佐证证据。

病例对照研究（case control study）是分析流行病学最基本、最重要的研究类型之一。由于它是在疾病发生之后追溯可疑病因的一种回顾性研究方法，故又称回顾性研究（retrospective study）。最经典的病例对照研究案例是英国流行病学家 Doll 和 Hill 发现吸烟与肺癌的关系，他们的结论已被后来其他研究所证实。近年来，在经典的病例对照研究基础上又衍生出若干种新的方法，克服了经典方法本身的一些缺陷，大大丰富和发展了病例对照研究的方法和内涵，成为现代流行病学方法学进展的重要部分。

微课 4-3

（一）概述

> **知识点 4-27**
> 1. 病例对照研究的原理。
> 2. 病例对照研究的特点。

1. 基本原理　病例对照研究的基本原理是以确诊的患有某种特定疾病的患者作为病例组，以不患有该病但具有可比性的个体作为对照组，通过询问、实验室检查或复查病史，搜集研究对象既往各种可能的危险因素的暴露史，测量并比较病例组与对照组中各因素的暴露比例，经统计学检验，若两组差别有意义，则可认为因素与疾病之间存在着统计学上的关联。在评估了各种偏倚对研究结果的影响之后，再借助病因推断技术，推断出某个或某些暴露因素是疾病的危险因素，从而达到探索和检验疾病病因假说的目的（图 4-3）。

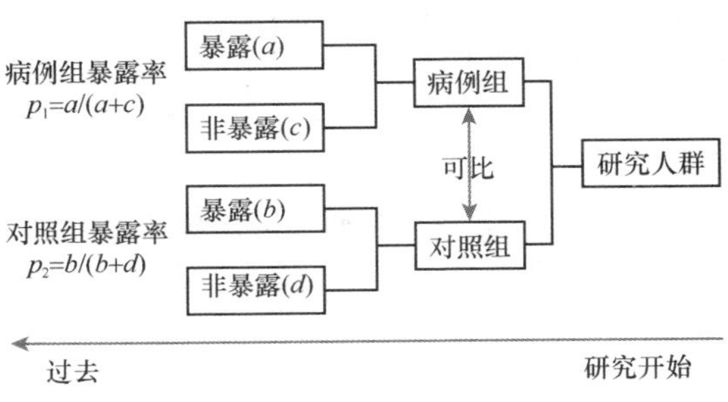

图 4-3　病例对照研究原理示意图

2. 特点

（1）属于观察性研究：研究者只是客观地收集研究对象既往暴露情况，没有任何人为干预，暴露与否已成事实。

（2）设立对照组：病例对照研究必须设立具有可比性的、单独的、由未患所研究疾病的人群作为对照组，目的是为病例组的暴露比例提供参比。

（3）由果到因的研究：研究开始时已有确定的结果（患病或未患病），进而追溯可能与疾病或事件有关的因素，研究方向是回顾性的。

（4）难以证实因果关系：由于病例对照研究是回顾性的，因素与疾病之间的时间先后顺序无

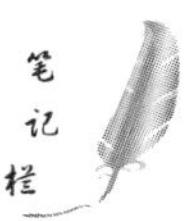

法确定。但可为队列研究和实验性研究提供病因研究的方向和线索。

3. 用途

知识点 4-28
病例对照研究的用途。

（1）探索疾病的致病因素：对病因不明的疾病，如心血管疾病、肿瘤等可疑危险因素进行广泛探索，提出值得进一步研究的病因线索。

（2）研究健康或卫生事件的影响因素：通过对健康及生存状态相关的医学事件或公共卫生事件的研究，如交通意外、自杀等相关因素的研究，为制定相应的政策法规提供依据。

（3）疾病预后因素的研究：同一疾病有不同的结局，将发生某种临床结局者作为病例组，未发生该结局者作为对照组，分析产生不同结局的有关因素。

（4）临床疗效影响因素的研究：同样的治疗方法对同一疾病的治疗可有不同的疗效反应，将发生和未发生某种临床疗效者作为病例组和对照组进行病例对照研究，以分析不同疗效的影响因素。

4. 类型 根据研究设计的不同，可以将病例对照研究分为两大类：非匹配病例对照研究和匹配病例对照研究。匹配病例对照研究又可以分为频数匹配和个体匹配。

知识点 4-29
1. 病例对照研究的类型。
2. 匹配的概念。

（1）非匹配病例对照研究：在设计所规定的病例和对照人群中，分别选取一定数量的研究对象，仅要求对照数量等于或多于病例数量，没有其他特殊限制和规定。

（2）匹配病例对照研究：匹配（matching）又称配比，指所选择的对照在某些因素或特征上与病例保持一致，这些因素或特征称为匹配因素。目的是在对两组进行比较时排除匹配因素的干扰，提高研究效率。常用的匹配因素有性别、年龄、居住地等，如以性别作为匹配因素，可以使两组的性别比例相同或相近，排除性别对研究结果的影响。从而更加准确地说明所研究因素与疾病的关系。根据匹配方式不同可以分为频数匹配和个体匹配。

1）频数匹配（frequency matching）：又称成组匹配（category matching），指在选择对照组时要求其某些特征或变量的构成比例与病例组一致或相近。如病例组中男女各半，65 岁以上者占 1/3，则对照组中也应如此。

2）个体匹配（individual matching）：是指以个体为单位使病例和对照在某种（某些）因素或特征方面进行匹配。其中 1 ∶ 1 匹配又称配对（pair matching）。如果病例罕见而对照易得时，也可以 1 个病例匹配多个对照，如 1 ∶ 2、1 ∶ 3……1 ∶ R。由 Pitman 效率递增公式 $2R/(R+1)$ 可知，随着 R 值的增加效率也在增加，但增加的幅度越来越小，当超过 1 ∶ 4 匹配时工作量增加且效率增加缓慢，所以一般不建议采用。

使用匹配法时需要注意，匹配的特征或变量必须是已知的混杂因子，或有充分的理由怀疑为混杂因子，否则不应匹配。另外，把不必要的项目列入匹配，企图使病例与对照尽量一致，就可能徒然丢失信息，增加工作难度，结果反而降低了研究效率，这种情况称为匹配过头（over-matching），应当注意避免。有两种情况不应使用匹配，一是研究因素为疾病因果链上的中间变量不应匹配。例如，吸烟对血脂有影响，而血脂与心血管疾病有病因关系，在研究吸烟与心血管疾病关系的病例对照研究中，按血脂水平对病例和对照进行匹配，则吸烟与疾病的关联消失。二是只与可疑病因有关而与疾病无关的因素不应匹配。例如，避孕药的使用与宗教信仰有关，但宗教信仰与研究的疾病并无关系，因此不应将宗教信仰作为匹配因素。换句话说，上述两种情况中提到的因素都不符合混杂因素的特征，所以不应用来匹配。

5. 病例对照研究衍生的类型 随着流行病学研究的发展，特别是分子生物学技术的引入，要求流行病学研究方法有所提高和改进，因而在病例对照研究中衍生了多种改进的、非上述传统意义的病例对照研究方法。

（1）巢式病例对照研究（nested case-control study）：1973 年美国流行病学家 Mantel 提出了综合式病例对照研究设计，1982 年正式命名为巢式病例对照研究。它是将传统的病例对照研究和队列研究进行组合后形成的一种研究方法，也就是在对一个事先确定好的队列进行随访观察的基础上，再应用配比病例对照研究的设计思路进行研究分析。

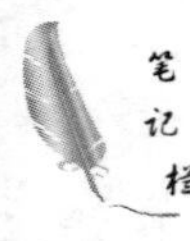

巢式病例对照研究是在某特定队列中进行的，因此对应于队列研究的两种类型，可分为前瞻性巢式病例对照研究和回顾性巢式病例对照研究两类。前者是在研究开始时根据一定的条件选择某一人群作为队列，然后前瞻性地随访一定的时间确定病例组和对照组，该方法在时间上的特点为从现在到将来。后者是根据研究开始之前的一段特定时间的情况选择某一人群作为研究队列，根据现在的情况确定病例组和对照组，该方法在时间上的特点为从过去到现在。这种类型的设计效率更高，能很快出结果，但要求有信息完整的队列且该队列的生物学标本事先已收集并保存，故一般很难找到完全符合条件的队列。

（2）病例队列研究（case-cohort study）：又称病例参比式研究（case-base reference study），也是一种队列研究与病例对照研究结合的设计形式。在流行病学的队列研究中常常会见到，随访一段时间后只发生了少量患者，其他大多数对象只能得到截尾（censored）观察结果，这时如果要获得所有对象的协变量资料做统计分析，则需花费大量的资源。为此，Prentice 在 1986 年提出了一种新的设计方法，即病例队列研究。病例队列研究的基本设计方法是队列研究开始时，在队列中按一定比例随机抽样选出一个有代表性的样本作为对照组，观察结束时，队列中出现的所研究疾病的全部病例作为病例组，与上述随机对照组进行比较。病例队列研究与巢式病例对照研究的不同之处：首先，对照是在基线队列中随机选取的，不与病例进行匹配；其次，对照是在病例发生之前就已经选定，而巢式病例对照研究，选择对照是在病例发生之后进行；最后，该研究可以同时研究几种疾病，不同的疾病有不同的病例组，但对照组都是同一组随机样本。

（二）研究设计与实施

> **知识点 4-30**
> 病例对照研究的实施步骤。

1. 提出病因假设　根据疾病分布或现况调查的资料、既往研究的结果，在广泛查阅相关文献的基础上，提出病因假设。

2. 明确研究目的，选择研究类型　研究类型的选择可以考虑以下方面：①如果研究目的是广泛地探索疾病的危险因子，可以采用不匹配或频数匹配的方法。②根据可供研究用的病例数量，选择研究类型。如果所研究的是罕见病，或所能得到的符合规定的病例数很少，则选择个体匹配方法。③以较小的样本量获得较高的检验效率，可选择 1 ∶ R 的匹配方法，R 值越大，效率越高（但不宜超过 4）。④根据对照与病例在某些重要因素或特征方面的可比性要求，如病例年龄、性别的构成特殊，随机抽取的对照组很难与病例组均衡可比，此时个体匹配尤为适宜。

> **知识点 4-31**
> 1. 病例的选择来源。
> 2. 病例的类型。

微课 4-4

3. 研究对象的选择　病例与对照的基本来源有两个。一个是以医院为基础的病例对照研究，即来源是医院的现患者或医院和门诊的病案及出院记录记载的既往患者。另一个是以社区为基础的病例对照研究或以人群为基础的病例对照研究，即来源是社区、社区的监测资料或普查、抽查的人群资料。

（1）病例的选择

1）病例的确定：病例是指患有所研究疾病且符合研究入选标准的人。所有病例都应符合严格的诊断标准，尽可能采用国际或国内统一标准执行，以便与他人的工作比较，对于无诊断标准的疾病，可根据研究的需要制定明确的定义。此外，为了控制非研究因素对研究结果的干扰，可对研究对象的某些特征（如年龄、性别、居住地等）做出规定或限制。

2）病例的来源：病例主要有两个来源，一个来源是医院，其优点是资料容易获得，合作性好，节省费用，信息较完整、准确，对于罕见病有时是唯一可行的方法。但缺点是存在选择偏倚，样本代表性较差，并且不能代表全社区人群的所有病例，因此结果的外推受限。在实际操作中可以通过不同地区、不同等级的多家医院选择病例。另一个来源是社区，从社区选择病例时，可以利用居民健康档案和疾病的监测数据来选择合格的病例。对于常见病可以通过组织普查或抽样调查从社区居民中来发现该病的病例，其优点是代表性好，选择偏倚较小，保证病例和对照来源于同一源人群。缺点是实施较困难，花费的人力、物力较多。

笔记栏

3）病例的类型：包括新发病例（incident case）、现患病例（prevalent case）和死亡病例（death case）。新发病例患病时间较短，对暴露信息的回忆比较清楚，信息较为准确可靠。现患病例患病时间较长，对暴露史的回忆可能不清楚，或者是患病后已经改变了暴露情况。死亡病例的信息由家属或他人提供，准确性较差。选择病例类型要根据研究目的和实际需求来考虑，在条件允许的情况下尽量选择新发病例。

（2）对照的选择

知识点 4-32
1. 对照的选择原则。
2. 对照的形式。

1）对照的确定：对照选择的恰当与否至关重要，首先对照必须为不患有所研究的疾病及与研究因素有关的其他疾病。其次要满足可比性，即比较的对照组和病例组除了在研究因素有差别外，其他因素应相同或相似。再者对照要具有代表性，对照的选择最好是产生病例人群中所有未患病者的一个随机样本。

2）对照的形式：选择对照时主要采取匹配与非匹配两种形式。若研究目的是广泛探索各种危险因素，可采用非匹配形式。匹配的目的在于控制混杂因素，提高研究效率。因此，在条件许可时尽可能采取匹配的方式选取对照，如果病例和对照的来源都较充分，则以配对为佳，如果病例少而对照相对容易获得，则可采用一个病例匹配多个对照的办法。

3）对照的来源：同一个或多个医疗机构中诊断的其他疾病的患者；病例的邻居或所在同一个居委会、住宅区内的健康人或非该病患者；社区人口或团体人群中的非该病患者或健康人；病例的配偶、同胞、亲戚、同学或同事等。不同的对照各有优缺点，在实际工作中，可以选择多重对照，以弥补各自的不足。

4. 样本量的估计

知识点 4-33
影响样本量的因素。

（1）影响样本量的因素：这里讲的样本量指最小的样本数量。样本量的大小不仅会影响调查结果与结论，而且过大的样本量会造成不必要的浪费。

1）研究因素在病例组估计暴露比例（p_1）和对照组中估计暴露比例（p_0）。

2）估计研究因素效应的强度，病例对照研究中不能直接计算相对危险度（relative risk，RR），只能求近似值，优势比（odds ratio，OR）。

3）假设检验的显著性水平，即Ⅰ类错误的概率（α）。

4）假设的把握度（$1-\beta$），β 为Ⅱ类错误的概率。

（2）样本量的估计方法：不同研究类型的样本量计算方法不同。样本量估计时需要注意：首先，所估计的样本量并非绝对精确的数值，因为样本量的估计是有条件的，而这些条件并非是一成不变的；其次，应当纠正样本量越大越好的错误看法。样本量过大，常会影响调查工作的质量，增加负担和费用；最后，在总的样本量相同的情况下，病例组和对照组样本量相等时统计学效率最高。

1）非匹配或成组匹配设计，病例组数与对照数相等时可用式（4-22）计算

$$N=\left(Z_\alpha\sqrt{2\overline{p}\overline{q}}+Z_\beta\sqrt{p_0q_0+p_1q_1}\right)^2\Big/\left(p_1-p_0\right)^2 \tag{4-22}$$

式中，N 为病例组或对照组人数，Z_α 和 Z_β 分别是 α 和 β 对应的正态分布分位数，可以查相关数据表获得。p_0 和 p_1 分别是对照组和病例组估计的某因素的暴露率，$q_0=1-p_0$，$q_1=1-p_1$，$\overline{p}=(p_0+p_1)/2$，$\overline{q}=1-\overline{p}$。可用式（4-23）计算

$$p_1=(\text{OR}\times p_0)/(1-p_0+\text{OR}\times p_0) \tag{4-23}$$

式（4-22）可以简化为

$$N=2\overline{p}\overline{q}\left(Z_\alpha+Z_\beta\right)^2\Big/\left(p_1-p_0\right)^2 \tag{4-24}$$

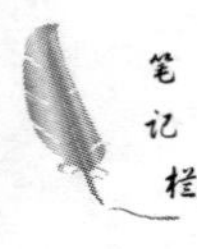

例 4-1 一项关于饮酒与肝癌关系的病例对照研究，研究人群的饮酒率约为 20%，假定暴露引

起的比值比为 2.0，设 α=0.05（双侧），β=0.10，估计样本量 N。

先用式（4-23）求 p_1：$p_1=(2\times0.20)/(1-0.20+2\times0.20)=0.333$，则 $q_1=1-0.333=0.667$，$\bar{p}=(0.20+0.333)/2=0.267$，$\bar{q}=1-0.267=0.733$

再用式（4-24）求 N

$$N=2\times0.267\times0.733\times(1.96+1.282)^2/(0.333-0.20)^2=232$$

即病例组与对照组各需调查 232 人。

2）非匹配或成组匹配设计，病例数与对照数不相等时可用式（4-25）计算

设：病例数∶对照数 =1 ∶ c，则需要的病例数为

$$N=(1+1/c)\bar{p}\bar{q}(Z_\alpha+Z_\beta)^2/(p_1-p_0)^2 \quad (4\text{-}25)$$

式中，$\bar{p}=(p_0+cp_0)/(1+c)$，$\bar{q}=1-\bar{p}$

p_1 的计算同公式（4-23）。对照组人数 = $c\times N$。

仍以上例为例，假如病例数与对照数按照 1 ∶ 2 设计，则计算如下

$$\bar{p}=(0.333+2\times0.20)/(1+2)=0.244$$

$$\bar{q}=1-0.244=0.756$$

求得 $N=(1+1/2)\times0.244\times0.756\times(1.96+1.282)^2/(0.333-0.20)^2=164$ 人

病例组需 164 人，对照数 =2 × 164 = 328 人

3）1 ∶ 1 匹配设计，常采用 Schlesselman 推荐的计算公式（4-27），首先计算病例和对照暴露情况不一致的对子数（m）

$$m=\left[Z_\alpha/2+Z_\beta\sqrt{p(1-p)}\right]^2/(p-1/2)^2 \quad (4\text{-}26)$$

式中，m 为暴露情况不一致的对子数：$p=\mathrm{OR}/(1+\mathrm{OR})\approx\mathrm{RR}/(1+\mathrm{RR})$

研究需要的总对子数 M 为

$$M\approx m/(p_0q_1+p_1q_0) \quad (4\text{-}27)$$

式中，p_0 和 p_1 分别代表目标人群中对照组与病例组的估计暴露率，p_1 的计算方法同式 4-23，$q_1=1-p_1$，$q_0=1-p_0$。

例 4-2 某学者用 1 ∶ 1 匹配病例对照研究方法探讨某地 45 岁以上人群高血压等因素与脑卒中的关系，设 $\alpha=0.05$（双侧），$\beta=0.10$，当地 45 岁以上人群高血压患病率为 20%，OR 为 2.5，估计样本量 M。

$$p=2.5/(1+2.5)=0.7143$$

$$m=\left[1.96/2+1.282\sqrt{0.7143(1-0.7143)}\right]^2/(0.7143-1/2)^2=53$$

$$p_1=2.5\times0.2/\left[1+0.2\times(2.5-1)\right]=0.3846$$

$$q_1=1-0.3846=0.6154,\quad q_0=1-0.20=0.80$$

$$M\approx53/(0.20\times0.6154+0.3864\times0.80)=123$$

即此项 1 ∶ 1 匹配病例对照研究需要 123 对病例和对照。

样本量估计具有相对的意义，并非绝对精确的数值。计算公式设想的是单一暴露因素，而病例对照研究中涉及的研究因素较多，因此，在实际研究中通常可从两方面考虑：一是根据研究目的，结合实际情况，舍弃次要因素和 OR 值接近 1 的因素的探讨，适当减少样本量，使主要的因素得到有把握的检验；二是通过努力，争取得到足够大的样本，保证高水准、高效能的假设检验。

笔记栏

5. 资料收集 病例对照研究资料的收集方法主要是在研究现场采用面访，填写调查表。因此，应有专门的调查表直接询问研究对象本人或家属。也可采用通信调查方法、各类疾病登记报告、医疗记录、职业史档案等作为询问调查的补充。某些致病因素的数据还需要通过仪器或实验室检测研究对象的生物标本或生活环境的样品获得。

在资料收集时要注意，病例和对照应使用相同的调查表，调查的时间越近越好，调查的环境和方法应相同。每一个调查项目应该围绕研究目的设计，问卷的设计需要流行病学、统计学、临床医学、社会学等方面的专家参加讨论。调查问卷设计完成后，还需通过信度和效度的评估，并在正式实施调查之前进行预调查，对存在的问题进行修改完善。

为规范调查工作的开展，调查前应制定统一的调查标准和调查方法，对全部调查员进行细致而严格的培训，让他们知道研究目的、调查内容及各调查项目的含义。未经培训或经考核不合格的调查员不能参加调查工作。在调查实施过程中，应做好严格的质量监督和审查，必要时使用盲法，确保调查工作的质量。

（三）资料整理与分析

微课 4-5

1. 资料的整理

（1）原始资料的核查：收集的资料要经过核查、修正、验收、归档等一系列步骤，目的是在资料分析之前纠正错误，弥补不足，以保证资料尽可能的完整和高质量。同时，有利于研究者全面熟悉资料，进行下一步分析。

（2）原始资料的录入：将原始资料进行分组、归纳、编码，输入计算机，利用计算机软件进行逻辑检错。

2. 数据的统计分析

（1）描述性统计

1）研究对象的一般特征：如病例对照的性别、年龄、职业、出生地、居住地、疾病类型的分布等进行描述。一般情况下病例对照研究只能计算各种特征的构成比，频数匹配时应描述匹配因素的频数比例。

2）均衡性检验：比较病例组和对照组之间除研究因素以外的各种特征是否均衡可比，目的是消除其对研究结果的干扰，从而得到真实的联系。均衡性检验时，通常应用统计学 t 检验或 χ^2 检验看组间差异是否有显著性。

（2）推断性统计

1）非匹配不分层或成组匹配设计资料的分析：将病例和对照按某个因素暴露史的有无整理成四格表的模式（表 4-4），进行该暴露因素与疾病之间的关联性及其关联强度的分析。

表 4-4 非匹配或成组匹配病例对照研究资料分析表

暴露因素	病例组	对照组	合计
有	a	b	$a+b$（n_1）
无	c	d	$c+d$（n_0）
合计	$a+c$（m_1）	$b+d$（m_0）	t

例 4-3 Doll 和 Hill 于 1948 ～ 1952 年在伦敦 20 家医院确诊的肺癌患者中，随机选取 709 例患者（男性 649 例，女性 60 例）为病例组，对照组为来自同一医院、同性别、同年龄组（5 岁一组）的 709 例非肿瘤患者，表 4-5 为部分调查资料。

表 4-5 吸烟与肺癌病例对照研究资料整理表

	病例组	对照组	合计
吸烟	688	650	1338
不吸烟	21	59	80
合计	709	709	1418

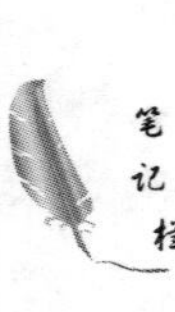

A. 判断吸烟与肺癌发病有无关联：本例的资料可采用 χ^2 检验来判断病例与对照两组的暴露率差异有无统计学意义。其计算可用传统的四格表专用公式：

$$\chi^2=\frac{(ad-bc)^2n}{(a+b)(c+d)(a+c)(b+d)}=\frac{(688\times59-650\times21)^2\times1418}{1338\times80\times709\times709}=19.13$$

已知 $\chi^2_{0.01(1)}=6.63$，本例 $\chi^2=19.13>6.63$，则 $P<0.01$。病例组吸烟率明显高于对照组，差异有统计学意义，提示吸烟与肺癌有关。

> **知识点 4-34**
> OR 值的含义。

B. 暴露与疾病的关联性分析：相对危险度（RR）为表示关联强度最常用的指标，是暴露组的发病率或死亡率与非暴露组发病率或死亡率之比。因病例对照研究中，不能计算发病率或死亡率，则不能计算相对危险度，但可通过计算比值比（OR）来近似估计 RR。OR 是指病例组中暴露人数与非暴露人数的比值除以对照组暴露人数与非暴露人数的比值，反映了暴露者的疾病危险性为非暴露者的多少倍。OR＞1，表明暴露因素与研究的疾病呈“正”关联，数值越大，该因素成为危险因素的可能性越大；OR＜1，表明暴露因素与研究的疾病呈“负”关联，数值越小，该因素成为保护因素的可能性越大；OR = 1，表明暴露因素与疾病无关联。OR 值的计算公式如下：

$$比值比（OR）=\frac{病例组的暴露比值\ (a/c)}{对照组的暴露比值\ (b/d)}=\frac{ad}{bc} \tag{4-28}$$

本例比值比为：$OR=\dfrac{688\times59}{650\times21}=2.97$，说明吸烟者发生肺癌的风险是不吸烟者的 2.97 倍。

C. 总体 OR 值的可信区间估计：前面计算的 OR 值是关联强度的一个点估计值，即用一次研究（样本人群）所计算出来的一次 OR 值。考虑到抽样误差，可按一定的概率（称为可信度）来估计总体 OR 值的范围，即 OR 值的可信区间，其上下限的值为可信限。一般常计算 OR 的 95% 可信区间。可以用 Miettnen χ^2 值法计算 OR 的 95% 可信区间：

$$OR95\%CI=OR^{\left(1\pm1.96/\sqrt{\chi^2}\right)} \tag{4-29}$$

OR 的 95% 可信区间如果不包括 1，表示暴露因素与疾病有统计学关联。如果包括 1 则表示暴露因素与疾病的联系没有统计学意义。本例，总体 OR95% 的可信区间为：

$$OR95\%CI=2.97^{\left(1\pm1.96/\sqrt{19.13}\right)}=(1.82,4.84)$$

可信区间中不包括 1，且大于 1，即可认为该 OR = 2.97 不是抽样误差造成的，表明吸烟是肺癌的危险因素。

2）非匹配分层资料：病例对照研究中可能存在混杂因素，在资料分析时可以用分层分析的方法进行分析，即把研究人群根据某特征或因素分为不同层（表 4-6），如按性别可分为男、女两层，按年龄可分为 20 ～ 39 岁、40 ～ 59 岁及 60 岁及以上三层，先将各层资料按不分层资料分析方法进行比较，然后再分析分层后有关变量与疾病的总的关系。有关分层分析的详细使用方法可以参考有关书籍。

表 4-6　病例对照研究分层资料整理表

暴露	i 层分组情况		合计
	病例组	对照组	
有	a_i	b_i	n_{1i}
无	c_i	d_i	n_{0i}
合计	m_{1i}	m_{0i}	t_i

笔记栏

3）1 ∶ 1 匹配病例对照研究资料分析：匹配资料是由病例与对照结合成对子，分析结果时不应把对子拆开分析，应先将资料整理成表 4-7 的格式，注意表内的数字 a、b、c、d，既不是病例数，也不是对照数，而是病例与对照配成的对子数。

表 4-7　1 ∶ 1 配对病例对照研究资料整理表

对照组	病例组		合计
	有暴露	无暴露	
有暴露	a	b	$a+b$
无暴露	c	d	$c+d$
合计	$a+c$	$b+d$	t

例 4-4　某研究者采用 1 ∶ 1 配对病例对照研究对肝癌发病的影响因素进行了探讨。该研究共调查了解 100 对病例和对照食用猕猴桃的情况。其中病例组 58 人有经常食用猕猴桃的习惯，病例组与对照组中均有食用猕猴桃的习惯 50 对，病例组与对照组中均不经常食用猕猴桃的习惯 13 对，对该资料整理表格如表 4-8。

表 4-8　食用猕猴桃与肝癌病例对照研究资料整理表

对照组	病例组		合计
	经常食用猕猴桃	不经常食用猕猴桃	
经常食用猕猴桃	50	29	79
不经常食用猕猴桃	8	13	21
合计	58	42	100

A. 暴露与疾病有无关联，用 McNemar χ^2 检验公式计算

$$\chi^2=\frac{(b-c)^2}{(b+c)} \tag{4-30}$$

当 $b+c<40$ 或有 $1<$ 理论数 <5 时用校正公式

$$\chi^2=\frac{(|b-c|-1)^2}{(b+c)} \tag{4-31}$$

本例 $\chi^2=(|29-8|-1)^2/(29-8)=10.81$，$P<0.001$，说明食用猕猴桃与肝癌发病有统计学关联，接下来，可进一步计算 OR 值来估计关联的强度。

B. 计算 OR 值

$$\text{OR}=\frac{c}{b} \tag{4-32}$$

式中，c 表示病例组暴露而对照组非暴露的对子数，b 表示对照组暴露而病例组非暴露的对子数。

本例计算得 OR = 8/29 = 0.28，结果表明，经常食用猕猴桃者发生肝癌的危险性是不经常食用猕猴桃者 0.28 倍，提示经常食用猕猴桃与肝癌呈负相关关系，该因素是肝癌的保护因素。

C. 总体 OR 值的可信区间计算：OR 值是一个样本的点估计，考虑到抽样误差，故需用样本 OR 推测总体 OR 值所在范围。

仍用 Miettinen 公式。本例得：

$$(\text{OR}_L，\text{OR}_U)=\text{OR}^{\left(1\pm1.96/\sqrt{\chi^2}\right)}=(0.083,0.945)$$

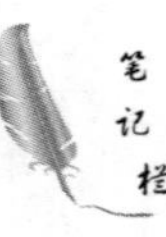
笔记栏

OR95% 的可信区间为 0.083 ～ 0.945，不包括 1，且小于 1，提示该项研究 OR = 0.28 不是抽样误差所造成，有理由认为经常食用猕猴桃是肝癌的保护因素。

（四）优点与局限性

此处的优点和局限性是传统的病例对照研究相对于队列研究而言。至于一些近年来新发展的研究类型，分别从不同角度克服了病例对照研究固有的缺陷。例如，巢式病例对照研究中的病例与对照来自于同一队列，因此降低了效应估计时的选择偏倚且可比性好；巢式病例对照研究中的暴露资料是在疾病诊断前收集的，如果研究结果显示暴露与疾病存在关联，那么该关联与因果推断的时间顺序相符合，而且回忆偏倚小或可以避免，因果联系的推断更有力。巢式病例对照研究的统计效率和检验效率高于病例对照研究，而且可以计算疾病频率。问题的关键在于资料的可获得性。可以说，病例对照研究是分析流行病学的最重要工具之一，有着很大的潜力及应用价值。

1. 优点

> **知识点 4-35**
> 病例对照研究的优点和局限性。

（1）特别适用于罕见疾病病因的研究。如果采用队列研究，则需要相当大的样本量，研究将很难开展。也适用于潜伏期长的疾病病因的研究，因为病例对照研究是由果及因的研究，不需要等待很长时间去观察暴露后是否发病。

（2）研究时间短，出结果快，需要的样本量较少，相对节省人力、物力，且较易于组织实施。

（3）一次研究中可以同时调查多个因素与某一种疾病的关联，也可用于多种因素间交互作用的研究。

（4）不仅应用于病因的探讨，还可初步评价治疗措施的疗效和不良反应。

2. 局限性

（1）病例对照研究一般只能为病因提供线索或初步检验病因假设，因为暴露与疾病的时间先后常难以判断。

（2）不适用于研究人群中暴露比例很低的因素，因为所需要的样本量会很大。

（3）不能直接计算暴露组与非暴露组的发病率，只能计算 OR 估计 RR。

（4）容易产生各种偏倚，尤其难以避免选择偏倚、回忆偏倚、混杂偏倚。

（李宏彬）

第三节　实验性研究

【案例 4-4】

18 世纪，坏血病在出海远航的船员中十分常见，危害航海人的健康，被称作“水手的恐惧”，但其病因及有效的治疗方法一直未被找到。1739 年起詹姆斯·林德任英国皇家海军外科医生并长期随军服务，对一种侵害长期航海人的坏血病发生兴趣，之后，林德带着问题进入爱丁堡大学学习。在从文献查阅和对上千例坏血病病历的观察中，发现这种病多发生在围城之中和远征探险之时，且都因为食物缺少而单调，没有新鲜水果和蔬菜，由此推测并相信此病系饮食匮乏所致，通过饮食疗法是可以治愈的。1747 年，为了探究坏血病的病因，他随船出海，航行中不断出现很多坏血病患者，这些患者牙龈腐烂，身上长斑，同时有着疲惫和膝盖无力的症状。林德从中选了 12 名患者，让他们一起住在前舱，让他们每天吃相同的三餐，早饭吃甜粥，午饭一般是羊肉汤，晚上吃米饭、大麦等。詹姆斯·林德将他们随机分成了 6 组，在他们三餐的基础上，不同组别增加不同的饮食（或药物）干预方式，并且观察他们的症状变化。

【问题】

1. 詹姆斯·林德为什么要让 12 名患者住在相同的地方，三餐基本饮食相同？

2. 詹姆斯·林德主要考核哪些干预措施，其设计方案是什么？

【案例 4-4 分析】

1. 詹姆斯·林德让这些症状相同的患者住在相同的住所，三餐的基本饮食相同，是为了便于对研究对象的管理和控制三餐基本饮食，分组后确保不同组间能够均衡可比。

2. 詹姆斯·林德以 12 名患者为研究对象，使他们的住所和三餐基本相同。将 12 名患者

笔记栏

随机分为6组，给予不同方式的干预：①第一组2人每天喝1.14L苹果酒；②第二组2人每天三餐前喝25滴硫酸盐，并用酸性漱口水漱口；③第三组2人每天三餐前喝2勺醋，并用酸性漱口水漱口；④第四组2人每天喝284mL海水作为慢性泻药；⑤第五组2人每天吃2个橘子和1个柠檬；⑥第六组2人每天吃3次肉豆蔻、罗望子果与酒石酸酸化的大蒜、芥菜、凤仙花、树胶脂和大麦汁的混合物，在当时被认为可治疗坏血病的药物。6天后，第五组食用橘子和柠檬的2人，症状得到了改善，身体逐渐好转，一人恢复了工作能力，另一人强壮到可以做护工，而其他组的人病情依然。由此初步发现，橘子和柠檬可以治疗坏血病，减轻症状。

微课 4-6

实验流行病学是流行病学重要的研究方法之一，是通过研究者对研究对象实施干预，然后评价干预措施对疾病或健康的影响。临床试验是实验流行病学的一个重要类别。1753年詹姆斯·林德出版了《坏血病论文集》，开创了流行病学临床试验研究的先河。直到1938年，美国耶鲁大学的Paul教授第一次提出了“临床流行病学”这个术语，建议把临床流行病学的思维应用到临床实践和研究中。1951年，Bradford Hill发表了题为“*The Clinical Trial*”的论文，较系统地论述了临床试验的设计和分析问题。1962年，Bradford Hill又出版了第一部有关临床试验的著作*Statistical Methods in Clinical and Preventive Medicine*。此后，学者相继将流行病学方法与临床实践相结合，开展了多项临床试验研究。最终形成了临床流行病学这一分支学科。

一、概　　述

（一）概念

知识点 4-36
实验流行病学的概念。

实验流行病学（experimental epidemiology）又称流行病学实验（epidemiological experiment）或干预试验（interventional trial），是指研究者根据研究目的，按照预先确定的研究方案将研究对象随机分为试验组和对照组，对试验组人为地施加或减少某种因素，然后追踪观察该因素的作用结果，比较和分析两组或多组人群的结局，从而判断处理因素的效果。

（二）原理

实验流行病学研究原理见图4-4。

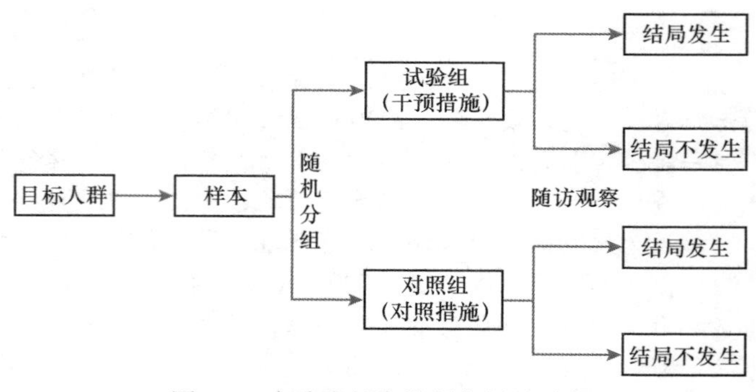

图4-4　实验流行病学研究原理示意

（三）基本特点

在实验流行病学研究中，研究对象被分为两组或多组，各组分别接受不同的干预（处理或对照）措施，随访观察一段时间后，比较各组某（些）结局（outcome）或效应（effect）的发生情况。

实验流行病学研究具有以下基本特点：

1. 属于前瞻性研究　干预在前、效应在后的前瞻性研究。

2. 随机分组　应采用随机方法把研究对象分配到试验组或对照组，以控制研究中的偏倚和混杂。

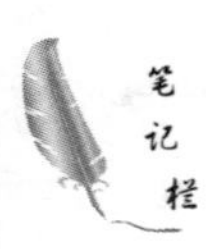
笔记栏

随机分组的目的是使所有与结局有关的特征，包括已知的和未知的，在比较组间都均衡可比。如果条件受限不能采用随机分组方法时，试验组和对照组的基本特征应该均衡可比。

> **知识点 4-37**
> 1. 实验流行病学的特点。
> 2. 实验性研究与观察性研究的本质区别。

3. 具有均衡可比的对照组 实验流行病学中的对象均来自同一总体的样本人群，其基本特征、自然暴露因素和预后因素应是相似的。在同一时点将研究对象分为实验组和对照组，各组同时进行随访观察，收集研究结果。

4. 有人为施加的干预措施 这是与观察性研究的本质区别。由于实验流行病学研究的干预措施是研究者为了实现研究目的而施加于研究对象的，因此实验流行病学研究容易产生医学伦理学问题。

（四）主要类型

> **知识点 4-38**
> 1. 实验流行病学的类型。
> 2. 临床试验的研究对象及用途。

根据研究目的和研究对象，实验流行病学分为临床试验、现场试验和社区试验三种类型。

1. 临床试验（clinical trial） 以患者为研究对象，主要进行药物或治疗效果的评价，同时也可用于观察药物的不良反应。

2. 现场试验（field trial） 在某一特定环境下（如社区、学校、家庭等），以自然人群为研究对象，常用于评价疾病预防措施（如疫苗）的效果。

3. 社区试验（community trial） 又称社区干预试验（community intervention trial）或社区干预项目（community intervention program，CIP），是以社区人群整体为干预单位，以人群作为整体对某种预防措施进行考核或评价的实验研究。常用于对那些不方便落实到个人的干预措施的效果评价，如检验食盐加碘预防地方性甲状腺肿等的实验研究。

二、临床试验

（一）概念和目的

1. 概念 临床试验是以患者为研究对象，按随机化原则分组，以临床治疗措施（药物或治疗方案）为研究内容，通过观察和比较试验组和对照组的临床疗效和安全性，从而评价各种临床治疗措施的有效性和安全性的方法。

> **知识点 4-39**
> 1. 临床试验的概念。
> 2. 临床试验的目的。

2. 目的 临床试验的目的有两个：

（1）新药临床试验：新药在取得新药证书前必须经过临床研究，确定安全有效后，才能被批准进行批量生产，进入市场广泛应用。

（2）评价药物或治疗方案的效果：对目前临床上应用的药物或治疗方案进行评价，从中找出一种最有效的药物或治疗方案。通过临床试验，选择出有效的药物或治疗方案，同时保证其安全性，提高患者的治愈率及患者的生存质量。

（二）特点

> **知识点 4-40**
> 临床试验的特点。

临床试验具有以下特点：

1. 具有实验性研究的特性 临床试验属于实验性研究，因此试验的设计实施要严格遵循以下几个原则：

（1）对照原则：研究对象很复杂，某种特征或功能可能成为研究的干扰或混杂因素。通过恰当地设立对照，能较好地控制这些非措施因素对试验结果的影响，使真实疗效显现出来。

（2）随机化原则：采用随机的方法，使每个研究对象分配到各个组的机会均等，提高组间的均衡性和可比性，使研究结果更具真实性。

笔记栏

（3）盲法原则：研究对象或研究者的主观心理因素会对研究结果产生影响。通过盲法的处理，可以减少或避免因主观心理因素对试验造成的影响，使试验结果更具客观性。

（4）重复原则：重复是指在相同的条件下进行重复试验的过程。重复原则是消除非处理因素影响的又一个重要手段，提高研究结果的真实性。

2. 研究对象的特殊性 临床试验的研究对象是患者，个体差异的存在，如生理特点、心理状态、文化水平等，可导致同一疾病的不同个体的严重程度、病变部位、范围大小等不同，对治疗措施的反应也不尽相同，也会影响到患者对研究的依从性。研究对象的特殊性使临床试验研究具有复杂性，因此，为保证研究结果的真实性，在试验实施过程中除了使用随机方法、盲法，还要采取必要措施保证研究对象的依从性。

3. 涉及医学伦理学问题 临床试验的研究对象是人，因此必须遵守伦理道德原则。《赫尔辛基宣言》中指出，“凡涉及人的生物医学试验，必须遵循科学的原则。应建立在足够的实验室和动物实验及科学文献认识的基础之上”。因此，开展人群试验研究之前，必须有充分的科学依据，即要先通过动物实验，初步验证药物等措施效果良好、无毒无害后方可被人群采用和推广。在实验设计及准备阶段，应将实验方案提交给伦理委员会审核，经批准后才可实施。试验实施过程中，一旦发现危害性超过所得健康收益，应该立即终止研究。受试者必须是自愿参加，并且对研究项目有知情权，签署知情同意书，不能强迫受试者。同时，要尊重受试者自身保护的权利，尊重受试者的隐私权，尽可能采取措施对受试者的资料做好保密。

4. 要科学评价临床疗效 研究人员对临床治疗效果的评价要实事求是，科学评价包括试验的真实性、重复性及实用性等三个方面。

（三）分期

> **知识点 4-41**
> 临床试验的分期。

根据我国《药品注册管理办法》，按照研究不同阶段和深入程度，新药的临床试验可分为 4 期：

1. Ⅰ期临床试验 新药在实验室经动物实验证实安全有效后，经过相关部门批准才能进行Ⅰ期临床试验。Ⅰ期临床试验是在 10 ～ 30 例患者身上进行临床药理学和人体安全性评价，观察人体对药物的耐受程度和药物代谢动力学，确定安全剂量范围，观察药物的副作用，为制订给药方案提供依据。

2. Ⅱ期临床试验 以 100 ～ 300 例患者作为研究对象，通过随机对照盲法试验设计，评价药物的有效性、适应证和不良反应，推荐临床用药剂量。

3. Ⅲ期临床试验 为多中心的随机对照试验，以 1000 ～ 3000 患者为研究对象，进一步确定有效性、适应证、药物的相互作用，监测副作用，与标准疗法比较。

4. Ⅳ期临床试验 指新药被批准上市后开展的追踪研究，通常为开放试验或队列研究，监测和观察药物对不同人群的用药效果、新的适应证及药物间的相互配伍及疗效，同时观察药物远期或罕见的不良反应。

（四）设计与实施

> **知识点 4-42**
> 临床试验的设计与实施。

1. 确定研究的问题和目的 明确研究要解决的问题是什么。在拟定临床试验计划方案前，研究人员应根据已具备的前期研究基础及查阅的大量文献资料，确定开展临床试验的预期目标，使后续工作开展具有方向性和侧重点。

研究目的主要有两种：对干预措施本身的有效性和安全性进行评估；与其他同类措施进行比较，决定他们的相对价值。不同患者不同干预措施的组合构成了不同的研究目的。以化学治疗药物为例，随机对照试验的研究目的主要有以下几种：①评估效果不明或可疑的药物；②研究一种药物的剂量 - 效应关系；③比较不同给药方式的效果差别；④评估老药新用的效果；⑤比较不同药物的效果；⑥研究药物间的交互作用；⑦确定药物在特定患者或环境下的效果；⑧重复验证重要的研究。

2. 确定研究对象 研究对象主要由研究目的决定，出于对患者安全的伦理、降低偏倚和增加科学性、提高可行性等方面考虑，其他决定研究人群选择的因素包括：①不良反应可能出现的大小；

笔记栏

> **知识点 4-43**
> 临床试验研究对象的种类。

②是否有不适应该治疗的体征；③对治疗的依从性；④退出和失访的可能性；⑤研究可能检出疗效的大小；⑥其他可能影响研究质量的因素，如不能准确理解和回答问卷的问题。

研究对象的范围由入选和排除标准来界定和限制，影响该标准的因素包括：①疾病的严重程度；②有无并发症和伴发症；③患者的年龄、性别；④病史和既往治疗史。同时还需注意必须使用统一的纳入标准（inclusion criteria）和排除标准（exclusion criteria），参与试验的对象可以在疾病治疗方面受益，应尽可能选择已明确诊断或临床症状和体征明显的患者，尽量不要以孕妇为研究对象。研究对象应是从该治疗中可能获益最大且受害最小的人群，也是最易检出疗效的人群。

> **知识点 4-44**
> 临床试验的结局。

3. 确定和测量结局 结局特指干预可能影响或改变的事件、指标或变量，如痊愈和死亡，它们是随机对照试验用来评估效果必须收集的资料。一项干预措施的实施可能影响的结局是多种的，有些是与疾病和健康有直接相关的结局，如生存时间和生活质量；有些是干预产生的间接结果，如患者的满意程度、资料的消耗及资源分配的公平性。在实际研究中，一种疾病有很多可能的结局，一种干预措施可能会影响一种、多种或所有相关的结局。不能只考虑某一种结局，忽略其他方面的作用，可能会导致偏颇甚至错误的结论，从而造成不恰当的决策。

4. 确定样本量

（1）决定样本量大小的因素

1）计数资料以治愈率、有效率、缓解率、生存率、病死率等为分析指标时，频率指标（p）越低，所需的样本量越大。

2）试验组和对照组结局事件比较指标的数值差异大小：差异越小，所需的样本量越大。

3）检验的显著水平 α（Ⅰ型错误的概率）和检验功效 $1-\beta$（β 为Ⅱ型错误的概率）：α 和 β 越小，所需样本量越大。

4）单侧检验或双侧检验：单侧检验所需样本量小，双侧检验所需样本量大。

（2）样本量计算公式：不同性质的资料，有不同的计算公式。

1）计数资料：如果结局变量为计数资料，如发病率、感染率、死亡率、病死率、治愈率等，试验组和对照组之间比较时可按下列公式估计样本大小

$$N=\frac{\left[Z_{\alpha}\sqrt{2\overline{p}\left(1-\overline{p}\right)}+Z_{\beta}\sqrt{p_1\left(1-p_1\right)+p_2\left(1-p_2\right)}\right]^2}{\left(p_1-p_2\right)^2} \quad (4\text{-}33)$$

式中，N 为一个组的样本量，p_1 为对照组结局事件发生率；p_2 为试验组结局事件发生率，$\overline{p}=\left(p_1+p_2\right)/2$，$\overline{q}=1-\overline{p}$，$Z_{\alpha}$、$Z_{\beta}$ 分别为 α 与 β 对应的标准正态分布临界值，可查相关数据表得出。

2）计量资料：如果结局变量为计量资料，如身高、体重、血压、血脂和胆固醇等，试验组和对照组之间进行样本均数比较时，可按下列公式估计样本大小

$$N=\frac{2\left(Z_{\alpha}+Z_{\beta}\right)^2S^2}{d^2} \quad (4\text{-}34)$$

式中，S 为估计的标准差，d 为两组连续变量均值之差，Z_{α} 和 Z_{β} 和 N 所示意义同上述计数资料的计算公式。以上公式适用于 $N\geqslant 30$ 的情况。

（3）注意事项

1）以上计算所得到的 N 是一组人群（试验组或对照组）的大小。当两组人数相等，全部试验所需要的样本量为 $2N$。

2）试验中 α 和 β 值一般由研究者根据需要确定，如果希望结果更可靠，可选择数值小的 α 和 β 值，样本量相对就会大些。

笔记栏

3）失访对试验结局及统计学检验都会产生影响，确定样本量时，在计算样本量的基础上需要增加 10% ～ 15% 作为实际应用的样本量。

5. 设立严格的对照 在实验研究中，要正确评价干预措施的效应，必须采用严密的、合理的对照设计，由此来消除和控制非试验因素干扰而产生的混杂和偏倚，以便研究者得出正确的结论，做出正确的评价。

（1）影响研究效应的主要因素

1）不能预知的结局（unpredictable outcome）：有一些人类生物学个体因素可能会从不同的方向影响结局效应，这些因素包括：①一般人口特征，如年龄、性别、种族等；②机体的免疫状态；③机体的遗传因素；④精神心理状态等。由于个体自身因素差异的客观存在，往往导致同一种疾病在不同个体中表现出来的疾病特征不一致，也就是疾病的发生、发展和结局的自然史不一致。而不同的研究对象，对干预措施的反应可能也不同，如自身免疫水平高低等。

> **知识点 4-45**
> 1. 设立对照的目的。
> 2. 影响研究效应的因素。
> 3. 霍桑效应。
> 4. 安慰剂效应。

2）疾病的自然史：不同疾病的发生、发展过程有一定的变化规律，有些疾病有自愈倾向，有些疾病有季节性或周期性波动，需要设立对照。同时，有些自然史不清楚的疾病，其效应可能是疾病发展的自然结果，需要通过设立可比的对照组，与干预措施的真实效果区分开来。

3）霍桑效应（Hawthorne effect）：指正在进行的研究对研究对象的影响（常常是有利的影响）。研究对象知道了研究工作的内容后，常常会影响到他们的行为，如有些研究对象坚信有名望的医生和医疗单位，产生的心理或生理效应会对干预措施产生正面效应的影响。

4）安慰剂效应（placebo effect）：某些研究对象，由于依赖医药而表现的一种正向心理效应，这种心理效应甚至可以影响到生理效应。尤其当以主观感觉的变化情况作为干预措施效果的结局指标时，其"效应"中往往包括安慰剂效应。

5）潜在的未知因素的影响：很可能还有一些影响干预效应的未知因素存在。

鉴于上述情况，为了避免偏倚，在设置试验组和对照组时，要求除了试验组接受干预措施外，对照组也应该相应接受对照措施。

（2）常用的对照方法

1）标准对照（standard control）或称阳性对照（positive control）：也称有效对照或积极对照，是临床上最常用的一种对照方法。此种对照方法以现行最有效或临床上最常用的药物或治疗方法作为对照，用以判断新药或新疗法是否优于现行的药物或疗法。

2）安慰剂对照（placebo control）或称阴性对照（negative control）：安慰剂是指没有任何药理作用的物质，常用的物质有淀粉、乳糖、生理盐水等。使用安慰剂对照时，需注意：①安慰剂的剂型和外观尽量与试验药物相同，而且对人体无害，以利于盲法试验；②掌握安慰剂的使用指征，此种对照由于患者未得到治疗，故应限于研究那些目前尚无有效药物治疗方法的疾病，或在使用安慰剂期间，对病情和预后基本没有影响，否则不应使用安慰剂对照。

3）交叉对照（crossover control）：指按随机方法将研究对象分为甲、乙两组，甲组先用试验药，乙组先用对照药。一个疗程结束后，间隔一段时间消除治疗药物的滞留影响后，甲组再用对照药，乙组再用试验药，最后分析和比较疗效。这是一种特殊的随机对照，既能自身前后对比，又可分析用药顺序对疗效的影响。两次治疗的间隔时间因疾病的症状或药物残留作用的时间长短而应有所不同。此种对照一般在研究药物应用先后顺序对治疗结果的影响，以及研究药物最佳配伍时应用。

6. 随机分组 随机分组是指所有的对象均按照预先设定的概率被分配到试验组或对照组中，而不受研究者或受试者主观愿望或客观原因的影响。随机分组是为了使对照组与试验组具有可比性，以提高研究结果的正确性，减少偏倚。充分实施随机化有赖于两个要素：第一个是生成正

> **知识点 4-46**
> 1. 临床试验随机分组的目的。
> 2. 随机分组的方法。

笔记栏

确的随机分配序列，第二个则是对这个序列进行分配隐藏（allocation concealment）。分配隐藏又称随机化盲法（randomization blinding），指在随机对照试验中，使研究实施者无法知晓受试者进入哪个比较组的一个处理过程。分配隐藏通过研究者对受试者入组过程无法知晓，并且无法对研究对象的入组施加干预，来预防选择偏倚（selection bias），增加可比性。在实施过程中，一般有四种有效的方案：①顺序编号、不透明、密封的信封；②顺序编号的容器；③药房控制；④中心随机化。

在临床疗效试验中，常用的随机分组方法有以下几种。

（1）简单随机法（simple randomization）：随机数字表、随机排列表、抽签或抛硬币等是最常用的方法。简单随机法的应用和操作简单，但分配到各组的样本量可能不等。组间样本量差异较大时，有必要经随机化原则再次调整。多中心试验研究时，不适合用单纯随机法，因为会使各医院两组人数比例不等，甚至相差悬殊，从而产生偏倚。

（2）区组随机法（block randomization）：当研究对象人数较少，而影响试验结果的因素又较多，简单随机法不易使两组具有较好的可比性时，可以采用区组随机法进行分组。其基本方法是，将基本条件相近的一组受试对象作为一个区组，每一区组内的研究对象数量相等，通常为 4 ～ 6 例。然后应用简单随机分配方法将每个区组内的研究对象进行分组。此方法的优点是在分组过程中，试验组与对照组病例数保持一致，并可根据试验要求设计不同的区组。

（3）分层随机法（stratified randomization）：按照对治疗效果影响较大的特征进行分层，再运用简单随机化方法，将每层内的研究对象分到治疗组和对照组。当影响因素较多时，如果不使用分层随机法，两组患者都包含很多影响疗效的因素，试验对象的个体差异较大，需要对较多的患者进行对比才能显示两组的差别。而使用分层随机化方法能将影响疗效的因素按影响程度的大小依次分层加以考虑，使两组的临床特征比较相近，增加组间可比性，结论更可靠。分层随机法的优点是所用样本量小，效率高。缺点是分层不可太多，分层越多选择可比性的研究对象越难，需要的样本量越大。

（4）整群随机法（cluster randomization）：是指采用以群组为单位随机分组的试验研究方法，常用于一些行为或环境暴露的干预研究。在同一环境中，成员之间行为相互影响或受到同样环境因素的影响。例如，为了评价儿童刷牙对预防龋病的效果，可以以家庭为干预单位进行群组随机对照试验。整群随机试验的设计和分析更复杂，需要更多受试者去获得相当的统计检验效能。

7. 应用盲法　盲法（blinding）是指使研究对象或研究者不知道研究的分组情况。为了消除人（包括研究对象、观察者及资料整理和分析者）的主观心理因素对临床试验研究结果产生的干扰作用，观察结果时最好使用盲法。盲法可分为单盲、双盲和三盲。

> **知识点 4-47**
> 1. 临床试验应用盲法的目的。
> 2. 盲法的种类。
> 3. 双盲的注意事项。

（1）单盲（single blind）：是指研究对象不知道自己的分组和所接受处理情况，但观察者和资料收集分析者知道。单盲简便易行，在观察者知道受试者分组的情况下，受试者的健康和安全更有保障。单盲可以减少来自研究对象的偏倚，但不能避免来自观察者主观因素引起的偏倚。

（2）双盲（double blind）：是指研究对象和观察者都不知道分组情况，也不知道研究对象接受的处理措施，而是由研究设计者来安排和控制整个试验。在试验过程中，需注意：①试验药和安慰剂两种制剂的颜色、气味、大小、外形要相同，甚至容器和外包装也要一样，防止破盲，一般常用胶囊制剂。②盲法试验之前，设计者要预先制定停止盲法的指标和条件，保证试验对象的安全。在双盲试验中，当医生发现患者出现了严重的不良反应、治疗无效或病情加重时，必须从医德和伦理的观点出发，应立即停止对该患者的盲法治疗，并公开该患者所用的真实药物，而不应继续试验。③双盲法在管理上缺乏灵活性，因此不适用于危重患者的抢救。④有特殊副作用的药物容易破盲。

（3）三盲（triple blind）：是指研究对象、观察者和资料整理分析者均不知道研究对象分组和处理情况，只有研究者委托的人员或是药物的制造者知道患者分组和用药情况，直到试验结束时才公布分组和处理情况。这种方法在理论上可减少资料分析时产生的偏倚，使研究结果更符合客观情况。该法减弱了对整个科研工作的监督作用，使科研的安全性得不到保证，应用并不普遍。在实际

笔记栏

应用中常用双盲随机对照试验。

与盲法相对应的是非盲法，又称开放试验（open trial），即研究者和研究对象均知道分组和接受的处理情况，试验公开进行。多用于有客观指标的试验研究。开放试验的优点是易于设计和实施，易发现试验过程中出现的问题，并能及时处理。其主要缺点是易受主观因素干扰，产生偏倚。

8. 多因素试验设计 在临床实际工作中经常是研究药物不同剂量、不同给药途径的作用结果，用药不同时间的疗效，在常规治疗的基础上增加试验用药等，甚至探讨不同药物剂量与不同用药时间和给药途径的多种组合效果等，需要应用多因素设计方法。

（五）资料分析

1. 收集资料 收集资料前，根据不同的研究目的，设计不同的病例报告表（case report form，CRF），在实施过程中详细记录调查表中的各项内容。填写调查表、记录和收集体检或实验室检查结果进行收集资料。对于住院的患者可用面访法收集所需的资料，门诊患者可用信访法或电话访问法填写调查表收集资料。

通过收集高质量的资料，即具有可靠性、完整性及可比性的资料，提高研究结果的真实性。同时，要对研究的全过程实行质量控制，尽可能防止偏倚出现。

2. 整理资料 是依据研究目的和设计，对研究资料的完整性、规范性和真实性进行核实，并进一步录入、归类，使其系统化、条理化，便于进一步分析。在资料整理时需要注意的是，要对进入研究的所有对象资料进行整理，包括与研究目的相关联的正、反两方面资料，不能只选用与预期结果相符合的所谓“有用资料”，而舍弃与预期结果不符的资料，要说明退出者和缺失资料情况。

资料整理时要注意以下对象的资料：

知识点 4-48
临床试验资料的不合格、不依从和失访的概念。

（1）不合格（ineligibility）：将研究对象不符合纳入标准、从未接受干预措施者从研究人群中剔除。研究者往往对试验组观察更仔细，因此试验组中的不合格者更容易被发现，导致试验组剔除人数多于对照组。此外，研究者对某些研究对象效应的观察与判断可能具有倾向性。例如，对效果差的更关注，更易于发现其不符合标准并将其剔除，留在组内的是效果较好的，由此得出的评价高估了实际效果。针对上述情况，可在各组内根据纳入标准将研究对象分为“合格”和“不合格”两个亚组，分别比较亚组的结局发生情况，在亚组间的结果不一致时应充分考虑其影响。

（2）不依从（noncompliance）：指随机分组后，研究对象不遵守试验所规定的要求。试验组成员不遵守干预规定，相当于退出或脱落（withdrawal，drop-out）试验组，对照组成员不遵守对照规程而私下接受干预规定，相当于加入（drop-in）试验组。出现这种现象的原因可能为：①试验或对照措施有副作用；②研究对象对试验不感兴趣；③研究对象的情况发生改变，如病情加重等。

在资料整理时可以根据研究对象的依从性进行分组并分析。例如，一项随机对照干预试验有以下 4 种结果（表 4-9），可进行以下 3 种结局分析：

表 4-9 随机对照干预试验实际依从和分组

	A 治疗		B 治疗	
实际依从情况	未完成 A 治疗或改为 B 治疗	完成 A 治疗	完成 B 治疗	未完成 B 治疗或改为 A 治疗
资料整理后分组	①	②	③	④

1）意向性分析［intention-to-treat（ITT）analysis］：比较①组 + ②组与③组 + ④组。它反映了原来试验意向干预的效果。如 A 干预措施确实有效，该种分析往往会低估其效果。

2）遵循研究方案分析［per-protocol（PP）analysis］：比较②组 + ③组，而不分析①组 + ④组。它只对试验依从的人进行分析，能反映试验药物的生物效应，但由于剔除了不依从者，可能高估干预效果。

3）接受干预措施分析：比较②组 + ④组和①组 + ③组。它是对接受了实际干预措施者进行分析。

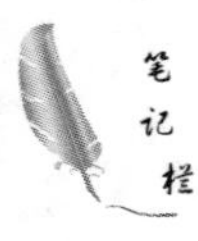

但因为比较的对象非随机分组，可能存在选择偏倚。

建议同时使用上述 3 种分析方法，以获得更全面的信息，使结果的解释更为合理。意向性分析虽然可能高估或低估处理的生物效应，但因为它反映了选择人群对研究措施的事实效应，因此是分析中不能缺少的部分。

（3）失访（loss to follow-up）：指研究对象因迁移或因与本病无关的其他疾病死亡而退出的情况。在随访过程中，失访往往是难以避免的，但应尽量设法减少失访，一般要求失访率不超过 10%。在试验中出现失访时，尽量用电话、其他通信或专门访视进行调查。在资料收集和分析时，应考虑两组失访率的差异。若失访率不同，则资料分析结果可能产生偏倚，即使两组失访率相同，但失访原因或失访者的特征不同，则两组效应也可能不同。

不合格、不依从、失访均可导致原定的样本量不足，破坏原来的随机化分组，使研究工作效力降低。如不合格、不依从、失访在试验组和对照组分配不均衡，更会对研究结果的真实性产生影响。

3. 分析资料　采用统计学方法计算有关指标，反映数据的综合特征，阐明事物的内在联系和规律，包括统计描述、统计推断和临床与公共卫生意义的判断。

常用指标：临床试验主要是评价某种药物或治疗方法的效果，常用指标有有效率、治愈率、病死率、不良事件发生率、生存率等。另外，评价指标还有相对危险降低、绝对危险降低和需要治疗的人数等。

（1）有效率（effective rate）

$$\text{有效率} = \frac{\text{治疗有效例数}}{\text{治疗总例数}} \times 100\% \qquad (4\text{-}35)$$

（2）治愈率（cure rate）

$$\text{治愈率} = \frac{\text{治愈例数}}{\text{治疗总人数}} \times 100\% \qquad (4\text{-}36)$$

（3）病死率（case fatality rate）

$$\text{病死率} = \frac{\text{某时期因某病死亡人数}}{\text{同期某病患病人数}} \times 100\% \qquad (4\text{-}37)$$

（4）不良事件发生率（adverse event rate）

$$\text{不良事件发生率} = \frac{\text{发生不良事件病例数}}{\text{可供评价不良事件的总病例数}} \times 100\% \qquad (4\text{-}38)$$

（5）生存率（survival rate）

$$N\text{年生存率} = \frac{N\text{年随访存活的病例数}}{\text{随访开始的病例数}} \times 100\% \qquad (4\text{-}39)$$

（6）相对危险度降低（relative risk reduction，RRR）

$$\text{RRR} = \frac{\text{对照组事件发生率} - \text{实验组实验发生率}}{\text{对照组事件发生率}} \times 100\% \qquad (4\text{-}40)$$

（7）绝对危险度降低（absolute risk reduction，ARR）

$$\text{ARR} = \text{对照组事件发生率} - \text{实验组事件发生率} \qquad (4\text{-}41)$$

（8）需治疗的人数（number needed to treat，NNT）

$$\text{NNT} = \frac{1}{\text{ARR}} \qquad (4\text{-}42)$$

在评价治疗或预防疾病措施效果的实验研究中，NNT 表示在特定时间内，为防止 1 例某种不良结局或获得 1 例某种有利结局，需要用某种干预方法处理的人数，NNT 值越小越好。例如，有一项关于加强胰岛素治疗减少视网膜病变恶化的随机对照临床试验，ARR 为 25%，那么，NNT = 1/ARR = 1/25% = 4，即用加强胰岛素治疗每 4 例患者，可防止 1 例发生视网膜病变恶化。如 NNT 为负数，表示在特定时间内，用某种干预引起 1 例某种不良反应所需要的人数（number needed to harm，NNH）。NNH 用于评价干预造成的有害效应，NNH 越大越好。

笔记栏

（六）注意的问题

> **知识点 4-49**
> 临床试验的主要注意问题。

1. 干扰和沾染 干扰是指试验组或对照组额外地接受了类似试验药物的某种制剂，人为地夸大疗效的现象。如果试验组接受了“干扰”药物，导致疗效提高，试验组与对照组疗效差异会随之增大；反之，如果对照组接受了“干扰”药物，则会引起对照组疗效增高，两组间的疗效差异缩小。沾染是指对照组的患者额外接受了试验组的药物，人为夸大对照组疗效的现象。

控制干扰和沾染方法就是在试验过程中使用盲法，严格按治疗方案进行，不随意增加和减少药物种类。

2. 依从性 是指研究对象遵守试验设计所规定的程序和措施的程度。不依从性有以下三种表现：①换组，临床试验开始进行后，试验组和对照组互换或各治疗组间互换；②进入，患者在分组后、治疗前，试验组和对照组互换；③撤出，研究对象不再接受相应的治疗而退出研究队列。

提高患者的依从性的方法：在试验设计阶段，尽可能缩短研究持续的时间，在水平较高的医院开展研究，选择居住地离医院近的患者等；在试验开始后，充分做好宣传工作，让患者了解研究的重要性，与研究对象保持密切联系，联络感情、争取合作，随访时尽量给患者方便，多提醒研究对象按时服药或定期检查，与患者的家属保持好关系等。

三、优点与局限性

（一）优点

> **知识点 4-50**
> 实验流行病学的优点和局限性。

1. 采用随机化分组的方法，将研究对象随机分为试验组和对照组，两组间除干预措施外，其他基本特征相似，提高了可比性，较好地控制了混杂和偏倚。

2. 实验流行病学研究为前瞻性研究，事先设计好研究因素、结局变量和测量方法。在试验过程中，通过随访将每个研究对象的干预情况、反应和结局自始至终观察到底，试验组和对照组同步进行比较，最终得出肯定性的结论。论证强度高，检验假设的能力比队列研究强。

3. 可有助于了解疾病的自然史，获得一种干预与多种结局的关系。

（二）局限性

1. 实验性研究的设计和实施条件要求高、控制严格、难度较大，在实际工作中实施起来较为困难。

2. 干预措施适用范围具有约束性，选择的研究对象代表性不够，会不同程度地影响试验结果推论到总体。

3. 研究对象样本量大，随访时间较长时，依从性不易做得很好，会影响到试验效应的评价。

4. 在长期的随访过程中，难以避免因死亡、退出、搬迁等造成失访，从而影响研究的真实性。

5. 研究因素是研究者为实现研究目的施加给研究对象的，而当对照组只使用安慰剂而不使用药物或其他疗法，或受试药物的疗效不如传统药物，或存在副作用，更容易涉及伦理道德问题。

拓展阅读
（第四章）

（刘爱萍）

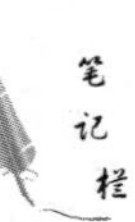
笔记栏

第五章 偏倚及病因推断

第五章 PPT

【案例 5-1】

1975 年，有研究者采用病例对照研究设计，在美国妇女中调查口服雌激素与子宫内膜癌的关系。研究结果认为口服雌激素与子宫内膜癌之间存在高度的关联，口服雌激素是妇女子宫内膜癌的危险因素。1978 年，有其他学者指出，上述研究中关于口服雌激素与子宫内膜癌高度相关的结论是错误的，即两者的高度关联是虚假的。原因是在人群中存在一定数量的无症状的子宫内膜癌的早期患者，她们如果不服用雌激素，就不易发生子宫出血，因而不会去医院就诊，所以不易被发现。其中，那些口服雌激素者易发生子宫出血而去医院就诊，从而被发现而选入病例组。因此，病例组选择性地纳入了大量口服雌激素的子宫内膜癌患者。

【问题】

1. 该案例中出现结论错误的主要原因是什么？
2. 应该如何控制该类型的偏倚？

【案例 5-1 分析】

1. 该结论错误是由检出症候偏倚所致。因为服用雌激素可以刺激妇女子宫内膜生长，易导致子宫出血，因而频繁就医，接受医学检查，从而使医生能及早发现该人群中患子宫内膜癌的患者。而未服用雌激素者，由于没有或很少有子宫出血症状，与病例组相比减少了就诊机会，使该病不易及早得到诊断。这无形之中使得病例组的暴露比例增高，而导致雌激素与子宫内膜癌之间高度关联是错误的（实际上雌激素与子宫内膜癌之间的关系是存在的），即导致了高度关联是虚假的联系。

2. 检出症候偏倚属于选择偏倚的一种。控制方法主要有严格选择标准，选择多种对照或适当的对照人群等。在此案例中，可以通过选择妇科其他肿瘤患者作为对照等方法来控制该偏倚的发生，因为这些妇女中同样存在由于口服雌激素引起子宫出血而就诊的概率。

流行病学研究中的偏倚（bias）也称为系统误差，可以发生在流行病学研究过程中的任何一个环节。在流行病学研究中，研究者必须考虑到偏倚的影响，以提高研究的真实性。流行病学研究的重要内容之一是病因的研究和探讨。只有了解了疾病发生的原因，才能对其做出正确诊断和有效治疗，也才有可能采取特异性的干预对策和措施，从而有效地预防和控制疾病，最终达到消灭疾病的目的。

第一节 偏倚及其控制

偏倚是指在研究过程中，可导致研究结果或推论系统地偏离真实情况的误差。根据偏倚产生的原因，一般可将偏倚分为三大类：选择偏倚（selection bias）、信息偏倚（information bias）和混杂偏倚（confounding bias）。选择偏倚主要发生在研究的设计和抽样阶段及纵向研究的随访阶段；信息偏倚主要发生在资料收集、解释与发表阶段；混杂偏倚主要发生在研究的设计及资料的分析阶段。

微课 5-1

一、选择偏倚

（一）选择偏倚的定义

选择偏倚是指被选入的研究对象，与没有被选入者特征上的差异所导致的系统误差。此种偏倚在确定研究样本、选择比较组时容易产生，也可产生于资料收集过程中的失访或无应答等。选择偏倚在各类流行病学研究中均可发生，以病例对照研究和现况研究中最为常见。

知识点 5-1

1. 选择偏倚的定义与分类。
2. 如何控制选择偏倚。

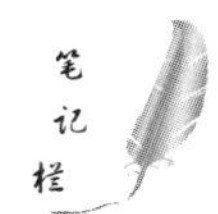

（二）常见的选择偏倚

1. 入院率偏倚（admission rate bias） 亦称伯克森偏倚（Berkson's bias），指当以医院患者作为研究对象时，由于不同患者入院率的不同所导致的系统误差。

2. 奈曼偏倚（Neyman bias） 亦称现患病例－新发病例偏倚（prevalence-incidence bias），是指以现患病例为研究对象与以新发病例为研究对象进行研究时相比，因研究对象的特征差异所导致的系统误差。

3. 无应答偏倚（non-response bias） 无应答者指调查对象中那些因为各种原因不能对调查信息予以应答的人。一项研究工作的无应答者可能在某些重要特征上与应答者有所区别。如果无应答者超过一定比例，就会使研究结果产生偏倚，即无应答偏倚。

4. 检出症候偏倚（detection signal bias） 又称检出偏倚，是指某种因素与研究疾病虽然没有因果联系，但由于这种因素的存在，引起或促进了该疾病的相关症状出现，从而促使患者及早就医，接受多种检查，使得该人群有较高的检出率，从而得出该因素与该疾病相关联的错误结论。这种因某种因素促使该病检出率提高而造成的虚假因果联系，称为检出症候偏倚。

5. 时间效应偏倚（time-effect bias） 许多疾病，尤其是慢性疾病（如心血管病、糖尿病、癌症等），从开始接触暴露因素到临床上检出发病往往需要很长的时间。在发病到检出这段时期内，由于不能确定为病例而可能被当成健康个体选入对照组。这样就会使研究结果产生偏倚，这种偏倚叫作时间效应偏倚。

6. 排除偏倚（excluding bias） 在研究中，研究者往往需要将那些对研究因素禁忌者、不依从者、拒绝参加者等不符合设计要求的个体排除。但研究者在排除时对于研究组和对照组没有采用对等的原则，从而错误估计了暴露与疾病之间的联系而产生的偏倚。

（三）选择偏倚的控制

选择偏倚主要通过适当的研究设计与实施予以控制。

1. 设计阶段 ①制订科学可行的随机抽样方案，避免随意抽样和主观故意选择所致的偏倚。②严格选择标准。不论是观察性研究还是实验性研究，都应制定严格、明确的纳入和排除标准。③采用多种对照，提高对照人群的代表性。

2. 实施阶段 严格遵照设计的方案选取研究对象。通过多种措施，提高应答率，减少失访与不应答所致的偏倚。

3. 分析阶段 当无应答率或失访率＞10%时，应比较参与对象与无应答或失访人群的人口学特征、社会经济特征。检验这些特征在两者之间是否存在统计学差异，从而估计无应答偏倚或失访偏倚对结果的影响程度。在非随机抽样研究中，应比较参加对象与总体人群的人口学特征是否存在统计学差异。如果人口学特征接近，大致上可以说明参加对象具有较好的代表性。此外，可通过率的标准化、分层分析或多因素分析等统计学方法来减少选择偏倚。

二、信息偏倚

（一）信息偏倚的定义

知识点 5-2

1. 信息偏倚的定义、分类。
2. 如何控制信息偏倚。

信息偏倚亦称观察性偏倚，指在研究实施过程中，获取研究所需信息产生的系统误差。信息偏倚在各类流行病学研究中均可发生，可来自于研究对象、调查者和检测工具、测量方法等。

（二）常见的信息偏倚

1. 回忆偏倚（recall bias） 是指研究对象在回忆以往研究因素的暴露情况等信息时，由于准确性或完整性上的差异而导致的系统误差。在现况调查、病例对照研究或回顾性队列研究中，涉及需要回忆的调查内容均可能发生回忆偏倚。回忆偏倚的产生并非是由于研究对象主观故意报告错误的信息，而是与许多原因有关：如被调查事件发生时间久远，难以回忆清楚；被调查事件发生的频

笔记栏

率低或不重要，未给研究对象留下深刻印象；研究对象对调查的事件或内容不关心导致回忆偏差，等等。

2. 报告偏倚（reporting bias） 是指在信息收集时，由于某些原因，研究对象有意夸大或缩小某些信息而导致的系统误差。报告偏倚常见于敏感问题的调查或收集的信息涉及研究对象切身利益时，如对职业危害的调查研究。在对职业人群进行健康状况调查时，一些研究对象可能会为了能继续从事该项工作而有意掩盖某些患病信息。

3. 暴露怀疑偏倚（exposure suspicion bias） 研究者若事先了解研究对象的患病情况或某结局，可能会对其采取与对照组不可比的方法探寻认为与某病或某结局有关的因素，如多次认真地询问病例组某因素的暴露史，而对照组没有认真询问，从而导致错误结论。由此而导致的系统误差称为暴露怀疑偏倚，多见于病例对照研究中。

4. 诊断怀疑偏倚（diagnostic suspicion bias） 由于研究者事先了解研究对象对研究因素的暴露情况，在做出诊断结果时容易出现带有倾向性的主观判断。如对暴露组或试验组进行细致检查，而对非暴露组则较粗略，从而导致错误结论。由此而导致的系统误差称为诊断怀疑偏倚，多见于队列研究和实验性研究中。

5. 测量偏倚（detection bias） 是指对受试者进行某项指标测量时，由于测量技术或测量方法而产生的测量值与真实值之间的误差。如测量某项实验室分析数据时，所用仪器、设备不准确，试剂不符合要求，检测方法不当，分析、测试的条件不一致，以及操作技术问题等，均可使测量结果偏离真值。此外，资料收集时所用调查表设计的科学性、记录的完整性，调查人员的熟练程度、认真程度及调查方式等，均可影响信息的可靠性，导致测量偏倚。

（三）信息偏倚的控制

1. 校正测量工具 在研究开始前，研究中所用的仪器、设备应予以校正，设计统一的调查问卷，并评价其可信效度。对于准确度低的测量工具要进行校正或选用其他效度好的测量工具。

2. 制定统一的信息收集标准 暴露、结局和混杂变量应有统一的、明确的定义、分类或诊断标准。严格培训调查员，能正确理解和表达调查表的含义，采用统一、无偏和客观的态度调查。采用相同的调查工具、相同的调查方法、相同的人员调查所有研究对象。在资料收集过程中，应制订有效的质量控制方法，对收集的资料及时进行复核，最大限度地保证资料的完整性和真实性。

3. 尽量采用“盲法”收集资料 收集研究所需信息时，尽可能采用盲法。如在资料收集和处理过程中，使得研究者及（或）被研究者不晓得暴露或疾病的状态或研究假说的内容。如在前瞻性研究中，当确定研究人群的疾病状态时，研究者不知晓被研究者的暴露状况；在病例对照研究中，当确定被研究者的暴露状况时，研究者不知晓被研究者是病例还是对照；在研究者评价实验研究的干预效果时，不知晓受试者的试验分组情况等。

4. 采用客观指标 尽可能采用客观指标作为研究信息，减少主观因素的影响。若调查是收集资料的唯一方法，应尽量使用封闭式的问题。

5. 适当运用调查技术 对敏感问题进行调查时，可采用随机应答技术、匿名调查等方法来获得可靠的信息，避免报告偏倚。为了减少回忆偏倚，在调查时尽量设计适当的问题、提供相关模型或图片以帮助研究对象准确回忆，提高对问题含义理解的准确性以降低回忆偏倚。

三、混杂偏倚

（一）混杂偏倚的定义

> **知识点 5-3**
> 1. 混杂偏倚的定义。
> 2. 混杂因素的特点。
> 3. 混杂因素的控制。

在流行病学研究中，由于一个或多个潜在的混杂因素（confounding factor）的影响，掩盖或夸大了研究因素与疾病的联系，从而使两者之间的真正联系被错误地估计的系统误差。这种现象叫作混杂（confounding），所产生的偏倚叫混杂偏倚，引起混杂偏倚的因素叫混杂因素。混杂偏倚在分析性研究、实验性研究中均可发生，以在分析性

笔记栏

研究中常见。

（二）混杂因素的特点

一个因素作为混杂因素必须符合下列三个基本特点：①是所研究疾病的危险因素；②与所研究的因素有关；③不是研究因素与研究疾病因果链上的中间变量。以上三点是混杂因素成立的基本条件。具备这几个条件的因素，如果比较的人群组中分布不均，即可导致混杂偏倚产生。

（三）混杂偏倚的控制

混杂偏倚可以发生在研究的设计与分析阶段。在研究过程中需要通过科学严谨的设计、合理的统计分析与结果解释来控制混杂因子对研究的影响。通常在研究的设计阶段，可以用随机化、限制和匹配的方法来控制混杂偏倚的产生；在资料的分析阶段，可以用分层分析、标准化与多因素分析的方法来分析和控制混杂偏倚。

1. 随机化（randomization） 在随机对照试验中，研究对象以同等的概率被分配在用于比较的各组中。当参加随机分组的样本量足够大时，随机化分组可以使任何已知和未知的基线混杂因素在各组间达到均衡，从而排除基线的潜在混杂因素对干预效果的影响。

2. 限制 指在研究设计时针对某些潜在的混杂因素，通过研究对象的纳入及排除标准予以限制。如在一项研究中，针对性别作为混杂因素，在对研究对象的入选条件，只选男性人群，经限制后，可得到同质的研究对象，从而避免性别作为混杂因素的混杂作用，有利于对所研究因素与研究疾病之间关系进行正确的估计。限制虽然在某种程度上控制了混杂，但研究结论的外推性会受到一定影响。

3. 匹配 是在选择研究对象时，通过限制的手段，使比较组间某种或某些特征达到均衡，目的是排除比较时匹配因素对暴露与结局之间联系的干扰。匹配的方法在观察性研究和实验性研究中均常用。匹配因素只能是混杂因素。人口学特征（如年龄、性别、地域等）、疾病的重要病因（非研究因素）和预后因素（如病情、病型、病程）常常作为匹配的因素，因为这些因素通常是已知的或潜在的混杂因素。由于一个因素用于匹配之后，就不能再探讨它对疾病的作用，也不能研究它与其他因素对疾病的交互作用，因此，待研究的因素不能作为匹配因素，暴露及结局变量的任何结局或效应变量均不能作为匹配因素，否则就会低估效应或联系，这种情况称为匹配过头。

4. 分层分析 是将研究对象按某个或某些需要控制的因素的不同分类进行分层，然后每层分别分析暴露与结局之间的效应联系。分层因素往往就是混杂因素。

5. 标准化与多因素分析 在研究中，如果需要控制的潜在混杂因素较多，或希望研究多种因素对疾病的综合影响时，可采用多因素分析方法，如协方差分析、多因素 Logistic 回归分析等。在多因素分析时，研究因素和混杂因素同时引入模型，可观察研究因素的独立影响。

第二节　病因与病因推断

【案例 5-2】

20 世纪 40 年代初，美国一些城市有部分出生后不久的早产儿发生了一种眼部疾病，其主要病变是晶状体后发生纤维组织增生与粘连，称晶状体后纤维增生症（retrolental fibroplasia，RLF），是导致儿童失明的主要原因之一。RLF 病例出现的初期，病因尚不清楚，对 RLF 的临床治疗及疾病的预防需要开展 RLF 的病因学研究。

【问题】

1. 对于原因不明的疾病，开展病因学研究，从流行病学的角度出发，首先应该研究什么问题？

2. 针对该案例中 RLF 的病因，开展了哪些流行病学研究，使用了哪些流行病学方法？

【案例 5-2 分析】

1. 对于病因不明疾病的病因探讨，首先采用描述性研究，本例可以开展病例报告、病例系列分析、个案研究、现况研究等，主要目的是描述疾病的分布，寻找分布特点，提示可能的病因线索，运用逻辑推理提出病因假说。为进一步分析性流行病学研究打下基础。

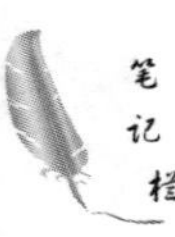

2. 针对 RLF 的病因，进行了以下流行病学研究：

1）采用描述性研究，开展了该病三间分布的研究。RLF 的分布结果如下，①地区分布：该病最早发现的病例在美国波士顿，不久美国其他一些大城市也有报道。后来在英国、法国、加拿大等也有病例出现。病例多呈散发性的分布特点。②人群分布：本病绝大多数发生在早产儿，与出生时体重有关，出生时体重越轻或出生周龄越小，发病率越高，但未见性别差异。美国报道，白色人种比黑色人种患 RLF 更常见。产妇的经济条件或医院的医疗条件与本病有关：RLF 多发生在医疗设施较好的医院。RLF 病例均有输高浓度氧的历史。③时间分布：开始本病未引起医生的注意，当眼科医生注意到本病时，病例数明显上升。由三间分布特点，提出 RLF 的出现可能与早产儿输高浓度氧有关，但尚需要证明。

2）采用分析性研究探索和检验病因。研究者选择确诊的 RLF 婴儿为病例组，正常婴儿为对照组，进行病例对照研究，回顾研究出生后暴露各种因素，如护理情况、平均护理天数、在暖箱平均天数、平均输氧天数和氧气浓度等。得出低体重儿接触高浓度氧与 RLF 有关联。对暴露于高浓度氧与未暴露者进行的进一步队列研究，前瞻性观察发现，低体重儿接触高浓度氧与 RLF 仍存在关联，高浓度氧是 RLF 的危险因素。

3）考虑高浓度氧的危害性，及时停止低体重儿接触高浓度氧的护理方法，后来发现 RLF 的发病病例减少直至再没有新病例出现，这进一步肯定了高浓度氧与 RLF 发病之间的关系。

一、病因的概述

（一）病因的定义

知识点 5-4

1. 病因的定义及种类。
2. 病因的作用方式。

远古时期人类对疾病发生的认识主要归因于上帝、天意和鬼神。我国古人创立了朴素唯物主义病因观，提出疾病的发生与发展均和外界物质——金、木、水、火、土有关。随着科学的进步，人们对病因的认识也不断发展和深入。19 世纪，随着显微镜的发明和微生物学的发展，德国学者 Robert Koch 等提出了疾病发生的特异病因学说，Koch 认为，某些动物和人的疾病是由微生物感染所引起，不同的微生物可导致不同的疾病，并提出确定致病微生物的四条原则。

Koch 病因学说有力地推动了病因研究，但是随着医学的发展，人们逐渐发现这些原则不能对所有的疾病都做出合理的解释。因此，自 20 世纪以来，许多学者提出了多病因学说。

20 世纪 80 年代，美国约翰霍普金斯大学流行病学教授 Lilienfeld 从公共卫生和预防医学的角度定义病因：病因（cause of disease）就是那些能使人群发病概率增加的因素，当其中的一个或多个不存在时，人群中发生该种疾病的概率就会下降。流行病学一般将病因称为危险因素，其含义就是能使疾病发生概率升高的因素，其中包括化学、物理、生物、精神心理及遗传等方面的因素。病因是客观存在的，在因与果的通路上，最后引起疾病的病因叫作直接病因，而另一些病因则需要通过作用于一个或多个其他病因，并由后者直接引起疾病的发生，后者之前的这些病因就称为间接病因。在病因中，有人将病因分为必要病因和充分病因。必要病因是指某种疾病发生必须具有的。然而有了必要病因，并不一定都会出现特定的疾病。所谓充分病因，是最低限度导致疾病发生的一系列条件、因素和事件。

（二）病因模型

随着医学研究的不断发展，人们对病因认识的深入，流行病学家提出了诸多疾病发生的病因模型。病因模型用简洁的概念关系模式图来表达病因与疾病间的关系，给我们提供了因果关系的思维框架及各方面的因果关系路径。

1. 生态学模型　主要有三角模型和轮状模型。

（1）三角模型：疾病发生的三角模型，也称为流行病学三角（epidemiologic triangle），该模型将机体与环境作为一个整体来考虑，考虑引起疾病发生的致病因素、宿主和环境三个要素（图 5-1）。

笔记栏

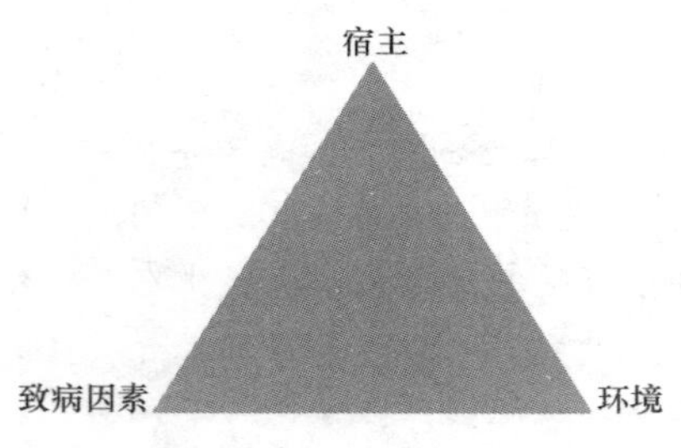

图 5-1 流行病学三角

在正常情况下，三要素相互作用保持动态平衡，机体处于健康状态。如果三要素之间平衡被破坏，就会导致疾病发生。流行病学三角模式对病因的解释明显优于单病因学说，对解释致病因素明确的疾病（如传染病和寄生虫病）比较好。三角模式将病因、宿主、环境截然分开，并强调三者处于同等地位，显然也有不妥之处。

（2）轮状模型：20 世纪 80 年代，人们又提出了轮状模型。轮状模型（wheel model）的核心是宿主，其中的遗传物质有重要作用；外围的轮子表示环境，包括生物、理化和社会环境。机体生活在环境之中，而病因存在于机体和环境之中。轮状模型各部分的相对大小可随不同的疾病而有所变化，如在胰岛素依赖型糖尿病中遗传核较大，而在麻疹中宿主（免疫状态）和环境（空气传播）部分较大（图 5-2）。这种理念更接近实际，也更有利于疾病病因的探讨及防治。

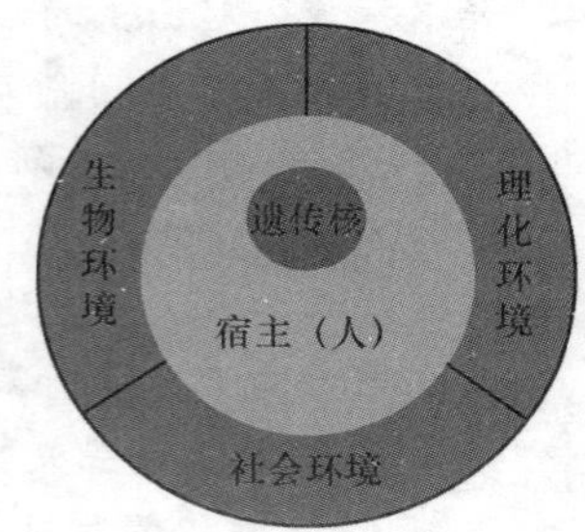

图 5-2 轮状模型

2. 疾病因素模型 该模型将疾病发生的因素分为两个层次：外围的远因和致病机制的近因。外围的远因主要包括社会政治经济状况、环境因素、生物学、心理及行为因素和卫生保健因素。内层的近因主要是指致病机制的近因，即与发病直接相关的医学生物学因素，如致病基因、表观遗传的高或低表达等。流行病学的危险因素研究，不管是外因还是内因，只要是涉及引起人群发病概率增加的因素，均可作为研究问题加以开展。疾病因素模型在划分病因类型上清晰，实践上操作性强，尤其在疾病的防控中具有较强的实践指导意义，避免了确定致病机制的困难。

3. 病因链及病因网 有的因素对疾病发病的作用是直接的，而有些因素是间接的，有些因素对发病可能是独立的，而更多的是因素间相互协同（或拮抗）。病因之间时间上先后发生，且互为因果，最后病因导致最终疾病，整个过程之间恰好构成病因链。如营养过剩→体重肥胖→高血压→脑卒中。

清楚病因链的好处在于在一个病因链上，只要切断其中任意一个病因环节，就可以预防疾病，增加了预防疾病的更多选择。那么在病因链条上，寻找更为薄弱的环节，也就是寻找更为实际可操作的环节来采取措施最为上策。

实际上，一种疾病的发生往往是多个独立的或相互影响的病因链。针对同一种疾病，不同病因链相互连接、相互交错，形成一个更为复杂的完整的病因关系网。这种从病因到发病的整体网状结构叫作病因网（web of causation）。病因网模型可以提供因果关系的完整路径。该模型的优点是表达清晰具体，系统性强，能很好地阐述复杂的因果关系，便于阻断更多的病因链用于疾病的预防。

（三）病因的作用方式

病因的作用方式包括单因单果、单因多果、多因单果和多因多果四种类型。

1. 单因单果 是传统的病因观点，也是因果特异性概念的根源，指一种因素仅引起一种疾病或结局。这种情况仅在少数特定事件中存在，如毒物导致的中毒。即使针对有必要病因的传染病，其病因也不是单一的，因为除病原体外，还有宿主易感性等因素的影响等。以这种模式来思考或研究病因，只能得到片面的或错误的结论。

2. 单因多果 指一种因素可以引起多种疾病或结局。如吸烟可引起肺癌、慢性支气管炎、冠心病等。单因多果的关系提示了一个病因的多效性，暗示了控制某一个病因就可以预防这个病因引起的多个疾病的可能性。

3. 多因单果 多种因素导致一种疾病或结局的发生。表现为以下几种作用方式：①多种因素都可独立引起一种疾病或结局；②多种因素协同作用引起一种疾病或结局；③多种因素相连引起一种疾病或结局。如吸烟、饮食习惯、口腔卫生、长期慢性刺激、遗传因素及内分泌功能紊乱等是口腔癌发生的危险因素。这些因素独立存在或同时存在时致病作用会明显不同，它们之间相互作用的方式既可能是协同作用，也可能是拮抗作用。多因单果和单因多果都各自反映了事物的某一方面。

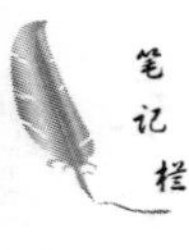

4. 多因多果 多种因素引起多种疾病的发生。如高脂饮食、吸烟、饮酒、缺乏体力活动、肥胖等因素是心肌梗死、脑卒中等多种疾病的危险因素。这些因素对多种疾病的发生来说，既可以部分

相同，也可以完全相同。多因多果实际上是单因多果和多因单果的结合，更好地反映了疾病发生的本质。

二、疾病发生的基本条件

任何疾病的发生必须具备致病因素、宿主和环境三项基本条件。三个要素同时存在、相互作用，在一定条件下发生平衡失调时，才能发生疾病。

（一）致病因素

> **知识点 5-5**
> 1. 疾病发生的基本条件。
> 2. 致病因素的种类。
> 3. 影响人体健康的环境分类。

能引起疾病的因素统称为致病因素，包括生物性、物理性和化学性致病因素。

1. 生物性致病因素　包括致病微生物（细菌、病毒、真菌、立克次体、支原体、衣原体、螺旋体、放线菌）、寄生虫（原虫、蠕虫、医学昆虫）及有害的动、植物（毒蛇、蝎子、麦角等）三大类。生物性致病因素主要引起各种感染和中毒性疾病。近年来许多研究表明，某些慢性非传染性疾病如肝癌、宫颈癌、鼻咽癌等的发生也与生物性致病因素有关。

2. 物理性致病因素　包括声、光、热、电离辐射、振动、噪声、尘埃等。致病因素种类繁多，引起的疾病也不相同。有的致病因素对机体的作用是急性的，如强电磁波对呼吸及循环系统的作用，在刚接触时就有明显的临床表现；有的致病因素对机体的作用是慢性的，如噪声可损害听觉功能。物理性致病因素作用方式不同，危害效果也不同。

3. 化学性致病因素　指某些化学产品和工业“三废”污染环境，或由农药、医药、食品添加剂、化妆品等产品危害人类健康，可引起急、慢性中毒或产生“三致”作用（致癌、致畸、致突变）；环境中的微量元素（如氟、碘等）过多或过少、食物中某些正常成分（如维生素、脂肪、氯化钠等）过量或不足时，在一定条件下均可致病。此外，机体内代谢失调产生过高的胆固醇、血糖、亚硝胺等长期作用于机体也可引起疾病。经流行病学调查和动物实验证明，有数千种化学物质可引起人类的疾病。在致病因素中，化学性致病因素种类最多、致病情况复杂，是目前病因研究的重点。

（二）宿主

宿主是能给病原体提供营养和生存场所的生物。宿主有多方面的因素与疾病有关，如遗传、免疫状况、年龄、性别、种族、民族、精神生理状态、行为因素等。

1. 遗传因素　人类遗传因素与疾病的关系越来越受到重视，不但有单基因遗传病，如苯丙酮尿症、血友病等；还有多基因遗传病如高血压、糖尿病、恶性肿瘤等，此类疾病的明显特征是家族聚集性。

2. 免疫状况　机体的免疫状况与某些疾病的发生密切相关。当免疫功能失调时，不但可以发生感染或变态反应，还可以引起自身免疫疾病。一般来讲，免疫功能随年龄的变化也在发生变化，年龄越大，免疫识别和免疫反应能力越差，对疾病的抵抗力越差。

3. 年龄与性别　某些疾病的发生与年龄和性别密切相关。这与免疫状态、接触机会等有关。如人的免疫功能往往随着年龄的增加而下降，老年人的免疫识别和免疫应答水平明显低于年轻者。这可能是大多数肿瘤的发病率随着年龄增加而增长的重要原因之一。

4. 种族、民族　不同的种族、民族表现出某些疾病的发病率差异主要与遗传、饮食、风俗习惯、宗教信仰等有关，此外不同的地域也有重要影响。

5. 精神心理状态　人处于复杂的自然和社会环境中，对外界环境中所产生的各种事件必然会做出精神、心理和行为反应。当人遇到负性事件时（如离异、丧偶、失恋、失去亲人、意外财产受损等；或战争、灾难、社会动荡、人际关系不和等），刺激神经内分泌系统失调，从而导致精神病、高血压、冠心病等一系列疾病。由于个体差异，每个人在应对这些负性生活事件时的表现不同，这就存在一个适应的问题。

笔记栏

6. 行为因素　众所周知，不良或不健康的行为、生活方式与人的多种疾病密切相关。不良的行为多种多样，常见的有：不良的嗜好，如吸烟、酗酒等；不良的饮食习惯，如高盐饮食、饮食不规律、偏食、喜食烫食、暴饮暴食等；不良的活动习惯，如缺乏锻炼、长时间上网等；不良的医疗习惯，如滥用药物、久病不医、缺乏科学指导的自我保健等；不安全的性行为，如多性伴、拒绝使用安全套等；不良的心理因素，如自我封闭、缺乏人际交流、生闷气、消极厌世等；不遵守法律、法规和各种安全条例等。上述不良行为因素均可引起各种疾病、中毒，甚至危及生命。

（三）环境

环境对人体健康的影响可以分为两类：自然环境和社会环境。两者对疾病的发生具有重要的影响。病因和宿主均处于环境中，三者相互作用从而决定疾病是否发生。

1. 自然环境 是指地球本来存在的环境，包括气象因素与地理因素。气象因素又包括日照、气候和海拔高度。日照是地球上光和热的源泉，适当的日照有利于维生素 D 的合成，预防小儿因维生素 D 缺乏而患佝偻病；但日照过强则可引起皮肤损伤，甚至引起皮肤癌。自然环境中的气候包括温度、雨量、湿度、风向、大气压等，一方面气候因素可以是直接病因，如高温导致的中暑；另一方面气候变化间接地影响传播媒介的生长发育、繁殖和活动及病原体在媒介中的生长，从而使疾病具有季节性特征。如流行性乙型脑炎、黄热病等。地理因素包括地形、地貌、土壤、水文等因素。地理因素可影响一个地区的水和土壤中的微量元素，使其过多或过少，从而造成地方病，如由于某些微量元素的不足或缺乏导致的地球化学性疾病，如碘摄入不足引起的碘缺乏病，高氟地区的人易患斑釉病、氟骨症等。

2. 社会环境 是人类活动的主要场所，也是与人类生产和生活关系最密切、最直接的环境，包括社会经济水平、文化教育、社会制度、职业、居住条件、生活习惯、社会安定与动荡、战争与和平、宗教信仰等。这些因素可直接或间接地影响人类的健康。

环境因素不但影响致病因素的存在、分布及强度，而且还影响宿主对病因的易感性、暴露机会、接触方式和程度，从而影响疾病的发生。

三、病因研究的方法和步骤

（一）病因研究的基本方法

> **知识点 5-6**
> 1. 病因研究的基本方法。
> 2. Mill 准则。

1. 描述性研究 通过描述性研究获得的资料可提出病因线索或假说。描述性研究的方法主要包括利用常规监测数据、专门的调查如现况研究、生态学研究和病例报告等。

2. 分析性研究 是对所假设的病因或流行因素，进一步在选择的人群中进行验证。它是比描述性研究更深入的探索和检验病因的研究方法，包括病例对照研究和队列研究。

3. 实验性研究 流行病学中所用的实验方法是基于随机化的分组和人为干预的实验，也叫实验流行病学，是确证病因的重要方法。

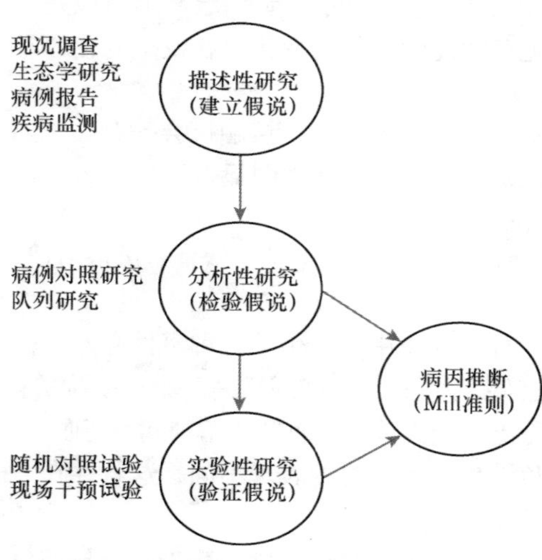

图 5-3 病因研究方法与步骤示意图

（二）病因研究的主要步骤

一个完整的病因学研究的过程可分为三个阶段，根据描述性研究方法获得的结果建立病因假设；使用分析流行病学（病例对照研究、队列研究）、实验性流行病学方法检验假设；根据因果推断标准对疾病与暴露之间的关联做出综合评价。具体如图 5-3 所示。

1. 建立假说 提出假设是病因研究的起点。流行病学通过研究疾病的三间分布，可从疾病在人群中的分布特征提出病因线索。临床的个案病例报告和系列病例分析亦属描述性研究的范畴，常常是临床医师提出病因假设的重要途径。

在形成病因假说的思维、分析和推理中，Mill 准则

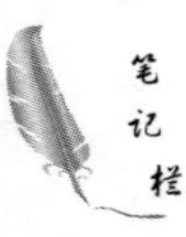
笔记栏

（Mill's canons）是常用的逻辑推理方式。

（1）求同法（method of agreement）：又称“异中求同法”，是指在发生相同事件的不同群体中寻求其共同点。例如，在某一地区发生沙门氏菌引起的食物中毒调查中发现，不同的人群如学生、教师及工人中暴露于某可疑食物者发病，未暴露者不发病。则该食物就可被怀疑是导致这起食物中毒的危险因素。又如，除男性同性恋者艾滋病高发外，经静脉吸毒者、接受血液制品者也易发生艾滋病，因此可以推测，血液或体液是传播该病的危险因素。

（2）求异法（method of difference）：又称“同中求异法”，是指在事件发生的不同情况之间（如对群体而言，发病率高与低之间；对个体而言，发病者与不发病者之间）寻找不同的线索。如新疆察布查尔病的流行区，锡伯族人发病率较其他民族高，流行病学调查发现，锡伯族人吃一种特殊的食物——米送乎乎（自制甜面酱的半成品），由此怀疑该食物是引起该病的原因，经证实此病是该食物被肉毒梭状杆菌毒素污染而致。

（3）共变法（method of concomitant variation）：是指某因素出现的频率和强度发生变化，人群中某病发生的频率和强度也随之变化，则该因素很可能是该病的病因，两者之间往往呈剂量－反应关系。有人研究吸烟量与发生肺癌的危险性，将吸烟量分为三组：吸烟量不足 10 支 / 日、10 ～ 20 支 / 日及 20 支以上 / 日，结果发现，随着吸烟量的增加，发生肺癌的危险性在增加。这种每日吸烟量与发生人群肺癌的危险性就具有共变关系。

（4）同异共求法（joint methods of agreement and difference）：该方法指的是在病因研究中，患病组个体均具有而且只具有一个共同因素，非患病组个体均没有该因素，两组的唯一区别就是该因素，那么该因素有可能是该病的病因。例如，一家 5 口人，早餐中有 3 人吃了现做的土豆炖白菜（白菜只洗了一次），这 3 人后来几乎相同时间出现腹泻，而另 2 个人均没有吃土豆炖白菜，这 2 个人均没有出现后来相同时间上的腹泻。那么这个腹泻可能就与土豆炖白菜有关（由于白菜只洗一次，推测可能与大量农药残留有关）。

共求法不是求异法和求同法简单的联合使用，而是围绕同一个可疑因素的两次求同和多次求异的联合使用。优点在于极大地提高了求同法或求异法初步瞄准的因素，进一步确定是否为原因的可能性。

（5）剩余法（method of residue）：在可疑的致病因素中，把已知不可能的因素排除掉，剩余的因素就高度怀疑，最后保留下来没有任何排除依据的某一因素可能就是引起该医学事件的原因。

在病因研究中，历史上很少有采用剩余法直接发现病因的。但是剩余法是有用的工具，如发现一种疾病的多个已知病因的累积归因百分比低于 10%，说明不能由这些已知病因解释全部病例的原因，由此推测该疾病的重要病因尚需要进一步挖掘；相反，发现一种疾病的多个已知病因的累积归因百分比超过 90%，说明已知的病因是该病的主要原因，不能由这些已知病因解释全部病例的原因已很少，由此推测该疾病其他病因作用不大，如果它们又是容易控制的病因，尚需要进一步挖掘新病因的意义可想而知了。

2. 检验假说

描述性研究提出的病因假说，需经分析性研究进一步检验这些因素与疾病之间的因果联系。分析性研究方法主要包括病例对照研究、队列研究。病例对照研究可以不受疾病频率的限制，容易找到研究对象，在短时间内可以得到结论，但只能确定两个事件是否存在联系，并不能确定是否为因果关系。队列研究是有对照的前瞻性病因研究，可以直接计算发生率、相对危险度，并可观察因和果的时间顺序，所获得的病因学结论更具科学性。但此种方法只能用于发生率较高的疾病，而且研究所花费的时间、人力和物力较多。

3. 验证假说

无论是分子水平或细胞水平研究结果，还是动物研究结果或临床医学观察研究方法获得的病因假设，最终仍需回到人群中，用实验流行病学的方法进行验证，对于危险因素的实验验证，需要考虑伦理问题，因此常采用去因实验。队列研究的方法也可用来验证假说。

应用描述－分析－实验流行病学的方法研究病因，是流行病学病因研究的三部曲。

微课 5-2

四、病因推断

> **知识点 5-7**
> 1. 病因推断的步骤。
> 2. 判断因果联系的标准。

病因推断是确定所观察到的关联是否可能为因果联系的过程。“关联”是流行病学的一个术语，指两个或两个以上事件或变量间有无关系。有关联并不代表一定是因果关系，两个事件或两个变量间有统计学关联，也只能说明它们在数量上的依存程度，同样不一定是因果关系。因此，当有关联时，判断关联的性质是至关重要的。因果推断不能单凭经验主观判断，而是需要大量的流行病学资料，需要严密的推理，排除抽样误差、虚假关联和间接关联的可能，同时根据各种实验检查结果和公认的医学理论，才能进行因果关系的推论。

（一）病因推断的步骤

1. 排除虚假联系和间接联系 在病因推导时必须先排除虚假联系和间接联系。虚假联系（spurious association）是指由于在研究过程中的某些人为误差或机遇，使得本来没有联系的某因素和疾病之间表现出了统计学上的联系。间接联系（indirect association）是指本来两个事件不存在因果关联，但由于两个事件的发生都与另外一种因素有关，结果两个事件间出现了统计学上的联系，即产生了混杂。

2. 判断因果关联 疾病的因果关联（causal association）是指某因素的发生频率或性质改变造成某一疾病的发生频率改变，那么该因素则为该疾病的病因，两者之间的联系即为因果关联。

（二）因果推断的标准（Hill 准则）

1. 关联的时间顺序（time sequence of association） 判断因果关联的必要条件，即所研究因素出现在前，疾病结局（发病或死亡等）出现在后，符合“先因后果”的逻辑顺序。实验流行病学和队列研究属于前瞻性研究，由干预或暴露至结局，可反映因素与疾病发生的先后顺序。病例对照研究属于回顾性研究，在研究开始时结局已经发生，因此病例对照研究不能验证因果关系。横断面研究因其对暴露与结局的观察和测量均发生于同一时点或时段，因此该方法也不能检验关联的因果时间顺序。后两种方法只能检验因素与疾病之间有无统计学关联。

2. 关联强度（strength of association） 评价关联的强度（strength of association）主要指标是相对危险度（RR），在病例对照研究中可用比值比（OR）表示。研究因素与疾病间关联强度越高，并且已经知道其结果完全由于偏倚产生的可能性很小，则该因素成为该病病因的可能性越大。例如，假如队列研究吸烟和肺癌之间的相对危险度约为 13，是极少见的高关联强度，并且没有理由否认其他偏倚因素的存在，因此认为吸烟与肺癌存在病因关联的可能性很大。

3. 剂量 – 效应关系（dose-response relationship） 如果观察到随着某因素暴露剂量的增加，人群发生某病的危险性增加，因果关联的强度增大，则称该因素与该疾病之间存在剂量 – 效应关系。此时该因果关系成立的可能性就较大。但应该注意到，有些因素的生物学效应存在剂量 – 效应关系，而有些则表现为“全有”或“全无”的形式。因此，当不存在剂量 – 效应关系时，不能否认因果关系的存在。

4. 关联的可重复性（consistency of association） 指同类研究结果的一致性，一致性越高，因果关系的可能性就越大。评估一致性需要比较不同的研究，不能在一个研究内得出一致性的结论。一致性又叫可重复性，是不同时间、不同地点、不同人群、不同研究者使用类似的研究方法可重复获得相同或类似结果的可能性。被重复的次数越多，一致性越高，因果关系存在的可能性就越大。但应指出的是，由于某些疾病的多因性，同种疾病在不同地区其主要病因可能不同。因此，当不同的研究结果有差异时，要慎重考虑其原因。

5. 干预的证据（intervention evidence） 当干预研究证实去除可疑因素可导致疾病发病率 / 死亡率下降或消灭，则可明确推断因果关联。常用的流行病学实验包括临床试验、现场试验及社区试验等，均具有明确的时序性，且较少受到观察性研究中偏倚的干扰，验证因果关联的能力较强。但由于伦理学或可行性问题，通常难以开展此类研究，如用随机对照试验证明在人群中减少吸烟可以

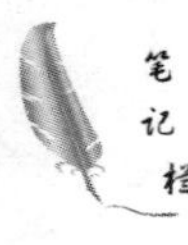
笔记栏

降低肺癌的发病率，只能观察主动戒烟者肺癌的发病率，但已不是人为干预及随机化分组了。

6. 生物学合理性（biologic plausibility） 指某病因假设与该疾病有关的医学理论和知识、事实相符合或一致的程度，或前者与后者不相悖的程度。生物学合理性越高，因果关系的可能就越大。

7. 分布一致（coherence of association） 是指研究的因素分布应该与疾病的地理分布及其他分布符合或基本符合，如传播血吸虫的钉螺的分布基本上可代表该寄生虫的分布；不同地区的纸烟销售量与肺癌死亡率的相关性。分布的一致可以采用生态学研究加以证明。近些年来，一些教材已经不再将分布一致列入病因推断标准之中。

8. 关联的特异性（specificity of association） 特异性指病因和疾病之间的特异程度或排他性。如果一种因素只能引起一种疾病，或只在某特殊人群引起疾病，且该疾病只有一种病因，则该因素与疾病的关系具有高度特异性。特异性越高，因果关系的可能就越大。对于慢性疾病而言，多病因论使关联的特异性标准较难适用，但在多个因素与多种疾病之间，可以通过比较关联强度，而获得相对的关联特异性，即关联强度越大，二者间关联的特异性越大。

总之，以上8个标准中，满足的条件越多，成为因果关系的可能性就越大，对于研究具体一个疾病，很难证明同时满足8条标准。有些条件尚未证明，并不能否认有因果关系存在，但是一旦违背因果关系顺序及不存在关联就不可能成为病因关系，可见存在关联及关联的时间顺序是判断因果关系的必要条件和特异条件。

（马 莉）

笔记栏

第六章　诊断试验与筛检试验

第六章 PPT

诊断与筛检是临床医学的重要内容。早期发现并正确诊断疾病，是临床诊治工作的首要环节，而发现早期疾病或高危人群，才能更好地开展疾病的二级预防和一级预防工作。因此，对于诊断试验与筛检试验的研究和正确选择，有着极为重要的临床意义和应用价值。

【案例 6-1】

近年来，美国梅奥临床癌症中心的研究人员研究发现一种结直肠癌（colorectal cancer，CRC）的筛查方法——Cologuard 粪便 DNA 检测。通过一项筛选 10 023 人的大型临床试验，证实了 Cologuard 粪便 DNA 检测的安全性和有效性。该试验将 Cologuard 粪便 DNA 检测与粪便免疫化学检测（fecal immunochemical test，FIT）进行对比。FIT 是常用的非入侵性筛查检测，用来检查粪便中的血红蛋白。结果证实 Cologuard 能准确检测癌症和腺瘤，其效果优于 FIT。Cologuard 粪便 DNA 检测对包括晚期腺瘤在内的肿瘤的特异度能达 90%。目前美国食品药品管理局（Food and Drug Administration，FDA）已批准 Cologuard 粪便 DNA 检测手段的适应证，并将其纳入医保报销，这种检测方式在不愿意用结肠镜或结肠镜使用失败的人群中都可以使用。2017 年，美国使用这种方法筛查 CRC 的人群达 50 万人。

【问题】

1. 如何确定 Cologuard 粪便 DNA 检测可以作为筛查结直肠癌的方法？
2. Cologuard 粪便 DNA 检测筛查结直肠癌的效果如何？
3. Cologuard 粪便 DNA 检测与既往常用的 FIT 相比，其筛查效果如何？

【案例 6-1 分析】

该案例所提及的问题属于诊断与筛检试验研究与评价的范畴。

1. Cologuard 粪便 DNA 检测是指多靶点粪便 DNA 检测（multitarget stool DNA testing）。要确定 Cologuard 粪便 DNA 检测是否可以作为筛查结直肠癌的方法，可根据诊断试验研究设计的基本原则和要求，以病理学诊断为“金标准”，选择并确诊足够数量的结直肠癌患者与非结直肠癌患者，采用 Cologuard 粪便 DNA 检测，计算其灵敏度、特异度、约登指数等真实性指标，并分析 Cologuard 粪便 DNA 检测手段的适应证等，最终可科学地得出 Cologuard 粪便 DNA 检测结直肠癌的效果和临床应用价值。

2. 针对完成全部试验的 9989 例研究对象的检测结果显示，Cologuard 粪便 DNA 检测结直肠癌的灵敏度为 92.3%，特异度为 86.6%，ROC 曲线下面积（AUC）为 0.94。

3. 同时对 9989 例研究对象采用 FIT，结果显示其灵敏度为 73.8%，特异度为 94.9%，AUC 为 0.89。由于 Cologuard 检测的灵敏度高于 FIT，有利于发现更多患者，因此从筛查的角度讲，其效果更好。

（该项研究发表在《新英格兰医学杂志》2014 年 4 月。）

微课 6-1

第一节　诊断试验与筛检试验概述

一、诊断与诊断试验

知识点 6-1
1. 诊断与诊断试验的概念。
2. 诊断试验的用途。

1. 概念　在医学上，诊断（diagnosis）是指对患者疾病与健康状况的正确判断，而诊断试验则是用于诊断的方法，包括物理学的、生物化学的、血清免疫学的检查、临床检查和医疗器械检查等，是用于确定或排除疾病的试验方法。通过诊断试验可将患者和可疑有病但实际无病的人

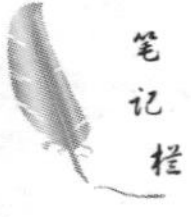

区别开来。

2. 目的 确诊可疑患者中的实际患者。

3. 诊断试验的用途

（1）用于诊断疾病：包括病因和病原学的诊断、病理和功能损害的诊断。

（2）用作治疗效果判断或预后评价的指标测定：即可应用于对治疗和随访的监测，包括病情监测、疗效监测、治疗或药物毒副作用的监测及预后结局的判断等。

（3）应用于普查及筛检无症状的患者：一些简便易行且安全的诊断试验也可作为筛检试验用于一般人群。

二、筛检与筛检试验

知识点 6-2

1. 筛检的概念。
2. 筛检的目的。
3. 筛检的应用原则。

1. 概念 筛检（screening）是一项工作，1957 年美国慢性疾病委员会给出的筛检定义是：应用快速的试验、检查或其他方法对未被识别的疾病或缺陷做出推断性鉴定。筛检是从外表健康的人群中查出可能患某病的人，不是诊断性的，其阳性者或可疑阳性者应当指定就医，给予进一步诊断及必要的治疗。简单地说，筛检就是在大量人群中通过快速的试验和其他方法，去发现那些未被识别的患者、可疑患者或有缺陷的人。而筛检试验则是用于开展筛检工作的试验和方法。

对某种疾病来说，在一般人群中包括四种情况，即无该病的健康者、可疑有该病但实际无病者、表面健康而实际有该病者和该病患者，这四种人常同时存在。筛检的工作就是将健康人与其他三类人区别开，以便用更完善的诊断方法从后三类人中鉴别出真正的患者进行治疗。

2. 筛检的目的

（1）早期发现某病的可疑患者，通过确诊，以达到早期治疗的目的。可疑患者常表现为外表健康，本人不会主动就医，也不易被他人识别。但好的筛检方法可以发现这类人，并通过确诊使疾病能在早期被查出，以便进行早期治疗，有利于改善预后，从而实现二级预防。

（2）研究疾病的自然史。疾病的自然史包括疾病发生初期的各种病理变化及出现明显临床症状以前的各种轻微表现，而这部分自然史在临床患者中很难观察到。筛检发现的可疑者中可能存在这部分人，即临床前期患者，对他们的进一步观察，可完善疾病自然史的研究。

（3）发现高危人群，以实现早期预防的目的。如在筛检中可发现血压偏高者、血清胆固醇偏高者或糖耐量减低者，虽然他们中许多人并不能被诊断为相应疾病的患者，但他们分别是发生相应疾病的高危人群，对他们可进行有针对性的早期预防，以减少或延缓疾病的发生，从而实现一级预防。

3. 筛检的种类

（1）人群筛检（population screening）：是指采用某种或某些试验方法，对一般人群进行检查，以找出其中患某病或某几种病可能性较大的人，然后对其进行进一步诊断和治疗。如针对某地区的人群进行的健康普查。

（2）目标筛检（targeted screening）：常常指对某一特定人群进行的筛检，如某种特殊暴露人群、高危人群、某单位某种职业人群等，针对性较强，可及早发现患者，及时给予治疗。在特定人群中，由于某种因素的存在，往往发生某种疾病的可能性较一般人群高，所以这种筛检更有意义。如现有的许多定期健康检查，常常针对不同年龄的人给予不同的检查项目。

（3）病例搜索：这是一种较为特殊的疾病筛检过程，指临床医生在自己的日常工作中，运用某种或某些试验方法对单个个体进行检查，以期发现病例或可疑病例。如患者因感冒发热就诊，临床医生发现有可疑的黏膜出血点，对其进行多项血液学检查，借以发现与原主诉无关的血液系统疾病的可能性。

4. 筛检的应用原则 筛检虽能早期发现患者或高危人群，但并不适合许多的疾病。是否开展筛检工作，需要考虑是否符合以下原则。

（1）被筛检的疾病应是值得关注的重大卫生问题，即对人群危害严重，具有一定的或较高的

笔记栏

现患率的疾病。

（2）对筛检疾病应有进一步确诊的方法和有效的医学干预手段，即被筛检的疾病被确诊后给予有效治疗方法，能够康复或取得良好的治疗结局。

（3）被筛检疾病的自然史比较清楚，具有公认的潜伏期或临床前期，具有可早期识别的指标。

（4）筛检发现的疾病应具有足够的领先时间（lead time）。领先时间是指从通过筛检发现疾病的时点到患者因明显临床表现而主动就医并被诊断为患病的时点之间的一段时期。这一时期越长，越有利于早期的治疗，有助于获得更满意的疗效或改善预后（图 6-1）。

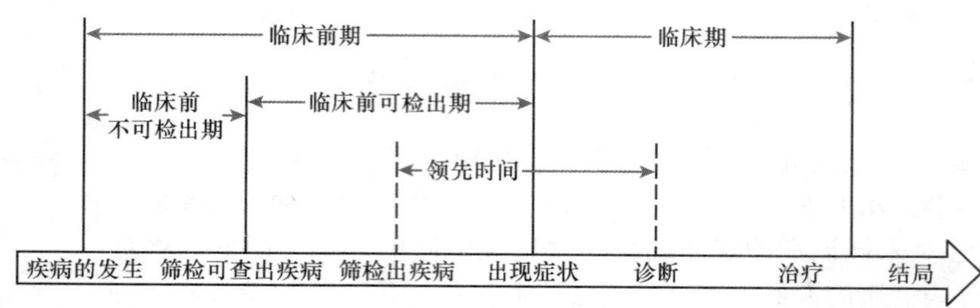

图 6-1　筛检时早期诊断赢得的领先时间

（5）应有适当的筛检试验方法，即筛检试验应快速、易行、安全、费用低，易被接受，并且应具有较高的灵敏度、特异度和可靠性。

知识点 6-3

诊断试验与筛检试验的区别。

三、诊断试验与筛检试验的区别

诊断试验与筛检试验在使用目的、应用对象、方法要求及检查结果的处理等多方面都有所不同，详见表 6-1。

表 6-1　诊断试验与筛检试验的区别

	诊断试验	筛检试验
目的	确诊真正的患者	发现有患病可能的人
对象	患者及可疑患者（基于个人）	健康或表面健康的人（基于群体）
要求	结果准确权威，特异度高，少误诊	快速、简便，灵敏度高，少漏诊
费用	可以较贵	廉价、经济
结果	患者（阳性）与非患者（阴性）	可疑患者（阳性）与正常人（阴性）
处理	对患者给予治疗	对阳性者进一步观察与确诊

第二节　诊断试验与筛检试验的研究及评价

微课 6-2

诊断试验与筛检试验的研究及评价是临床医学研究的一个重要领域。随着基础医学研究和医学生物学技术的发展，新的诊断指标和检测方法不断涌现，在此基础上提出和建立了越来越多的新诊断试验，为疾病的快速准确诊断和早期诊断提供了更多的可能，科学地评价和比较各种诊断试验是提高临床诊断水平的重要途径，对新的诊断试验的推广应用也是必不可少的。

一、目的和适用范围

1. 研究和评价诊断试验　应用流行病学原理和方法对重点应用于临床就诊者的诊断试验进行科学评价，是正确认识各种诊断试验的特性、临床诊断价值及科学地解释试验的各种结果的一个基本方法，也是临床医生正确认识诊断试验的临床应用价值的一个重要方法，可为临床医生合理地选用诊断试验提供科学的依据。

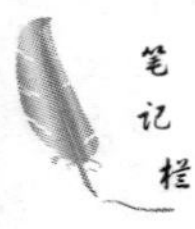

2. 研究和评价筛检试验　应用流行病学原理和方法对应用于人群的筛检试验进行科学评价，在正确认识筛检试验特性的同时，重点评价筛检试验在一定患病率人群中的应用价值，为人群中疾病的早期发现提供科学可靠的筛检方法。

3. 评价病史资料（症状和体征）用于诊断疾病的价值 如以心绞痛的症状诊断冠心病、以麦氏点反跳痛的体征诊断阑尾炎、以中医脉象的滑脉诊断早孕等。用诊断试验研究与评价的方法同样可以将根据这些症状或体征所做出的诊断结果与“金标准”的诊断结果相比较，从而判断前者的诊断价值。

4. 评价临床诊断标准 以某项指标测定值的高低来判断疾病的有无时，其判断标准（或称截断值，cutoff value）的确定至关重要，直接影响着试验结果的真实性。通过对试验的研究和评价，可获得更具诊断价值的科学合理判断标准。如关于高血压的诊断标准，2017 年以前国内外均采用收缩压 / 舒张压≥ 140/90mmHg，近两年美国修改其诊断标准为收缩压 / 舒张压≥ 130/80mmHg，采用这个标准，人群中将增加相当比例的高血压患者，该诊断标准是否适合我国人群值得进一步研究。

二、研究设计原则与要点

无论是评价诊断试验还是筛检试验，都需要将试验结果与某疾病诊断的“金标准”检测结果进行比较，并从真实性、可靠性和效益三个方面对诊断试验或筛检试验进行评价。

（一）设计原则

诊断与筛检试验研究作为一类临床医学科研方法，必须遵循其设计原则。

> **知识点 6-4**
> 诊断试验研究的设计原则。

1. 具有一种可靠的标准诊断方法，即“金标准”，供研究比较用 对一种诊断试验的研究，目的是评价该诊断试验的真实性、可靠性及实用价值，这种评价是在具有标准诊断结果的基础上进行的比较研究，因此，必须具有一种所谓的“金标准”能明确区分患者和正常人。如病理学检查是肿瘤确诊的“金标准”，冠状动脉造影是确诊冠心病的“金标准”，而胆石症则需要手术发现结石。

2. 同人群同步比较 诊断试验诊断的对象必须与“金标准”诊断的对象相同，并在同一时期进行，否则由于对象不同或病情的改变，两者的诊断结果将失去可比性。

3. 采用盲法原则，避免人为主观因素的影响 此时的盲法是指在不知道“金标准”诊断结果的情况下，客观判断待评价诊断试验的检测结果，尤其是对于一些需要主观判断的检测指标，如影像学检查结果。

4. 确定合适的诊断试验判断界值 人体的许多检测指标的数值在人群中呈现生物学上的正态分布，且患者与正常人之间并无明确的划分界限，往往有一定的重叠现象。在以某种诊断试验的检测数据高低判断患者和正常人时，其取值的高低直接影响诊断试验的灵敏度与特异度，从而影响最终的诊断结果。因此，必须确定合适的诊断试验判断界值，即 Cutoff 值。如图 6-2 所示，当诊断界值选为较低的标准“L”时，试验灵敏度很高，但特异度较低，会导致较多的误诊；当诊断界值选为较高的标准“H”时，试验特异度很高，而灵敏度较低，会导致较多的漏诊。此时需要根据该疾病在临床上误诊的后果严重还是漏诊的后果严重，进行合理选择，以避免产生不良影响。如果漏诊和误诊同样重要，则可考虑将判断界值制订在患者与正常人的交界处“M”，此时虽然同时存在一定的漏诊和误诊，但程度都较低。此外，对于一项新的诊断试验，其判断界值可以作为研究目的之一，在研究中采用 ROC 曲线来确定。

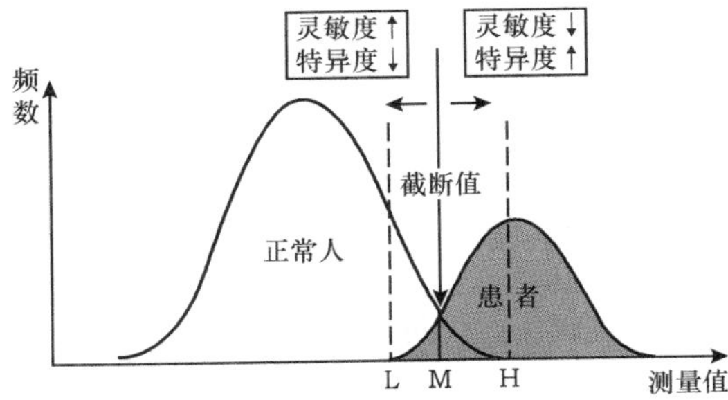

图 6-2 诊断试验判断界值对诊断结果的影响

（二）设计的主要内容

1. 确定标准诊断方法 标准诊断方法即所谓的“金标准”，是指当前为临床医学界公认的诊断某病最可靠的诊断方法，能比较正确地区分“有病”与“无病”。

> **知识点 6-5**
> 诊断试验研究的设计要点。

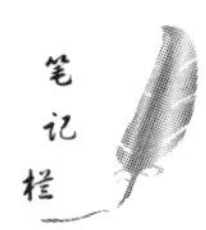

临床诊断中常用的“金标准”，包括病理学诊断（组织活检和尸体解剖）、外科手术发现、特殊的影像诊断（如冠状动脉造影对冠心病的诊断）及目前尚无特异诊断方法而采用由临床医学家共同制定的公认的综合诊断标准（如诊断风湿热的 Johes 标准等），长期临床随访所获得的肯定诊断也可用作“金标准”。

2. 研究对象的选择 研究对象应具有较好的代表性，尽可能包括所有可能接受该诊断试验或筛检试验的人群。诊断试验的研究对象应该包括两组：一组是被“金标准”确诊的病例组，另一组是由“金标准”证实无该病的其他患者或人群，也称对照组。评价筛检试验的价值，研究对象应选择一般人群或高危人群；评价临床诊断价值，研究对象可来自病例。

病例组应包括各种病例：典型和不典型；早、中、晚各期；轻、中、重各型；有与无并发症者等。其目的是以使试验的结果具有代表性，即试验本身的适用性更好。

对照组可选自用“金标准”证实确无该病的其他病例，特别应当包括确实无该病，但易和该病相混淆的其他病例，这样的对照才具有临床价值，特别是鉴别诊断方面的价值。

3. 样本大小的估计 诊断试验研究的样本大小与下列因素有关：①对试验灵敏度的要求，即假阴性率要控制在什么水平，一般用于疾病筛检要求灵敏度高的试验；②对试验特异度的要求，即假阳性率要控制在什么水平，一般用于肯定诊断的诊断试验要求特异度高；③ α 水平；④允许误差 δ，一般取总体率 100（1 – α）% 可信区间宽度的一半，多定在 0.05 ～ 0.10。按下列公式计算样本量

$$N=\frac{u_{\alpha}^{2}p(1-p)}{\delta^{2}}$$

式中，p 为灵敏度或特异度，计算病例组所需样本量时用试验估计的灵敏度，计算非病例组样本量时用试验估计的特异度。

4. 列出评价用四格表 如表 6-2 所示。

表 6-2 评价用四格表

诊断试验	“金标准”诊断结果		合计
	有病	无病	
阳性	A（真阳性）	B（假阳性）	$A+B$
阴性	C（假阴性）	D（真阴性）	$C+D$
合计	$A+C$	$B+D$	N

三、评价内容与指标

微课 6-3

（一）真实性

> **知识点 6-6**
> 1. 真实性的概念。
> 2. 评价真实性的指标：灵敏度与特异度、符合率、约登指数、阳性似然比与阴性似然比。

真实性（validity）是指测量值与实际值符合的程度，即该项试验能正确反映研究对象的客观实际（有病与否）的程度。评价诊断试验真实性的指标有以下几项：

1. 灵敏度（sensitivity） 又称敏感度和真阳性率，是用该项试验方法及其判断标准将实际有病的人正确判为有病的百分率，反映诊断试验正确判断患者的能力。灵敏度越高，漏诊的可能性越小，但可导致一定的误诊。

$$灵敏度=\frac{A}{A+C}\times100\%$$

2. 特异度（specificity） 又称真阴性率，是用该项试验及其判断标准将实际无病的人正确判为无病的百分率，反映诊断试验正确识别（排除）无病者的能力。特异度越高，误诊的可能性越小，但可导致一定的漏诊。

$$特异度=\frac{D}{B+D}\times100\%$$

笔记栏

3. 假阳性率（false positive rate） 又称误诊率，是将实际无病者错判为有病的百分率。假阳性率与特异度互补。

$$假阳性率=\frac{B}{B+D}\times100\%=1-特异度$$

4. 假阴性率（false negative rate） 又称漏诊率，是将实际有病者错判为无病的百分率。假阴性率与灵敏度互补。

$$假阴性率=\frac{C}{A+C}\times100\%=1-灵敏度$$

5. 符合率（concidence rate） 又称准确率或粗一致率，指试验结果的真阳性和真阴性人数占受试者总数的百分比，即试验结果中正确部分所占的百分比。真阳性与真阴性数越多，符合率越接近于1，则该项试验越好。

$$符合率=\frac{A+D}{A+B+C+D}\times100\%$$

6. 约登指数（Youden's index） 又称正确诊断指数。约登指数越接近于1，则诊断试验价值越大。

$$约登指数=（灵敏度+特异度）-1$$

7. 似然比（likelihood ratio，LR） 似然比分两种，即阳性似然比（LR+）和阴性似然比（LR-）。阳性似然比为患某病组真阳性率和未患某病组假阳性率的比值，其计算公式为

$$阳性似然比=\frac{真阳性率}{假阳性率}=\frac{灵敏度}{1-特异度}$$

阴性似然比为患某病组假阴性率与未患某病组真阴性率的比值，其计算公式为

$$阴性似然比=\frac{假阴性率}{真阴性率}=\frac{1-灵敏度}{特异度}$$

似然比是包含灵敏度与特异度的综合信息，阳性似然比越大，阴性似然比越小，则诊断试验价值越大。

8. 受试者工作特性曲线（receiver operating characteristic curve，ROC 曲线） 是用真阳性率（即灵敏度）和假阳性率（即1-特异度）作图所得出的曲线，它可表示灵敏度与特异度之间的相互关系。

ROC 曲线的用途：①用来决定最佳临界点，即诊断试验的判断界值。因此 ROC 曲线更适用于用计量资料表达结果的诊断试验。②用来比较两种或两种以上的诊断试验的诊断价值，从而帮助临床医生对诊断试验做出最佳选择。

> **知识点 6-7**
> 1. ROC 曲线的含义。
> 2. ROC 曲线的用途。

ROC 曲线的制作：以灵敏度为 Y 轴，（1-特异度）为 X 轴，ROC 曲线中的每一个点代表一个诊断试验特定测量值相应的灵敏度和（1-特异度）。ROC 曲线下的面积应在0.5（表示对有病和无病无任何区分价值）到1.0（表示对有病和无病可完全区分）之间。该面积大小取决于整个ROC 曲线，而不是其中的某一个点，该面积是诊断试验对患某病者与未患某病者区别能力的量化表示，代表整个诊断试验的整体真实性或准确性。ROC 曲线下面积越大则该诊断试验的准确性越高。ROC 曲线的优点：①简单、直观、图形化；②代表诊断试验的准确性，或诊断试验区别有病与无病的能力；③能直观表示灵敏度和特异度；④可提供诊断决策阈值（界值）的选择，诊断试验最佳诊断阈值一般为灵敏度与特异度之和最高时的测试值，常在曲线的左上角。

【案例 6-2】

在一项笔者亲自参与的科学技术部慢性病防治重大研发计划（2016YFC1305700）中，为了更好地开展一般居民人群中糖尿病的早期发现和诊断，拟采用操作简便、创伤较小且能快速获得结果的指尖血糖检测作为筛检试验。为此开展了一系列的调查检测与分析评价。

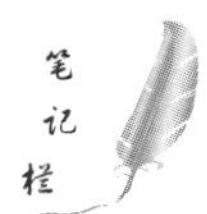

【问题】

1. 指尖血糖筛检糖尿病的效果如何?

2. 空腹指尖血糖与餐后指尖血糖哪个更好?

3. 指尖血糖的判断界值（Cutoff 值）应取多少?

【案例 6-2 分析】

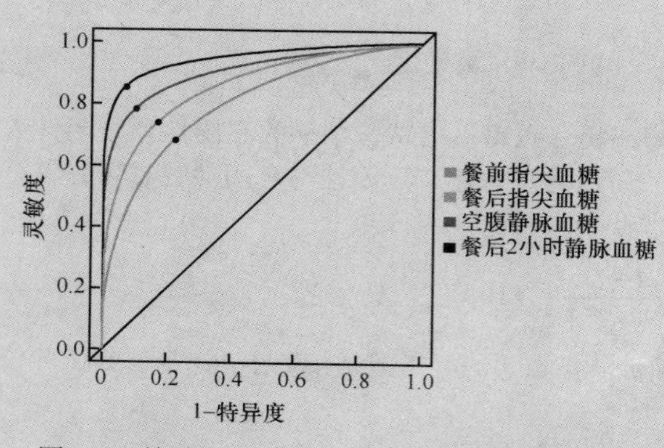

图 6-3 筛检与诊断糖尿病的各项检测指标的 ROC 曲线

此为筛检试验评价研究。以 WHO 糖尿病诊断标准为“金标准”，研究人群为某地一般居民人群，年龄范围 18～65 岁，共计 3700 多人。同时检测空腹静脉与指尖血糖、餐后 2 小时静脉与指尖血糖。由“金标准”确诊该人群的糖尿病患病率为 13.2%。针对所检测的 4 个指标绘制 ROC 曲线（图 6-3）。通过分析 ROC 曲线下面积（AUC）及最佳临界点 Cutoff 值（取灵敏度与特异度之和最高处），可得到上述 3 个问题的答案，即：

1. 指尖血糖筛检糖尿病的效果不如静脉血糖准确，但仍具有一定的应用价值。

2. 以餐后指尖血糖为好。

3. 判断界值为 10.05。

图 6-3

各项指标的独立检测效果详见表 6-3。

表 6-3 不同血糖检测指 标对糖尿病的诊断效果比较

血糖	Cutoff 值	灵敏度	特异度	AUC	阳性预测值	阴性预测值
餐前指尖血糖	6.250	0.706	0.849	0.833	0.416	0.950
餐后指尖血糖	10.050	0.738	0.831	0.862	0.399	0.954
空腹静脉血糖	6.315	0.773	0.889	0.900	0.514	0.963
餐后 2 小时静脉血糖	10.255	0.830	0.968	0.947	0.800	0.974

（二）可靠性

可靠性（reliability）又称精确性（precision）或可重复性（repeatability），是指诊断试验在完全相同的条件下，对同一受检人群进行多次重复试验，获得相同结果的稳定性。结果越恒定，则诊断试验的可靠性越高。

知识点 6-8

1. 可靠性的概念。
2. 影响可靠性的因素。
3. 评价可靠性的指标：变异系数与 Kappa 值。

1. 影响可靠性的因素

（1）试验对象的个体生物学变异。测量某人血压，即使用同一方法，对同一测量者，可因不同的测量时间或试验对象情绪波动等因素，而出现血压值的变异；用同样方法多次测定同一个人的血清胆固醇的含量，其结果也会有差异。

（2）观察者间和观察者自身的变异。

（3）试验用试剂或仪器的变异。试验方法可受药物试剂质量、配制方法、温湿度等因素影响，仪器亦可受外环境因素影响，使测量值发生误差。

2. 评价指标

（1）变异系数（coefficient of variance，CV）：用于计量资料，变异系数越小，可靠性越高。

笔记栏

$$CV\% = \frac{\text{测量值均数的标准差}}{\text{测量值均数}} \times 100\%$$

（2）Kappa 值：用于计数资料，Kappa 值是判断不同观察者间，排除机遇一致率后的观察一致率指标，常用于比较两者的一致性。

$$\text{观察一致率}\ P_o = \frac{a+d}{N} \times 100\%$$

$$\text{机遇一致率}\ P_c = \frac{\frac{(a+c)(a+b)}{N} + \frac{(b+d)(c+d)}{N}}{N} \times 100\%$$

$$\text{最大可能的非机遇一致率} = 1 - P_c$$

$$\text{实际一致率} = P_o - P_c$$

$$\text{Kappa 值} = \frac{\text{实际一致率}}{\text{最大可能的非机遇一致率}} = \frac{P_o - P_c}{1 - P_c}$$

Kappa 值越大，反映诊断试验受观察者间或观察者自身变异的影响小，也就是说不同的观察者或同一个观察者在不同时间，对该诊断试验的结果判断一致性高，即该诊断试验的可靠性好。根据 Kappa 值大小判断一致性的参考标准见表 6-4。

表 6-4　Kappa 值判断标准

Kappa 值	一致性强度
＜0	弱
0 ～ 0.20	轻
0.21 ～ 0.40	尚好
0.41 ～ 0.60	中度
0.61 ～ 0.80	高度
0.81 ～ 1.00	最强

例如，对于怀疑肺部炎症或结核等疾病，临床上常采用 X 线摄片检查进行诊断。X 线摄片是一个较为客观的检查手段，但读片诊断则具有一定的主观性，与读片医生的临床经验密切相关。现有 100 张临床检查的 X 线胸片，需要通过临床医生的阅读来诊断是否患有肺门淋巴结核。表 6-5 与表 6-6 为假设的读片结果，可计算比较 Kappa 值来评价 X 线摄片检查的可靠性及不同阅读方式的一致性。

表 6-5　甲、乙两医生阅读 100 张胸片的诊断一致率

乙医生	甲医生		合计
	肺门淋巴结核	正常	
肺门淋巴结核	46（a）	10（b）	56
正常	12（c）	32（d）	44
合计	58	42	100（N）

观察一致率 P_o =（46 + 32）/100 = 78%
机遇一致率 P_c =（58 × 56/100 + 42 × 44/100）/100 = 51%
非机遇一致率 = 100% – 51% = 49%
实际一致率 = 78% – 51% = 27%
Kappa 值 =（$P_o - P_c$）/（1 – P_c）= 27%/49% = 0.55

笔记栏

表 6-6　同一医生阅读 100 张胸片的诊断一致率

第二次	第一次		合计
	轻或无	中或重	
轻或无	69（a）	11（b）	80
中或重	1（c）	19（d）	20
合计	70	30	100（N）

观察一致率 P_o =（69 + 19）/100 = 88%
机遇一致率 P_c =（80 × 70/100 + 20 × 30/100）/100 = 62%
非机遇一致率 = 100% – 62% = 38%
实际一致率 = 88% – 62% = 26%
Kappa 值 =（P_o – P_c）/（1 – P_c）= 26%/38% = 0.68

通过上述Kappa值的计算结果，可以看出X线摄片诊断的一致性强度在中度以上，可靠性较好，尤其是排除观察者间的变异后，由同一医生进行诊断时一致性更好。

（三）预测值

知识点 6-9
1. 预测值的概念。
2. 阳性与阴性预测值。
3. 预测值的影响因素。

预测值（predictive value）是评价诊断试验效益的指标，又称预告值。所谓预测值是指在已知试验结果的条件下，提示有或无该病的概率，可分为阳性预测值和阴性预测值。

1. 阳性预测值（positive predictive value，PPV） 指由该诊断试验及标准判为阳性的人中，实际有病的人的概率。

$$\text{阳性预测值} = \frac{A}{A+B} \times 100\%$$

2. 阴性预测值（negative predictive value，NPV） 指由该诊断试验及标准判为阴性的人中，实际无病的人的概率。

$$\text{阴性预测值} = \frac{D}{C+D} \times 100\%$$

预测值越高，则诊断试验的效益越好，其实用价值越大。

3. 预测值受试验方法的灵敏度、特异度和疾病患病率的影响

（1）当患病率一定时，随着灵敏度的升高，特异度和假阴性率下降，则阳性预测值下降，阴性预测值升高；反之，随着特异度的升高，灵敏度和假阳性率下降，则阳性预测值升高，而阴性预测值下降。

（2）当灵敏度、特异度一定时，随着患病率的增大，阳性预测值升高，而阴性预测值下降；反之，患病率降低，则阳性预测值下降，阴性预测值上升。

$$\text{阳性预测值} = \frac{\text{患病率} \times \text{灵敏度}}{\text{患病率} \times \text{灵敏度} + (1 - \text{患病率})(1 - \text{特异度})}$$

$$\text{阴性预测值} = \frac{(1 - \text{患病率}) \times \text{特异度}}{(1 - \text{患病率}) \times \text{特异度} + (1 - \text{灵敏度}) \times \text{患病率}}$$

需要注意，由于预测值受被检人群患病率的影响，因此在临床就诊者中应用并评价诊断试验方法时，往往不能在同一批资料中同时计算真实性指标和预测值指标，因为临床就诊者并非一般人群的随机抽样样本，其患病率往往较高，在这一人群中评价诊断试验的预测值会产生一定的偏倚。

预测值的高低对判断筛检试验在什么人群中具有应用价值极为重要。当人群患病率很低时，即使筛检试验的灵敏度与特异度均很高，但其阳性预测值仍会很低，也就是说，此时筛检试验阳性者中真正的患者极少，却存在大量的假阳性者，这样的筛检工作实际意义不大，且增加了后续识别假阳性者的负担。

笔记栏

假设：采用空腹血糖诊断糖尿病，在低标准时其灵敏度和特异度分别为 90% 和 80%，而在高标准时其灵敏度和特异度分别为 75% 和 95%。某一普通居民人群糖尿病的患病率为 10%，另一以脑力劳动为主的职业人群糖尿病患病率为 20%。通过下列计算，可以更好地理解预测值受患病率、灵敏度及特异度的影响。

（1）当患病率为 10%，灵敏度为 90%，特异度为 80% 时

$$\text{阳性预测值}=\frac{0.1\times0.9}{0.1\times0.9+0.9\times0.2}\times100\%=33.3\%$$

$$\text{阴性预测值}=\frac{0.9\times0.8}{0.9\times0.8+0.1\times0.1}\times100\%=98.6\%$$

（2）当患病率为 10%，灵敏度为 75%，特异度为 95% 时

$$\text{阳性预测值}=\frac{0.1\times0.75}{0.1\times0.75+0.9\times0.05}\times100\%=62.5\%$$

$$\text{阴性预测值}=\frac{0.9\times0.95}{0.9\times0.95+0.25\times0.1}\times100\%=97.2\%$$

（3）当患病率为 20%，灵敏度为 90%，特异度为 80% 时

$$\text{阳性预测值}=\frac{0.2\times0.9}{0.2\times0.9+0.8\times0.2}\times100\%=52.9\%$$

$$\text{阴性预测值}=\frac{0.8\times0.8}{0.8\times0.8+0.1\times0.2}\times100\%=97.0\%$$

四、评价的注意事项

> **知识点 6-10**
> 诊断试验与筛检试验研究中的偏倚。

作为一项常见的临床研究工作，诊断试验与筛检试验研究和评价同样会受到多种偏倚的影响，需要在研究设计、实施与资料分析处理时加以注意。

1. 选择偏倚 由于研究对象（尤其是病例组）的代表性较差而引起，主要影响诊断试验与筛检试验的真实性。假如病例组均为典型病例，诊断试验很容易将其正确诊断为阳性，则可能夸大试验的真实性。此外，一些诊断试验指标的值与年龄、性别等因素有关，因此在以成人为研究对象时真实性很好的诊断试验，不一定能用于儿童人群。

2. 测量偏倚 计量指标的测量受到仪器、试剂等变异的影响而出现偏倚；计数指标的判断则可因观察者之间或观察者自身的变异而出现偏倚。此类测量偏倚主要影响诊断试验与筛检试验的可靠性。另外，如果测量中未实施盲法，在事先已知“金标准”结果的情况下判断试验结果，会人为地造成诊断试验真实性的虚高。

3. 工作偏倚 临床医师收集实际工作中患者疾病诊断相关资料，进行分析时常出现此类偏倚。在临床实际工作中，一般对诊断试验出现阳性结果的患者才进一步用“金标准”方法加以确诊，而对阴性结果的患者则不再进一步检查，因此结果中缺乏假阴性的资料，会导致灵敏度虚假升高，而特异度虚假降低。例如：确定病史体检在冠心病诊断中的作用时，1030 例门诊怀疑冠心病患者通过病史体检后只有 168 例进一步做冠状动脉造影确诊，于是报告病史与体检诊断冠心病的灵敏度为 74%，特异度为 84%，若对所有 1030 例对象全部进行冠状动脉造影确诊，则实际灵敏度为 53%，特异度为 93%。

4. 由不明确结果者引起的偏倚 由于研究者在资料分析时将一些诊断试验结果不明确或呈中间结果者剔除，从而造成结论不真实。

5. 参考试验偏倚 指选择“金标准”不妥当所造成的偏倚。例如：评价 B 超检查对胆石症的诊断价值，采用口服胆囊造影作为诊断胆石症的“金标准”，发现其中有部分患者 B 超检查呈阳性结果，而口服胆囊造影阴性，但手术探查证实有胆结石，实际上作为“金标准”的口服胆囊造影要比 B 超检查为差，从而造成灵敏度、特异度评价结果的不正确。

笔记栏

第三节　提高诊断与筛检试验效率的策略

> **知识点 6-11**
> 提高诊断与筛检试验效率的策略。

任何一项非“金标准”的诊断试验，其灵敏度和特异度两者不可能同时达到100%，提高灵敏度，必然降低特异度；反之亦然。因此，若要提高诊断试验效率，一方面可将试验应用于高患病率的人群，另一方面可采用两种或两种以上诊断方法进行联合试验。

一、选择患病率高的人群（高危人群）应用诊断试验

（一）建立专科门诊

这一措施有利于有相同症状、同类疾病的患者集中到专科医院或专科门诊去就医，从而提高了就医人群的患病率。同时，专科医院或门诊大都有较雄厚的人才、技术和设备的优势，发挥其长处，必然会大大提高诊断效率。另外，专科门诊的临床医师可以有目的地选用阳性预测值高的诊断试验方法，以便更多地确诊患者。

（二）转诊

所谓转诊，一般是基层医疗单位向上级医疗单位转诊患者，或者是小的医疗单位向大的医疗单位转诊患者，是医疗工作中一种常见诊断形式。被转诊的患者多在基层医疗单位或小医疗单位经过一定的诊断、治疗、观察，然后由于某种原因被转诊。在这一过程，上级或大的医疗单位所接诊的患者群体多为危重及疑难疾病，借助人才、技术和医疗诊断设备上的优势，可以大大提高这些疾病的确诊机会。

（三）特殊临床表现人群

不同的疾病有不同的临床症状和体征，临床医师可根据疾病的某些特殊临床表现，有目的地做一些诊断试验，这必然可以提高其阳性检出率，有利于对疾病的确诊。例如，对高热，头、腰、眼眶痛，面、颈、上胸潮红者，选做流行性出血热病毒抗原或抗体检查，可大大提高其确诊率。对小年龄组儿童，发生除外伤性以外的急性软瘫者，选做抗 - 脊髓灰质炎病毒 IgM，可大大提高脊髓灰质炎确诊。

二、用筛检试验提高诊断效率

利用筛检试验进行初筛，也是提高诊断效率的重要策略。若某种疾病在某一地区高发，为了更有效地进行诊治工作，以期达到早期发现，多发现病例的目的，可以先采用对该地区整体人群进行筛检试验。若是为了及时地发现和诊治可疑疾病的病例，可以对某单位人群，某些行业的从业人群进行定期的健康检查，或对患病率较高的高危人群，如特殊暴露人群和职业人群、进行疾病的筛检。例如，从事石棉业工作的工人易发生肺癌；从事染料作业的工人易发生膀胱癌等。对这样一些高危人群进行筛检，会提高诊断效率。此外，临床医生在日常临床工作中，进行的病例搜索，既可早期发现患者，又能提高相应疾病的诊断效率。

三、联合试验的应用

根据临床的需要，选用不同的联合方式，可达到提高灵敏度或特异度，同时又不过多降低特异度或灵敏度，从而实现提高效率的目的。

> **知识点 6-12**
> 1. 并联试验的概念及特点。
> 2. 串联试验的概念及特点。

（一）并联试验

并联试验（parallel tests）又称平行试验。同时做几项诊断目的相同的诊断试验，其中有一项

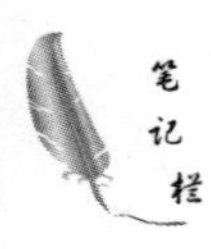

试验为阳性，就诊断为患病。与单项试验相比，并联试验可提高灵敏度和阴性预测值，减少漏诊，但特异度略有下降，误诊有一定增加。

当漏诊患者后果严重时或当某种确诊手段费用高，安全系数低时，可用几种灵敏度不太高的试验进行并联试验。

$$灵敏度=灵敏度_1+[(1-灵敏度_1)\times 灵敏度_2]$$

$$特异度=特异度_1\times 特异度_2$$

（二）串联试验

串联试验（serial tests）又称系列试验。同时做几项诊断目的相同的诊断试验，当所有试验都为阳性时，才能诊断为患病。与单项试验相比，串联试验可提高特异度和阳性预测值，减少误诊，但灵敏度略有下降，漏诊有一定增加。

串联试验主要用于慢性疾病的诊断，患者急需确诊，或是某种试验昂贵或具有危险性，于是先使用简便、安全的试验，认为可疑时，再进一步做昂贵或有危险的试验。在疾病筛检过程中常用串联试验。当误诊患者后果严重时或只有多项特异度均不高的试验供使用时，也采用串联试验。

$$灵敏度=灵敏度_1\times 灵敏度_2$$

$$特异度=特异度_1+[(1-特异度_1)\times 特异度_2]$$

总体而言，灵敏度高的试验适用于：①疾病漏诊可能造成严重后果者；②有几个诊断假设，为了排除某病的诊断；③用于筛检无症状患者而该病的发病率又比较低。此时当试验结果呈阴性时，临床价值最大，即在阴性的人群中，绝大多数人是真正的无病者。特异度高的试验适用于：①凡假阳性结果会因采取不当防治措施或不当的负担而导致患者精神和肉体上严重危害者；②用于肯定诊断。此时当试验结果呈阳性时，临床确诊价值最大，即在阳性的人中，绝大多数人是真正的患者。

（王　蓓）

笔记栏

第七章　公共卫生监测

第七章 PPT

【案例 7-1】

传染病监测系统发现，2005 ～ 2015 年我国共报告黑热病 3994 例，报告病例主要分布在新疆、甘肃和四川，4 月、10 月和 11 月为发病高峰。病原体的主要型别为野生动物源型、犬源型和人源型。黑热病病例年龄分布明显不同，野生动物源型病例主要为 3 岁以下儿童，发病年龄高峰为 1 岁以内婴幼儿，人源型与犬源型病例主要为 10 岁以下儿童，发病高峰为 5 岁年龄组儿童。

【问题】

1. 传染病威胁下，传染病监测系统能发挥什么作用?
2. 黑热病的案例体现了传染病监测系统的什么用途?
3. 黑热病的监测数据对黑热病的预防与控制有什么启示?

【案例 7-1 分析】

1. 传染病监测系统能长期不断、系统地收集、整理、核查、分析和解释传染病在人群中的发生、发展、动态分布及其影响因素的数据信息，并将监测所获得的有关信息及时发送、报告和反馈给相关的行政部门和业务机构，以用于制订、调整、评价和采取适宜的传染病预防控制策略和措施。
2. 及时对传染病监测数据进行深入、系统的分析，阐述传染病的长期变动趋势，定量描述或估计传染病的发病强度、分布特征、发病人群。
3. 该案例提示，关注中西部的黑热病预防工作，做好 4 月、10 月及 11 月的发病高峰前的预防工作及发病后应对工作，对不同的黑热病针对不同人群做预防工作。

公共卫生监测是公共卫生活动的重要组成部分，是制订预防策略和评价公共卫生干预效果的基础。随着现代医学模式的转变和健康问题的全球化，公共卫生监测的对象不断扩大，方法更加先进，意义更加重要。本章主要介绍公共卫生监测的概念、分类、目的、方法和技术等，此外，还重点介绍了公共卫生监测系统的概念、评价和在国内的主要应用实例。

第一节　公共卫生监测概述

微课 7-1

一、公共卫生监测的概念

知识点 7-1

1. 公共卫生监测的概念。
2. 公共卫生监测的特征。
3. 公共卫生监测的应用。
4. 公共卫生监测的分类。
5. 公共卫生监测的目的。

目前普遍采用的公共卫生监测定义为“长期、连续、系统地收集有关健康事件、卫生问题的资料，经过科学分析和解释后获得重要的公共卫生信息，并及时反馈给需要这些信息的人或机构，用以指导制订、完善和评价公共卫生干预措施与策略的过程”。最早的监测活动主要针对疾病的发生与死亡，尤其是传染性疾病，因此多用“疾病监测”（disease surveillance）这一概念。随着人们对健康需求的不断增加及卫生事业的不断发展，监测内容逐渐从单纯的传染病监测扩展到慢性非传染性疾病、伤害、行为危险因素、出生缺陷、环境和职业危害、营养与食品安全及突发公共卫生事件等公共卫生各领域，故又称公共卫生监测（public health surveillance）。

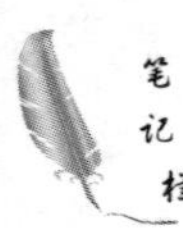
笔记栏

（一）公共卫生监测的特征

公共卫生监测是现代公共卫生活动的基础，其对各类卫生问题的监测信息，可为公共卫生活动的策略制订和效果评价提供依据。公共卫生监测具有三个基本特征：①连续、系统地收集资料，能发现卫生问题的分布特征和发展趋势；②把反映卫生问题的原始资料经过整理、分析、解释后，使其转化为有价值的卫生信息；③及时把卫生信息反馈给有关部门和人员使其充分利用，达到监测的根本目的。

（二）公共卫生监测的应用

公共卫生监测是公共卫生实践的重要组成部分。公共卫生系统有五个主要功能，包括人群健康评估、健康监测、健康促进、健康保护、疾病和伤害的预防。公共卫生监测对公共卫生问题的早期预报、影响评估；卫生干预策略的实施、评价；卫生资源的合理分配；危险因素和高危人群的识别等都有重要意义。世界银行将公共卫生监测的应用分为以下六大类型：①确认一个或多个案例并进行干预，以便预防传染病或者减少发病率。②评价卫生事件对公共卫生的影响或判断和测定它的趋势。③论证公共卫生干预项目，并在制订的公共卫生计划中合理地分配资源。④监测预防和控制方法及干预措施的有效性。⑤辨析高风险人群和地理区域以便进行干预和指导分析研究。⑥建立假说，引导疾病发生的原因、传播和进展的危险因素的分析性研究。

二、公共卫生监测的发展史

公共卫生监测，从起初简单地观察和记录发展到如今系统的理论体系和监测机制，是人类在不断发展的历史长河中与无数次重大传染病做斗争的结果，是数千年来人类集体智慧的结晶。早期的监测对传染病的记录包含健康结局、危险因素和干预措施三种不同类型的信息，而这三项也是现代公共卫生监测系统必须包含的项目。

进入 20 世纪 80 年代，计算机和网络技术的应用有力推动了公共卫生监测的发展。现代公共卫生监测的内容覆盖了疾病监测、突发公共卫生事件监测、行为危险因素监测、药品不良反应监测、环境监测及营养和食品安全监测等，公共卫生监测的技术和方法也随着监测定义和内容的深化而不断扩充。在预防控制艾滋病的实践中，又提出了第二代监测的概念。第二代监测（secondary generation surveillance）是指在传统的监测内容基础上，再增加行为学监测的内容。行为学监测的内容是可以改变的行为危险因素。由于第二代监测提供了全方位的信息，从而真正成为连接公共卫生监测和公共卫生干预的桥梁。

2003 年以后的严重急性呼吸综合征（severe acute respiratory syndrome，SARS）、猪链球菌病和禽流感的流行，引起了我国对传染病疫情和突发公共卫生事件的高度重视，加大了对公共卫生监测工作的投入。我国不仅新建了突发公共卫生事件报告系统，而且加强了原有的传染病疫情报告系统，极大地提高了监测系统的效率。通过迅速、及时地提供信息，为预防、控制和消除传染病疫情和突发公共卫生事件的危害，提供了有效、科学的决策依据。在建立一个即时报告的基础平台后，公共卫生监测更应当由分散向集中，由单项目监测向综合监测发展，由被动监测向主动监测发展，由疾病 / 事件流行态势描述向预警预测发展，逐步建立一个集多种卫生监测功能于一体的综合信息监测系统，以便更好地收集、分析、反馈和发布信息。在全球化的今天，各种新发传染病和慢性非传染性疾病严重威胁人类健康，公共卫生监测的领域在不断扩大，监测方法和技术也需不断发展和更新。未来的公共卫生监测工作势必面临巨大挑战，需要我们高度重视。

三、公共卫生监测的分类

公共卫生监测根据应用领域的不同可分为疾病监测和与健康相关问题的监测。疾病监测分为传染病监测和非传染病监测；与健康相关问题的监测包含行为危险因素监测、环境监测、药物不良反应 / 滥用监测、伤害监测等。

（一）传染病监测

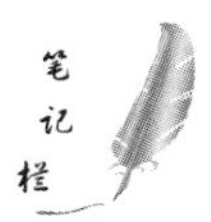

我国根据《中华人民共和国传染病防治法》将法定报告传染病分为甲、乙、丙三类共 39 种，

在我国领土范围内凡发现有法定传染病病例发生和死亡，所有责任报告人都应向当地疾病预防控制机构报告。美国的法定报告传染病由各州自行确定，目前有64种是美国疾病控制与预防中心（Centers for Disease Control and Prevention，CDC）要求各州都定期报告的。

传染病监测的主要内容：①收集人口学资料。②传染病的发病和死亡及其分布，包括漏报调查。③人群的免疫水平。④病原体的型别、毒力和耐药性等。⑤动物宿主和媒介昆虫，其种类、分布及病原体携带状况。

对某个具体的传染病开展监测时，要综合考虑疾病的特点、预防控制的需要和人力、物力、财力方面的实际条件，适当选择上述内容开展监测。

（二）非传染病监测

随着疾病谱的改变，公共卫生监测的范围扩大到非传染病，如恶性肿瘤、心脑血管疾病、糖尿病、精神病、职业病和出生缺陷等。

美国国立癌症研究所从20世纪70年代起就开始对癌症进行监测，提供癌症发生和死亡的详细资料。美国疾病控制与预防中心从20世纪80年代起开展慢性病的健康监测活动，首先针对严重影响生命质量的10种可预防的慢性病，如冠心病、糖尿病、肝硬化与酒精中毒、乳腺癌等开展监测。世界卫生组织（WHO）资助的心血管病及其决定因素监测方案（Monica方案）从1984年到1993年共进行10年，包括27个国家、39个中心和113个报告单位，覆盖人口达1300万。该方案的主要目的是监测心血管病的发生和死亡，以及与其相关的危险因素、卫生服务和社会经济发展的变化，以便采取有效行动，减少心血管病患者的死亡。我国从20世纪80年代陆续开展了心血管疾病、恶性肿瘤和出生缺陷等非传染病的监测，进入21世纪以后，非传染病监测覆盖的地区和人口在不断扩大。

（三）行为危险因素监测

随着疾病模式的改变，慢性病、伤害和性传播疾病逐渐成为影响人类健康的重要卫生问题。由于这些疾病的发生都和个人行为有着极为密切的关系，所以预防控制这些疾病的主要策略是促进行为的改变，行为监测对制定和评价疾病控制政策有着重要的意义。行为监测既可用于传染病也可用于慢性非传染病监测。在传染病中，监测的指标主要是与传播途径相关的各种行为，如共用注射器可能是艾滋病传播的危险行为，而共同饮用被致病菌污染的不洁水则可能是使肠道传染病暴发的高危行为。在慢性非传染病中的指标主要是一些与不良生活习惯相关的不健康行为，如吸烟、饮酒、久坐、缺乏体育锻炼等。行为危险因素监测已经成为公共卫生监测的一个重要组成部分，包括中国在内的越来越多的国家意识到行为危险因素监测的重要性，建立了本国的行为危险因素监测系统。美国疾病控制与预防中心在1984年建立了行为危险因素监测系统（behavioral risk factors surveillance system，BRFSS），到1990年全国各州均加入该系统。它运用随机抽取电话号码进行电话询问调查的方法，按月收集与慢性病、伤害和可预防传染病有关的资料，包括吸烟、饮酒、使用汽车安全带、合理营养、体力活动、利用疾病筛检服务等。而我国的行为学监测开始较晚，1995年在世界银行的帮助下开始在7个城市建立了行为学监测系统，监测的内容包括吸烟、饮酒、食盐摄入、体育锻炼等。

（四）针对其他卫生问题的监测

其他卫生问题的监测包括环境监测、营养监测、学校卫生监测、药物不良反应监测、计划生育监测等，种类较多。为了解决不同的卫生问题，达到特定的卫生目标，可以开展各种内容的公共卫生监测。例如，2001年“9·11”事件发生后，美国卫生部门就及时对事发现场的环境和有关医学死伤发生情况进行了监测。

【案例7-2】

《美国国家癌症年度报告2017》收集了1975～2014年间的美国癌症数据。报告显示，从2010～2014年，男性每年的整体癌症死亡率下降了1.8%，在16种最常见的男性易患的癌症中，有11种死亡率下降。女性的死亡率相对男性下降的比例较低，为1.4%，其中18种最常见的癌症中有13种呈下降趋势。

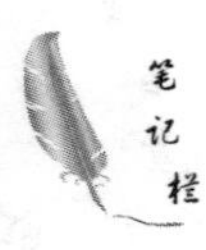

该报告涉及的监测系统包括：①监测，流行病学和最终结果项目（surveillance，epidemiology and end results，SEER），该项目隶属美国国立癌症研究所的肿瘤登记项目，始建于1971年，主要负责全美癌症的发病、死亡、生存的统计，监测癌症在不同地区和不同人群的发病趋势；②国家癌症登记项目（national program of cancer registries，NPCR），是全美最为全面完整的癌症发病登记项目，由美国疾病控制与预防中心负责管理，可提供最为完整的，癌症流行现状、变化趋势及不同人种和人群的癌症监测资料；③美国国家癌症数据库（national cancer data-base，NCDB），该数据库是由美国癌症协会、美国外科协会联合全美3000余家医院组成的全美医疗数据库，其主要负责收集、整理、分析全美各家医院癌症诊断、治疗、生存资料。

【问题】

1. 上述监测属于什么类型的监测？
2. 上述监测有什么意义？
3. 你知道哪些国内的相关监测？

【案例7-2分析】

1. 上述监测均属于非传染病监测。
2. 上述监测可以掌握主要慢性病的发病、患病、死亡、危险因素的流行状况及其变化趋势，为制订慢性病预防控制策略和措施、评估慢性病干预效果提供科学依据，为相关科学研究奠定基础。
3. 慢性病及其危险因素监测、肿瘤随访登记、居民营养调查和其他慢性病相关调查等。

四、公共卫生监测的目的

（一）描述健康状况及相关因素的分布特征和发展趋势

这是公共卫生监测最主要的内容，也是指导公共卫生活动最基本的信息，它有助于解决以下问题：

1. 了解疾病模式，确定主要卫生问题　即对疾病/事件的长期变动趋势、自然史、发生规模、分布特征和传播范围进行定性或定量描述。这是决策者必须掌握的信息，才能正确地建立卫生政策或卫生计划的目标。

例如，根据世界卫生组织和联合国艾滋病规划署的估计，截至2015年年底，全球约有3670万艾滋病毒感染者。同年，约210万人新感染了艾滋病毒，110万人死于艾滋病相关原因。艾滋病的监测结果显示，其流行范围之广，感染人数之多，对社会经济危害之大，超过了历史上任何一种传染病，已成为当今严重的公共卫生问题和社会问题。

2. 发现异常情况，查明原因并采取干预　在监测过程中如果发现疾病的分布出现异常变化时，就应该向有关卫生机构发出警报，有必要进一步开展流行病学调查来判断变化的原因，并采取干预措施来控制暴发或流行，减少危害。

美国在1979年接到罕见的中毒性休克综合征的病例报告后，迅速开展主动监测，结果发现病例均为女性并且在月经期发病。根据这个发现随即开展一系列的病例对照研究来探索与月经期有关的暴露因素，调查结果提示与月经期连续使用卫生棉条有关，进一步的调查则证实了与使用某一品牌的卫生棉条有关。当要求生产厂商停止生产并从市场撤回该品牌的卫生棉条后，发病迅速平息。

3. 预测疾病流行，估计卫生服务需求　通过监测动态观察疾病的发展趋势，可以预测流行的规模，从而估计未来的卫生服务需求。

在许多发展中国家通过血清学监测发现，HIV感染率迅速上升。例如，在某些撒哈拉以南的非洲国家，通过血清学监测发现成人中的HIV感染率在25%以上，而根据流行病学数学模型可以预测到未来艾滋病的流行规模将极其严重。据此联合国的相关组织发出了警告，在这些非洲国家由艾滋病流行引起的危机正在蔓延，它不仅会耗尽本来就十分缺乏的卫生资源，而且会抵消多年来为防治疾病促进健康所付出的全部努力。

笔记栏

（二）确定疾病的危险因素和高危人群

为干预选择合理的策略和有效的措施，有关危险因素和高危人群的信息是必不可少的。当监测内容包括行为在内的特殊暴露时，有助于确定危险因素；而监测对象的人口学特征，则有助于确定高危人群。

20 世纪 80 年代初，当美国的艾滋病刚刚开始流行时，通过对患者的监测掌握了他们的人口学特征，并且收集到性乱、吸毒和输血史等行为资料。在艾滋病的病因尚未明确即 HIV 尚未被发现之前，由于确定了危险因素和高危人群，使得当局能够在流行早期就利用监测结果来指导预防干预，通过健康教育使广大公众了解艾滋病的传播方式。

（三）评价干预效果

由于监测是连续、系统地进行观察，因此在评价干预策略和措施的效果时，疾病的变化趋势能够提供最直接和最可靠的依据。例如，在普遍接种甲肝疫苗的地区，甲型肝炎的发病率会明显下降。因此，可以把当地甲型肝炎发病率的变化，作为评价甲肝疫苗接种效果的评价指标。

实际上，每个公共卫生监测系统在建立时，目的是不同的，并不包含上述所有的目的。公共卫生监测系统的建立，必须审慎地分析监测所要达到的目的和所要获得的信息，一般情况下，一个监测系统的目的和需求越多、变量越丰富，则系统的建立就越复杂，可接受性也越差，信息收集的难度也越大，成本也就越高。

第二节　公共卫生监测的方法和步骤

一、公共卫生监测的方法

（一）常规报告

常规报告如我国的法定传染病报告系统，要求报告的病种多，报告的范围覆盖全国，而且主要由基层卫生人员来开展工作，漏报率高和监测质量低是不可避免的。但作为一种很普遍的监测技术，常规报告仍然能够获得一些重要的、有价值的信息。

（二）哨点监测

为了更清楚地了解某些疾病在不同地区、不同人群的分布及相应的影响因素等，根据被监测疾病的流行特点，选择若干有代表性的地区和（或）人群，按统一的监测方法连续开展的监测，称为哨点监测（sentinel surveillance）。它具有耗费低、效率高的特点。例如，我国的艾滋病哨点监测系统，是根据流行特点由设在全国各地的上百个监测哨点对高危人群进行定点、定时、定量的 HIV 抗体检测，以便了解我国艾滋病的感染状况和变化趋势。

（三）主动监测和被动监测

根据特殊需要上级单位专门调查或要求下级单位严格按照规定收集资料，称为主动监测（active surveillance）。我国疾病预防控制部门开展的传染病漏报调查，以及按照统一要求对某些疾病进行重点监测，努力降低漏报率和提高监测的质量，都属于主动监测的范畴。下级单位按照常规上报监测资料，而上级单位被动接受，称为被动监测（passive surveillance）。各国常规法定传染病报告属于被动监测的范畴。主动监测多是在被动监测的基础上，为保证数据资料的完整性而开展的监测活动。主动监测的质量明显优于被动监测。例如，漏报调查表明，我国大部分地区肠道传染病的实际发病率要比报告发病率高出 2 ～ 5 倍。由此可见，只有结合漏报调查这种主动监测的方式，才有可能掌握这些疾病的实际发生情况。

知识点 7-2

1. 公共卫生监测的方法。
2. 公共卫生监测的步骤。

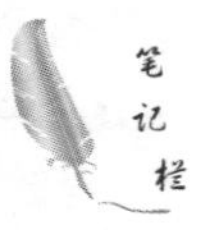

（四）症状监测

症状监测（syndromic surveillance）是指通过连续、系统地收集和分析特定临床症候群发生频率的数据，从而对特定疾病的发生和流行进行早期探查、预警和快速反应的监测方法。症状监测的目的是要在疾病被明确诊断并通过常规系统报告之前，获得重要的预警信息，以便及早采取应对措施。如发热监测、腹泻病例监测等。

二、公共卫生监测的步骤

公共卫生监测通过收集资料、分析资料、反馈信息和利用信息这四个步骤来实施。当现有的监测系统不能回答某个特殊的公共卫生问题或者解释新信息需求时，就需要创建一个新的监测系统。

（一）收集资料

监测资料的来源是多渠道的，可以根据监测的特定目标来收集。监测资料大致包括以下几个方面：①人口学资料；②疾病发病或死亡的资料；③实验室检测资料（如抗体测定、水质检验等）；④危险因素调查资料（如吸烟、职业暴露等）；⑤干预措施记录（如疫苗发放、食盐加碘等）；⑥专题调查报告（如暴发调查、漏报调查等）；⑦其他有关资料。

在收集资料的过程中，漏报是在所难免的，过分强调监测质量、要求提高报告率，会受到人力、物力和财力的制约。实际上只要漏报率是相对稳定的，仍然可以从监测中获得有用的信息。另外，也可以用统计学技术来估计漏报率的大小，如采用“捕捉—标记—再捕捉”（capture-mark-recapture，CMC）的方法。

（二）分析资料

实际上就是把原始资料加工成有价值的信息的过程，它包括以下步骤：①将收集到的原始资料认真核对、整理，同时了解其来源和收集方法。因为错误或不完整的资料是无法用统计学技术来纠正的，只有质量符合要求的资料才能供分析用；②利用统计学技术把各种数据转变为有关的指标；③解释这些指标究竟说明了什么问题。

在分析资料的过程中，可以利用统计学技术，如显著性检验、标准化法、聚集性分析等，提高信息的质量。同时要考虑各种事件对监测结果的影响，这样才能对信息做出正确、合理的解释。

（三）反馈信息

反馈信息是把公共卫生监测和公共卫生干预连接起来的桥梁，监测系统必须建立反馈信息的渠道，使所有应该了解信息的单位和个人都能及时获得，以便迅速对卫生问题做出反应。信息的反馈分为纵向和横向两个方向。纵向包括向上反馈给卫生行政部门及其领导，向下反馈给下级监测机构及其工作人员；横向包括反馈给本地或相邻地区有关的医疗卫生机构及其专家，以及反馈给社区及其居民。反馈时应视对象不同而提供相应的信息。

监测信息可以定期发放，如 WHO 的疫情周报（*Weekly Epidemiological Record*）、美国疾病控制与预防中心的发病率和死亡率周报（*Morbidity and Mortality Weekly Report*）和中国疾病预防控制中心的《疾病监测》等。利用互联网来反馈信息，是近年来公共卫生监测技术的新发展。

（四）利用信息

充分利用信息是公共卫生监测的最终目的。通过监测获得的信息可以用来描述卫生问题的分布特征、确定流行的存在、预测流行的趋势、评价干预的效果，为开展公共卫生活动提供决策依据。

三、现代信息技术在公共卫生监测中的应用

【案例 7-3】

1950～1985 年我国传染病监测与报告每月以纸质统计报表的形式由县区、地市、省、国家逐级报告，1985～2003 年每月以电子统计报表的形式由县区、地市、省、国家逐级报告，2004 年中国疾病预防控制信息系统（网络直报系统）建成投入应用，其核心子系统为传染病信息报告管理系统（national notifiable diseases reporting system，NNDRS），实现了基于医疗卫生机构的法定传染病病例的实时、在线、直接报告。截至 2016 年年底，NNDRS 在册实名授权用户已达 14.6 万，覆盖 6.8 万家各级各类医疗卫生机构，年平均报告传染病病例 1000 余例。

笔记栏

2004年以来，在NNDRS基础上，中国疾病预防控制中心先后建设了结核病管理信息系统、鼠疫防治管理信息系统、艾滋病综合防治信息系统、麻疹监测信息报告管理系统等多个单病监测系统，部分单病监测系统能够与NNDRS实现个案数据的推送。

【问题】

1. 网络直报系统应用之前我国传染病监测系统有哪些弊端？

2. 电子通信在公共卫生监测中发挥了哪些作用？

3. 还有哪些现代技术可用于公共卫生监测？可发挥什么样的作用？

【案例7-3分析】

1. 20世纪80年代以来疫情信息管理工作存在许多问题，包括疫情报告漏报严重，时效性差、疫情信息管理工作缺乏经费和设备保障、疫情信息管理工作缺乏组织和人员保障、疫情信息管理工作缺乏制度保障等。

2. 网络直报的疫情信息管理模式使我国彻底改变了原来按时逐级上报、统计、汇总的模式，形成了实时报告、实时统计、实时分析的信息网络化科学管理模式。由于报告方式的便捷，传染病报告管理得到普遍加强，疫情报告质量明显提高，漏报减少。

3. 除电子信息系统外，地理信息系统（geographic information systems，GIS）也应用于公共卫生监测中。GIS是旨在获取、存储、处理、分析、管理，并显示和输出所有类型的空间或地理数据的计算机系统。全球很多国家已将GIS运用于传染病监测。在我国，GIS主要应用于血吸虫病、莱姆病、霍乱、艾滋病等传染病的监测。

第三节　公共卫生监测系统

一、监测系统的概念

开展公共卫生监测工作需要建立专门的机构即监测组织，它应具备相应的行政职能和技术条件，以及保证运作所需要的经费。WHO除了在总部设有负责全球监测的部门外，还在世界各地设有专门机构，如血清保存中心、虫媒病毒中心、流行性感冒中心等。许多国家都设有负责本国公共卫生监测的中心，如美国疾病控制与预防中心、中国疾病预防控制中心等。

为了达到特定目标而对某种疾病或某个公共卫生问题开展有组织、有计划的监测时，就形成了一个公共卫生监测系统。公共卫生监测系统通常可以分为以下3类：

知识点7-3

1. 公共卫生监测系统的概念。

2. 公共卫生监测系统的评价方法及指标。

1. 以人群（或社区）为基础的公共卫生监测系统　这类系统以人群为现场开展工作，如我国的法定传染病报告系统、综合疾病监测网即属于此类。它的主要功能之一是监测人群中各种传染病的动态变化。以人群为基础开展监测时，如果利用通过抽样组成的监测点监测系统来代替覆盖整个目标人群的常规监测系统，尤其当监测点具有充分的代表性时，不仅耗费低、效率高，而且获得的资料比较准确、可靠、及时，弥补了常规监测的缺陷，如我国的妇幼卫生监测系统就属于监测点监测系统。

2. 以实验室为基础的公共卫生监测系统　这类系统主要利用实验室方法对病原体或其他致病因素开展监测，实验室为基础的监测是传染病监测的一个重要的组成部分，它通过对临床上非特异性症状的传染病（如沙门氏菌病）或特异性症状传染病（如结核病）的标本进行检验监测而发挥重要作用。这样的系统能否发挥效能的一个关键是检验结果能否按常规上报、流通和反馈。例如，我国的流行性感冒监测系统，是一个较完整的以实验室为基础的传染病监测系统。该系统不但开展常规的流感病毒的分析工作，而且形成了较完整的信息上报、流通和反馈机制。

3. 以医院为基础的公共卫生监测系统　这类系统以医疗机构为现场开展工作，主要是对医院内感染、病原菌耐药及出生缺陷等事件进行监测的系统。例如，1986年在中国预防医学科学院流行病学微生物学研究所牵头下，我国开展有组织的医院内感染监测，每月上报反馈院内感染与病原菌耐药性的信息。除此之外，我国还开展出生缺陷监测系统。在美国，这样的监测系统内的医疗机构除

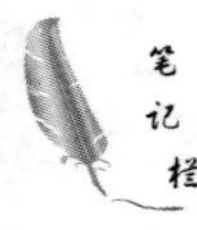
笔记栏

开展常规工作外，有时也对某些特别问题共同开展调查。

二、公共卫生监测系统的评价

为了提高公共卫生监测系统的质量，更有效地为公共卫生活动服务，需要对监测系统进行评价。公共卫生监测系统评价的目的是保证该系统发挥有价值的卫生服务功能。评价的目的主要包括以下几个方面：①确保重要的公共卫生问题都能有效地被监测到；②避免系统重复设置，浪费资源；③保证监测数据的科学性和可靠性；④实现数据共享，促进监测资料的充分利用；⑤监测系统的运作符合成本效益原则；⑥随时或阶段性提供有效信息，利于疾病预防控制服务工作的开展；⑦修正监测系统的不完善之处，推动系统可持续发展。

公共卫生监测系统的评价内容应从三个层次进行，包括监测的公共卫生事件的重要性、监测系统运作的成本和效益，以及监测系统的质量控制指标。

美国疾病控制与预防中心提出用公共卫生监测系统的属性作为标准对监测系统进行评价。但要注意的是，由于监测目的不同，每个监测系统对不同属性的重视程度也不相同。另外，各个属性间往往相互有联系，提高对某个属性的要求，可能会以降低对另一属性的要求作为代价。评价公共卫生监测系统的属性标准包括以下 8 个方面：

1. 灵敏性（sensitivity） 是指监测系统发现和确认公共卫生问题的能力。它包括两个方面，一是指监测系统报告的病例占实际病例的比例；二是指监测系统判断疾病或其他公共卫生事件暴发或流行的能力。

2. 特异性（specificity） 是指监测系统排除公共卫生问题的能力，即监测系统能够正确识别疾病群体现象的随机性波动，从而避免发生预警误报的能力。

3. 及时性（timeliness） 是指从监测系统发现卫生问题到有关部门接到报告并做出反应的时间间隔。它反映了信息的反馈速度，这对急性传染病监测尤为重要，因为它会直接影响干预的效率。

4. 代表性（representativeness） 是指监测系统描述的卫生问题能在多大程度上代表目标人群中实际发生的卫生问题。监测资料缺乏代表性可以导致决策错误。

5. 简单性（simplicity） 是指监测系统监测的资料容易收集，监测的方法容易操作，系统运作的程序简单。

6. 灵活性（flexibility） 是指监测系统对新的卫生问题、操作程序或技术要求能及时做出反应且适应其变化。

7. 可接受性（acceptability） 是指监测系统的参与者对监测工作的意愿达到什么程度。通过参与者能否持续、及时地提供准确、完整的资料来反应。

8. 阳性预测值（positive predictive value） 是指监测系统报告的病例中真正的病例所占的比例。阳性预测值很低时，会去调查假阳性和干预并未发生的流行，造成卫生资源的浪费。

三、我国重要的公共卫生监测系统

（一）传染病监测信息系统

我国的传染病监测信息系统由始建于 1950 年的法定传染病报告系统发展而来，于 2004 年建成以网络为基础的定时的、个案直报的系统。报告甲、乙、丙三类共 39 种法定传染病。这是中国疾病预防控制及公共卫生信息系统国家网络的重要组成部分。该系统包含了从乡镇到国家的 5 级网络传染病监测报告系统及从地市到国家的 3 级网络平台。全国范围内的所有卫生 / 医疗机构都可以随时访问中心数据库，方便获得信息。

该系统对传染病采取实时的个案报告及对危险因素及症状的监测，提高了发现疫情暴发和突发事件的敏感度，为预警疫情、突发公共卫生事件、控制疾病蔓延和流行争取了宝贵的时间，使得对于可能的疫情暴发和突发公共卫生事件能够及时监测和预警。

（二）居民死因网络直报系统

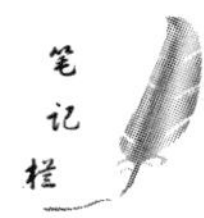

该系统在 2004 年 4 月启动，卫生部要求全国所有县及县以上医疗机构利用国家疾病预防控制

信息系统填报死因数据，以网络直报的形式报告死亡病例的有关信息。随着中国经济水平的增强和国家疾病预防控制信息系统的发展，所有开展死因登记报告的地区都可以通过该系统实行统一的网络报告。

该系统表现出报告和分析及时、运行和管理灵活、质量便于控制等优点，能够全面、及时地掌握人群疾病和死亡的发生，是制订应急措施的基础，由死因监测获得的人群死亡率、死因分布等信息也是卫生行政决策的依据。

（三）全国 HIV 感染哨点监测系统

HIV 感染哨点监测系统始建于 1995 年，由国家疾病预防控制中心性病艾滋病中心牵头负责。目前已经在全国 31 个省、自治区、直辖市建立了 388 个国家级哨点，并在 26 个省、自治区、直辖市建立了 370 个省级哨点。在哨点开展 HIV 感染的血清学监测，其中部分哨点同时开展行为学监测。监测对象通常由性病患者、吸毒者、暗娼和长途卡车司机等高危人群组成。每个哨点每年监测 1 次，每次 250 ～ 400 人。由于我国目前 HIV 感染的流行主要集中在高危人群中，所以哨点监测的结果大致可以估计整个人群流行的现状和趋势，从而为预防控制艾滋病提供重要依据。

拓展阅读
（第七章）

（向　浩　于文媛）

笔记栏

第八章 循证医学

第八章 PPT

【案例 8-1】

全球老龄化的日益严重，使得骨质疏松及其相关的骨折成为一项重要的公共卫生问题。在全球范围内的医疗实践中，为中老年人常规补充钙剂或维生素 D 来预防骨质疏松及其相关的骨折是一种非常普遍的做法。英国与中国在 2017 年的相关临床指南均建议钙剂或维生素 D 摄入不足的人群使用相应的补充剂，可真实的效果究竟如何？2017 年年底，*JAMA* 的一篇关于补充钙剂或维生素 D 与骨折发生关系的系统综述（共纳入 33 项随机对照试验，51 145 名 50 岁以上的参与者）结果显示，与安慰剂组或空白对照组相比，并未显示钙剂补充组［RR，1.53（0.97 ～ 2.42）］、维生素 D 补充组［RR，1.21（0.99 ～ 1.47）］或两者联合补充组［RR，1.09（0.85 ～ 1.39）］与骨折（髋骨、椎骨、非椎骨及整体骨折）风险存在显著关联，甚至大剂量维生素 D 还增加了骨折发生的风险［RR，1.49（1.03 ～ 2.17）］。该研究说明 50 岁以上的中老年人常规补钙和维生素 D 并不能降低骨折风险，而且很可能适得其反。

循证医学是要求依靠科学证据做出临床决策的医学实践，人类的健康与这些科学证据休戚相关。近些年，循证医学应用当前已经建立起来的科学方法，检验了一些临床诊疗方法的有效与否，打碎了多个医学神话，但人类目前还依赖着其他成千上万的药物，临床正在普遍应用的许多药物的真实疗效亟需循证医学的验证。（资料来源：Zhao JG，Zeng XT，Wang J，et al.，2017. Association between calcium or vitamin D supplementation and fracture incidence in community-dwelling older adults a systematic review and meta-analysis [J]. JAMA，318（24）：2466-2482.）

【问题】

1. 这个例子告诉我们什么？

2. 针对 *JAMA* 该系统综述，如果有人充分论证了在动物体内补充钙剂或维生素 D 预防骨折的分子机制，你认为能否有力反驳该系统综述的结论？

【案例 8-1 分析】

1. 该案例告诉我们：传统经验医学是不可靠的，任何的医学干预，均应建立在当前最佳证据的基础上，应通过循证的方法停止使用无效的干预措施，预防新的无效措施引入医学实践。

2. 不能，基础研究的结果不属于以人群为研究对象的流行病学研究证据，不能直接用来指导医学实践，与临床决策无直接相关。即使基础研究显示的机制多么合理，也不等于临床有效，临床效果才是最后的验证。该文为 RCT 的系统评价，属于当前关于干预效果研究的最高质量的科学证据。

知识点 8-1
EBM 的概念与内涵。

循证医学（evidence-based medicine，EBM）是临床医学、流行病学及图书情报学等多学科融合发展而成的新兴交叉性学科，是指导临床实践进行科学诊治的方法学。EBM 的理念：在当今的医疗环境下，临床医生针对患者具体的临床问题，从浩瀚的信息与文献中筛选出最新、最合适的科学证据来指导临床医生做出最佳的诊治方案；随着社会的发展，其理念已经从临床医学渗透到医疗卫生各相关学科，如公共卫生、卫生政策的制定与管理及医学的教育与改革等，其应用也远远超出医疗卫生范畴，向更广泛的学科领域拓展，在各个领域得到了广泛的研究、传播与应用。

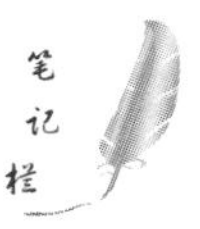

第一节　循证医学概述

微课 8-1

一、循证医学的定义

EBM 是“基于证据的医学”，指临床医生针对具体的个体患者，在充分获取患者临床信息的基础上（包括病史、体检、实验室检查及影像学检查信息等），结合自身的临床专业理论知识与技能，围绕患者的主要临床疑难问题（如病因、诊断、治疗及预后等问题），检索、查找、评价当前最佳的研究证据，考虑患者的实际情况与意愿及临床医疗环境，认真明智地、深思熟虑地将最佳的研究证据运用到临床，形成科学的临床诊治决策，并在患者的配合下付诸实践，最后进行分析并评价其效果。

上述定义告诉我们从以下几个方面来理解 EBM 的内涵，首先，EBM 强调：为追求最佳诊治效果，任何临床的诊治决策，必须建立在当前最好的研究证据、临床经验及患者意愿的有机结合基础上，即任何临床医疗实践及决策的确定不能仅凭临床经验或不完善的理论知识指导，而应遵循最新、最好的科学研究论据。其次，虽然 EBM 实践的核心是科学客观的研究证据，但是证据不等于决策，因为科学研究证据的结果来自对群体（多个个体）的观察，是平均一般性的结论，而医生面对的则是一个个具体患者，平均研究结果能否有效地用来指导个体患者的诊治呢？ EBM 也强调将科学证据应用到个体时应慎重，要充分考虑个体患者的性别、年龄、病情、依从性、社会因素、文化背景及对治疗的选择期望等实际情况，故 EBM 本质上是高度个体化的循证决策，最终结果是医生和患者形成诊治联盟，既能有效地解决患者的具体临床问题、改善预后及促进康复，使患者获得最好的临床治疗结局和生命质量，又可促进临床医疗水平的提高与进步，达到医患“双赢”之目的。而临床医生的专业知识与长期积累的丰富临床经验则是对患者进行准确判断实施 EBM 实践的基础与前提。因此，进行 EBM 实践，现有最好证据、医生的专业与经验、患者的实际与意愿三者共同构成了循证思维的主体。所以说 EBM 是现代医学的发展趋势，是一种新的有别于传统临床医学实践模式的新模式，它使临床医学的研究和实践发生了巨大变化，将成为 21 世纪临床医学发展的方向。

二、循证医学的产生与发展

（一）循证医学产生的背景

循证医学的产生是社会及医学发展的必然。某种意义上，人类发展的历史就是人类与各种疾病做斗争的历史，随着社会的发展、科学的进步及人们对疾病认识的不断深化，现代医学得以不断地丰富与发展。1948 年，WHO 重新定义了健康的内涵，第一次将健康从躯体无疾病延伸到心理平衡和社会适应方面的多元高度，同时将健康定义为一项基本人权，人人公平享有健康权；20 世纪后半叶，严重危害人类的疾病已经从传染病等疾病转变为心脑血管病及肿瘤等多病因的慢性复杂性疾病，人们对健康的期望越来越高；同时，风光一时的生物医学模式开始受到诟病，心理、社会向度被引进医学模式，医疗模式从“以疾病为中心”的传统生物医学模式向“以患者为中心”的现代生物 - 心理 - 社会医学模式转变；这些均使传统的临床诊治决策面临着前所未有的挑战，医疗服务的目的不再仅仅局限于解除病痛及维持生命，还包括恢复功能、提高生活质量、延年益寿、知情选择及实现卫生服务的公平性等。因此，政府部门、医疗单位、医护人员、患者及公众都亟需能指导或制定临床实践诊治措施、临床指南、医疗政策与改革及公共卫生政策等方面的科学证据；再者，随着电子计算机技术、互联网技术、统计学数据处理软件及临床流行病学等的发展，极大地提高了信息发现、采集、挖掘与加工整合能力，为科学证据的生产、共享、使用和传播提供了有效的手段和良好的载体，使医学卫生信息及证据的产生、使用及传播以前所未有的速度发展与更新，也为循证医学的产生创造了条件。

（二）循证医学的诞生与发展

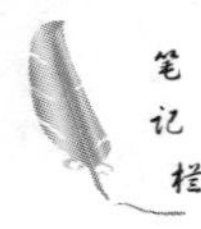

循证医学理念的渊源可以追溯到 19 世纪，当时的法国流行病学学家 Pierre Louis 指出：应用医学的“系统性规律”来对观察结果做出结论，强调临床实际效果的正确有效性需经过大量临床实践的证实，为循证医学思想的形成奠定了基础。1948 年，人类历史上第一个真正意义上的关于链

霉素治疗肺结核效果研究的随机对照试验（randomized controlled trial，RCT）发表于英国医学杂志（*BMJ*），显示了其极大的科学性与说服力。此后，RCT逐渐成为各个临床学科用来评估治疗措施效果的“金标准”；然而，随着RCT的不断产生，这些高质量的科学研究证据的成果大都被束之高阁，仅仅在研究者之间传播，与医生、患者及卫生决策无关，对临床实践影响甚微。一些过时的、无效的甚至有害的治疗措施继续被广泛使用，而一些新的有效的医疗干预措施却迟迟不被临床采纳。直到20世纪70年代，英国临床流行病学家Archie Cochrane意识到这些科学研究证据对于医学实践的巨大的潜在意义和价值，指出整个医学界忽视了这些科学研究证据对医学实践的重要指导作用，并提出医学界应着手系统地总结和传播RCT证据，并将这些科学证据用于指导医学实践，来提高医疗卫生服务的质量与效率。同时，针对同一治疗措施的不同RCT研究的疗效结论的大相径庭，Archie Cochrane又提出“应根据特定病种的疗法，将所有相关RCT联合起来进行综合分析，并随新的临床研究的出现不断更新，以便得出更为可靠的结论”。1987年，Archie Cochrane及其学生Iain Chalmers将其理论付诸实践，根据7篇RCT研究结果撰写了妊娠期皮质类固醇短程疗法治疗先兆早产的系统综述/系统评价（systematic review，SR），肯定了皮质类固醇可有效降低新生儿死于早产并发症的危险，使早产儿死亡率下降30%～50%。在此之前，无相关SR发表，大多数医生并未认识到该疗法的显著疗效，结果导致成千上万早产儿的死亡及高额医疗费用的产生，此SR为临床治疗实践提供了科学的可靠依据。此后，根据此结果，NIH制定官方政策，鼓励使用此疗法，此方法在美国推广后使得每个婴儿节省3000余美元医疗费用，全国每年可节省15.7亿美元，为我们展示了循证医学指导临床实践决策的持久、广泛、深远的影响作用，成为了循证医学的一个里程碑事件。1989年，在WHO支持下，Iain Chalmers又发表了一项震惊整个医学界的研究，该研究收集总结综合系统评价了产科各种治疗干预方法的临床效果，结果显示在产科使用的226种治疗措施中，50%缺乏临床RCT证据；在有临床RCT证据的干预措施中，40%有效，60%无效甚至有害。

至此，这些研究证据告诉我们，医学不是随心所欲的治疗，仅仅凭借临床经验还不足以可靠地回答某项治疗干预措施是否有效这个医学最基本的问题。因此，必须系统地总结RCT等科学证据，淘汰无效的干预，预防新的无效的治疗干预措施进入医学实践。无论新的、旧的医学技术，在临床实践实施于患者之前，都应经过严格的科学评估。

此后，更多学者看到了科学研究证据对医学实践的意义。1992年，加拿大McMaster大学的临床流行病学家David Sackett、Gordon Guyatt、Brian Haynes等在长期临床流行病学实践的基础上，于美国医学会杂志（*JAMA*）上发表了一篇题名为“循证医学：医学实践教学的新模式”的文章，至此，“Evidence-Based Medicine，EBM”一词首次正式亮相，标志着循证医学的正式诞生。该文指出，由于医学的快速发展，医生应不断地直接从科学研究中学习新知识，因此，医生须首先具备文献检索、分析理解和应用科学研究文献的能力，而传统医学教育恰恰缺乏对此方面知识和能力的培养。该文将循证医学定义为“慎重、准确和明智地应用当前所能获得的最好的研究证据，同时结合医生个人的临床专业技能与经验，并考虑患者的意愿，将三者完美结合制订出最优（最适宜）的诊治方案”。其核心思想就是应尽量与时俱进地采用最新最佳的科学证据，并将其应用于临床实践，来促进医疗卫生服务的“证据化”。

1993年，Iain Chalmers创建世界考科蓝协作组织（the Cochrane Collaboration，CC），David Sackett担任首席主席。Cochrane协作组织助力全球循证医学的腾飞发展，为其发展提供了有力的组织保证，其主要任务是收集、总结、传播经过科学分析整理的临床研究证据，将高质量的有价值的研究证据推荐给临床医生及相关专业人员，指导临床实践和医疗卫生决策，加速科学研究证据在实践中的应用与转化，使循证医学得以实现；其主要标志性成果是Cochrane Library中各种医学干预试验的高质量SR，其作者来自120多个国家的专家、研究者及医药卫生人员等；迄今为止，Cochrane协作组织依靠周密的顶层设计、系统的方法学及全程严格质量把关，已制作6000余篇SR全文，在Cochrane Library的CDSR数据库（Cochrane database of systematic reviews）发表，并不断更新。目前，CDSR已成为WHO和各国循证决策时最有价值的源证据库，也是至今SCI收录的唯一数据库文献，2017年的影响因子达6.754，是推动循证医学发展非常重要的平台。1999年，华西医科大学成立中国第一个Cochrane中心，也是亚洲唯一的Cochrane中心，它与Cochrane协作组织共同产生和传播高质量证据，促进循证医学不断向深度和广度的发展。

笔记栏

第二节 循证医学临床实践的基础

一、最好的研究证据

知识点 8-2
开展 EBM 临床实践的基础。

EBM 对现代医学的主要贡献之一就是将医疗实践决策建立在与时俱进的科学证据基础上。证据是实践 EBM 的武器，证据的质量决定着临床决策及卫生决策的科学性和正确性。真实可靠的临床证据可以改进临床诊疗决策，提高医疗质量，还可为卫生行政部门、政府机构制定政策提供科学依据。与临床医学实践和卫生决策相关的证据是多方面的、来源是多渠道的，因此不同证据的质量、可靠性及与临床实践的关系也存在差异。EBM 实践要求将当前所能够获得的最佳证据作为解决患者临床问题的必要手段，何为最佳的科学证据呢？最佳临床研究证据是指针对某一临床问题研究的文献，应用临床流行病学原则和方法及有关质量评价的标准，经过认真分析与评价后获得的最新的、最真实可靠的且有临床重要应用价值的研究成果。就干预措施效果而言，最真实可靠的证据是来自多个 RCT 的 SR，其次是单个 RCT，这些是可以直接用来指导临床实践和医疗卫生决策的科学研究证据；而那些非基于研究证据的个人意见、依据病理生理知识的推理及动物实验和体外研究的结果，则不能直接用来指导医学实践，可作为参考，但它们不属于以人群为研究对象的流行病学研究证据，与临床决策无直接相关性（有关证据的质量分级及最佳证据文献的检索方法详见本章第三节）。

需要注意的是，EBM 强调证据在决策中的重要性和必要性，但是证据本身不是决策，高质量证据并不等于最好的决策，一项有效的干预措施可能由于现有资源的、经济的、法律的及价值取向等，而根本无法推行，所以还需结合实际情况，做出合理的决定。另外，当面对堆积如山的不同质量的证据时，EBM 强调实践和决策应基于现有的最佳证据，但是，现实中“最佳”的不一定是最科学的，而是解决某具体临床问题的最适宜手段，所以，在现实世界中，有关干预效果的最好证据可能并非来自 RCT 或者 RCT 的 SR，但循证决策并不会因为现实证据的不完美而不去采取适当的干预策略，很多情况下，等待绝对最佳完美的证据（世界本不存在绝对的最佳证据）将意味着可能延误对患者及人群的及时干预，此种情况下，需结合实际情况，多方面认真评价已有的证据，充分挖掘各证据之要点，综合谨慎考虑后再进行循证决策。

二、高素质的临床医生

高素质的临床医生是实践 EBM 的必备条件和有力保证。医生是 EBM 实践的主体，临床实践中，我们需要的不是随心所欲的、五花八门的治疗，针对不同的患者做出最佳的诊疗决策，永远是医生的智慧。临床证据再多，离开医生的判断，不能称为 EBM 决策。因此，临床医生首先必须具备良好的医学素养，包括坚实的医学理论知识与丰富的临床经验及技能。其次，临床医生也须掌握寻找证据、评价证据、应用证据等临床流行病学方面的技能，因为临床流行病学的基本理论是 EBM 实践的学术基础，如医学研究的设计、文献质量的评价、指标的分析评价、证据的卫生经济学分析与评价等，都涉及临床流行病学的基本理论与方法。再者，医生还须具备崇高的医德和全心全意为患者服务的精神。最后，面对不断发展变化的、复杂的临床医学实践，每个医生的临床知识是有限的，但未知的相关知识却没有边际，因此临床医生要抱有终身学习的理念，不断进取、不断更新和丰富自己的理论与方法，勤于思考，才有可能及时发现患者的临床问题，才有可能卓有成效地解决患者问题，才有可能与时俱进地进行 EBM 决策。

三、患者的参与合作

EBM 也强调患者的价值观及意愿在临床决策中的重要地位。患者是临床实践的中心，医生任何诊治决策的实施，都必须获得患者的接受与合作，平等友好合作的良好医患关系是成功实践 EBM 的又一关键环节。由于患者之间存在经济状况、宗教信仰、社会文化背景和个人价值观的不同，所以在临床实践过程中，医生要充分尊重患者的价值取向和需求，从患者利益出发，让患者拥有充分

笔记栏

的知情权，形成医患双方的诊治联盟，共同做出诊疗决策，确保患者在诊疗过程中良好的依从性，才会取得最佳的诊治效果，使患者健康获得最大收益的治疗，所以，EBM 诊治决策的本质就是高度个体化的，即便运用相同的高质量证据，由于个体存在差异，不同患者做出选择的诊治决策也可能不同。事实证明在临床实践决策中，EBM 高度强调个体的选择与偏好比传统医疗决策更加有效，患者参与选择自己的治疗是当今最佳的医疗实践模式。因此，EBM 注重证据的同时，也强调医生的水平及患者的意愿；在注重科学性的同时，也强调人文精神，所以，EBM 本质是科学精神和人文精神的和谐统一，其自身的不断发展，就是尊重人的价值与感受、尊重人的自由与民主的人文精神的回归，是科学精神和人文精神融合的产物。

四、现行的医疗环境

EBM 实践深深植根于特定的社会环境，无法摆脱强大的社会、政治和文化力量的支配，不同国家、不同地区、不同级别的医院的文化、设备、技术条件及临床医生的水平各异，即使某一最佳干预方法对某种疾病有确切效果，但当具体的社会环境、医疗环境及技术条件受限制时，EBM 实践也是难以实现的。因此，从根本上来说，EBM 实践是一个科学决策的社会问题。在我国正在进行的医药卫生制度的深化改革中，期望能建立一个符合中国国情的科学医疗保障制度，改善医疗环境，不仅可以保证患者最大化地利用医疗资源、获得最佳的医疗效果，同时也可将广大医务人员从超负荷的工作中解放出来，进一步保障他们的安全工作和学习空间，为真正实践 EBM 创造良好宽松的医疗环境，真正做到全心全意为人民健康服务。

上述四个方面是 EBM 实践的基础，缺一不可，有机结合构成了 EBM 的整体框架，是医生对具体患者进行科学诊治的复杂系统工程。

第三节 循证医学临床实践的方法与步骤

微课 8-2

一、提出一个拟解决的临床循证问题

> **知识点 8-3**
> EBM 临床实践的基本步骤。

确立一个拟解决的临床问题是实践 EBM 的第一步，关系到能否寻找到最好证据来解决所面对的医疗卫生问题，关系到能否为患者或群众提供满意的医疗卫生服务。所谓的临床循证问题是针对患者的具体情况，医生准确采集病史，查体，收集相关实验结果，分析论证，找出所需解决的临床疑难问题，包括诊断、治疗、预防、预后等方面的问题。例如，对一位有乳腺癌家族史的绝经期妇女，是否可以采用雌激素替代疗法治疗骨质疏松？如果采用，治疗的效果和发生乳腺癌的风险如何？另外，众所周知，乳腺癌对妇女的健康和生命产生严重威胁，是否需要对 40 岁及以上的妇女进行年度例行的常规 X 线摄影筛查，这种早期筛检能否降低患者死亡风险，延长寿命？成本 - 效果如何？能否制定相应的政策，进一步在社区人群中实施这项筛检？所以，根据具体的患者或人群的实际情况提出正确的、需要解决的医疗卫生问题是实践 EBM 的起点，是确保 EBM 实践后续环节顺利开展的基础。

在构建一个具体的临床问题时，通常采用国际上常用的 PICO 格式。P 指特定的患病人群（population/participants），I 指干预（intervention/exposure），C 指对照组或另一种可用于比较的干预措施（comparator/control），O 指结局（outcome）。每个临床问题大多由 PICO 四要素构成，如表 8-1 显示了具体临床问题的 PICO 组成方式，根据 PICO 中的关键词，可便于后续开展检索工作。总之，要提出一个好的临床问题，需要具备扎实系统的临床素养及哲学家的思维，善于观察思考与综合分析，据患者的具体情况，结合实际的资源条件及临床应用价值等方面进行综合考虑，方能发现、提出并构建出良好的循证问题。

笔记栏

表 8-1 临床问题的 PICO 组成举例

类型	临床问题举例	P	I	C	O
病因问题	减肥能否降低肥胖人群的冠心病发病率？	肥胖人群	减肥	没有减肥	冠心病发病率
诊断问题	CT 诊断肝癌的诊断价值多大？	肝癌患者	CT	“金标准”（病理活检）	肝癌
治疗问题	对于慢性肾衰竭终末期 - 尿毒症患者肾脏移植与血液透析相比，在改善患者生存质量和生存率方面，哪种方法更好？	慢性肾衰竭终末期尿毒症患者	肾脏移植	血液透析	能否改善患者生存质量和生存率
预后问题	老年缺血性卒中患者发生癫痫的风险是否增加？	老年缺血性卒中患者	卒中	无卒中	癫痫

二、证据的检索与收集

EBM 的另一关键环节在循证，清楚第一步所要解决的临床问题后，如何运用电子数据库和文献检索系统，进行相关证据的检索呢？针对同一个具体的临床问题，网络上可能会有大量结果不尽相同的研究，如何能够快速、高效、无遗漏地从网络的海量信息中甄别真伪，在来源复杂、鱼目混珠、质量良莠不齐的数据库海洋里检索到高质量的相关证据？常用的 EBM 检索资源有哪些？Brain Haynes 等学者 2009 年提出的“6S”金字塔模型是一种经典的针对 EBM 资源进行分类的方法。“6S”金字塔模型是按照证据查找、评价和利用的便捷性、相关性和有效性排列而成的资源分类模型，该模型中资源库层级越高，对解决临床问题的时效性和可行性越强，但是目前可获得的内容也相应越少。如图 8-1 所示，每一“S”代表一类 EBM 检索资源库。临床循证实践时，文献检索必须从可能的最高质量的证据开始，因此，最优先检索的资源应该是“System”（计算机辅助决策系统），其次是“Summaries”（循证证据整合库），若以上两类资源检索不到相关证据，再依次考虑“Synopses of syntheses”（系统综述的精要数据库）、“Syntheses”（系统综述数据库）、“Synopses of studies”（原始研究的精要数据库），以上资源均查找不到相关证据时，最后考虑检索“Studies（原始研究数据库）”。“6S”模型中“原始研究数据库”是所有其他“S”资源衍生库的基础，自下而上形成一个不断缩小的证据资源金字塔，金字塔的顶是证据最浓缩最简明的终端形式，即“System”是提供证据的最高形式。

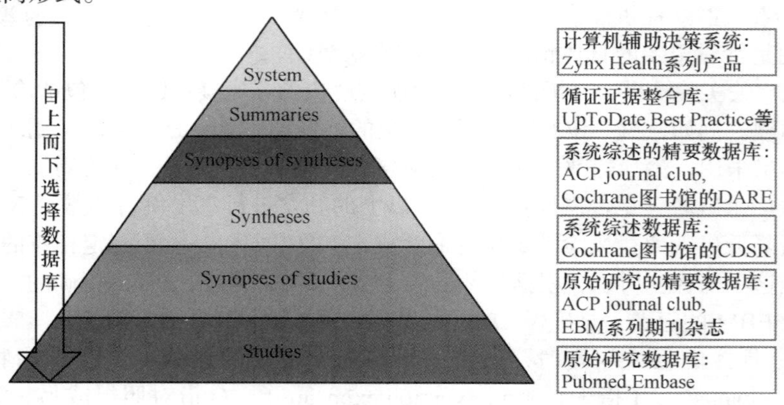

图 8-1 循证证据资源的“6S”金字塔模型及相应的代表性数据库

计算机辅助决策系统（computerized decision support system，CDSS）指能够将患者的个体信息与高质量研究证据相匹配的计算机决策支持系统资源库，系统可将患者电子病历中的临床特征与可获得的最佳证据进行自动连接，并告知医护人员相应的临床诊疗信息。CDSS 目前尚处于探索阶段，尚未被广泛使用，以美国的 Zynx Health 系列产品为代表。

“Summaries”属于新型 EBM 数据库，是基于不同临床主题的证据总结整合而成的数据库，费用较高；该类数据库更新快，常按 PICO 分解问题，由检索专家完成相关文献检索；由方法学专家完成证据质量的评价；由临床专家撰写分级推荐意见，其中证据可直接指导临床，无须再进行评估证据质量及阅读相关原始文献，可极大节约医生时间；因此，该类数据库是临床循证时优先选

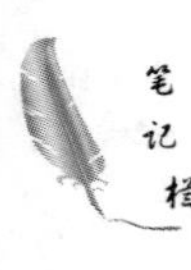

用的数据资源，近年来已经有越来越多的此类产品问世，如 UpToDate、Best Practice、DynaMed、Essential Evidence PLUS ™（EE+）、Micromedex 等。另外，有专家学者认为，高质量的循证临床指南数据库也属于此类资源库，它是应用 EBM 方法，由权威机构对现有医学证据高度整合而成，可直接用于指导临床转化与应用，此类数据库以美国的 NGC（National Guidelines Clearinghouse Database）为代表。

"Synopses of syntheses" "Syntheses" 和 "Synopses of studies" 属于传统 EBM 数据库，内容比较零散，不系统，更新机制不佳。"Synopses of syntheses" 是对主要医学期刊发表的二次研究证据进行评价后，筛选出高质量的论著，以结构式摘要的形式再次出版，如 ACP journal club、Cochrane 图书馆的 DARE（Database of Abstracts of Reviews of Effectiveness）等。"Syntheses" 主要针对某一具体的临床问题，系统、全面收集现有已发表或未发表的临床原始研究，采用临床流行病学严格评价文献的原则和方法，筛选出符合质量标准的文献，进行合成，得出可靠的综合结论，如 Cochrane 系统评价摘要数据库 CDSR（Cochrane Database of Systematic Review）等。"Synopses of studies" 是针对主要医学期刊发表的原始研究证据进行评价后，筛选出高质量的论著，以结构式摘要的形式再次出版，其中，ACP journal club、EBM 系列期刊既发表 SR 的精要，也发表原始研究精要。要注意的是，前 "5S" 类数据库为 "二次文献数据库"，即经过专家论证评价过的证据，其质量的真实性无须再评价，而原始研究数据库中也包括 System review、Meta-analysis 等证据，但质量无保障，需自行评价后，才能最终决定是否用于指导临床，如 PubMed、Embase 等检索平台里面的相关研究证据。有关以上 "6S" 各个数据资源的检索方法与检索过程请参考相关教材。

综上所述，"6S" 模型是按照提供临床证据的直接性和针对性不同而划分的不同等级的资源库，符合临床和卫生决策人员因信息海啸、不懂系统检索与统计评价及缺乏时间等而产生循证障碍的实际情况，是现代医学证据提供模式发展的趋势。

三、严格的证据评价

> **知识点 8-4**
> 证据质量评价的基本要素。

遵循证据是 EBM 的本质所在，而真实可靠的高质量证据则是 EBM 的基石。针对临床实践中的问题，循证检索可能检出大量的临床研究文献，这些研究证据的质量良莠不齐，故需要进行严格、公正、科学充分的评价，从中甄别出最新最佳的高质量研究证据，将这些经过严格科学评价的证据应用于 EBM 实践中，真正转化为捍卫健康的最有效武器。这样不仅可以为卫生行政部门决策者制定政策时提供真实、可靠的依据，也有助于临床医生改进诊疗决策，提高医疗服务质量，同时，也可为患者选择不同的医疗方案提供科学依据，达到最大限度改善患者健康的目的。

（一）循证医学证据的主要类型

要对医学文献进行分析评价，首先需要对医学文献的类型有所了解，医学文献按照研究方法分为两类，一类为原始研究证据（primary research evidence），指直接以人群，即患者和（或）健康人群为研究对象，对相关问题（病因、诊断、预防、治疗和预后等方面）进行研究后所获得的第一手数据，再经统计学分析、总结而形成的研究报告，包括试验性研究和观察性研究，如随机对照试验、队列研究、病例对照研究、横断面调查、病例分析和病例报告等属于此类证据。另一类为二次研究证据（secondary research evidence），是指在全面收集针对某一问题的所有原始研究证据的基础上，应用科学的方法和标准，经严格评价、整合处理、分析总结而形成的综合研究报告。它是对原始研究证据进行二次加工后得到的更高层次的研究证据，包括系统综述、临床实践指南、临床决策分析、卫生技术评估和卫生经济学研究等。

（二）循证医学证据的质量分级

现代医学的飞速发展，每年会产生堆积如山的医学研究证据，其中何为高质量的研究证据呢？因此，证据分级体系也应运而生，其目的在于对不同来源的证据进行质量分级，证据质量的高低是其结果可信性的前提，证据质量越高，结果的可信性就越高，相应地，医疗卫生决策成功的把握就

笔记栏

越大。所谓的证据质量分级标准是指按照论证强度将证据定性分为多个级别，而证据论证强度指证据的研究质量高低及结果的真实可靠程度。随着 EBM 实践的发展与深入，相应的证据质量分级标准也在不断的发展与完善，其中 2001 年牛津证据分级与推荐强度标准是目前 EBM 实践中公认的经典标准，该标准将证据水平分为Ⅰ级、Ⅱ级、Ⅲ级、Ⅳ级和Ⅴ级，推荐级别分为 A、B、C、D 四级。在分级基础上还提出了分类概念，将证据分级扩展到不同临床问题，涉及治疗、预防、病因、危害、预后、诊断、经济学分析 7 个方面，使之更具针对性和适用性（表 8-2）。

表 8-2　牛津证据分级与推荐强度标准（治疗、预防、病因研究部分）

推荐分级	证据水平	治疗、预防、病因研究
A 级*	Ⅰa	同质性良好的随机对照试验的系统评价
	Ⅰb	可信区间较窄的单项随机对照试验
	Ⅰc	观察结果为“全或无”的病案研究：指某干预措施推行前某病病死率为 100%，而推行后低于 100%，或推行前某病患者存在死亡或治疗失败，而推行后无患者死亡或治疗失败
B 级*	Ⅱa	同质性良好的队列研究的系统评价
	Ⅱb	单个队列研究及低质量的随机对照试验（如随访率低于 80%）
	Ⅱc	结局性研究：指描述、解释、预测某些干预措施或危险因素对最终结局的作用和影响的研究。最终结局主要包括生存与无病生存、健康相关生存质量、卫生服务满意度、经济负担等
	Ⅲa	同质性病例对照研究的系统评价
	Ⅲb	单项病例对照研究
C 级*	Ⅳ	病例系列分析或质量较差的队列研究、病例对照研究、系列病例报告
D 级*	Ⅴ	没有分析评价的专家意见或基于生理、病理生理基础上的意见

*A 级：证据极有效，推荐；B 级：证据有效，可推荐，也可能在将来更高质量的新证据出现时改变；C 级：证据在一定条件下有效，应谨慎应用研究结果；D 级：证据的有效性局限，只在较窄的范围内有效

（三）循证医学证据质量评价的基本要素

EBM 要求只有经过严格评价，具有真实性、临床重要性及适用性的证据，才可应用于循证临床实践。

1. 证据的真实性　即内部真实性（internal validity）。真实性评价是 EBM 证据评价的核心与前提，真实性得到了保证，才有资格谈论其他方面的价值。真实性是指该研究证据本身是否真实有效？包括研究方案是否设计科学严谨、研究方法是否合理、统计分析是否正确及结论是否可靠等方面。因此，相应地规范研究设计，消除或控制研究中的有关偏倚与混杂因素的干扰，改善研究的环境条件和干预措施等方法可以改善真实性。目前，国际上一些知名学术组织或研究机构已经研发了许多证据质量评价工具，来评价各种设计类型证据的质量，但是鉴于一些评价工具设置的条目比较片面，使用时，对评价结果应谨慎对待。

2. 证据的临床重要性（clinical importance）　指该研究证据结果本身是否具有临床应用价值及相关指标的大小及其精确度（95%CI）如何？ EBM 要求根据不同临床研究问题选择合适的指标来评价临床重要性。评价指标包括定性和定量指标，如病因学研究可以采用发病率、相对危险度（RR）、归因危险度（AR）等来判断可疑病因与不良结局之间的关联强度及价值；诊断性研究可以采用灵敏度、特异度、预测值、似然比等指标来显示某一诊断性试验是否有临床价值；治疗性研究则通常采用有效率、药物不良反应率、预防一例不良事件需治疗总例数（NNT）及治疗多少例患者会发生一例副作用（NNH）等指标来判断某治疗措施的有效性及价值；同时要求给出各指标的可信区间来表示效应值的精确度。评价证据的临床重要性应重点关注证据所涉及临床问题是否明确具体、所选择的评价指标是否正确等问题。此外，临床意义的判断还需进行卫生经济学评价，只有那些高效低成本的研究成果才具有更大的临床价值。

笔记栏

3. 证据的适用性（applicability）　即外部真实性（external validity），是指研究结果在目标人群及日常临床实践中能够重复再现的程度，也即研究结果的外推性，即是否具有在不同人群中的推

广应用价值。其中研究对象的人口学特征，研究对象类型、社会环境、经济条件、医疗卫生条件等可影响证据的适用性。适用性评价重点关注证据所涉及研究对象的代表性及其与将应用对象在人口社会学特征和临床特征上的相似性、所处环境是否与产生证据的环境相匹配，包括人力、技术和设备条件等方面。例如，文献中的患者特征是否类似我的患者？所在的医疗机构是否具备实施该项措施的技术及设备条件？患者的经济能力及意愿等。因此，评价证据的适用性，需要具体问题具体分析，需结合不同国情、不同种族、具体的医疗环境技术条件、患者特点及意愿，仔细权衡利弊，切不可脱离当时的实际情况，盲目地接受和推行。

四、应用最佳研究证据，指导临床决策

证据评价的目的是使用，严格评价后的证据将会出现三种结果：一是质量不高的证据，或质量可靠但干预治疗措施无效甚至有害的证据则予以否定；二是研究证据尚难定论，应当做参考或待进一步研究；三是真实可靠、具有临床应用价值与适用性的最佳证据，将其用于指导临床决策，服务于临床实践。

前面已经提到高质量的最佳证据并不等于最好的决策，EBM 的落脚点是基于患者为中心的个体化临床诊治决策。决策者要考虑证据，但不是唯证据论，将最佳证据拟应用于具体患者时，应因人而异，务必遵循个体化的原则，因为患者才是医学诊治决策的最终决定人，医生需结合现有具体的医疗环境资源、患者的真实情况及其选择意愿等，做出适合患者的合理决定，最佳决策才可能得以实施，才可能取得患者疗效与患者资源及价值观的最优匹配，以最低的成本，最高的效率和最优的质量，最终获得患者满意的医疗服务，切忌生搬硬套。

五、后效评价，总结经验

完成 EMB 临床实践后，临床医生应对应用当前最佳证据指导解决具体问题的效果进行分析评价，若成功，则可用于指导进一步实践；反之，则应具体分析原因，发现存在的问题，认真地总结，并积累经验教训，再针对问题进行新的循证研究和实践，不断加以改善，达到提高学术水平和提高医疗质量的目的。

上述的 EBM 每个步骤都有丰富的内涵与科学的方法，它们之间相互联系，任何环节存在缺陷不足，均会影响 EBM 实践的质量。总之，EBM 是为了应对医疗卫生方面存在的问题，充分利用当今医学科学研究的成果，指导解决临床医疗实践及相关卫生领域的难题，促进医疗卫生决策的科学化、卫生资源的合理利用及高素质医学人才的培养，提高现代医学之水平，最终达到最有效地保障人类健康的目的。

第四节 系统综述与 Meta 分析

【案例 8-2】

2018 年，诺贝尔生理学或医学奖授予 James P. Allison 及 Tasuku Honjo，表彰他们发现 PD-1/PD-L1 通路在癌症免疫疗法中的贡献。但是，该法运用到临床治疗癌症的真实效果是否如它在基础研究中的效果一样“神奇”呢？2017 年，*Oncotarget* 杂志上的一篇系统评价（纳入 10 项 RCT，其中 6 项 RCT 是关于黑素瘤疗效的研究，3 项关于非小细胞肺癌疗效的研究，1 项关于肾细胞癌疗效的研究，共 5246 名癌症患者）综合了相关研究，结果如下：与传统化疗相比，PD-1/PD-L1 抑制剂提高了癌症的无进展生存期［HR，0.65（0.53 ～ 0.79）］与总生存期［HR，0.69（0.62 ～ 0.76）］，客观缓解率［RR，2.92（2.06 ～ 4.15）］显著增加，疾病控制率［RR，1.15（0.91 ～ 1.45）］未见显著差异。众所周知，生存时间是评估抗癌药物疗效最可靠的终末结局指标，虽然两组的无进展生存期及总生存期指标存在显著性差异，但是目前看还远不是治愈，该文纳入 10 个研究中的 8 个研究（其余两个研究未有显示相关内容），将平均生存时间分别延长了 2.4 个月、2.7 个月、2.9 个月、2.9 个月、3.2 个月、4.2 个月、5.7 个月和 6.0 个月，即平均延长生存 3 ～ 4 个月，最长约 6 个月。上述结果与靶向抗癌药效果差不多。比如，靶向抗癌药可将大肠癌、肺癌和肝癌的平均生存时间相应延长 2.7 个月、6.9 个月和 2.2 个月。

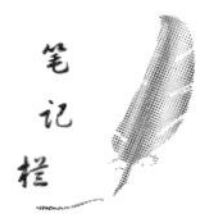

PD-1和PD-L1抑制剂虽然是癌症治疗上的重要突破，但是只能延长几个月的生存时间，而且十分昂贵，靠此法获得一年完全健康生命的费用约30万美元。另外，该文明确指出，纳入研究均为药厂资助，且均无使用盲法。因此，可能存在各种利益冲突和偏倚，说明当前的研究结果可能不是十分可靠，真正意义上的癌症治愈，还有很长的路去探索。（资料来源：Wang XH，Bao ZQ，Zhang XJ，et al.，2017. Effectiveness and safety of PD-1/PD-L1 inhibitors in the treatment of solid tumors：a systematic review and meta-analysis[J]. Oncotarget，8（35）：59901-59914.）

【问题】

1. 如果你是一位肿瘤科医生，一位肺癌晚期患者来咨询有关PD-1/PD-L1抑制剂治疗晚期癌症效果的问题，你利用EBM思维解决并回答这一临床问题时，首先，你所要查找的有关该问题研究的最佳证据是哪种研究类型？

2. 本文最后提到"目前的研究结果可能不是十分可靠"，你认为造成系统综述/Meta分析结果存在偏倚的可能原因有哪些？如何控制？

3. 如果该系统综述的结论是错误的，我们目前是否有比这篇文章更好的方法和证据来否定（或肯定）这个结论？

【案例8-2分析】

1. 首先，你要查找的最佳证据是有关PD-1/PD-L1抑制剂治疗晚期癌症效果的RCT的系统综述/Meta分析，当不存在相关的系统综述时，可以检索相关的RCT原始研究证据。

2. 导致偏倚的可能原因：首先，系统综述是针对同一问题原始研究结果的综合合成，原始研究质量不高时，合并的结果会遭受"垃圾进、垃圾出"的质疑；其次，在文献查找、选择、资料提取和统计分析过程中，如果处理不当，还可能引入新的偏倚；本案例纳入的原始研究均为药商资助，有研究指出有药商资助的研究得出有效结论的概率是独立研究的4倍。因此，相应的控制措施：①大力推行临床试验及其他医学卫生研究的注册，提高临床试验信息透明度与质量。②要有严格合理的研究设计和文献检索策略，保证文献的查全率和查准率，控制发表偏倚。③明确的纳入和排除标准，严格的文献筛选和质量评价，正确的数据提取方式，尽可能控制各种偏倚。④选择恰当的统计学分析方法，重视异质性检验，保证合并分析及结果的真实可靠性；进行敏感性分析、亚组分析或Meta回归分析，对结果予以合理的解释，更准确地判断患者从治疗中获益的可能性。⑤及时补充新的研究信息，不断完善与更新系统综述/Meta分析结果。

3. 没有。目前，任何关于疗效的争议，系统综述/Meta分析都不能缺席。但是由于其是对原始文献的二次综合分析与评价，其质量受原始文献的质量、系统评价的方法及评价者认识水平的制约，因此，随着医学的发展、相关研究的不断开展、方法的不断完善及认识水平的提高，不断完善此系统综述，有可能会无限地接近真实，甚至推翻目前的结论。

微课8-3

医学的飞速发展带来了医学文献的激增，为决策者提供了大量的科学信息。针对同一个研究目的所进行的医学研究可能有成百上千个，但是每个研究在研究对象、研究设计、暴露或干预措施、结局变量、样本含量等方面并不完全相同，研究结论也因此不尽一致，研究质量更是良莠不齐。因此，如何对这些纷繁复杂的信息进行有效的归类综合，快速高效地获得所需信息，为循证决策提供高质量的证据日益受到各相关领域及相关部门的重视。系统综述/Meta分析的出现，应对了信息海啸的挑战，为我们提供了一种科学合成医学信息的方法，已被越来越多地应用于医学研究领域。经过前面的学习，我们知道高质量的证据是EBM实践的基础，其中，系统综述被公认为是高质量证据，而Meta分析则是系统综述中的关键技术，它是将系统综述中所纳入的多个同类研究汇总合并为一个量化指标的统计学方法。EBM实践过程中，针对遇到的具体医学问题，进行文献检索，如果检索结果显示仅有多个同类的原始研究证据时，则需要考虑制作一个系统综述与Meta分析来对研究证据结果进行综合分析。

笔记栏

一、基本概念

> **知识点 8-5**
> 系统综述与 Meta 分析的概念及基本步骤。

系统综述（SR），又称为系统评价，是一种全新的文献综合方法，针对某一具体的医学问题，通过应用标准化的方法，全面、系统地检索收集现有的已发表或未发表的有关该问题的所有研究文献，采用临床流行病学严格评价文献的原则和方法，筛选出符合纳入标准的原始研究结果，提取相关资料，进行整合性分析，从而得出更为科学可靠的综合性结论。根据资料分析时是否采用 Meta 分析（meta-analysis，荟萃分析或汇总分析）可分为定性 SR（不使用统计学方法，单纯描述）和定量 SR，即 Meta 分析，是将 SR 中的多个不同结果的同类同质独立研究合并为一个量化指标的统计学方法，它通过合并汇总同类研究，不仅从统计学角度达到增大样本量、提高检验效能的目的，还可以定量估计研究的综合效应。另外，Meta 分析可以回答单一研究难以回答的问题，解决临床分歧意见，当多个研究结果间不一致或均无统计学意义时，Meta 分析可减少有关偏倚的影响，得到更接近真实情况的综合分析结果，对效应的估计也更为精确。通常情况下，针对同一研究目的可能有多篇研究报道，单独任一研究都可能因为样本量太少或研究范围过于局限而很难得到一个明确的或具有一般性的结论，将这些研究结果进行整合后所得到的综合结果无疑比任何一个单独的研究结果更有说服力，因此，SR 是总结和合成科学研究结果最可靠的方法。

从定义可以看出，SR 采用系统检索、严格选择和评价的方法，从信息海洋中去粗存精，去伪存真，一方面很好地应对了信息时代的挑战；另一方面，用 SR 合成的多个质量较高的同质临床研究结果可以促进相关的干预措施及时转化和应用于临床实践及医疗卫生决策；再者，SR 与传统文献综述不同，后者属于叙述性概括，而 SR 是基于已发表文献的二次研究，其结果不是一成不变的，会随着新的相关研究结果的出现而不断地及时更新。因此，SR 是一种科学、客观、系统地总结和整合原始研究结果的方法，具有规范、透明和可重复性的特点，可以为临床实践、医疗卫生决策及临床指南的制定提供较为完整、可靠、权威的证据。其中，Cochrane 的 SR 现已被公认为是 EBM 的“金标准”证据，按照 Cochrane 统一的标准工作手册完成并发表在 CDSR 数据库。由于其制作过程的严格质量控制及严密的组织管理，并不断与时俱进，所以 Cochrane 的 SR 现已被公认为最高级的证据之一，为全球医疗卫生保健及卫生决策提供当前最好的高质量证据。

二、系统综述与 Meta 分析的步骤与方法

系统综述/Meta 分析的步骤与方法的正确与否，对其结果和结论的真实性、可靠性起着决定作用。SR 的制作步骤简述如下：

（一）选题和制订系统综述 /Meta 分析计划书

SR 是为医疗卫生问题的解决及各种卫生决策与政策的制定提供科学依据，因此 SR 的选题至关重要，应选择有重要意义的医疗卫生问题，且目前存在较大争议的、尚无肯定一致结论的问题。为避免选题重复，首先应进行全面检索，了解针对同一医疗卫生问题的 SR 是否已经存在？如果已经存在，质量如何？是否已经过时？如果质量差或者已经过时，则可以考虑进行更新或制作一个新的 SR。另外，SR 研究问题涉及原始文献的研究方案、研究对象、研究因素及结果指标需相似或相同，对此，选题时可采用 PICO 将研究问题结构化，这些要素的明确对后续的检索、筛选和评价均十分重要，需明确定义。

选题确定后，需要先制订一份翔实的研究计划书，以 Cochrane 的 SR 为例，计划书的内容包括题目、研究背景、研究目的、文献检索的方法与策略、文献纳入标准、文献质量的评价方法、收集和分析数据的方法、参考文献、人员及时间的安排等方面。

（二）文献检索

制作 SR 时要多途径、多渠道、最大限度地收集相关文献。首先，根据 PICO 来确定检索词，

笔记栏

为了查全，不仅要用主题词检索，同时切记要全面考虑采用检索词的同义词、近义词、不同的拼写方式、全称、简称、单复数、时态及缩写词等来进行检索，然后采用逻辑运算符、字段检索、词组检索等方式组合起来，同时确定要检索的文献类型及发表时间等即可形成检索策略。对于初学者来说，检索策略最好在信息检索专家的指导或参与下完成，来提高检索策略的灵敏度和特异度。其中，灵敏度可反映查全文献的能力，特异度反映查准文献的能力。如果检索策略灵敏度很高，通常不会漏检文献，但是，必然会包含一些无关文献，增加了筛选文献的工作量。如果检索策略特异度很高，命中的文献基本合乎要求，但是会导致文献漏检率的增加。实际操作中，通过合理地对 PICO 要素进行逻辑组配或限制来提高检索策略的灵敏度和特异度。

另外，检索收集临床研究原始文献的数据库很多，除了通常检索 Medline、Embase 和 CENTRAL 三种必检数据库外，还应根据 SR 涉及的主题来选择与其密切相关的数据库，如所研究疾病存在高发地区时就需要检索相应地区的区域性数据库（例如，如果是制作乙肝相关的 SR，就不能忽略中国的数据库；如果是制作疟疾相关的 SR，则需检索非洲的数据库）；对于精神医学、护理学等专业，还需检索相应的专业数据库。同时，也可通过与专家及药企联系来获得未发表的文献资料，如学术报告、会议论文或毕业论文等；还要注意检索那些未正式发表的所谓“灰色文献数据库”，如 Open Grey（欧洲灰色文献数据信息系统）、NTIS（美国国家技术信息中心）等数据库；再者，如果是临床试验的课题，还应考虑向国内外各种临床试验注册登记系统资料库索取资料；最后，手工检索常作为数据库检索的重要补充，因为电子检索不能覆盖所有的文献资源，如纳入文献的参考文献、重要会议文献汇编与期刊增刊等（有关各个数据库的检索方法请参考相关教材）。再次要强调的是，制作 SR 进行文献检索的原则就是查全，上述非必检资料库中可能有一些未发表的阴性结果，如果遗漏未能检出，可能导致发表偏倚，对 SR 的结论会产生比较大的影响，所以尽量查全所有相关文献是避免偏倚、保证 SR 结论真实可靠的最根本措施。

（三）根据纳入标准选择文献

文献纳入和排除标准应根据确立的研究问题及其 PICO 四要素来确定。例如，要从研究对象、研究设计类型、暴露和干预措施的明确定义、是否排除伴发疾病、研究结局、研究开展的时间和终点、发表的语种及样本大小、随访的年限等方面来加以确定。初筛阶段主要通过阅读题目与摘要来排除不相关的、重复发表的、明显不合格的及综述类等文章；对初筛阶段无法确定是否纳入的研究应通过阅读全文来确定是否入选；对信息不全面的文章，尽可能与作者联系，获取相关资料。文献的筛选一般要求至少有 2 名评价者独立完成，出现分歧要进行协商或由第三方仲裁；另外，对于排除的文献要说明理由及对总的结果有无影响。再者，检出的文献量较大时，利用计算机进行有效管理已经成为文献管理的主要方式，常见的文献管理软件有 EndNote、ProCite、Reference Manager 等。

（四）纳入研究的质量评价

SR 结果的真实性与各原始研究的质量密切相关，只有来源于高质量的原始独立研究才可能获得高质量的综合结论，当原始研究的质量不高时，汇总的结果也无意义，会有“垃圾合并变超垃圾”的感觉，因此对原始研究质量的评价十分重要。一般来说，评价纳入原始研究的质量主要是评价研究的方法学质量，即研究设计、实施和分析过程中避免或减小随机误差及各种偏倚的程度。这些方法学质量评价的相关内容还可以作为入选原始研究文献的参考、解释不同文献结果差异的原因、进行敏感性分析及定量分析时赋予原始文献不同权重值的依据。

目前，已经发表了上百种质量评价工具来评价各种设计类型的原始文献质量。例如，迄今至少有 60 余种量表用于评价 RCT 的质量，但尚缺乏一个“金标准”，有待在实践中进一步验证和完善，故研究者应该根据研究类型和研究目的认真选择恰当的质量评价工具。实际操作过程中，选择本领域常用的评价工具也是可行的，如 Cochrane 协作网的偏倚风险评价的工具量表和 JADAD 评分量表就是最常用的 RCT 质量评价简易工具；队列研究及病例对照研究常用的偏倚风险评价工具是 NOS 文献质量评价量表（Newcastle-Ottawa Scale，NOS）；诊断性研究常用的评价工具是 QUADAS 量表（Quality Assessment of Diagnostic Accuracy Studies 2，QUADAS-2）等；非随机干预性研究常用的偏倚风险评价工具是 ROBINS-Ⅰ量表；偏倚风险不仅可以采用文字和表格描述，还可以以更形象、

笔记栏

直观反映偏倚情况的图示来表示。为避免相关偏倚，规范的 SR 要求至少有 2 人独立评价文献质量，出现分歧时进行协商解决。

（五）提取研究文献数据资料

根据预先制订的数据资料提取表，对每个纳入的原始研究进行信息提取，提取的信息必须是真实可靠的，主要内容包括①文献的基本信息：文章题目、作者、发表时间、文献来源、评价者信息等；②研究的主要信息：研究对象的特征（年龄、性别、种族、疾病严重程度），研究方法（包括研究设计、样本选取、干预措施、数据分析等）及有关偏倚的防止措施等；③结果测量信息：结局、随访时间、失访和退出情况，分类资料应收集每组总人数及事件发生率，连续数据应收集均数和标准差或标准误等；在进行 Meta 分析时，应明确对哪些效应指标进行合并，因此，数据提取资料信息表应全面直观地展示原始研究的重要信息，是评价纳入原始研究质量的依据和进行数据分析的原始数据库。

数据提取过程工作量大、烦琐，易产生错误，因此，需要信息摘录员具备临床医学、流行病学、医学统计学知识，以保证摘录信息的准确性；同时，提取资料和计算机录入时由两人以上独立完成，出现争议协商解决。所有数据均应录入制作 SR 的 RevMan 软件（Review manager），进行结果的分析。

（六）资料的汇总分析

对收集提取的数据可采用定性和定量的方法进行汇总分析。定性分析是采用描述方法，即叙述性合成证据的方法，通过表格对纳入研究的研究特征（研究设计、研究对象、干预措施、研究结局、研究质量等）与研究结果进行结构化的比较和总结，定性评价研究结果在不同研究特征上是否相似。定性分析是一个整合原始研究并对观察的差异进行描述的过程，通过定性分析可以方便浏览纳入研究的情况、研究方法的严谨性及不同研究间的差异，计划定量合成与结果解释，是定量分析前必不可少的步骤，它适用于原始研究存在较大异质性时，不适用于定量合并，只能通过定性分析汇总结果。如果纳入的原始研究质量高且具同质性，此时用 Meta 分析，就是用统计学方法定量汇总研究结果，涉及异质性检验、合并效应量估计及其假设检验、敏感性分析和亚组分析等内容。Meta 分析的使用需要一些前提条件，主要包括：①纳入的原始文献要有同质性，它们来自同一总体，结果相近，因为如果用 Meta 分析综合大量在研究设计、干预措施、研究结果上差异性较大的研究，其结论可信性会较低；② Meta 分析要建立在原始研究质量评价的基础上，质量差的原始研究加以合成，其结论必然有误导性，误导的结果比没结果更糟；③若收集文献不全，将存在发表偏倚，Meta 分析合成结论的可靠性也值得怀疑。

Meta 分析实质上是汇总相同研究目的的多个不同研究结果并分析评价其合并效应量的一系列过程，是一种对多个独立研究的结果进行合并统计分析的方法。其基本原理是把不同研究者对相同问题进行的研究看作从同一总体中进行抽样得到的一个随机样本，如果他们都是按照相同的设计得到的研究结果，并且我们可以获得每一项研究的结果，合并统计分析后就可以得到一个更为可靠的综合结果。数据收集提取后，Meta 分析的基本流程包括以下几个方面：

1. 异质性检验（heterogeneity test） 又称同质性检验，是 SR 的重要一环，是对纳入的原始研究统计量的齐性检验，目的是检查各个独立研究的结果是否存在异质性或可合并性。虽然纳入的多个研究都具有相同的研究假设，但是这些研究在研究设计、研究对象、干预措施、测量结果上可能存在变异，这类不同研究间的各种变异称为异质性（heterogeneity）。如果不存在异质性，说明这些独立研究的真实效应可能相同，具有可合并性。Cochrane 协作网将造成异质性的原因分为：①临床异质性（clinical heterogeneity），由于研究对象特征、诊断、干预措施、对照、研究地点、结局指标等不同所致；②方法学异质性（methodological heterogeneity），因研究设计和研究质量不同所引起；③统计学异质性（statistical heterogeneity），是临床异质性和方法学异质性联合作用的结果。Meta 分析的核心是计算合并多个研究的统计量，按统计原理，只有同质的资料才能进行合并或统计分析，因此，进行 Meta 分析之前，必须进行异质性检验，来判断各研究间是否具有同质性，切不可盲目追求统计学合并。

异质性检验的方法主要有目测图法和统计学检验法。前者可通过目测森林图来观察各研究结果的效应值与可信区间是否存在重叠，来初步判断是否存在异质性，如重叠较少或不重叠表明不同研

知识点 8-6

1. 简述Meta分析的基本流程。
2. 造成异质性的原因。

究间差异大（图 8-2）；反之，可以认为同质性较好。统计学检验法是用假设检验的方法来检验所纳入的多个独立的原始研究的异质性是否具有统计学意义，主要有 Q 检验法及 I^2 统计量法，其中 Q 检验的无效假设为所有纳入研究的效应量均相同，

即 H_0：$\theta_1=\theta_2=\cdots=\theta_k$

$$Q=\sum_{i=1}^{k}W_i\theta_i^2-\frac{\left(\sum W_i\theta_i\right)^2}{\sum W_i} \tag{8-1}$$

式中，W_i 为第 i 个研究的权重值，θ_i 为第 i 个研究的效应量，k 为纳入的研究个数。Q 服从于自由度为 $k-1$ 的 χ^2 分布，若 $Q>\chi^2_{(1-\alpha)}$，则 $P<\alpha$，表明纳入研究间的效应量存在异质性，但是不能确定异质性的大小。可进一步计算异质指数 I^2，I^2 是定量估计多个研究结果间异质性程度大小的统计量，取值范围为 0 ～ 100%，表示因为异质性而不是由于抽样误差导致的效应占总效应估计值的百分率，可用于定量描述异质程度。其计算公式为

$$I^2=\frac{Q-(k-1)}{Q}\times 100\% \tag{8-2}$$

式中，Q 为异质性检验的卡方值；k 等于纳入的原始研究个数；Cochrane 建议采用百分率区分异质性的严重程度，I^2 越大则异质性越大，I^2=0 时，表明研究间的变异仅有抽样误差引起，未观察到原始研究间存在异质性，0 ～ 40% 时表示异质性可能不重要，30% ～ 60% 表示存在中等程度的异质性，50% ～ 90% 表示存在显著异质性，75% ～ 100% 表示存在很大异质性。

要注意的是，Q 检验的检验效能较低，其值随纳入研究数目的增加而增大，尤其是纳入研究数目较少或者分层分析的情况下，有时不能检测出异质性，导致假阴性结果的出现。因此，有学者提出可以考虑提高检验水准，如设定 $\alpha=0.10$ 以增大检验效能，当检验结果 $P>0.10$ 时，多个研究的异质性无统计学意义，各研究结果具有同质性；$P\leqslant 0.10$ 时多个研究的异质性有统计学意义，各研究结果具有异质性。当纳入研究数目较多时，即使研究结果间是同质的，也可能出现 $P<\alpha$ 的情况，因此，Q 检验结果的解释要慎重。而 I^2 统计量，则是利用自由度校正了研究数目对 Q 值的影响，其结果不会随着研究数目的改变而改变，结果更稳定。如果各研究间无统计学异质性（$P>0.10$，$I^2<50\%$），说明各独立研究结果一致性较好，则采用固定效应模型（fixed effect model，FEM）进行资料的合并分析；若存在异质性（$P<0.10$，$I^2>50\%$）时，对资料的汇总就要慎重，若合并资料仍然具有临床意义，则采用随机效应模型（random effect model，REM）进行合并分析，谨慎解释研究结果，可以根据异质性的来源进行亚组分析，或进行敏感性分析，或考虑协变量的影响进行 Meta 回归分析等以解释异质性的来源。如果存在严重异质性，建议考虑放弃 Meta 分析，不合并，仅进行定性描述。异质性检验后的处理见拓展阅读 8-5。

2. 合并效应量估计及其假设检验 根据资料类型及评价目的来选择效应量并对其进行定量合成分析。计数资料常用比值比（OR）、相对危险度（RR）、危险度差（risk difference，RD）等来表示效应的大小，以这些值作为合并统计量；计量资料常用均数差值（mean difference，MD）或标准化均数差值（standardized mean difference，SMD）等来表示效应的大小。

Meta 分析是对多个同类研究的结果进行合并，通过合并后的统计量来评价多个同类研究的综合效应。经典的 Meta 分析常用合并效应量的统计分析包括：Mantel-Haenszel（M-H）法、Peto 法、方差倒置法（inverse variance，IV）、DerSimonian-Laird（D-L）法等（请参见相关医学统计学教材）。当异质性检验无统计学意义时（$P>0.10$，$I^2<50\%$），采用 FEM 进行效应量的合并分析。FEM 是假定所有研究估计的是同一个干预效应，研究结果之间的差异完全来源于机会，即没有统计学异质性。如果是分类资料，FEM 可选择 M-H 法或 Peto 法，主要用于小概率事件的合并效应量计算。M-H 法适用于纳入研究数量较少或事件发生率较低的研究；Peto 法是 M-H 法的改良，仅适用于 OR 值的分析。如果是计量资料，可采用 IV 法计算合并效应量。IV 法同样适用于分类资料，但当数据较小时则没有 M-H 法得到的结果稳定。

当异质性检验有统计学意义时（$P < 0.10$，$I^2 > 50\%$），表示多个研究不具有同质性，如果进行异质性分析和处理后仍无法解决异质性时，则采用 REM 计算合并效应量。需要注意的是，REM 是针对异质性资料的统计处理方法，不能代替导致异质性的原因分析。REM 是假定各研究不同质，在分析效应指标的差异时考虑了各研究的变异，其对每个研究的权重进行了校正，即以研究内方差与研究间方差之和的倒数作为权重纳入分析。REM 多选择 D-L 法，它既可以用于分类资料，又可用于计量资料合并效应量的校正。D-L 法通过权重 W_i 对效应量进行校正（详细内容参见相关教材），它通过增大小样本研究的权重，减少大样本研究的权重，来处理研究间的异质性，但是该方法可能增大质量较差的小样本研究的信息，降低研究质量较好的大样本研究的信息，因此，对 REM 的结论应慎重解释。

> **知识点 8-7**
> 1. 请解释森林图。
> 2. 敏感性分析的定义。

采用 FEM 或 REM 计算获得的合并效应值，需进一步通过假设检验来判定是否具有统计学意义，其原理与常规的假设检验完全相同，常用 Z 检验，统计量 Z 服从于标准正态分布，其值的计算

$$Z = \frac{\ln \mathrm{OR}_{\mathrm{MH}}}{\sqrt{Var(\ln \mathrm{OR}_{\mathrm{MH}})}}$$

根据 Z 值得到合并效应量的 P 值，$P \leqslant 0.05$ 时，合并效应量具有统计学意义；$P > 0.05$ 时，合并效应量无统计学意义。另外，使用森林图（forest plot）（图 8-2）可以展示全部纳入研究统计分析的内容。森林图是以统计指标和统计分析方法为基础，用数值运算结果绘制出的图形，在平面直角坐标系中，以一条垂直横轴的无效竖线（横坐标刻度为 1 或 0，RR 和 OR 无效竖线横标刻度为 1，RD、MD、SMD 无效竖线横标刻度为 0）为中心，用平行于横轴的多条线段描述每个被纳入研究的效应量和可信区间（CI，其范围越广，横线段越长），横线段中间的小方块代表统计量（OR、RR、MD 等）的点估计值位置，小方块大小代表该研究的权重，权重表示各个研究结果在总体结果中所占的百分比，一般样本量越大权重越大；横线段与无效竖线相交表示该研究结果没有统计学意义；棱形及其宽度表示合并的效应量及可信区间。因此，森林图直观地描述了 Meta 分析的统计结果，是 Meta 分析中最常用的结果表达形式。

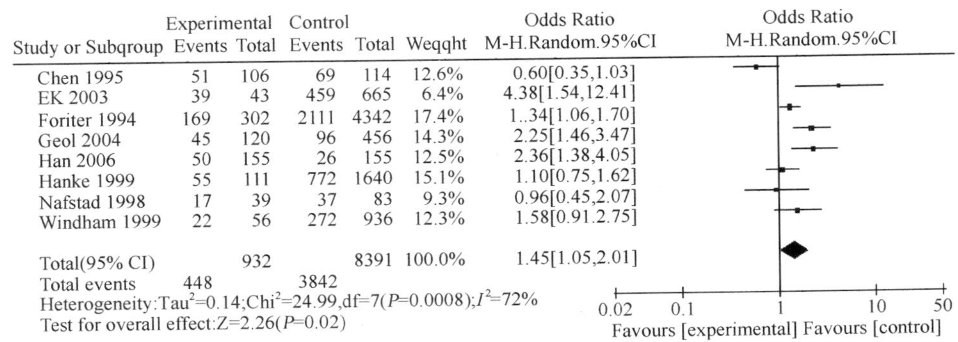

Study or Subqroup	Experimental Events	Experimental Total	Control Events	Control Total	Weqqht	Odds Ratio M-H.Random.95%CI
Chen 1995	51	106	69	114	12.6%	0.60[0.35,1.03]
EK 2003	39	43	459	665	6.4%	4.38[1.54,12.41]
Foriter 1994	169	302	2111	4342	17.4%	1..34[1.06,1.70]
Geol 2004	45	120	96	456	14.3%	2.25[1.46,3.47]
Han 2006	50	155	26	155	12.5%	2.36[1.38,4.05]
Hanke 1999	55	111	772	1640	15.1%	1.10[0.75,1.62]
Nafstad 1998	17	39	37	83	9.3%	0.96[0.45,2.07]
Windham 1999	22	56	272	936	12.3%	1.58[0.91.2.75]
Total(95% CI)		932		8391	100.0%	1.45[1.05,2.01]
Total events	448		3842			

Heterogeneity:Tau^2=0.14;Chi^2=24.99,df=7(P=0.0008);I^2=72%
Test for overall effect:Z=2.26(P=0.02)

图 8-2　运用 RevMan 软件进行 Meta 分析生成的森林图

注：图中显示的是一篇关于孕期被动吸烟与小于胎龄儿关系的 Meta 分析结果，数据引自 LIU Tao, CHEN wei qing, HE yan hui, et al., 2009. A Meta—analysis on the association between maternal passive smoking during pregnancy and small- for- gestational -age infants [J]. Chin J Epidemiol，30（1），68-72.

3. 敏感性分析和亚组分析　敏感性分析（sensitivity analysis）是检测一定假设条件下所获结果的稳定性的方法，其目的是发现影响 Meta 分析研究结果的主要因素，解决不同研究结果的矛盾性，发现产生不同结论的原因。敏感性分析的主要方式是通过改变某些影响结果的重要因素，如改变纳入标准（受试对象、干预措施、结果测量类型等）、排除研究质量低的研究、采用不同的统计方法（FEM 或 REM）重新分析资料、排除未发表的研究、排除样本量小的研究、纳入或排除那些符合纳入标准尚有争议的研究等，进而来观察异质性和合成效应是否发生变化，从而了解异质性及偏倚的来源，加以判断结果的稳定性。例如，排除某个低质量的研究后重新进行 Meta 分析，再与未排除该研究

时的Meta分析结果进行比较，探讨被排除的研究对合并效应的影响，若排除后结果未发生大的变化，说明敏感性低，结果稳定性较好；若排除后得到差别较大甚至截然相反结论，说明敏感性较高，结果的稳定性较低，此时要明确与干预措施效果相关的、潜在的、重要的偏倚因素的真实来源后，再慎重解释结果，给出结论。

亚组分析（subgroup analysis）是指针对不同研究特征进行资料的分析，目的是探讨临床异质性的来源，即识别效应修饰因素或评价交互作用。亚组分析的方法是将研究对象根据年龄、性别、病情轻重、干预措施不同的剂量或疗程等进行比较，从而判定研究结果是否是因为这些因素存在而导致的不同。根据Cochrane系统评价要求，在SR的计划书中应尽可能地对一些重要的亚组间差异进行叙述，也就是说对重要的亚组分析，应在计划书中加以说明。亚组分析对临床进行个体化干预有重要意义，但是进行亚组分析后每个组内样本量变小，可能得出否认干预措施有效的假阴性结论或者有害的假阳性结论，只有当亚组的样本量足够大时，得出的结论才比较可靠，因此必须谨慎使用亚组分析，在同一个SR中，不建议使用太多的亚组分析。

（七）撰写报告

系统综述/Meta分析的目的是给患者、医生、公众、管理者及决策者提供高质量证据进行医疗卫生决策，因此，清晰陈述撰写研究结果、明确结论是SR的重要部分，应采用标准规范的格式撰写总结报告。近年来，研究显示国内发表的Meta分析文章的共同问题是报告不规范，导致无法判断是研究本身质量不高还是报告书写的问题，建议参考2009年国际上提出的SR优先报告的条目（preferred reporting items for systematic reviews and meta-analyses，PRISMA），简称PRISMA声明来进行撰写总结报告，PRISMA声明是由27个条目组成的清单，可以帮助改进SR的撰写报告工作。但是，要注意的是，PRISMA声明是评估SR的报告质量的工具，并非评估SR方法学质量的工具。

（八）不断完善与更新系统综述/Meta分析，及时转化和应用成果

SR发表以后，需要定期接受反馈意见和发现新发表的原始研究，并进行不断更新完善。在更新过程中，应该按前述步骤重新进行检索、分析和评价，以便及时更新和补充新的信息，使SR更加完善，及时转化和应用成果，造福人类健康。Cochrane协作网要求每2年进行一次SR更新，必须进行重新检索，对于新检索出来的文献进行评价后，再确定是否纳入，如果符合纳入标准则要与之前的文献再进行整合分析。

三、系统综述/Meta分析的主要偏倚

（一）偏倚的来源及其控制

> **知识点 8-8**
> 简述制作系统综述/Meta分析时偏倚的来源及其控制。

SR并非是一种简单的统计方法，它是一种费时、费力的复杂系统工程，需要统计学家和医学专家的精诚合作，任何不谨慎的做法都可能危害其科学性。它是对既往针对同一问题研究结果的回顾性综合而成，实际上是一种观察性研究，所以，同其他流行病学研究一样，其偏倚也可分为信息偏倚、选择偏倚和混杂偏倚。首先，它不能排除原始研究中存在的偏倚，当原始研究质量不高时，合并的结果意义不大；其次，在文献查找、选择、资料提取和统计分析过程中，如果处理不当，还可能引入新的偏倚，导致最后合并的结果歪曲真实情况。相关的偏倚控制措施：①要有严格合理的研究设计和文献检索策略，保证文献的查全率和查准率，控制发表偏倚；②明确的纳入和排除标准，严格的文献筛选和质量评价，正确的数据提取方式，尽可能控制各种混杂偏倚和选择性偏倚；③选择恰当的统计学分析方法，重视异质性检验，保证合并分析及结果的真实可靠性；④进行科学性和敏感性分析，对结果予以合理的解释。

（二）偏倚的种类

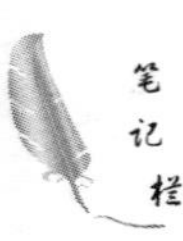

1. 发表偏倚（publication bias） 指具有统计学意义的阳性研究结果较阴性的无统计学意义和

无效的结果被报告和发表的可能性更大。研究者可能认为无统计学意义的结果意义不大，不愿发表或推迟发表；另外，大多药厂出于利益考虑也不愿发表阴性结果；作为期刊编辑也会认为阴性结果不足以“吸引眼球”，更有可能退稿这类论文。相反，那些得出令人激动的阳性结果的研究很有可能被“过度报告”而重复发表。所以，即使具备周密的检索策略与方法，也不可能完全地纳入所有相关研究。医学文献中发表偏倚的问题相当严重，如果 SR 只是基于已经发表的部分研究结果，可能会过分夸大干预效应或关联强度，甚至得到一个虚假的疗效，导致临床治疗与卫生决策的失误等严重性后果。一个好的 SR 应包括所有与课题有关的可获得的资料，应尽最大可能收集已发表和未发表的研究。解决发表偏倚的根本途径是大力推行临床试验及其他医学卫生研究的注册，同时加大 CONSORT 系列规范的普及。2006 年，WHO 正式启动建立国际临床试验注册平台（International Clinical Trials Registry Platform，ICTRP），来全程把关临床试验的质量，保证临床试验的选题、设计、实施、伦理及方法的科学性；中国循证医学中心也于同年成立“中国临床试验注册和发表协作网”（ChiCTRPC），这种临床医学研究管理新模式的创建，将对提高临床试验信息透明度与质量发挥极其重要的作用。

2. 文献检索偏倚（location bias） 指在文献检索过程中采用的检索策略或检索数据库不具有代表性，包括语种偏倚（language bias）、文献库偏倚（database bias）和查找偏倚等。语种偏倚是将检索限定在某种语言所引起的偏倚，如限定仅检索中文数据库或仅检索英文数据库等。另外，英文杂志上发表的 Meta 分析常将原始文献的语言限制为英语，未包括非英语国家研究者用母语在当地杂志发表的研究；而且，这些研究者有可能更多地将阳性结果发表在国际性英文期刊上，而将阴性结果发表在当地杂志。如果 SR 只是基于英文的研究报告，就可能导致语种偏倚。克服语种偏倚需要研究者在资料收集阶段，尽可能全面收集有关研究的所有语种文献。文献库偏倚是因全球主要使用的几个医学文献检索库（如 Medline、Embase、SCI 等）收录的杂志绝大多数来自于发达国家（发展中国家的杂志在其中所占比例仅 2%），且以英语为主，因此，发展中国家阳性结果的研究文章可能更易于被这些文献库收录的杂志发表，从而引起文献库偏倚。查找偏倚是指检索文献过程中，研究者设立的检索词或者检索策略不当所导致的偏倚，为避免此种偏倚，研究者在制定检索策略时要进行仔细斟酌，需要反复的修改和锤炼。

3. 多次发表偏倚（multiple publication bias） 指同一研究被多次重复发表引入的偏倚。多中心研究常有“同一研究，多次发表”现象，因为除了报告多中心合并的研究结果，各分中心也可能报告各自的研究结果，引起难以区分两篇文章是同一研究的重复发表还是不同的两个研究的疑惑。另外，一些研究者为提高知名度而一稿多投；再者，阳性结果的文章重复发表的可能性更大；这些情况均有可能导致这些文章更容易被检索到，从而被重复纳入进行 SR，进而导致高估疗效的结果。

（三）偏倚的检查识别

1. 敏感性分析 根据不同的入选标准进行彻底的敏感性分析是检查上述偏倚的方法之一，那么，需要预设多少敏感性分析才合适，对此尚无统一标准，这需要研究者对研究问题本身有深刻的认识，根据数据的具体情况来进行敏感性分析，以此来提高研究结果的真实可靠性。

2. 漏斗图（funnel plots） 是一种用来定性判断 SR 结果是否存在偏倚的常用方法。在影响系统评价 /Meta 分析结果的偏倚中，以发表偏倚的影响程度较大且较难以控制，发表偏倚可以使 Meta 分析过分夸大干预效果或危险因素的关联强度，误导医疗卫生决策。漏斗图是以每个研究的效应值为横坐标，以每个研究的样本量或效应值方差的倒数为纵坐标而做的散点图。漏斗图是基于效应量估计值的精确度随样本量的增加而增加的事实，相应的变异幅度逐渐变窄，形状类似一个对称倒置的漏斗，故称为漏斗图。即数量多、精度低的小样本研究主要分布在漏斗底部呈对称排列；数量少、精度高的大样本研究分布在漏斗图的顶部，并向中间（合并效应）集中。根据图形的不对称程度判断有无偏倚的存在，无偏倚时，图形呈对称的倒置“漏斗”（图 8-3a）；如果存在发表偏倚，图形构成一个不对称的倒置“漏斗”，呈偏态分布（图 8-3b）。一般要求至少 10 个研究才需进行漏斗图的绘制，但当纳入研究较少时，漏斗图法评价偏倚不够准确。另外，需要注意的是，导致漏斗图不对称的原因除了发表偏倚外，也可以因语言偏倚、引用偏倚、多次发表偏倚等引起，还可能因为纳入的研究总体质量较差、研究数目较少或干预措施的差异过大所致，因此，在解释图形不对称时需斟酌仔细考虑。

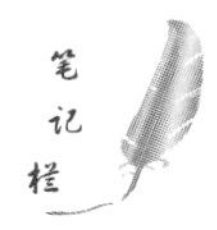

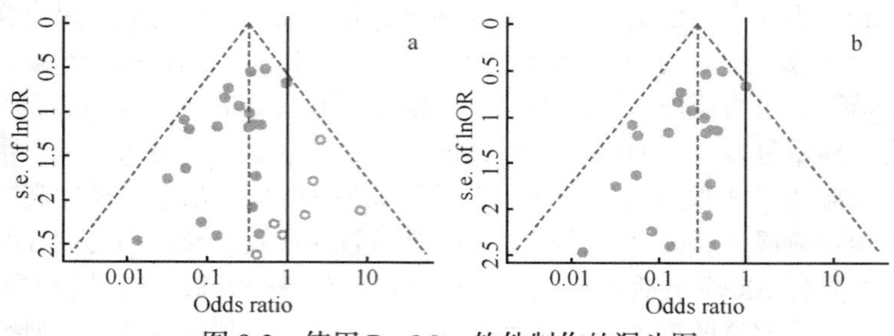

图 8-3　使用 RevMan 软件制作的漏斗图

a. 没有发表偏倚存在时的对称图；b. 存在发表偏倚时的不对称图；空心圈表示效应无统计学意义的小规模研究

3. 失效安全数（fail-safe number，N_{fs}）　指 Meta 分析中计算需多少阴性研究结果的报告才能够推翻目前的结论，即计算拒绝当前结论所需要的未发表研究数量的大小，N_{fs} 可用来评估发表偏倚的程度。P 为 0.05 和 0.01 时的计算公式如下：

$$N_{fs0.05}=\left(\sum Z/1.64\right)^2-S$$

$$N_{fs0.01}=\left(\sum Z/2.33\right)^2-S$$

式中，S 为研究个数，Z 为各个独立研究的 Z 值。失效安全数越大，说明 Meta 分析的结果越稳定，发表偏倚对结果的影响越小，结论被拒绝否定的可能性越小。

四、系统综述 /Meta 分析的质量评估

近年来，SR 数量明显增多，对临床实践和卫生决策产生了重要影响，但这并不意味着只要是 SR 就是高质量证据。由于 SR 是对原始文献的二次综合分析与评价，其质量受原始文献的质量、SR 的方法及评价者本人专业知识水平的制约，因此在阅读及应用 SR 观点与结论时，要持谨慎态度，不能盲目被动地接受，必须对其进行严格科学评价后，来确定其结论是否真实可靠，以免被误导。

SR 的质量评价包括两个方面，即方法学质量评价和报告质量评价。方法学质量评价主要从研究方案、文献检索是否系统全面、文献筛选和数据提取、资料的分析与综合等方面是否科学来对 SR 的实施过程和所采取的偏倚控制措施进行评价。荷兰与加拿大专家于 2007 年制定的系统评价方法学质量评价工具（a measurement tool to assess systematic reviews，AMSTAR）是目前较为公认的评价 SR 方法学质量的工具，从 11 个方面对 SR 的实施过程进行了评价。报告质量评价主要评价是否采用标准化的格式进行了撰写，评价工具有 QUOROM（the quality of reporting of Meta-analyses）声明及其升级版的 PRISMA 声明等，用来评价 SR 报告撰写得是否规范。

应用 SR 结果来指导解决医疗卫生实际问题时，不仅要评价其方法学质量来明确结果的真实性，还要明确其临床重要性及适用性。推广应用时，不仅考虑干预措施的利弊，还应注意研究对象的生物学特征、社会经济文化因素、技术设备条件及选择依从性等方面与现实中目标人群的差异；同时还需进行成本 – 效益分析等卫生经济学方面的评价。总之，SR 作为综合评价分析既往研究的新方法，为我们从整体角度把握事物的本质提供了一个有用的工具，但其设计、评价、实施要科学和规范，避免误用和滥用。只有采用科学严格的方法产生的系统评价 /Meta 分析才能为临床医疗实践、医学教育、科研和卫生决策提供真实可靠的证据，不断完善和丰富循证证据资源，进而促进 EBM 更好的发展。

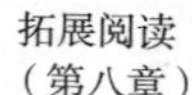

（赵本华　苏艳华）

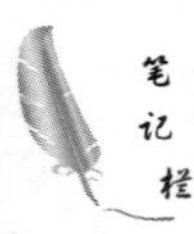

第二篇 人群健康的影响因素

第九章 人类环境与健康

第九章 PPT

【案例 9-1】

渡渡鸟和大颅榄树

渡渡鸟曾栖息于印度洋毛里求斯岛，和大颅榄树是岛上的两种特有生物。渡渡鸟不会飞，以地面上取食为生，在大颅榄树林中筑巢产卵，渡渡鸟和大颅榄树相互依存，大颅榄树幼苗出生依赖渡渡鸟，树种外壳坚硬，幼芽自身不能破壳而出，渡渡鸟吃了树种后通过消化使其外壳变薄，然后排出体外，经过渡渡鸟消化的种子才能发芽生长。欧洲人在毛里求斯岛定居之后，渡渡鸟的灾难来了，不仅家养的动物捕食渡渡鸟的卵和雏鸟，而且外来人开始砍伐森林并大肆猎杀渡渡鸟，导致渡渡鸟于1690年前后灭绝。然而此后，毛里求斯特产的大颅榄树也渐渐稀少，即将从地球上消失。到20世纪80年代，毛里求斯只剩下13株大颅榄树。1981年，美坦普尔研究发现大颅榄树濒临绝种的原因同渡渡鸟的灭绝有关。

【问题】

1. 渡渡鸟灭绝为什么导致大颅榄树的濒临消失？
2. 本案例在保护生态环境有哪些方面的意义？

【案例 9-1 分析】

1. 渡渡鸟和大颅榄树相互依存，大颅榄树幼苗出生依赖渡渡鸟，树种外壳坚硬，幼芽自身不能破壳而出，渡渡鸟吃了树种后通过消化使其外壳变薄，然后排出体外，经过渡渡鸟消化的种子才能发芽生长，渡渡鸟灭绝后，大颅榄树幼苗不能出生，加之外来人对森林砍伐，大颅榄树濒临消失。

2. 渡渡鸟和大颅榄树相互依存揭示出生态平衡的重要性。生活在同一地球上的不同生物之间都是相互制约、相互联系的。只有生态环境组成中的各个组分相互协调、相互控制，维持一定水平的稳定，才能保持生态平衡。社会在不断发展进步的同时，人们必须尊重动物乃至整个生物界中这种相互关系，保持生物多样性，避免各种破坏生态平衡的现象，否则就会导致巨大的生态灾难。

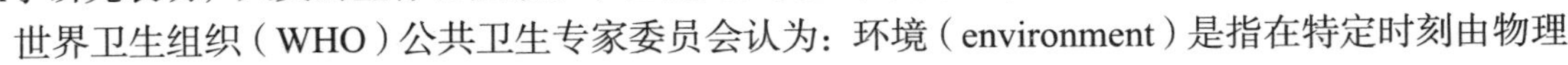

第一节 人类的环境

一、环境的概念及组成要素

微课 9-1

人类的进化发展依赖于环境，并在发展中不断地适应环境。随着对自然发展规律的逐步认识和掌握，人类在不断改造自身生存环境的同时，也与环境保持着紧密的相互影响的动态平衡关系。现代医学研究表明，人类的生存和健康水平在很大程度上取决于环境因素。

世界卫生组织（WHO）公共卫生专家委员会认为：环境（environment）是指在特定时刻由物理、化学、生物及社会各种因素构成的整体状态，这些因素可能对生命机体或人类活动直接或间接地产生现时或远期作用。环境是一个很大的范畴，主要包括自然环境和社会环境。

> **知识点 9-1**
> 1. 环境的概念。
> 2. 环境的分类。
> 3. 人类环境中的各种因素。

自然环境（natural environment）是围绕于人类的周围，能直接或间接地影响人类生活和生产活动的一切自然形成的物质和能量的总体。自然环境在人类出现以前已经客观

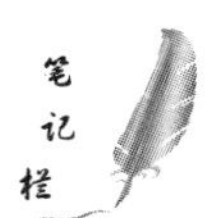

存在，是人类赖以生存的物质条件，可分为大气圈、水圈、岩石圈和生物圈。大气圈（atmosphere）是围绕在地球表面并随地球旋转的空气层，又称为大气层。厚度为2000～3000km，没有明显上界。水圈（hydrosphere），指地壳表层、表面和围绕地球的大气层中存在着的各种形态的水，包括液态、气态和固态的水。岩石圈（lithosphere），是地球上部相对于软流圈而言的坚硬的岩石圈层，厚60～120km。生物圈（biosphere）是指地球上所有的生命体及其生存环境组成的整体，其范围包括海平面以下约12km和海平面以上约10km。生物是地球生物圈内的主体，其种类繁多，数量庞大。人类生存最主要依赖于生物圈，同时生物圈对人类影响最大。

按照人类活动对自然环境影响程度来分，自然环境又分为原生环境和次生环境。原生环境（primitive environment）是指天然形成的未受到人类活动的影响或影响较少的自然环境。原生环境中存在许多对健康有利的因素，如清洁且化学组成正常的水、空气及土壤等。如果原生环境中某种元素含量过高或过低，则可能对人类健康造成不良影响。如某地区环境中氟含量水平过高，可以造成地方性氟中毒；内陆山区或高原地区由于水和土壤中碘缺乏导致地方性碘缺乏性疾病。这类疾病呈现明显的地方性，故又称地方病。由于人类生产、生活及社会交往等活动影响，使天然形成环境条件发生了改变的自然环境称为次生环境（secondary environment），如人类居住的城市、生产环境等。与原生环境相比，次生环境的物质交换、迁移、转化及能量信息传递都发生明显的变化。如果人类在社会发展中，重视环境保护，重视环境中物质与能量的平衡，就会使次生环境优于原生环境，更适宜人类生存。否则就会导致环境质量恶化，给健康带来不良影响。

社会环境（social environment）是指人类在生产、生活和社会交往等活动过程中建立起来的上层建筑体系，由各种非物质因素组成，包括生产关系、阶级关系和社会人际关系等。工业社会中，社会环境对人类健康影响更为关键，不但直接影响人体健康，且通过影响自然环境和人的心理状态间接影响人体健康。社会环境的发展和演替，受自然规律、经济规律及社会规律的支配和制约，其质量是人类物质文明建设和精神文明建设的标志之一。

人类的环境由多种因素构成。这些因素主要包括生物因素、化学因素、物理因素和社会心理因素。

（一）生物因素

环境生物因素是指各种生物，包括动植物、昆虫、微生物和寄生虫等。作为自然环境的重要组成部分，生物因素与人类关系密切，是人类赖以生存的物质条件，也影响着人体的健康。有些生物可以成为人类的疾病病因或疾病的传播媒介，如蚊子、苍蝇、鼠类和犬等均可以传播特定的疾病，造成传染病流行。近年来，接连出现的新型传染病，如军团菌病、艾滋病、疯牛病、传染性非典型性肺炎（非典）、禽流感等，再次提醒人们生物因素在疾病传播中的重要性。

（二）化学因素

在人类赖以生活的自然环境中，存在着种类繁多、性质各异的化学物质。空气、水、土壤中的化学物质组成可以因人为或自然原因发生变化而影响人体健康。如含有酚类、汞、砷的工业废水污染水源，可以直接或间接损害健康，甚至发生中毒或严重疾病，更为严重者会导致死亡。环境介质中的各种污染物即使含量不高，也会通过食物链的富集作用，最终使高等动物和人中毒或产生更加严重健康危害。如重金属汞、镉污染水体，均可以通过生物富集作用造成甲基汞中毒和镉中毒，引发严重危害人体健康的水俣病和痛痛病。

（三）物理因素

环境中的物理因素主要包括气温、气湿、气压等气象因素及环境中的电磁辐射、电离辐射等，均与人类健康有密切关系。过强的物理因素作用于人体，可以危害机体的健康。如长时间暴露于高噪声下会造成听力损害；高强度的电离辐射会造成辐射病；长时间暴露于强烈紫外线照射，皮肤裸露部位会出现皮肤灼伤等。

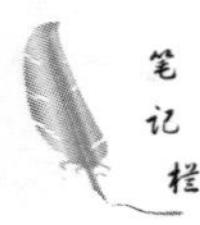

（四）社会心理因素

社会心理因素是指社会环境中普遍存在的，能导致心理应激从而影响健康的各种社会因素，包括风俗习惯、生活方式、文化、经济、教育、卫生服务和社会制度等方面。主要是通过影响人们的心理状态而发生作用。

二、人类与环境的关系

人类与环境的关系是长期形成的一种相互联系、相互制约和相互作用的关系。由于客观环境的多样性和复杂性及人类特有的改造和利用环境的主观能动性，使环境和人类之间的关系极其复杂。

> **知识点 9-2**
> 人类与环境的关系。

（一）人与环境的统一性

在生态环境中，人类与环境不断进行物质、能量和信息的交换，保持着动态平衡从而维持着密不可分的对立统一关系。人体需要从环境中摄取生命所必需的营养物质，并通过同化过程合成机体细胞和组织的各种成分，同时释放出能量，供机体所需。同时，机体通过异化过程进行分解代谢，将产生的分解产物通过各种排泄途径进入环境。因此，人体的化学元素和环境中的化学元素存在联系。英国科学家 Hamilton 分别测试了 220 名英国人血液和地壳中化学元素的种类和含量，发现人体血液中化学元素含量与地壳中化学元素含量呈明显相关性，说明人和环境的物质组成具有高度一致性。

（二）人对环境的适应性

不同地区环境条件与因素千差万别、不断变化。有些地方很适宜人类生存，各种环境因素能很好地满足机体生命活动的需要，而有些地方环境因素与条件却对机体的生命活动产生不利的影响。如果人类长期居住于对健康不利的环境中，机体能够通过生理生化调节机制，产生一系列的变化来逐步适应这种环境。如高原地区气压低，氧气含量相对稀少，初次进入高原地区生活的人会通过增加呼吸空气量、加快血液循环、增加红细胞数量和血红蛋白含量等调节机制来增加机体的携氧能力，以适应这种缺氧环境，维持机体正常的生命活动。人类的适应能力是在长期进化发展过程中与环境相互作用而形成的遗传特征。但这种适应能力是有限的，如果环境因素变化或作用强度过大，远远超出调节能力时，则会导致机体出现功能异常、组织结构改变等病理变化。

（三）人类改造环境的主观能动性

在人类和环境的关系中，人类并不仅仅是被动地依赖环境、适应环境，还可以主动地认识环境、改造环境，这是人与其他生物的不同之处。随着科学技术的进步和人类认识能力的提高，人类改造自然环境的能力也越来越强。目前，人类在认识环境、改造环境方面已经取得了巨大的成就，这些领域包括控制洪水泛滥、改良土壤、培育优良动植物品种、发展各种能源、建设舒适居住环境等。

三、生态系统与生态平衡

（一）生态系统

> **知识点 9-3**
> 1. 生态系统的概念。
> 2. 生态平衡的概念和意义。
> 3. 食物链和生物放大作用的概念和意义。

自然界中任何生物都不是孤立存在的，它们是通过能量和物质的交换，与其生存环境相互作用，紧密相连，共同形成一种统一的整体，这就是生态系统。

生态系统（ecosystem）是由生物群落及其生存的环境所构成的一个有物质、能量和信息流动的功能系统。生态系统是生态学上的一个主要结构和功能单位，是一个开放系统。能量流动和物质循环是生态系统的两大功能，能量流动是不可逆转的，而且逐级降低。生态系统内部具有自我调节能力，其结构越复杂，物种数越多，自我调节能力越强。生态系统一般是由生产者、消费者、分解者和非生物物质（无机界）所组成。它们各自发挥着特定的作用并紧密联系，使生态系统成为具有一定功能的有机整体。

非生物物质即无机界，是指生态系统中的各种无机物和各种自然因素。非生物物质是一个生态系统的基础，其条件的好坏直接决定生态系统的复杂程度和其中生物群落的丰富度。

笔记栏

生产者主要是各种绿色植物，也包括光合细菌等。植物与光合细菌利用太阳能进行光合作用合成有机物。生产者是生态系统的主要成分，在生物群落中起基础性作用。消费者指依靠摄取其他生物为食物的异养生物，包括了几乎所有动物和部分微生物。它们通过捕食和寄生关系在生态系统中传递能量。以生产者为食的消费者称为初级消费者，以初级消费者为食的称为次级消费者，其后依次称为三级、四级等消费者。同一种消费者在一个复杂的生态系统中可能充当多个级别，如杂食性动物。分解者主要是指异养生物，如细菌和真菌，也包括某些原生动物和蚯蚓、白蚁等。它们分解动植物的残体、粪便和各种复杂的有机化合物，吸收某些分解产物，最终能将有机物分解为简单的无机物，而这些无机物参与物质循环后可被自养生物重新利用，如此形成生态系统的物质循环。一个池塘生态系统物质与能量流动的模式：水、无机物等（无机界）→水草（藻）类（生产者）→鱼（消费者）→鱼死亡，微生物分解（分解者）→分解为水、无机物等。

（二）生态平衡

生态平衡（ecological equilibrium）是指在一定时间内，生态系统的生产者、消费者和分解者之间，生物群落和非生物环境之间，物质、能量的输出和输入，生物种群和数量及各数量之间的比例，始终保持着一种动态平衡关系。当生态系统处于平衡状态时，系统内各组成成分之间保持一定的比例关系，能量、物质的输入与输出在较长时间内趋于相等，结构和功能处于相对稳定状态，在受到外来干扰时，能通过自我调节恢复到初始的稳定状态。生态系统中任一成分发生剧烈的改变，都有可能引起一系列的连锁反应，使生态平衡遭到破坏。把森林中渡渡鸟捕杀殆尽，而导致森林生态破坏就是一个典型的案例。生态平衡是人类生存的基本条件。影响生态平衡的因素有自然因素和人为因素。自然因素如火山爆发、水旱灾害、台风等，人为因素如植被破坏和工业废水、废渣、废气污染等。

（三）食物链与生物放大作用

生态系统中储存于有机物中的化学能在生态系统中层层传导，通过食物链把各种生物紧密地联系起来。食物链（food chain）是指生态系统中一种生物被另一种生物所吞食，后者再被第三种生物所吞食，形成彼此以食物连接起来的链锁关系，如小鱼吃小虾，大鱼吃小鱼，彼此形成一个简单的食物链。生态系统中，食物关系往往错综复杂，多条食物链相互交织、彼此形成网状结构，称为食物网。一个复杂的食物网是使生态系统保持稳定的重要条件，一般认为，食物网越复杂，生态系统抵抗外力干扰的能力就越强，食物网越简单，生态系统就越容易发生波动和毁灭，这也是生物多样性存在的重要意义之一。

环境中某些污染物含量在生物体之间沿着食物链逐级增高，使生物体内浓度超过环境中的浓度，这种现象称为生物放大作用（biomagnification）。生物放大作用可以使部分食物中的污染物浓度比环境介质中污染物的浓度高千倍、万倍，甚至几十万倍。水俣病、痛痛病都是因水体污染造成的，是世界上公认的公害病，都与污染物的食物链生物放大作用有关。

四、目前人类面临的全球性环境问题

> **知识点 9-4**
> 1. 臭氧层破坏。
> 2. 酸雨。
> 3. 气候变化。
> 4. 土地沙漠化。

人类在改造环境、建立新的适应人类生存的环境过程中，不可避免地改变了地球自然环境的平衡。人类对自然环境的过度攫取和人类生产、生活活动产生的各类有害物质，持久地破坏人类的生存环境，造成了大量威胁人类健康的全球性的环境问题。

（一）臭氧层破坏

平流层底部臭氧层中的臭氧几乎可全部吸收来自太阳的短波紫外线，使人类和其他生物免遭紫外线辐射的伤害，是地球生物的天然保护伞。臭氧层耗损意味着大量紫外线将直接辐射到地面，紫外线辐射增强会增加人体患皮肤癌的概率，并损害人的眼睛和免疫系统。因此，对公共健康具有重大影响。另外，温室效应增强使地球表面变暖而平流层变冷，也是臭氧层减少和臭氧空洞形成的原

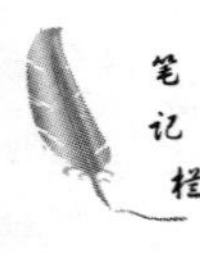
笔记栏

因之一。消耗臭氧层的物质（ozone depleting substance，ODS）主要有氧化亚氮（N_2O）、四氯化碳（CCl_4）、甲烷（CH_4）、溴氟烷烃类（哈龙类，halons）及氯氟烃类（CFCs）等，破坏作用最大的是 CFCs 和哈龙类物质。为了应对臭氧层消耗的威胁，国际社会提出了《关于耗损臭氧层物质的蒙特利尔议定书》，该议定书要求逐步淘汰氯氟烃和其他消耗臭氧层物质的生产和消费。我国于 1989 年 9 月正式加入《保护臭氧层维也纳公约》，1991 年 6 月宣布加入《关于耗损臭氧层物质的蒙特利尔议定书》。国务院于 1993 年批准了《中国消耗臭氧层物质逐步淘汰的国家方案》。2007 年 7 月 1 日起，我国停止除必要用途之外的 CFCs 和哈龙类物质的生产和进口，提前两年半完成履约目标。

（二）酸雨

酸雨（acid precipitation， acid rain）是指 pH 小于 5.6 的降水。酸雨的形成受多种因素影响，其主要前体物质是 SO_2 和 NO_x，其中 SO_2 对全球酸沉降的贡献率为 60% ～ 70%。

酸雨对陆生和水生动物、建筑材料、文物和人体健康都有明显的不良影响。酸雨会破坏土壤，使土壤肥力下降、农作物产量降低。酸雨使湖泊酸化，危害水生生物生长。受酸雨侵蚀的植物叶片，叶绿素合成减少，最终叶片脱落，植物死亡。酸雨刺激人的皮肤，诱发皮肤病。此外，酸雨会腐蚀金属制品、油漆、皮革、纺织品和含碳酸盐的建筑。

我国自 1974 年开始在北京西郊监测酸雨，已成为继欧洲、北美之后的第三大酸雨区，酸雨污染仍较重。我国“十三五”节能减排规划提出到 2020 年，全国二氧化硫排放总量比 2015 年减少 15%。

（三）全球气候变暖

自 1850 年人类开始进行系统的气温记录以来，全球变暖的趋势已毋庸置疑。联合国气候变化专门委员会预测，如果不采取有效措施，预计 2090 ～ 2099 年，全球平均气温将升高 1.8 ～ 4.0℃，将导致灾难性的后果。全球气候变化是一个重大的全球性挑战。其对人类的影响已经非常明显，水资源的供应、粮食安全和海平面上升等方面的变化预计将对数以百万计的人产生显著影响。全球变暖的主要原因是过去数百年人类大量燃烧石油、煤炭和天然气，向大气排放二氧化碳和其他温室气体（green house gas，GHG）所致的温室效应（greenhouse effect）。近十几年，一种主要的温室气体——甲烷的排放量也有显著上升，其大气浓度比 19 世纪增加 150%。此处，大气中存在的其他污染物也会影响地球的热平衡。1997 年发表的《京都议定书》规定 15 个发达国家的温室气体限排、减排任务和时间。我国于 1998 年签署了《京都议定书》。但世界各国对此协议的响应却远远不够，尤其是一些发达国家拒绝加入，给全球温室气体控制的前景蒙上了阴影。2015 年 12 月覆盖近 200 个国家和地区的《巴黎协定》达成。《巴黎协定》成为《联合国气候变化框架公约》下继《京都议定书》后第二个具有法律约束力的协议。该协定为 2020 年后全球应对气候变化行动做出安排，主要目标是将本世纪全球平均气温上升幅度控制在 2℃以内，并将全球气温上升控制在前工业化时期水平之上 1.5℃以内。

（四）沙漠化

沙漠化（desertification）是指因气候变化、人类活动等多种因素导致的干旱、半干旱和半干旱半湿润地区土地退化现象。全球有 600 万平方千米的干旱地区长期被土地退化问题所困扰。沙漠化是一个全球发展问题，它导致人们被迫离开家园。沙漠化威胁着干旱地区农村人口的生活，尤其是以牲畜、庄稼和薪柴为生的贫困人口。1994 年签署的《联合国防治荒漠化公约》引领了全球治理沙漠化行动，目前已有 191 个国家签署了该公约。中国很早就开始治理沙漠，截至 2014 年，我国荒漠化土地面积为 261.16 万平方千米，沙化土地面积为 172.12 万平方千米。与 2009 年相比，5 年间荒漠化土地面积净减少 12120 平方千米，年均减少 2424 平方千米；沙化土地面积净减少 9902 平方千米，年均减少 1980 平方千米。

（聂继盛）

第二节　环境污染与健康

【案例 9-2】

水俣湾位于日本九州岛西侧不知火海东岸。水俣市是以新日本氮肥厂为中心建立起来的市镇，人口大约 10 万。1953 年，发现猫等家畜中出现发狂致死的现象。特别引人注目的是当地居民称之为“舞蹈病”的猫，即猫的步态犹如酒醉，大量流涎，突然痉挛发作或疯狂兜圈，或东蹿西跳，有时又昏倒不起。1956 年，当地居民出现“奇病”，其主要症状：感觉障碍、步态不稳、共济失调、语言不清、视力障碍、谵语、惊厥等。该病发生在水俣湾，因此得名为水俣病（Minamata disease）。经过长期调查研究发现，水俣病是由水俣湾附近氮肥厂排放废水中的汞引起的中毒。

【问题】

1. 根据案例中该病主要症状，推测是损害人体哪个系统导致疾病的发生？

2. 案例中主要污染物是什么？该污染物进入机体的环境途径是什么？

【案例 9-2 分析】

1. 中枢神经系统。

2. 水俣病主要发生途径：①水俣湾附近氮肥厂排放废水中的汞进入水体及底泥中。②底泥中汞不论呈何种形态，都会直接或间接地在微生物的作用下转化为甲基汞。甲基汞可溶于水，水生生物摄入的甲基汞，并通过食物链不断富集。③人或其他动物食用了含有机汞污染的鱼贝类，使有机汞侵入脑神经细胞而引起的一种综合性疾病。

一、环境污染

微课 9-2

知识点 9-5

1. 环境污染的定义。
2. 一次污染物和二次污染物的定义。

由于自然的或人为的原因，进入环境的污染物数量超过环境的自净能力，造成环境质量下降和恶化，对人类健康造成直接的、间接的或潜在的影响，称为环境污染（environmental pollution）。严重的环境污染称为公害。严重的环境污染而引起的区域性疾病称为公害病。公害病不仅是一个医学概念，并且具有法律意义，须经严格的医学鉴定和国家法律正式认可。从 20 世纪初至今，全世界发生公害事件 60 多起，造成大量人群中毒、患病甚至死亡。有代表性的公害事件如伦敦烟雾事件、比利时马斯河谷烟雾事件、洛杉矶光化学烟雾事件、痛痛病事件、水俣病事件、米糠油事件、四日市哮喘、印度博帕尔异氰酸甲酯泄露事件、切尔诺贝利核电站事件等。

（一）环境污染物

进入环境并能引起环境污染的物质称为环境污染物。由污染源直接排入环境的、其理化性状未发生改变的污染物称为一次污染物（primary pollutants）。进入环境中的一次污染物经环境中物理、化学或生物作用，形成与原来污染物的理化性状和毒性完全不同的新的污染物称为二次污染物（secondary pollutants）。例如，从工厂废水直接排放的金属汞属于一次污染物，其在水体中经微生物作用后形成的甲基汞属于二次污染物。环境污染物按其属性可分为化学性、物理性和生物性污染物三类。目前，环境污染以化学性污染物为主。

（二）环境污染物的来源

1. 生产性污染　工业和农牧业生产活动中可产生多种环境污染物，如工业生产过程中产生的废气、废水、废渣，施用各类农药、化肥可造成空气、水、土壤等环境介质受到不同程度的污染。

2. 生活性污染　人们日常生活中排出的废气、污水、垃圾和制造出的噪声等。

3. 交通性污染　汽车、飞机、火车和轮船等交通工具使用中产生的颗粒物、氮氧化物、一氧化碳、多环芳烃和醛类等。

笔记栏

4. 其他　工地建筑施工过程中产生的污染物和噪声，通信设备发生的微波和电磁波等。

（三）环境污染物的转归

污染物在环境中的转归是指污染物在环境的空间位移和存在形态的变化。前者表现为量的变化，后者则是质的转化，两种变化互相渗透。环境污染物可以通过多种方式在环境中迁移和分布。迁移的方式包括单一介质内迁移，不同介质间迁移和生物性迁移。影响污染物在环境中迁移和分布的主要因素有污染物的理化性质、外界环境的理化条件和区域自然地理条件，如环境条件中的温度、风速等。环境的自净是指环境受污染后，在自然的物理、化学和生物学因素作用下，污染物浓度逐渐降低的过程。环境的自净主要通过物理净化、化学净化和生物净化三种方式进行。

1. 物理净化　主要方式为稀释、扩散、淋洗、挥发、沉降等。如含有烟尘的大气，通过气流的扩散、降水的淋洗、重力的沉降等作用得到净化。物理净化能力的大小取决于环境的物理条件（如温度、流量、流速、风速等）和污染物本身的物理特性（如密度、形态、粒度等）。

2. 化学净化　可通过氧化、还原、化合、分解、交换、络合反应等方式完成。如含氮的有机物可经氧化形成亚硝酸盐、硝酸盐等。环境的化学条件（如pH、化学组分、氧化还原电势等）及环境污染物本身的化学性质都可以影响化学净化的效果。

3. 生物净化　主要通过生物吸收、生物氧化、生物降解等作用使环境污染物浓度降低。如绝大部分需氧微生物可以使水中的各种有机物迅速地分解、氧化，形成二氧化碳、水、氨和硫酸盐、磷酸盐等。环境的结构、状态、污染物本身的性质数量等因素影响环境中污染物浓度降低的速度和数量。

二、环境污染对健康影响

（一）环境污染物的吸收、分布、代谢与排泄

> **知识点 9-6**
> 1. 环境污染对人体健康影响的特点。
> 2. 环境污染对人体健康的危害。

1. 吸收　环境污染物经各种途径通过机体生物膜进入血液的过程称为吸收。环境污染物进入人体的途径主要有呼吸道、消化道和皮肤。

（1）呼吸道：环境中以气体、蒸气和气溶胶状态存在的污染物主要通过呼吸道进入人体。经呼吸道吸收的污染物主要取决于其在空气中的浓度或分压、污染物的分子量和血/气分配系数等因素。

（2）消化道：通过消化道进入人体的主要是水和食物中的污染物，如饮水中的氟、粮食中的镉等均可由消化道吸收。

（3）皮肤：环境污染物经皮肤进入人体主要是通过表皮和皮肤的附属器官。污染物经皮肤的吸收率，关键与其脂溶性、水溶性和脂/水分配系数等因素有关。

2. 环境污染物的分布与蓄积　吸收入人体的环境污染物，随血液和淋巴液分散到全身各组织器官的过程称为分布。各污染物在人体不同组织器官内分布不均匀，组织和器官的血流量、污染物进入细胞的能力、组织对污染物的亲和力等因素影响化学物在体内的分布。

由于组织器官对污染物的亲和力和污染特性不同，造成污染物对各器官组织产生的毒性作用也不相同。污染物对某些器官可产生直接毒作用，这种器官称为该毒物的靶器官。如脑是甲基汞的靶器官。有的组织器官中污染物的含量虽然高，但未表现出明显的毒作用，此类组织器官称为储存库。如骨骼是铅的储存库。如果环境污染物在体内吸收量超过排出量，该物质在体内的数量逐渐积累增多，且可用化学分析方法在体内检测出该物质原形或代谢产物，称为物质蓄积。有些污染物进入机体后，现代检测技术不能检测出其原形或代谢产物，但有相应的慢性毒作用表现，称为功能蓄积。

3. 环境污染物在体内的转化　进入机体的环境化学物，在体液或组织内参与机体固有的复杂生化过程，使其本身化学结构发生一系列变化，此过程称为生物转化。该过程通常包括Ⅰ相反应（氧化、还原、水解反应）和Ⅱ相反应（结合反应为主）。多数环境污染物经生物转化后毒性降低，称为生物解毒作用。少数环境污染物经生物转化后毒性增强，称为生物活化作用。

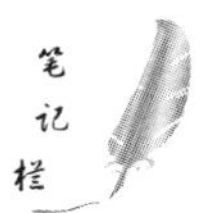

4. 环境污染物的排出　环境污染物及其代谢产物从机体排出的途径包括：经肾脏随尿液排出、经肝胆随粪便排出、经呼吸道排出和随各种分泌液如汗液、乳汁、唾液、月经及毛发指甲排出。肾

脏是排出环境污染物最重要的器官，多数污染物主要经该途径排出。

（二）环境污染对人体健康影响的特点

1. 广泛性 环境污染后影响地域广、人群范围广，人数多，包括不同年龄、不同性别的人群，甚至可能影响到胎儿。

2. 长期性 部分环境污染物可长时间滞留于空气、水和土壤中，且长时间作用于人体，尤其是污染物低浓度情况下，有些损害不易在短时间内被发现，需要较长时间甚至到子代才表现出来。

3. 多样性 环境中存在各种污染物，对人体健康损害形式表现出多样性，既有直接的，也有间接的；有急性的，也有慢性的；有局部的，也有全身的；有近期的，也有远期的；有特异性的损害，也有非特异性的损害；有的是单个污染物作用的效应，有的则是多种污染物的联合作用造成。

4. 复杂性 环境污染往往由多种污染物共同造成，各毒物间可产生联合毒性作用；同一种污染物可通过被污染的环境介质经不同途径进入人体，同一个体可摄入多种环境污染物；暴露人群中不同个体对污染物易感性不同，在临床上会有不同反应；环境污染物作为致病因素对健康损害属多因多果，关系十分复杂。

（三）环境污染对人体健康影响的主要危害

1. 环境污染对人群的急、慢性危害

（1）急性危害：是指环境污染物在短时间内大量进入环境，使暴露人群在较短时间内出现不良反应、急性中毒甚至死亡等。环境污染引起的急性危害主要包括以下类型：

1）大气污染烟雾事件：如英国伦敦煤烟型烟雾事件、美国洛杉矶光化学烟雾事件等。

2）过量排放和事故性排放引起的急性危害：如 1984 年印度博帕尔异氰酸甲酯泄漏事件，2011 年日本福岛核泄漏事故等。

3）生物性污染引起的急性传染病：如 2010 年海地地震后因饮用水污染导致 28 万余人感染霍乱，其中有近 5000 人死亡。

（2）慢性危害：环境中有害因素低浓度、长期反复作用于机体所产生的危害，称为慢性危害。如 20 世纪 50 ～ 60 年代发生在日本的水俣病、痛痛病，四日市哮喘等。

2. 致癌作用 大量调查资料显示，人类癌症 80% ～ 90% 与环境因素有关，如我国宣威肺癌主要是当地燃煤污染室内空气所致。致癌物主要依据对人的致癌危险性进行分类。国际癌症研究机构对已有资料报告化学物根据其对人的致癌危险分成 4 类，Ⅰ类：人类致癌物；Ⅱ A 类：对人很可能致癌；Ⅱ B 类：对人可能致癌；Ⅲ类：对人的致癌性尚无法分类；Ⅳ类：对人很可能不致癌。

3. 遗传毒性 环境中化学因素、物理因素和生物因素可引起的生物体细胞遗传物质（DNA）和遗传过程的改变。致突变作用是指引起生物体细胞遗传物质发生可遗传改变的作用。致突变作用既可发生在体细胞，也可发生在生殖细胞。如果发生在体细胞，其影响不遗传到下一代，仅能导致直接接触该物质的个体一些疾病的发生，最受关注的是肿瘤。如果发生在生殖细胞，其影响有可能遗传到下一代，可能导致不孕、早产、死胎或畸形及遗传性疾病。

4. 生殖毒性和发育毒性 生殖毒性指外源性化学物对雄性或雌性生殖功能或生殖能力的损害及对子代的有害影响。发育毒性指出生前后接触有害因素，子代个体发育为成体之前诱发的任何有害影响。如 20 世纪 60 年代初“反应停”事件。

5. 对免疫功能的影响 环境毒物对免疫系统的影响主要表现为三种类型：①环境毒物对免疫功能的抑制；②化学物作为致敏原引起机体变态反应；③少数环境化学物可引起自身免疫反应，即自身免疫性疾病。

6. 干扰内分泌功能 内分泌干扰化学物（endocrine disrupting chemicals，EDC）是对维持机体内环境稳态和调节发育过程的体内天然激素的生成、释放、转运、代谢、结合、效应造成严重影响的外源性物质。EDC 主要来源于环境中天然或人工合成的化合物，包括邻苯二甲酸酯类、多氯联苯类、有机氯杀虫剂、烷基酚类、双酚化合物类、植物和真菌激素、重金属类等。目前认为内分泌干扰物对人体的可能影响包括：出生缺陷儿童增多，儿童精神性和行为性异常增加，女童更早进入青春期，妇女乳腺癌发生率增加，精子数量和质量下降，男性生殖道缺陷发病率增加，不孕症患者显著增加，哮喘患者显著增加，患免疫系统和甲状腺功能缺损的可能性增加等。

笔记栏

三、环境污染物对健康损害的影响因素

（一）污染物的理化特性

> **知识点 9-7**
> 1. 剂量－效应关系与剂量－反应关系的定义。
> 2. 环境因素的联合作用。

污染物的毒性、对机体的毒作用性质及毒效应大小受其化学结构和理化特性的影响。

（二）剂量－效应（反应）关系

进入机体化学物的数量称为剂量。环境污染物对人体健康的影响程度，主要取决于污染物作用于机体的剂量（或浓度）。

1. 剂量－效应（反应）关系

（1）剂量－效应关系（dose-effect relationship）：是指随着环境有害因素剂量的增加，机体内所产生的有害生物学效应随之变化的关系。

（2）剂量－反应关系（dose-response relationship）：是指随着环境有害因素剂量的增加，产生某种特定生物学效应的个体数随之变化的关系。

2. 剂量－效应（反应）关系曲线类型　不同的化学物有不同的剂量－效应关系，根据阈值的存在与否，剂量－反应曲线分为无阈值和有阈值两种类型。产生某一反应的临界剂量值称该反应的阈值，无阈值和有阈值物质的环境毒理学特征是不同的。

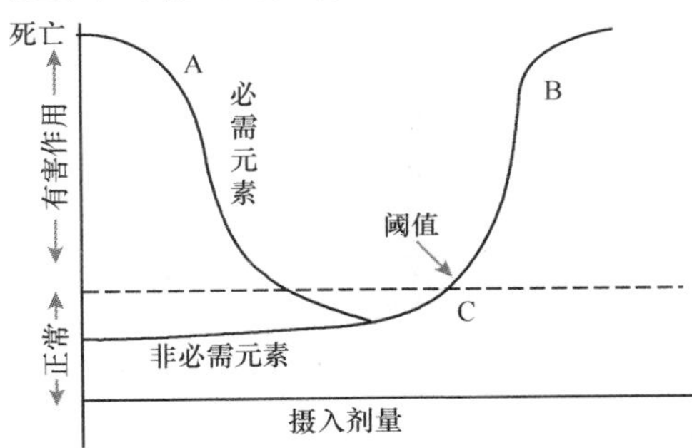

图 9-1　必需元素与非必需元素剂量－效应关系

A. 必需元素不足对人体的损害；B. 必需元素、非必需元素过量对人体的损害；C. 必需元素、非必需元素摄入量对人体无害

（1）阈值化合物：除了遗传毒性致癌物，一般化合物都存在阈值，有些化合物还有两个阈值。仅在达到或大于某剂量（阈剂量）才产生其效应，低于其阈剂量则不产生其效应的物质属于单阈值化合物，其剂量 - 反应曲线多呈“S”形或抛物线形（图 9-1 的曲线 B-C）。有两个阈值的化合物主要有必需微量元素或必需营养素。必需微量元素的剂量 - 反应曲线的形状，在整个剂量范围内呈“U”形（图 9-1 的曲线 A-B）。

阈值理论是制定环境卫生标准的重要理论基础。从保护和增进人群健康的角度出发，在制定环境卫生标准时，对单阈值化合物，允许浓度应低于其阈剂量；对两个阈值的化合物，如必需微量元素，应考虑“适宜浓度”范围，即不得低于较低的一个阈值和不超过另一个较高的阈值。如氟是一种人体必需微量元素，摄入量过少导致龋齿，过多则导致氟斑牙甚至氟骨症。

（2）无阈值化合物：是指在大于零的剂量暴露下，均可能发生有害效应的化合物，又称为零阈值化合物。其剂量 - 反应曲线的延长线通过坐标的原点，认为这类化合物无安全剂量。无阈值化合物主要为遗传毒性致癌物。无阈值理论在学术上仍有争议。但是，在健康危险度评价实践中，遗传毒性致癌物均视为无阈值化合物。

（三）暴露时间与蓄积效应

环境污染物的作用剂量及对机体造成的损害与暴露时间和污染物在体内的蓄积量关系密切。污染物的摄入量、作用时间和污染物本身的生物半衰期与污染物在体内的蓄积量有重要关系。摄入量主要取决于污染物在环境中的浓度和时间。生物半衰期是污染物在机体内浓度降低一半所需要的时间，对一种生物同一化学物的生物半衰期是个常数，用 $t_{1/2}$ 表示。生物半衰期越长，越容易在短时间内蓄积量达到使机体中毒的水平，而生物半衰期越短，进入机体的化学物排出速度越快，长期接触也不会造成对机体的危害。

笔记栏

（四）环境因素的联合作用

1. 相加作用（additive effect） 指多种化学物质对机体产生的毒性效应等于各个化学物单独对机体所产生效应的总和。这类联合作用中每种化学物以同样的方式、相同的机制作用于相同的靶，仅仅它们的效力不同。例如，多种有机磷农药同时进入机体时，均抑制胆碱酯酶活性，联合作用表现为相加作用。

2. 独立作用（independent effect） 指多种化合物作用于机体，由于其各自作用的受体、部位、靶细胞或靶器官等不同，所引发的生物毒性效应互不干扰，表现为各化合物的毒性效应。例如，酒精与氯乙烯的联合作用，当大鼠接触上述两种化合物之后的一定时间，肝匀浆脂质过氧化增加，且呈明确的相加作用。但在亚细胞水平研究，就显现出酒精引起的是线粒体脂质过氧化，而氯乙烯引起的是微粒体脂质过氧化，它们毒效应的联合作用表现为独立作用。

3. 协同作用（synergistic effect） 指各化合物对机体发生的总效应大于各个化合物单独效应的总和。例如，苯硫磷可以抑制肝降解马拉硫磷的酯酶活性，从而可以与马拉硫磷发生协同作用。

4. 加强作用（potentiation） 指一种化学物对某器官或系统无毒性效应，但与另一种化学物同时或先后暴露时使其毒性效应增强。例如，异丙醇对肝脏无毒，但当其与肝毒物四氯化碳同时进入机体时，则可使四氯化碳的毒性大大高于其单独作用。

5. 拮抗作用（antagonism） 指多种化合物共同作用于机体产生的总效应低于各化合物单独效应的总和。例如，应用阿托品治疗有机磷中毒患者，可降低有机磷化合物引起的毒蕈碱症状。

（五）人群易感性

人群对环境有害因素产生的反应有较大差异。通常情况下，绝大多数人对环境有害因素作用表现为生理负荷增加或生理变化，少数人会有代偿性失调、中毒甚至死亡。相同环境因素变化条件下，不同个体表现出不同的效应与个人因素（如年龄、性别、健康状况、营养状况、遗传因素等）关系密切。通常把这类对环境有害因素反应更为敏感和强烈的人群称为易感人群。影响人群易感性的因素包括遗传因素和非遗传因素。如果年龄、健康状况、营养状态和行为心理等非遗传因素相近，普通人群中不同个体表现出易感性明显差异，这往往与遗传因素（如性别、种族、遗传缺陷和环境应答基因）的基因多态性有密切关系。在同样环境有害因素暴露剂量的条件下，相比于正常人群，易感人群更早表现出健康损害，且损害的程度更重。例如，在大气烟雾污染事件中，老年人、有呼吸系统和心血管疾病的患者更易出现严重反应，患病率和死亡率远高于一般人群。

（白雪松）

笔记栏

第十章　生活环境与健康

第一节　大气与室内空气卫生

第十章 PPT

【案例 10-1】

伦敦烟雾事件

1952 年 12 月 5 ～ 9 日，伦敦发生一起大气污染的烟雾事件——“伦敦烟雾事件”，成为 20 世纪十大环境公害事件之一。冬天的英国伦敦由于天气特别阴冷且潮湿，大量工厂生产和居民燃煤取暖排出的废气（含有大量的 SO_2 和颗粒物）难以扩散，积聚在城市上空。烟雾笼罩伦敦连续达 5 天，能见度下降到 5m。发生烟雾这一周，伦敦死亡人数达 4703 人，较常年同期增多。45 岁以上的死亡最多，约为平时 3 倍；1 岁以下的儿童死亡数约为平时的 2 倍。直至 12 月 9 日，一股寒冷的西风逐渐吹散了笼罩在伦敦的烟雾。在发生烟雾的这一周，因支气管炎、冠心病、肺结核、心力衰竭而死亡者，分别为事件发生前一周同类死亡人数的 9.3 倍、2.4 倍、5.5 倍和 2.8 倍。肺炎、肺癌、流行性感冒及其他呼吸道疾病死亡率均有成倍增加。

【问题】

1. 分析该事件发生的原因是什么？
2. 该事件对人群产生的健康危害有哪些？

【案例 10-1 分析】

1. 在伦敦烟雾事件中，由于燃煤产生的大量污染物——SO_2 和颗粒物。在不良的气象条件（冬季、无风、逆温、雾天）和地理条件（高纬度）下不能充分扩散，在低空形成有毒烟雾，被吸入人体产生危害。

2. 因支气管炎、冠心病、肺结核、心力衰竭而死亡者增多，对呼吸系统、心血管系统刺激损伤较大。据案例发生烟雾这一周统计，伦敦市死亡人数达 4703 人。

一、大气的特征及其卫生学意义

微课 10-1

大气圈是指包围在地球表面，并随地球旋转的空气层，其厚度为 2000 ～ 3000km 及以上，没有明显的上界。大气是生活在地球上生命体所必需的，可保护它们免遭来自外层空间的有害影响。一个成年人通常每天呼吸 2 万多次，吸入 10 ～ 15m^3 的空气。因此，空气的清洁程度及其理化性状与人类健康关系十分密切。

（一）大气的结构

随着距地面的高度不同，大气层的物理和化学性质有很大的变化。按气温的垂直变化特点，可将大气层自下而上分为对流层、平流层、中间层、热成层和逸散层。

1. 对流层　大气圈中与人类活动关系最为密切的一层，因既有平流也有对流，故称为对流层。最靠近地面并且密度最大，平均厚度约 12km。对流层集中了占大气总质量 75% 的空气和几乎全部的水蒸气量，是天气变化最复杂的层次。对流层的特点：①气温随着高度的增加而降低。这是由于对流层的大气不能直接吸收太阳辐射的能量，但能吸收地面反射的能量所致。②空气具有强烈的对流运动。近地表的空气接受地面的热辐射后温度升高，热空气上升与高空的冷空气形成垂直对流。③人类活动排入大气的污染物绝大多数在对流层聚集。④各类天气现象如云、雨、雪、雷电等大多发生在这一层。

2. 平流层　位于对流层之上，其上界延伸至约 55km 处。平流层的气流以水平运动为主，空气稀薄，水汽很少，能见度高，有利于飞机的安全飞行。其中在平流层的上层，即 30 ～ 35km 及以上，温度随高度的增加而增加。30 ～ 35km 及以下，温度随高度的增加变化不大，故该亚层又被称为“同温层”。在高 15 ～ 35km 处，有厚约 20km 的臭氧层，它能吸收短波紫外线和宇宙射线，使地球生

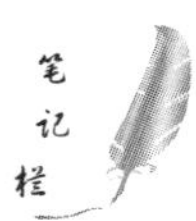

物免遭这些射线过量辐射的危害。

3. 中间层 从平流层顶至85km处的范围称为中间层。该层的气温随高度的增加而迅速降低。因此，该层也存在明显的空气垂直对流运动。

4. 热成层 位于85～800km的高度。该层的气体在宇宙射线作用下处于电离状态。电离后的氧能强烈吸收太阳的短波辐射，使空气迅速升温，因而该层的气温随高度的增加而增加。该层能反射无线电波，对于无线电通信有重要意义。

5. 逸散层 800km以上的区域统称为逸散层，也称为外层大气。该层大气稀薄，气温高，分子运动速度快，地球对气体分子的吸引力小，因此气体及微粒可飞出地球引力场进入太空。

（二）大气的理化性状与健康

1. 大气的组成 自然状态的大气是由混合气体、水汽和以气溶胶形式存在的固体物质组成。除去水汽和气溶胶后的空气称为“干洁空气”，干洁空气是无色、无味、无臭的混合气体，主要成分一般较恒定，有氧气、氮气、二氧化碳、微量惰性气体及少量水蒸气等。其化学组成见拓展阅读10-1。

（1）氧气：一个成年人通常每天呼吸2万多次，吸入10～15m^{3}空气。从海平面到万米的高空，氧气在空气中的含量均为21%左右，但是氧分压却差别很大。高原、高空的自然环境中，高原空气稀薄，氧分压低，如在海拔4270m处，氧气压力只有海平面的58%。当人由平原进入高原（海拔3000m以上），或由高原进入海拔更高的地区时，尽管氧气在大气中的相对比例没有变化，但由于空气稀薄，氧气（进入身体）的绝对量却变小了，由此导致了（人体）缺氧。低海拔地区的人进入高原后由于机体缺氧会表现出极大的不适应并引发高原反应，严重者会出现高原脑水肿、肺水肿，甚至危及生命。长期生活在高原地区的人，可由于机体慢性失代偿导致慢性高原病，包括红细胞增多症、高原性心脏病等。在特定密闭环境中（如城市下水道、通风不良的矿井等），当空气中氧含量降低到12%以下时，机体会出现代偿性呼吸困难；低于10%时，会出现恶心、呕吐、智力减退等现象；当降低到7%～8%及以下时，机体代偿能力衰竭，会危及生命。

（2）氮气：通常情况下，氮气是一种无色、无味、无臭的气体，约占大气总量的78.12%（体积分数），是空气的主要成分。一般情况下，氮气对于人体并不会产生不利的影响，但是当氮气的含量达到一定的百分比时，对人体健康也会有负面作用，其危害大致有两种：一种是因急性缺氧所致的氮气窒息；另一种是潜涵作业所致的减压病。潜涵（潜入涵道）工人，或者潜水员突然回到地面时常患此病。这是因为人在高气压环境中，肺泡内各种气体分压随之增高，血液和组织中会溶解更多的氮气。如果减压速度过快、幅度太大，超过经呼吸循环排出气体的限度，迫使在高压条件下溶解在组织和血液中高浓度氮气就会原地逸出，在组织、血液中形成气泡。由于气泡的压迫和栓塞作用引起机体损伤而发生减压病。

（3）二氧化碳（CO_2）：主要来自火山喷发、动植物的呼吸和有机物的燃烧和腐败等。CO_2本身没有毒性，但当空气中的CO_2超过一定量时，对人体会产生有害的影响。CO_2浓度达3%时，人体呼吸程度加深。达4%时，人体出现头晕、头痛、耳鸣、眼花，血压上升。达8%～10%时，人体呼吸困难、脉搏加快、全身无力、肌肉由抽搐至痉挛、神志由兴奋至丧失。达30%时，人体可出现死亡。由于CO_2升高时，往往伴有缺氧，因此，死亡的原因应该是CO_2增高和氧气缺乏共同引起的。

2. 太阳辐射 太阳辐射光和地面上所有生物的生存息息相关，是各种天气现象的根本原因，同时也是地球上能量的源泉。太阳以电磁波的形式向宇宙空间辐射能量的过程，称为太阳辐射（solar radiation）。而它在通过大气到达地面的过程中，受到削弱，如臭氧层阻挡了太阳99%的紫外辐射，尤其对波长200～320nm的吸收，像地球的保护伞一样保护着地球上的生物。太阳辐射光是复合光谱，根据波长可分为：紫外线、可见辐射光和近红外辐射光。紫外线（ultraviolet radiation，UVR）又可分为三种不同波长的紫外线（UVA、UVB、UVC）。

知识点10-1

1. 紫外线的生物学作用。
2. 逆温对大气污染物的影响。

笔记栏

太阳辐射中的紫外线具有促进骨骼组织发育的作用，成长期的儿童多晒太阳，有利于防止佝偻病，但过多地接受太阳辐射，则对眼睛和皮肤产生影响，如引起慢性白内障、诱发皮肤癌等。国际癌症研究机构（International Agency for Research on Cancer，IARC）在 1992 年指出无论是动物还是人类研究都有证据证实 UVR 是一种致癌物质。紫外线辐射是诱发鳞状细胞癌、基底细胞癌和黑色素瘤最重要的环境危险因素。

3. 气象因素

（1）风和湍流：一般将空气的水平运动称为风。风向是指风吹来的方向，在不同时刻有着相应的风向和风速。

风速时大时小，并在主导风向的下风向上下、左右出现无规则的摆动，风的这种不规则运动称为大气湍流（atmospheric turbulence）。湍流运动使气体充分混合，有利于污染物的稀释和扩散。随着风速的增大，单位时间内从污染源排放出的污染物气团很快被拉长，这时混入的空气量越大，则污染物的浓度越低。在其他条件不变的情况下，污染物浓度与风速成反比。

（2）温度层结：即气温的垂直梯度，它决定大气的稳定程度，影响大气湍流的强弱。稳定的垂直梯度易造成湍流抑制，使大气扩散不畅。垂直梯度不稳定时，由于热力作用湍流加强，大气扩散增强。因此，气温的垂直梯度与污染物的稀释和扩散密切相关。

气温的垂直分布：在标准大气条件下，对流层内气温是随高度的增加而逐渐降低的。大气温度的这种垂直变化常用大气温度垂直递减率（γ）来表示。它的定义为：高度每增加 100m 气温下降的度数，通常为 0.65℃。然而，近地层大气的实际情况非常复杂，各种气象条件均可影响到气温的垂直分布。实际上气温的垂直分布可出现下述三种情况：一是气温随高度递减，此情况一般出现在晴朗的白天，风速小时。地面受太阳的辐射后，近地空气增温较快，热量缓慢向高层传递，形成气温下高上低现象，此时 $\gamma > 0$，空气的垂直对流良好；二是气温随高度递增，如在无风、少云的夜晚，夜间地面无热量吸收，但同时不断通过辐射失去热量而冷却，近地空气也随之冷却，这样气层不断由下向上冷却，形成气温下低上高现象。这种大气温度随着距地面高度的增加而增加的现象称为逆温（temperature inversion），此时 $\gamma < 0$；三是气温不随高度变化，多见于多云天或阴天、风速较大时。由于云层反射，白天到达地面的太阳辐射减少，地面增温不显著。夜间时，云层的存在增强了大气的逆辐射，地面冷却不明显。风速较大加剧了上下气层的交换，空气得到充分混合。因此，上述情况下气温随高度的变化不明显，此时 $\gamma = 0$。

（3）气压：气压的高低与海拔高度、地理纬度和空气温度等有关。当地面受低压控制时，四周高压气团流向中心，中心的空气上升，形成上升的气流，此时多为大风和多云的天气，大气呈中性或不稳定状态，有利于污染物的扩散和稀释。反之，当地面受高压控制时，中心部位的空气向周围下降，呈顺时针方向旋转，形成反气旋。此时天气晴朗，风速小，出现逆温层，阻止污染物向上扩散。

（4）气湿：即大气中含水的程度，通常用相对湿度（%）表示。空气中水分多，气湿大时，大气中的颗粒物质因吸收更多的水分使重量增加，运动速度减慢，气温低的时候还可以形成雾，影响污染物的扩散速度，使局部污染加重。当水溶性气体如 SO_2 污染存在时，湿度较高将促进酸雨的形成。

二、大气污染及其对健康的危害

（一）大气污染的来源及污染物的种类

大气污染（air pollution）按照国际标准化组织（ISO）的定义，“空气污染（大气污染）通常系指由于人类活动或自然过程引起某些物质进入大气中，呈现出足够的浓度，达到足够的时间，并因此危害了人体的舒适、健康和福利或环境的现象”。天然污染主要由于自然原因形成，如沙尘暴、火山爆发、森林火灾等。人为污染是人们的生产和生活活动造成的。

1. 大气污染的来源

（1）工业生产：各种工业企业污染物排放是大气污染的主要来源，也是大气卫生防护的重点。据 2013 年环境污染物排放量统计年报，全国 SO_2 排放量为 2043.9 万吨，其中电力热力、非金属矿物制品、黑色冶金、化工、有色冶金和石油加工炼焦六个行业 SO_2 排放量占全国排放总量的 88%。

工业企业排放的污染物主要来源于燃料的燃烧和工业生产过程。燃料燃烧时产生的污染物的种类和排放量除与燃料中所含的杂质种类和含量有关外，还受燃料的燃烧状态影响。燃料燃烧完全时

笔记栏

的主要污染物是CO_2、SO_2、NO_2、水汽和灰分。燃烧不完全时，则会产生CO、硫氧化物、氮氧化物、醛类、碳粒、多环芳烃等。

生产过程中污染物的排放是大气污染的另一主要来源。工业生产过程的排放由原材料到产品，工业生产的各个环节都可能有污染物排放出来。污染物的种类与原料种类及其生产工艺有关。

（2）生活炉灶和采暖锅炉：生活性大气污染主要来源于居民生活用热源。生活炉灶和采暖锅炉以煤或石油产品为燃料，是采暖季节大气污染的重要原因。主要来自燃煤，其次是液化石油气、煤气和天然气。如果燃烧设备效率低，燃烧不完全，烟囱高度低或无烟囱，可造成大量污染物低空排放。在采暖季节，各种燃煤小炉灶是居民区大气污染的重要来源。

（3）交通运输：主要是指飞机、汽车、火车、轮船和摩托车等交通运输工具排放的污染物。目前这些交通工具的主要燃料是汽油、柴油等石油制品，燃烧后能产生大量的颗粒物、NO_x、CO、多环芳烃和醛类。2017年报显示，机动车污染已成为我国空气污染的重要来源，是造成细颗粒物、光化学烟雾污染的重要原因。北京、天津、上海等15个城市大气$PM_{2.5}$源解析结果显示，本地排放源中移动源对$PM_{2.5}$浓度的贡献范围为13.5%～52.1%。

（4）其他：主要包括因农业生产喷洒农药、化肥的施用而产生的粉尘和雾滴；地面扬尘、沙尘暴（sandstorm）、水体、土壤中的挥发性化合物的逸散；垃圾、秸秆、树叶焚烧产生的粉尘和烟雾等污染物；生产性事故导致的爆炸、毒气泄漏等；以及核战争、化学战争等造成的核污染和化学毒剂污染。

值得注意的是生物质燃烧产生的大气污染物已经成为全球大气污染的重要来源。秸秆焚烧产生的有害气体及颗粒物成为雾霾天气的污染源之一，甚至还引发火灾，危及交通安全。我国的生物质燃烧包括直接作为生产生活燃料使用的农作物秸秆、薪柴和牲畜粪便；农田废弃秸秆的露天焚烧；森林、草场火灾等。其中，牲畜粪便作为燃料消耗的地区包括内蒙古、西藏、青海、新疆及甘肃等地的畜牧业地区。但以秸秆燃烧为主，尤其秸秆露天焚烧所释放的颗粒物和各种气态污染物也是我国大气污染的重要来源之一。研究表明，各类生物质燃烧对不同污染物排放量的贡献差异显著，秸秆和薪柴燃烧是NO_x、CO、CO_2、CH_4、NMHC、PM和BC排放的最主要来源，占95%左右的排放量。牲畜粪便燃烧对SO_2的贡献率为77.4%，是主要贡献者。

微课10-2

2. 大气污染物的种类 大气污染物按其属性可分为物理性（噪声、电离辐射、电磁辐射）、化学性（SO_2、NO_x、甲烷、汞等）和生物性（经空气传播的病原微生物和植物花粉）。按在大气中存在的状态，污染物又可分为气态和气溶胶。气态物质包括气体（如SO_2、NO_x、CO、CO_2等）和蒸气（HCl、NH_3、醇类、酮类、胺类等）。气溶胶是液态或固态微粒在空气中的悬浮体系。

气溶胶中的各种微粒又称为大气颗粒物（particulate matter，PM）。粒径是大气颗粒物最重要的性质。它影响大气颗粒物在空气中的停留时间、沉降速度、进入呼吸道的可能性及在呼吸道的沉积部位等。

按粒径大小，大气颗粒物一般可分为以下几类：

（1）总悬浮颗粒物（total suspended particulates，TSP）：是指空气动力学直径≤100μm的颗粒物，包括液体、固体或者液体和固体结合存在的，并悬浮在空气介质中的颗粒。

（2）可吸入颗粒物（inhalable particles，IP，PM_{10}）：指空气动力学直径≤10μm的颗粒物，因其能进入人体呼吸道而命名之。

（3）细颗粒物（fine particle，fine particulate matter，$PM_{2.5}$）：是指空气动力学直径≤2.5μm的细颗粒。它在空气中悬浮的时间更长，易于滞留在终末细支气管和肺泡中，其中某些较细的组分还可穿透肺泡进入血液。$PM_{2.5}$更易于吸附各种有毒的有机物和重金属元素，对健康的危害极大。

（4）超细颗粒物（ultrafine particle，ultrafine particulate matter，$PM_{0.1}$）：指空气动力学直径≤0.1μm的大气颗粒物。城市环境中，人为来源的$PM_{0.1}$主要来自汽车尾气，尤其是柴油机尾气，其包含大量的超细颗粒。

大气污染物按其形成过程可分为一次污染物和二次污染物。

一次污染物：由污染源直接排入大气环境中，其物理和化学性质均未发生变化的污染物称为一次大气污染物（primary air pollutants）。这些污染物包括从各种排放源排出的气体、蒸气和颗粒物，如SO_2、CO、NO、颗粒物、碳氢化合物等。

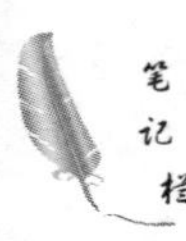

二次污染物：排入大气的污染物在物理、化学等因素的作用下发生变化，或与环境中的其他物质发生反应所形成的理化性质不同于一次污染物的新的污染物，称为二次污染物（secondary air pollutants）。常见的有：SO_2 在大气中氧化遇水形成的硫酸雾；汽车尾气中的 NO_x 和挥发性有机物在日光紫外线的照射下，经过一系列的光化学反应生成的臭氧、醛类及各种过氧酰基硝酸酯。一般来说，二次污染物对环境和人体的危害要比一次污染物大。

（二）大气污染对人体健康的危害

微课 10-3

知识点 10-2

1. 大气污染对人体健康的危害。
2. 两类烟雾事件的主要污染物及发生条件。

大气污染物主要通过呼吸道进入人体，小部分污染物也可以降落至食物、水体或土壤，通过进食或饮水，经消化道进入体内，儿童还可以因直接食入尘土而由消化道摄入大气污染物。有的污染物可通过直接接触黏膜、皮肤进入机体，脂溶性的物质更易从完整的皮肤渗入体内。

1. 大气污染对健康的直接危害

（1）急性危害：大气污染物的浓度在短期内急剧升高，可使当地人群因吸入大量的污染物而引起不良反应、急性中毒甚至死亡。常见于烟雾事件和事故性排放。

1）煤烟型烟雾（coal smog）事件：主要由燃煤产生的大量污染物排入大气，在不良气象条件下不能充分扩散所致。近百年来，英国伦敦等大城市曾发生十多次煤烟型烟雾事件，其中以 1952 年 12 月在伦敦发生的最为严重。

自 19 世纪末开始，世界各地曾经发生过许多起重大的烟雾事件。如著名的有马斯河谷烟雾事件、多诺拉烟雾事件及伦敦烟雾事件。

2）光化学型烟雾（photochemical smog）事件：是由汽车尾气中的氮氧化物（NO_x）和碳氢化合物（HC）在日光紫外线的照射下，经过一系列的光化学反应生成的刺激性很强的浅蓝色烟雾所致，其主要成分是臭氧、醛类及各种过氧酰基硝酸酯，这些通称为光化学氧化剂。

【案例 10-2】

洛杉矶光化学烟雾事件是 20 世纪 40 ～ 70 年代发生在美国洛杉矶的有毒烟雾污染大气的事件，世界著名的公害事件之一。洛杉矶位于美国西南海岸，西面临海，三面环山，是一个阳光明媚，气候温暖，商业、旅游业都很发达的港口城市。城市的繁荣使洛杉矶在 20 世纪 40 年代就拥有 250 万辆汽车，每天大约消耗 1100 吨汽油，排出 1000 多吨碳氢化合物，300 多吨氮氧化物和 700 多吨 CO。另外，还有炼油厂、供油站等其他石油燃烧排放，每年从夏季至早秋，只要是晴朗的日子，城市上空就会出现一种弥漫天空的浅蓝色烟雾，使整座城市上空变得混浊不清。1943 年 7 月 26 日，巨大的烟幕降临洛杉矶市区，数千居民感到眼睛刺痛，喉咙如同被刮擦一般，伴有咳嗽、流泪、打喷嚏等症状，严重者呼吸不适、头晕恶心，难受至极。1955 年 9 月，光化学烟雾在短短 2 天内又造成 65 岁以上的老人因呼吸系统衰竭死亡达 400 多人，更多人因受到烟雾刺激而出现眼睛刺痛、呼吸困难等症状。1970 年，约有 75% 的市民患上了红眼病。这就是最早出现的新型大气污染事件——光化学烟雾污染事件。

【问题】

1. 产生光化学烟雾的主要污染物是什么？
2. 光化学烟雾中的二次污染物是什么？
3. 光化学烟雾的危害是什么？

【案例 10-2 分析】

1. 光化学烟雾是由于汽车尾气中 NO_x 和 HC 在不良的气象条件（夏秋、干燥、强烈紫外线照射、无风）和不良的地理条件下（南北纬度 60° 以下），发生一系列光化学反应，产生具有强烈刺激作用的淡蓝色的烟雾。

2. 主要成分包括臭氧（约占 85%）、过氧酰基硝酸酯（peroxyacyl nitrates，PANs）（约占 10%）和甲醛等。光化学烟雾的形成是一种循环过程，白天生成，傍晚消失。它们的峰值一般要比 NO_x 峰值的出现晚 4 ～ 5 小时。

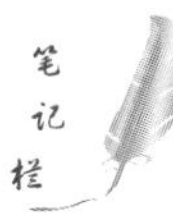

3. 受害者症状主要是眼睛红肿、流泪、咽喉痛、喘息、咳嗽、呼吸困难、头痛、胸闷、皮肤潮红、心脏功能障碍、肺衰竭，尤其是患有心脏病和肺部疾病的人，受害最为严重。大多可以患上红眼病。该事件中因呼吸系统衰竭死亡达 400 多人。

洛杉矶光化学污染事件是美国环境管理的转折点，其不仅催生了著名的《清洁空气法》，也起到了环境管理的先头示范作用。

煤烟型烟雾事件与光化学型烟雾事件的发生除与污染物的种类有关外，还受当时的气象条件和地理位置等的影响。

3）事故性排放引发的急性中毒事件：印度博帕尔毒气泄漏事件。博帕尔是印度中央邦的首府，美国联合碳化物公司博帕尔农药厂建在该市的北部人口稠密区，工厂设备年久失修。1984 年 12 月 3 日凌晨，该厂的一个储料罐进水，罐中的化学原料发生剧烈的化学反应，储料罐爆炸，41 吨异氰酸甲酯泄漏到居民区，酿成迄今世界最大的化学污染事件。毒气泄漏后，白色的烟雾顺着风向弥漫在博帕尔市区狭长地带的上空，烟雾持续 2 小时后才逐渐消散。在这次惨剧中，有 521 262 人暴露毒气，其中严重暴露的有 32 477 人，中度暴露的有 71 917 人，轻度暴露的有 416 868 人，2500 人因急性中毒死亡。暴露者的急性中毒症状主要有咳嗽、呼吸困难、分泌物多、眼结膜分泌物增多、视力减退，严重者出现失明、肺水肿、窒息和死亡。

（2）慢性影响

1）影响呼吸系统功能：大气中的 SO_2、NO_x、硫酸雾、硝酸雾及颗粒物不仅能产生急性刺激作用，还可长期反复刺激机体引起咽炎、喉炎、眼结膜炎和气管炎等。呼吸道炎症反复发作，可以造成气道狭窄，气道阻力增加，肺功能不同程度的下降，最终形成慢性阻塞性肺疾病（chronic obstructive pulmonary disease，COPD）。

COPD 是具有气流阻塞特征的慢性支气管炎和（或）肺气肿。患者的气流阻塞呈进行性发展，但部分有可逆性，可伴有气道高反应性。没有气流阻塞的慢性支气管炎或肺气肿不属于 COPD。哮喘的气流阻塞具有可逆性，目前认为它不属于 COPD。

2）降低机体免疫力：在大气污染严重的地区，居民唾液溶菌酶和 SIgA 的含量均明显下降，血清中的其他免疫指标也有下降，表明大气污染可使机体的免疫功能降低。在各种大气污染物中，细颗粒物和 O_3 的作用可能更为重要。大气污染物可削弱肺部的免疫功能，增加儿童呼吸道对细菌等感染的易感性。

3）引起变态反应：除花粉等变应原外，大气污染物可通过直接或间接的作用机制引起机体的变态反应。研究证据表明，大气污染可加剧哮喘患者的症状，大气中的 SO_2、O_3、NO_x 等污染物会引起支气管收缩、气道反应性增强及加剧过敏反应。

（3）心血管疾病

1）短期影响：大气污染与心血管疾病死亡率、住院率、急诊率和疾病恶化等增加有关系。欧洲环境污染与健康研究计划对欧洲 29 个城市 4300 万人资料分析发现，PM_{10} 每升高 10μg/m^3，每日总死亡率与心血管疾病死亡率分别增加 0.60% 和 0.69%。我国北京、太原和上海等地的研究显示，大气污染，特别是颗粒物污染与心脑血管疾病的死亡率和发病率增加有关。

2）长期影响：大气污染的长期暴露与心血管疾病死亡率增加有关。对美国 50 个州暴露大气污染 16 年的近 50 万成年人的死亡数据分析发现，在控制饮食、污染物联合作用等混杂因素后，$PM_{2.5}$ 年平均浓度每增高 10μg/m^3，心血管疾病患者死亡率增加 6%，且未观察到其健康效应的阈值。大气 O_3 浓度增高与心血管疾病的多发有关。此外，大气污染长期暴露与心律不齐、心力衰竭、心搏骤停的危险度升高有关。

（4）肺癌：大气污染程度与肺癌的发生和死亡率呈正相关关系。与农村人群相比，城市人群的肺癌死亡率较高，提示大气污染是肺癌发生的危险因素之一。我国的研究发现，上海、沈阳和天津等大城市居民肺癌死亡率与大气中苯并（a）芘浓度有显著的相关关系。美国癌症协会针对约 50 万居民的前瞻性调查资料进行的分析显示，大气 $PM_{2.5}$ 和 SO_2 污染与居民肺癌死亡率之间有相关关系。$PM_{2.5}$ 浓度每升高 10μg/m^3，肺癌死亡率增加 8%。

笔记栏

2. 大气污染对健康的间接危害　①温室效应；②臭氧层空洞；③酸雨；④大气棕色云团。

三、空气中常见污染物对健康的危害

（一）颗粒物

1. 来源　颗粒物是我国大多数城市的首要污染物，是影响城市空气质量的主要因素。颗粒物主要来源于能源、交通和工业企业生产，固体废物和农作物秸秆的露天燃烧也是其重要来源。近年来，大气 PM_{10}、$PM_{2.5}$ 污染受到广泛的关注。我国对颗粒物的源解析发现，来自煤烟尘、地面尘及建筑尘的颗粒物中，PM_{10} 占 77% ～ 92%，大于 10μm 的颗粒物仅占 8% ～ 22%。在北京、南京、武汉、广州、重庆、兰州等地的研究发现，PM_{10} 中的 29% ～ 75% 为 $PM_{2.5}$。不同来源的颗粒物常含有不同的有害物质，如燃煤排放的颗粒物一般表面主要含有 Al、Si、Fe、S 等元素。而燃油排放的颗粒大多表面含 Pb、V、Si、S 等元素。而冶金工业排放的颗粒表面 Fe、Al、Mn 等元素含量较高。因此，常可以通过颗粒物的形态、成分构成识别大气中颗粒物的来源。

粒径是大气颗粒物最重要的性质。它影响大气颗粒物在空气中的停留时间、沉降速度、进入呼吸道的可能性及在呼吸道的沉积部位等。不同粒径的颗粒物在呼吸道的沉积部位不同。大于 5μm 的多沉积在上呼吸道，这些颗粒物通过纤毛运动被推移至咽部，或被吞咽至胃，或随咳嗽和打喷嚏而排出。小于 5μm 的颗粒物多沉积在细支气管和肺泡。2.5μm 以下的 75% 在肺泡内沉积，但小于 0.4μm 的颗粒物可以较自由地出入肺泡并随呼吸排出体外，因此在呼吸道的沉积较少。有时颗粒物的大小在进入呼吸道的过程中会发生改变，吸水性的物质可在深部呼吸道温暖、湿润的空气中吸收水分而变大。颗粒物的粒径不同，其有害物质的含量也有所不同。研究发现，60% ～ 90% 的有害物质存在于 PM_{10} 中。一些元素如 Pb、Cd、Ni、Mn、V、Br、Zn 及多环芳烃等主要附着在 2μm 以下的颗粒物上。

2. 健康影响　全球健康研究表明暴露于颗粒物对人类健康的影响主要与呼吸系统、心血管疾病及肺癌有关。

（1）颗粒物对呼吸系统的影响：大量的颗粒物进入肺部对局部组织有堵塞作用，可使局部支气管的通气功能下降，细支气管和肺泡的换气功能丧失。另外，颗粒物具有载体作用，如吸附着 NO_2、SO_2、F、Cl_2 或重金属（汞、铅、锰等）的颗粒物，可以刺激或腐蚀肺泡壁，长期作用可使呼吸道防御功能受到损害，发生支气管炎、肺气肿和支气管哮喘等。研究显示，长期居住在颗粒物污染严重地区的居民，可导致肺活量降低、呼气时间延长，呼吸道疾病的患病率增高。颗粒物还可以增加动物对细菌的敏感性，使呼吸系统对感染的抵抗力下降。还可成为病毒和细菌的载体，并通过呼吸道造成机体感染。常见经空气传播的传染病有流行性感冒、结核等的暴发流行。长期暴露于大气颗粒物是人群呼吸道疾病发生的危险因素。

（2）颗粒物对心血管系统的影响：许多证据表明大气污染与心血管疾病有关，其中以颗粒物的影响最为显著。对人群死亡率有长期和短期的影响。长期效应研究表明，长期接触污染空气与缺血性心脏病、心律失常、心力衰竭和心脏猝死等心血管疾病死亡率的升高有关，其对人群的健康效应不存在明确的最低浓度阈值；短期效应研究表明，心血管疾病住院率和死亡率随大气颗粒物浓度的增加而升高，并存在地域性差异。SO_2、NO_2、CO 和 O_3 的升高与心血管病住院率上升也有关。大气污染对心血管疾病的影响机制包括血管紧张性变化、氧化应激反应、炎性介质的参与等。目前认为，颗粒物可能通过：①干扰中枢神经系统功能；②直接进入循环系统诱发血栓的形成；③刺激呼吸道产生炎症并释放细胞因子，后者通过引起血管损伤，导致血栓形成等机制对心血管系统产生影响。流行病学研究证明细颗粒和超细颗粒物与心血管疾病的发病率和死亡率之间有密切的关系。

（3）颗粒物的致癌作用：大量研究表明，颗粒物的有机提取物有致突变性，且以移码突变为主，并可引起细胞的染色体畸变、姊妹染色单体交换及微核率增高，诱发程序外 DNA 合成。颗粒物中还含有多种致癌物和促癌物。能诱发动物皮下肉瘤、皮肤癌及肺癌等。流行病学研究表明，城市大气颗粒物中的多环芳烃与居民肺癌的发病率和死亡率呈相关关系。

3. 卫生标准　我国《环境空气质量标准》（GB 3095—2012）规定：$PM_{2.5}$ 24 小时平均浓度，一级为 35μg/m^3，二级为 75μg/m^3。

笔记栏

（二）二氧化硫

1. 来源 二氧化硫（sulfur dioxide，SO_2），自然环境中火山爆发时会喷出该气体，更多来自于工业生产过程。大气中的 SO_2 约 70% 来自火力发电厂等的燃煤污染，约 26% 来自有色金属冶炼、钢铁、化工、炼油和硫酸厂等生产过程，其他来源仅占 4% 左右。小型取暖锅炉和民用煤炉是地面低空 SO_2 污染的主要来源。

SO_2 在大气中可被氧化成 SO_3，再溶于水汽中形成硫酸雾。SO_2 还可先溶于水汽中生成亚硫酸雾然后再氧化成硫酸雾。硫酸雾是 SO_2 的二次污染物，对呼吸道的附着和刺激作用更强。硫酸雾等可凝成大颗粒，形成酸雨。

2. 健康影响

（1）对呼吸系统的影响：SO_2 是水溶性的刺激性气体，易被上呼吸道和支气管黏膜的富水性黏液所吸收。黏液中的 SO_2 转化为亚硫酸盐或亚硫酸氢盐后吸收入血迅速分布于全身。SO_2 可刺激呼吸道平滑肌内的末梢神经感受器，使气管或支气管收缩，气道阻力和分泌物增加。因此，人在暴露较高浓度的 SO_2 后，很快会出现喘息、气短等症状及第一秒最大呼气容积（FEV_1）等肺功能指标的改变。但是，个体对 SO_2 的耐受性差异较大。一般来说，哮喘患者对 SO_2 比较敏感。

（2）致敏作用：吸附 SO_2 的可吸入颗粒物被认为是一种变态反应原，能引起支气管哮喘，如日本的四日市哮喘。最早发生在日本四日市，发病的症状中尤以支气管哮喘最为突出，观察发现，哮喘患者的发病和症状的加重都与大气中的 SO_2 的浓度呈明显相关关系，进而确定 SO_2 是致喘的原因。大气中 SO_2 浓度超出标准 5 ～ 6 倍。在四日市上空 500m 厚度的烟雾中飘着多种有毒气体和有毒铅、锰、钴等重金属粉尘。SO_2 与烟尘共同存在时的联合作用比 SO_2 单独危害作用大得多。

（3）致癌作用：SO_2 和苯并（a）芘联合作用时，SO_2 可能有促癌作用。动物实验证明 $10mg/m^3$ 的 SO_2 可以加强苯并（a）芘致癌作用，这种联合作用的结果，使癌症发病率高于单致癌因子的发病率。近年来还证实 SO_2 可增加紫外线引起的真核细胞和原核细胞的突变频率。SO_2 可引起染色体断裂，具有潜在的致突变效应。

（4）其他作用：SO_2 被肺泡吸收后，分布到全身器官，其危害是多方面的，如 SO_2 与血液中的维生素 B_1 结合，破坏正常情况下的体内维生素 B_1 与维生素 C 的结合，使体内维生素 C 的平衡失调，从而影响新陈代谢和生长发育。此外，SO_2 还能抑制或破坏某些酶的活性，如在 SO_2 作用下，肺组织中的三磷酸腺苷含量显著下降，糖分解酶活性增加，使蛋白质和酶的代谢发生紊乱，从而影响机体生长和发育。

3. 卫生标准 我国《环境空气质量标准》（GB 3095—2012）将环境空气功能区分为两类：一类区为自然保护区、风景名胜区和其他需要特殊保护的区域；二类区为居住区、商业交通居民混合区、文化区、工业区和农村地区。对环境空气功能区的质量要求：一类区适用于一级浓度限值，二类区适用于二级浓度标准值。SO_2 的浓度限值规定：1 小时平均浓度，一级为 $150\mu g/m^3$，二级为 $500\mu g/m^3$；24 小时平均浓度，一级为 $50\mu g/m^3$，二级为 $150\mu g/m^3$。

（三）二噁英

二噁英（dioxins）是一类有机氯化合物，包括多氯二苯并二噁英（polychlorinated dibenzop-dioxin，PCDD）和多氯二苯并呋喃（polychlorinated dibenzo furan，PCDF），共 210 种。

1. 来源 据美国环境保护局的报告，大气中的二噁英 90% 以上是由人为活动引起的。主要来源于城市和工业垃圾焚烧。含铅汽油、煤、防腐处理过的木材及石油产品、各种废弃物特别是医用废弃物在燃烧温度低于 300 ～ 400℃时容易产生二噁英。某些农药的合成、聚氯乙烯塑料的生产、造纸厂漂白过程、氯气生产、钢铁冶炼、催化剂高温氯气活化都可向环境中释放二噁英。

二噁英进入人体的途径：①经消化道吸收，研究显示，排放到大气环境中的二噁英多吸附在颗粒物上，沉降到水体和土壤，然后通过食物链的富集作用后进入人体。因此，食物是人体内二噁英的主要来源。②经呼吸道吸收，来自于垃圾焚烧及汽车尾气等含二噁英的废气被吸入肺中进入人体。调查显示，某些垃圾焚烧从业人员血中的二噁英含量是正常人群水平的 40 倍左右。③经皮肤吸收，皮肤接触到受二噁英污染的水源、泥土等吸收进入人体。

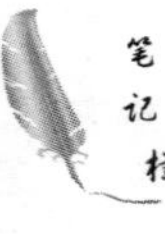

2. 健康影响 二噁英在环境中以混合物的形式存在，其中以 2，3，7，8- 氯代二噁英（2，3，7，

8-tetrachlorodibenzopdioxin，2，3，7，8-TCDD）的毒性最强。具有致癌性、致畸性及生殖毒性等。

（1）一般毒性：二噁英（PCDD/Fs）大多具有较强的急性毒性，如2，3，7，8-TCDD对豚鼠的经口LD50仅为1μg/kg，不同种属动物对其敏感性有较大差异。

皮肤接触或全身染毒大量二噁英类物质可致氯痤疮，表现为皮肤过度角化和色素沉着。

（2）生殖发育毒性：二噁英类物质属于环境内分泌干扰物，具有明显的抗雌激素作用，是环境内分泌干扰物中抗雌激素的典型代表。大量研究表明，TCDD可降低大、小鼠的子宫重量和雌激素受体水平，导致受孕率减低、每窝胎仔数减少，甚至不育。近年来的研究表明，TCDD亦有明显的抗雄激素作用，在生产中接触2，3，7，8-TCDD的男性工人血清睾酮水平降低，而促卵泡素和黄体激素增加，提示二噁英类可能有抗雄激素和使男性雌性化的作用。

（3）免疫毒性：二噁英类对体液免疫和细胞免疫均有较强的抑制作用，在非致死剂量时即可致实验动物胸腺的严重萎缩，并可抑制抗体的生成，降低机体的抵抗力。

（4）致癌性：TCDD对多种动物有极强的致癌性，尤以啮齿类最为敏感，对大、小鼠的最低致肝癌剂量低达10ng/kg。流行病学研究表明，人群接触2，3，7，8-TCDD及其同系物与所有癌症的总体危险性增加有关。根据动物实验与人群流行病学研究结果，1997年国际癌症研究机构（IARC）将2，3，7，8-TCDD定为人类致癌物。

3. 采取措施 由于二噁英具有化学稳定性并易于被脂肪组织吸收，因此一旦进入人体，就会长久积蓄在体内。而在自然环境中，微生物和水解作用对二噁英的分子结构影响较小，因此，自然环境中的二噁英也很难自然降解消除。二噁英属于"持久性有机污染物的危险化学物质"。垃圾焚烧是二噁英的主要来源，在设计垃圾焚烧炉或改造垃圾焚烧炉时应采用目前国际上的最新研究成果，如提高焚烧炉温度（850℃以上），在焚烧炉中加纤维过滤器，静电降尘法、深度氧化、紫外线照射法等都可以减少或阻止二噁英的生成。

由于聚氯乙烯塑料是形成二噁英的主要材料，国内应逐步限制此类制品的生产；无铅汽油可以减少汽车尾气中的二噁英排放量。另外，对造纸厂和印染厂的漂白方法加速改进，以减少二噁英的产生。

四、室内污染与健康

"室内"主要指住宅居室内部环境，但从广义上已经包括了各种室内公共场所和室内办公场所。当前，室内空气污染问题和室内空气质量的研究已经成为环境卫生学领域中的一个重要组成部分。

（一）室内空气中有害因素的主要来源

> **知识点 10-3**
> 1. 室内空气污染的主要特点。
> 2. 室内空气污染引起的疾病。

室内空气污染的来源较多，依据污染物形成的原因和进入室内的途径，可归结为以下几个方面。

1. 室外来源 室外大气污染物可以通过机械通风系统和自然通风进入室内空气中，常见的有SO_2、NO_x、CO、颗粒物、铅等。有些建筑物自身含有某些可逸出或可挥发的有害物质，如北方冬季施工加入防冻剂可渗出氨等有毒气体；建筑石材、地砖等中的放射性氡及其子体。生活用水中存在的某些致病菌或化学污染物可随用水进入室内，如军团菌、苯、机油等。人为的一些因素，如将衣服、工作服带入家中等也可使工作环境中的污染物带入室内。

2. 燃料的燃烧及烹调油烟 生活炉灶是室内空气污染的主要来源。目前使用的燃料包括煤炭、液化石油气、天然气、煤气等，在燃烧过程中可产生SO_2、NO_x、CO、CO_2、碳氢化合物、颗粒物等。家庭炉灶多无烟囱，污染物全部弥散到室内空气中，可使室内空气受到严重污染。中国式烹饪产生的油烟也是室内空气污染的重要来源之一。

3. 人类活动 人体排出大量代谢废弃物及谈话时喷出的飞沫等都是室内空气污染物的来源。呼出气体含有CO_2、水蒸气及氨类化合物等内源性气态物质，咳嗽、打喷嚏等产生的飞沫可能排出的病原微生物；香烟点燃时所释放的化学物质近3800种成分，如焦油和CO等物质，包括数十种致癌物和挥发性有机物。

4. 建筑和装饰材料 是造成室内空气污染的主要来源。主要包括大理石、地砖、瓷砖、胶合板、刨花板等，以及化工产品油漆、涂料、黏合剂等。主要释放甲醛、苯、甲苯、乙醇、氯仿等挥发性

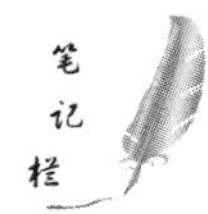

有机物。建筑材料砖块、石板、水泥等含有镭、钍等氡的母元素，衰变过程可释放出有害的放射性元素氡及其子体和其他衰变产物，导致室内氡的浓度明显提高。

5. 家用化学品 随着人们生活水平的提高，家用化学品的需求量越来越大。如各种洗涤剂、空气清新剂、黏合剂、清洁剂和家用除害灭虫药物等。由于这类化学品中多含有挥发性有机物和无机物，当储存、使用或管理不当，或者由于居室温度等环境条件的变化，可造成家用化学品对室内空气的污染。

6. 家用电器 近年来，越来越多的家用电器走进千家万户。电视机、洗衣机、冰箱、组合音响、空调、计算机等多种家用电器进入室内，可引起噪声污染、静电干扰，并使人们接触电磁辐射的机会增多。

7. 生物性污染 由于居室密闭性能较好，室内小气候稳定，温湿度适宜，通风较差，为真菌和尘螨等生物性污染物提供了良好的滋生环境。尘螨是家庭室内传播疾病的重要媒介之一，常常隐藏在床铺、地毯等环境中。另外，家养宠物也是室内有害物质和致病微生物的重要来源。

（二）室内空气污染的主要特点

室内空气污染来源多、成分复杂，现将我国室内空气污染的主要特点归纳如下：

1. 室内污染的来源和种类日趋增多 随着生活水平的提高，家用燃料的消耗量不断增大，食用油的使用量，烹调菜肴的种类和数量的不断增加；民用化工产品进入家庭生活，各种建筑材料、装饰材料、人造板家具等挥发出大量对人体有毒有害的物质，导致人们在室内接触有害物质的种类和数量都比以往明显增多；而污染物的种类有物理的、化学的、生物的、放射性的物质。

2. 室内环境污染物排放周期长 来自室内装修材料的污染物如甲醛及建筑石材、地砖等中的放射性氡及其子体会逐渐不停地从材料的孔隙中释放出来，随着释放量的积累，进而对人体产生危害。据日本横滨大学研究表明，室内板材中的甲醛释放期为 3 ～ 15 年。

3. 人体对室内环境污染物的接触时间长 室内环境是人们生活、工作的主要场所。成年男子一天中，在室内工作场所的时间可达 12 小时以上，而家庭妇女、婴幼儿、老残病弱者在室内的时间则更长久。长时间暴露在有污染的室内环境中，污染物对人体作用呈时间与危害的累积。

4. 建筑物密闭程度增加 通风换气频率减少在节约能源的背景下，许多建筑物都被设计和建造得非常密闭，严重影响了室内的通风换气，也导致了室内的污染物不能及时排出室外，造成大量聚集，其浓度往往高于室外。而氧气也不能正常进入室内，造成室内氧气含量偏低，严重影响着人们的健康。如用煤炉的家庭做饭和取暖时，室内一氧化碳的浓度可达 10 ～ 20mg/m^3，通风不良时，甚至高达 50 ～ 100mg/m^3，室内空气污染程度比室外严重。

（三）室内空气中主要污染物的危害

【案例 10-3】

2018 年 4 月，李先生从深圳调至上海工作，随后通过某中介租了一套经统一装修的房子。入住没多久，李先生就开始出现咳嗽等症状。在当地的 2 家医院医治，均无改善。症状越来越严重，此后还出现呕吐、起红疹、头晕等情况。又到北京继续治疗。在排除了毛发、粉尘等过敏原后，医生和家人怀疑李先生的房屋可能存在其他过敏原。经第三方检测显示：出租房室内某污染物浓度超标 2 倍多。

【问题】

1. 分析该案例污染物超标的原因。

2. 依据该案例应该检测哪些指标?

【案例 10-3 分析】

1. 根据该案例的背景，污染应该来源于居室装修。

2. 常见的装修污染物有甲醛、苯及苯系物、TVOC、氨及放射性氡，也是该案例应该检测的指标。

笔记栏

1. 室内空气主要污染物的种类、来源 室内空气污染物的种类有很多，包括化学性、物理性、生物性和放射性四大类。这四大类污染物往往相互关联、共同存在。例如，室内烹调时，即可产生化学性污染物，又可使室温升高或产生电磁波（使用微波炉或电炉时）引起物理性污染。烹调用的食物和水及使用空调等过程中还可给室内带来生物性污染物。含镭建筑材料的使用，可造成室内氡污染。

2. 室内空气污染引起的疾病　20 世纪 80 年代以来，国外报刊杂志上频繁出现 SBS、BRI 和 MCS 三个英文缩写词，它们分别代表室内空气污染引起的三种疾病，即不良建筑物综合征（sick building syndrome，SBS）、建筑物相关疾病（building related illness，BRI）和化学物质过敏症（multiple chemical sensitivity，MCS）。

（1）不良建筑物综合征：是现代住宅室内多种环境因素（如物理因素、化学因素）联合作用对健康产生影响所引起的一种综合征，其确切原因尚不十分清楚。

现代建筑物的建筑材料和室内装饰、装修材料、室内的各种家具、家用化学品及烹调、吸烟等都会产生各种有害物质，造成室内空气污染。由于气候的原因，许多地区为了保暖或防暑降温，节约能源，以致建筑物保持良好的密闭性，使得室内通风换气的性能较差，导致室内空气污染物浓度升高，室内空气质量明显下降。由此可见，这种综合征是由于建筑物内空气污染、空气交换率很低，以至在该建筑物内活动的人群产生一系列非特异症状。美国环境保护局将不良建筑物综合征归纳出 30 多种症状，主要包括眼、鼻和咽喉、上呼吸道刺激征、头痛、疲劳、精力不足、健忘、嗜睡、全身不适和工作效率低下等。

SBS 的特点一是发病快；二是患病人数多；三是病因很难鉴别确认；四是患者一旦离开污染的建筑物后，症状即可缓解或消失。

（2）建筑物相关疾病：是由于人体暴露于建筑物内的有害因素（如细菌、真菌、尘螨、氡、一氧化碳、甲醛等）引起的疾病。这类疾病包括呼吸道感染、哮喘、过敏性皮炎、军团菌病、心血管病、肺癌等。BRI 与 SBS 的明显不同之处主要有三方面，一是患者的症状在临床上可以明确诊断；二是病因可以鉴别确认，可以直接找到致病的空气污染物，乃至污染源；三是患者即使离开发病现场，症状也不会很快消失，必须进行治疗才能恢复健康。军团菌引起的军团菌病、氡及其子体引起的肺癌、室内变应原引起的哮喘等，均属于 BRI。

（3）化学物质过敏症：是由于多种化学物质，作用于人体多种器官系统，引起多种症状的疾病。在室内，即使仅有微量的化学污染存在，人们长期生活工作在这样的环境中，也可能出现神经系统、呼吸系统、消化系统、循环系统、生殖系统和免疫系统的障碍，出现眼刺激感、鼻咽喉痛、易疲劳、运动失调、失眠、恶心、哮喘、皮炎等症状。

该病具有复发性、症状呈慢性过程、由低浓度化学污染物质引发的特点。患者对多种化学物质过敏，多种器官同时发病，在致病因素排除后症状将会改善或消退。MCS 的一大特征是很难找到具体单一的对应致病原，且家庭中不同成员虽然居住于同一环境中，其症状轻重程度却可以有明显差异，如有的可很快发病，症状很重，而有的却需很长时间才会出现轻度不适。

五、大气环境质量标准

（一）基本概念

大气环境质量标准是为了保护人体健康和生态环境，对大气环境中污染物（有害因素）浓度（量）所做出的限制性规定。它以大气质量基准为主要依据，考虑到社会、经济、技术等因素，经过综合分析而制定的，并由国家管理机关批准颁布，具有法律的制约性。它既是评价大气环境质量优劣的客观尺度，也是大气环境管理与污染控制的量化指标，在国家环境保护工作中处于重要的地位。

（二）我国环境空气质量标准

1. 功能分区、环境空气质量标准分级　现行《环境空气质量标准》（GB 3095—2012）将我国全国范围分为两类不同的环境空气质量功能区：一类区为自然保护区、风景名胜区和其他需要特殊保护的地区；二类区为居住区、商业交通居民混合区、文化区、工业区和农村地区。

在现行标准中，每种污染物的浓度限值分为两级，一级标准：为保护自然生态和人群健康，在长期接触情况下，不发生任何危害影响的空气质量要求。上述第一类区执行一级标准。二级标准：

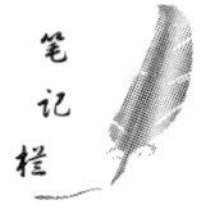

为保护人群健康和城市、乡村的动、植物，在长期和短期接触情况下，不发生伤害的空气质量要求。上述第二类区执行二级标准。

2. 污染项目的设置 我国《环境空气质量标准》（GB 3095—2012）将污染物项目分为一般项目与特殊项目。此外，根据国家重金属污染防治的有关要求，在资料性附录中增加了重金属推荐项目，供地方制定空气质量标准时参考。

（1）一般项目：是指在全国范围内实施的污染物项目。

1）SO_2、NO_2、CO、PM_{10} 和 O_3：煤炭是我国的主要能源，同时机动车保有量持续增加。因此，煤烟型污染和机动车尾气污染的特征污染物 SO_2、NO_2、CO、PM_{10} 和光化学反应产生的二次污染物 O_3 应是我国保护人体健康和自然生态环境的主要污染物，而且目前国际上普遍控制的污染物项目主要是上述五项。

2）$PM_{2.5}$：由于 $PM_{2.5}$ 与人体健康和能见度密切相关，已经成为发达国家和地区普遍控制的污染物项目，也是我国环境空气质量管理的重点内容之一，这是我国首次制订 $PM_{2.5}$ 标准。

（2）特殊项目：是指具有区域或地区污染特征，应当在特定区域实施的污染物项目。

由于我国各区域空气污染特征有较大的差异，如 TSP 污染较重地区主要集中在新疆、青海、宁夏、甘肃、内蒙古等地区。铅污染主要来自于有色冶炼、铅酸蓄电池等固定排放源。大气中苯并（a）芘主要来源于煤炭、石油、生物质等的燃烧源。氮氧化合物（NO_x）在我国部分区域污染比较显著，NO_2 的监测结果不能准确反映 NO_x 的真实污染状况，所以将此四种污染物列为特殊项目。

（3）重金属等推荐项目：根据我国有关重金属污染特征与环境管理需要，选取镉、汞、六价铬、砷和氟化物等重金属或类金属等五种项目，提供参考限值。

3. 取值时间与浓度限值 大气中有害物质的浓度受生产周期、排放方式、气象条件等因素的影响而经常变动。各种有害物质对机体产生的有害作用类型也各不相同。因此，我国的《环境空气质量标准》（GB 3095—2012）规定了不同形式的浓度限值，如年平均浓度限值、24 小时平均浓度限值、8 小时平均浓度和 1 小时平均浓度限值，这主要是与不同污染物对健康的影响有关。

4. 现行标准主要修订内容 我国的《环境空气质量标准》（GB 3095—2012）做了部分条款的修订，由生态环境部与国家市场监督管理总局联合发布，自 2018 年 9 月 1 日起实施。修订的主要内容：一是将污染物按照标准状态（0℃、1 个标准大气压）监测，修改为气态污染物按照参考状态（25℃、1 个标准大气压）、颗粒物及其组分按照实况状态（监测点的实际气温和气压）监测；二是明确要求各监测点记录气温、气压等气象参数，支持空气质量数据的对比分析。此次修改前后的标准污染物项目及限值不变。

（三）室内空气质量标准

为提高我国的室内空气质量，在借鉴国外相关指标、标准的基础上，结合我国的实际情况，我国第一部《室内空气质量标准》（GB/T 18883—2002）于 2003 年 3 月 1 日起实施。标准引入室内空气质量概念，明确提出“室内空气应无毒、无害、无异常臭味”的要求。其中规定的控制项目包括化学性、物理性、生物性和放射性污染（表 10-1）。《室内空气质量标准》结合了我国的实际情况，既考虑到发达地区和城市建筑中的风量、温湿度及甲醛、苯等污染物质，同时还根据一些欠发达地区使用原煤取暖和烹饪的情况制定了此类地区室内一氧化碳、二氧化碳和二氧化氮的污染标准。《室内空气质量标准》与国家标准化管理委员会以前发布的《民用建筑室内环境污染控制规范》、10 种《室内装饰装修材料有害物质限量》共同构成我国较完整的室内环境污染控制和评价体系。

表 10-1 室内空气质量标准（GB/T 18883—2002）（摘录）

序号	参数类别	参数	单位	标准值	备注
1	物理性	温度	℃	22 ～ 28	夏季空调
				16 ～ 24	冬季采暖
2		湿度	%	40 ～ 80	夏季空调
				30 ～ 60	冬季采暖

笔记栏

续表

序号	参数类别	参数	单位	标准值	备注
3		空气流速	m/s	0.3	夏季空调
				0.2	冬季采暖
4		新风量	m^3/（h·人）	30[①]	
5	化学性	二氧化硫（SO_2）	mg/m^3	0.50	1 小时均值
6		二氧化氮（NO_2）	mg/m^3	0.24	1 小时均值
7		一氧化碳（CO）	mg/m^3	10	1 小时均值
8		二氧化碳（CO_2）	%	0.10	日平均值
9		氨（NH_3）	mg/m^3	0.20	1 小时均值
10		臭氧（O_3）	mg/m^3	0.16	1 小时均值
11		甲醛（HCHO）	mg/m^3	0.10	1 小时均值
12		苯（C_6H_6）	mg/m^3	0.11	1 小时均值
13		甲苯（C_7H_8）	mg/m^3	0.20	1 小时均值
14		二甲苯（C_8H_{10}）	mg/m^3	0.20	1 小时均值
15		苯并（a）芘［B（a）P］	mg/m^3	1.0	日平均值
16		可吸入颗粒物（PM_{10}）	mg/m^3	0.15	日平均值
17		总挥发性有机物（TVOC）	mg/m^3	0.60	8 小时均值
18	生物性	细菌总数	cfu/m^3	2500	依据仪器定[②]
19	放射性	氡（^{222}Rn）	Bq/m^3	400	年平均值（行动水平[③]）

注：①新风量要求不小于标准值，除温度、相对湿度外的其他参数要求不大于标准值；②见该标准附录 D；③行动水平即达到此水平建议采取干预行动以降低室内氡浓度。

六、大气卫生的防护措施

大气污染程度受该地区的能源结构、工业结构与布局、交通管理和人口密度、地形、气象、植被面积等自然因素和社会因素所影响。因此，大气污染的防治具有区域性、整体性和综合性的特点。为了有效地防治大气污染，在充分利用大气的自净能力等自然因素的同时，必须因地制宜地采取多方面的综合措施对大气进行防护。

（一）合理安排工业布局，调整工业结构

合理安排工业布局和城镇功能分区，调整工业结构，应结合城镇规划，全面考虑工业的合理布局。工业区一般应配置在城市的边缘或郊区，位置应当在当地最大频率风向的下风侧，并且要采取有效的废气治理措施。在工业企业与居民区之间应设置一定的卫生防护距离。禁止在山谷内建设产生大量废气的工厂。居住区内不得修建产生有害物质、噪声和震动的工业企业。在旧城镇改建中，凡不符合上述要求的，应转变生产性质或改造工艺过程，加强污染物的回收、综合利用和净化处理。对于采取措施后仍然不能达到消除有害因素的工业企业，应迁出居住区。通过改革工艺过程，以无毒或低毒的原料替代毒性大的原料，减少污染物的排出。

（二）控制燃煤污染

通过改进燃煤技术、采用原煤脱硫技术等，减少燃煤过程中 SO_2 和 NO_x 的排放量。开发新能源，如太阳能、风能、核能、可燃冰等。

（三）加强对居住区内部污染源的管理

餐饮、公共浴室等的烟囱、废品堆放处、垃圾箱等均可散发有害气体污染大气，并影响室内空气，健康监管部门应与有关部门配合，加强管理。

笔记栏

（四）控制机动车尾气污染

在建立、健全机动车污染防治的法规体系及配套管理措施的基础上，采取措施在机动车的生产和使用中达到节能降耗、减少污染物的排放。

（五）加强绿化

植物除具有美化环境的功能外，还有调节气候、阻挡、滤除和吸附灰尘、吸收大气中有害气体的功能。因此，在卫生防护距离内大面积绿化，可长时间连续地净化大气，尤其是在大气污染影响范围广、浓度比较低的情况下，植物净化是行之有效的生物防治措施。

（唐玄乐）

第二节 水环境卫生

【案例 10-4】

1983 年建成的“引滦入津”工程是我国兴建的第一个大型跨流域调水工程，该工程从潘家口水库、大黑汀水库开始，通过输水干渠经迁西、遵化进入天津市蓟县于桥水库，全长 234km，向天津供水 10 亿 m^3/a，充分发挥了缓解华北地区水资源供需矛盾的“生命线”的作用。然而，潘家口水库、大黑汀水库水面上大面积的养鱼网箱、黎河段两岸密布的采矿点和精选铁矿厂，而且面积大小不一的尾矿砂库紧邻着河道，以及蓟县龙虎峪镇果河桥桥底散布着的建筑垃圾、生活垃圾，于桥水库周边有耕地近 13 万亩，部分耕地使用化肥农药，使得入津水质一度下降。自 2000 年以来，潘家口、大黑汀水库水体总氮由 2000 年以前的 2.0mg/L 上升到 2013 年的 5.34mg/L，总磷由 0.01mg/L 上升到 0.104mg/L。于桥水库水体主要污染物总氮总磷、COD 浓度明显上升。水体的营养程度由原来的中营养水平变为轻度富营养水平，导致近几年藻类大量繁殖、藻密度增加。于桥水库的水质一度仅仅符合国家地表水Ⅳ类水质的标准，勉强够得上农田的灌溉使用。

近年来，为保障引滦水源安全，天津市投资 3 亿元，实施于桥水库水源保护工程，入津水质得到改善。

【问题】

1. 该案例中水污染的来源有哪些？
2. 依据案例，引滦入津产生的水污染危害是什么？

【案例 10-4 分析】

1. 引发入津水体受污染的原因包括工农业排污：采矿点和精选铁矿厂，耕地使用化肥农药；生活污染：建筑垃圾、生活垃圾；水源防治设施缺乏和生态恶化等。
2. 水污染危害：①引滦入津水体受污染后，于桥水库水体主要污染物总氮总磷、COD 浓度明显上升，水体的营养程度由原来的中营养水平变为轻度富营养水平，导致近几年藻类大量繁殖、藻密度增加。②水体富营养化的结果，水的溶解氧降低，导致水体发黑变臭，水的使用功能降低。

一、水资源的种类和特征

地球表面约有 70% 以上为水所覆盖，其余约占地球表面 30% 的陆地也有水的存在。地球总水量为 $1.38 \times 10^{10}km^3$，其中淡水储量为 $3.5 \times 10^8km^3$，占总储量的 2.53%。由于开发困难或者技术经济的限制，海水、深层地下水、冰雪固态淡水等还很少直接被利用，而人类比较容易开发利用的淡水资源只有 0.34%，不到全球水总储量的万分之一。

水资源（water resource）是指全球水量中对人类生存、发展可用的水量，主要是指逐年可以得到更新的那部分淡水量。地球上的天然水资源分为降水、地表水和地下水三类。天然水所含物质可

笔记栏

分为：①溶解性物质，如钙、镁、钠、铁、锰等的盐类或化合物及氧、二氧化碳等气体；②胶体物质，如硅酸胶体、腐殖质等；③悬浮物质，包括黏土、砂、细菌、藻类及原生动物等。天然水和其中杂质不是单纯的混合关系，他们之间相互作用，共同决定天然水的特性。

（一）水资源的种类及其卫生学特征

1. 降水（precipitation）　是指雨、雪、雹水，水质较好、矿物质含量较低，但水量无保证。我国降水量地区分布极不平衡、季节分配也很不均匀且不同年份差别较大。降水的水质主要受大气和降水来源地的影响。

2. 地表水（surface water）　是降水在地表径流和汇集后形成的水体，包括江河水、湖泊水、水库水等。地表水以降水为主要补充来源，此外与地下水也有相互补充关系。地表水的水量和水质受流经地区地质状况、气候、人为活动等因素的影响较大。当降水大量进入江河湖泊，水量达最大时称为丰水期，一年中水量最小、水位最低的时期称为枯水期。地表水水质一般较软，含盐量较少，按水源特征可分为封闭型和开放型两大类，封闭型如湖水、水库水等，开放型如江河水等。

3. 地下水（underground water）　是由于降水和地表水经土壤地层渗透到地面以下而形成，地层是由透水性不同的黏土、砂石、岩石等构成。地下水可分为浅层地下水、深层地下水和泉水。浅层地下水是指潜藏在地表下第一个不透水层之上的地下水，是我国广大农村最常用的水源。深层地下水是指在第一个不透水层以下的地下水，常被用作城镇或者企业的集中式供水资源。泉水是指地下水通过地表缝隙自行涌出的地下水。地下水水质直接受地表水水质和地表土壤层环境的影响，一般情况下，地下水比地面水的水质好，但矿化度高，多属于硬水。

（二）水质的性状和评价指标

以下水质性状指标用于测定水质的性状，研究其污染情况，以及评价其使用的安全性。

1. 物理性状指标　包括水温、颜色、味道、混浊度。洁净的水是无异臭和异味的，水中腐殖质过多时呈棕黄色，黏土呈黄色；水的混浊度主要取决于胶体颗粒的种类、大小、含量、形状和折射系数。根据测定结果，可以判断水质的感官性状好坏，也可以说明水质是否受到物理性污染。

2. 化学性状指标　包括 pH、总固体、硬度、含氮化合物、溶解氧、化学耗氧量、生化需氧量、氯化物、硫酸盐、总有机碳和总需氧量、有害物质。水的 pH 一般在 7.2 ～ 8.5；当水中有机氮和蛋白氮显著增高时，说明水体新近受到明显的有机性污染；清洁地表水的溶解氧含量接近饱和状态；化学耗氧量是测定水体中有机物含量的间接指标，生化需氧量能反映水中微生物分解有机物的实际情况，总需氧量是评定水体被污染程度的一个重要指标，值越大污染越严重。由于水质的化学性状复杂，因而采用较多的评价指标，以阐明水质的化学性质及受污染的状况。

3. 微生物学性状指标　天然水常含有多种微生物，特别是病原微生物在水体卫生中具有重要意义。当地表水受到人畜粪便、生活污水或者工业废水污染时，水中细菌可大量增加。某些可在一定程度上反映所有病原微生物污染总体情况且方便检测的菌种称为指示菌。地表水的指示菌选用了细菌总数和粪大肠菌群数。前者反映地表水受微生物污染的总体情况，后者反映受病原微生物污染的情况。

（三）地表水环境质量标准

《地表水环境质量标准》（GB 3838—2002）适用于全国领域内的江河、湖泊、运河、渠道、水库等具有使用功能的地表水水域。本标准项目共计 109 项，依据地表水水域环境使用功能和保护目标，按功能将水域质量由高至低划分为五类功能区：Ⅰ类，主要适用于源头水、国家自然保护区；Ⅱ类，主要适用于集中式生活饮用水地表水源地一级保护区、珍稀水生生物栖息地、鱼虾类产卵场、仔稚幼鱼的索饵场等；Ⅲ类，主要适用于集中式生活饮用水地表水源地二级保护区、鱼虾类越冬场、洄游通道、水产养殖区等渔业水域及游泳区；Ⅳ类，主要适用于一般工业用水区及人体非直接接触的娱乐用水区；Ⅴ类，主要适用于农业用水区及一般景观要求水域。对应地表水上述五类水域功能，将地表水环境质量标准基本项目标准值分为五类，不同功能类别分别执行相应类别的标准值。

笔记栏

二、水体污染

知识点 10-4
1. 水体污染的定义。
2. 水体污染对人体健康的危害。

水体污染（water pollution）是指人类活动排放的污染物进入水体，其数量超过了水体自净能力，使水和水体底质的理化特性和水环境中的生物特性、组成等发生变化，从而影响水的使用价值，造成水质恶化，乃至危害人体健康或破坏生态环境的现象。据统计，目前水中污染物已达2000多种，主要为有机化学物、碳化物和金属物，而这些污染物主要来自人类的生产和生活活动。

微课 10-2

（一）水体污染来源

1. 工业废水（industrial wastewater） 是水体污染的主要来源。许多工业企业，如矿山开采、金属冶炼、纺织印染、造纸、化学工业等工业生产中的多个环节都可产生废水，如冷却水、洗涤废水、水力除渣废水、生产浸出液等。工业废水的特点是水质和水量因生产品种、工艺和生产规模等的不同而有显著差别，其废水的质和量也因原料、工艺过程、药剂、生产用水的质量等条件不同而相差很大。例如，钢铁厂、焦化厂排出含酚和氰化物等废水，化工、化纤、化肥、农药等厂排出含砷、汞、铬、农药等有害物质的废水，造纸厂可排出含大量有机物的废水，动力工业等排出的高温冷水可造成热污染而恶化水体的理化性质。对水体污染影响较大的工业废水主要来自冶金、化工、电镀、造纸、印染、制革等企业。近年来，频发工业废水污染事件，对社会生产和人民生活造成重大影响。如黄河流域废污水排放量比80年代多了一倍，达44亿立方米；2005年11月13日，吉林某公司双苯厂硝基苯精馏塔发生爆炸，不仅造成松花江流域重大水污染，且险些造成邻国俄罗斯的水体污染；2015年11月24日，甘肃某公司尾矿库发生尾砂泄漏，造成嘉陵江及其一级支流西汉水数百公里河段锑浓度超标。

2. 农业污水（agricultural wastewater） 是指农牧业生产排出的污水及降水或者灌溉水流过农田或经农田渗漏排出的水。随着大规模农业生产，特别是工业化肥、农药的生产，氮、磷、钾肥引起的水质富营养化，粪便等有机物及人畜肠道病原体污染等。土壤中存在的高残留、高毒性农药引起的水质污染已引起人们的高度重视，同样农业养殖业的大规模经营，引发抗生素的大量滥用。2016年，我国养殖业粪便排泄物总量为192 466.3万吨，粪便中所含的氮、磷、钾等有机物质，没经处理就直接排放，不仅造成水体污染，而且畜牧养殖场排放污水中抗生素质量浓度是所有排放污水中最高的。

3. 生活污水（domestic sewage） 是人们日常生活的洗涤废水和粪尿污水等，主要成分中无机盐有氯化物、硫酸盐、磷酸盐、铵盐、亚硝酸盐、硝酸盐等；有机物有纤维素、淀粉、糖类、脂肪、蛋白质及各种微生物包括肠道病原体、病毒、寄生虫卵等。受降水洗淋城市大气污染物和冲洗建筑物、地面、废渣、垃圾而形成的城市地表径流也是生活污水的组成部分。

由于生活污水中含有大量的有机物，其氧化分解使水中的溶解氧降低，出现厌氧分解而生成甲烷、氨、硫化氢、硫醇、吲哚等气体，使水体发黑发臭。水体受含磷、氮等污水污染时，可使藻类等浮游生物大量繁殖形成水体富营养化（eutrophication）。从20世纪90年代起，长期的污染开始导致我国云南滇池湖水富营养化，1996年和2003年，滇池两次暴发蓝藻，特别是2003年入夏后，水质急剧恶化，水质一度下降到了劣V类水质；2007年4～5月太湖水富营养化引发了太湖蓝藻的暴发，导致江苏省无锡市城区的大批市民家中自来水水质突然发生变化，并伴有难闻的气味，无法正常饮用。

来自医疗单位的污水，包括患者的生活污水和医疗污水，含有大量的病原体及各种医疗、诊断用物质，是一类特殊的生活污水，其主要危害是引起肠道传染病。

（二）水体污染对人体健康的危害

与水有关的疾病是导致人类患病和死亡的最常见的原因，据WHO估计，每年至少有500万人死于水传播性疾病，世界各地每年有近乎一半以上的人口处于这些疾病的危胁中。这些对健康产生危害的水体污染可分为三大类：生物性、化学性、物理性。

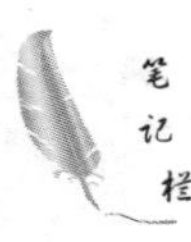

1. 生物性污染对健康危害 天然水体受到生物性污染的范围很广，主要包括两类：①生物性病原体污染对健康的影响。生物性污染病原体主要来源于人畜粪便、生活污水、医院废水及畜牧屠宰、皮革和食品工业等废水。进入水体最常见的病原体主要有四类：致病细菌、致病病毒、寄生虫和其他病原体。②水体富营养化导致藻类大量增殖及其产生的藻类毒素对健康的影响。富营养化水体中的藻类及其毒素，不仅会破坏水体生态环境，某些藻类产生的毒素也可引起人体中毒，甚至死亡。在富营养化淡水湖泊中生长的优势藻类是毒性较大的蓝藻，其已知的产毒种属有40多种，其中铜绿微囊藻产生的微囊藻毒素（microcystin，MC）和泡沫节球藻产生的节球藻毒素（nodularin）是富营养化水体中含量最多、对人体危害最大的两类毒素。研究表明，微囊藻毒素是迄今发现的最强的肝癌促进剂，低剂量就可致肝脏损伤。

2. 化学性污染对健康危害 当水体遭受有毒化学物质污染时，除直接引起接触人群发生急慢性中毒、公害病（public nuisance disease），甚至诱发癌症外，还能对水体中的微生物种群造成危害，阻碍水中有机物的无机化过程，影响水体的自净能力，使水的感官性状恶化。工业废水的违规排放是水体化学性污染的主要来源。

3. 物理性污染对健康危害 物理性污染包括热污染和放射性污染。水体的热污染主要来源于工业冷却水特别是发电厂的冷却水，其危害主要表现：增加水中化学反应速度、降低水中溶解氧含量、增加水体中悬浮物的沉降速度及水温升高可加快水分蒸发而增大失水量。水中的放射性污染分为天然和人为两类，人为放射性物质主要来源于各种核试验、核战争、核潜艇、核燃料再生及各种放射性核素在应用过程中产生的废水、废渣、废气。

三、饮用水污染与健康

水是一切生命过程必需的基本物质，成人每日生理需水量为2.5～3L，通过饮水摄入的水量约占1/2。由于环境污染和饮用水资源的日益破坏，饮水资源的短缺和污染已成为世界的重要问题。我国是水资源贫乏的国家之一，人均水量仅为世界人均水量的1/4。我国还是一个水资源严重受污染的国家，饮用水安全问题比较突出。我国水质性缺水和水源性缺水并存，因此，保证供给量足质优的饮用水对防止疾病的发生，促进人体健康及维持和提高居民生活卫生水平都具有重要意义。

根据WHO的调查，人类疾病80%与饮用被污染的水有关，水质不良可引起多种疾病。在世界范围内约有3/10的人口（约21亿人）无法享用安全且易于获得的家庭用水，另有约3/5的人（约45亿人）缺乏得到安全管理的卫生设施，受污染的饮用水可以传播多种疾病，如腹泻、霍乱、痢疾、伤寒和脊髓灰质炎，据估计每年造成超过50万例腹泻的死亡。我国饮水卫生现状为生物性污染和化学性污染同时存在，但总体而言，生物性污染仍是我国农村饮水安全面临的突出问题。饮用水受病原体污染可引起介水传染病的流行，尤其是肠道传染病的暴发流行。2017年，在我国338个地级及以上城市898个用集中式生活饮用水水源监测断面（点位）中，有813个全年均达标，占90.5%。其中地表水水源监测断面（点位）569个，有533个全年均达标，占93.7%，主要超标指标为硫酸盐、铁和总磷；地下水水源监测断面（点位）329个，有280个全年均达标，占85.1%，主要超标指标为锰、铁和氨氮。

（一）饮用水污染与疾病

> **知识点 10-5**
> 1. 饮水污染对健康危害。
> 2. 饮用水标准四类指标。

1. 介水传染病（water-borne communicable diseases） 指通过饮用或接触受病原体污染的水而传播的疾病。其发生原因如下：①病原体污染的水源未经妥善处理和消毒即供居民饮用；②净化消毒后的饮用水在输配水和储水过程中重新被病原体污染，即二次污染。介水传染病的病原体主要来自人畜粪便、生活污水、医院、畜牧屠宰、皮革和食品工业等废水的细菌、病毒、原虫。

介水传染病的流行特点：①水源一次严重污染后，可呈暴发流行，短期内突然出现大量患者，且多数患者发病日期集中在同一潜伏期内。若水源经常受污染，则发病者可终年不断，病例呈散发流行。②病例分布与供水范围一致。大多数患者都有饮用或接触同一水源的历史。③一旦对污染

笔记栏

源采取治理措施，并加强饮用水的净化和消毒后，疾病的流行能迅速得到控制。据报道，约有40多种传染病可通过水传播，一般以肠道传染病多见。2016年，位于新西兰北岛霍克湾的Havelock North小镇发生了严重的公共饮用水污染事故，患病人数达5000余人，相当于这座小镇人口总数的1/3，经调查发现该地方的水源被动物粪便污染，导致水体空肠弯曲菌严重超标。

2. 化学性污染中毒

（1）氰化物：主要污染来源为选矿、有色金属冶炼、金属加工、炼焦、电镀、电子、化工、制革、仪表等工业排放的废水。氰化物经口进入人体后，经胃酸作用形成氰氢酸。游离氰离子与细胞色素氧化酶中的Fe^{3+}结合，形成氰化高铁细胞色素氧化酶，使Fe^{3+}失去传递电子的能力，中断呼吸链，阻断细胞内氧化代谢过程，造成细胞窒息死亡。氰化物中毒主要表现为中枢神经系统症状。鉴于氰化物的毒性较强，我国《生活饮用水卫生标准》规定，饮水中氰化物的含量应低于0.05mg/L。

（2）硝酸盐：主要污染来源为生活污水、工业废水、施肥后的地表径流和渗透、大气中的硝酸盐沉降及土壤中含氮有机物的生物降解等。硝酸盐摄入后，可被胃肠道某些细菌还原成亚硝酸盐，亚硝酸盐与血红蛋白结合则形成高铁血红蛋白，后者失去输氧功能。亚硝胺已经被确认为致突变和致癌物质，同时对动物有致畸作用。流行病学资料表明，人类的某些癌症，如胃癌、食管癌、肝癌、结肠癌、膀胱癌等的发病率都可能与亚硝胺有关。我国《生活饮用水卫生标准》规定，饮用水中硝酸盐含量应低于10mg/L。

3. 其他健康问题 饮水消毒可导致消毒副产物的生成，至今在饮水中发现的消毒副产物约700种。许多氯化副产物在动物实验中证明具有致突变和（或）致癌作用，有的还有致畸性和（或）神经毒性。富营养化水体中微囊藻毒素的毒效应以肝脏毒效应最为突出，微囊藻毒素已经成为我国南方肝癌高发区的三大环境危险因素之一。内分泌干扰物排放到水体中，导致饮用水受内分泌干扰物的污染，如邻苯二甲酸酯、壬基酚等。天然水环境中某些元素含量过高或过低可导致生物地球化学性疾病的发生，如地方性氟病、碘缺乏病等。

微课 10-3

（二）生活饮用水的基本卫生要求

1. 生活饮用水水质标准的制定原则 我国生活饮用水水质标准制定的原则：要求水中不得含有病原微生物；所含化学物质及放射性物质不得危害人体健康；水的感官性状良好。此外，在选择指标和确定标准限量值时要考虑经济技术上的可行性。

2. 生活饮用水水质标准 2006年由国家标准化管理委员会和卫生部联合发布了《生活饮用水卫生标准》（GB 5749—2006），包括42项常规水质监测指标，64项非常规水质监测指标，合计106项，该标准适用于城乡各类集中式供水的生活饮用水，也适用于分散式供水的生活饮用水。

（何 敏）

第三节 地质环境与土壤卫生

一、生物地球化学性疾病

> **知识点 10-6**
> 1. 生物地球化学性疾病的定义。
> 2. 生物地球化学性疾病的流行特征。

由于地壳表层化学元素分布不均匀性，使某些地区的水和（或）土壤中某些元素过多或过少，当地居民通过饮水、食物等途径摄入这些元素过多或过少而引起某些特异性疾病，称为生物地球化学性疾病（biogeochemical disease）。我国常见的生物地球化学性疾病有碘缺乏病、地方性氟中毒和地方性砷中毒等。生物地球化学性疾病的流行特征：①明显的地区性分布，在海拔相对较高的山区、丘陵地带，由于土壤、饮水、粮食、蔬菜中碘含量较低，多有碘缺乏病的流行；②与环境中元素水平相关，生物地球化学性疾病人群流行强度与某种化学元素的环境水平有着明显的剂量－反应关系。此种相关性在不同的时间、地点和人群之间都表现得十分明显，且能用现代医学理论加以解释。例如，碘缺乏病病区环境介质中碘水平普遍偏低，尤以水碘为甚。疾病流行强度与水碘含量在一定的浓度范围内（40μg/L以下）呈负相关。

笔记栏

（一）碘缺乏病

微课 10-4

> **知识点 10-7**
> 1. 碘缺乏病的定义。
> 2. IDD 的发病机制与临床表现。
> 3. IDD 的防治措施。

碘缺乏病（iodine deficiency disorders，IDD）是指从胚胎发育到成人期由于自然环境碘缺乏，导致碘摄入不足而造成机体碘营养不良所表现出一组疾病的总称，包括在缺碘地区出现的地方性甲状腺肿、地方性克汀病、地方性亚临床克汀病、流产、早产、死产、智力障碍、生殖功能障碍等。碘缺乏对人类的最大危害是造成下一代不同程度的脑发育障碍，而甲状腺肿和克汀病则是碘缺乏病最明显的表现形式。IDD 已不单纯是一种疾病的问题，而是影响社会发展的公共卫生问题。

1. 地方性甲状腺肿（endemic goiter） 是一种主要由于地区性环境缺碘而引起的地方病，是碘缺乏病的主要表现形式之一，其主要症状是甲状腺肿大。长期摄入过量碘也可引起甲状腺肿，如在河北及山东沿海地区发现饮用高碘深井水（100 ～ 1000μg/L）及腌海带盐（含碘约 200μg/kg）引起的甲状腺肿流行。

（1）发病机制：碘是合成甲状腺激素的主要原料，当机体摄入碘不足时，甲状腺激素合成不足，反馈性地引起促甲状腺素分泌增加，刺激甲状腺组织发生代偿性增生，腺体增大，初期为弥漫性代偿性肿大，不伴有甲状腺功能异常，如及时补充碘，肿大的甲状腺可完全恢复正常；但进一步发展，会出现酪氨酸碘化不足或碘化错位，产生大量的异常甲状腺球蛋白，从而形成不易水解的胶样物质堆积在腺体滤泡中，呈胶质性甲状腺肿，部分滤泡上皮受压迫，出现纤维化和坏死，最终形成结节性甲状腺肿，成为不可逆的器质性病变。高碘引起的甲状腺肿，则可能与碘离子过多，导致酪氨酸氧化不足使甲状腺激素产生减少有关。

（2）诊断及分度标准：根据我国现行的地方性甲状腺肿诊断标准，包括：

1）诊断指标：①生活在缺碘地区或高碘地区的居民；②甲状腺肿大超过本人拇指末节，或小于拇指末节而有结节，且可以观察到；③排除甲状腺功能亢进、甲状腺炎、甲状腺肿瘤等其他甲状腺疾病。

2）参考指标：①尿碘低于 50μg/g 肌酐，甲状腺吸 ^{131}I 率呈“饥饿曲线”；② B 超检查患者的甲状腺容积（B 超检测的甲状腺大小，为甲状腺左叶和右叶容积之和，单位用 ml 表示）超过相应年龄段的正常值。

3）分型标准：根据甲状腺病理改变的情况，地方性甲状腺肿可分为：①弥漫型：甲状腺均匀肿大，质地软，摸不到结节；②结节型：在甲状腺上可查到一个或几个结节。常见于成人，特别是妇女和老年人，说明缺碘时间较长；③混合型：在弥漫肿大的甲状腺上可查到一个或几个结节。

4）分度标准：国内统一的分度标准为①正常：甲状腺看不见，摸不着。② Ⅰ 度：头部保持正常位置时，甲状腺容易看到。由超过本人拇指末节大小到相当于 1/3 拳头大小，特点是“看得见”。甲状腺不超过本人拇指末节大小，但摸到结节时也算 Ⅰ 度。③ Ⅱ 度：由于甲状腺肿大，脖根明显变粗，大于本人 1/3 个拳头到相当于 2/3 个拳头，特点是“脖根粗”。④ Ⅲ 度：颈部失去正常形状，甲状腺大于本人 2/3 个拳头，特点是“颈变性”。⑤ Ⅳ 度：甲状腺大于本人一个拳头，多带有结节。

2. 地方性克汀病（endemic cretinism） 是在碘缺乏地区出现的一种比较严重的碘缺乏病的表现形式。患者生后即有不同程度的智力低下、体格矮小、听力障碍、神经运动障碍和甲状腺功能低下，伴有甲状腺肿。其可概括为呆、小、聋、哑、瘫，每年有近千万婴儿因缺碘导致智力损伤。

（1）发病机制：胚胎期由于缺碘，胎儿的甲状腺激素供应不足，胎儿的生长发育障碍。特别是中枢神经系统的发育分化障碍，大脑发育分化不良，可引起耳聋、语言障碍、上运动神经元障碍和智力障碍等。出生后至 2 岁摄碘不足，使甲状腺激素合成不足，引起甲状腺激素缺乏，明显影响身体和骨骼的生长，从而表现出体格矮小、性发育落后、黏液性水肿及其他甲状腺功能低下等症状。

（2）诊断标准：地方性克汀病的诊断标准如下：

1）必备条件：①出生或居住在碘缺乏病区；②有神经发育不全，主要表现在不同程度的智力障碍，智力商数（intelligence quotient，IQ）≤ 54。

2）辅助条件：①神经系统障碍：运动神经障碍，包括不同程度的痉挛性瘫痪、步态或姿态异常、

笔记栏

斜视；不同程度的听力障碍；不同程度的言语障碍（哑或说话障碍）。②甲状腺功能障碍：不同程度的体格发育障碍；不同程度的克汀病形象，如傻相、傻笑、眼距宽、鼻梁塌、腹部隆起和脐疝等；不同程度的甲状腺功能减退，如出现黏液性水肿，皮肤干燥、毛发干粗；实验室和X线检查：血清TSH升高，T_4降低，X线骨龄落后和骨骺愈合延迟。

有上述的必备条件，再具有辅助条件中神经系统障碍或甲状腺功能障碍中任何一项或一项以上，在排除碘缺乏以外原因所造成的疾病后，即可诊断为地方性克汀病。

3. 防治措施 防治碘缺乏病需要采取以下的补碘干预措施：

（1）碘盐：食盐加碘是预防碘缺乏病的首选方法。其经济、简便、安全可靠是其他方法无法替代的。我国食用盐碘含量标准（GB 26878—2011）规定，在食用盐中加入碘强化剂后，食用盐产品（碘盐）中碘含量的平均水平（以碘元素计）为20～30mg/kg，允许波动范围为平均水平±30%。

（2）碘油：有些病区地处偏远，食用不到供应的碘盐，可选用碘油。碘油是以植物油，如核桃油或豆油为原料加碘化合物制成的。碘油分肌内注射和口服两种。1周岁以内的婴儿注射0.5ml（含量237μg），1～45岁注射1.0ml，每3年注射1次，注射后半年至1年随访1次，观察有无甲状腺功能亢进或低下。口服碘油的剂量一般为注射量的1.5倍左右，每两年重复给药一次。在没有推广碘盐的病区，应尽早实行碘盐预防。用碘盐和碘油应适量，若用量过多，可引发碘中毒。

4. 碘缺乏病消除标准（GB 16006—2008） 碘缺乏病消除标准：①碘盐，碘盐覆盖率≥95%，居民户合格碘盐食用率＞90%；②甲状腺肿大率，8～10岁儿童触诊或超声诊断甲状腺肿大率＜5%；③尿碘，8～10岁儿童尿碘100μg/L以下比例＜50%，20μg/L以下比例＜20%。

（二）地方性氟中毒

微课10-5

知识点10-8

1. 地方性氟中毒的定义。
2. 地方性氟中毒的发病机制与临床表现。

地方性氟中毒（endemic fluorosis）是由于一定地区的环境中氟元素过多，而致生活在该环境中居民经饮水、食物和空气等途径长期摄入过量氟所引起的以氟骨症（skeletal fluorosis）和氟斑牙（dental fluorosis）为主要特征的一种慢性全身性疾病，又称地方性氟病。

1. 流行特征 地方性氟中毒是一种自远古时代以来一直危害人类健康的古老地方病，在世界各地区均有发生，流行于世界50多个国家和地区。亚洲是氟中毒最严重的地区，我国是地方性氟中毒发病最广、波及人口最多、病情最重的国家之一。除上海市以外，全国各省（市）自治区均有地方性氟中毒的发生和流行。由于引起地方性氟中毒的环境介质不同，地方性氟中毒可分以下类型：

（1）饮水型病区：由于饮用高氟水而引起氟中毒的病区为饮水型病区，是最主要的病区类型。一般以地下水氟含量高为主要特征，其特点是饮水中氟含量高于国家饮用水标准1.0mg/L，最高甚至可达17mg/L。氟中毒患病率与饮水氟含量呈明显正相关。截至2017年年底，我国地方性氟中毒（饮水型）病区县数1115个，病区村数75 287个，控制县为634个，氟斑牙患者1410.7万人，氟骨症患者111.4万人。

（2）燃煤污染型病区：是由于采用落后燃煤方式，燃烧含氟量高的劣质煤从而污染了室内空气和食物所致。燃煤污染型是我国独有的类型，多发生在煤层含氟量高、气候寒冷潮湿的山区，主要分布在四川、陕西、湖南、湖北等。截至2016年年底，地方性氟中毒（燃煤污染型）病区县数172个，控制县数65个，氟斑牙患者1382.4万人，氟骨症患者173.7万人。

（3）饮砖茶型病区：有些地区砖茶含氟量很高，由于居民习惯饮用砖茶或用砖茶泡奶茶和酥油茶，长期饮用而引起慢性氟中毒。在我国主要分布在四川、青海、西藏、内蒙古、甘肃等习惯饮砖茶的少数民族居住区。病区居民成人每日摄氟量范围为8.05～14.77mg，90%以上来自砖茶。

2. 发病机制

（1）摄入过量氟对骨组织和钙磷代谢的影响：进入血液中的氟与钙、镁离子结合，形成难溶性化合物，氟化钙主要沉积于骨、软骨、关节面、韧带和肌腱附着点等部位，造成骨质硬化、骨密度增加，并可使骨膜、韧带及肌腱等发生硬化。大量的血钙与氟结合，使血钙减少，刺激甲状旁腺

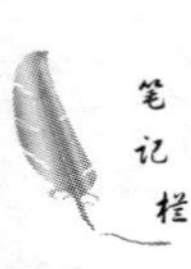

激素分泌增加。一方面抑制肾小管对磷的重吸收，引起磷排除增加和磷代谢失调；另一方面又刺激钙从骨组织中不断释放入血，造成骨质脱钙或溶骨。因此，临床上可同时出现骨质硬化、骨质疏松及骨软化甚至骨骼变形的表现。

（2）摄入过量氟对牙齿的影响：过量的氟进入体内，可使大量的氟化钙沉积于正在发育的牙组织中，致使牙成釉细胞中毒，牙釉质细胞代谢障碍，牙釉质不能形成正常的棱晶结构，而产生不规则的球形结构，局部呈粗糙、白垩状斑点、条纹或斑块，重者牙釉质松脆易出现继发性缺损。由于釉质正常的矿化过程受损，使釉质（主要是外层 1/3）出现弥漫性矿化不全和疏松多孔区，牙齿硬度减弱，质脆易碎，常发生早期脱落。牙齿萌出后釉质异常处逐渐发生色素沉着，形成色泽逐渐加深的棕色或棕黑色。氟对牙齿的损害，是地方性氟中毒最早出现和最明显的体征。

（3）摄入过量氟抑制酶的活性：氟可与某些酶结构中的金属离子形成复合物，或与其中一些亲氟的不稳定成分相结合，抑制酶的活性。由于氟与钙、镁结合成难溶的氟化钙及氟化镁，体内需要钙、镁参与的酶活性受抑制，如抑制琥珀酸脱氢酶、烯醇化酶、乌头酸酶等，使三羧酸循环障碍，糖酵解受到抑制，腺苷三磷酸生成减少，影响组织的氧化供能。氟能破坏胆碱酯酶，使胆碱滞留，导致肌肉紧张、僵直。氟可使抗氧化酶活性下降，自由基含量增多，引起细胞损伤。

（4）氟对其他组织的影响：氟对神经系统、肌肉、肾脏、血管和内分泌腺等也有一定的毒性作用，其致病机制可能与氟对细胞原生质和多系统酶活性有广泛的不良影响有关。氟易通过细胞膜与原生质结合，破坏原生质的结构和功能，使蛋白质合成受阻，进而影响 DNA 的合成，使多种组织器官发生病理改变。氟对神经系统毒作用表现为损伤神经受体，影响神经传递，抑制乙酰胆碱酯酶活性等，影响中枢神经功能。

3. 地方性氟中毒的诊断

（1）氟斑牙：有明确的牙发育期间摄氟过量病史，结合临床检查，按照氟牙症诊断要求，具有以下 1 项，可诊断为氟斑牙。①白垩样变：牙表面部分或全部失去光泽，出现不透明的云雾状或粗糙似粉笔样的条纹、斑点、斑块，或整个牙面呈白色粉笔样改变。②釉质着色：牙表面出现点、片状浅黄褐色、黄褐色、深褐色病变，重者呈黑褐色，着色不能被刮除。③釉质缺损：牙釉质破坏、脱落，牙面出现点状甚至地图样凹坑，缺损呈浅蜂窝状，深度仅限于釉质层，严重者釉质大片缺失。

（2）氟骨症：①生活在高氟地区，并有饮高氟水，食用被氟污染的粮食或吸入被氟污染的空气者。②临床表现有氟斑牙（成年后迁入病区者可无氟斑牙），同时伴有骨关节痛，肢体或躯干运动障碍即变形者。③ X 线表现，骨及骨周软组织具有氟骨症 X 线表现者。④实验室资料，尿氟含量多超过正常值。

4. 预防措施　预防地方性氟中毒的关键在于控制氟的来源和减少氟摄入量。氟中毒类型不同其预防措施也不同。①饮水型病区：通常采用改换低氟水源和饮水除氟两种方法。如在浅层高氟地下水病区打低氟深井水，引入低氟地面水或收集雨雪水等。饮水除氟方法主要有混凝沉淀法、活性氧化铝法。常用的混凝剂有硫酸铝、氯化铝等。②燃煤污染型病区：改良炉灶，加强排烟措施，改变燃煤烘烤玉米和辣椒等食物的保存办法，不用或少用高氟劣质煤。③饮茶型病区：应降低砖茶中氟含量，或用低氟茶代替砖茶，尽量不饮或少饮含氟量高的劣质茶。

二、土壤污染及特点

> **知识点 10-9**
>
> 1. 土壤重金属污染的危害。
> 2. 土壤农药和POP污染的危害。
> 3. 土壤生物性污染的危害。

土壤环境是人类环境的重要组成部分，土壤处于大气圈、水圈、岩石圈和生物圈之间的过渡地带，是联系无机界和有机界的重要环节；是陆地生态系统的核心及其食物链的首端；同时又是许多有害废弃物处理和容纳的场所。由于土壤环境的组成结构、功能及在自然生态系统中的特殊地位和作用，使土壤污染比大气污染、水体污染要复杂得多。研究土壤环境污染的意义在于土壤环境中积累的污染物质可以向大气、水体、生物体内迁移，降低农副产品生物学质量，直接或间接地危害人类的健康。

笔记栏

（一）土壤污染现状

土壤污染（soil pollution）是指在人类生产和生活活动中排出的有害物质进入土壤中，超过一定限量，直接或间接地危害人畜健康的现象。

我国土壤污染现状：2005 年 4 月至 2013 年 12 月，我国开展了首次全国土壤污染状况调查。2014 年国家环境保护部发布《全国土壤污染状况调查公报》显示，我国土壤环境状况总体不容乐观，工矿业、农业等人为活动及土壤环境背景值高是造成土壤污染或超标的主要原因。全国土壤总的超标率为 16.1%，其中轻微、轻度、中度和重度污染点位比例分别为 11.2%、2.3%、1.5% 和 1.1%。污染类型以无机型为主，有机型次之，复合型污染比重较小，无机污染物超标点位数占全部超标点位的 82.8%。

从污染分布情况看，南方土壤污染重于北方；长江三角洲、珠江三角洲、东北老工业基地等部分区域土壤污染问题较为突出，西南、中南地区土壤重金属超标范围较大；镉、汞、砷、铅 4 种无机污染物含量分布呈现从西北到东南、从东北到西南方向逐渐升高的态势。污染物超标情况：镉、汞、砷、铜、铅、铬、锌、镍 8 种无机污染物点位超标率分别为 7.0%、1.6%、2.7%、2.1%、1.5%、1.1%、0.9%、4.8%；六氯环己烷、双对氯苯基三氯己烷、多环芳烃 3 类有机污染物点位超标率分别为 0.5%、1.9%、1.4%。

（二）土壤污染的基本特点

土壤环境的多介质、多界面、多组分及非均一性和复杂多变的特点，决定了土壤环境污染具有以下特点。

1. 复杂性 污染物进入土壤时由于有害物质在土壤中可与土壤成分相结合，部分有害物质会被土壤生物分解或吸收，从而改变了其本来性质和特征，可能形成毒性更强的污染物。而且，有害物质可以通过土壤输送给农作物，再通过食物链损害人畜健康。

2. 累积性 进入土壤的污染物容易被吸附、固定，特别是重金属和放射性元素都能与土壤有机质或矿物质相结合，并且不断积累达到很高的浓度，长久地保存在土壤中，表现为很强的累积性、地域性特点，成为顽固的环境污染问题。

3. 长期性和难以逆转性 重金属对土壤环境的污染基本上是一个不可逆的过程。同样，许多有机化合物对土壤环境的污染也需要较长的时间才能降解，尤其是那些持久性有机污染物不仅在土壤环境中很难被降解，而且可能产生毒性较大的中间产物。例如，农药六氯环己烷和双对氯苯基三氯己烷在我国已禁用 20 多年，但至今仍然能从土壤环境中检出很难降解。土壤环境一旦被污染，仅仅依靠切断污染源的方法很难自我修复，如受某些重金属污染的土壤可能需要 100 ～ 200 年才能够恢复。

三、土壤污染对健康的危害

土壤是一个开放系统，土壤与其他环境要素之间进行着不间断的物质和能量交换。按照污染物进入土壤的途径，可将土壤污染源划分为：①工业污染：废水灌溉，废气排放，废渣堆放和处置等造成土壤污染；②农业污染：不合理地使用农药、肥料、地膜等造成土壤污染；③生物污染：人粪尿、畜禽排泄物、生活垃圾等造成土壤污染；④交通污染：汽车尾气中各种有毒有害物质通过大气沉降，以及事故排放造成土壤污染；⑤灾害污染：自然灾害、战争灾害等造成土壤污染；⑥电子垃圾污染：电子垃圾拆解场属于多种重金属和有机污染物的复合污染，电子垃圾污染比一般城市生活垃圾危害大得多。进入土壤的有害物质通过“土壤→植物→人体”或通过“土壤→水→人体”间接被人体吸收，对人体健康造成危害。

微课 10-6

（一）重金属污染的危害

土壤无机污染物中以重金属比较突出，主要是由于重金属不能被土壤微生物所分解，而易于积累，或转化为毒性更大的化合物。有的甚至可通过食物链传递在人体内蓄积，严重危害人体健康。环境污染方面所指的重金属主要是指生物毒性显著的汞、镉、铅、铊及类金属砷，还包括具有毒性的重金属锌、铜、钴、镍、锡、钒等污染物。目前我国重金属污染耕地面积为 1.8 亿～ 2.7 亿亩，

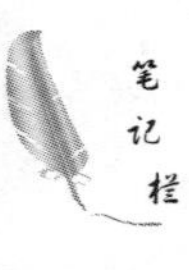

而受镉、砷、铅等重金属污染的耕地面积近2000万公顷，约占总耕地面积的1/5。如上海蚂蚁浜地区污染土壤镉质量分数达21.48 mg/kg，广州郊区老污灌区土壤镉质量分数高达228.0 mg/kg。土壤镉污染造成稻米中镉含量增加，长期食用此稻米可引起慢性镉中毒导致痛痛病。

1. 慢性镉中毒（chronic cadmium poisoning） 是人群长期暴露于被镉污染的环境，主要是水体与土壤镉污染和由此导致的稻米与鱼贝类食物镉含量增高，造成摄入者体内镉蓄积并超过一定阈值所引起的以肾脏和骨骼损伤为主要中毒表现的环境污染性疾病。日本痛痛病是慢性镉中毒的典型案例。

痛痛病（itai-itai disease）是发生在日本富山县神通川流域部分镉污染地区的一种严重的环境污染性疾病，以全身剧烈疼痛为主要症状而得名。20世纪初期开始，人们发现富山县“神通川”流域的水稻普遍生长不良。1931年又出现了一种怪病，患者大多是妇女，病症表现为腰、手、脚等关节疼痛。病症持续几年后，患者全身各部位会发生神经痛、骨痛现象，行动困难，甚至呼吸都会带来难以忍受的痛苦。到了患病后期，患者骨骼软化、萎缩，四肢弯曲，脊柱变形，骨质松脆，甚至咳嗽都能引起骨折。患者不能进食，疼痛无比，由此得名为“痛痛病”。有的人因无法忍受痛苦而自杀。尸体解剖后发现，患者喊痛，不能行动和站立，是因为骨头多处断裂，有患者骨折多达70多处。患者身长甚至可缩短20～30cm，有些未断裂的骨骼也已严重弯曲变形。1968年，日本厚生省认定痛痛病发病的主要原因是当地居民长期饮用受镉污染的河水，并食用此水灌溉的含镉稻米，致使镉在体内蓄积而造成肾损害，进而导致软化症。妊娠、哺乳，内分泌失调、营养缺乏（尤其是缺钙）和衰老等是痛痛病的诱因。由于工业污染，日本土壤镉污染十分严重。1971年日本环境厅调查了35个地区的117个含镉地区的农田土壤，土壤含镉平均值最高为15.26mg/kg。日本痛痛病发病地区富山县神通川流域水体中的镉超过100μg/L，土壤中的镉最高超过50mg/kg，大米中的镉含量超过0.68mg/kg。

我国约有1.3万公顷耕地受到镉污染，涉及11个省市的25个地区。这些地区环境镉污染除了矿冶资源的私挖乱采，或含镉工业废水的无组织排放外，主要来源于农田的污水灌溉。土壤镉污染导致了上述地区的水稻、蔬菜等农作物含镉量严重超标，如作为我国最大水稻主产区的湖南省，2013年的“镉米”事件震惊全国。以株洲市为例，2013年超标5倍以上的镉污染面积达16 000公顷，重度污染达34 410公顷，这些耕地已经不宜耕种。

2. 铅污染 铅（plumbum，Pb）作为一种重金属通过消化道进入人体后，形成所谓的“储存库”，以后慢慢从中放出，通过血液扩散到全身并进入骨骼，引起严重的累积性中毒。由于铅不能被生物代谢所分解，所以在环境中属于持久性的污染物。研究表明，铅能够造成一系列生理、生化指标的变化从而影响中枢和外周神经系统、心血管系统、生殖系统、免疫系统的功能，引起胃肠道、肝肾和脑的疾病。儿童和孕妇尤其容易受铅的影响，铅中毒使得儿童的智力、学习能力、感知理解能力下降，注意力不集中、多动、易冲动，并造成语言学习的障碍。低于10mg/dl的铅就能引起儿童发育迟缓，影响以后的智力，高含量的铅对机体的损害是致命的。

3. 铬污染 土壤铬（chromium，Cr）污染主要来自铬矿和金属冶炼、电镀、制革等工业废水、废气、废渣及含铬工业废水灌溉。三价铬是铬最稳定的氧化态，是人体必需的微量元素；六价铬的毒性强，具有强氧化性和腐蚀性，又有透过生物膜的作用，更易为人体吸收，而且可在体内蓄积。六价铬的毒性比三价铬要高100倍，是强致突变物质，可诱发肺癌和鼻咽癌。六价铬可以通过三种方式进入人体：皮肤接触、消化道摄入和呼吸道吸入。人口服六价铬的化合物致死剂量为1.5～1.6g。进入人体的铬主要蓄积在肺、肝、肾、脾及内分泌腺中，代谢和被清除的速度缓慢。80%的铬经肾脏排泄。国际癌症研究机构及美国政府工业卫生学家协会均已经确定六价铬化合物具有致癌性。

（二）农药污染的危害

农药种类繁多，主要包括有机氯、有机磷、有机砷、有机汞、氨基甲酸酯、菊酯类化合物等几大类。不少农药具有高毒性、高生物活性、在土壤环境中残留的持久性。农药污染土壤后即使土壤中农药的残留浓度很低，通过食物链和生物浓缩作用可使体内浓度提高数千倍甚至上万倍，对人体健康造成危害。

1. 土壤污染引发急性中毒 2006年7月，位于江苏苏州市南环路附近郭巷的某化工企业搬迁后，

笔记栏

留下的约 1.3 公顷污染土地，6 名筑路工人挖土翻起有毒土壤时昏迷。2007 年春节前，武汉赫山施工现场，该地原属武汉市农药厂。随着深层土壤被挖出，刺鼻的味道越来越浓，有工人陆续出现头晕和呼吸困难等不良反应，最后，数名中毒工人被送往医院紧急救治。这类事件均为土壤污染导致的急性中毒事件。

2. 对免疫功能的影响 农药等外源化学物质对人体产生免疫抑制的分子机制有许多种，如基因活化作用、酶诱导，通过削弱淋巴因子功能改变 T 淋巴细胞 /B 淋巴细胞和巨噬细胞的共同作用，改变激素和神经传递素状况，改变信号传输机制等。国内外已有众多关于接触农药引起过敏性疾病和自身免疫性疾病如过敏性皮肤病、哮喘等疾病的报道，部分患者血中检出特异性 IgE。

3. 对内分泌系统和生殖效应的影响 有些有机氯农药，如双对氯苯基三氯乙烷、硫丹、甲氧滴滴涕、狄氏剂和开蓬等，其作用与人体内所存在的典型雌激素如 17- 雌二醇等内源雌激素作用类似，可直接与激素受体结合，对生殖系统产生影响；还可在与激素受体作用中与内源雌激素竞争，从而阻碍 17- 雌二醇与雌激素受体结合，产生了抗雌激素的作用，其结果是导致某些生物体的雄性化。

4. 致癌、致畸、致突变作用 国际癌症研究机构根据动物实验确证，18 种广泛使用的农药具有明显的致癌性，还有 16 种显示潜在的致癌危险性。20 世纪 60 年代初到 70 年代中的越南战争期间，美军在越南北部喷洒了 4000 多万升含二噁英的脱叶剂，导致当地居民、参战美军及其后代出现众多健康问题如癌症、出生缺陷及其他疾病。有调查显示，长期接触农药的农民肝癌发生率明显增高。双对氯苯基三氯乙烷被人体吸收后使体内雌激素水平偏高则是引发乳腺癌的一大诱因。

（三）持久性有机污染物的危害

持久性有机污染物（persistent organic pollutants，POP）是指能持久存在于环境中，并可借助大气、水、生物体等环境介质进行远距离迁移，通过食物链富集，对环境和人类健康造成严重危害的天然或人工合成的有机污染物质。目前规定的受控 POP 物质已扩大至 23 种。

1. 我国持久性有机污染物污染的概况 2014 年《全国土壤污染状况调查公约》显示，全国土壤有机污染主要以六氯环已烷、双对氯苯基三氯乙烷、多环芳烃超标严重。焚烧垃圾产生的二噁英已成为土壤、大气环境中二噁英的主要来源。

2. 持久性有机污染物的特性 ①持久性：POP 物质因具有抗光解、抗化学分解和抗生物降解性，能够在水体、底泥和土壤等环境中数年甚至百年，如二噁英类。②生物蓄积性和生物放大效应：POP 具有高亲脂性和高疏水性，能在机体的脂肪组织中蓄积，可达到相当高的浓度；环境中低浓度的 POP 可通过食物链逐渐蓄积在人体内达到相当高的浓度而产生严重的危害。③迁移性：POP 可通过风和水流向遥远的地区扩散，能从水体或土壤以蒸发形式进入大气环境或附着在大气颗粒物上，通过大气环流远距离迁移，导致全球范围的污染。④高毒性：POP 在低浓度时也会对生物体造成伤害，其中毒性最强的是二噁英类。例如，2，3，7，8-TCDD 对豚鼠的 LD_{50} 为 0.6 ～ 2.0μg/kg。

3. 持久性有机污染物对健康的危害 POP 通过多种途径进入机体带来的危害：①对免疫系统的危害：儿童在胎儿期的高暴露可增加自身患哮喘和上呼吸道疾病的风险，同时下调机体对麻疹疫苗的体液免疫反应，破伤风、白喉抗体水平也显著下降。多氯联苯暴露降低儿童免疫应答的抗体水平。② POP 神经系统损害：二噁英暴露可导致学习记忆能力障碍。美国研究表明，在 12 ～ 15 岁儿童，血浆多氯二苯并 - 对 - 二噁英和呋喃浓度高者，其学习障碍和注意力障碍的现患率是对照组的 2 倍，且与浓度呈正相关。③内分泌系统损害：美国两项针对儿童青少年的流行病学研究显示，多氯联苯水平与促甲状腺激素水平正相关，与甲状腺素的水平负相关。④生殖系统的影响：1979 年我国台湾省食用油中毒事件中约 2000 人受到多氯联苯毒害，596 位多氯联苯中毒女性因健康问题而影响生育占 7%。⑤致癌、致畸、致突变作用：一项印度妇女的乳腺癌研究表明，有机氯农药可能与乳腺癌发生的风险性增高相关。

（四）土壤生物性污染的危害

土壤生物性污染是指由于病原体和带病的有害生物种群从外界侵入土壤，导致土壤中致病菌、病毒、寄生虫（卵）等病原微生物增多，对人体健康或生态系统产生不良影响的现象。土壤生物性污染主要来源是用未经处理的人畜粪便施肥；用生活污水、垃圾渗滤液、含有病原体的医院污水和

笔记栏

工业废水作农田灌溉或将其底泥施肥；以及病畜尸体处理不当等均可污染土壤。土壤生物性污染的致病特点主要表现为散发性，但如果污染水源或造成食源性污染，也可以导致大规模疾病的暴发。病原微生物污染土壤危害人体健康的主要途径与方式：①人 - 土壤 - 人：人体排出的含有病原体的粪便污染土壤，人直接接触受污染的土壤或生吃在这种土壤中种植的蔬菜、瓜果等而引起肠道传染病和寄生虫病。②动物 - 土壤 - 人：含有病原体的动物粪便污染土壤后，人与污染土壤接触后，病原体通过皮肤或黏膜进入人体而感染发病。如钩端螺旋体病的传播。③土壤 - 人：天然土壤中常含有破伤风梭菌和肉毒梭菌，这两种病菌抵抗力很强，在土壤中能长期存活，人接触土壤而引起破伤风和肉毒中毒。

土壤污染的危害主要通过农作物等间接地对居民健康产生危害。土壤污染的判定比较复杂，要将土壤中的测定值、背景值，以及农作物中污染物的含量及其食用后对健康的影响等因素综合起来进行判定。土壤污染造成的危害不易及时发现，且一旦土壤遭受污染又难以清除。

（何 敏）

拓展阅读
（第十章）

笔记栏

第十一章 膳食营养与健康

第十一章 PPT

食物是人类赖以生存、健康和长寿的物质基础。人们通过饮食获得机体所需的能量和各种营养素，同时要确保食物安全，防止其中的有害因素对机体健康造成不利影响。

【案例 11-1】

2015 年 6 月，国家卫生和计划生育委员会发布了《中国居民营养与慢性病状况报告（2015 年）》，报告主要介绍了过去 10 年间（2002 ～ 2012）我国居民营养和慢性病状况的变化情况。调查显示我国居民仍然存在营养过剩与营养不足并存现象。营养过剩：成年人超重率和肥胖率分别为 30.1% 和 11.9%，与 2002 年调查相比，成人超重率上升 32%，肥胖率上升 68%，6 ～ 17 岁儿童青少年的超重率和肥胖率分别为 9.6% 和 6.4%；18 岁及以上成人高血压和糖尿病的患病率分别为 25.2% 和 9.7%，与 2002 年相比，患病率呈上升趋势。营养不良：我国 6 岁及以上居民贫血率为 9.7%，其中 6 ～ 11 岁儿童和孕妇贫血率分别为 5.0% 和 17.2%。

【问题】

1. 上述营养失衡现象与膳食中哪些因素有关？
2. 如何通过膳食调配来预防营养失衡性疾病？

【案例 11-1 分析】

1. 主要与膳食能量摄入过量和膳食中铁摄入不足有关。
2. 人类为了生命活动和健康必须从食物中获取所需的能量和营养素。人体需要的五大类营养素各自具有独特的生理功能，任何一种营养素摄入不足、缺乏或过剩都对机体健康产生不良影响；此外，各类食物所提供的营养素不尽相同，从各类食物营养价值来讲，没有一种天然食物所提供的营养素能在质和量上满足人体生理需要，即便是母乳也存在铁、维生素 D 不足等问题。故必须将各类食物合理搭配食用，才能使其满足人体健康和一切生命活动的需要。因此，必须建立合理膳食的概念，遵循我国居民膳食指南和膳食宝塔的原则调配膳食，纠正不良的饮食习惯和饮食行为，调整膳食结构的不平衡性，从而达到合理营养，有效地预防和控制营养失衡性疾病发生。

第一节 营养学基础

营养学基础主要研究营养素的生理功能、消化、吸收、代谢，缺乏和过剩对人体健康的影响及食物来源，确定营养素的需要量和推荐摄入量及营养素之间的相互作用和平衡关系，用以指导平衡膳食。

一、膳食营养素参考摄入量

（一）营养与营养素

知识点 11-1

1. 营养及营养素的定义。
2. 营养素的种类。
3. DRIs 的定义。
4. DRIs 的 7 个参数。

1. 营养（nutrition） 是指食物被摄取后，经过体内的消化、吸收和（或）代谢以满足机体生长发育、生理功能和体力活动需要的生物学过程。

2. 营养素（nutrients） 是指食物中可为人体提供能量、参与机体构成成分和组织修复及生理调节功能的化学物质。人体需要的营养素主要包括蛋白质、脂类、碳水化合物、矿物质和维生素。由于蛋白质、脂类（脂肪）和碳水化合物的摄入量较大，所以称为宏量营养素（macronutrients），食物中碳水化合物、脂肪和蛋

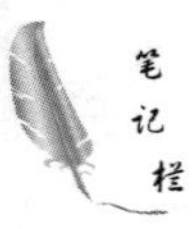

白质经过氧化分解释放出一定的能量，满足人体的需要，又称产能营养素；维生素和矿物质的需要量相对较小，称为微量营养素（micronutrients）。

此外，除了上述的营养素，食物中还含有其他对人体有益的物质，被称为“非营养素生物活性成分”，也被称为“食物中的生物活性成分”。食物中的生物活性成分包括来自植物性食物中的生物活性成分，称为植物化学物，如类胡萝卜素、黄酮类、植物固醇、有机硫化物、皂苷等，也包括来源于动物性食物的生物活性成分如辅酶Q、硫辛酸、褪黑素及左旋肉碱等。这类物质不是维持机体生长发育所必需的营养物质，但对维护人体健康、调节生理功能和预防疾病发挥重要作用，已成为营养学的一个重要研究内容和热点领域。

（二）中国居民膳食营养素参考摄入量

膳食营养素参考摄入量（dietary reference intakes，DRIs）是在推荐的每日膳食营养素供给量（recommended dietary allowance，RDA）基础上发展起来的一组每日平均膳食营养素摄入量的参考值。

微课 11-1

RDA 是各国行政当局或营养权威团体，根据营养科学的发展提出的社会各人群一日膳食中应含有的能量和各种营养素的参考摄入量。1955 年，新中国提出第一个 RDA，其主要目的是预防营养缺乏病。RDA 是在人体生理需要量的基础上，考虑人群安全系数确定的适宜膳食摄入量。但是随着经济发展，人们生活方式和饮食模式的改变，慢性代谢性疾病的发病率逐年上升。传统的 RDA 概念已不能满足当前发展的需要，因此，中国营养学会于 2000 年 10 月正式颁布了《中国居民膳食营养素参考摄入量》，用 DRIs 代替 RDA。

DRIs 包括四个营养水平指标：平均需要量、推荐摄入量、适宜摄入量和可耐受最高摄入量。

1. 平均需要量（estimated average requirement，EAR） 系指某一特定性别、年龄及生理状况群体中个体对某营养素需要量的平均值。营养素摄入量达到 EAR 水平时可以满足群体中半数个体，即 50% 人群的营养需要。EAR 用于制订推荐摄入量、评价或计划群体的膳食摄入量。针对个体可检查某营养素摄入量不足的可能性。

2. 推荐摄入量（recommended nutrient intake，RNI） 是指可以满足某一特定性别、年龄及生理状况群体中绝大多数个体（97%～98%）需要量的某种营养素摄入水平。长期摄入 RNI 水平，可以满足身体对该营养素的需要，保持健康和维持组织中有该营养素适当的储备。RNI 相当于传统意义上的 RDA。

RNI 是健康个体膳食摄入营养素的目标，不是评价群体膳食质量和为群体作膳食计划的根据。RNI 在评价个体营养素摄入量方面的作用有限，当某个体的营养素日常摄入量达到或超过了 RNI，可以认为该个体没有摄入不足的危险，但当某个体的营养素摄入量低于 RNI 时，并不一定表明该个体未达到适宜营养状态。

RNI 是以 EAR 为基础制订的。如果已知 EAR 的标准差，则 RNI= EAR+2SD。如果资料不充分，不能计算标准差时，一般设 EAR 变异系数为 10%，则 RNI=1.2 × EAR。

3. 适宜摄入量（adequate intake，AI） 在个体需要量的研究资料不足而不能计算 EAR，因而不能得出 RNI 时，可设定 AI 来代替 RNI。AI 是通过观察或实验获得的健康人群某种营养素的摄入量。AI 和 RNI 区别在于 AI 的准确性远不如 RNI；AI 与 EAR 之间的关系不能肯定，AI 可能高于 RNI。

AI 主要用作个体的营养素摄入目标，也用于计划群体的平均摄入量水平。当某群体的营养平均摄入量达到或超过 AI 水平，则该群体中摄入不足者的比例很低。当健康个体摄入量达到 AI 时，则认为出现营养缺乏的危险性很小。如长期摄入超过 AI，则有可能产生毒副作用。

4. 可耐受最高摄入量（tolerable upper intake level，UL） UL 是平均每日可以摄入某营养素的最高量，这个量对一般人群中的几乎所有个体无任何副作用和危害，但并不表示达到此水平可能是有益的。

因此，UL 并不是一个建议的摄入水平。当摄入量超过 UL 时，发生毒副作用的危险性会增加；当机体摄入量低于 UL 时可以肯定不会发生毒副作用。但不能以 UL 来评估人群发生毒副作用的危险性，因为 UL 对健康人群中最敏感的成员也不应造成危害。一般情况下，UL 包括膳食、强化食物和补充剂等各种来源所获得的该营养素之和。

此外，在上述四个营养水平指标基础上，中国营养学会在修订 2013 版 DRIs 时又增加了与慢

笔记栏

性非传染性疾病防治有关的三个参考摄入量，即宏量营养素可接受范围（acceptable macronutrient distribution ranges，AMDR）、预防非传染性慢性疾病的建议摄入量（proposed intakes for preventing NCD，PI-NCD 或 PI）和特定建议值（specific proposed levels，SPL）。膳食营养因素是慢性非传染性疾病发生的主要风险因素之一，制订 PI 的目的是为某些营养素建议一个摄入量，让居民习惯性地摄入量达到 PI，或保持在 AMDR 内，以便降低人群中与膳食营养因素有关的慢性病的发病率。SPL 是指其他膳食成分（特指植物化学物）通过观察或实验获得的对健康人群有益作用或预防慢性病的适宜摄入水平。

二、营养素与能量

（一）蛋白质

知识点 11-2

1. EAA 的定义及种类。
2. 氨基酸模式、限制氨基酸及蛋白质互补作用的定义。
3. 食物蛋白质的营养学评价。
4. 蛋白质的食物来源与参考摄入量。

蛋白质（protein）是一切生命的物质基础，没有蛋白质就没有生命。正常人体内，蛋白质含量占 16% ～ 19%。

氨基酸是组成蛋白质的基本单位，构成人体蛋白质的氨基酸有 20 种，其中人体不能合成或合成速度较慢不能满足机体需要，必须从食物中获得的氨基酸称为必需氨基酸（essential amino acid，EAA），其包括九种，分别是亮氨酸、异亮氨酸、赖氨酸、蛋氨酸、苯丙氨酸、苏氨酸、色氨酸、缬氨酸、组氨酸，其中组氨酸是婴儿的必需氨基酸。半胱氨酸和酪氨酸可在体内分别由蛋氨酸和苯丙氨酸转变而成，被称为条件必需氨基酸（conditionally essential amino acid，CEAA）或半必需氨基酸（semi-essential amino acid）。

1. 蛋白质的生理功能 蛋白质是人体组织的构成成分，构成体内重要的生理活性物质，参与调节生理功能，也可为机体供给能量。此外，直接从肠道吸收进入血液的活性肽不仅能作为氨基酸的供体，而且具有许多重要的生理调节功能，如参与机体的免疫调节、促进矿物质吸收、降血压及清除自由基等。

2. 食物蛋白质营养学评价 食物蛋白质的营养价值，主要从食物蛋白质的含量、被消化吸收的程度和被人体利用程度进行评价。

（1）蛋白质含量：一般食物蛋白质含氮量约为 16%，故用凯氏定氮法测出食物中氮含量后，乘以 6.25，即可算出食物中蛋白质的含量。

（2）蛋白质消化率：指蛋白质在消化酶作用下被分解的程度。由于蛋白质在食物中存在形式、结构各不相同，食物中含有不利于蛋白质吸收的其他因素的影响等，不同的食物，或同一种食物的不同加工方式，其蛋白质的消化率都有差异，如动物性食品中的蛋白质一般高于植物性食品。大豆整粒食用时，消化率仅为 60%，而加工成豆腐或豆浆后，消化率提高到 90% 以上。

（3）蛋白质利用率：指食物蛋白质被消化吸收后在体内被利用的程度，是食物蛋白质营养评价常用的生物学方法。

1）生物价（biological value，BV）：生物价越高，表明食物蛋白质被机体利用程度越高。

食物蛋白质的生物学价值高低，主要取决于食物中必需氨基酸的含量和比值，即氨基酸模式。氨基酸模式（amino acid pattern）是指蛋白质中各种必需氨基酸的构成比例。食物蛋白质氨基酸模式与人体蛋白质氨基酸模式越接近，必需氨基酸被机体利用的程度就越高，食物蛋白质的营养价值也相对越高，如动物性食物蛋、奶、肉、鱼等及大豆中蛋白，被称为优质蛋白质；反之，食物蛋白质中一种或几种必需氨基酸相对含量较低，导致其他的必需氨基酸在体内不能被充分利用而浪费，造成其蛋白质营养价值降低，这些含量相对较低的必需氨基酸称为限制氨基酸（limiting amino acid），含量最低的则被称为第一限制氨基酸。如粮谷类食物的第一限制氨基酸为赖氨酸。

为提高膳食蛋白质的营养价值，往往将两种或两种以上的食物混合食用，这种不同食物间相互补充其必需氨基酸不足的作用称为蛋白质互补作用（complementary action of protein）。如大豆蛋白可弥补粮谷类食物中赖氨酸的不足。

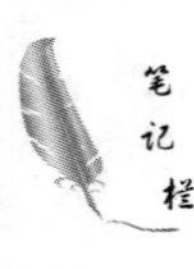

2）氨基酸评分（amino acid score，AAS）：是目前被广为采用的一种评价方法，不仅适用于单一食物蛋白质的评价，还可用于混合食物蛋白质的评价。该方法是用被测食物蛋白质的必需氨基酸模式和推荐的理想的模式或参考蛋白质的模式进行比较，因此，氨基酸评分可反映蛋白质构成和利用的关系。

3. 食物来源与参考摄入量 蛋白质广泛存在于动植物性食物之中。动物性食物蛋白质质量好、利用率高，植物性食物中以大豆及其制品富含优质蛋白，其余植物性食物蛋白利用率较低。其他常见食物蛋白质含量为：瘦肉 16% ～ 20%、鱼类 10% ～ 12%、蛋类 12%、牛奶 3.0%、谷类 7.5% ～ 15%。

蛋白质摄入不足在成人和儿童中均有发生，儿童更为敏感。蛋白质摄入过量对人体健康同样有害，一是可加重肾脏负荷；二是动物性蛋白摄入过多，易产生骨质疏松症；三是与某些癌症（结肠癌、乳腺癌等）发生有关。不同人群蛋白质供给标准有所不同（表 11-1）。一般情况下，蛋白质提供的能量应占全天总能量的 10% ～ 15%；食物蛋白中动物蛋白质一般应占 30% ～ 50%；由于我国居民主要以植物性食物为主，所以成人蛋白质推荐量约为 1.16g/（kg · d）。

表 11-1 中国居民膳食蛋白质推荐摄入量（RNI）

人群	RNI（g/d）		人群	RNI（g/d）	
	男	女		男	女
0 岁～	9（AI）	9（AI）	10 岁～	50	50
0.5 岁～	20	20	11 ～ 13 岁	60	55
1 岁～	25	25	14 ～ 17 岁	75	60
2 岁～	25	25	18 ～ 49 岁	65	55
3 岁～	30	30	50 ～ 64 岁	65	55
4 岁～	30	30	65 ～ 79 岁	65	55
5 岁～	30	30	80 岁～	65	55
6 岁～	35	35	孕妇（早）	—	+0
7 岁～	40	40	孕妇（中）	—	+15
8 岁～	40	40	孕妇（晚）	—	+30
9 岁～	45	45	乳母	—	+25

注：未制定参考值者用“—”表示；“+”表示在同龄人群参考值基础上额外添加量

摘自：中国营养学会. 中国居民膳食营养素参考摄入量（2013 版）

（二）脂类

脂类（lipids）包括脂肪、磷脂和固醇类，磷脂和固醇类又合称为类脂。脂肪是由 1 分子甘油和 3 分子脂肪酸结合而成，脂肪酸根据是否含有不饱和双键，可分为饱和脂肪酸、单不饱和脂肪酸和多不饱和脂肪酸。

1. 生理功能

> **知识点 11-3**
> 1. EFA 的定义及种类。
> 2. 脂类的生理功能。
> 3. 脂类的食物来源与参考摄入量。

（1）脂肪的生理功能：食物中的脂肪可以供给机体能量，参与构成机体组成成分，提供必需脂肪酸，促进脂溶性维生素的吸收并增进食欲及增加饱腹感。此外，机体中的脂肪还具有储存和提供能量、保温和润滑、节约蛋白质、机体构成成分及内分泌功能。

（2）必需脂肪酸：必需脂肪酸（essential fatty acid，EFA）是指人体不可缺少而自身又不能合成，必须通过食物供给的脂肪酸，包括亚油酸和 α- 亚麻酸。前者可在体内转变为花生四烯酸，后者可在体内转变为二十碳五烯酸（eicosapentaenoic acid，EPA）和二十二碳六烯酸（docosahexaenoic acid，DHA）。必需脂肪酸在体内有着重要的生理功能，它们是构成磷脂的组成成分，与胆固醇代谢关系密切，并可作为前列腺素等活性物质在体内合成的原料。

笔记栏

（3）磷脂的生理功能：磷脂可以提供热能，参与构成细胞膜，可以帮助脂类或脂溶性物质顺利通过细胞膜，促进细胞内外的物质交流。磷脂缺乏会造成细胞膜结构受损，出现毛细血管脆性增加和通透性增加，引起水代谢紊乱，产生皮疹等。由于磷脂具有乳化等特性，它在防止胆固醇在血管内沉积、改善脂肪的吸收和利用、降低血液黏度、促进血液循环等方面的作用正受到越来越多的关注。

（4）固醇类的生理功能：胆固醇是细胞膜的重要成分，还是人体内许多重要的活性物质的合成材料，如胆汁、性激素、肾上腺素和维生素 D 等。植物固醇存在于植物中，机体对植物固醇的吸收能力很低。植物固醇具有降低人和动物血清胆固醇的作用。

2. 食物来源及参考摄入量 人类膳食脂肪主要来源于动物的脂肪组织和肉类及植物的种子。动物脂肪相对含饱和脂肪酸和单不饱和脂肪酸多，而多不饱和脂肪酸含量较少；植物油主要含不饱和脂肪酸。亚油酸普遍存在于植物油中，亚麻酸在亚麻籽油、紫苏籽油和豆油中较多，鱼贝类相对含 EPA 和 DHA 较多。含磷脂较多的食物主要有蛋黄、瘦肉、肝、肾等动物内脏，蛋黄中含卵磷脂最多。胆固醇主要存在于动物性食物，以动物内脏，尤其是脑中含量高，蛋类和鱼籽、蟹籽含量也高，其次为蛤贝类；鱼类和奶类含量较低。植物性食物中均含有数量不等的植物固醇，如植物油、种子、坚果等食物中含量较高。

脂肪摄入过多，可导致肥胖、心血管疾病、高血压和某些癌症发病率的升高。限制和降低脂肪的摄入，已成为发达国家包括我国许多地区预防此类疾病发生的重要措施。2013 年中国营养学会建议成年人脂肪摄入的能量应占每日总能量的 20% ～ 30%。

（三）碳水化合物

> **知识点 11-4**
> 1. 碳水化合物的生理功能。
> 2. 膳食纤维的定义及生理功能。
> 3. 碳水化合物的食物来源与参考摄入量。

碳水化合物（carbohydrate），是由碳、氢、氧三种元素组成的一类化合物。依据化学结构及生理作用，碳水化合物可分为糖（1 ～ 2 个单糖）、寡糖（3 ～ 9 个单糖）和多糖（≥ 10 个单糖）。单糖是不能被水解的最简单的碳水化合物，如葡萄糖、果糖和半乳糖等。糖醇是单糖还原后的产物，因其代谢不需要胰岛素，常用于糖尿病患者膳食，常见的有山梨醇、甘露醇、木糖醇等。双糖是由两分子单糖缩合而成，天然存在于食品中的双糖常见的有蔗糖、乳糖和麦芽糖等。多数寡糖不能或者只能部分被吸收，可被肠道益生菌利用，产生短链脂肪酸。多糖主要包括淀粉、糖原和膳食纤维。

1. 生理功能 碳水化合物可以提供能量，参与构成机体的重要物质，具有节约蛋白质和抗生酮作用，并提供膳食纤维。膳食纤维（dietary fiber）是植物性食物中含有不能被人体小肠消化吸收的、对人体有生理意义的碳水化合物，包括纤维素、木质素、抗性淀粉等。膳食纤维功能如下：

（1）增强肠道功能、有利于粪便排出：大多数纤维素具有促进肠道蠕动和吸水膨胀的特性，因而有利于粪便排出。

（2）控制体重和减肥：膳食纤维，特别是可溶性纤维，可以减缓食物由胃进入肠道的速度和吸水作用，从而产生饱腹感而减少热能摄入。

（3）降低血糖和血胆固醇：可溶性纤维可减少小肠对糖的吸收，使血糖不致因进食而快速升高，因此也可减少体内胰岛素的释放，进而控制内源性胆固醇合成。各种纤维因可吸附胆汁酸、脂肪等而使其吸收率下降，也可达到降血脂的作用。

（4）改变肠道菌群：膳食纤维可在结肠发酵，降低肠道 pH，改变肠内菌群的构成与代谢，促进乳酸杆菌和双歧杆菌等益生菌增殖，减少肠道内氨、酚等有毒物质，降低肠道可能出现的发病风险。

2. 食物来源与参考摄入量 碳水化合物的主要食物来源是植物性食物。粮谷类和薯类食物是淀粉的良好来源。单糖和双糖的来源主要是蔗糖、糖果、甜食、糕点、甜味水果、含糖饮料和蜂蜜等。膳食纤维来源为谷类、薯类、豆类及蔬菜、水果等植物性食物。植物成熟度越高，其纤维含量也就越多，谷类加工越精细则所含膳食纤维就越少。

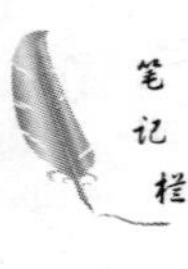

碳水化合物的摄入量取决于机体对能量的需要，可接受范围为总能量的 50% ～ 65%；膳食纤维的适宜摄入量为 25 ～ 30g/d。

（四）能量

知识点 11-5
1. 能量系数。
2. 人体能量消耗的途径。
3. TEF 的定义。

人体的一切活动都与能量代谢分不开，体内的能量，一方面不断地释放出热量以维持体温的恒定并不断地向环境中散发，另一方面供其他生命活动的需要。通过氧化分解释放能量的营养素有碳水化合物、脂肪和蛋白质。每克碳水化合物、脂肪、蛋白质在体内氧化产生的能量值称为能量系数。生热营养素碳水化合物、脂肪、蛋白质的能量系数分别为：16.7kJ（4.0kcal）、37.6kJ（9.0kcal）、16.7kJ（4.0kcal）。另外，1g 膳食纤维可提供 8.4kJ（2.0kcal）热量，1g 乙醇在体内产生的热量为 29.3kJ（7.0kcal）。

1. 人体能量的消耗 人体对能量的需要与消耗是相一致的。健康成人的能量消耗主要包括基础代谢、体力活动和食物热效应三个方面。

（1）基础代谢（basal metabolism）：即人体在禁食 12 小时以上，安静和恒温条件下（一般 18 ～ 25℃），静卧、放松意识清醒时维持生命需要的最低能量。影响基础代谢的因素主要有体成分、年龄、性别、环境条件等。

（2）体力活动（physical activity）：通常情况下，由各种体力活动所消耗的能量占人体总能量消耗的 15% ～ 30%，但随着人体活动量的增加，其能量消耗也将大幅度增加。这是人体能量消耗变化最大，也是人体控制体重、保持能量平衡、维持健康最重要的部分。体力活动所消耗能量的多少与三个因素有关：①肌肉越发达者，活动时消耗能量越多；②体重越重者，做相同的运动所消耗的能量也越多；③活动时间越长、强度越大、消耗能量越多。

人体活动水平（physical activity level，PAL）直接影响机体对能量的需要量。2013 年中国营养学会在制订 DRIs 时，将中国居民身体活动强度分为三级，即轻、中、重体力活动水平（表 11-2）。

表 11-2　中国营养学会建议的中国成年人身体活动水平分级

活动水平	PAL	生活方式	从事的职业或人群
轻度	1.5	静态生活方式 / 坐位工作，很少或没有重体力的休闲活动；静态生活方式 / 坐位工作，有时需走动或站立，但很少有重体力的休闲活动	办公室职员或精密仪器机械师；实验室助理、司机、学生、装配线工人
中度	1.75	主要是站着或走着工作	家庭主妇、销售人员、侍应生、机械师、交易员
重度	2（+0.3）	重体力职业工作或重体力休闲活动方式；体育运动量较大或重体力休闲活动次数多且持续时间较长	建筑工人、农民、林业工人、矿工；运动员

注：有明显体育运动量或重体力休闲活动者（每周 4 ～ 5 次，每次 30 ～ 60 分钟），PAL 增加 0.3

摘自：中国营养学会 . 中国居民膳食营养素参考摄入量（2013 版）

（3）食物热效应（thermic effect of food，TEF）：是因摄食而引起的能量的额外消耗。不同的产能营养素其食物热效应不等。脂肪约消耗自身产生能量的 0% ～ 5%，碳水化合物为 5% ～ 10%，而蛋白质可高达 20% ～ 30%。

2. 能量来源与参考摄入量 人体的能量来源是食物中的碳水化合物、脂肪和蛋白质。我国成年人膳食能量供给推荐值：碳水化合物 50% ～ 65%、脂肪 20% ～ 30%、蛋白质 10% ～ 15%。2013 年中国营养学会制订的 DRIs 中，健康成年人膳食能量的 RNI 为轻体力劳动男性 2250kcal/d，女性 1800kcal/d（表 11-3）。

表 11-3　中国居民膳食能量需要量（RNI）

人群	能量（kcal/d）					
	身体活动水平（轻）		身体活动水平（中）		身体活动水平（重）	
	男	女	男	女	男	女
0 岁～	—	—	90kcal/（kg · d）	90kcal/（kg · d）	—	—
0.5 岁～	—	—	80kcal/（kg · d）	80kcal/（kg · d）	—	—

笔记栏

续表

人群	能量（kcal/d）					
	身体活动水平（轻）		身体活动水平（中）		身体活动水平（重）	
	男	女	男	女	男	女
1岁～	—	—	900	800	—	—
2岁～	—	—	1100	1000	—	—
3岁～	—	—	1250	1200	—	—
4岁～	—	—	1300	1250	—	—
5岁～	—	—	1400	1300	—	—
6岁～	1400	1250	1600	1450	1800	1650
7岁～	1500	1350	1700	1550	1900	1750
8岁～	1650	1450	1850	1700	2100	1900
9岁～	1750	1550	2000	1800	2250	2000
10岁～	1800	1650	2050	1900	2300	2150
11～13岁	2050	1800	2350	2050	2600	2300
14～17岁	2500	2000	2850	2300	3200	2550
18～49岁	2250	1800	2600	2100	3000	2400
50～64岁	2100	1750	2450	2050	2800	2350
65～79岁	2050	1700	2350	1950	—	—
80岁～	1900	1500	2200	1750	—	—
孕妇（早）	—	+0	—	+0	—	+0
孕妇（中）	—	+300	—	+300	—	+300
孕妇（晚）	—	+450	—	+450	—	+450
乳母	—	+500	—	+500	—	+500

注：未制定参考值者用“—”表示；“+”表示在同龄人群参考值基础上额外添加量

摘自：中国营养学会．中国居民膳食营养素参考摄入量（2013版）

（五）矿物质

知识点 11-6

1. 矿物质的生理功能与分类。
2. 钙、铁、碘的缺乏与过量。
3. 钙、铁、碘的食物来源及参考摄入量。

矿物质（minerals）是构成人体骨骼和维持正常生理活动的重要物质。人体组织几乎含有自然界存在的所有元素，根据其在人体内含量的多少分为常量元素（又称宏量元素）和微量元素。体内含量大于体重的0.01%者称为常量元素，它们包括钙、磷、钾、钠、镁、氯、硫七种，而含量小于体重的0.01%者称为微量元素。1996年WHO公布，由FAO/IAEA/WHO共同讨论，将微量元素中的铜、钴、铬、铁、碘、钼、硒和锌列为必需微量元素。

矿物质的特点：①体内不能合成，需从外界摄取；②唯一可以通过天然水途径获取的营养素；③体内分布极不均匀；④矿物质之间存在协同或拮抗作用；⑤摄入过多易产生毒性作用。

矿物质的生理功能：①参与机体组织构成；②调节细胞膜通透性；③维持神经、肌肉应激性、维护心脏正常功能；④参与组成激素、维生素、蛋白质和多种酶类，如硒、铬分别是谷胱甘肽过氧化物酶和葡萄糖耐量因子的重要组成成分。

本节主要讨论人体内容易缺乏的部分宏量元素及微量元素。

1. 钙 是构成人体的重要成分。成年人钙的含量为1000～1200g，占体重的1.5%～2.0%，是人体内含量最多的矿物元素。人体中99%的钙集中于骨骼和牙齿中；其余1%的钙分布于软组织、细胞外液和血液中。

（1）钙的生理功能：构成机体骨骼和牙齿的主要成分；维持神经和肌肉活动；促进细胞信息传递；血液凝固；调节机体酶的活性；维持细胞膜的稳定性；维持体液酸碱平衡及调节细胞的正常生理功能。

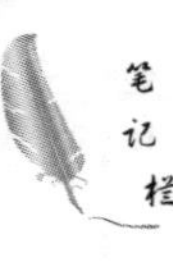

（2）钙的缺乏与过量：长期缺乏钙和维生素D可导致儿童生长发育迟缓、骨软化、骨骼变形，

严重缺乏者可导致佝偻病；成年人骨质软化症，中老年人易患骨质疏松症。钙缺乏者易患龋齿，影响牙齿质量。钙摄入量增多，与肾结石患病率增加有关。

（3）钙的食物来源及参考摄入量：奶和奶制品（每100ml鲜牛奶约含钙100mg）含钙丰富且吸收率高，是重要的钙来源。小虾皮、鱼、海带、硬果类、芝麻酱、豆类和绿色蔬菜如甘蓝菜、花椰菜因含钙丰富也是钙的较好来源，必要时可补充钙剂。针对我国居民钙的摄入量不足状况，考虑我国膳食以谷类食物为主、蔬菜摄入较多的特点，2013年中国营养学会推荐成人钙的RNI为800mg/d，可耐受最高摄入量（UL）为2000mg/d。

2. 铁（iron）　是人体必需微量元素之一。正常人体的铁含量随年龄、性别、营养状况和健康状况等不同而异。一般含铁总量为3～5g，其中65%～75%的铁存在于血红蛋白、肌红蛋白、含铁酶类（细胞色素、细胞色素氧化酶与氢过氧化酶等）、辅助因子及运载铁中，称为功能性铁，主要参与体内氧的运送和组织呼吸过程。其余25%～35%的铁作为体内储存铁，主要以铁蛋白和含铁血黄素形式存在于肝、脾和骨髓中。

（1）铁的生理功能：铁是血红蛋白、肌红蛋白、细胞色素及某些呼吸酶的组成成分，参与体内氧的运送和组织呼吸过程；维持正常的造血功能；铁可以提高机体的免疫力。此外，在催化促进β胡萝卜素转化为维生素A、嘌呤与胶原的合成、脂类从血液中转运及药物在肝脏的解毒等方面均需铁的参与。

（2）铁的缺乏与过量：铁缺乏是全世界特别是发展中国家最常见的营养缺乏病。铁缺乏可导致缺铁性贫血，多见于婴幼儿、孕妇和乳母。主要因机体需要量增加且膳食中铁摄入不足引起。缺铁性贫血能引起机体工作能力的明显下降，常见的临床表现有头晕、气短、心悸、乏力、注意力不集中、脸色苍白等，并导致机体抗感染能力降低。贫血还可造成儿童认知能力的损害。

通过各种途径进入人体的铁过量，也会对健康造成危害。铁摄入过量与多种疾病如心脏病、肝疾病及糖尿病和某些肿瘤有关。

（3）铁的食物来源和参考摄入量：铁广泛存在于各种食物中，但分布极不均衡，吸收率相差较大。食物中的铁分为血红素铁和非血红素铁，两者的吸收机制不同。血红素铁主要存在于动物性食物中，可与血红蛋白和肌红蛋白中的原卟啉结合，很少受其他膳食因素的影响，可直接被肠黏膜上皮细胞吸收。因此，血红素铁的吸收率较高，如肉中铁的吸收率为30%，鱼中铁的吸收率为15%。非血红素铁主要存在于植物性食物中，占膳食铁的绝大部分，其吸收前必须与结合的有机物分离，并被还原为亚铁后方能吸收，吸收率较低（3%～5%）。因此，膳食中铁的良好来源，主要为动物肝脏、动物全血、畜禽肉类、鱼类。蛋类的铁吸收率不高，主要是由于蛋黄中含有卵黄高磷蛋白，干扰铁在体内的吸收。多数蔬菜和牛奶及奶制品中含铁量不高，且生物利用率低。我国居民DRIs（2013年）中，成人铁的RNI男性为12mg/d，女性为20mg/d。

3. 碘（iodine，I）　是人体所必需的微量元素，它被甲状腺摄取后合成甲状腺激素。正常成人体内的碘总量为15～20mg，其中70%～80%存在甲状腺组织内，其余分布在骨骼肌、肺、卵巢、肾、淋巴结、肝、睾丸和脑组织中。

（1）碘的生理功能：促进生物氧化和氧化磷酸化过程，促进物质的分解代谢，产生能量，维持基本生命活动，保持体温；促进DNA和蛋白质的合成，促进维生素的吸收和利用，激活多种重要酶类；神经系统的发育依赖碘（甲状腺激素）的存在，缺碘对大脑神经的损害是不可逆的。

（2）碘的缺乏与过量：长期碘摄入不足可引起碘的缺乏。机体因缺碘而导致的一系列障碍称为碘缺乏病（iodine deficiency disorders，IDD）。碘缺乏是全球可预防的智力迟钝的最普遍原因。成年人碘缺乏的典型症状为甲状腺肿大。孕妇严重缺碘可影响胎儿神经、肌肉的发育及引起胚胎期和围生期胎儿死亡率上升。婴幼儿缺碘可引起生长发育迟缓、智力低下，严重者发生呆小症（克汀病，cretinism）。碘强化措施是防治碘缺乏的重要途径，如在食盐中加碘、食用油中加碘及自来水中加碘等。我国为改善人群碘缺乏的状况在全国范围内采取食盐加碘的防治措施，经多年实践已取得良好的防治效果。

碘摄入过量可引起高碘性甲状腺肿、碘性甲状腺功能亢进、慢性淋巴细胞性甲状腺炎等。

（3）碘的食物来源和参考摄入量：海产品含碘较丰富，如海带、紫菜、淡菜、海参、干贝、蛤干、海蜇等是碘的良好来源。陆地上的食物中，动物性食物碘含量高于植物性食物，蛋、奶含碘量相对

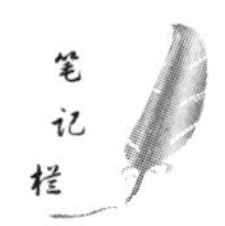

较高，其次为肉类，淡水鱼的含碘量低于肉类。水果和蔬菜等植物性食物含碘量低。2013 年中国营养学会推荐成年人碘的 RNI 为 120μg/d，UL 为 600μg/d。

（六）维生素

知识点 11-7

1. 脂溶性维生素和水溶性维生素的特点。
2. 维生素 A、D、B_1、B_2 及叶酸、维生素 C 的生理功能。
3. 维生素 A、D、B_1、B_2 及叶酸、维生素 C 的缺乏与过量。
4. 维生素 A、D、B_1、B_2 及叶酸、维生素 C 的的食物来源及参考摄入量。

维生素（vitamins）是维持机体生命活动过程所必需的一类微量的低分子有机化合物。大多数的维生素都不能在体内合成，而必须由食物供给。

维生素种类很多，按其溶解性将维生素分为脂溶性和水溶性两大类。脂溶性维生素包括维生素 A、维生素 D、维生素 E、维生素 K，不溶于水而溶于脂肪及有机溶剂（如苯、乙醚及氯仿等）。脂溶性维生素在食物中常与脂类共存，其吸收与肠道中的脂类密切相关。脂溶性维生素可储存于体内，摄取过多时容易引起中毒，缺乏时缓慢出现症状。水溶性维生素包括 B 族维生素和维生素 C，多数对光和热敏感，在紫外光照射或加热过度时易被破坏。水溶性维生素在体内没有非功能性单纯的储存形式，当机体饱和后，摄入的维生素从尿中排出，一般无毒性，可以利用负荷试验对水溶性维生素的营养状况进行测定。

1. 维生素 A 维生素 A 类（vitamin A）是指含有视黄醇结构并具有其生物活性的一大类物质，包括已形成的维生素 A 和维生素 A 原及其代谢产物。已形成的维生素 A 只存在于动物性食物中，包括视黄醇、视黄醛、视黄酸和视黄基酯复合物。维生素 A 原是指存在于植物性食物中的类胡萝卜素，如 α 胡萝卜素、β 胡萝卜素、γ 胡萝卜素和隐黄素等，它们能在体内转化为维生素 A，以 β 胡萝卜素的活性最高。

（1）生理功能：维生素 A 可维持正常视觉；维持上皮的正常生长与分化；促进生长发育；抑癌作用；维持机体正常免疫功能。

（2）缺乏与过量对健康危害：维生素 A 缺乏时，早期症状为暗适应能力下降，严重者可致夜盲症；最明显结果是干眼病，严重者可致失明；还会引起机体不同组织上皮干燥、增生及角化，呼吸系统、消化系统、泌尿系统、生殖系统上皮细胞角化变性，破坏其完整性，容易遭受细菌侵入，引起感染；儿童生长发育迟缓。

摄入大剂量维生素 A 可引起急性毒性、慢性毒性及致畸毒性。孕期维生素 A 过量摄入可导致胚胎吸收、流产和出生缺陷。大量摄入类胡萝卜素可出现高胡萝卜素血症。

（3）食物来源与参考摄入量：维生素 A 最好的来源是各种动物肝脏、鱼肝油、鱼卵、全奶、奶油、奶酪及蛋黄等。维生素 A 原的良好来源是深绿色或红黄色蔬菜和水果。

膳食中具有视黄醇活性的物质常用视黄醇活性当量（retinol activity equivalent，RAE）来表示，包括已形成的维生素 A 和维生素 A 原。计算公式如下：视黄醇活性当量（μgRAE）= 全反式视黄醇（μg）+1/2 补充剂全反式 β 胡萝卜素（μg）+1/12 膳食全反式 β 胡萝卜素（μg）+1/24 其他膳食维生素 A 原类胡萝卜素（μg）。

我国成人维生素 A 的 RNI（2013 年），男性为 800μg RAE/d，女性为 700μg RAE/d，UL 为 3000μgRAE/d。

2. 维生素 D 维生素 D 类（vitamin D）是指含环戊氢烯菲环结构并具有钙化醇生物活性的一大类物质，以维生素 D_2（ergocalciferol，麦角钙化醇）及维生素 D_3（cholecalciferol，胆钙化醇）最为常见，主要存在于肝脏和脂肪组织中。前者由麦角中的麦角固醇经紫外光照射后产生，后者可由人体从食物摄入或由储存于皮下的 7- 脱氢胆固醇经日光或紫外光照射产生。1,25-$(OH)_2$-D_3（或 D_2）是体内维生素 D 的活性形式。

（1）生理功能：维生素 D 的基本生理功能是维持细胞内、外钙浓度，调节钙磷代谢等功能，包括：①促进小肠钙吸收；②促进肾小管对钙、磷的重吸收，减少丢失；③可对骨细胞呈现多种作用；④调节基因转录作用；⑤通过维生素 D 内分泌系统调节血钙平衡。

（2）缺乏与过量对健康危害：缺乏维生素 D_3 对儿童将引起佝偻病；对成人，尤其是孕妇、乳

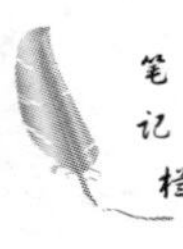
笔记栏

母和老年人，可使已成熟的骨骼脱钙而发生骨质软化症和骨质疏松症。但摄入过量维生素 D 补充剂或维生素 D 强化食品，有可能发生中毒，表现为头痛、厌食、恶心、嗜睡，甚至发生软组织钙化和肾衰竭等。

（3）食物来源与参考摄入量：维生素 D 的来源包括内源性（即日光 / 紫外光照射皮肤合成）和外源性（即食物来源）两方面。维生素 D 含量丰富的食物主要是海水鱼（如沙丁鱼）、肝、蛋黄等动物性食品及鱼肝油制剂中。牛乳和人乳中含量均不高，蔬菜、水果和谷物几乎不含维生素 D。

目前，2013 年我国制定的 DRIs 是在钙、磷供给量充足的条件下，儿童、青少年、成人、孕妇、乳母维生素 D 的 RNI 均为 10μg/d，65 岁以上老年人为 15μg/d；11 岁以上人群（包括孕妇、乳母）的 UL 为 50μg/d。

3. 维生素 B_1 又称硫胺素（thiamin）或抗脚气病因子。硫胺素略带酵母气味，微溶于乙醇，易溶于水，在碱性溶液中加热极易分解破坏，而在酸性溶液中加热到 120℃也不被破坏。氧化剂及还原剂均可使其失去活性。

（1）生理功能：维生素 B_1 以焦磷酸硫胺素（thiamine pyrophodphate，TPP）的形式作为辅酶，参与体内 α - 酮酸氧化脱羧反应和磷酸戊糖途径的转酮醇反应，完成碳水化合物和能量代谢。维生素 B_1 在维持神经、肌肉特别是心肌的正常功能及维持正常食欲、胃肠蠕动和消化液分泌等方面有重要作用。

（2）缺乏与过量对健康的危害：维生素 B_1 缺乏主要损害神经系统和心血管系统，成人和婴幼儿均可发生。成人脚气病根据临床症状可分为：干性脚气病、湿性脚气病及混合型脚气病。婴幼儿脚气病多发生于维生素 B_1 缺乏的乳母所喂养的 2 ～ 5 月龄婴儿。血液中维生素 B_1 绝大多数以 TPP 形式存在于红细胞中，因此，红细胞中转酮醇酶活性变化常用于反映机体的营养状态。

（3）食物来源与参考摄入量：维生素 B_1 广泛存在于天然食物中，以谷类、豆类及干果类含量较为丰富。动物内脏、瘦肉及禽蛋中含量亦较多。硫胺素的供给应与每日的能量供给量平衡，应该达到 0.5mg/1000kcal。我国居民的硫胺素 RNI（2013 年），成年男性为 1.4mg/d，女性为 1.2mg/d。

4. 维生素 B_2 又称核黄素（riboflavin），是具有一个核糖醇侧链的异咯嗪类的衍生物，黄色粉末结晶，微溶于水，在酸性溶液中对热稳定，碱性环境中易于分解破坏。食物中的核黄素大多数与磷酸及蛋白质形成复合物，因此，在食物加工蒸煮过程中损失较少。

（1）生理功能：维生素 B_2 在体内可转化为黄素单核苷酸（FMN）和黄素腺嘌呤二核苷酸（FAD）。FMN 和 FAD 与特定蛋白结合形成黄素蛋白。FAD 还是谷胱甘肽还原酶的辅酶，因此，也是体内抗氧化系统的成员。

（2）缺乏与过量对健康的危害：核黄素缺乏的症状主要表现在唇、舌、口腔黏膜和会阴皮肤处出现炎症，故有"口腔 - 生殖综合征"之称。维生素 B_2 在正常肾功能状况下几乎不产生毒性，大量服用时尿呈黄色。测定红细胞谷胱甘肽还原酶活性是评价核黄素营养状况的一个灵敏指标。

（3）食物来源与参考摄入量：核黄素的良好来源主要是动植物性食物，肝、肾、心、蛋黄、乳类尤为丰富。植物性食物中则以绿叶蔬菜如菠菜、韭菜、油菜及豆类含量较多，而粮谷类含量较低，尤其是精磨过的粮谷。核黄素在食品加工中容易损失。与硫胺素类似，核黄素的供给量与能量摄入有关，2013 年我国的膳食核黄素参考摄入量，成年男性为 1.4mg/d，女性为 1.2mg/d。

5. 叶酸（folic acid） 是蝶啶、对氨基苯甲酸和谷氨酸结合构成的一类化合物总称。

（1）生理功能：叶酸在体内必须转变成四氢叶酸才具有生理活性。四氢叶酸是一碳基团转移酶系统的辅酶，具有一碳单位传递体的作用，参与重要化合物的生成和代谢。

（2）缺乏与过量对健康的危害：叶酸缺乏是婴儿神经管畸形发生的主要病因。体内缺乏叶酸时，典型症状为巨幼红细胞贫血。叶酸缺乏可使同型半胱氨酸向蛋氨酸转化出现障碍，进而导致同型半胱氨酸血症。肾功能正常者，长期大量服用叶酸很少发生中毒反应，偶尔可见过敏反应。

（3）食物来源与参考摄入量：人体需要的叶酸主要来自食物，深色绿叶蔬菜、胡萝卜、肝、蛋黄、豆类、南瓜、杏等都富含叶酸。由于食物叶酸的生物利用率仅为 50%，而叶酸补充剂与膳食混合时生物利用率为 85%，为前者的 1.7 倍，故膳食叶酸当量（dietary folic acid equivalence，DFE）的计算公式为：DFE（μg）= 膳食叶酸（μg）+1.7× 叶酸补充剂（μg）。

2013 年中国营养学会制定的 DRIs 中成人叶酸的 RNI 为 400μg DFE/d，UL 为 1000μg DFE/d。

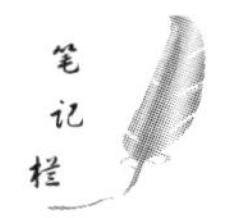

6. 维生素 C 又名抗坏血酸，在酸性水溶液中较为稳定，在中性及碱性溶液中易被破坏，有微量金属离子（如 Cu^{2+}、Fe^{3+} 等）存在时，更易被氧化分解。

（1）生理功能：一是参与体内的羟化反应，如胶原的合成、胆固醇的羟化、芳香族氨基酸的羟化及有机药物或毒物的羟化；二是具有还原作用，如保护巯基、促进铁的吸收和利用；三是增强机体免疫功能。

（2）缺乏与过量对健康的危害：维生素 C 严重摄入不足可患坏血病。临床的早期表现有疲劳、倦怠、皮肤出现瘀点、毛囊过度角化，其中毛囊周围轮状出血具有特异性，出现在臀部或下肢，继而出现牙龈出血、球结膜出血、机体抵抗力下降、伤口愈合迟缓、关节疼痛及关节腔积液，可伴有轻度贫血等症状。

尽管维生素 C 毒性很小，但长期大剂量服用维生素 C，可增加尿中草酸盐的排泄，增加泌尿系统结石的风险。

（4）食物来源与参考摄入量：维生素 C 主要存在于新鲜的蔬菜和水果中，植物种子基本不含维生素 C。蔬菜中的柿子椒、番茄、菜花及各种深色叶菜，水果中的柑橘、柠檬、青枣、山楂、猕猴桃等维生素 C 的含量丰富。动物性食品除肝、肾、血液外含量甚微。我国成人维生素 C 的 RNI 为 100mg/d，PI-NCD 为 200mg/d，UL 为 2000mg/d。

三、合理营养

（一）合理营养的基本要求

> **知识点 11-8**
> 1. 合理营养的定义。
> 2. 满足合理营养的基本要求。
> 3. 世界各国膳食结构的特点。
> 4. 我国居民的膳食结构。
> 5.《中国居民膳食指南（2016）》的核心推荐条目。
> 6. 中国居民平衡膳食宝塔的具体内容。

合理营养（rational nutrition）是指全面而平衡的营养，即每日膳食中应包括人体所需要的足够的热量及各种营养素，并保持各种营养素间的平衡，避免缺乏或过多，以满足机体代谢和维持健康的需要。合理营养是人体获得全面而平衡营养的基本手段，而平衡膳食是合理营养的唯一途径。目前，还没有任何一种天然食物能供给机体所需的全部营养素，因此，人们应根据各种食物的营养价值特点，科学选择、合理搭配，以满足机体需要，达到合理营养的要求。

合理营养应满足以下基本要求：

1. 提供种类齐全、数量充足、比例合适的营养素 膳食应提供足够的能量和各种营养素，并且应保持各营养素的平衡及能量与营养素的平衡。

2. 科学加工与烹调食物 通过合理的加工烹调消除食物中抗营养因子和有害物质，提高食物的消化吸收率，最大限度减少营养素的损失，使食物具有良好的感官性状。

3. 保证食物安全 食物本身应该是新鲜、干净，对人体无毒无害的，食品中的微生物、有毒成分、化学物质、农药残留、食品添加剂、真菌及其毒素等应符合我国食品卫生标准的规定。

4. 养成良好的饮食习惯，建立合理的膳食制度 根据不同人群的生理需要、劳动强度和作业环境，合理安排餐次及食物；养成良好的饮食习惯，不偏食、不挑食、不暴饮暴食，不吃变质的食物；进餐时营造良好的用餐氛围。

（二）膳食结构

1. 膳食结构的概述 是指膳食中各类食物的数量及其在膳食中所占的比重。世界各国膳食结构模式差别较大，依据动、植物性食物在膳食构成中的比例及能量和三大宏量营养素摄入量不同，一般将世界各国的膳食结构分为以下四种模式：①东方膳食结构，大多数亚非发展中国家膳食结构属于该种模式，以植物性食物为主，动物性食物为辅，这种膳食模式容易发生蛋白质－能量营养不良及动物性食物来源的营养素的缺乏，但因为膳食纤维摄入较为充分，有利于一些慢性疾病的预防，如冠心病、肥胖等。②经济发达国家膳食结构，是多数欧美发达国家典型膳食模式，以动物性食物为主，属于营养过剩型膳食。高能量、高脂肪、高蛋白、低膳食纤维为其主要特点。这种膳食模式

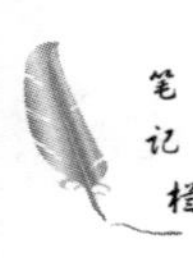
笔记栏

容易造成肥胖症、高脂血症、心脑血管疾病、糖尿病、肿瘤等营养相关疾病的发病率升高。③日本膳食结构，以日本为代表，特点是动、植物性食物消费量比较均衡，能量、蛋白质、脂肪的摄入量基本符合人体的营养需求，是目前较为合理的膳食结构模式。该膳食模式既保留了东方膳食的特点，又吸取了西方膳食的长处，有利于避免营养缺乏病和营养过剩性疾病。④地中海膳食结构，该膳食模式以居住在地中海地区如意大利、希腊等国家的居民为代表，膳食结构的特点是食物的加工程度低，新鲜度高，以食用当季和当地产的食物为主，富含植物性食物包括全谷类、水果、蔬菜、豆类和坚果等，橄榄油是主要的食用油，每天食用适量鱼、禽肉、奶酪和酸奶及少量蛋，每月只食用几次红肉（猪、牛和羊及其产品），大部分成年人有饮用红酒的习惯。因此，这种膳食中含有大量的复合碳水化合物，饱和脂肪酸摄入量低，而不饱和脂肪酸摄入量高，蔬菜、水果摄入量较高。有关资料显示，地中海地区居民心脑血管疾病和癌症的发病率很低。

2. 我国居民的膳食结构 随着经济的发展和人民生活水平的提高，中国居民膳食结构在不断地变化。我国分别于1959年、1982年、1992年、2002年和2012年进行了5次全国居民营养健康调查。几十年来，随着我国经济的高速发展，充足的食物供应和居民生活水平的不断提高，我国城乡居民的膳食结构发生了显著变化。当前我国居民存在3种膳食结构，即贫困和偏远地区居民保持了东方膳食结构，经济发达地区（大城市）居民已经是西方经济发达国家膳食结构，其他地区的居民则从原来的东方膳食结构向西方经济发达国家膳食结构过渡，目前我国正处于膳食结构变迁的关键期。尽管我国居民营养缺乏和营养过剩并存，但是目前更应关注的是迅速增长的由营养过剩引起的肥胖症、心脑血管病、糖尿病、癌症等慢性病。正确引导居民改变膳食现状，建立科学合理的膳食结构。

（三）中国居民膳食指南

《中国居民膳食指南》是根据营养科学原则和百姓健康需要，结合我国食物生产供应情况及人群生活实践，提出的食物选择和身体活动的指导意见，其目的是满足DRIs的要求，最终实现合理营养。2016年在以前版本基础上，紧密结合我国居民营养问题和最新营养科学进展，重新修订新版《中国居民膳食指南（2016）》，包括一般人群膳食指南、特定人群膳食指南和中国居民平衡膳食实践三个部分。

《中国居民膳食指南（2016）》中一般人群膳食指南，适用于2岁以上健康人群，结合我国居民的营养问题，提出6条核心推荐条目，明确了平衡膳食、能量平衡、多吃的食物、少吃的食物和限制的食物。一般人群膳食指南的内容：①食物多样，谷类为主；②吃动平衡，健康体重；③多吃蔬果、奶类、大豆；④适量吃鱼、禽、蛋、瘦肉；⑤少盐少油，控糖限酒；⑥杜绝浪费，兴新食尚。此外，根据特定人群的生理特点和营养需要，我国还制定了相应的膳食指南，特定人群包括孕妇、乳母、婴幼儿、儿童、青少年、老年人和素食人群。

中国居民平衡膳食宝塔是中国居民膳食指南核心内容的具体体现，是在结合我国居民营养健康状况和平衡膳食原则的基础上，把推荐食物的种类、重量和膳食比转化为图形来表示，以便于记忆和执行。

膳食指南推荐的各大类食物的每日平均摄入量、运动量和饮水量，构成了平衡的膳食模式，这个模式能最大限度地同时满足对能量和营养素需要量的要求。膳食宝塔上标注的“量”，是针对轻体力活动水平的健康成年人而制定。

平衡膳食宝塔共分5层（图11-1），各层面积大小不同，体现了5层食物和食物量的多少，其食物数量是根据不同能量需要而设计的。宝塔旁边的文字注释，标明了能量在1600～2400kcal时，一段时间内成人每人每天各类食物摄入量的平均范围。第一层为谷薯类食物，成人每人每天应摄谷、薯、杂豆类食物250～400g，其中全谷物和杂豆类共50～150g，新鲜薯类50～100g；第二层为蔬菜水果类，每人每天应摄入蔬菜300～500g，水果200～350g，深色蔬菜占总体蔬菜摄入量的1/2以上；第三层为鱼、禽、肉、蛋等动物性食物，每天摄入120～200g，其中畜禽肉40～75g、水产品40～75g、鸡蛋1个（40～50g）；第四层为奶类、大豆和坚果类，每天应摄入相当于鲜奶300g的奶类及奶制品，大豆和坚果制品摄入量为25～35g，其中坚果每周70g左右（每天10g）；第五层为烹调油和盐，每天烹调油为25～30g，食盐摄入量不超过6g。

笔记栏

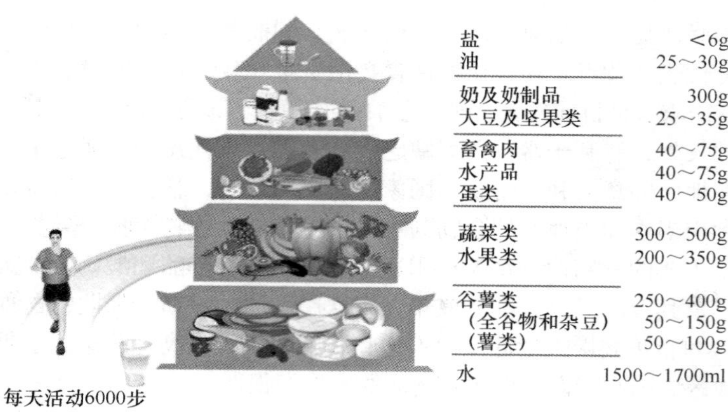

图 11-1 中国居民平衡膳食宝塔

摘自：中国营养学会 . 中国居民膳食指南（2016）.

水和身体活动的图示也包含在膳食宝塔中，强调增加身体活动和足量饮水的重要性。轻体力活动的成年人每天至少饮水 1500 ～ 1700ml（7 ～ 8 杯），在高温或强体力活动的条件下应适当增加饮水量。提倡饮用白开水和茶水，不喝或少喝含糖饮料。鼓励养成天天运动的习惯，推荐成年人每天进行相当于快步走 6000 步以上的身体活动，最好每周坚持五天进行中等体力强度的运动，每次至少 30 分钟。

在此次重新修订的《中国居民膳食指南（2016）》中，为了更好地理解和传播中国居民膳食指南和平衡膳食的理念，中国营养学会还同时推出了两个新的可视化图形，分别是中国居民平衡膳食餐盘和儿童平衡膳食算盘，以便于平衡膳食知识的理解、学习、操作和传播。

（张 卓）

第二节 特殊人群营养与膳食

尽管不同年龄、性别、生理状态的个体或人群所需的营养素种类相同，但由于其生理状况及营养需要、营养代谢等有各自特点，营养素需求的数量上有较大差异，在膳食供应上需要做出相应的调整和补充，以满足其各自的营养需要。本节主要阐述孕期、哺乳期、婴幼儿期和老年期的营养需求及合理膳食的指导原则。

【案例 11-2】

山西省曾是出生缺陷的高发省份，1997 年以来，在普及出生缺陷基本知识的同时，当地重点实施了为育龄妇女增补叶酸的计划。山西省新生儿神经管畸形发生率由 1997 年的 102.27/ 万，下降到 2008 年的 19.82/ 万，减少出生缺陷患儿 4 万余例。

【问题】

1. 为防止新生儿神经管畸形的发生，建议育龄期妇女何时开始补充叶酸？为什么？

2. 除防止新生儿神经管畸形发生外，孕期补充叶酸还有哪些益处？

【案例 11-2 分析】

1. 建议育龄期妇女至少在孕前 3 ～ 6 个月就开始补充叶酸，因为怀孕第 1 个月是神经管形成和闭合的关键期，提前补充才能有效预防。

2. 孕期充足的叶酸可促进同型半胱氨酸转化为蛋氨酸，预防胎盘破裂、死产、早产、子痫前期、先天性缺陷和低出生体重。

笔记栏

一、孕妇和乳母的营养与膳食

（一）孕妇营养与膳食

胎儿从一个受精卵，发育为一个婴儿，孕妇需要提供胎儿发育所需要的全部营养物质。孕期良好营养可降低孕产妇贫血风险，改善孕妇的血糖；控制婴儿出生体重，减少先天性缺陷的发生。孕期营养不仅影响孕妇自身健康和胎儿健康，而且还会影响胎儿未来的健康。

> **知识点 11-9**
> 孕期营养对孕妇及胎儿健康的影响。

1. 孕前营养与膳食　孕前的主要目标之一是达到和（或）维持健康的体重。孕期女性超重或肥胖会增加死胎，新生儿、围产期和婴儿死亡的风险，以及妊娠期糖尿病、先兆子痫和其他并发症，但不推荐孕期减重。

> **知识点 11-10**
> 1. 孕前体重对孕妇及胎儿的影响。
> 2. 叶酸与胎儿神经管畸形。
> 3. 孕前合理膳食要点。

研究证实，围妊娠期补充叶酸可降低胎儿患神经管畸形的风险。由于神经管是在怀孕的第一个月形成并闭合的，所以在怀孕前补充叶酸对于预防神经管畸形是最有效的。建议育龄妇女至少孕前 3 ～ 6 个月每天补充 400μg DFE 叶酸，食用含叶酸丰富的绿叶蔬菜、柑橘类水果等。

孕前合理膳食的要点：①最低限度地选择预加工的食物；②以中国营养学会颁布的《中国居民膳食指南》及《特殊人群的膳食指南》为指导；③限制咖啡因的摄入量（＜ 200 mg/d）；④避免饮酒。

2. 孕期营养与膳食　孕期营养的目标是维护孕妇健康，促进胎儿发育，避免不良结局的发生。孕期营养不良可导致孕产妇贫血、妊娠糖尿病、子痫前期、产后感染和分娩并发症的风险增加。对于胎儿来说，不良结局包括低出生体重（＜ 2500g）、小于胎龄儿、早产、死胎、死婴、巨大儿和一些先天性缺陷。

> **知识点 11-11**
> 1. 孕期营养不良对母体及胎儿的影响。
> 2. 孕期营养需求特点。
> 3. 孕期膳食指南。

（1）妊娠期生理特点及妊娠期营养对母体的影响：为适应孕期胚胎在宫内生长发育的需要，母体在妊娠期间会发生一系列的生理变化。

1）体重增加：妊娠期体重平均增加约 12kg。增重包括妊娠产物，如胎儿、羊水及胎盘；还包括孕妇组织自身的增加，如血液、细胞外液的增加，子宫和乳腺的增大及为泌乳储备的脂肪和其他营养物质的增加。体重增加是反映妊娠期妇女健康与营养状况的综合指标。表 11-4 为美国医学研究所提出的体重增加指南。

表 11-4　基于孕前 BMI 推荐的孕期体重增加

孕前体质指数（BMI）	建议孕期增加的体重（kg）	孕中和孕晚期体重增加（kg/w）
＜ 18.5（低体重）	12.5 ～ 18.0	0.51（0.44 ～ 0.58）
18.5 ～ 24.9（健康体重）	11.5 ～ 16.0	0.42（0.35 ～ 0.50）
25.0 ～ 29.9（超重）	7 ～ 11.5	0.28（0.23 ～ 0.33）
≥ 30（肥胖）	5 ～ 9	0.22（0.17 ～ 0.27）

注：妊娠早期体重增加 0.5 ～ 2kg

摘自：Institute of Medicine（IOM）. 2009. Weight gain during pregnancy： reexamining the guidelines. Washington： National Academies Press.

2）早孕反应：由于孕妇体内人绒毛膜促性腺激素分泌增多，胃酸分泌减少，排空时间延长，易出现头晕、乏力、食欲减退、喜酸或厌恶油腻、恶心、晨起呕吐等一系列早孕反应。早孕反应延长了食物在肠道内停留时间，使一些营养素如钙、铁、叶酸和维生素 B_{12} 等的吸收都有所增加。

3）营养不良性水肿（alimentary edema）：妊娠期蛋白质摄入严重不足可致营养不良性水肿，出现下肢水肿，甚至出现全身水肿。此外，维生素 B_1 严重缺乏者亦可引起水肿。

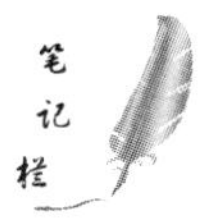

4）营养性贫血：妊娠期膳食铁摄入不足、来源不佳、需要量增加、某些原因引起失血等均可造成妊娠期贫血。叶酸、维生素 B_{12} 缺乏可导致巨幼红细胞性贫血。

5）妊娠高血压（gestational hypertension）：包括妊娠期高血压、子痫前期、子痫、慢性高血压并发子痫前期及慢性高血压性心脏病。妊娠高血压是孕产妇和围生儿发病和死亡的主要原因之一。

6）妊娠糖尿病（gestational diabetes）：妊娠前糖代谢正常或有潜在糖耐量减退者，妊娠期均有可能出现糖尿病。多数妊娠期糖尿病患者糖代谢可以在产后恢复正常，妊娠期糖尿病对母婴均有较大危害。

（2）妊娠期营养不良对胎儿的影响：胎儿发育期，其营养由孕妇直接提供，妊娠期妇女的营养状况直接影响胎儿的发育。

1）胎儿生长发育迟缓：妊娠期，尤其是中、晚期的能量、蛋白质或其他营养素摄入不足时，易引起胎儿生长发育迟缓，导致低出生体重儿，即新生儿出生体重低于 2500g。低出生体重儿增加围生期的死亡率，影响婴幼儿期的生长发育、儿童期和青春期的体能与智力发育，还与成年期的多种慢性疾病发生有关。

2）巨大儿（fetal macrosomia）：孕期过量进食，增重过多，进而导致胎儿生长过度。新生儿出生体重大于 4000g，称为巨大儿。巨大儿与成年后部分慢性疾病的发生密切相关。

3）先天性畸形（congenital malformation）：孕早期妇女因某些矿物元素、维生素摄入不足或过量，常可导致各种先天性畸形儿。

4）脑发育受损：胎儿脑细胞数的快速增殖期是从妊娠第 30 周至出生后 1 年左右，随后脑细胞数量不再增加而只是细胞体积增大。妊娠期营养不良，直接影响胎儿的脑发育，进而影响婴幼儿之后的智力发育。

（3）孕期的营养需要：孕期妇女既要满足自身对能量及营养素的需求，还要满足胎儿正常发育的需要，通常能量与各种营养素的需要量均比非孕期增加。

1）孕期对能量和宏量营养素的需求：与孕前相比，孕早期能量无需增加，但是孕中期需增加 300kcal/d，孕晚期增加 450kcal/d。评估能量摄入是否充足的最佳方法是监测体重增加。

孕早期、中期和晚期蛋白质的推荐摄入量（RNI）分别为 55g/d、70g/d 和 85g/d。优质蛋白质应占 1/3 以上。不建议单独补充蛋白质，孕期高蛋白补充剂可能对胎儿发育有害。中国营养学会建议孕期每日摄入的碳水化合物占总能量的 AMDR 是 50% ～ 65%。通常健康的饮食可以提供足够的碳水化合物，碳水化合物是胎儿大脑能量需要、组织生长所必需。脂类对胎儿的生长发育有着十分重要的意义。脂类是大脑重要组成成分，必需脂肪酸是胎儿中枢神经系统正常发育所必需的。

2）孕期对微量营养素的需求：孕期对许多维生素和矿物元素的需求都有所增加。选择营养素密度较高的食物可以满足大多数维生素和矿物元素的需求。

通常不建议孕期补充维生素 A，过量摄入维生素 A 可能导致出生缺陷。维生素 D 在胎儿骨骼和牙齿的形成，以及钙沉积中起着至关重要的作用，通过维生素 D 的补充，可以防止母亲的骨软化症及新生儿低钙血症、手足抽搐、新生儿佝偻病的发生等。孕期维生素 D 的 RNI 是 10μg/d。

妊娠期间高同型半胱氨酸与胎盘破裂、死产、早产、子痫前期、先天性缺陷和低出生体重有关，叶酸可促进同型半胱氨酸转化为蛋氨酸。因此，在预防神经管缺陷的关键时期之后，也需继续补充叶酸。还应鼓励妇女选择富含叶酸的饮食。维生素 B_1 具有维持孕产妇的食欲、正常的肠蠕动和促进产后泌乳的作用，还与脚气病有关。维生素 C 缺乏对胎儿的骨骼和牙齿正常发育、造血系统、机体免疫能力造成影响；孕晚期维生素 C 的 RNI 略有增加，为 115mg/d。

孕期钙的吸收、骨转化、排泄等增加，胎儿和胎盘对钙的累积作用也会增强。与孕前相比，不需要增加饮食钙的摄入。鼓励长期低钙摄入的妇女增加乳制品和（或）其他富含钙食物的摄入量。怀孕期间，铁的需求量增加，以满足母体和胎儿血红蛋白的合成。妊娠期缺铁性贫血与早产、低出生体重、疲劳、母亲抗感染能力降低及贫血母亲所生孩子智商和异常行为得分降低有关。孕早、中、晚期铁的 RNI 分别为 20mg/d，24mg/d 和 29mg/d。

（4）孕期膳食安全：应避免饮酒；限制咖啡因摄入量（＜ 200mg/d）；不吃生的或未煮熟的肉和蛋。单核增生李斯特菌（*L. monocytogenes*）会导致流产、早产和婴儿死亡，应避免食用未经巴氏消毒的乳制品、熟食肉类、熏制的海鲜等。鱼类的汞含量也是需孕妇关注的问题，建议孕妇

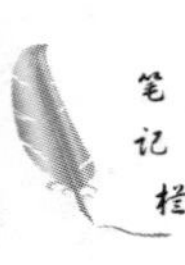

和哺乳期妇女选用汞含量较低的鱼类。

（5）孕期膳食指南：包括备孕期妇女膳食指南和孕期妇女膳食指南。

1）备孕期妇女膳食指南：①调整孕前体重至适宜水平；②常吃含铁丰富的食物，选用碘盐，孕前 3 个月开始补充叶酸；③禁烟酒，保持健康的生活方式。

2）孕期妇女膳食指南：①补充叶酸，常吃含铁丰富的食物，选用碘盐；②孕吐严重者，可少量多餐，保证摄入含必要量碳水化合物的食物；③孕中、晚期适量增加奶、鱼、禽、蛋、瘦肉的摄入；④适量进行身体活动，维持孕期适宜增重；⑤禁烟酒，愉快孕育新生命，积极准备母乳喂养。

（二）乳母的营养与膳食

知识点 11-12

1. 母乳的分期及特点。
2. 乳母的营养需求。
3. 哺乳期膳食指南。

满足哺乳期妇女的营养需要不仅可保证乳汁正常分泌的量，而且还可保证乳汁的质。母乳分为三期：产后第 1 周分泌的乳汁为初乳（colostrum），富含免疫蛋白，尤其是分泌型免疫球蛋白 A 和乳铁蛋白等，但乳糖和脂肪含量较少；产后第 2 周分泌的乳汁为过渡乳（transitional milk），其乳糖和脂肪含量逐渐增多；第 3 周开始分泌的乳汁被称作成熟乳（ordinary milk），富含蛋白质、乳糖和脂肪等多种营养素。可通过婴儿体重增长率来衡量奶量是否充足。

1. 哺乳期能量和宏量营养素的需求 乳母对能量的需求，一是要满足乳母自身的需要，二是提供乳汁所含能量及泌乳过程所需的能量消耗。哺乳期妇女能量需求比孕前多约 500kcal/d，其中部分能量可由孕期的脂肪储备提供。衡量乳母摄入能量是否充足，应以泌乳量与母亲体重为依据。

蛋白质是乳汁中最重要的物质之一。乳母摄入适量蛋白质以满足泌乳的需要，乳母膳食蛋白质量少质差时，乳汁分泌量将大为减少。母乳中蛋白质的含量约 1.3g/100ml，母乳中的蛋白质不仅可以维持婴儿的生长发育，对婴儿的免疫、行为功能等也十分重要。母乳中脂肪酸、磷脂和脂溶性维生素含量也受乳母膳食摄入的影响。乳汁中的必需脂肪酸与婴儿中枢神经系统的发育及脂溶性维生素的吸收有关。中国营养学会提出的哺乳期妇女膳食总脂肪的 AMDR 占脂肪的 20% ～ 30%。

2. 哺乳期对微量营养素的需求 哺乳期母亲体内的维生素和矿物元素含量一般不会影响母乳的质量，除非为营养缺乏持续时间较长且严重者。哺乳期间维生素和矿物元素需要有所增加，以维持母亲的营养状况。

母乳中钙的含量较为稳定，含钙量约为 32mg/100ml。如果乳母摄入钙不能满足泌乳需要时，会动用自身骨骼中的钙来维持乳汁中钙含量的恒定。乳母缺钙时，可导致哺乳期妇女出现腰腿酸痛、抽搐，甚至发展为骨质软化症（osteomalacia）。乳母钙的 RNI 为 1000mg/d。铁不能由乳腺分泌进入乳汁，故人乳中铁含量很低，但为预防乳母发生缺铁性贫血，膳食中应注意铁的补充，乳母铁 RNI 为 24mg/d。乳汁中碘和锌的含量受乳母膳食的影响比较大，且这两种微量元素与婴儿神经系统、生长发育及免疫功能关系密切，乳母碘和锌的 RNI 分别为 240μg/d 和 12mg/d。

膳食中的绝大多数水、维生素可通过乳腺进入乳汁，当乳汁中维生素含量达到一定的水平时，增加膳食中的维生素摄入并不增加乳汁中维生素的含量。乳汁中维生素 A 受乳母维生素 A 摄入量的影响，但超过一定限度时，乳汁中维生素 A 的含量不再按比例增加。维生素 D 几乎不能通过乳腺，故乳汁中维生素 D 含量很低。维生素 B_1、维生素 E 有促进乳汁分泌的作用。

3. 哺乳期膳食指南 ①增加富含优质蛋白质及维生素 A 的动物性食物和海产品，选用碘盐；②产褥期食物多样不过量，重视整个哺乳期营养；③愉悦心情，充足睡眠，促进乳汁分泌；④坚持哺乳，适度运动，逐步恢复适宜体重；⑤忌烟酒，避免浓茶和咖啡。

【案例 11-3】

宝宝出生 6 个多月，可大便仍不成形，甚至像是拉肚子，大便有时呈蛋花样，拉得多时一天 10 余次，身体也比较瘦弱。父母带宝宝到医院体检，不仅发育不及正常孩子，而且还发现宝宝缺钙、铁和锌等矿物质元素。父母不解，自孩子出生后一直用进口奶粉喂养，按时添加辅食，同时还在补钙，怎么还会出现缺钙？

笔记栏

【问题】

1. 宝宝食用奶粉后出现长期拉肚子现象，最有可能的原因是什么？

2. 我国纯母乳喂养率较低，很多有条件的家庭首先选择国外奶粉来喂养婴儿，对这一现象你怎么看？

【案例 11-3 分析】

1. 根据描述，最有可能的原因是宝宝患有乳糖不耐受。

2. 在一般人看来，判断婴儿发育好坏的标准是婴儿的发育速度，包括身长和体重。由于人工喂养的婴儿，进食量通常处在过量的状态，所以表现出生长发育超过母乳喂养婴儿的速度，其实这种超速发育对婴儿的后期发育可能造成影响，甚至增加成年期慢性病的发生。另外，很多有条件的家庭选择国外奶粉来喂养婴儿，是出于对我国食品安全的担忧，其实我国对婴幼儿食品安全是采取零容忍的态度，安全是有保障的，没必要盲目追求国外奶粉。

二、婴幼儿营养与膳食

微课 11-2

知识点 11-13

1. 婴幼儿对各种营养素的需求。
2. 营养素缺乏和过量对婴幼儿健康的影响。

健康与疾病的发育起源（Developmental Origins of Health and Disease，DOHaD）理论认为，除了成人期的生活方式和基因遗传之外，生命早期包括营养在内的环境因素也会影响某些成年后非传染性疾病的发生风险。婴幼儿（0～3 岁）的合理营养将为其一生的体力和智力的发展打下良好基础；喂养不当容易出现的营养问题主要包括蛋白质 – 能量营养不良、佝偻病和缺铁性贫血等。

（一）能量及宏量营养素

婴幼儿的能量消耗主要用于基础代谢、食物的热效应、体力活动及生长发育的需要。能量需要量：0～6 月龄婴儿为 90kcal/（kg · d）；7～12 月龄婴儿为 80kcal/（kg · d）；1～3 岁幼儿男、女分别为 900～1250kcal/d 和 800～1200kcal/d。

对于婴幼儿来说，蛋白质不仅要满足代谢需要，还要满足生长发育的需要。由于婴幼儿的肾脏及消化器官尚未发育完全，摄入质量较差或过量的蛋白质均会对机体产生不良影响。0～6 月龄的婴儿蛋白质 AI 为 9g/d；7～12 月龄的婴儿蛋白质的 RNI 为 20g/d；1～3 岁幼儿蛋白质的 RNI 为 25～30g/d。

脂肪是能量和必需脂肪酸的重要来源，摄入过多会影响蛋白质和碳水化合物的摄入及钙的吸收；摄入过少又会影响必需脂肪酸、脂溶性维生素的摄入。0～6 月龄、7～12 月龄婴儿及 1～3 岁幼儿的脂肪 AI 分别为占总能量的 48%、40% 和 35%。

碳水化合物是主要的供能营养素，也是脑能量供应的主要物质。婴儿的乳糖酶活性较高，但 3 个月以内的婴儿缺乏淀粉酶。0～6 月龄和 7～12 月龄婴儿的总碳水化合物的 AI 分别为 60g 和 85g，1～3 岁幼儿的 EAR 为 120g。

（二）微量营养素

婴幼儿对矿物质元素及维生素的需要量较高，易出现相关微量营养素的缺乏。婴儿出生时体内钙含量约占体重的 0.8%，成年后占体重的 1.5%～2.0%，表明生长过程需要储存大量的钙，通常情况下，母乳喂养的婴儿不容易引起明显的缺钙。

婴幼儿是缺铁性贫血的高危人群，除引起贫血外，对婴幼儿的行为和智力，以及婴幼儿死亡率都有一定的影响。婴儿出生时体内有少量铁储备，且母乳是贫铁食物，所以婴儿在 4～6 月龄后即需要从膳食中补充铁。锌对机体的免疫功能、激素调节、细胞分化、味觉形成等有重要影响。

母乳及膳食中均较缺乏维生素 D，因此应给婴幼儿适当补充维生素 D，并多晒太阳。维生素 A 与婴幼儿的生长发育、上皮组织和视觉健康有关，但过量摄入容易引起中毒症状。维生素 B_1、维生素 B_2 和烟酸与能量代谢关系密切，缺乏也可影响婴幼儿的生长发育。人工喂养的婴幼儿还应注意

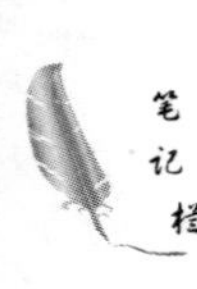

维生素C和维生素E的补充，尤其是早产儿，更应注意补充维生素E。母乳维生素K含量较低，婴儿在出生后应该补充维生素K，预防新生儿出血性疾病。

（三）母乳喂养

> **知识点 11-14**
> 1. 婴儿喂养方式。
> 2. 母乳喂养的好处。
> 3. 哺乳对乳母的好处。

婴儿喂养的方式：母乳喂养（breastfeeding）、人工喂养（artificial feeding）和混合喂养（mixture feeding）。

母乳是6月龄内婴儿最理想的天然食品，几乎可以满足婴儿对所有营养素的需求；母乳中含有大量的免疫物质，包括各种免疫球蛋白、乳铁蛋白、溶菌酶及牛磺酸等免疫活性物质；母乳中还含有乳脂酶及婴幼儿发育所需要的丰富的长链多不饱和脂肪酸；母乳中所含的丰富乳糖有改善肠道菌群、促进矿物元素吸收的功能；母乳还不容易引起婴幼儿过敏反应，既经济，又方便卫生。喂养过程中母乳的成分会发生相应变化，大部分脂肪都集中在喂养的后段，使婴儿产生饱腹感并提供终止喂养的信号。

母乳喂养可预防婴儿多种疾病，特别是乳糖不耐受症、腹泻、中耳炎、上呼吸道疾病、肉毒中毒和坏死性肠胃炎等，还可降低成年后罹患糖尿病、癌症和心血管疾病的风险。与配方奶粉（infant formula）喂养的婴儿相比，母乳喂养的婴儿具有更高的认知和神经功能。

哺乳对母亲的好处包括催产素水平升高，导致子宫收缩增加，产后出血减少，子宫快速恢复到怀孕前的大小；提高乳母骨密度，降低患乳腺癌、卵巢癌及风湿性关节炎的风险。在医学上，只有少数情况下禁止母乳喂养：活动性结核病、非法药物使用、艾滋病和婴儿半乳糖血症。

建议0～6月龄的婴儿进行纯母乳喂养（exclusive breastfeeding），且在婴儿阶段坚持母乳喂养。可在医生的指导下使用少量营养补充品，如维生素D或鱼肝油。

（四）辅食添加

> **知识点 11-15**
> 1. 辅食添加的定义。
> 2. 辅食添加的目标。
> 3. 辅食添加的原则。

辅食添加（complementary feeding）是指母乳喂养的婴儿，随着月龄的增大，逐渐添加除母乳外的其他食物，减少哺乳量及哺乳次数，使婴儿从单纯靠母乳营养逐步过渡到完全由母乳外的其他食物提供营养的过程。世界卫生组织提出辅食添加的四个目标：及时、充分、安全和适当的方法。

辅食添加应在6个月大时及时开始。辅食添加的原则：①由少到多，由细到粗，由稀到稠，次数和数量逐渐增加，一种食物需适应数日（一般为1周）后再添加另一种新的食物；②应在婴儿健康，消化功能正常时添加辅助食品；③避免调味品过重的食物（如高盐、高糖和调味品的食物）；④辅食添加的种类、速度等因个体而异。

正确过渡到固体食物是婴儿生长发育的关键。提供给婴儿的食物类型和喂养方法会影响婴儿的食物偏好和未来的饮食习惯。婴儿期不平衡的饮食与后来超重或肥胖之间存在关联，婴儿期吃高蛋白食物已经被证明与儿童时期的肥胖有关。

（五）幼儿膳食

> **知识点 11-16**
> 幼儿膳食特征。

幼儿膳食特征是以乳类为主，逐渐过渡到以谷类为主，奶、蛋、鱼、禽、畜肉及蔬菜和水果为辅的混合膳食的过程，但由于幼儿消化系统还不够完善，为其烹调的方法应与成人有所差别。

幼儿膳食应是以谷类为主的平衡膳食。除提供碳水化合物为主的谷类食物外，还应包括肉、蛋、奶、豆等富含优质蛋白质的食物，坚持每日奶及奶制品不少于350ml，一周至少安排一次动物肝脏或动物血，每周还应至少食用一次海产品，这些食物中富含幼儿发育所需要的维生素A、铁、锌、碘等。

笔记栏

（六）膳食指南

> **知识点 11-17**
> 1. 0 ～ 6 月龄婴儿膳食指南。
> 2. 7 ～ 24 月龄婴幼儿膳食指南。

1. 0 ～ 6 月龄婴儿膳食指南 ①产后尽早开奶，坚持新生儿第一口食物是母乳；②坚持 6 月龄内纯母乳喂养；③顺应喂养，建立良好的生活规律；④出生后数日开始补充维生素 D，不需补钙；⑤婴儿配方奶是不能纯母乳喂养时的无奈选择；⑥检测体格指标，保持健康生长。

2. 7 ～ 24 月龄婴幼儿膳食指南 ①继续母乳喂养，满 6 月龄起添加辅食；②从富含铁的泥糊状食物开始，逐步添加达到食物多样；③提倡顺应喂养，鼓励进食但不强迫进食；④辅食不添加调味品，尽量减少糖和盐的摄入；⑤注重饮食卫生和进食安全；⑥定期监测体格指标，追求健康生长。

三、老年营养与膳食

【案例 11-4】

调查显示，我国 60 岁以上的老人，贫血发生率为 25.6%，膳食因素是导致老年人贫血的重要原因之一。很多老年人怕血脂增高、体重增加，减少了动物性食物的摄入，增加了蔬菜、水果等食物的摄入。请分析并作答：

【问题】

1. 从膳食结构来看，引起老年人贫血的可能原因是什么？
2. 老年人合理膳食的原则有哪些？

【案例 11-4 分析】

1. 动物性食物是铁的良好来源，其所含的卟啉铁可以被小肠黏膜细胞直接吸收，利用率较高。但由于老年人担心动物脂肪及胆固醇摄入过高，大大减少了动物性食物的摄入，影响卟啉铁的摄入量。尽管植物性食物中也含有铁，部分植物性食物中含铁也较为丰富，但由于铁的存在形式、胃的健康状况、食物中影响铁吸收的因素等的存在，铁的吸收利用率较低，极容易导致铁缺乏。

2. 老年人合理膳食总原则：食物要粗细搭配，易于消化，积极参加适度体力活动，保持能量平衡。①平衡膳食：维持能量摄入与消耗的平衡，饥饱要适中，保持理想体重；②控制脂肪摄入：控制脂肪摄入，特别是控制含反式脂肪酸及饱和脂肪酸含量较高的食物；③蛋白质：要以优质蛋白质为主，荤素搭配合理，提倡适度增加奶类、豆类和鱼类的摄入；④碳水化合物：限制添加糖摄入量，如蔗糖。重视膳食纤维和多糖类食物的摄入；⑤保证充足的新鲜蔬菜和水果摄入：蔬菜、水果中含有人体所需要的抗氧化营养素（如β胡萝卜素、维生素 C、维生素 E 和硒等）；⑥重视钙、铁、锌、硒等矿物元素的补充；⑦食物选择荤素搭配、粗细搭配，要讲究烹饪的色、香、味，且易消化吸收，少吃或不吃油炸、烟熏的食物。

随着社会经济及医学的发展，膳食的改善，人类寿命普遍延长。促进身体健康、预防衰老成为老年人的重要目标。老年人体力活动减少，身体组成、消化系统、排泄系统等功能也随之发生变化，并影响营养需求。

（一）老年生理

> **知识点 11-18**
> 1. 老年人营养需求特点。
> 2. 老年人膳食原则。
> 3. 老年人膳食指南。

1. 机体组成 骨及肌肉等瘦组织逐渐丧失，脂肪组织逐渐增加。静态生活方式加速肌肉流失。用脂肪代替肌肉会降低人体的总水分，增加脱水的风险。骨质流失会增加摔倒和骨折的风险。增加蛋白质摄入，加上力量训练，可以减少与年龄相关的肌肉损失。

2. 消化系统 胃酸减少对维生素 B_{12}、叶酸、铁和钙的吸收有不良影响，并使细菌过度生长，进一步降低维生素 B_{12} 的有效性。进食时胃收缩能力减弱，会导致老年人较早出现饱腹感和厌食症。受饮食、炎症程度的影响，年长者的肠道菌群结构发生变化，

笔记栏

这些微生物参与调节营养素吸收、胃蠕动、控制病原菌的生长。

3. 排泄系统 肾单位和肾素－血管紧张素－醛固酮系统的变化可使水和钠失衡，肾脏将维生素 D 转化为活性形式的能力削弱，增加了骨质流失的风险。肾功能改变，对口渴的敏感度下降，减少了液体摄入，进一步增加了老年人脱水的风险。

（二）营养素需求

老年人虽然食物的摄入量和能量需求下降了，但其他营养素需求却变化不大，甚至更高。

1. 能量及宏量营养素 与成年人相比，其基础代谢所需的能量每 10 年减少 1% ～ 2%，总能量需求每 10 年减少约 10%。

为防止老年人的肌肉流失，建议蛋白质每千克体重摄入 1.0 ～ 1.5g。为了刺激持续的肌肉蛋白质合成，每餐需要 25 ～ 30g 蛋白质。但不建议过多摄入蛋白质，过量摄入会增加肾脏负担。碳水化合物的 AMDR 是 50% ～ 60%，每天必须有一定量的碳水化合物。脂肪应该占总能量的 20% ～ 30%。

2. 微量营养素 在衰老和慢性疾病的病因中起着重要的作用。

（1）脂溶性维生素：维生素 A 与视觉健康、免疫功能和细胞分化等有关。但过多摄入维生素 A 可能产生毒性。已经被证明，过量摄入维生素 A 可以加速骨矿物质丢失。维生素 D 不仅与骨骼健康有关，而且与癌症预防、免疫反应、肌肉代谢及老年人的记忆和认知功能相关。

维生素 E 是体内主要的抗氧化剂，有助于防止低密度脂蛋白胆固醇的氧化，并可猝灭自由基。准备手术的患者应注意，维生素 E 补充剂具有抗凝作用。正常的凝血需要维生素 K- 依赖蛋白，同时维生素 K 也有助于形成骨基质，促进其矿化：服用抗凝剂的患者应该监测他们摄入的维生素 K，摄入过高可中和药物的作用。

（2）水溶性维生素：对硫胺素、核黄素、烟酸的需要量不随年龄变化而变化；然而，当摄食量下降时，摄入量可能会减少。酒精会干扰硫胺素吸收，长期使用利尿剂可导致硫胺素等水溶性维生素的丢失。牛奶和谷物是核黄素的主要来源。维生素 C 作为一种抗氧化剂可以帮助预防老年性白内障，保护免疫功能。

50 岁后维生素 B_6 的需求增加，摄入不足会对免疫功能和神经递质的合成产生不利影响，但长期过量摄入会导致不可逆转的神经损伤。对低胃酸者来说，容易缺乏维生素 B_{12}，因为从动物性食物蛋白中释放 B_{12} 需要酸性环境，酸性环境还可促使其吸收。

（3）矿物质：在老年人群中，钙摄入量远低于建议的摄入量。钙有助于控制血压，但不适当的钙补充也会带来风险，包括胃肠不适、相关住院治疗和发展为肾结石的风险。

老年人对铁的需要量较少（12mg/d），但由于低胃酸造成的吸收不良、长期服用阿司匹林或失血可增加缺铁性疾病的风险。铁被吸收后，如果排泄不良，也存在铁过量的危险。缺锌导致味觉丧失和伤口愈合不良在老年人中时有发生。

（4）液体和电解质平衡：激素分泌的改变，再加上心血管疾病和药物治疗，会破坏体液平衡，增加脱水或液体滞留的风险，降低肾脏保水的能力。下丘脑的变化会降低自发性液体摄入，增加脱水风险。推荐的日均饮水量为 1500 ～ 1700 ml。

（三）老年人合理膳食原则

合理膳食总原则：食物要粗细搭配，易于消化，积极参加适度体力活动，保持能量平衡。

1. 平衡膳食 维持能量摄入与消耗的平衡，饥饱要适中，保持理想体重。

2. 控制脂肪摄入 控制脂肪摄入，特别是含反式脂肪酸及饱和脂肪酸较高食物的摄入。

3. 蛋白质 要以优质蛋白质为主，荤素搭配合理，提倡适度增加奶类、豆类和鱼类的摄入。

4. 碳水化合物 限制简单糖类的摄入，如蔗糖。重视膳食纤维和多糖类食物的摄入。

5. 保证充足的新鲜蔬菜和水果摄入 蔬菜水果中含有人体所需要的抗氧化营养素（如 β 胡萝卜素、维生素 C、维生素 E 和硒等）。

6. 重视钙、铁、锌、硒等矿物元素的补充。

7. 食物选择荤素搭配、粗细搭配，要讲究烹饪的色、香、味，且易消化吸收；少吃或不吃油炸、烟熏的食物。

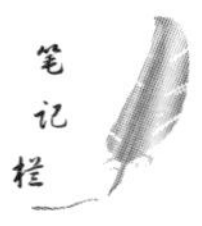

（四）老年人膳食指南

少量多餐细软；预防营养缺乏；主动足量饮水；积极户外活动；延缓肌肉衰减；维持适宜体重；摄入充足食物；鼓励陪伴进餐。

第三节 临床营养

知识点 11-19
1. 临床营养定义。
2. 医院膳食及其分类。

临床营养（clinical nutrition）是为治疗或缓解疾病，增强治疗的临床效果，根据营养学原理采取的膳食营养措施，又称治疗营养、患者营养。

医院膳食是患者获取营养的主要途径。医院膳食可分为基本膳食、治疗膳食、诊断膳食和代谢膳食等。根据给予途径分为肠内营养和肠外营养两大类。

【案例 11-5】

王某，男，32 岁。经常在餐后 3 小时出现上腹部疼痛伴反酸，病程约 2 年，进食或服碱性药物后缓解。近期再次发作，并出现黑便。初步诊断为消化性溃疡并发上消化道出血。

【问题】

1. 您认为该患者目前应食用哪种医院基本膳食？
2. 为确诊患者出现消化道出血，应采用何种试验膳食？为什么？

【案例 11-5 分析】

1. 建议患者采用软食。
2. 应采用潜血试验膳食。潜血试验膳食很大程度上避免了食物来源的铁，通过判断粪便中铁的含量来辅助判断消化道是否存在出血。

一、基本膳食

知识点 11-20
1. 基本膳食及其分类。
2. 各类基本膳食的适应证及其膳食原则。

基本膳食（basic diet）亦称常规膳食，是为住院患者提供的常用膳食。与健康人日常膳食基本相同，膳食结构可依据中国居民膳食宝塔，能量与各种营养素供给可依据 DRIs 制订，使能量及营养素数量和质量达到合理营养的要求。基本膳食根据质地和形态又分为普通膳食、软食、半流质膳食和流质膳食。

1. 普通膳食（normal diet/general diet） 医院膳食中最常见的一种，与健康人膳食基本相同。热量充足，营养素全面，比例适当。三餐能量分配为早餐 25% ～ 30%，午餐 40%，晚餐 30% ～ 35%，餐间间隔 4 ～ 6 小时；忌用辛辣刺激、油炸、烟熏、难消化的食物。主要适用于咀嚼及消化道功能正常、无发热、无腹泻、无特殊膳食要求、无任何营养素限制的患者和产妇及恢复期患者。

2. 软食（soft diet） 介于半流与普食之间的过渡膳食。除能量和蛋白质略低外，其他各种营养素应符合 DRIs 的要求。应符合平衡膳食的要求，质地细软、易咀嚼、少渣、易消化，每日 3 ～ 5 餐；少膳食纤维，注意补充无机盐和维生素；忌油炸、辛辣、坚硬的食物。主要适用于轻微发热、咀嚼困难、消化不良、肠道疾病恢复期、口腔疾病患者及咀嚼不便的幼儿和老人，也可用于手术恢复期患者。

3. 半流质膳食（semi-liquid diet） 介于软食与流质膳食之间，半液体状，易于咀嚼和消化。能量 6.26 ～ 7.53MJ/d，蛋白质 50 ～ 60g/d、脂肪 40 ～ 50g/d、碳水化合物约 250g/d，其他营养素正常供给；注意补充无机盐和维生素；应细软、易咀嚼、易消化、纤维含量少；少食多餐，每隔 2 ～ 3 小时进餐一次，每日 5 ～ 6 餐，全天主食不超过 300g；忌用不易消化，油炸、辛辣刺激的食物。适用于发热、食欲差、咀嚼吞咽困难、消化道疾病、口腔疾病、身体虚弱的患者及刚分娩的产妇，也适用于各种手术后患者及消化不良等患者。

4. 流质膳食（liquid diet） 将全部食物制成流体或在口腔内能溶化成液体的医院膳食。能量及各种营养素均较缺乏，不宜长期食用。流质可分为普通流质、浓流质、清流质、冷流质和不胀气流质。流质膳食极易消化、少油、少渣，不胀气。少食多餐，每餐 200 ～ 250ml，每天 6 ～ 7 餐；不选用非流质、膳食纤维含量多及油腻食物，免用过甜、过碱、过酸的调味。适用于急性病、高热患者及胸、腹部大手术后等。能量 3347 ～ 6695kJ/d，蛋白质 20 ～ 40g/d、脂肪 30g/d、碳水化合物 130g/d。

二、治疗膳食

治疗膳食（therapeutic diet）是在基本膳食的基础上，适当调整总能量和某些营养素，以适合病情需要，从而达到治疗的目的。治疗膳食的基本原则是在平衡膳食的前提下，考虑患者的消化、吸收和耐受力及饮食习惯。

（一）低蛋白膳食（low protein diet）

1. 概述　控制膳食中的蛋白质，特别是低生物价蛋白质摄入的一种医院膳食。旨在减轻肝、肾负担，主要用于急性肾炎、慢性肝肾衰竭的患者，以及蛋白质代谢紊乱患者。在控制蛋白质摄入总量的前提下，提供充足的能量、优质蛋白和其他营养素。每日蛋白质总量为 20 ～ 40g，占日供能量的 4% ～ 8%。

2. 膳食原则　根据肝、肾功能情况，确定每日膳食中的蛋白质总量。

（1）能量应供给充足，碳水化合物不低于 55%。

（2）肾功能不全者在蛋白质限量范围内选用优质蛋白质。

（3）肝衰竭患者应选用高支链氨基酸、低芳香族氨基酸的豆类蛋白。

（4）维生素、无机盐等营养素应供给充足。

（5）增加膳食纤维摄入量，可减少氨类吸收或增加排出。

（6）避免刺激性调味品和添加剂。

（二）低盐膳食（low salt diet）

1. 概述　全天摄入钠在 2000mg 以内的膳食。通过调整膳食中钠盐摄入量来纠正水、钠潴留，以维持机体水、电解质的平衡。适用于高血压、心力衰竭、肾病、肝硬化腹水，各种原因引起的水、钠潴留患者。

2. 膳食原则

（1）每日膳食中食盐控制在 1 ～ 4g。

（2）根据病情确定食盐用量，水肿明显者建议 1g/d，高血压病患者 4g/d。

（3）已明确含盐量的食物先计算后称重配制，其他营养素按正常需要给予。

（4）禁用盐腌制品，如咸肉、咸蛋、火腿、香肠、酱菜等。

（5）可用糖醋烹调法以调剂口味。

（三）低嘌呤膳食（low purine diet）

1. 概述　限制膳食中嘌呤摄入的一种治疗膳食。适用于痛风病急性发作期、缓解期及高尿酸血症的患者。限制全天膳食中嘌呤的摄入量在 150 ～ 250mg/d，减少外源性嘌呤的来源。调整膳食中成酸性食物和成碱性食物的配比，减少尿酸的形成，增加水分的摄入量，促进尿酸排出体外。

2. 膳食原则

（1）肥胖或超重患者：适当控制能量摄入，使体重控制在理想体重的下限。

（2）适量的蛋白质：按理想体重 1g/（kg · d）提供蛋白质。全日 50 ～ 60g。

（3）选用低嘌呤膳食，避免食用动物内脏。

（4）限制啤酒的摄入。

（5）低脂肪：脂肪的供给量可占总能量 20% ～ 25%。

（6）维生素及无机盐：宜供给富含 B 族维生素和维生素 C 的食物。食盐以每日 2 ～ 5g 为宜。

（7）水分：无肾功能不全时宜多喝水，每日摄入水量保持 2000 ～ 3000ml。

笔记栏

【案例 11-6】

某男，30 岁，因肥胖就诊，有糖尿病家庭史，身高 175cm，体重 89kg。医生建议做葡萄糖耐量检查。在 0min、30min、60min、120min 和 180min 测定的血糖浓度分别为 5.61mmol/L、7.57mmol/L、12.12mmol/L、12.89mmol/L 和 9.67mmol/L。

【问题】

1. 检测葡萄糖耐量前患者的饮食应注意哪些问题？

2. 检测结果如何解读？

【案例 11-6 分析】

1. 检测葡萄糖耐量前患者的包含应注意以下几个方面的问题：①试验前 3 天每天摄入碳水化合物≥ 300g/d，并排除重体力活动、情绪激动、升糖药物等干扰因素；②试验前 1 天晚餐后禁食（10 ～ 12 小时），忌咖啡和茶；③停用胰岛素和肾上腺皮质激素等药物；④试验日口服葡萄糖 100g（溶于 300 ～ 400ml 水中）以后，30min、60min、120min 和 180min 各抽血一次，同时留尿样标本，用于检测血糖和尿糖水平。

2. 尽管空腹血糖为 5.61mmol/L，但 2 小时血糖高达 12.89mmol/L，存在糖耐量异常。一般认为餐后 2 小时血糖超过 7.8mmol/L 即可认为糖耐量异常，其中血糖在 7.8 ～ 11.1mmol/L 的代谢状态临床上判断为糖耐量受损，大于 11.1mmol/L 通常诊断为糖尿病，建议患者做进一步的确诊。

三、诊断膳食和代谢膳食

诊断膳食（diagnostic diet）是通过调整其成分的方法协助临床诊断的一类特殊医院膳食。代谢膳食（metabolic diet）是临床用于诊断疾病，观察疗效或研究机体代谢反应的一种严格称重的膳食。

（一）胆囊造影试验膳食

1. 目的 协助观察胆囊和胆管形态功能，试验期为 2 天。

2. 适用范围 适用于慢性胆囊炎、胆石症、怀疑有胆囊及胆管功能障碍者。

3. 原理 口服造影剂后，小肠吸收进入循环系统，大部分经肝脏随胆汁排入胆管。造影剂在胆囊内，经 X 线摄片即可观察胆囊形态。

4. 饮食方案

（1）检查前一日中午进食高脂肪饮食。

（2）晚餐进无脂肪、低蛋白（不含动物蛋白质）、高碳水化合物膳食。

（3）晚餐后服用造影剂，禁食、禁水、禁烟至次日上午。

（4）检查当日早晨禁食，第一次摄 X 线片后，可进食高脂肪餐。

（5）30 小时后，第二次摄 X 线片观察胆囊收缩情况。

（二）肌酐试验膳食

1. 目的 协助检查内生肌酐清除率，评价患者肾小球滤过功能，试验期为 3 天。

2. 适用范围 肾盂肾炎、肾小球肾炎、尿毒症、重症肌无力等肾脏疾病。

3. 原理 内生肌酐清除率可以反映肾小球的滤过功能。

4. 饮食方案

（1）准备期为 2 天，低蛋白饮食，每日蛋白质的总量不超过 40g。

（2）限制主食用量，每日不超过 300g。用鸡蛋作为动物蛋白质来源，禁止肉类、鱼类、鸡鸭类及豆制品，每日膳食中以不超过一个鸡蛋为原则。

（3）如患者感到饥饿，可增加含糖类多而含蛋白质较少的食物。

（三）葡萄糖耐量试验膳食

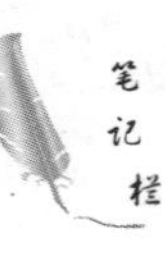
笔记栏

1. 目的 了解机体对血糖的调节能力及胰岛 B 细胞功能。

2. 适用范围　糖耐量异常、隐性糖尿病的诊断。

3. 原理　正常人口服一定量的葡萄糖后血糖暂时升高，0.5～1小时后升到最高峰，但不超过8.9mmol/L，2小时后血糖逐渐回到空腹水平。糖尿病患者及糖耐量异常者则不遵循此规律，而是血糖值升高及节律紊乱。

4. 饮食方案

（1）试验前3天每天摄入碳水化合物≥300g/d，并排除重体力活动、情绪激动、升糖药物等干扰因素。

（2）试验前1天晚餐后禁食（10～12小时），忌咖啡和茶。

（3）停用胰岛素和肾上腺皮质激素等药物。

（4）试验日口服葡萄糖100g（溶于300～400ml水中）后，30min、60min、120min和180min各抽血一次，同时留尿样标本，用于检测血糖和尿糖水平。

（四）潜血试验膳食

1. 目的　协助了解消化道出血情况，试验期为3天。

2. 适用范围　各种消化道出血、胃癌、消化性溃疡，原因不明的贫血患者等。

3. 原理　膳食中禁用富含铁的食物，通过化学反应检测粪便中潜血的数量来辅助判断消化道出血情况。

4. 饮食方案

（1）试验期间粮食可随意食用。

（2）试验期间禁食动物性食物、铁强化食品、绿色蔬菜及含铁丰富的药物。

（3）可用的辅食：牛奶、蛋清、豆制品、白菜、土豆、冬瓜、苹果等。

四、肠内、肠外营养

肠内、肠外营养是营养支持（nutritional support）的两种途径，对不能进食、不应进食或不愿进食的患者同样能够达到并保持良好营养状况的方式。营养支持可减少患者的住院时间、降低病死率和病残率，减少营养不良的发生，改善患者的生活质量。

> **知识点 11-21**
> 营养支持及其意义。

（一）肠内营养

> **知识点 11-22**
> 1. 肠内营养的给予途径。
> 2. 肠内营养的优越性。
> 3. 肠内营养的适应证。
> 4. 肠内营养的禁忌证。

肠内营养（enteral nutrition，EN）是患者经口服或管饲（enteral tube feeding）摄入营养制剂，获得机体所需能量和营养素的营养治疗方法。管饲即经导管输入，包括鼻胃管、鼻十二指肠管、鼻空肠管和胃空肠造瘘管。

较肠外营养支持，肠内营养的优越性体现在：①营养素直接经肠吸收、利用，更符合人体生理状态；②给予途径方便、费用低廉；③有助于维持或改善肠黏膜结构和屏障功能完整性；④膳食的机械刺激与刺激消化道激素的分泌可加速胃肠道功能与形态的恢复。肠内营养支持，可降低并发症发生率，缩短住院期，减少住院费用。应遵循“如果胃肠功能存在，就应首先考虑使用肠内营养”的原则。

1. 肠内营养适应证　肠内营养的基本条件：有功能的空肠大于100cm、回肠超过150cm，还要有部分结肠（表11-5）。

表11-5　肠内营养适应证

适应证	临床案例
无意识患者	颅脑损伤、机械通气、脑卒中、ICU患者
厌食症	肿瘤、肝病、HIV阳性、抑郁、神经性厌食症

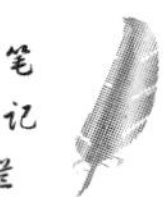

续表

适应证	临床案例
上消化道梗阻	口咽、食管狭窄或肿瘤
胃肠道功能紊乱	炎性肠病
吸收障碍	短肠综合征
精神疾病	阿尔茨海默病、痴呆
需要量增加	烧伤，囊性纤维化

资料来源：Katsilambros N， Dimosthenopoulos C，Kontogianni M， et al.， 2010. Clinical Nutrition in Practice. A John Wiley & Sons， Ltd.

2. 常用肠内营养制剂 从氮的来源上讲，有氨基酸型、短肽型（要素型）制剂和整蛋白型（非要素型）制剂。可根据患者病情选择是否含膳食纤维的肠内营养制剂。有针对不同特殊人群需要的营养制剂，如免疫增强型、糖尿病专用型、肺病专用型、肿瘤专用型等。为满足不同个体、不同疾病的需要，有组件膳食制剂，即以某种或某类营养素为主的经肠营养膳食，它可以对完全膳食进行补充或强化，包括蛋白质组件、脂肪组件、糖类组件、维生素组件和矿物质组件。

3. 肠内营养禁忌证 在特定的临床条件下，如完全肠梗阻、顽固性呕吐、麻痹性肠梗阻、循环休克、胃肠道出血、短肠、严重腹泻、胃肠道缺血和高输出（＞500ml/d）肠外瘘的胃肠道功能受损，禁用胃肠功能。

4. 肠内营养并发症

（1）机械性并发症：喂养管堵塞或脱落，消化道机械性损伤，局部感染等。

（2）肺吸入：可发生于昏迷、呕吐、胃张力降低的患者或喂养管移位时。

（3）胃肠道症状：如腹胀、腹泻、恶心呕吐、胃食管反流、便秘等。

（4）代谢并发症：如水电解质和酸碱平衡紊乱、肾前性氮质血症等。

（二）肠外营养

知识点 11-23

1. 肠外营养的输注途径及适应证。
2. 中心静脉营养的适应证、禁忌证及并发症。
3. 周围静脉营养的优缺点。

肠外营养（parenteral nutrition，PN）是指通过肠道以外的通路即静脉途径输注各种营养素，以达到纠正或预防营养不良、维持营养平衡为目的的营养补充方式（表 11-6）。肠外营养按照供给途径分为中心静脉营养和周围静脉营养两种。

肠外营养适应证：肠功能障碍；重症胰腺炎；高代谢状态危重患者；严重营养不足的肿瘤患者；重要器官功能不全者；大剂量放化疗或接受骨髓移植者。

1. 中心静脉营养（central parenteral nutrition，CPN） 又称完全静脉营养（total parenteral nutrition，TPN），是指将全部营养素通过大静脉输入的方法。主要适用于长期（＞30 天）无法由肠内营养途径提供机体所需营养物质，且外周静脉营养无法提供大量营养素的患者。TPN 能够提供较高的热量需求；能够耐受较大、较高浓度的输液；可应用于长时间的胃肠外营养。

（1）适应证：肠外喂养的时间预期大于 2 周，可用作置管的外周静脉不足，有限制进液量等特殊需要，能进行中央静脉置管操作。适应证：胃肠道梗阻、胰腺炎；高分解代谢状态，如大面积烧伤；严重营养不良，且无法耐受肠内营养；大手术、创伤的围手术期；肠外瘘；炎性肠道疾病；严重营养不良的肿瘤患者。

（2）禁忌证：包括胃肠道功能正常、适应肠内营养或 5 天内可恢复胃肠功能者；不可治愈、无存活希望、临终或不可逆昏迷患者；需急诊手术、术前不可能实施营养支持者；心血管功能或严重代谢紊乱需要控制者。

（3）并发症：主要包括高糖或低糖血症、高脂血症、高尿钙症；水及电解质紊乱；肝胆并发症；肝脏脂肪变性；代谢性骨病；导管性脓毒症；感染并发症。

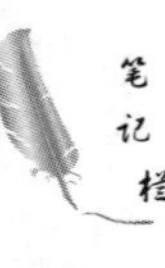

（4）注意事项：①混合液最好现配现用；②配好的混合营养液输液袋应注明床号、姓名和配制时间；③混合液中不能加入其他药物；④注意微量元素在全营养混合液中的稳定性及对其他营养

素的影响；⑤每天应控制在 3000ml 以下。

2. 周围静脉营养（peripheral parenteral nutrition，PPN） 是指将营养物质由外周静脉输入的方法。PPN 不能支持高渗溶液，只能部分补充患者的营养需要，采用的时间不应超过 14 天，主要目的是改善患者手术前后的营养状况，纠正疾病所致的营养不良，也可用于从肠外营养到肠内营养或经口喂养的过渡阶段。该方法操作简便，对静脉损伤小，在普通病房内即可实施。缺点是输入量有限，远不能满足机体对热能及营养素的需要，不能用于校正负氮平衡、维持细胞多种功能及促进创口愈合，不适合长时间使用。血栓性静脉炎是 PPN 的主要并发症。

表 11-6 肠外营养支持监测指标及频率

指标	频率	指标	频率
体温	每日	肝功能	每周 2 次
液体平衡	每日	血清白蛋白 / 总蛋白	每周 2 次
血糖 / 尿糖	6 ～ 8 小时	胆固醇	每周
电解质	每日	氮平衡	每周
尿素 / 肌酐	每日	镁	每周
钙、磷	每周 2 次	体重	每周

肠外营养与肠内营养不同，它绕过肠道直接进入体循环，长期应用肠外营养可导致机械性损伤、感染引起败血症、营养素不足或过多、水和电解质平衡紊乱等。肠外营养并发症可分为置管并发症、感染并发症和代谢并发症 3 类。因此，在适当的条件下，应逐渐向肠内营养过渡，其过渡可分为 4 个阶段：肠外营养与管饲结合；单纯管饲；管饲与经口营养结合；正常肠内营养。

肠内营养是符合机体生理特性的给养途径，既能避免中心静脉插管可能带来的风险，又可以帮助恢复肠道功能。肠内营养简便安全、经济高效，符合生理功能。但对胃肠道疾病患者来说，存在潜在的加剧原发病的可能。

（邱服斌）

第四节 营养与疾病

随着我国社会经济的迅速发展，人民生活水平的不断提高，我国居民膳食结构、营养状况和疾病构成发生了重大的改变。一方面，人民的营养状况有了明显的改善，营养缺乏病的发病率大幅下降；另一方面，膳食结构的不合理，导致了与营养相关的慢性非传染性疾病的发病率呈不断上升趋势。因此，指导人群通过合理膳食来防治营养相关性疾病具有重要的意义。

一、人体营养状况调查与评价

人群营养状况调查与评价是全面了解个体或群体营养状况的基本方法，目的是了解不同生理状况、不同生活环境、不同劳动条件下各种人群营养状况和存在的问题，为有计划地改善和提高人民膳食质量和为国家或地区制定相关营养政策提供科学依据。营养状况的测定和评价，一般是通过膳食调查、人体测量、营养水平的生化检验及营养不足或缺乏的临床检查来进行综合评价。对患者进行营养评价是识别营养不良的重要手段，也是实施营养治疗和营养支持的前提。患者营养状况的评价内容除了膳食调查、人体测量、营养水平的生化检验及营养不足或缺乏的临床检查，还包括食欲、膳食习惯、烹调方法等，同时要对患者进行营养风险筛查，为营养支持决策提供依据。

（一）膳食调查

膳食调查（dietary survey）是营养调查的组成部分，是营养工作的基本手段。膳食调查是调查在一定时间内调查对象通过膳食所摄取的食物及能量和各种营养素的数量和质量，并借此评定调查对象通过膳食营养需要满足的程度。同时，了解膳食计划、食物分配和烹调加工过程中存在的问题，

笔记栏

知识点 11-24
1. 营养调查的内容。
2. 膳食调查的方法。
3. 各种膳食调查的优缺点。
4. 膳食评价的内容。

提出改进措施。

1. 膳食调查的方法 通常采用称重法、记账法、膳食回顾法、食物频率法和化学分析法等，这些方法可单独使用，也可同时选用多个方法。根据调查研究的目的、研究人群、对结果的精确性要求、经费及研究时间的长短来确定适当的调查方法。

（1）24 小时膳食回顾法：这种方法可用于家庭或个人的膳食调查，是通过访谈的形式收集膳食信息的一种回顾性膳食调查方法。询问被调查对象过去 24 小时实际的膳食情况，对其食物摄入量进行计算和评价。常用开放式调查表进行面对面询问获得信息。此法优点是所用时间短，在实际工作中一般选用 3 天连续调查方法。缺点是数据不太准确，进行时必须尽量排除主观因素的偏性影响，严格控制。

（2）记账法：此种方法适用于有详细膳食账目的机关、学校、部队、托儿所等集体单位的膳食调查，也适用于家庭调查。一般在调查前一天晚餐后将库存的各种食品进行称重，此后逐日登记食品购买数量，最后将原库存量加上逐日购买量减去调查期最后一餐的库存量，则为调查期间共消耗的食品量。将调查期间共消耗的食品总量除以调查期间进膳总人数和调查天数，得出平均每人每天摄取的生食品的重量，经计算得平均每人每天摄入热能和各种营养素的量。记账法操作较简单，费用低，所需人力少，能够得到较准确的结果，可以进行长时间调查。缺点是调查结果只能得到人均的膳食摄入量，难以分析个体膳食摄入情况。

（3）称重法：是对调查对象每日每餐所消耗的全部食物分别称重，来计算平均每人每日营养素摄入量的方法。应对生 / 熟食物、剩余食物及调味品等分别称重并记录。此法适用于单位、家庭和个人的膳食调查，连续调查 3 ～ 7 天，所得数据准确可靠，但较费时、费力。

（4）食物频率法：调查被调查者在指定的一段时期内摄取某些食物频率的方法。这种方法以问卷的形式进行膳食调查，根据每天、每周、每月甚至每年所食各种食物的次数或食物的种类来评价膳食营养状况。食物频率法可得到日常各种食物摄入的种类和数量，反映长期的膳食行为和习惯，其结果可以作为研究膳食习惯和某些慢性疾病的依据。

（5）化学分析法：是收集调查对象一日膳食中要摄入的所有的食品，通过实验室的化学分析法来测定其能量和营养素的数量。此法要求高，分析过程复杂，除非特殊需要，一般不采用此法。

2. 膳食评价

（1）计算每人每天能量和各种营养素摄入量占推荐摄入量的百分比，评价满足的程度：一般认为，能量摄取量为其推荐摄入量的 90% 以上可认为正常，低于 80% 即为摄入不足。其他营养素摄取量为推荐摄入量的 80% 以上，一般可以保证大多数人不致发生缺乏，长期低于这个水平可能使一部分人体内营养素储存降低，有的甚至出现营养素缺乏病症状，低于 60% 则可认为明显不足。

（2）能量、蛋白质的食物来源：重点评价三大供能营养素所提供的能量占总能量的构成比和豆类、动植物食物提供的优质蛋白质占总蛋白质的比例。合理膳食中，三大产能营养素占总能量的比例分别为蛋白质占 10% ～ 15%、脂肪占 20% ～ 30%、碳水化合物占 50% ～ 65%。

（3）各餐能量分配比例：评价早、中、晚三餐摄入能量分别占总能量的百分比：健康成年人一般早、中、晚三餐提供的能量占总能量的比例分别为 30%、40%、30%。

（二）体格测量

人体测量是评价人体营养状况的主要手段之一，通过测量相关指标可了解被测对象的一般营养状况。人体测量的指标主要包括体重、身长、体脂、上臂围、腰围、臀围、腰臀比、皮褶厚度等，处于生长发育期的儿童可加测头围、胸围及坐高。

（三）营养缺乏病的临床检查

营养素长期摄入不足或缺乏最终会导致机体出现病理改变及相应的临床症状与体征。通过临床体征检查可以及时发现患者的营养素缺乏情况。在临床体征检查中应注意：某种症状和体征的出现可能是一种或几种营养素缺乏所致，或某种营养素缺乏可出现多种症状和体征。常见的营养素缺乏的临床症状和体征见表 11-7。

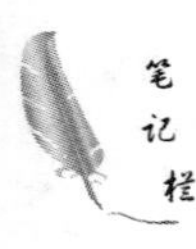

表 11-7　营养缺乏症的临床表现

营养状况	临床表现	诊断依据
蛋白质与能量－营养不良参考	①体重低于正常的 15% 以上；②身高略低；③腹部皮脂厚度减少	食物摄入情况综合考虑
维生素 A 缺乏	①暗适应时间延长（＞50 秒）；②夜盲；③结膜干燥、结膜有皱褶；④角膜干燥、角膜软化、角膜穿孔；⑤毕脱斑；⑥皮肤干燥、鳞屑、毛囊角化	有①⑥或④⑤两项以上阳性者
维生素 B_1 缺乏	①食欲减退、倦怠无力；②多发性神经炎；③腓肠肌压痛；④心悸、气短；⑤心脏扩大；⑥水肿	有⑤⑥两项阳性（排除其他疾病）、②或③一项阳性
维生素 B_2 缺乏	①视物模糊、畏光；②睑缘炎；③角膜周围充血或血管形成；④口角炎；⑤舌炎；⑥唇炎；⑦阴囊、会阴皮炎；⑧脂溢性皮炎	1. 有③④⑤⑥⑧两项以上阳性者 2. 有⑤或⑧一项阳性
烟酸（尼克酸、维生素 PP）缺乏	①暴露部位对称性皮炎；②舌炎（猩红色舌炎）；③腹泻；④精神神经异常	有①或②项阳性者
维生素 C 缺乏	①齿龈炎；②皮下出血；③毛囊角化（维生素 A 治疗无效）；④四肢长骨端肿胀	有①或②项阳性者
维生素 D 与钙缺乏	①兴奋不安、易哭、多汗；②肌肉松软、蛙状腹；③前囟大、方颅；④肋骨串珠、赫氏沟、鸡胸；⑤"手镯征""X"形或"O"形腿；⑥脊柱弯曲；⑦牙齿发育障碍	有一项以上阳性者
铁缺乏	①疲乏无力、头晕眼花；②心慌、气短；③面色苍白、口唇和眼结膜苍白；④匙状指；⑤异食癖	有④及其他一项以上阳性者
锌缺乏	①生长发育迟缓、性成熟迟缓；②食欲减退；③味觉异常、异食癖；④伤口不易愈合	有两项以上阳性者

（四）临床生化检验

临床生化检查主要是通过测定人体体液（如血液）或排泄物（如尿液）中营养素的量、与营养素代谢有关的代谢产物或酶的活性的变化等，来判断人体营养水平。临床生化检查可以早期发现营养缺乏的种类和缺乏程度，为营养评价提供客观的依据，指导临床营养治疗。其内容包括：①血液及尿液中营养素代谢产物含量的测定；②与营养素吸收和代谢有关的酶活性的测定等；③血液、头发、指甲中某种营养素含量的测定。详见表 11-8。

表 11-8　人体营养状况生化检验常用指标及参考值

检测项目	指标及参考值
蛋白质	血清总蛋白 64.0～83.0g/L；清蛋白 35～55g/L；球蛋白 20～30g/L；血红蛋白：男 120～160g/L，女 110～150g/L；视黄醇结合蛋白：26～76mg/L
血脂	血清三酰甘油 0.22～1.20mmol/L；血清胆固醇 2.9～6.0mmol/L
维生素 A	血清维生素 A：成人 300～900μg/L，儿童 300～700μg/L；血清 β 胡萝卜素：＞800μg/L
维生素 B_1	负荷试验：空腹口服维生素 B_1 5mg 后测 4 小时尿中排出量：200～400μg 正常，100～200μg 不足，＜100μg 缺乏 红细胞转羟乙醛酶活力（TPP 效应）：＜15% 正常，15.1%～25% 不足，＞25% 缺乏
维生素 B_2	维生素 B_2 负荷试验：空腹口服维生素 B_2 5mg 后测 4 小时尿中排出量：800～1300μg 正常，400～799μg 不足，＜400μg 缺乏；红细胞谷胱甘肽还原酶活性系数（AC）：＜1.2 正常，1.2～1.4 不足，＞1.4 缺乏
烟酸	负荷试验：空腹口服烟酸 50mg 后测 4 小时尿中 N- 甲基烟酰胺排出量：3～4mg 正常，2～3mg 不足，＜2mg 缺乏
维生素 C	血浆维生素 C 含量：4～8mg/L 正常，＜24mg/L 不足；负荷试验：空服口服维生素 C 500mg 后测 4 小时尿中排出量 5～13mg 正常，＜5mg 不足
维生素 D	血浆 25-（OH）D_3：25～150nmol/L
叶酸	血清叶酸含量：＞6ng/ml 正常，3～6ng/ml 不足，＜3ng/ml 缺乏
钙	血清钙 2.25～2.75mmol/L（90～110mg/L，其中游离钙 45～55mg/L）

笔记栏

续表

检测项目	指标及参考值
铁	血清铁 14.3 ～ 26.9μmol/L（800 ～ 1500μg/L）
锌	血清锌 109.5 ± 9.2μmol/L[（7160 ± 600）μg/L]
其他	尿糖（–），尿蛋白（–），尿肌酐 0.7 ～ 1.5g/24h 尿

二、营养与肥胖症

【案例 11-7】

患者，男，50 岁，从事轻体力劳动，身高 170cm，体重 75kg，总胆固醇为 4.5mmol/L，三酰甘油为 3.70mmol/L，高密度脂蛋白胆固醇为 0.82mmoL/L，低密度脂蛋白胆固醇为 5.4mmol/L，无其他肥胖并发症。

【问题】

1. 请判断该男子体型。
2. 对该男子给予膳食干预的原则。

【案例 11-7 分析】

1. 通过计算 BMI 值或理想体重，该男性属于超重。

2. 血清总胆固醇大于 6.22mmol/L 为升高，低密度脂蛋白胆固醇大于 4.14 mmoL/L 为升高，三酰甘油＞ 2.26mmoL/L 为升高，高密度脂蛋白胆固醇小于 1.04mmoL/L 为降低，因此该男子存在高低密度脂蛋白胆固醇和三酰甘油血症，因此给予该男子的膳食干预原则是：控制能量摄入，5023 ～ 7535kJ（1200 ～ 1800kcal）/d，使体重在理想体重范围；禁食肥肉、内脏、人造黄油、奶油点心，控制脂肪摄入，在此基础上注意平衡膳食，三大产热营养素比例遵从肥胖症的营养干预原则。

微课 11-3

肥胖症（obesity）是指体内脂肪堆积过多和（或）分布异常、体重增加，包括遗传和环境因素在内的多种因素互相作用所引起的慢性代谢性疾病。目前中国成人超重率为 30.1%，肥胖率为 11.9%，估计患病人数分别为 4 亿和 1.5 亿。肥胖症作为代谢综合征的主要组分之一，肥胖症与多种疾病如 2 型糖尿病、血脂异常、高血压、冠心病及某些癌症密切相关，预期寿命缩短，是全球公共卫生问题之一。

（一）肥胖的判定标准

知识点 11-25

1. 判断肥胖的指标。
2. 肥胖的主要危害。
3. 营养干预肥胖的原则。

目前已建立了许多诊断或判定肥胖的方法，常用的有：人体测量法、物理测量法和化学测量法。实际工作中常用以下指标来判断：标准体重、体重指数（body mass index，BMI）、皮褶厚度（skin fold thickness）、腰臀比（waist to hip ratio，WHR）、体脂率（body fat percentage）等。

1. 体重指数 是衡量是否肥胖和标准体重的便利指标，不适用于运动员这一类特殊人群，因为有较高的误诊率。BMI 标准见表 11-9。

2. 理想体重 理想体重 ±10% 为正常体重；超过 10% ～ 20% 为超重；超过 20% 为肥胖。其中超过 20% ～ 30% 为轻度肥胖，超过 30% ～ 50% 为中度肥胖，超过 50% 为重度肥胖，超过 100% 为病态肥胖。

3. 皮褶厚度 常用肩胛下与上臂肱三头肌皮褶厚度之和代表全身皮褶厚度。皮褶厚度在一定程度上反映身体的脂肪含量，但误差较大，一般不单独作为肥胖的判定标准，常与身高标准体重法结合起来使用。

4. 腰臀比 是腰围和臀围的比值。腹型肥胖者脂肪主要沉积在腹部的皮下及腹腔内，腰围大于臀围，又称为向心性肥胖或苹果型肥胖。臀型肥胖者臀部肥胖堆积明显多于腹部，臀围大于腰围，又称为梨形肥胖。向心性肥胖是多种慢性疾病的重要危险因素之一。一般认为 WHR 超过 0.9（男）或 0.8（女）可视为向心性肥胖。

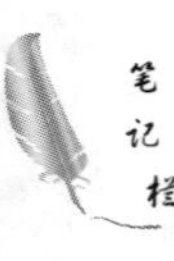

表 11-9　不同地区超重肥胖 BMI 范围

（单位：kg/m^2）

BMI 分类	WHO	亚洲	中国
体重过轻	＜ 18.5	＜ 18.5	＜ 18.5
正常范围	18.5 ～ 24.9	18.5 ～ 22.9	18.5 ～ 23.9
超重	≥ 25.0	≥ 23.0	≥ 24.0
肥胖前期	25.0 ～ 29.9	23.0 ～ 24.9	24.0 ～ 26.9
Ⅰ度肥胖	30.0 ～ 34.9	25.0 ～ 29.9	27.0 ～ 29.9
Ⅱ度肥胖	35.0 ～ 39.9	≥ 30.0	≥ 30.0
Ⅲ度肥胖	≥ 40.0		

5. 体脂含量　生物电阻抗法利用不同组织电流导电性差异，可以测全身的体脂含量，包括皮脂和内脏脂肪。用体脂率判断体型准确度高于 BMI，漏诊率较低（表 11-10）。

表 11-10　男女不同体型体脂率（%）标准

分组	必需脂肪	正常	轻度肥胖	中度肥胖	重度肥胖
男性	3 ～ 8	15 ～	20 ～	25 ～	≥ 30
女性：6 ～ 14 岁			25 ～	30 ～	≥ 35
女性：15 岁以上	12 ～ 14	25 ～	30 ～	35 ～	≥ 40

资料来源：顾景范，杜寿玢，郭长江，2009. 现代临床营养学 . 2 版 . 北京：科学出版社 .

（二）肥胖症的分类

按病因和发病机制，肥胖症可分为：

1. 单纯性肥胖（simple obesity）　是最常见的一种，约占肥胖人群的 95%。这类患者主要由于能量过剩造成全身脂肪过量积累，没有明显的神经、内分泌系统形态和功能的改变，但伴有脂肪、糖代谢调节障碍。

2. 继发性肥胖（secondary obesity）　是以某种疾病为原发病的症状性肥胖，占肥胖患者的 2% ～ 5%，肥胖只是这类患者的重要体征之一。

3. 遗传性肥胖（genetic obesity）　指由于遗传基因及染色体异常所致的肥胖。

（三）肥胖症对健康的危害

研究表明，肥胖使人体的总死亡率增加。中、重度肥胖症患者可出现气急、关节痛、肌肉酸痛、体力活动减少、体力差、动作迟缓，以及焦虑、忧郁等精神和心理状态的异常。临床上，肥胖症与血脂异常、高血压、冠心病、糖尿病等疾病常同时发生，即代谢综合征。肥胖症患者还可伴有或并发睡眠呼吸暂停综合征、高尿酸血症、痛风、骨关节疾病、生育功能受损及某些肿瘤等。

（四）肥胖症的营养防治

常用的肥胖防治方法包括营养膳食治疗、运动疗法、行为治疗、药物、外科手术等。营养膳食调整是治疗肥胖症最基本的方法之一，所以无论采取其他哪种治疗方法，均需要辅以膳食控制。

1. 限制能量　限能量平衡膳食在限制能量摄入的同时，保证基本营养需求的膳食模式，其宏量营养素的供能比例应符合平衡膳食的要求。低能量膳食是在满足蛋白质、维生素、矿物质、膳食纤维和水这五大营养素的基础上，适量减少脂肪和碳水化合物的摄取，将正常自由进食的能量减去 30% ～ 50% 的膳食模式，通常需要在医生监督下进行。极低能量膳食通常指每日只摄入 400 ～ 800kcal 能量，主要来自于蛋白质，而脂肪和碳水化合物的摄入受到严格限制，重度肥胖者可以使用极低能量疗法，注意密切的医学监测，时间通常为 4 周，最长不超过 8 周，机体处于饥饿状态，因其能引起瘦体重减少、痛风发生风险增加及电解质平衡紊乱等不良反应并不作推荐，不适于作为

笔记栏

肥胖患者的常规膳食，亦不适用于生长发育中的儿童、孕妇及患有重要器官功能障碍的肥胖患者。轻断食模式也称间歇式断食，采用 5+2 模式，即 1 周中 5 天相对正常进食，其他 2 天（非连续）则摄取平常的 1/4 能量（女性约 500kcal/d，男性约 600kcal/d）的膳食模式。控制热能要循序渐进，逐步降低，不可过急。成年轻度肥胖者，减少 0.523 ～ 1.046MJ（125 ～ 150kcal）/d 的能量，以每月减重 0.5 ～ 1.0kg 为宜。中、重度肥胖者，减少 2.092 ～ 4.184MJ（500 ～ 1000kcal）/d，每周减重 0.5 ～ 1.0kg。一般以 6 个月内体重降低 5% ～ 15% 为宜，重度肥胖者可以降低 20%。

2. 保证足够的蛋白质 蛋白质提供能量以占总能量 20% ～ 25% 为宜，优质蛋白质应占 50% 左右，如牛奶、鱼、鸡、鸡蛋清、瘦肉等。高蛋白质膳食是一类每日蛋白质摄入量超过每日总能量的 20% 或 1.5g/（kg·d），但一般不超过每日总能量的 30%［或 2.0g/（kg·d）］的膳食。

3. 限制脂肪 脂肪供能比例应与正常膳食（20% ～ 30%）一致，过低或过高都会导致膳食模式的不平衡。限制膳食脂肪有利于降低食物总能量。饱和脂肪酸应少于 10%。若患者伴有高胆固醇血症，则膳食脂肪中饱和脂肪酸应少于 7%。饮食中以控制动物性脂肪为主，宜用植物油。尽量采用煮、炖、蒸、煲、焯等烹调方法，减少食用油用量。

4. 限制碳水化合物 碳水化合物供给应控制在占总能量 40% ～ 55% 为宜。保证膳食纤维，应多选用膳食纤维丰富的全谷类食物、蔬菜、水果及豆类。膳食纤维的摄入量为 25 ～ 30g/d。严格限制简单糖（单糖、双糖）食物或饮料的摄入。

5. 保证足够的维生素和矿物质 蔬菜、水果中含有丰富维生素，且含膳食纤维丰富，可增加饱腹感，可适当多食。

6. 良好的生活方式和饮食习惯 饮食规律有度、不暴饮暴食，一日 3 ～ 4 餐，养成细嚼慢咽的习惯，充分咀嚼不仅有助于食物的初步消化，还可避免摄食过量。

三、营养与糖尿病

知识点 11-26

1. 糖尿病分型。
2. 与 2 型糖尿病的发生有关的膳食营养因素。
3. 2 型糖尿病的营养膳食治疗原则。

糖尿病（diabetes mellitus）是遗传因素与环境因素长期共同作用所引起的一种慢性、全身性、代谢性疾病。胰岛素绝对或相对不足，造成蛋白质、脂肪和碳水化合物三大物质代谢紊乱及水电解质紊乱。患者可有多饮、多尿、多食和消瘦、乏力等症状（“三多一少”症状），严重时还可引起多种急、慢性并发症。一旦患病，难以治愈，需终身治疗。糖尿病的病因和发病机制极为复杂，遗传因素和环境因素共同参与其发病过程。营养过剩、热能摄入过多而导致肥胖，是 2 型糖尿病的重要危险因素。

微课 11-4

（一）糖尿病的分型

目前，国际上通用 WHO 糖尿病专家委员会提出的病因学分型标准（1999 年）。

1. 1 型糖尿病 胰岛 B 细胞受到破坏，胰岛素分泌绝对缺乏，必须依赖外源性的胰岛素治疗。好发于儿童及青少年时期，“三多一少”症状典型，易发生酮症酸中毒。

2. 2 型糖尿病 胰岛素分泌相对不足。发病隐匿，患者症状可不明显，除了应激情况外，一般不需要胰岛素治疗。任何年龄均可发病，40 岁以上发病率高。在我国 90% ～ 95% 的患者属于该型。

3. 妊娠期糖尿病 妇女在妊娠期间发生或首次发现的糖尿病。多数妇女分娩后可恢复正常，但可成为今后发生糖尿病的高危人群。

4. 其他特殊类型糖尿病 如常染色体显性遗传糖尿病、胰岛素基因异常、胰腺外分泌疾病、内分泌疾病、药物或化学物质所致糖尿病等。

（二）糖尿病的诊断

诊断标准如下，正常：空腹血糖（FPG）＜ 6.1mmol/L 并且餐后 2 小时血糖（2hPG）＜ 7.8mmol/L。糖耐量损伤（IGT）：7.8mmol/L ＜ 2hPG ＜ 11.0mmol/L。空腹血糖损伤（IFG）：6.1mmol/L ＜ FPG ＜ 6.9mmol/L。糖尿病患者：有典型糖尿病症状（多尿、多饮和不能解释的体重下降）者，任意血

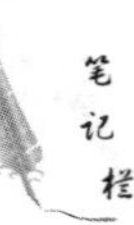

糖≥ 11.1mmol/L 或空腹血糖（FPG）≥ 7.0mmol/L。

（三）糖尿病的营养饮食干预原则

国际糖尿病联盟提出糖尿病治疗的“五驾马车”为：饮食疗法、运动疗法、血糖监测、药物治疗和糖尿病教育。

1. 合理控制能量摄入 是糖尿病营养治疗的首要原则。糖尿病患者能量摄入应以能维持理想体重或略低于理想体重为原则。根据患者的性别、年龄、身高、体重、病情、劳动强度和对治疗的反应，及时对能量供给进行调整，见表 11-11。

2. 选择合适的碳水化合物 研究证明，在合理控制总能量的基础上，适当放宽碳水化合物摄入，可以提高胰岛素的敏感性和改善葡萄糖耐量。目前认为，碳水化合物供能可以占到总能量的 50% ～ 60%。含不同种类碳水化合物的食物，对人体血糖水平的影响不同。常用食物血糖指数指导糖尿病患者选择食物，限制低血糖长成指数的食物。一般来讲，粗粮的血糖指数低于细粮，多糖低于单糖。低血糖长成指数饮食在人体内消化和吸收较为缓慢，对血糖的升高作用较小，有益于控制餐后血糖和减少心血管危险因素。故糖尿病治疗膳食宜多用粗粮和复合碳水化合物，食物品种多样化，少用富含精制糖如蔗糖、麦芽糖等纯糖食品。

表 11-11 成人糖尿病能量需求与体重关系

体重	不同劳动强度时能量需求［kcal/（kg · d）］			
	卧床	轻体力劳动	中体力劳动	重体力劳动
消瘦	20 ～ 30	35	40	45 ～ 50
正常	20 ～ 25	30	35	35 ～ 40
肥胖	15	20 ～ 25	30	35

注：1kcal=4.186kJ

3. 限制脂肪的摄入 限制脂肪对防止或延缓糖尿病患者血管并发症的发生与发展具有重要的作用。膳食中脂肪供能应占总热能的 20% ～ 25%，饱和脂肪酸摄入量不超过总能量的 10%。牛、羊、猪油、奶油等动物性脂肪应限制。豆油、花生油、葵花籽油、芝麻油等植物油可适当选用。

4. 选用优质蛋白质 目前主张蛋白质供能占总热能的 15% ～ 20%，其中优质蛋白质至少占到 1/3，多选用乳、大豆、鱼、禽、瘦肉等食物。当糖尿病患者出现肾病时，蛋白质供给量需适当减低，成人按 0.6 ～ 0.8g/（kg · d）计算。对儿童青少年、孕妇及乳母，营养不良及消耗性疾病患者伴有糖尿病时，可将蛋白质提高至 1.2 ～ 2.0g/（kg · d），或高于总热量的 20%。

5. 提供充足的维生素和无机盐 提供丰富的维生素和无机盐，有利于纠正糖尿病患者的代谢紊乱和预防并发症。补充维生素 C、维生素 E 及 β 胡萝卜素等抗氧化营养素，可减少糖尿病患者的氧化应激损伤。由于患者糖原异生作用旺盛，B 族维生素消耗增多，宜适当补充 B 族维生素。酮症酸中毒时要注意钾、镁的补充以纠正电解质的紊乱。平时应限制钠盐，避免增加高血压和脑动脉硬化的风险。锌与胰岛素的合成、分泌、储存、降解、生物活性及抗原性有关，三价铬为“葡萄糖耐量因子”，硒有助于改善体内的抗氧化水平，锰可改善机体对葡萄糖的耐受性，锂能促进胰岛素的合成和分泌，所以糖尿病患者还应注意摄入适当的铬、锌、硒等元素。在膳食中尽量多选用新鲜蔬菜、水果、大豆制品及适量动物食品等，可满足机体对无机盐和维生素的需要。

6. 增加可溶膳食纤维的摄入 建议可溶膳食纤维的摄入量为 30g/d。

7. 饮食分配和餐次安排 一日 3 ～ 6 餐，定时定量定餐以维持血糖稳定。对服用长效降糖药物者建议 3 次正餐之间增添 2 ～ 3 次加餐。早、中、晚餐能量比为 25%、40%、35%。

8. 饮酒 酒精是纯热量食物，饮酒同时增加高能量食物摄取，容易发生脂肪肝和胰岛素抵抗，还使胰岛素分泌增加，导致使用降血糖药物者容易发生低血糖，应避免空腹饮酒，最好戒酒。

9. 合理运动 可提高胰岛素敏感性。注意膳食干预与运动间的平衡。

笔记栏

四、营养与高血压

> **知识点 11-27**
> 1. 与原发性高血压的发生有关的膳食营养因素。
> 2. 原发性高血压的营养治疗原则。

原发性高血压（primary hypertension）是以血压升高为主要临床表现伴或不伴有多种心血管危险因素的综合征，通常简称为高血压。我国 2012 年高血压患病率为 25.2%，有 2.7 亿患者。高血压是许多心、脑血管疾病的重要病因和危险因素，影响心、脑、肾等器官的结构和功能，最终导致这些器官的功能衰竭，是心血管疾病死亡的主要病因之一。2010 年《中国高血压防治指南》中高血压的分度如表 11-12 所示。

表 11-12 高血压分度

分度	收缩压（mmHg）	舒张压（mmHg）
正常血压	＜ 120	＜ 80
正常偏高	120 ～ 139	和 / 或 80 ～ 89
高血压	≥ 140	和 / 或≥ 90
1 级高血压（轻度）	140 ～ 159	和 / 或 90 ～ 99
2 级高血压（中度）	160 ～ 179	和 / 或 100 ～ 109
3 级高血压（重度）	≥ 180	和 / 或≥ 110
单纯收缩压期高血压	≥ 140	和＜ 90

注：当收缩压和舒张压分别属于不同级别时，以较高的分级为准

资料来源：《中国高血压防治指南》修订委员会 . 中国高血压防治指南 2018 年修订版 .

（一）原发性高血压的营养干预原则

原发性高血压治疗的主要目标是降低血压，减少心脏病、肾脏病、脑血管病等并发症，有效的方法是健康生活方式和降压药，合理膳食是健康生活方式的主要内容之一。

1. 控制总热量，保持标准体重 机体能量摄入过多可导致肥胖和超重。研究已证实，肥胖或超重是血压升高的重要危险因素，特别是向心性肥胖是高血压的重要指标。高血压患者 60% 以上有肥胖或超重，肥胖的高血压患者更易发生心绞痛和猝死。肥胖可引起高血脂、心排血量的增加、交感神经活动增加及胰岛素抵抗等，进而引起血压升高。建议 BMI 控制在 25 以内，其措施有：①控制能量的摄入；②增加体力活动，改善胰岛素抵抗，提高心血管调节能力，稳定血压水平。可选择步行、慢跑、太极拳等低中等运动量的运动形式。

2. 高血压防治计划膳食 是由 1997 年美国的一项大型高血压防治计划发展出来的饮食，饮食中摄食足够的蔬菜、水果、低脂（或脱脂）奶，以维持足够的钾、镁、钙等的摄取，并尽量减少饮食中油脂量（特别是富含饱和脂肪酸的动物性油脂），可以有效地降低血压。钠盐摄入高的地区，高血压发病率也高，限制钠盐摄入量则可明显降低高血压发病率。高血压患者钠盐的摄入量应在 1.5 ～ 3.0g。尽量减少腌制食品的摄入。增加钾、钙、镁的摄入，有助于钠和水的排出，有降低血压的作用。钾盐降血压作用可能与钾促进尿钠排泄、舒张血管、降低血容量、抑制肾素释放、减少血栓素的产生等作用有关。一般认为膳食中每天钙的摄入少于 600mg 就有可能导致血压升高，钙能促进尿钠排出。蔬菜、水果是钾的最好来源，如豆类、冬瓜、白菜、卷心菜、桂圆、冬菇等是高钾低钠的食物，新鲜水果和蔬菜中含有丰富的钾、维生素 C、膳食纤维及以多酚类为代表的植物化学物，有利于高血压的防治。

笔记栏

3. 减少膳食脂肪，补充适量优质蛋白质 总脂肪和饱和脂肪酸摄入过高，特别是动物脂肪摄入过高，导致血液黏滞系数增大，血压升高。*n*-3 多不饱和脂肪酸具有改变前列腺素代谢、改善血管

内皮细胞和抑制血管平滑肌细胞的增殖等作用，因此，对高血压及其并发症有一定的防治作用。高血压患者脂肪摄入量应控制在总热量的25%或更低。限制饱和脂肪酸的摄入量，同时饱和脂肪酸、单不饱和脂肪酸和多不饱和脂肪酸比例适当；不同来源的蛋白质对血压的影响不同，鱼类蛋白可降低高血压和脑卒中的发病率，大豆蛋白虽无降血压作用，但也有预防脑卒中发生的作用。

4. 戒烟戒酒　高血压患者应禁酒。每天超过3个标准杯（42g酒精）以上者的血压显著升高。《柳叶刀》2018年的一项系统研究评估了1990～2016年195个国家和地区，详细明确了酒精对健康的危害，结论是酒精的安全剂量是“零”。酒精导致血压升高的机制是刺激交感神经、抑制血管松弛物质产生、钙和镁耗竭、血管平滑肌中细胞内钙的增加。

五、营养与动脉粥样硬化

动脉粥样硬化（atherosclerosis，AS）是冠心病、脑梗死、外周血管病等多种血管性疾病的病理基础。由AS引发的各类血管性疾病的发病率正在逐年增加，每年约有一千多万人死于AS所引起的相关疾病，心脑血管疾病是三大死因之一，因此，研究其有效的预防措施具有重要意义。

> **知识点 11-28**
> 1. 与动脉粥样硬化有关的营养因素。
> 2. 冠心病患者的膳食营养治疗原则。

（一）动脉粥样硬化疾病的营养治疗原则

营养治疗的目的是通过膳食中营养的调整，达到积极预防动脉粥样硬化的发生（一级预防）；防止病变发展，并争取逆转（二级预防）；防止疾病的恶化和延长患者的寿命（三级预防），保持能量平衡，冠心病患者常合并肥胖或超重，故应通过限制能量的摄入或增加消耗使达到理想体重的范围。

1. 保持能量平衡　冠心病患者常合并肥胖或超重，故应通过限制能量的摄入或增加消耗使达到理想体重的范围，一般在8400～12 000kJ。对合并有高三酰甘油血症的肥胖患者，通过限制能量以使体重达到并维持至理想水平尤为重要。

2. 碳水化合物比例要适当　碳水化合物在总能量中的比例一般应控制在50%～60%。宜多吃粗粮、蔬菜、瓜果，以增加复杂糖类、纤维素、维生素含量。单糖与双糖，如果糖、蔗糖等应适当限制。肥胖或高三酰甘油血症患者尤应注意。

3. 限制饱和脂肪和胆固醇摄入　饮食中的脂肪含量过多是引起高脂血症的常见原因，进而引发动脉粥样硬化的发生、发展。当动物性食品和油脂消费量增加，脂肪提供的能量增加5%，人群血胆固醇平均升高10%，高胆固醇血症是冠心病的独立危险因素。12～18碳的饱和脂肪酸显著升高总胆固醇、低密度脂蛋白胆固醇。中国营养学会建议饱和脂肪酸供给量占总能量应＜10%。膳食总脂类摄入量应控制在总能量的25%以下，且应以植物脂肪为主。多不饱和脂肪酸与饱和脂肪酸比例（P/S值）以控制在1～1.5为宜。长期摄入高胆固醇膳食可致血胆固醇升高，从而促进血管动脉粥样硬化的发生。动脉粥样斑块中的脂质成分主要是胆固醇结晶和游离胆固醇。动脉粥样硬化患者胆固醇的摄入要限制高胆固醇食物，应适当增加精肉、家禽、鱼类。

4. 动、植物蛋白质合理调配　膳食蛋白质来源是重要的，植物蛋白应占总蛋白质摄入量的50%以上。多吃些大豆蛋白及其制品对降低血胆固醇颇有助益。

5. 限制钠盐摄入　饮食宜清淡，低盐，对合并有高血压者尤为重要。建议食盐的摄入量每天控制在5g以下，但随工种、季节及健康情况可适当增减。

6. 供给充足的维生素和矿物质　维生素C和维生素E具有抗氧化作用，减少脂质过氧化物质的形成，维生素E还有抑制炎症因子的形成和分泌，抑制血小板凝集，从而抗动脉粥样硬化。维生素C参与胆固醇代谢，促进胆固醇转变为胆汁酸，降低胆固醇水平。高同型半胱氨酸血症是冠心病独立危险因素，半胱氨酸是蛋氨酸代谢的中间产物，经蛋氨酸合成酶的作用重新合成蛋氨酸，而叶酸、维生素B_6及维生素B_{12}是这个过程的辅助因子，因而充足的维生素B_6、叶酸和维生素B_{12}有助于降低血中同型半胱氨酸，从而降低冠心病的发病风险。

笔记栏

7. 多饮茶，不饮或少饮酒 绿茶、乌龙茶等含茶多酚类物质，具有降血脂的作用，可以经常饮用。酗酒可以升高血总胆固醇和低密度脂蛋白胆固醇水平，具有促进动脉硬化作用，促进早期冠状动脉钙化，酗酒可增加发生冠心病、出血性和缺血性脑血管意外的风险性。最好不饮酒，尤其对合并有高脂血症者更应避免。

8. 适当进食一些保护性食物，如洋葱、大蒜、紫花苜蓿、香菇、木耳、海带、紫菜等。膳食纤维摄入量以每天 20 ～ 25g 为宜。

六、营养与癌症

恶性肿瘤（malignant tumor），又称癌（cancer），已经成为威胁人类健康、导致死亡的主要疾病。中国癌症发病率、死亡率全球第一，且发病率与死亡率呈逐年上升趋势。

（一）营养代谢的变化

> **知识点 11-29**
> 1. 与肿瘤的发生有关的膳食营养因素。
> 2. 从膳食营养角度，分析预防肿瘤的方法。
> 3. 肿瘤发生时，营养代谢的改变。

1. 能量代谢改变 基础代谢（BEE）能量消耗占一天能量总消耗的 60% ～ 75%。静息能量消耗一般比基础代谢消耗高 10% 左右，临床上常用其衡量机体能量的消耗。肿瘤患者的能量消耗与肿瘤的类型有关。多数研究认为肺癌、肝癌、胰腺癌、血液系统肿瘤患者的 BEE 高于健康人，而结直肠癌患者能量消耗基本正常。患者体重下降程度、肿瘤大小、肿瘤分期及不同的治疗手段是影响能量消耗的主要因素。

2. 碳水化合物代谢 研究发现肿瘤患者糖代谢异常主要表现在葡萄糖转化增加和外周组织利用葡萄糖障碍。尤其是晚期恶性肿瘤患者体内乳酸、丙氨酸，甘油转化为葡萄糖增加，恶病质患者的肝脏葡萄糖产生较对照组高 40%。尽管肿瘤患者葡萄糖更新加速，但机体的糖耐量降低。其原因可能是周围组织对胰岛素的敏感性降低和胰岛素释放量减少；由于周围组织对葡萄糖利用障碍，大量生成的葡萄糖被肿瘤组织摄取，经过无氧酵解产生大量乳酸，供肝脏糖异生合成新的葡萄糖，这一过程，称为 Cori 循环。由于 1mol 葡萄糖酵解仅产生 2mol/ATP，而自乳酸再合成葡萄糖需消耗 6mol ATP，如此形成一个消耗 ATP 的过程，导致肿瘤患者体重下降。

3. 蛋白质代谢 恶性肿瘤患者蛋白质更新速度增加，合成代谢增加以满足肿瘤细胞无限制增殖的需要，而正常细胞的蛋白质，尤其是骨骼肌蛋白分解代谢增强，常伴有肌肉萎缩，加之肿瘤患者食欲下降，膳食蛋白质摄入量不足、胰岛素抵抗等，导致机体呈现负氮平衡。同时肿瘤患者肝脏合成白蛋白下降，而对白蛋白的利用率又增加，出现低白蛋白血症。

肿瘤蛋白质代谢改变可导致血浆氨基酸谱变化。谷氨酰胺是血液和体内游离氨基酸池中含量最丰富的氨基酸，是肿瘤细胞的关键能源，在线粒体谷氨酰胺酶作用下产生大量能量供肿瘤细胞增殖分化。肿瘤细胞与宿主竞争血液中的谷氨酰胺，最终使血清谷氨酰胺水平逐步下降，肠黏膜上皮细胞和免疫细胞得不到充足的谷氨酰胺，导致肠黏膜屏障和免疫功能减退。精氨酸是蛋白质、肌酸及 NO 合成的前体物质，促进机体胰岛素分泌。精氨酸一方面通过 NO 诱导肿瘤细胞凋亡；另一方面促进淋巴细胞增殖，使淋巴细胞对有丝分裂原 PHA 的反应显著提高。支链氨基酸（BCAA）（亮氨酸、缬氨酸、异亮氨酸）在机体蛋白质合成和分解中发挥重要调节作用。补充 BCAA 可减少肌肉蛋白和肝脏等内脏蛋白的分解，促进蛋白合成，纠正负氮平衡。增加亮氨酸，限制缬氨酸可以抑制肿瘤细胞的增殖，提高其对化疗药物的敏感性，降低化疗所引起的不良反应。

4. 脂肪代谢 体脂丢失是癌性恶病质的主要特征之一，表现为血浆游离脂肪酸和甘油浓度增加、三头肌皮褶厚度测量值下降。恶性肿瘤患者肿瘤坏死因子增高，可增加内源性脂肪水解，抑制脂蛋白脂酶活性，脂肪酸氧化率下降，从而导致高脂血症。体外和体内研究均表明亚油酸是肿瘤生长的刺激因子。

5. 维生素缺乏 流行病学调查表明，多数肿瘤患者出现叶酸、维生素 A 和维生素 C 缺乏，其原因包括摄入量不足、体内消耗增加和肿瘤治疗的影响等。

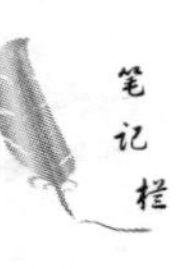

6. 水和无机盐变化 肿瘤患者常出现水和电解质代谢失衡，如低钠血症和高钙血症，血硒和血

锌水平也会下降。高钙血症是肿瘤患者最常见的内分泌方面的并发症，尤其是肺癌、乳腺癌、多发性骨髓瘤，过度骨吸收是高钙血症发生的重要原因。

（二）抗肿瘤治疗对患者营养状况的影响

临床上治疗肿瘤的主要手段有手术、化疗、放疗和生物治疗等多种综合性方法，每一种疗法对患者营养状况都会产生影响。

1. 手术治疗的影响　手术是常用的一种治疗肿瘤的方法，肿瘤根治手术创伤大、失血多，术后机体多处于严重应激状态，体内促分解代谢激素分泌增多，同时体内出现胰岛素抵抗现象，葡萄糖的利用障碍；蛋白质分解代谢增强，骨骼肌蛋白质丢失严重，支链氨基酸大量消耗，血支链氨基酸下降，机体出现负氮平衡。消化道肿瘤患者手术后直接影响营养素的摄入和吸收，进一步加重患者的营养代谢紊乱。

2. 化疗的影响　化疗药物抗肿瘤的作用机制包括影响核酸代谢，直接破坏 DNA 的结构功能与复制，抑制 mRNA 的转录和翻译，破坏生物膜，阻断细胞信号传导和增殖调控等。增殖更新快的正常组织细胞（如骨髓和消化道黏膜上皮细胞）对化疗药物非常敏感，容易出现炎症、溃疡；同时，化疗药物还可刺激化学感受器的触发区，引起恶心、呕吐，严重影响患者对营养素的摄入和吸收，加重营养不良的发生。

3. 放疗的影响　放疗抗肿瘤的作用机制主要是通过放射线作用于生物体产生次级电子引起电离直接损伤 DNA 分子，或通过射线与生物组织内水分子的作用产生自由基损伤 DNA 分子，当损伤超出细胞的修复能力时即导致细胞死亡和组织破坏。颌面部或咽部的肿瘤，放疗反应较重，可引起口腔、咽喉、食管等处的放射性炎症，临床上放疗后数小时内患者就出现厌食、恶心、呕吐、腹泻。由于放疗对机体组织细胞的影响，导致机体分解代谢增加、合成代谢障碍。

（三）膳食与肿瘤预防

世界癌症研究基金会和美国癌症研究所专家小组提出了膳食建议，专家们预测，通过合理膳食、经常运动和保持正常体重，能使全球的恶性肿瘤发病率减少 30% ～ 40%。

1. 维持理想体重　高热能可导致体重过重或肥胖，而肥胖与大肠癌、乳腺癌、肝癌、胆囊癌、子宫癌等有一定关系。动物实验证明长期适当限制热量可减少多种肿瘤的发生；并使自发性肿瘤的潜伏期延长，肿瘤的数目减少，还可抑制移植性肿瘤的成活与生长速度，控制热量主要是限制饮食中的碳水化合物和脂肪，避免体重过低或超重。经常参加体力活动，有助于减少某些癌症尤其是结肠癌的危险。

2. 食物多样　每日食物包括蔬菜、水果、豆类和粗加工的富含淀粉的主食，以营养搭配适宜的植物性食品为主。

3. 以植物性食物为主　每日吃适量的谷类、豆类、根茎类食物，多吃蔬菜、水果，每天保持 3 ～ 5 种蔬菜，2 ～ 4 种水果，特别注意摄入富含维生素 A 原的深黄绿色蔬菜和富含维生素 C 的柑橘类水果。

4. 限制脂肪　动物性脂肪摄入量高，可增加大肠癌、乳腺癌、子宫内膜癌和前列腺癌的发生率和死亡率。*n*-6 系列的多不饱和脂肪酸如亚油酸可以促进乳腺癌的生长，而 *n*-3 系列的多不饱和脂肪酸如 EPA 和 DHA，对肿瘤生长有抑制作用。应限制油脂的摄入量，脂肪和油的能量不应超过摄入总能量的 30%。

5. 建议不饮酒　反对过度饮酒，孕妇、儿童、青少年不应喝酒。

6. 注意食物烹调方式　鱼、肉的烹调温度不宜太高，不吃烧焦的食物，少吃在明火上直接烧烤的鱼和肉及烟熏食品。少吃腌、熏制食物。

7. 防霉　不吃室温下存放过久的食物，因为这种食物易污染上霉菌毒素。

8. 蛋白质与氨基酸　膳食中蛋白质的含量与肿瘤发生的关系比较复杂，摄入蛋白质过低或过高都会促进肿瘤的发生。蛋白质摄入量较低时，易发生食管癌和胃癌；然而，膳食中蛋白质含量过高，尤其是动物性蛋白质摄入过高时，又会增加结肠癌、乳腺癌和胰腺癌的发病危险性。富含动物性蛋白质的食物常常富含脂肪和其他成分，所以也可能是高脂所致。应该限制动物性食物的摄入，如果吃肉，每日畜肉的摄取量应低于 100g。

笔记栏

9. 碳水化合物 膳食纤维增加肠内容物体积、结合和稀释肠道有害物质、减少致癌物与肠黏膜接触的机会、缩短致癌物在肠道停留的时间。此外，膳食纤维经发酵可产生丁酸盐等短链脂肪酸，具有抑制细胞增殖、促进分化和诱导凋亡的作用，所以富含膳食纤维的食物有预防结肠、直肠癌的作用。膳食中精制糖的摄入量与乳腺癌、大肠癌的死亡率呈正相关。

10. 维生素

（1）维生素 A：可抑制化学性致癌剂诱发的食管癌、胃癌、结肠癌、胰腺癌、膀胱癌、乳腺癌、肺癌等，主要是维生素 A 能增促进细胞分化，抑制 DNA 过度合成和基底细胞再生，提高机体对肿瘤的抵抗力。但是大型人群干预研究的结果出乎意料，荷兰、美国和芬兰对男性吸烟人群补充β胡萝卜素的干预试验，干预组肺癌的死亡率反而比对照组高 40%。进一步研究结果显示，吸烟时肺部吸入的氧气使得β胡萝卜素由抗氧化剂变为氧化剂，增加了自由基，使β胡萝卜素变为促癌剂。

（2）维生素 E：血清中维生素 E 水平的下降与食管癌和胃癌的危险性增加有关。维生素 E 是一种有效的抗氧化剂，作为自由基的清除剂保护生物膜上多不饱和脂肪酸不被氧化，起到抗癌作用。

（3）维生素 C：食管癌、胃癌高发区居民新鲜蔬菜和维生素 C 摄入量不足，补充维生素 C 能阻止食管上皮增生转化为癌。其抗癌作用机制为维生素 C 清除有害的氧自由基，对机体细胞起保护作用，抑制肿瘤细胞增殖和分裂，促进肿瘤细胞向正常细胞分化，可以阻止致癌物亚硝胺的合成。

（4）叶酸：饮食中叶酸的摄入量和血叶酸水平与结、直肠癌呈负相关，其机制可能是叶酸缺乏影响 DNA 的合成、修复和正常甲基化，而基因组低甲基化改变是原癌基因和生长因子等异常表达的重要机制。

11. 矿物质

（1）钙：钙和维生素 D 的摄入量与结直肠癌及乳腺癌的发病率呈负相关。其机制是钙与胆酸和脂肪酸结合，减少脱氧胆酸和胆石酸的形成，从而保护肠黏膜免受其害。

（2）硒：流行病学调查表明，硒的摄入量与机体许多部位肿瘤的死亡率呈负相关。硒是谷胱苷肽过氧化物酶的活性成分，特异性地催化还原型谷胱苷肽与过氧化物的还原反应，清除自由基；硒能增强体液免疫和细胞免疫功能；硒能调控某些肿瘤相关基因如 *p53*、NFκB 的表达，对肿瘤细胞有促进分化、抑制增殖的作用。

12. 植物化学物与肿瘤 植物活性物质（phytochemicals）是存在于植物中的除维生素以外的低分子量的生物活性物质。根据化学结构可分为类胡萝卜素、黄酮类、有机硫化物、萜类等。番茄红素是类胡萝卜素中最有效的自由基清除剂，能防止癌细胞的增殖，避免氧化损伤正常的细胞。黄酮类化合物是一类多酚化合物，广泛存在于洋葱、甘蓝、西蓝花、莴苣、茶叶、大豆等食物，具有较强的抗氧化作用能力，具有防癌抗癌的作用。植物中的硫化物主要包括烯丙基硫醚、异硫氰酸盐和二硫代硫酮。葱蒜类蔬菜包括大蒜、洋葱、韭菜、大葱、小葱等，其挥发油中的主要活性成分是烯丙基硫醚，能抑制二甲基肼诱发的大鼠肝肿瘤、肠腺瘤及结肠癌。十字花科蔬菜如卷心菜、甘蓝、西蓝花等含有丰富的异硫氰酸盐，能阻止化学致癌物的致癌作用，能抑制细胞色素 P450 介导的致癌物活化和促进谷胱苷肽转硫酶介导的解毒作用。食物中萜类化合物主要包括苎烯和皂苷，苎烯主要存在于柑橘的果皮精油中，对癌的启动、促进和进展阶段有抑制作用，黄豆和甘草中所含的皂苷具有清除自由基、抗病毒和抑癌作用。

（四）肿瘤患者营养需求

1. 能量 由于肿瘤患者的异常代谢和治疗活动导致热量额外消耗，补充热量应高于正常状态。无明显消耗、肿瘤局限的患者每日能量的需要量为 25 ～ 45kcal/kg，或者按照静息能量消耗的 110% ～ 130% 提供；已有明显消耗或肿瘤较大、明显扩散的患者每日能量需要量为 50 ～ 60kcal/kg，或者按照静息能量消耗值的 130% ～ 150% 提供。

2. 蛋白质 营养状况良好的肿瘤患者蛋白质每日需要量为 0.8 ～ 1.2g/kg；严重营养消耗的患者蛋白质每日需要量为 1.5 ～ 2.0g/kg。

3. 脂肪和碳水化合物 非蛋白热量中脂肪和碳水化合物的供给比例为 40 ∶ 60 或 50 ∶ 50，脂肪提供的能量占总能量的 15% ～ 30%，这样有利于补充必需脂肪酸，降低营养液的渗透压。输入葡萄糖的量和速率以使血糖不超过 11.1mmol/L 为宜。

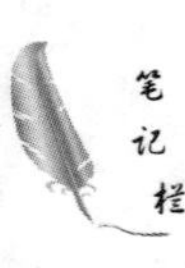

4. 维生素和矿物质 肿瘤患者常伴有维生素 A、维生素 C、叶酸等的缺乏，应注意适量补充。同时应根据血液生化指标，适量补充矿物质，使血清电解质维持在正常范围。

5. 水 应根据出入量记录，按照“量出为入”和“按缺补入”两个原则，使每日尿量维持在 1000 ～ 1500ml。

6. 免疫营养物质 通过使用一些特异性免疫营养物质，既可以改善肿瘤患者的营养，又可以提高机体免疫功能，诱导肿瘤细胞凋亡，与化疗药物具有一定的协同作用。目前研究及应用较多的免疫营养物质有：谷氨酰胺、精氨酸、核苷酸及 *n*-3 脂肪酸等。

（五）膳食营养支持原则

早期的研究表明，约有 20% 的肿瘤患者直接死亡原因是营养不良。营养状况良好的肿瘤患者的生存率明显高于营养不良患者。因此，营养治疗应是癌症患者治疗方案中不可缺少的一部分。肿瘤患者营养治疗的目的主要不是治愈癌症，而是纠正和改善营养状况，提供营养代谢底物以维持细胞正常代谢的需要，增强免疫功能，提高机体的抵抗力。通过调整患者的营养状况，提高患者对肿瘤治疗的耐受性，减少肿瘤治疗所引起的毒副作用，维持良好的生活质量。

1. 恶性肿瘤患者必须进行正规的营养评价 通过筛选及评估，及时发现已有营养不良和存在发生营养不良危险的患者，以便制订营养支持方案，同时通过不断评估，可以评价营养支持治疗的效果。

2. 当胃肠功能良好并且可以安全使用时，应优先选择肠内营养支持途径。

3. 对有重度营养不良的肿瘤患者，在手术前 7 ～ 14 天实施营养支持有明显的治疗效果。

4. 营养支持不应作为接受化疗或放疗的肿瘤患者的常规辅助措施。营养良好或仅有轻度营养不良，并预期自然饮食足够的肿瘤患者在手术、化疗或放疗时无须特殊营养支持。

5. 终末期肿瘤患者通常不推荐使用营养支持作为姑息性治疗。

（郭怀兰）

第十二章　职业环境与健康

第十二章 PPT

第一节　职业性有害因素与职业性病损害

一、职业性有害因素

> **知识点 12-1**
> 1. 职业性有害因素的定义。
> 2. 职业性有害因素分类。

职业性有害因素（occupational hazards）是指在生产环境中存在的各种可能危害职业人群健康和影响劳动能力的不良因素。它包括生产过程中产生的有害因素、劳动过程中产生的有害因素和生产环境中的有害因素等。

（一）生产过程中产生的有害因素

1. 化学因素　是指生产中接触的原料、中间产品、成品及生产过程中排放的工业三废（废气、废水及废渣），以粉尘、烟尘、雾、蒸气或气体的形态散布于车间空气中，主要经呼吸道和皮肤进入体内，生产性毒物经消化道进入人体而引起中毒者较为少见，常由于毒物污染食品或吸烟等所致。主要分为：①有毒物质，如铅、汞、苯、一氧化碳和有机磷农药等；②生产性粉尘，如矽尘、煤尘及有机粉尘等。

2. 物理因素　是生产环境中的构成要素。不良物理因素包括异常气象条件（如高温、高湿、低温、高气压和低气压等）、噪声、振动、非电离辐射（可见光、紫外辐射、红外辐射及激光等）和电离辐射（X 射线和 γ 射线等）等。

3. 生物因素　是指生产原料和作业环境中存在的致病微生物或寄生虫，如炭疽杆菌、真菌孢子、森林脑炎病毒及生物病原物等，可能对作业人员产生职业性传染。

（二）劳动过程中的有害因素

劳动过程是指生产中劳动者为完成某项生产任务的各种操作的总和，主要涉及劳动强度、劳动组织及其方式等。这一过程产生影响健康的有害因素包括：

1. 劳动组织和制度不合理。

2. 职业性精神紧张。

3. 劳动强度过大或生产定额不当。

4. 个别器官或系统过度紧张。

5. 长时间处于不良体位或使用不合理工具等。

（三）生产环境中的有害因素

生产环境是指劳动者操作、观察、管理生产活动所处的外环境，涉及作业场所建筑布局、卫生防护、安全条件和设施有关的因素。常见的生产环境中有害因素包括：

1. 自然环境中的因素，如炎热季节的太阳辐射、高原环境的低气压等。

2. 厂房建筑或布局不合理、不符合职业卫生标准，如通风不良、采光照明不足、有毒与无毒工段安排在一个车间等。

3. 由不合理生产过程或不当管理所致环境污染。

在实际生产场所和过程中，往往同时存在多种有害因素，对职业人群的健康产生联合作用，加剧了对劳动者的健康损害程度。

二、职业性损害

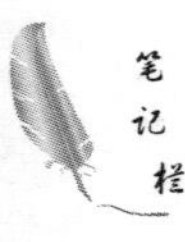

职业性损害（occupational impacts）是指职业性有害因素对接触者健康所造成的损害，主要包括职业病、工作有关疾病和职业性外伤，其程度可由轻微的健康影响到严重的损害，甚至导致伤残

或死亡。

（一）职业病

职业病（occupational disease）是指职业性有害因素作用于人体的强度与时间超过一定限度，人体不能代偿其所造成的功能性或器质性病理改变，从而出现相应的临床征象，影响劳动能力。而 2017 年 11 月 5 日修订的《中华人民共和国职业病防治法》中，职业病是指企业、事业单位和个体经济组织等用人单位的劳动者在职业活动中，因接触粉尘、放射性物质和其他有毒、有害物质而引起的疾病。职业病的分类和目录由国务院卫生行政部门同国务院安全生产监督管理部门、劳动保障行政部门制定、调整并公布。

知识点 12-2

1. 职业性损害和职业病的定义。
2. 职业病的特点。
3. 职业病的诊断原则。

微课 12-1

从职业病的特点看，可以说职业病是一种人为的疾病，其发病率与患病率的高低反映着国家生产工艺技术、工程防护措施、个体防护意识、安全生产监督管理和医疗技术工作的水平，所以世界各国对职业病除医学的含义外，还赋予立法意义，即由国家规定为“法定职业病”（statutory occupational diseases），指由国家确认并经法定程序公布的职业病。根据《中华人民共和国职业病防治法》的规定，2013 年颁布的《职业病分类和目录》将职业病分为 10 类 132 种。包括：①职业性尘肺病 13 种及其他呼吸系统疾病 6 种；②职业性皮肤病 9 种；③职业性眼病 3 种；④职业性耳鼻喉口腔疾病 4 种；⑤职业性化学中毒 60 种；⑥物理因素所致职业病 7 种；⑦职业性放射性疾病 11 种；⑧职业性传染病 5 种；⑨职业性肿瘤 11 种；⑩其他职业病 3 种。

1. 职业病的特点

（1）病因明确。在控制职业性有害因素接触后可以控制或消除职业病的发生。

（2）病因大多数是可以检测的。通过对职业性有害因素的接触评估，评价工人的接触水平可明确其病因，并且在一定范围内存在剂量 – 反应关系。

（3）在接触同一因素的人群中常有一定的发病率，很少出现个别病例。

（4）早期诊断，及时处理，预后较好。

（5）大多数职业病尚缺乏特效治疗，应加强保护人群健康的预防措施。如矽肺患者的肺组织纤维化现在仍是不可逆转的，只有采用有效的防尘措施、依法实施卫生监督管理、加强个人防护和健康教育，才能减少、消除矽肺的发生发展。

2. 职业病的诊断

（1）职业史：是职业病诊断的重要前提。应详细询问患者的职业史，包括现职工种、工龄、接触职业性有害因素的种类、生产工艺、操作方法、防护措施；既往工作经历，包括部队服役史、再就业史、兼职史等，以初步判断患者接触职业性有害因素的可能性和严重程度。

（2）现场卫生学调查：是诊断职业病的重要依据。应进一步了解患者所在岗位的生产工艺过程、劳动过程、职业性有害因素的强度、预防措施；同一或相似接触条件下的其他作业人员有无类似发病情况等，判断患者在该条件下引起职业病的可能性。

（3）症状与体征：职业病的临床表现复杂多样。应注意其临床表现与所接触职业性有害因素的毒作用性质是否相符，职业病的程度与其接触强度是否相符，特别是症状、体征出现的时间顺序及与接触职业性有害因素的关系。

（4）实验室检查：对职业病的诊断具有重要意义。除一般检查项目外，还应该根据职业性有害因素的作用特点，有针对性地进行一些特殊项目检查，包括接触生物标志物、效应生物标志物和易感性生物标志物。临床资料可作为是否符合某种职业病临床表现的证据，可以据此鉴别、排除非职业性疾病。

上述各项诊断原则，要全面、综合分析，才能做出切合实际的诊断。

（二）工作有关疾病

工作有关疾病与职业病有所区别。职业病是指某一特异职业危害因素所致的疾病，具有立法意义；而工作有关疾病则指多因素相关的疾病，与工作有联系，但也见于非职业人群中，因而不是每

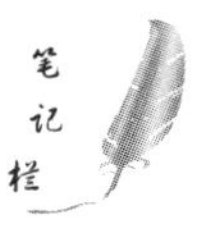

一病种和每一病例都必须具备该项职业史或接触史。一旦劳动者出现这一类疾病，随着职业接触，会使原有的疾病加剧、加速或复发，或者劳动能力明显减退。

具体来讲，工作有关疾病有三层含义：①职业因素是该病发生和发展的诸多因素之一，但不是唯一的病因，一般也不是直接病因；②职业因素影响了健康，促使潜在的疾病显露或加重已有疾病的病情；③通过改善工作条件，可使所患疾病得到控制或缓解。

工作有关疾病的范围比职业病更为广泛，故在基层卫生机构中，应将该类疾病列为控制和防范的重要内容，以保护和促进工人健康。

（三）工伤

主要指在工作时间和工作场所内，因工作原因由意外事故造成职业从事者的健康伤害。工伤可以造成缺勤及残废，严重的甚至导致死亡。导致工伤的主要原因有生产设备本身缺陷、防护设备缺乏或不全、劳动组织不合理或生产管理不善等；此外，还有个人因素、操作环境因素等。工伤性质的确定及伤残程度的评定由国家指定机构做出。

【案例 12-1】

某矿山开采厂建造数年，近来不断有职工反映劳动条件较差，希望有关部门给予关注。该市卫生监督部门携同专业人员对现场进行了调查。调查表明：该厂井下采矿有掘进、采矿、运输、充填等过程。工作现场未见抽风除尘设备和其他技术性防护措施；个人防护用品中只有不定期发放普通纱布口罩。通过健康检查和询问病史，并对资料进行了分析，了解到该厂工人存在尘肺、急性一氧化碳或硫化氢中毒、听力损害、夏季中暑、腰背痛、关节炎、滑囊炎、瓦斯爆炸伤亡、化脓性皮肤病、风湿性疾病、胃肠疾病、上呼吸道感染等职业性损害。

【问题】

1. 井下采矿过程可能存在哪些职业性有害因素？它们分属哪一类？

2. 对工人造成的职业性损害中哪些属于法定职业病？哪些属于工作有关疾病？

【案例 12-1 分析】

1. 矿山开采厂存在的主要职业性有害因素包括：化学性有害因素中的刺激性和窒息性气体及矿物性粉尘；物理性有害因素中的强噪声和高温高湿异常气象条件；劳动过程中的有害因素为长时间处于强迫体位等。

2. 该厂工人所患职业性损害中，尘肺、急性一氧化碳或硫化氢中毒、夏季中暑、听力损害属于法定职业病；腰背痛、关节炎、滑囊炎、化脓性皮肤病、风湿性疾病、胃肠疾病、上呼吸道感染属于工作有关疾病；瓦斯爆炸伤亡属于生产性外伤。

三、职业性损害的三级预防

职业病是可以预防的，针对职业病危害因素采取积极有效的预防和控制措施，可杜绝职业病的发生。职业病的综合预防工作，首先是医疗卫生服务和卫生行政监督管理，其次是支持科学研究、人力资源开发和健康教育，工作过程应该遵循医学的三级预防原则。

1. 第一级预防 又称病因预防或源头预防，从根本上消除或最大限度减少对职业性有害因素的接触，是职业病预防至关重要的环节。主要包括降低职业性有害因素的浓度或强度、加强个体防护、作业场所卫生监测、职工健康检查及加强职业卫生管理与健康教育等内容。

2. 第二级预防 是指当第一级预防没有完全达到要求时，针对职业人群采取的早期检查、早期诊断、早期治疗等补救预防措施，如根据不同情况每隔一定时间（半年、一年或两年）对职业人群进行定期健康检查，以早期发现及早期治疗，防止健康损害进一步发展。

3. 第三级预防 是指在患病后，给予积极治疗和促进康复的措施。第三级预防原则主要包括：①对已有健康损害的接触者调离原有工作岗位，并结合合理的治疗；②根据接触者受到健康损害的原因，对生产环境和工艺过程进行改进，既治疗患者，又加强第一级预防；③促进患者康复，预防并发症的发生和发展。

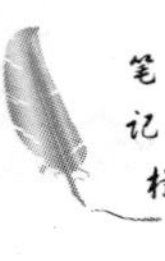

（周晓蓉）

第二节 生产性毒物与职业中毒

一、概 述

> **知识点 12-3**
> 1. 生产性毒物、职业中毒定义。
> 2. 毒物对机体作用影响因素。
> 3. 职业中毒的诊断。
> 4. 职业中毒的预防。

生产性毒物（productive toxicant）是指在生产过程中产生的，存在于工作环境中的毒物。劳动者在生产劳动过程中由于接触生产性毒物而引起的中毒称为职业中毒（occupational poisoning）。生产性毒物是最重要的一类职业性有害因素，接触机会十分广泛，职业中毒是一类常见的职业病。

（一）生产性毒物的来源与存在形态

生产性毒物主要来源于工业生产的原料、辅助材料，生产过程中的中间产物、半成品、成品、副产品或废弃物。特别是在化工行业的生产过程中，化工原料的运输、包装、储存过程中的泄漏、使用过程中的散失及三废的排放等都是生产性毒物的主要来源。

生产性毒物主要以固态、液态、气态或气溶胶的形式存在于生产环境中。气态毒物指常温、常压下呈气态的物质，如氯气、氨气、一氧化碳、二氧化碳和硫化氢；蒸气指固体的升华或液体的蒸发或挥发而形成的气体，前者如磷蒸气，后者如苯蒸气；雾指悬浮于空气中的液体微粒，蒸气冷凝或液体喷洒可形成雾，如镀铬作业时可产生铬酸雾，喷洒农药或喷漆作业时可产生雾；烟指悬浮于空气中直径小于 0.1μm 的固体颗粒，金属熔融时产生的蒸气在空气中迅速冷凝、氧化可形成烟，如熔炼铅、铜时可产生铅烟、铜烟；粉尘指的是能较长时间悬浮在空气中，其粒子直径为 0.1 ～ 10μm 的固体微粒；飘浮在空气中的粉尘、烟和雾，统称为气溶胶（aerosol）。

了解生产性毒物的来源及存在状态，对于了解毒物进入人体的途径、评价毒物的毒作用、选择空气样品的采集、分析方法及制订相应防护策略等均有重要意义。

（二）生产性毒物的接触机会

生产性毒物主要存在于以下生产过程：原料的开采与提炼，加料与出料，成品的处理、包装及材料的加工、搬运和储藏等；在生产环节中，有许多因素可导致作业人员接触毒物，如化学管道的渗漏、化学物的包装或储存气态化学物钢瓶的泄漏，作业人员进入反应釜出料和清釜，无料输送管道或出料口发生堵塞，废料的处理和回收，化学物的采样、分析及设备保养、检修等。

另外，有些作业虽未应用有毒物质，但在一定条件下可接触到毒物，从而引起中毒。例如，在有机物堆积且通风不良的狭小场所（地窖、下水道、矿井下废巷及化粪池等）作业，可发生硫化氢中毒；塑料加热可接触到有毒的热裂解产物等。

（三）生产性毒物进入人体的途径

由于毒物以气态、烟雾、粉尘等形式污染空气较多见，故进入人体的途径以呼吸道最为重要，皮肤次之，消化道极少见。

1. 呼吸道 呈气体、蒸气和气溶胶形态的毒物都可以经呼吸道进入人体。因经呼吸道吸收的毒物，不经过肝脏的转化、解毒过程直接进入血液循环，故其毒作用发生较快。气态毒物经呼吸道吸收受许多因素的影响：首先，与毒物在空气中的浓度或分压有关，浓度高，毒物在呼吸膜内外的分压差大，进入机体的速度就较快；其次，与毒物的分子量及其血 / 气分配系数有关，分配系数大的毒物易吸收。气态毒物进入呼吸道的深度取决于其水溶性，水溶性较大的毒物如氨气，在上呼吸道即可引发刺激症状，除非浓度较高，一般不易到达肺泡；水溶性较小的毒物如光气、氮氧化物等，因其对上呼吸道的刺激较小，故易进入呼吸道深部而被吸收，导致急性肺水肿。此外，劳动强度、肺通气量、肺血流量及生产环境的气象条件等因素也可影响毒物在呼吸道中的吸收。气溶胶状态的毒物在呼吸道的吸收主要受气道结构特点、粒子的形状、分散度、溶解度及呼吸系统的清除功能等多种因素的影响。

笔记栏

2. 皮肤 经皮肤吸收的毒物不经肝脏解毒或活化可直接进入大循环。有些毒物（如有机磷、苯胺、硝基苯等脂溶性液体）可通过完整皮肤吸收入血；有些毒物（汞、砷等无机盐类）与皮脂中脂肪酸结合，可以经毛囊、皮脂腺和汗腺吸收；有些气态毒物如氰化氢等可经皮肤吸收；皮肤有病损或遭腐蚀性毒物损伤时，原本难以经完整皮肤吸收的毒物也能进入。接触皮肤的部位和面积、毒物的浓度和黏稠度、生产环境的温度和湿度等均可影响毒物经皮吸收。高温、高湿的气象条件，因促使皮肤血管扩张，汗腺分泌活跃，毒物经皮吸收速度加快。

3. 消化道 在生产过程中，毒物经消化道摄入所致的职业中毒甚为少见，常见于事故性误服，不遵守卫生制度或不注意个人卫生（如在车间内进食、穿工作服回家进餐、饭前不洗手等），或因污染食物、饮水而进入消化道。

（四）毒物在体内的过程

1. 分布 毒物被吸收后，随血液循环分布到全身。不同的毒物在体内的分布是不均匀的，器官或组织的血流量和对毒物的亲和力是影响其分布的关键因素。最初，毒物分布于血流量较大的组织器官，随后逐渐转移至血液循环较差、组织亲和力较大的部位（靶组织或储存库）。

2. 生物转化 进入机体的毒物可直接作用于靶部位产生毒效应，并以原形排出。但多数毒物吸收后需经过生物转化过程，即在体内代谢酶的作用下，其化学结构发生一系列的改变，形成其衍生物及代谢产物的过程，亦称代谢转化。

毒物在体内的生物转化主要包括氧化、还原、水解和结合四类反应。毒物经生物转化将亲脂物质最终变成更具极性和水溶性的物质，有利于经尿或胆汁排出体外，同时也使其透过生物膜进入细胞的能力及与组织的亲和力减弱，从而消除或降低其生物效应。但是也有不少毒物在生物转化过程中毒性增强，或者由原来无毒物质变为有毒物质，如芳香胺、苯并（a）芘等。

3. 排出 毒物可以原形或其代谢物的形式从体内排出。排出的速率对其毒效应有较大影响，排出缓慢的毒物，其潜在的毒效应相对较大。毒物可经多种途径排出体外。

（1）肾脏：是毒物及其代谢物最主要的排泄途径。许多毒物均经肾脏排出，其排出速度除受肾小球滤过率、肾小管分泌及重吸收作用的影响外，还取决于毒物或其代谢物的分子量、脂溶性、极性和离子化程度。尿中毒物或代谢物的浓度常与血液中的浓度密切相关，所以测定尿中毒物或其代谢物水平，可间接衡量毒物的体内负荷情况，结合临床体征和其他检查，有助于诊断。

（2）呼吸道：气态毒物可以原形经呼吸道排出，排出的方式为被动扩散，排出的速率主要取决于肺泡呼吸膜内外气态毒物的分压差；通气量也影响其排出速度。

（3）消化道：肝脏是许多毒物的生物转化器官，其代谢产物可直接排入胆汁随粪便排出；有些毒物如铅、锰等，可由肝细胞分泌，经胆汁随粪便排出；有些毒物经胆汁排入肠道后可被再吸收，形成肠肝循环。

（4）其他途径：铅、汞、砷等毒物还可经毛发、唾液、乳汁和经血排出；有的还可通过胎盘屏障进入胎儿体内；苯的氨基和硝基化合物、汞、卤代烃等可有少量从皮脂腺和汗腺排出。毒物在排出时可损害排出器官和组织，如镉可引起肾脏近曲小管损害；汞可引发口腔炎。

4. 蓄积 是指进入机体的毒物或其代谢产物在接触间隔期内，如未能完全排出而逐渐在体内积累的现象。毒物的蓄积部位与其靶器官一致时易发生慢性中毒，如有机汞化合物主要蓄积于脑组织，可引起中枢神经系统损害；当毒物的蓄积部位并非其靶器官时，又称该毒物的“储存库”，如铅主要蓄积于骨骼内。储存库内的毒物处于相对无活性状态，在急性毒作用期对毒性危害起缓冲作用；但在某些条件下，如感染、服用酸性药物等，体内平衡状态被打破时，储存库内的毒物可释放入血液，有可能诱发或加重毒性反应，如慢性中毒的急性发作。

有些毒物代谢迅速，停止接触后体内含量很快降低，难以检出，但由于反复接触和损害效应的累积，仍可引起慢性中毒，而呈现功能蓄积。化学物的蓄积作用是慢性中毒的基础。有效地排出体内的毒物，防止或减少毒物的蓄积作用，是预防和减少职业性慢性中毒的重要措施。

（五）毒物对机体毒作用的影响因素

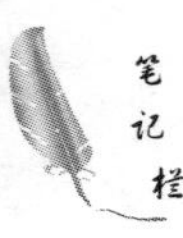

1. 化学结构 物质的化学结构决定其理化性质和参与各种化学反应的能力；而物质的理化性质、

化学活性又与其生物学活性和生物学作用密切相关，并在某种程度上决定其毒性。目前已了解一些毒物的化学结构与其毒性有关，如脂肪族直链饱和烃类化合物的麻醉作用，在 3 ～ 8 个碳原子范围内随碳原子数增加而增强；同一类有机化合物的饱和性影响毒性的大小，不饱和程度越高毒性越大；饱和烃化合物、氯、硝基或氨基取代氢原子越多，其毒性则越大。据此，可大致推测某些新化学物的毒性和毒作用特点。

毒物的理化性质对其进入途径和体内过程有重要影响。毒物的分散度越高，越易经呼吸道吸入，化学活性越大；毒物的挥发性越高，在空气中蒸气浓度越高，吸入中毒的危险性越大；毒物的溶解度也影响毒作用，氧化铅较硫化铅易溶解于血清，故其毒性大于后者；苯的脂溶性强，进入体内主要分布于含类脂质较多的骨髓及脑组织，因此，对造血系统和神经系统毒性较大。

2. 剂量、浓度和接触时间　不论毒物的毒性大小如何，都必须在体内达到一定量才会引起中毒。空气中毒物浓度高，接触时间长，若防护措施不力，则吸收进入体内的量大，容易发生中毒。因此，降低空气中毒物的浓度，缩短接触时间，减少毒物进入体内的量是预防职业中毒的重要环节。

3. 联合作用　生产环境中常有多种毒物和多种因素同时存在，对人体可能产生联合作用，其毒效应可表现为独立、相加、协同和拮抗作用。进行卫生学评价时应注意毒物和其他有害因素的相加和协同作用，以及生产性毒物与生活性毒物的联合作用。

4. 个体易感性　毒物对人体的毒作用有明显的个体差异，接触同一剂量的毒物，不同个体所出现的反应相差很大。造成这种差异的个体因素很多，有年龄、性别、健康状况、生理状况、营养、内分泌功能、免疫状态及个体遗传特征等，其中遗传因素决定个体易感性。

5. 气象条件　生产场所的气温、气湿、气流等气象条件直接影响毒物的挥发和分布、人体经皮肤及经呼吸道的吸收、机体对毒物作用的反应等。

（六）职业中毒的临床

1. 临床类型　由于生产性毒物的毒性、接触浓度和时间、个体差异等因素的影响，职业中毒可表现为三种临床类型。

（1）急性中毒：指毒物一次或短时间（几分钟至数小时）内大量吸收进入人体而引起的中毒。如急性苯中毒、氯气中毒等。

（2）慢性中毒：指毒物少量长期吸收进入人体而引起的中毒，如慢性铅中毒、锰中毒等。

（3）亚急性中毒：发病情况介于急性和慢性之间，称亚急性中毒，如亚急性铅中毒。但无截然清晰的发病时间界限。

此外，脱离接触毒物一定时间后，才呈现中毒临床病变，称迟发型中毒（delayed poisoning），如锰中毒等。毒物或其代谢产物在体内负荷量超过正常范围，但无该毒物所致临床表现，呈亚临床状态，则称为毒物的吸收，如铅吸收。

2. 主要临床表现　由于毒物本身的毒性、毒作用特点及接触剂量等各不相同，职业中毒的临床表现多种多样，可累及全身各个系统，出现多脏器损害。充分掌握职业中毒的这些临床特点，有助于职业中毒的正确诊断和治疗。

（1）神经系统：许多毒物可选择性损害神经系统。引起职业性神经系统损害的常见毒物有金属、类金属及其化合物、窒息性气体、有机溶剂和农药等。慢性轻度中毒早期多有类神经症，甚至精神障碍，脱离接触后可逐渐恢复。有些毒物如铅、正己烷、有机磷等还可引起神经髓鞘和轴索变性，损害运动神经的神经肌肉接点，从而产生感觉和运动神经损害的周围性神经病变。一氧化碳、锰等中毒可损伤锥体外系，出现肌张力增高、震颤麻痹等症状。严重中毒时可引起中毒性脑病和脑水肿。

（2）呼吸系统：呼吸系统是毒物进入机体的主要途径，最容易遭受气态毒物的损害。引起呼吸系统损害的生产性毒物主要是刺激性气体和致敏物，如氯气、氮氧化物、二氧化硫和硫酸二甲酯等。刺激性气体可引起咽炎、喉炎、气管炎及支气管炎等呼吸道病变，严重时可产生化学性肺炎、化学性肺水肿及急性呼吸窘迫综合征（acute respiratory distress syndrome，ARDS）。吸入液态有机溶剂还可引起吸入性肺炎；有些毒物如二异氰酸甲苯酯可诱发过敏性哮喘，一次大量吸入可致窒息；一些毒物如砷、铬还可引起肺部肿瘤、肺部纤维化及肺气肿。

（3）血液系统：许多毒物对血液系统具有毒作用，可引起造血功能抑制、血细胞损害、血红

笔记栏

蛋白变性和出血凝血机制障碍等。如铅可引起低色素性贫血；砷化氢可引起急性溶血；苯的氨基、硝基化合物及亚硝酸盐可导致高铁血红蛋白血症；苯和三硝基甲苯抑制骨髓造血功能，可引起白细胞、血小板减少、再生障碍性贫血，甚至引起白血病；一氧化碳与血红蛋白结合，形成碳氧血红蛋白血症，可引起组织细胞缺氧窒息等。

（4）消化系统：消化系统参与毒物吸收、生物转化、排出和肠肝循环再吸收。因此，在职业中毒时消化系统常受侵犯。如接触汞、酸雾等可引起口腔炎；汞盐、三氧化二砷、有机磷农药急性中毒时可出现急性胃肠炎；四氯化碳、氯仿中毒可引起急性或慢性中毒性肝病。铅中毒、铊中毒时可出现腹绞痛；有的毒物还可引起氟斑牙、牙酸蚀病、牙龈色素沉着等。

（5）泌尿系统：肾脏是毒物最主要的排泄器官，也是许多化学物质的储存器官。引起泌尿系统损害的毒物很多，其临床表现大致可分为急性中毒性肾病、慢性中毒性肾病、泌尿系统肿瘤及其他中毒性泌尿系统疾病。

（6）循环系统：许多金属毒物和有机溶剂可直接损害心肌，如铊、四氯化碳等；镍通过影响心肌氧化与能量代谢，引起心功能降低、房室传导阻滞；某些氟烷烃如氟利昂可使心肌应激性增强，诱发心律失常，促发室性心动过速或引起心室颤动；亚硝酸盐可致血管扩张、血压下降；一氧化碳、二硫化碳与冠状动脉粥样硬化有关，使冠心病发病增加等。

（7）生殖系统：毒物对生殖系统的毒作用包括对接触者本人的生殖及其对子代发育过程的不良影响，即所谓“生殖毒性和发育毒性”。生殖毒性包括对接触者生殖器官、相关内分泌系统、性周期和性行为、生育力、妊娠结局、分娩过程等方面的影响；发育毒性则造成胎儿结构异常、发育迟缓、功能缺陷、甚至死亡等。如铅导致精子数量减少，畸形率增加、活动能力减弱等；对女性可导致月经先兆症状发生率增高、月经周期和经期异常、痛经及月经血量改变。

（8）皮肤：生产性毒物可对皮肤造成多种损害，如酸、碱、有机溶剂等引起接触性皮炎；沥青、煤焦油等所致光敏性皮炎；矿物油类、卤代芳烃化合物等所致职业性痤疮；煤焦油、石油等所致皮肤黑变病；铬的化合物、铍盐等所致职业性皮肤溃疡；沥青、焦油等所致职业性疣赘；有机溶剂、碱性物质等所致职业性角化过度和皲裂；砷、煤焦油等可引起职业性皮肤肿瘤。

（9）其他：毒物可引起多种眼部病变，如刺激性化学物可引起角膜、结膜炎；腐蚀性化合物可使角膜和结膜坏死、糜烂；三硝基甲苯、二硝基酚可致白内障；甲醇可致视神经炎、视网膜水肿、视神经萎缩，甚至失明等；有的毒物还可引起骨骼改变，如氟可引起氟骨症；氧化锌可引起金属烟尘热等。

3. 职业中毒的诊断 职业中毒的诊断具有很强的政策性和科学性，正确诊断涉及职工健康和国家劳动保护政策的贯彻执行。但在诊断职业中毒的具体操作过程中，尤其是某些慢性中毒，因缺乏特异的症状、体征及检测指标，不易确诊。所以，职业中毒的诊断应有充分的资料，包括职业史、现场职业卫生调查、相应的临床表现和必要的实验室检测，并排除非职业因素所致的类似疾病，综合分析，方能做出合理的诊断。

（1）职业史：是职业中毒诊断的重要前提。应详细询问患者的职业史，包括现职工种、工龄、接触毒物的种类、生产工艺、操作方法、防护措施及既往工作经历，以判断患者接触毒物的可能性与接触程度。

（2）职业卫生现场调查：是诊断职业中毒的重要参考依据。应深入作业现场，进一步了解患者所在岗位的生产工艺过程、劳动过程、空气中毒物的浓度、防护措施等，从而判断患者在该条件下，是否可能引起职业中毒。

（3）症状与体征：按临床表现来判断是否与所接触毒物的毒作用相符合。在询问和检查中，尤应注意各种症状发生的时间和顺序及与接触毒物的关系。一般来说，急性职业中毒因果关系较明确；慢性职业中毒的因果关系有时难以确立。诊断分析应注意其临床表现与所接触毒物的毒作用特点是否相符，中毒的程度与其接触强度是否相符，尤应注意各种症状体征发生的时间顺序及与接触生产性毒物的关系。

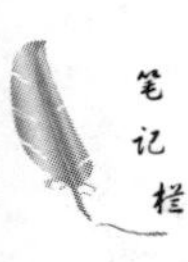

（4）实验室检查：对职业中毒的诊断具有重要意义，检查内容主要有两个方面：①接触指标：测定生物材料中毒物或其代谢产物是否超出正常值范围，如尿铅、血铅、尿酚、尿甲基马尿酸等；②效应指标：反映毒作用的指标，如铅中毒者检测尿δ-氨基-γ-酮戊酸（δ-ALA）；有机磷农药中

毒者检测血液胆碱酯酶活性等；可检查反映毒物所致组织器官病损的指标，如血、尿常规，肝、肾功能及其他相关指标。

上述各项诊断依据，要全面综合分析，才能做出切合实际的诊断。

4. 职业中毒的急救和治疗原则 职业中毒的治疗可分为病因治疗、对症治疗和支持治疗三类。病因治疗的目的是尽可能消除或减少致病因素，并针对毒物致病的机制进行处理；对症处理是缓解毒物引起的主要症状，促进机体功能恢复；支持疗法可改善患者的全身状况，促进康复。

（1）急性职业中毒

1）现场急救：立即将患者搬离中毒环境，尽快将其移至上风向或空气新鲜的场所，保持呼吸道通畅。若患者衣服、皮肤已被毒物污染，脱去污染的衣物，用清水彻底冲洗污染处皮肤（冬天宜用温水）；如是遇水可发生化学反应的物质，应先用干布抹去污染物后，再用水冲洗。在救治中应做好对中毒者保护心、肺、脑、眼等的现场急救措施。若发现呼吸和循环障碍时，应及时进行复苏急救，具体措施与内科急救原则相同。

2）阻止毒物继续吸收：患者到达医院后，如发现现场清洗不够彻底，应进一步清洗。对气体或蒸气吸入中毒者，可给予吸氧；经口中毒者，应立即采用引吐、洗胃、导泻等措施。

3）解毒和排毒：对中毒患者应尽早使用解毒、排毒药物，解除或减轻毒物对机体的损害。必要时，可用透析疗法或换血疗法清除体内毒物。

4）对症治疗：由于针对病因的特效解毒、排毒剂种类有限，因而对症治疗主要目的在于保护体内重要器官的功能，缓解病痛，促使患者早日康复，挽救患者的生命。其治疗原则与内科处理类同。

（2）慢性职业中毒：中毒患者应脱离毒物接触，运用特效解毒剂；针对慢性中毒常见症状对症治疗；适当的营养和休息。慢性中毒经治疗后，应对患者进行劳动能力和伤残程度鉴定，并作合理的工作安排。

（七）职业中毒的预防

职业中毒的预防应遵循“三级预防”原则，采取综合防控措施。由于其病因是职业环境中的生产性毒物，故必须从根本上消除、控制或尽可能减少毒物对职工的侵害。具体防控措施按其作用可分为以下几个方面。

1. 根除毒物 从生产工艺流程中消除有毒物质，可用无毒或低毒物质代替有毒或高毒物质。

2. 降低毒物浓度 减少人体接触毒物水平，以保证不对接触者产生明显健康危害是预防职业中毒的关键。其重点是使空气中毒物浓度降至职业卫生标准以下。

（1）技术革新：对生产有毒物质的作业，原则上应尽可能采取密闭生产，消除毒物逸散的条件。生产中应用先进的技术和工艺，尽可能采取遥控或程序控制，最大限度地减少操作者接触毒物的机会，如手工电焊改为自动电焊等。

（2）通风排毒：在有毒物质生产过程中如密闭不严，仍有毒物逸散作业环境中时，应采用局部通风排毒系统将毒物排出，毒物须经净化处理后方可排出，最好能回收综合利用。

3. 工艺、建筑布局 生产工序的布局不仅要满足生产上的需要，而且应符合职业卫生要求。有毒物逸散的作业，区域之间应区分隔离，以免产生叠加影响。在符合工艺设计的前提下，从毒性、浓度和接触人群等几方面考虑，应呈梯度分布。有害物质的发生源应布置在下风侧，如布置在同一建筑物内时，将发生有毒气体的生产工艺过程布置在建筑物的上层。对容易积存或易被吸附的毒物如汞，或易发生有毒粉尘飞扬的厂房，建筑物结构表面应符合有关卫生要求，防止沾积尘毒及二次飞扬。

4. 个体防护 个体防护是重要辅助措施。个体防护用品包括防护帽、防护眼镜、防护面罩、呼吸防护器、防护服、防护鞋和皮肤防护用品等。选择个人防护用品应注意其防护特性和效能。时常保持良好的维护，才能发挥效用。

在有毒物质作业场所，还应设置必要的卫生设施如盥洗设备、淋浴室、更衣室和个人专用衣箱。对能经皮吸收或局部作用危害大的毒物还应配备皮肤和眼睛的冲洗设施。

5. 安全卫生管理 管理制度不全、规章制度执行不严、设备维修不及时及违章操作等常是造成职业中毒的主要原因。因此，采取管理措施来消除可能引发职业中毒的危险因素是必要的。积极做

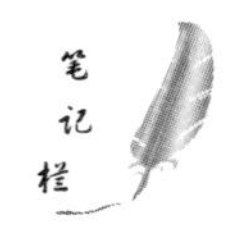

好管理部门和作业者职业卫生知识的宣传教育，使有毒作业人员充分享有职业中毒危害的“知情权”，企业及安全卫生管理者应尽“危害告知”义务，双方共同参与职业中毒危害的控制和预防。

6. 职业卫生服务 定期监测作业场所空气中毒物浓度，对接触有毒物质的职工实施上岗前和定期体格检查，排除职业禁忌证，及时发现、处理早期健康损害。

此外，对接触毒物的作业人员，合理实施有毒作业保健待遇制度。适当开展体育锻炼，以增强体质，提高机体抵抗力。

（周晓蓉）

微课 12-2

二、铅 中 毒

1. 理化特性 铅（lead，Pb）为灰白色重金属。原子量为 207.2，比重为 11.3，熔点为 327℃，沸点为 1740℃，加热至 400 ～ 500℃即有大量铅蒸气逸出，在空气中迅速氧化成氧化亚铅，并凝集成铅烟，随着熔铅温度的升高，可进一步生成氧化铅、三氧化二铅、四氧化三铅。除了铅氧化物外，常用的铅化合物还有碱式碳酸铅、铬酸铅、硅酸铅等，它们大多不溶于水，但可溶于酸。

2. 接触机会 职业性接触铅的行业主要有：①铅矿开采及冶炼；②蓄电池制造业；③交通运输业，如火车车轮轴承和挂瓦；④船舶修造业；⑤电力电子业，如电缆包铅、电子显像管制造。此外，还有颜料、油漆、陶瓷、橡胶、塑料、制药等行业。日常生活中接触铅的机会也很多，如饮铅壶和铅锡壶烫过的酒；滥用含铅的药物治疗慢性疾病；误食铅化合物污染的食物等。

3. 毒理 铅主要经呼吸道进入人体，其次是消化道。血液中的铅 90% 以上与红细胞结合，其余存在于血浆中。血浆中的铅由两部分组成，一部分是活性较大的可溶性铅，主要为磷酸氢铅（$PbHPO_4$）和甘油磷酸铅，另一部分是血浆蛋白结合铅。血液中的铅初期主要分布于肝、肾、脑、皮肤和骨骼肌中，数周后由软组织转移到骨，以难溶的磷酸铅［$Pb_3(PO_4)_2$］形式沉积下来。骨铅分为两部分，一部分处于较稳定状态，另一部分具有代谢活性，可迅速向血液和软组织中转移，骨铅与血液和软组织中的铅保持着动态平衡。高钙饮食有利于铅在骨内储存，而缺钙、感染、饥饿、饮酒、创伤、发热和服用酸性药物等造成体内酸碱平衡紊乱时，均可使骨铅向血液转移。体内的铅主要经肾脏由尿排出，少部分铅可通过粪便、唾液、毛发、汗液、乳汁和经血等排出。血铅还可以通过胎盘屏障，因此，孕妇和哺乳期妇女应及时脱离铅作业。

> **知识点 12-4**
> 铅中毒的临床表现、诊断及治疗。

4. 临床表现 工业生产中急性铅中毒已极为罕见，常见的是慢性铅中毒。早期表现为乏力、关节肌肉酸痛、胃肠道症状等，随着病情的进展可损害神经、消化、血液等系统。

（1）神经系统：主要表现为类神经症、周围神经病，严重者可出现中毒性脑病。类神经症是铅中毒早期和常见症状，主要表现为头痛、头晕、乏力、失眠、多梦及记忆力减退等，但亦有不少早期铅中毒患者上述症状并不明显。周围神经病可分为感觉型、运动型和混合型。感觉型表现为肢端麻木，四肢末端呈手套、袜套样感觉障碍；运动型先出现握力减退，进而伸肌无力和麻痹，甚至出现“腕下垂”“足下垂”。严重铅中毒可出现中毒性脑病，表现为头痛、恶心、呕吐、高热、烦躁、抽搐、嗜睡、精神障碍和昏迷等症状，在职业性铅中毒中已极其少见。

（2）消化系统：表现为口内金属味、食欲减退、恶心、腹胀、腹泻与便秘交替出现等。重者可出现腹绞痛，多为突然发作，常在脐周围，亦可在上下腹部，呈持续性绞痛，阵发性加剧。发作时患者面色苍白、烦躁不安、出冷汗，可伴有呕吐、血压升高和眼底动脉痉挛。检查时腹部常平软或腹壁稍紧张，按压腹部疼痛稍感缓解，无固定压痛点，无明显反跳痛，肠鸣音可减弱、正常或阵发性增强。口腔卫生差者可在齿龈边缘见到约 1 毫米蓝灰色线，称为铅线（lead line）。

（3）血液系统：可出现轻度贫血，多呈低色素正常细胞型贫血，亦有小细胞型贫血。外周血可见网织红细胞、点彩红细胞和碱粒红细胞增多。

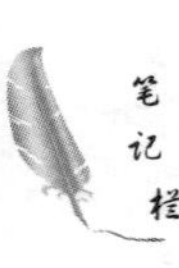

笔记栏

（4）其他系统：铅可以引起肾脏损害，使肾小球滤过率和内生肌酐的清除率降低，出现氨基酸尿、糖尿及低分子蛋白尿等。铅可以引起男性精子数目减少、活动能力降低和畸形率增加。女性对铅更为敏感，接触大量铅的女工可出现不育、流产、死胎、胎儿畸形等。

5. 诊断 职业性慢性铅中毒的诊断原则是根据确切的铅职业接触史，以神经、消化、造血系统损害为主的临床表现和有关实验室检查结果为主要依据，结合现场职业卫生学调查资料，进行综合分析，排除其他原因引起的类似疾病后，方可诊断具体参见《职业性慢性铅中毒的诊断》（GBZ 37—2015）。

6. 治疗

（1）驱铅治疗：①依地酸二钠钙（$CaNa_2$-EDTA），1g，静脉注射或加入 25% 葡萄糖液静脉滴注，每日一次，3 ～ 4 天为一个疗程，间隔 3 ～ 4 天重复用药，根据驱铅情况决定疗程。$CaNa_2$-EDTA 与体内的钙、锌等形成稳定的络合物而排出，可能导致血钙降低及其他元素排出过多，故长期用药可出现“过多综合征”，患者自觉疲劳、乏力、食欲不振等，要注意观察；②二巯基丁二酸钠（Na-DMS），1g，用生理盐水或 5% 葡萄糖液配制成 5% ～ 10% 浓度静脉注射，每日一次；③二巯基丁二酸胶囊（DMSA），可口服驱铅，副作用小，剂量为 0.5g，一日 3 次，连用 3 ～ 4 天，间隔 3 ～ 4 天，再进行下一个疗程的治疗。

（2）对症治疗：可根据病情给予支持疗法，铅绞痛发作时，可静脉注射葡萄糖酸钙或皮下注射阿托品，以缓解疼痛。

（3）一般治疗：适当休息、合理营养、补充维生素等。

7. 预防

（1）降低铅浓度：可采取以下措施：①加强工艺改革，使生产过程机械化、自动化、密闭化；②加强通风，设置吸尘排气罩，抽出烟尘需净化后再排出；③控制熔铅温度，减少铅蒸气逸出；④以无毒物或低毒物代替铅，如用激光或电脑排版代替铅字排版等。

（2）加强个人防护和卫生操作制度：铅作业工人应穿工作服，戴滤过式防尘、防烟口罩，严禁在车间内吸烟、进食；饭前洗手，下班后淋浴。坚持车间内湿式清扫制度，定期监测车间空气中铅浓度和设备检修；定期对工人进行体检，有铅吸收的工人应早期进行驱铅治疗；妊娠及哺乳期女工应暂时调离铅作业。

（3）职业禁忌证：凡患有贫血、神经系统器质性疾病、肝肾疾病、心血管器质性疾病等的工人，不能从事接触铅的作业。

【案例 12-2】

某男，50 岁，主诉“自 1993 年以来经常感到头痛、头晕、失眠、记忆力减退、乏力、关节酸痛、食欲缺乏，近两年上述症状加重，并出现经常性脐周、下腹部无固定的绞痛，用手压腹部可适当缓解”，遂入院治疗。入院体检：神志清楚，一般情况尚可，体温 37.2℃，脉搏 72 次 / 分，呼吸 20 次 / 分，血压 120/70mmHg，心肺（–）、肝脾不大，腹软，脐周有轻微压痛，无反跳痛，四肢触、痛觉未见异常，未出现病理反射，血尿常规正常；肝功能、心电图正常。

【问题】

1. 如果确定该患者的病因，还需要补充哪些材料？

2. 根据上述资料可以对该患者做出诊断吗？诊断的依据是什么？可以进行哪些实验室检查协助诊断？

【案例 12-2 分析】

1. 进一步追问职业史，了解到该患者于 1990 年在当地某印刷厂从事浇版工作。现场调查发现：工人在浇版时有一股蓝灰色的烟，熔铅锅上方有一 排毒罩，但经常不开，设备简陋，工艺落后，无防护设备。工人很少戴口罩、手套，也无工作服，下班后不洗澡、不换衣服。作业场所空气铅浓度为 $0.6mg/m^3$（MAC $0.05mg/m^3$）。同车间工人 9 人中有 6 人尿铅、尿丙氨酸高于正常值，其中 4 人有肢端麻木，一人有周围神经疾病。患者被疑为慢性铅中毒。

2. 为了协助诊断，补充一次性尿铅、24 小时尿铅和血铅实验室检查，可对该患者做出诊断。患者有长期的职业性铅接触史；现场调查表明：空气中铅尘浓度较高；临床表现：有明显的类神经症和铅绞痛表现；化验结果：一次性尿铅 1.43μmol/L，24 小时尿铅 2.67μmol/L，血铅 2.05μmol/L。符合职业性慢性中度铅中毒的特征。

（常雪莹）

笔记栏

微课 12-3

三、苯中毒

1. 理化特性 苯（benzene，C_6H_6）在常温下为无色透明具有特殊芳香气味的液体。沸点为80.1℃，极易挥发，蒸气比重为2.77，易沉积在车间空气的下方。易挥发、易燃、易爆；微溶于水，易溶于酒精、乙醚、氯仿、汽油、丙酮和二硫化碳等有机溶剂。

2. 接触机会 作为有机化学合成的原料，如制造苯乙烯、苯酚、合成橡胶等；作为溶剂、萃取剂和稀释剂，如用于油漆、喷漆、橡胶等；苯的制造，如煤焦油提炼、石油裂解重整或用乙炔人工合成；作为燃料，如工业汽油中苯的含量可高达10%甚至以上。

3. 毒理

（1）吸收、分布和代谢：苯在生产环境空气中以蒸气状态存在，主要经呼吸道进入人体，经皮肤吸收的很少，虽经消化道吸收完全，但没有实际意义。进入体内的苯主要分布在含类脂质较多的组织和器官中。一次吸入高浓度的苯，主要分布在大脑、血液与肾上腺中；中等量或少量长期吸入时以骨髓、脂肪和脑组织中含量较多。吸收进入人体的苯约50%以原形经呼吸道排出，约10%以原形储存在体内组织中，约40%在肝脏微粒体上的细胞色素P450作用下被氧化成环氧化苯，然后进一步羟化形成氢醌或邻苯二酚。环氧化苯不经酶作用可转化为酚，在环氧化物水化酶作用下则转化为二氢二醇苯，或被谷胱甘肽-S-环氧化物转移酶转化成谷胱甘肽结合物。二氢二醇苯可再转化为邻苯二酚，邻苯二酚再经氧化断环形成黏核酸，然后大部分再分解为水和二氧化碳，经肾和肺排出。酚类等代谢产物可与硫酸根或葡萄糖醛酸结合随尿排出，环氧化苯以及小量苯可直接与乙酰半胱氨酸结合成苯硫醇尿酸由肾脏排出。尿酚含量反映苯的吸收情况，应在工作时或下班后立即收集尿样检测，含量超过10mg/L时，提示为苯吸收。

（2）毒作用机制：急性毒作用主要表现为对中枢神经系统的麻醉作用，慢性毒作用主要表现为造血系统受损，但其毒作用机制尚不清楚。目前认为：①干扰细胞因子对骨髓造血干细胞的生长和分化的调节作用；②氢醌与纺锤体纤维蛋白共价结合，抑制细胞增殖；③苯的代谢产物可与DNA共价结合形成DNA加合物或通过氧化性损伤诱发突变或染色体的损伤，引起再生障碍性贫血或因骨髓增生不良，最终导致急性髓性白血病；④癌基因激活。近年来的研究认为，苯致急性骨髓性白血病可能与*ras*、*c-fos*、*c-myc*等癌基因的激活有关。

> **知识点 12-5**
> 1. 慢性苯中毒临床表现。
> 2. 苯中毒的诊断。

4. 临床表现

（1）急性中毒：短时间吸入大量苯蒸气可致急性苯中毒。主要表现为神经系统麻醉症状，轻者出现兴奋、欣快感、步态不稳，及头晕、头痛、恶心、呕吐、轻度意识模糊等；重者神志模糊加重，由浅昏迷进入深昏迷状态或出现抽搐；再严重者导致呼吸、心跳停止。实验室检查可见尿酚和血苯含量增高。

（2）慢性中毒：长期接触低浓度苯可引起慢性中毒，主要临床表现如下：

1）神经系统：早期多数患者出现头晕、头痛、记忆力减退、失眠、乏力等类神经症状；有的患者伴有自主神经功能紊乱，如心动过速或过缓，皮肤划痕反应阳性；个别病例有四肢末端麻木和痛觉减退。

2）造血系统：慢性苯中毒主要损害造血系统。轻度中毒者无自觉症状，但血常规检查可出现异常；重度中毒者常因感染发热，齿龈、鼻腔、黏膜与皮下常见出血，眼底视网膜出血。最早和最常见的血象异常表现是持续性白细胞计数减少，主要是中性粒细胞减少，白细胞分类中淋巴细胞相对值可增加到40%左右。血液涂片见白细胞有较多的毒性颗粒、空泡、破碎细胞等。电镜检查见血小板形态异常；中度中毒者可见红细胞计数偏低或减少；重度中毒者红细胞计数、血红蛋白、白细胞（主要是中性粒细胞）、血小板、网织细胞都明显减少，淋巴细胞百分比相对增高；严重中毒者骨髓造血系统明显受损，甚至出现再生障碍性贫血，骨髓增生异常综合征，少数可转化为白血病。

慢性苯中毒的骨髓象主要表现：①不同程度的细胞生成降低，前期细胞明显减少；轻者限于粒细胞系列，较重者累及巨核细胞，重者三个系列都减低，骨髓有核细胞计数明显减少，呈再生障碍性贫血表现；②形态异常，粒细胞见到毒性颗粒、空泡、核质疏松、核质发育不平衡，中性粒细胞

笔记栏

分叶过多、破碎细胞较多等；红细胞有嗜碱性颗粒、嗜碱红细胞、核质疏松、核质发育不平衡等；巨核细胞减少或消失，成堆血小板稀少；③分叶中性粒细胞由正常的 10% 增加到 20% ～ 30%，结合外周血液中性粒细胞减少，表明骨的释放功能障碍。此外，约有 15% 的中毒患者，一次骨髓检查呈不同程度的局灶性增生活跃。

苯可引起各种类型的白血病，国际癌症研究中心（International Aegncy for Research on Cancer，IARC）已确认苯为人类致癌物。

3）其他：经常接触苯时，手的皮肤可因脱脂而变得干燥甚至皲裂，严重者可出现湿疹样皮疹、脱脂性皮炎等。苯还可以损害生殖系统，接触苯女工月经血量增多、经期延长，自然流产率和胎儿畸形率增高。苯对免疫系统也有影响，接触苯工人血 IgG、IgA 明显降低。此外，接触苯工人染色体畸变率可明显增高。

5. 诊断　急性苯中毒的诊断是根据短期内吸入大量苯蒸气职业史，以意识障碍为主的临床表现，结合现场职业卫生学调查，参考实验室检测指标，进行综合分析，并排除其他疾病引起的中枢神经系统损伤，方可诊断。慢性苯中毒的诊断主要依据较长时期密切接触苯的职业史，以造血系统损害为主的临床表现，结合现场职业卫生学调查，参考实验室检测指标，进行综合分析，并排除其他原因引起的血象和骨髓象的改变，方可诊断。具体参见《职业性苯中毒的诊断》（GBZ 68—2013）。

6. 治疗原则

（1）治疗原则：① 急性中毒：应迅速将中毒患者移至空气新鲜处，立即脱去被苯污染的衣服，用肥皂水清洗被污染的皮肤，注意保暖。急救原则与内科相同，忌用肾上腺素。② 慢性中毒：无特殊解毒药，治疗根据造血系统损害所致血液疾病对症处理。

【案例 12-3】

张某，女性，35 岁，某皮鞋厂仓库保管员。因头痛、头昏、乏力、失眠、多梦、记忆力减退、月经过多、牙龈出血而入院。入院检查：神志清楚，呈贫血面容，皮肤黏膜无瘀点，体温 37℃，脉搏 80 次 / 分，呼吸 21 次 / 分，血压 110/65mmHg（14.7/8.7kPa），心肺（–），腹部平软，肝在肋下 1.5cm，血常规检查：白细胞计数 2.5×10^9/L，中性粒细胞 1.3×10^9/L，血小板 50×10^9/L，红细胞 3×10^{12}/L，血红蛋白 60g/L，尿常规检查（–）；肝肾功能检查正常。骨髓检查诊断为再生障碍性贫血。

【问题】

1. 如果怀疑该患者疾病与职业有关，应采取哪些步骤证实这种关系？
2. 慢性苯中毒的主要临床表现有哪些？
3. 本案例患者的诊断依据是什么？

【案例 12-3 分析】

1. 进一步询问职业史和现场调查了解到：

（1）患者自诉以往身体健康，从 1990 年开始担任仓库保管员工作，仓库中存有苯、甲苯、汽油、醋酸乙酯等化学品。

（2）现场测定空气中苯浓度最低为 120mg/m^3，最高达 360mg/m^3（苯的时间加权平均容许浓度为 6mg/m^3），是标准值的 20 ～ 60 倍。患者的办公室设在仓库内，无任何防护措施，室内无通风排毒装置。单位无在岗期间健康检查制度，未接受过职业卫生宣传教育。上岗前未进行健康检查。以上资料显示患者有明确的苯职业接触史，现场卫生学调查空气中苯浓度超标。

2. 慢性苯中毒的临床表现：神经系统、造血系统和其他症状（见前文临床表现）。

3. 本案例诊断依据：患者有明确的苯职业接触史，作业环境空气中苯浓度超标，临床表现符合慢性苯中毒特点，结合实验室检查结果，可诊断为职业性慢性重度苯中毒。

（常雪莹）

笔记栏

四、苯的氨基和硝基化合物中毒

苯及其同系物苯环上的氢原子被一个或几个氨基（$—NH_2$）、硝基（$—NO_2$）取代后，即形成苯的氨基和硝基化合物。常见的有苯胺、苯二胺、联苯胺、二硝基苯、三硝基甲苯、硝基氯苯等。苯胺和硝基苯为上述化合物的主要代表。

1. 理化性质 该类化合物大多是沸点高、挥发性低的固体或液体，难溶或不溶于水，易溶于脂肪和有机溶剂（醚类、醇类、氯仿等）。

2. 接触机会 苯的氨基和硝基化合物广泛应用于油漆、染料、炸药、塑料、橡胶、合成树脂等工业中。例如联苯胺是染料工业的重要中间体，主要用于制造偶氮染料和橡胶硬化剂；苯胺除应用于染料工业外，还广泛应用于橡胶促进剂、抗氧化剂、照相显影剂等。

知识点 12-6
苯的氨基硝基化合物毒作用特点。

3. 毒理 本类化合物大多能经皮吸收，在生产过程中直接或间接污染皮肤是引起中毒的主要原因。在生产条件下，该类化合物主要以粉尘或蒸气的形态存在于空气中，可经呼吸道和完整皮肤吸收，也可经消化道吸收，但职业卫生意义不大。进入体内经氧化还原代谢后，大部分最终代谢产物从肾脏随尿排出。该类化合物主要引起血液及肝、肾等损害，但由于各种衍生物的结构不同，其毒作用特点也有所不同。如苯胺形成高铁血红蛋白较快；硝基苯对神经系统作用明显；三硝基甲苯对肝脏和眼晶状体有明显损害。该类化合物主要有以下毒作用。

（1）血液系统损害

1）形成高铁血红蛋白：在正常生理情况下，红细胞内血红蛋白（Hb）中的铁离子呈亚铁（Fe^{2+}）状态，能与氧结合或分离。当 Hb 中的 Fe^{2+} 被氧化成高铁（Fe^{3+}）时，即形成高铁血红蛋白（MetHb），这种 Hb 不能与氧结合，还妨碍血红蛋白释氧功能，而加重组织缺氧。形成高铁血红蛋白的机制可分直接和间接两种，本类化合物大多数为间接作用，如苯胺和硝基苯在体内经代谢后，产生的苯基羟胺和苯醌亚胺为强氧化刑，具有很强的形成高铁血红蛋白的能力。亚硝酸盐、苯肼和苯醌等为直接作用。

2）形成硫血红蛋白：若每个血红蛋白中含一个或以上的硫原子，即为硫血红蛋白。正常情况下，硫血红蛋白占 0 ～ 2%。苯的氨基硝基类化合物大量吸收也可致血中硫血红蛋白升高。

3）溶血作用：苯的氨基硝基化合物引起高铁血红蛋白血症，机体可能因此消耗大量的还原性物质（包括 GSH、NADPH 等），后者为清除红细胞内氧化性产物和维持红细胞膜正常功能所必需的，故此类化合物可导致红细胞破裂，产生溶血。

4）形成变性珠蛋白小体：又名赫恩小体（Heinz body）。苯的氨基硝基化合物在体内经代谢转化产生的中间代谢物可直接作用于珠蛋白分子中的巯基（—SH），使珠蛋白变性，变性的珠蛋白常沉积在红细胞内。赫恩小体呈圆形，或椭圆形，直径 0.3 ～ 2μm，具有折光性，多为 1 ～ 2 个，位于细胞边缘或附着于红细胞膜上。

5）引起贫血：长期较高浓度的接触（如 2，4，6- 三硝基甲苯等）可能致贫血，出现点彩红细胞、网织红细胞增多，骨髓象显示增生不良且呈进行性发展，甚至出现再生障碍性贫血。

（2）肝脏、肾脏损害：有些苯的氨基硝基化合物如三硝基甲苯、硝基苯、二硝基苯等所致的肝损害最常见。肝脏病理改变主要为肝实质改变，早期出现脂肪变性，晚期可发展为肝硬化。严重的可发生急性、亚急性黄色肝萎缩。某些苯的氨基和硝基化合物本身及其代谢产物可直接作用于肾脏，引起肾实质性损害，出现肾小球及肾小管上皮细胞发生变性、坏死。中毒性肝损害或肾损害亦可由于大量红细胞破坏，血红蛋白及其分解产物沉积于肝脏或肾脏，而引起继发性肝或肾损害。

（3）神经系统损害：该类化合物多易溶于脂肪，在人体内易与含大量类脂质的神经细胞发生作用，引起神经系统的损害。重度中毒患者可有神经细胞脂肪变性，视神经区可受损害，发生视神经炎、视神经周围炎等。

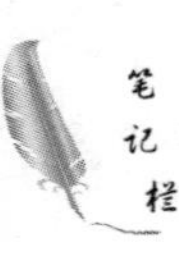

（4）皮肤损害和致敏作用：某些苯胺类化合物可引起接触性皮炎及过敏性皮炎，二氨基甲苯对皮肤有强烈刺激作用，对苯二胺接触者可发生支气管哮喘。

（5）眼晶状体损害：三硝基甲苯、二硝基酚、三硝基邻甲酚可致晶状体混浊，发展为白内障。

（6）其他损害作用：目前此类化合物中已公认能引起职业性膀胱癌的毒物为4-氨基联苯、联苯胺和β-萘胺等。

4. 诊断　我国现行职业性苯的氨基和硝基化合物急性中毒诊断标准：GBZ 69—2015。我国目前尚无统一的职业性苯的氨基和硝基化合物慢性中毒诊断标准。

5. 处理原则

（1）迅速脱离现场，清除皮肤污染，立即吸氧，严密观察。

（2）高铁血红蛋白血症用高渗葡萄糖、维生素C、小剂量亚甲蓝治疗。

（3）溶血性贫血主要采用对症和支持治疗，重点保持肝肾功能，碱化尿液，适量应用肾上腺糖皮质激素，严重者应输血治疗，必要时采用换血疗法或血液净化疗法。

（4）化学性膀胱炎主要应碱化尿液，适量用肾上腺糖皮质激素，防止继发感染，并可给予解痉剂及支持治疗。

（5）肝肾功能损害主要是对症处理，严重者可采用血液净化疗法。

6. 预防

（1）改革工艺，实现生产过程连续化、密闭化、自动化。

（2）定期检修、保养生产设备，防止生产中跑、冒、滴、漏现象产生。

（3）严格遵守操作规程和各项规章制度。

（4）加强通风排毒。

（5）定期进行环境监测，做好健康监护和个人防护：三硝基甲苯作业工人可用10%亚硫酸钾肥皂洗浴，该品遇TNT变成红色，将红色全部洗净，皮肤污染即除。也可用浸过9∶1酒精、氢氧化钠溶液的棉球擦手，如不出现黄色，则表示TNT污染已去除。

（6）做好就业前体检和定期体检工作：就业前发现血液病、肝病、内分泌紊乱、心血管疾病、严重皮肤病、红细胞葡萄糖-6-磷酸脱氢酶缺乏症、眼晶状体混浊或白内障患者，不能从事接触此类化合物的工作。每年定期体检一次，体检时，特别注意肝（包括肝功能）、血液系统及眼晶状体的检查。

（常雪莹）

五、刺激性气体中毒

（一）概述

刺激性气体（irritant gases）是指对眼、呼吸道黏膜和皮肤具有刺激作用，引起机体以急性炎症、肺水肿为主要病理改变的一类气态物质。此类气态物质多具有腐蚀性，生产中常因不遵守操作规程，容器或管道等设备被腐蚀，发生跑、冒、滴、漏等污染作业环境。常见的刺激性气体有氯、氨、氮氧化物、光气、氟化氢、二氧化硫和三氧化硫等。

1. 毒理　刺激性气体通常以局部损害为主，其特点是引起眼、呼吸道黏膜及皮肤不同程度的炎性病理反应，刺激作用过强时可引起喉头水肿、肺水肿及全身反应。病变程度主要取决于吸入的浓度、速率和作用时间；病变的部位与毒物水溶性有关，水溶性高的毒物接触到湿润的眼和上呼吸道黏膜局部，易在局部产生刺激作用，引起眼和上呼吸道炎症；而其作用部位与浓度有关，低浓度时只侵犯眼和上呼吸道，如氯、二氧化硫；而高浓度时则可侵犯全呼吸道。水溶性低的毒物，通过上呼吸道时溶解少，故对上呼吸道刺激性较小，但易进入呼吸道深部，对肺组织产生刺激和腐蚀，常引起化学性肺炎或肺水肿。

2. 临床表现

（1）急性刺激作用：吸入较高浓度刺激性气体引起眼和急性呼吸道刺激性炎症，如中毒性咽喉炎、气管炎、支气管炎和肺炎。吸入高浓度的刺激性气体可引起喉痉挛或水肿，严重者导致窒息死亡。

> **知识点12-7**
> 1. 刺激性气体定义。
> 2. 刺激性气体临床表现。
> 3. 中毒性肺水肿临床分期。

笔记栏

（2）中毒性肺水肿（toxic pulmonary edema）：吸入高浓度刺激性气体后所引起的肺泡内及肺间质过量的体液潴留为特征的病理过程，最终可导致急性呼吸衰竭，是刺激性气体所致的最严重的危害和职业病常见的急症之一。中毒性肺水肿的发生主要决定于刺激性气体的毒性、浓度、作用时间、水溶性及机体的应激能力。易引起肺水肿较常见的刺激性气体有光气、二氧化氮、氨、氯、臭氧、硫酸二甲酯、甲醛等。

刺激性气体引起的肺水肿，临床过程分为四期，①刺激期：吸入刺激性气体后表现为上呼吸道炎或合并支气管肺炎。在短时间内出现呛咳、气急、流涕、咽干、咽痛、胸闷、呼吸困难及全身症状，如头痛、头晕、乏力、恶心、呕吐等症状。②潜伏期（又称诱导期）：此期长短取决于毒物的毒性及浓度，一般为 2 ～ 6 小时。患者自觉症状减轻，病情相对稳定，但肺部病变仍在发展。潜伏期末出现轻度的气短、胸闷，肺部出现少许干性啰音，胸部 X 线片可见肺纹理增多、模糊不清等。此期临床表现虽不突出，但病情转归具有重要作用，须抓紧防止或减轻肺水肿发生。③肺水肿期：潜伏期之后，症状突然加重，出现剧烈咳嗽、胸闷气憋、烦躁不安、大汗淋漓、咳大量粉红色泡沫样痰。体检可见口唇、指端明显发绀、两肺满布湿性啰音、血压下降、血液浓缩、白细胞增加。心率剧增、可见低氧血症。胸部 X 线检查，早期为间质性肺水肿期，肺透光度降低、肺纹理增粗、紊乱和外延。随着肺水肿的形成和加重，两肺散在 1 ～ 10mm 大小不等的片絮状阴影，边缘不清，有时出现由肺门向两侧肺野呈放射状的蝴蝶形阴影。此期病情在 24h 内变化最剧烈，若控制不力，有可能进入急性呼吸窘迫综合征期。④恢复期：如无严重并发症，治疗得当，肺水肿一般在 3 ～ 4 天症状体征减轻，X 线片变化约在 1 周内消失，7 ～ 11 天基本恢复，多无后遗症。

（3）急性呼吸窘迫综合征（ARDS）：刺激性气体中毒、创伤、休克、烧伤、感染等心源性以外的各种肺内外致病因素所导致的急性、进行性呼吸窘迫、缺氧性呼吸衰竭。其临床可分为四个阶段：①原发疾病症状；②潜伏期病人原发病后 24 ～ 48 小时，出现呼吸急促，发绀；③出现呼吸窘迫，肺部有水泡音，胸部 X 线片有散在浸润阴影；④呼吸窘迫加重，出现意识障碍，胸部 X 线片有广泛毛玻璃样融合浸润阴影。以上过程大体与中毒性肺水肿相似，但其在疾病程度上更为严重，有明显的呼吸窘迫、低氧血症，呼吸频率＞ 28 次 / 分，胸部 X 线片显示两肺广泛多数呈融合的大片状密度均匀的阴影。

（4）慢性影响：长期接触低浓度刺激性气体可引起慢性结膜炎、鼻炎、咽炎、支气管炎、牙齿酸蚀症等，同时常伴有类神经征和消化系统等全身症状。

3. 诊断 依据 GBZ 73—2009，根据短期内接触较大量化学物的职业史，急性呼吸系统损伤的临床表现，结合血气分析和其他检查所见，参考现场劳动卫生学调查资料，综合分析，排除其他病因所致类似疾病后，方可诊断。

4. 治疗原则

（1）现场处理：立即脱离现场，注意保暖。用清水或中合剂彻底清洗眼部、皮肤污染灼伤处。出现刺激反应者应严密观察，并予以对症治疗，必要时给予预防性治疗药物。

（2）保持呼吸道通畅：尽早雾化吸入 4% 碳酸氢钠或 2% 硼酸或醋酸，以中和毒物；可适量加入抗生素、糖皮质激素、支气管解痉剂等。雾化吸入去泡沫剂 1% 二甲硅油，必要时施行气管切开术。

（3）合理使用氧疗：重视合理氧疗，维持水和电解质平衡，给予对症及支持治疗，并预防肺水肿和并发症。

（4）中毒性肺水肿的治疗：①迅速纠正缺氧，轻症可用鼻导管或鼻塞给氧，重症应用间歇正压给氧或应用呼气末正压通气疗法，呼气末压力宜在 0.5kPa（5cmH_2O）左右；②降低毛细血管通透性，改善微循环，应尽早、足量、短期使用肾上腺糖皮质激素；③保持呼吸道通畅，可吸入去泡沫剂二甲硅油；控制液体入量，纠正电解质失衡；④ ARDS 治疗原则大体与肺水肿相似，更应尽快改善缺氧，使用呼气末正压通气，早期、大量、短程、冲击使用糖皮质激素。

【案例 12-4】

某男，37 岁，在工厂储氨库卸氨时因连接管道老化，液氨压力过大而致管道爆裂，液氨大量泄漏，一时间吸入高浓度氨气中毒被送往医院救治。患者表现为胸闷、头晕、乏力等类神经症状，有不同程度的流泪、咽痛、声音嘶哑、咳嗽、咳痰等眼和上呼吸道刺激症状。入

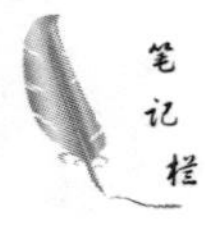

院后检查：肺部出现干、湿性啰音。胸部X线片显示肺纹理增多、紊乱，边缘存在模糊的散在的斑片状阴影。血气分析：呈现轻度至中度低氧血症。

【问题】

1. 如果要确诊急性刺激性气体中毒，还需要补充什么资料？
2. 吸入刺激性气体的临床表现有哪些？
3. 如何处理急性刺激性气体中毒？

【案例 12-4 分析】

1. 后经环保部门事故现场测定，氨气浓度范围为 37.3 ～ 74.7mg/m^3，均值为 56.0mg/m^3，超过国家规定的氨气最高容许浓度（30mg/m^3）。结合患者有明确的急性吸入高浓度氨气职业史；流泪、咽痛、声音嘶哑、咳嗽、咳痰等眼和上呼吸道刺激症状；肺部出现干、湿性啰音，肺纹理增多、紊乱，边缘模糊的散在的斑片状阴影，对照上述诊断标准，该患者可诊断为急性中度氨气中毒。

2. 临床表现

（1）急性刺激作用。

（2）中毒性肺水肿，临床过程分为四期：①刺激期；②潜伏期；③肺水肿期；④恢复期。

（3）急性呼吸窘迫综合征。

（4）慢性影响。

3. 主要处理措施包括现场处理，保持呼吸道通畅，合理氧疗，中毒性肺水肿治疗。（见前文“刺激性气体治疗”）

（二）氯气

1. 理化特性　氯气（chlorine，Cl_2）为黄绿色、具有异臭和强烈刺激性的气体。在高压液化为液态氯。分子量为 70.91，比重为 2.488，沸点为 -34.6℃，易溶于水和碱溶液及二硫化碳和四氯化碳等有机溶剂。氯溶于水可生成次氯酸和盐酸，次氯酸不稳定，又可分解为氯化氢和新生态氧。氯在高温条件下与一氧化碳作用，生成毒性更大的光气。

2. 接触机会　用于制造杀虫剂、漂白剂、消毒剂等；还用于制药、造纸、皮革、印染业以及塑料、合成纤维等。

3. 毒理　氯气吸入后即溶于呼吸道黏膜的水中生成盐酸和次氯酸。低浓度吸入主要引起上呼吸道黏膜损伤，高浓度吸入则损伤深部小气道和肺泡。氯气的损伤作用主要通过盐酸和次氯酸，尤其是后者可通过膜细胞，破坏其完整性、通透性及肺泡壁的气－血、气－液屏障，大量浆液渗透至组织，引起眼、呼吸道黏膜炎性水肿、充血、坏死，重者形成肺水肿。

4. 临床表现

（1）急性中毒：发病及病情变化较快，可立即出现眼及上呼吸道黏膜刺激症状，如畏光、流泪、咽痛、咳嗽等，然后出现剧烈咳嗽、胸闷、气急、呼吸困难或哮喘样发作等症状。有的伴有头晕、头痛、烦躁或恶心、呕吐、腹胀等症状。严重者出现肺水肿，表现为呼吸频率加快、口唇发绀、咳大量白色或粉红色泡沫痰。两肺可闻干、湿啰音或哮鸣音，X线片可见两肺纹理增粗、模糊或散在点状、网状、片状阴影。

（2）慢性作用：长期接触低浓度氯气可引起上呼吸道、眼结膜及皮肤刺激症状，慢性支气管炎、支气管哮喘、肺气肿等疾病的发病率增高，还可以出现神经衰弱症状和胃肠功能紊乱及牙齿酸蚀症等。

5. 诊断　职业性急性氯气中毒是在工作过程中，短期吸入较大量氯气所致的以急性呼吸系统损害为主的全身性疾病。诊断原则是根据短期内吸入较大量氯气后迅速发病，结合临床症状、体征、胸部X射线表现，参照现场劳动卫生学调查结果，综合分析，排除其他原因引起的呼吸系统疾病，方可诊断。诊断及分级标准依据 GBZ 65—2002。

（常雪莹）

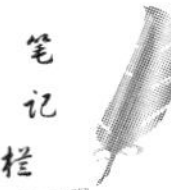

六、窒息性气体中毒

> **知识点 12-8**
> 1. 窒息性气体、单纯窒息性气体、化学窒息性气体、血液窒息性气体、细胞窒息性气体定义。
> 2. 一氧化碳中毒机制、临床表现。
> 3. 氰化氢中毒临床表现、治疗。

窒息性气体（asphyxiating gases）是指被机体吸入后，可使氧的供给、摄取、运输和利用发生障碍，使全身组织细胞得不到或不能利用氧，而导致组织细胞缺氧窒息的一类有害气体的总称。窒息性气体中毒表现为多系统受损害；但首先是神经系统受损并最为突出。

根据作用机制可将其分为两类：气体本身无毒，或毒性很低，或为惰性气体，但由于它们的存在使空气中氧的比例和含量明显降低，相应地进入呼吸道、血液和组织细胞的氧含量也降低，而导致机体缺氧、窒息的气体，称为单纯窒息性气体，如氮气、甲烷等。气体进入机体后可对血液或组织产生特殊化学作用，使血液对氧的运送、释放或组织利用氧的能力发生障碍，引起组织细胞缺氧窒息的气体，称为化学窒息性气体，如一氧化碳（carbon monoxide，CO）、硫化氢（H_2S，hydrogen sulfide）等。根据毒作用环节不同，化学窒息性气体又分为两类：①血液窒息性气体：阻止血红蛋白与氧结合，或妨碍血红蛋白向组织释放氧，影响血液运输氧气的能力，造成组织供氧障碍而窒息的气体。如一氧化碳、一氧化氮等；②细胞窒息性气体：主要抑制细胞内呼吸酶活性，阻碍细胞对氧的摄取和利用，发生细胞“内窒息”的气体。如硫化氢、氰化氢等。

（一）一氧化碳

1. 理化特性 一氧化碳为无色、无臭、无刺激性气体。分子量为28.01，密度为0.967g/L，沸点 –190℃，微溶于水，易溶于氨水。易燃易爆，与空气混合的爆炸极限为12.5% ～ 74%。

2. 接触机会 主要有炼焦、炼钢、炼铁、锻造等；化学工业用一氧化碳合成氨、丙酮、光气、甲醇、甲酸、甲醛等。用煤、重油或天然气制取生产氮肥等；工业高炉、煤气发生炉及建材业各种窑炉、焙烧炉等。

3. 毒理 CO吸收入血后，80% ～ 90% 与血红蛋白可逆性结合，形成碳氧血红蛋白（HbCO）。CO与血红蛋白的亲和力比氧与血红蛋白的亲和力大250 ～ 300倍，而解离速度HbCO比HbO_2慢3600倍，HbCO的存在还影响HbO_2的解离。此外，CO还可以直接引起细胞缺氧，并在中毒机制中起重要作用。因为血液中的CO 10% ～ 15% 与血管外的血红素蛋白（如肌红蛋白）、细胞色素氧化酶等结合。CO与细胞色素氧化酶结合后解离缓慢，影响氧从毛细血管向细胞内线粒体弥散，损害线粒体功能。特别是由于一氧化碳能与线粒体中细胞色素氧化酶a_3结合，可阻断电子传递链，延缓还原型烟酰胺嘌呤二核苷酸（NADH）氧化，抑制细胞呼吸。CO还可与肌红蛋白结合，影响氧从毛细血管向细胞线粒体弥散，损害线粒体功能；与线粒体细胞色素氧化酶a_3等结合，阻断电子传递链，抑制组织呼吸，导致细胞内窒息。

4. 临床表现

（1）急性中毒：轻度中毒以脑缺氧反应为主要表现，出现头痛、头晕、无力、恶心、呕吐、心悸、步态不稳等症状，有轻至中度意识障碍，但无昏迷。中度中毒在轻度中毒的基础上，出现面色潮红、多汗、脉快、口唇和皮肤黏膜呈樱桃红色、浅至中度昏迷。重度中毒因并发脑水肿，而进入深度昏迷或去大脑皮层状态。常见瞳孔缩小、对光反射迟钝、四肢肌张力增高、大小便失禁等。

（2）急性CO中毒迟发脑病：部分急性CO中毒患者意识障碍恢复后，经2 ～ 60天的“假愈期”，又出现严重的神经精神和意识障碍症状，称为急性CO中毒迟发脑病。

（3）慢性影响：一氧化碳是否可引起慢性中毒尚有争论。有些人认为，缺乏其引起慢性中毒的依据，接触者除有碳氧血红蛋白轻度增高外，很少有客观体征。也有些人认为，可出现神经系统和心血管系统损害。

5. 诊断 根据吸入较高浓度CO的接触史和急性发生的中枢神经损害的症状和体征，结合血中碳氧血红蛋白（HbCO）及时测定的结果，现场卫生学调查及空气中CO浓度测定资料，并排除其他病因后，可诊断为急性一氧化碳中毒。诊断标准见GBZ 23—2002。

6. 治疗原则　①迅速将患者移离现场至通风处，解开衣领，注意保暖，密切观察其意识状态；②及时急救与治疗，轻度中毒者可给予吸氧及对症治疗，中度和重度中毒者应积极给予常压口罩吸氧或高压氧治疗。重度中毒者视病情应给予消除脑水肿、维持呼吸循环功能、纠正酸中毒、促进脑血液循环等对症及支持治疗，并应加强护理、积极防治并发症；③迟发脑病者除高压氧治疗外，可用糖皮质激素、血管扩张剂或抗帕金森病药物及其他对症与支持治疗。

7. 预防　①生产过程密闭化，防止管道和阀门泄漏；②生产场所应加强通风，有条件应安装一氧化碳报警器；③加强宣传教育，普及防护知识，认真执行安全生产制度和操作规程；④加强个人防护，进入一氧化碳浓度较高的环境须戴供氧式防毒面具。

（二）氰化氢

1. 理化特性　氰化氢（hydrogen cyanide，HCN）分子量为 27.03，熔点为 –13.2℃，沸点为 25.7℃，常温常压下为无色透明液体，易蒸发，其蒸气略带杏仁样气味；氰化氢易溶于水，其水溶液称氢氰酸。氢氰酸可与醇、醚、苯、氯仿等互溶，易燃，空气中含量达 5.6% ～ 12.8%（V/V）时可引发爆炸。

2. 接触机会　主要有电镀业，如镀铜、镀镍等；冶金工业用氰化法富集铅锌矿石或提炼金、银等贵重金属；化学工业用氰化物作为合成丙烯氰纤维、丁腈橡胶等的原料；农业可用于熏蒸虫剂、灭鼠剂等。

3. 毒理　氰化氢主要经呼吸道吸入，高浓度蒸气和氢氰酸液体可经皮肤吸入。进入体内的氰化氢部分以原形经呼吸道排出，大部分在硫氰酸酶作用下，与含巯基的胱氨酸、半胱氨酸、谷胱甘肽等化合物结合形成硫氰酸盐随尿道排出，此过程可被硫氰酸氧化酶缓慢逆转，偶尔在解毒早期出现中毒症状复现。少部分转化为 CO_2 和 NH_3，还可生成氰钴胺参与维生素 B_{12} 的代谢。氰基可转化为甲酸盐，进一步参与一碳单位的代谢过程。氰化氢及其他氰化物的毒性，主要是在其体内解离出的氢离子所引起，氢离子可与构成体内许多酶类辅基的活性金属离子（如铁、铜、锌等）结合，直接导致酶失活。氢离子可抑制四十多种酶活性，特别是与线粒体内氧化型细胞色素氧化酶中的 Fe^{3+} 亲和力最强，抑制该酶活性，使细胞色素失去传递电子的能力，阻断呼吸链，使组织不能摄取和利用氧，造成“细胞内窒息”。氢离子还可以使含有巯基或硫的酶失活，而使其毒性增强。

4. 临床表现

（1）急性中毒：轻度中毒出现头痛、头晕、口唇及咽部麻木、心跳加快、皮肤和黏膜红润，可有恶心、呕吐。重度中毒除了上述症状外，由于缺氧加重，出现意识障碍，呼吸困难，血压下降、抽搐、昏迷、皮肤和黏膜呈鲜红色。吸入高浓度 HCN 时，可无任何先兆，引起呼吸、心搏骤停，在数分钟内发生电击型死亡。如剂量稍低，病程进展稍缓，临床经过大致可分为四期，①前驱期：呼出气有苦杏仁味，主要表现为眼及上呼吸道黏膜刺激症状，伴有全身症状；②呼吸困难期：皮肤黏膜呈樱桃红色，主要表现极度呼吸困难和节律失调，患者常有恐怖感，查体可见意识模糊、脉搏细弱、瞳孔散大、冷汗淋漓、反射减弱或消失；③惊厥期：患者意识丧失、出现强直性或阵发性抽搐、血压下降、呼吸浅而不规则、大小便失禁；④麻痹期：患者陷入深度昏迷，全身痉挛停止，各种反射完全消失，血压明显下降，呼吸浅慢而不规则，随时有可能停止。

（2）慢性影响：长期接触较低浓度氰化氢可出现眼和上呼吸道刺激症状，如结膜炎、鼻炎、咽炎，嗅觉及味觉异常或减退，还可见类神经征患病率增高和运动功能障碍。有不少文献报道可见引起甲状腺肿大。

5. 诊断　根据我国《职业性急性氰化物中毒诊断标准》（GBZ 209—2008）进行诊断。依据氰化物接触史，以中枢神经系统损害为主的临床表现，结合现场职业卫生学调查，排除其他类似疾病，综合分析，做出诊断。目前我国尚无氰化物慢性中毒的诊断标准，急性氰化物中毒诊断的相关指标对慢性氰化物中毒的诊断意义不大，因此，慢性中毒的诊断应谨慎。

6. 治疗原则

（1）现场急救：基本原则是立即脱离现场至空气新鲜处，快速实施治疗，尽早提供氧疗。脱去污染衣物，用清水或 5% 硫代硫酸钠清洗被污染的皮肤，静卧保暖；经消化道摄入者立即催吐，用 1 ∶ 5000 高锰酸钾或 5% 硫代硫酸钠溶液洗胃；眼部污染者立即用大量流动清水或生理盐水冲洗；皮肤灼伤用 0.01% 高锰酸钾冲洗。同时就地应用解毒剂。呼吸、心搏骤停者，按心脏复苏方案治疗。

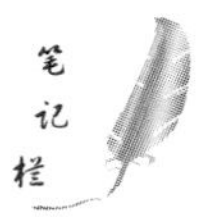

（2）应用解毒剂：常用亚硝酸钠－硫代硫酸钠疗法，即静脉缓慢注射（1～2ml/min）3%亚硝酸钠10ml，再用同一只针头缓慢注入（10ml/min）20%硫代硫酸钠75～100ml。亦可肌内注射10% 4-二甲基氨基苯酚（4-DMAP）2ml，如病情严重，可继续缓慢静脉注射50%硫代硫酸钠20ml，必要时1小时后再重复半量。4-DMAP比亚硝酸钠形成高铁血红蛋白的速度快，不引起血压下降，使用方便。

（3）对症治疗：细胞色素c、辅酶A、复合维生素B、维生素C等有辅助治疗作用。同时，应重视防治心力衰竭、肺水肿、脑水肿等并发症。

7. 预防 ①改革工艺，如采用无氰电镀等；②实现生产过程自动化、机械化、密闭化，加强设备维修保养，严防设备和管道发生跑、冒、滴、漏；③严格遵守安全操作规程和各项规章制度；④加强个人防护，检修设备或处理事故应戴供氧式防毒面具或新更换滤料的过滤式防毒面具；⑤含氰废水、废气经处理后方可排放；⑥储存氰化物的仓库应防潮、防热、防酸，以免引起其释放出大量气态氰化氢。

【案例12-5】

某男，31岁，为某化工厂电焊工。在丙酮氰醇车间对堵塞的管道进行切割时，不慎管内余存的氢氰酸逸出，患者由此而吸入氰化氢气体，致头晕、乏力，进而呼吸困难、意识丧失，皮肤黏膜呈樱桃红色，被送往当地医院进行抢救。查体：体温37.6℃，呼吸32次/分，脉搏137次/分，血压160/90mmHg（1mmHg = 4 kPa），神志不清呈浅昏迷状态，呼气中可闻到浓烈的苦杏仁味，口唇呈樱桃红色，双肺可闻及大量湿啰音。因有明确的氰化物接触史，医院当即拟诊为：氰化物中毒。

【问题】

1. 如要确诊职业性窒息性气体中毒，还需补充什么资料？
2. 急性氰化物气体中毒的临床表现是什么？
3. 如何治疗氰化物中毒？

【案例12-5分析】

1. 专业人员现场检测　氰化氢浓度测定结果为$5.2mg/m^3$、$60mg/m^3$，分别超过国家卫生标准的16.3倍、59倍。为确诊，患者入院后进一步完善实验室检查：动脉血酸碱度7.09，氧分压70mmHg，二氧化碳分压21mmHg，碳酸氢盐12.0mmol/L，总二氧化碳10mmol/L，氧饱和度89.0%，均低于范围参考值。其他血常规、尿常规、肝功能检查未见异常。

根据患者吸入氰化氢后立即出现症状、体征、实验室检查，现场氰化氢浓度测定最低值$5.2mg/m^3$。符合氰化氢中毒的特点。

2. 急性氰化物中毒临床表现　轻度中毒出现头痛、头晕、口唇及咽部麻木、心跳加快、皮肤和黏膜红润，可有恶心、呕吐。重度中毒除了上述症状外，由于缺氧加重，出现意识障碍，呼吸困难，血压下降、抽搐、昏迷、皮肤和黏膜呈鲜红色。吸入高浓度时，可无任何先兆，引起呼吸、心搏骤停，在数分钟内发生电击型死亡。

3. 氰化物中毒治疗　予亚硝酸钠和硫代硫酸钠治疗，同时吸氧、静脉滴注葡萄糖液、大剂量维生素C等支持疗法。

（周晓蓉）

七、农药中毒

农药是指用于预防、消灭或控制危害农业、林业的病、虫、草和其他有害生物及有目的的调节植物、昆虫生长的化学合成或者来源于生物、其他天然物质的一种物质或者几种物质的混合物及其制剂。按照用途可分为杀虫剂、杀菌剂、除草剂、植物生长调节剂、杀鼠剂；按化学结构可分为有机磷类、有机氯类、氨基甲酸酯类、拟除虫菊酯类、甲脒类、有机氟类等；近年来，由于害虫对许多农药产生了耐药性，使用者应用混配农药增多，故混合农药中毒人数有增长的趋势。

笔记栏

（一）有机磷酸酯类农药

有机磷酸酯类农药（organophosphorus pesticide）是我国目前生产和使用最多的一类农药，除单剂外，也是许多多元混剂的一个成分。我国每年农药中毒者中有机磷农药中毒约占 70% 以上。

1. 理化特性　有机磷农药纯品为白色结晶，工业品为淡黄色或棕色油状液体，多数有类似大蒜或韭菜的特殊臭味。有机磷农药的沸点很高（少数例外），比重多大于 1，一般挥发性较强，难溶于水，易溶于芳烃、乙醇、丙酮、氯仿等有机溶剂。

2. 毒理　有机磷农药可经呼吸道、消化道、皮肤和黏膜吸收。经呼吸道和消化道吸收较为迅速完全，经皮吸收是职业性中毒的主要途径。有机磷被机体吸收后，随血液及淋巴循环迅速分布到全身各器官组织，以肝脏含量最高，肾、肺、脾次之，大脑含量较低，具有氟、氰基团的有机磷透过血脑屏障的能力较强，还可通过胎盘屏障到达胎儿体内。有机磷农药在体内的生物转化主要有氧化和水解两种形式，一般氧化产物毒性增强，水解产物毒性降低。有机磷农药在人体内的代谢过程与其毒性有密切关系。一般来说，经代谢转化后其毒性降低，但也有部分品种进入体内先氧化后水解。有机磷农药在体内经代谢转化后排出很快，代谢产物主要经肾脏排出，少量的也可随粪便排出，有的品种由呼出气中微量排出。

有机磷农药毒作用的主要机制是抑制胆碱酯酶（cholinesterase，ChE）的活性，使之失去分解乙酰胆碱（acetylcholine，ACh）的能力，导致乙酰胆碱在体内的聚集，而产生相应的功能紊乱。

3. 临床表现

> **知识点 12-9**
> 1. 有机磷农药中毒机制。
> 2. 有机磷农药中毒临床表现、诊断及治疗。

（1）急性中毒：农药在生产和使用过程中发生的中毒多为急性中毒。经皮肤吸收中毒者潜伏期较长，可在 12 小时内发病，但多在 2 ～ 6 小时开始出现症状。呼吸道吸收中毒时潜伏期较短，通常发病越快，病情越重。中毒的症状体征可分为以下三类：

1）毒蕈碱样症状：早期出现：①腺体分泌亢进，口腔、鼻、气管、支气管、消化道等处腺体及汗腺分泌亢进，出现多汗、流涎、口鼻分泌物增多及肺水肿等；②平滑肌痉挛，气管、支气管、消化道及膀胱逼尿肌痉挛，出现呼吸困难、恶心、呕吐、腹痛、腹泻及大小便失禁等；③瞳孔缩小：因动眼神经末梢 ACh 堆积引起虹膜括约肌收缩使瞳孔缩小。重者瞳孔小如针尖；④心血管抑制，心动过缓、血压偏低及心律失常。

2）烟碱样症状：全身紧束感，动作不灵活、胸部压迫感，胸部、上肢和颈、面等部位肌束震颤，语言不清，心跳加速、血压升高，严重者可出现呼吸肌麻痹。

3）中枢神经系统症状：早期出现头晕、头痛、倦怠、乏力等，随后可出现烦躁不安、言语不清及不同程度的意识障碍。严重者可发生脑水肿，出现癫痫样抽搐、瞳孔不等大等，甚至呼吸中枢麻痹而死亡。

4）其他症状：严重者可出现许多并发症状，如中毒性肝病、急性坏死性胰腺炎、脑水肿等。

（2）慢性中毒：症状一般较轻，主要表现为类神经症，部分人出现毒蕈碱样症状，偶有瞳孔缩小和肌束震颤等。慢性中毒全血胆碱酯酶活性明显抑制，但症状与体征较轻，甚至全血胆碱酯酶活性降至 10% 以下，症状仍不明显。

（3）致敏作用和皮肤损害：有些有机磷农药有致敏作用，可引起支气管哮喘、过敏性皮炎等。

4. 诊断　参照《职业性急性有机磷杀虫剂中毒诊断标准》（GBZ 8—2002），根据短时间接触较大量有机磷杀虫剂的职业史，以自主神经、中枢神经和周围神经系统症状为主的临床表现，结合血液胆碱酯酶活性测定，参考作业环境的劳动卫生学调查资料，进行综合分析，排除其他类似疾病后，方可诊断。

5. 处理原则

（1）急性中毒处理原则

1）清除毒物：立即使患者脱离中毒现场，脱去污染的衣服，用肥皂水彻底清洗污染的部位；眼部污染用清水或 2% 碳酸氢钠溶液冲洗。

2）应用特效解毒剂：特效解毒剂有抗胆碱剂（阿托品）和胆碱酶复能剂（如氯磷定、解磷定）。

笔记栏

轻度中毒可单独给予阿托品，中度或重度中毒合用阿托品与胆碱酯酶复能剂，但应适当减量。用阿托品治疗急性中毒有机磷农药中毒的原则是早期、足量、重复给药，尽快达到阿托品化。当达到阿托品化或毒蕈碱样症状消失时酌情减量，延长用药间隔，并维持用药数日。

3）对症支持治疗：原则参见《内科学》。中度和重度中毒患者临床表现消失后应观察数天，以防病情突变。迟发性神经病的治疗同神经内科，可给予中西医对症和支持治疗及运动功能的康复训练。

4）劳动能力鉴定：①观察对象：应暂时调离有机磷作业 1 ～ 2 周，并复查全血胆碱酯酶活性，有症状者可适当对症处理；②急性中毒：治愈后3个月内不宜接触有机磷农药。有迟发性神经病变者，应调离有机磷农药的作业。

（2）慢性中毒处理原则：应脱离接触，积极治疗，主要采取对症处理和支持疗法。

【案例 12-6】

某农药厂从外地招收 20 名农民工，在未建立劳动者健康档案、未组织他们进行职业卫生培训、未安排职业健康检查的情况下，要求他们从事农药生产工作。农民工工作过程中未穿戴任何防护用品。结果有 6 名工人先后出现不同程度的头晕、头痛、恶心、呕吐、多汗、胸闷、视物模糊、精神恍惚、四肢无力等症状。后被送到医院治疗，给予阿托品、胆碱酯酶复能剂和对症治疗，病人症状明显减轻，出院。

【问题】

1. 引起农民工中毒的物质是什么？其进入人体的主要途径是什么？
2. 该毒物的中毒机制是什么？临床表现是什么？
3. 本案例如何进行治疗？

【案例 12-6 分析】

1. 该农药厂主要生产有机磷农药系列产品，车间面积仅有 $120m^2$，生产线为半自动流水作业。罐装和装瓶处地面散落的农药残液明显可见，并闻到刺鼻气味。农药生产过程中大部分工人未穿戴任何防护用品。车间内职业卫生管理制度内容不全，警示标识不醒目。通过对中毒事故现场调查、临床表现、实验室检查，结合监测结果进行综合分析，证实该事故为有机磷农药中毒事故，进入人体途径主要为呼吸道。

2. 有机磷农药毒作用的主要机制是抑制胆碱酯酶的活性，使之失去分解乙酰胆碱的能力，导致乙酰胆碱在体内的聚集，而产生相应的功能紊乱。

有机磷农药中毒临床表现：①急性中毒：毒蕈碱样症状；烟碱样症状；中枢神经系统症状；其他症状；②慢性中毒（见前文有机磷农药中毒临床表现）

3. 患者为急性轻度有机磷中毒，用阿托品治疗。

（二）氨基甲酸酯类农药

氨基甲酸酯类（carbamates）是继有机氯和有机磷酸酯类后发展起来的一类合成农药，具有速效、残留期短及对人畜毒性较低的特点。常用品种有西维因、呋喃丹、速灭威、混灭威、涕灭威、残杀威等。

1. 理化特性 大多数品种为白色结晶、无特殊气味、易溶于有机溶剂、难溶于水。熔点多在 50 ～ 150℃，对光、热及酸性物质稳定，遇碱易分解。

2. 毒理 不同品种的毒性存在明显差别，大部分品种经口属中等毒性，经皮属低毒类。该类农药可通过呼吸道、消化道、皮肤吸收，但多数品种经皮肤吸收缓慢、吸收量低。进入机体后，很快分布到全身组织和器官中，如肝、肾、脑、脂肪和肌肉等。这类农药生物转化的基本形式为水解、氧化和结合，由于其代谢迅速，一般在体内无蓄积。主要从尿排出，少量经肠道排出。该类农药急性毒作用机制是抑制体内的乙酰胆碱酯酶，与有机磷农药不同之处：①该类农药进入体内后大多不经代谢转化而直接抑制酶活性；②与乙酰胆碱酯酶的结合是可逆的；③多数品种对红细胞胆碱酯酶的亲和力明显大于血浆胆碱酯酶；④肟类复能剂可以影响氨基甲酰化胆碱酯酶复能。

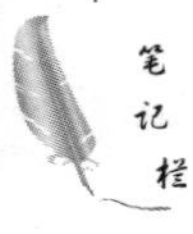

3. 临床表现 急性中毒以毒蕈碱样症状为主，临床表现与有机磷中毒相似，通常发病较急、病情较轻、病程较短、恢复较快。轻度中毒时有轻度的中枢神经和毒蕈碱样症状，有的病例可伴有肌

束震颤等烟碱样症状，但持续时间较短。中度中毒表现为癫痫、昏迷、肺水肿、脑水肿或呼吸衰竭等。该类农药无慢性中毒，有些品种，如杀灭威等可引起接触性皮炎。

4. 诊断 诊断及分级标准见《职业性急性氨基甲酸酯杀虫剂中毒诊断标准》（GBZ 52—2002）。

5. 治疗原则 迅速离开中毒现场，脱去污染的衣服，用肥皂和温水彻底清洗污染的皮肤、头发、指甲。轻度中毒者可不用特效解毒药物，必要时可口服或肌内注射阿托品，但不必阿托品化。重度中毒者依病情应用阿托品，并尽快达到阿托品化。一般认为单纯氨基甲酸酯杀虫剂中毒不宜用肟类复能剂，因其可增加氨基甲酸酯的毒性，并降低阿托品疗效。但目前的临床经验提示，适当使用肟类复能剂是有助于治疗的。

（三）拟除虫菊酯类农药

拟除虫菊酯类农药（synthetic pyrethriods）为人工合成的结构上类似天然除虫菊素的一类农药。在我国使用量仅次于有机磷农药，应用较广的有 20 多种，其中以溴氰菊酯、氰戊菊酯、氯氰菊酯和氯菊酯应用较多。此类农药除具杀虫作用外，还兼有杀螨、杀菌和抑制霉菌作用，并且杀虫谱广、药效高，对人畜毒性一般较低，在环境中残留时间短。

1. 理化特性 大多数品种为黄色或黄褐色黏稠状液体，少数为白色结晶如溴氰菊酯。大多难溶于水，易溶于甲苯、二甲苯及丙酮等有机溶剂。大多不易挥发，在酸性条件下稳定，遇碱易分解。

2. 毒理 本类农药可经呼吸道、皮肤及消化道吸收。在哺乳动物体内该类农药可被肝脏的酶水解及氧化。代谢产物若为酯类，一般以游离的形式随尿排出，若为酸类则主要以与葡萄糖醛酸结合物的形式由尿排出。拟除虫菊酯属于神经毒物，毒作用机制尚未完全阐明。

3. 临床表现

（1）急性中毒

1）皮肤和黏膜刺激症状：可出现流泪、畏光、眼痛、眼睑红肿、结膜充血水肿等。生产性中毒者约有半数人面部出现烧灼感、针刺感、蚁走感，少数患者皮肤出现红色丘疹，并伴有痒感。

2）全身症状：症状一般较轻，有头痛、头晕、乏力、恶心、呕吐等。较重者可出现呼吸困难、流涎、肌肉抽动，甚至阵发性抽搐及意识障碍。少数病例可伴有肺水肿，严重者可因呼吸、循环衰竭而死亡。

（2）变态反应：除接触性皮炎外，溴氰菊酯还可引起类似枯草热的症状，也可引起过敏性哮喘、肺炎等。

4. 诊断 根据短期内密切接触较大量拟除虫菊酯的历史，出现以神经系统兴奋性异常为主的临床表现，结合现场调查，进行综合分析，在排除其他有类似临床表现的疾病后，可以做出诊断。尿中拟除虫菊酯原型或代谢产物可作为接触指标。其诊断标准见 GBZ 43—2002。

5. 治疗原则 立即脱离中毒现场，皮肤污染者立即用肥皂水等碱性液体或清水彻底清洗，出现接触反应者应立即脱离接触，严密观察，必要时刻给予对症治疗。目前，急性中毒以对症治疗和支持疗法为主，如是与有机磷混配农药中毒，临床表现常以有机磷农药中毒为主，应先根据有机磷农药中毒的治疗原则处理，然后给予相应的对症治疗。

（周晓蓉）

第三节 生产性粉尘与职业性肺疾患

一、概 述

生产性粉尘（productive dust）是指能够较长时间漂浮于生产环境中的固体微粒，职业活动中长期吸入生产性矿物性粉尘并在肺内潴留而引起的以肺组织弥漫性纤维化为主的疾病，称为职业性尘肺病（occupational pneumoconiosis）。

> **知识点 12-10**
> 1. 生产性粉尘、尘肺的概念。
> 2. 生产性粉尘的理化特性及卫生学意义。
> 3. 粉尘分散度、AED 的定义。

（一）生产性粉尘的来源与分类

1. 生产性粉尘的来源 产生和存在生产性粉尘的行业和岗位众多，如矿山开采的凿岩、爆破、破碎、运输等；

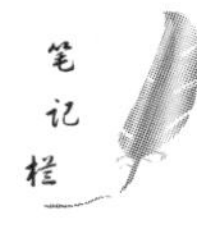

冶金和机械制造工业中矿石的粉碎、筛分、配料等；铸造行业中的喷砂、清砂，水泥、玻璃、陶瓷及耐火材料生产中的原料加工等。如果防尘措施不完善，均可产生大量粉尘。

2. 生产性粉尘的分类 按粉尘的性质可分为以下三大类：

（1）无机粉尘（inorganic dust）：包括矿物性粉尘如石英、石棉、滑石、煤等；金属性粉尘如铅、铁、锰、锌等及其化合物；人工无机粉尘如水泥、玻璃纤维、金刚砂等。

（2）有机粉尘（organic dust）：包括动物性粉尘如动物的皮毛、羽毛、角质等；植物性粉尘如棉、麻、谷物等；人工有机粉尘如有机染料、合成树脂、橡胶、人造有机纤维粉尘等。

（3）混合性粉尘（mixed dust）：在生产环境中，多数情况下以两种及两种以上粉尘混合存在，称为混合性粉尘。如煤工接触的煤矽尘、金属制品加工研磨时的金属和磨料粉尘、皮毛加工的皮毛和土壤粉尘等混合性粉尘。

（二）生产性粉尘的理化特性及其卫生学意义

1. 化学组成、浓度和暴露时间 粉尘的化学组成及其在生产环境中的浓度直接决定粉尘对人体的危害程度。如粉尘中含有游离二氧化硅的含量在 70% 以上，往往形成以结节为主的弥漫性纤维病变，游离二氧化硅含量越高，病变进展的速度越快，引起病变的程度越严重。粉尘的浓度愈高，暴露时间愈长，诱发疾病愈快，对机体的危害程度也严重。

2. 粉尘的分散度 分散度（dispersity）是指物质被粉碎的程度，以粉尘颗粒粒径大小（μm）的数量或质量百分比来表示。粒径较小的颗粒所占百分比越多，其分散度越高。粉尘分散度越高，其在空气中飘浮时间越长，沉降的速度越慢，被机体吸入的机会越大；同时，粉尘分散度越高，比表面积越大，越易参与理化反应，对人体的危害越大。不同种类的粉尘由于粉尘的密度和形状不同，同一粒径的粉尘在空气中的沉降速度不同，为了互相比较，引入空气动力学直径。

尘粒的空气动力学直径（aerodynamic equivalent diameter，AED）是指某一种类的粉尘粒子 a 不论几何形状、大小和密度如何，如果它在空气中与一种密度为 1 的球形粒子 b 的沉降速度相同时，则 b 的直径即可作为 a 的 AED。由于粉尘的粒子直径、比重、形状不同，粉尘在呼吸道中的阻留部位是不同的。一般认为，空气动力学直径小于 15μm 的粒子可进入呼吸道，称为可吸入性粉尘（inhalable dust），其中 10 ～ 15μm 的粒子主要沉积于上呼吸道；只有 5μm 以下的粒子可达呼吸道深部和肺泡，称为呼吸性粉尘（respirable dust）。粉尘只有在呼吸道深部沉积，才能对肺组织持续产生作用，引起肺部的严重损害。

3. 粉尘的硬度 粒径较大、外形不规则坚硬的尘粒可能引起呼吸道黏膜机械性损伤。进入肺泡的尘粒，由于质量小，肺泡环境湿润，并受肺泡表面活性物质影响，对肺泡的机械损伤作用可能并不明显。

4. 粉尘的溶解度 某些有毒粉尘可在上呼吸道溶解吸收，其溶解度越高，吸收速度越快，对人体的毒作用越大。相对无毒的粉尘如糖、面粉等，其溶解度越高，越容易吸收、排出，对人体的毒作用越低。石英粉尘等很难溶解，在体内持续产生危害作用。

5. 粉尘的荷电性 物质在粉碎过程和流动中相互摩擦或吸附空气中离子而带电。尘粒的荷电量除取决于其粒径大小、比重外，还与作业环境温度和湿度有关。一般认为，荷电粉尘易于在呼吸道中阻留。

6. 粉尘的爆炸性 可氧化的粉尘达到一定的浓度时（如煤尘 35g/m^3，淀粉、铝、硫黄 7g/m^3，糖 10.3g/m^3），一旦遇到明火、电火花和放电时，可发生爆炸。

（三）粉尘对人体健康的影响

人体对吸入的粉尘具有滤过、运送和吞噬等清除功能。鼻腔滤过功能为吸入粉尘总量的 30% ～ 50%。滞留在气管和支气管的粉尘颗粒，可由黏膜上皮的纤毛运动，伴随黏液而运送出去，通过咳嗽反射排出体外。在下呼吸道的粉尘被巨噬细胞吞噬，直径小的尘粒 80% 是通过巨噬细胞作用而清除的。进入和沉积在肺内的尘粒，只是吸入粉尘量的 2% ～ 3%。人体虽有良好的防御和清除功能，但若长期吸入高浓度粉尘，也可对人体产生不良影响。主要危害如下：

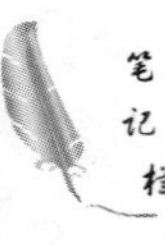

1. 呼吸系统疾病

（1）尘肺（pneumoconiosis）：是由于在生产过程中，长期吸入一定浓度的粉尘，引起的肺组织弥漫性纤维化为主的全身性疾病。

按粉尘的性质和病因将尘肺分为五大类，①矽肺（silicosis）：是长期吸入含游离二氧化硅粉尘引起的尘肺；②硅酸盐肺（silicatosis）：是长期吸入含有结合二氧化硅如石棉、滑石、云母等粉尘引起的尘肺；③碳尘肺（carbon pneumoconiosis）：是长期吸入煤、石墨、炭黑、活性炭等粉尘引起的尘肺；④混合性尘肺（mixed dust pneumoconiosis）：是长期吸入含游离二氧化硅和其他粉尘（如煤矽尘、铁矽尘等）引起的尘肺；⑤金属尘肺：（metallic pneumoconiosis）：是长期吸入某些金属粉尘（如铁、铝等）引起的尘肺。

我国现行职业病名单中列入 13 种尘肺，即矽肺[①]、石棉肺、煤工尘肺、石墨尘肺、滑石尘肺、云母尘肺、水泥尘肺、陶工尘肺、铝尘肺、电焊工尘肺、炭黑尘肺和铸工尘肺，以及根据《职业性尘肺病的诊断》和《尘肺病理诊断标准》可以诊断的其他尘肺。

（2）粉尘沉着症（dust thesaurosis）：某些金属粉尘如锡、钡、铁、锑尘等沉积于肺部后，仅引起一般性异物反应，可继发轻微肺间质纤维增生。脱离粉尘作业后，病变逐渐减轻，X线片阴影消失，对人体健康危害很小或无明显影响。

（3）有机粉尘引起的肺部病变：单纯有机粉尘通常不引起肺组织的纤维化改变。真菌、细菌或血清蛋白污染的有机粉尘吸入可引起职业性变态反应肺泡炎（occupational allergic alveolitis）；棉、亚麻或大麻等粉尘可引起棉尘症（byssinosis）等。

2. 局部作用 粉尘与呼吸道黏膜接触，早期引起呼吸道黏膜功能亢进、充血和毛细血管扩张，黏液分泌增加，更多粉尘被阻留，久之造成肥大性病变；黏膜上皮细胞长时间营养不足，可引起萎缩性改变；金属磨料粉尘可引起角膜损伤；沥青粉尘可引起光感性皮炎；粉尘还可引起堵塞性皮脂炎、粉刺、毛囊炎、脓皮病等。吸入支气管的粉尘，可引起支气管上皮损伤而致粉尘性支气管炎、肺炎、哮喘性鼻炎、支气管哮喘等。

3. 中毒作用 吸入铅、锰等有毒粉尘能在呼吸道黏膜上很快溶解吸收，从而引起机体中毒。

4. 致癌作用 吸入放射性矿物粉尘易致肺癌；镍、铬酸盐、砷等可致肺癌；石棉可导致肺癌及间皮瘤。

（四）粉尘危害的控制措施

> **知识点 12-11**
> 防尘“八字经验”。

生产性粉尘危害十分普遍。我国政府主管部门十分重视尘肺防治工作，在预防粉尘危害和预防尘肺发生方面做了大量工作。我国在综合性防尘经验基础上，总结出防尘八字方针，即革、水、密、风、护、管、教、查。革：工艺改革、技术革新，是减少粉尘的根本措施；水：湿式作业，可降低粉尘浓度；密：密封尘源，防止尘粒逸出，避免劳动者接触；风：加强通风除尘，是降低粉尘浓度的常用措施，包括局部机械通风和全面机械通风，对通过通风除尘系统排出的含尘空气，不能直接排入大气，需经除尘设备除尘；护：个人防护，包括防尘口罩，防护头盔等；管：经常维修及加强管理，建立各种规章制度；教：加强宣传教育，使工人了解粉尘危害；查：定期检查环境空气中粉尘浓度和接触者就业前体检和定期体检。上述八字方针对我国控制粉尘危害具有重要指导意义。实际工作中生产性粉尘的控制应该从以下几方面入手。

1. 法律措施 依据 2011 年及 2016 年两次修订的《中华人民共和国职业病防治法》、1987 年颁布的《中华人民共和国尘肺病防治条例》等一系列尘肺防治法律法规，明确分清用人单位、劳动者和政府行政管理部门在尘肺防治中的责任。2007 年的《中华人民共和国国家职业卫生标准——工作场所有害因素接触限值 第 1 部分：化学有害因素》（GBZ 2.1—2007）中规定了 47 种粉尘的接触限值。并定期进行生产环境监测等，加强了尘肺防治工作并纳入了法律管理的轨道。

2. 技术措施 改革工艺，革新生产设备是消除或降低粉尘危害的最根本的措施，如使用自动化、密闭化操作。

3. 卫生保健措施 对粉尘作业工人应进行就业前和定期健康检查，脱离粉尘作业后还应进行离尘后的健康检查。

笔记栏

① 全国科学技术名词审定委员会称“硅肺”。

4. 加强个体防护 作业环境防尘措施难以使粉尘浓度降至职业接触限值时，应佩戴防尘口罩、防尘安全帽和送风头盔等。

【案例 12-7】

李某，42 岁，某有色金属矿山井下掘进工，参加工作 14 年。患者主诉：无肺结核等感染性肺部疾患史，3 年前体检未发现异常。有 20 年的吸烟史，一直有咳嗽、咳痰等表现，高千伏胸部 X 线片：双肺的肺纹理增多、增粗，肺门角变钝密度增高，两侧中肺区和左下肺区可见一定量的点状小阴影，右下肺区也可见少量阴影，点状阴影背景上可见少量呈网状的阴影。处理：经抗感染、抗结核治疗数月，胸部 X 线片表现未见任何好转。

【问题】

1. 结合职业史及胸部 X 线片，该患者可能是什么疾病？
2. 该病的病因是什么？
3. 如何预防粉尘引起的健康损害？

【案例 12-7 分析】

1. 患者从事的工作是有色金属矿山井下掘进工种，接触到的粉尘是含游离二氧化硅的岩石粉尘，是生产性粉尘中危害最大的一种。患者所患疾病为矽肺。
2. 该病病因是长期吸入粉尘。患者接触到的矽尘浓度较高，分散度较高，对健康的影响也大。
3. 预防的措施是综合防尘的八字经验。

二、游离二氧化硅粉尘与矽肺

知识点 12-12

1. 矽肺、速发型矽肺、晚发型矽肺概念。
2. 影响矽肺发病的因素。
3. 矽肺的基本病理改变、矽肺的合并症。
4. 矽肺的诊断原则。

矽肺（silicosis）是由于生产过程中长期吸入含游离二氧化硅粉尘而引起的以肺组织弥漫性纤维化为主的疾病。我国矽肺病例约占尘肺总病例的 50%，是尘肺中危害最严重的一种。

（一）矽尘作业

微课 12-4

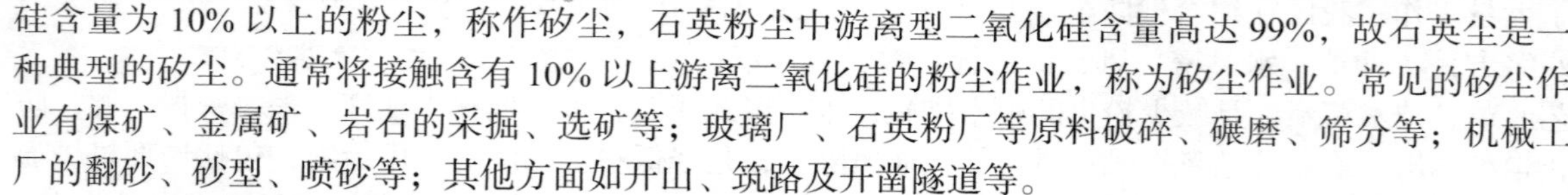

游离型二氧化硅在自然界中分布很广，95% 的矿石中均含有数量不等的游离型二氧化硅。通常将游离型二氧化硅含量为 10% 以上的粉尘，称作矽尘，石英粉尘中游离型二氧化硅含量高达 99%，故石英尘是一种典型的矽尘。通常将接触含有 10% 以上游离二氧化硅的粉尘作业，称为矽尘作业。常见的矽尘作业有煤矿、金属矿、岩石的采掘、选矿等；玻璃厂、石英粉厂等原料破碎、碾磨、筛分等；机械工厂的翻砂、砂型、喷砂等；其他方面如开山、筑路及开凿隧道等。

（二）影响矽肺发病的因素

矽肺发病与粉尘中游离二氧化硅含量、二氧化硅类型、粉尘浓度、粉尘分散度、接尘工龄、防护措施和接触者个体因素有关。粉尘中游离二氧化硅含量越高，发病时间越短，病情越严重。空气中粉尘浓度越高、分散度越高、接尘工龄越长、防护措施越差，吸入和蓄积在肺内的粉尘量就越大，越易发生矽肺，病情越严重。个体因素如年龄、营养、遗传、个体易感性、个人卫生习惯及呼吸系统疾患对矽肺的发生也起一定作用。未成年工较敏感，接触矽尘后易患矽肺；既往患有肺结核等肺部疾病及其他慢性呼吸系统疾病者易罹患矽肺。

矽肺发病一般比较缓慢，多在接触粉尘 5 ～ 10 年，有的长达 15 ～ 20 年后才发病。粉尘引起的纤维化呈进行性发展，一旦发生矽肺，即使脱离接尘作业，病变仍可继续发展。少数病例由于持续吸入高浓度、高游离二氧化硅含量的粉尘，经 1 ～ 2 年即发病，称为速发型矽肺（acute silicosis）。还有些接尘者，虽接触较高浓度粉尘，但时间不长即脱离接尘作业，此时胸部 X 线片未发现明显异常，或发现异常但尚不能诊断为矽肺，然而在脱离接尘作业若干年后被诊断为矽肺，称为晚发型矽肺（delayed silicosis）。晚发型矽肺容易误诊，脱离接尘作业的工人，也应继续定期体检。

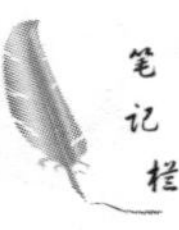

笔记栏

（三）矽肺的发病机理

探讨发病机制不仅对矽肺早期诊断，而且对治疗和预防都有重要意义。迄今，各国学者提出了很多学说，例如机械刺激学说、硅酸聚合学说、表面活性学说和免疫学说等。石英颗粒表面的羟基活性集团（硅烷醇基团）与肺泡巨噬细胞、多核白细胞等构成氢键，产生氢的交换和电子传递，使细胞膜通透性增高、流动性降低，功能改变，进而破裂。石英在粉碎过程中，硅氧键断裂产生硅载自由基（Si· SiO·），与空气中 O_2、CO_2、H_2O 或与体液中水反应，生成自由基和过氧化氢，参与生物膜脂质过氧化反应，引起膜损伤。石英直接损害巨噬细胞膜，改变细胞膜通透性，促进细胞外钙离子内流，当胞内的钙离子浓度超过 Ca^{2+}/Mg^{2+}-ATP 酶的排钙能力，导致细胞死亡、破裂。石英粉尘作用于肺泡Ⅰ型上皮细胞，使其变性、肿胀、崩解脱落，当肺泡Ⅱ型细胞不能及时修复时，基膜受损松解，暴露间质，激活成纤维细胞增生；石英引起巨噬细胞损伤、崩解，释放出一些变性蛋白，成为自身抗原，启动机体免疫系统，形成抗原抗体复合物，其沉淀在胶原纤维上，使之呈透明样变。

矽肺纤维化的发生机制有了进一步进展。矽尘进入肺内激活淋巴细胞、上皮细胞、成纤维细胞和巨噬细胞等效应细胞，分泌多种细胞因子等活性分子。这些活性分子包括细胞因子（Th1 型与 Th2 型）、细胞黏附分子、基质金属蛋白酶 / 组织金属蛋白酶抑制剂和转化生长因子 β_1（TGF-β_1）等。矽尘、效应细胞、活性分子等之间相互作用，通过多种信号传导途径，激活胞内转录因子，调控胶原蛋白等的合成，并抑制胶原蛋白等的降解，形成肺纤维化。

矽肺发病机制十分复杂，且尚未完全阐明，现扼要归纳如图 12-1。

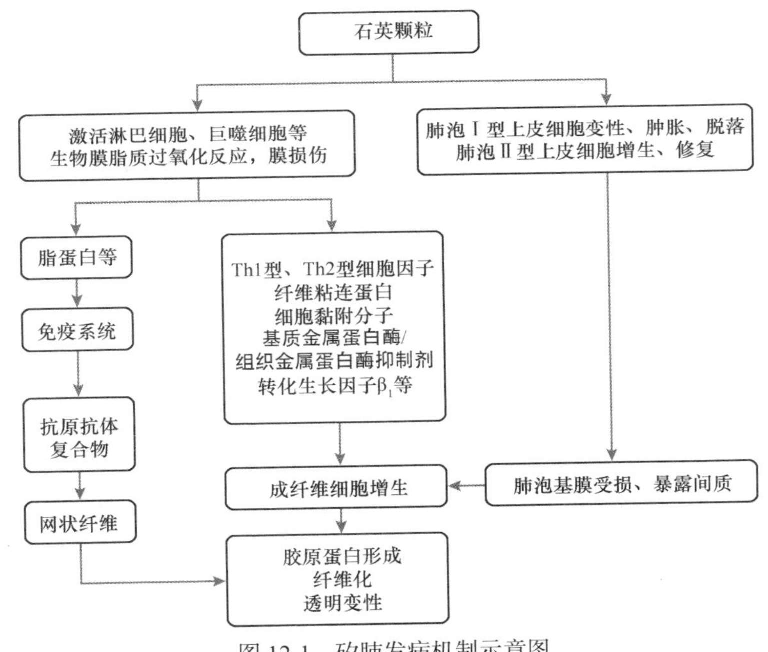

图 12-1　矽肺发病机制示意图

（四）矽肺的病理改变

矽肺基本病理改变为矽结节形成和弥漫性肺间质纤维化。矽肺病理改变可分为结节型、弥漫性肺间质纤维化型、团块型和矽性蛋白沉积。

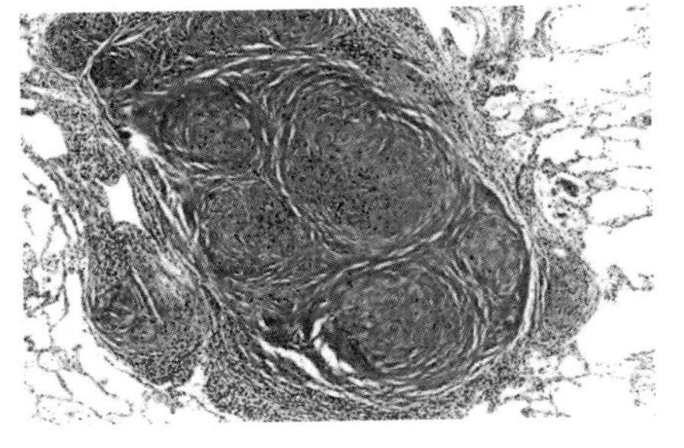
图 12-2　矽结节

1. 结节型矽肺　矽结节（silicotic nodule）是矽肺特征性病理改变。典型矽结节横断面是多层紧密排列呈同心圆状的胶原纤维，中心或偏侧为一闭塞的小血管或小支气管，状如葱头。粉尘中游离二氧化硅含量越高，矽结节形成时间越长，典型矽结节越多（图 12-2）。

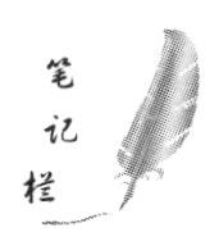

2. 弥漫性肺间质纤维化型矽肺 多见于长期吸入游离型二氧化硅含量较低，或游离型二氧化硅含量虽较高，但累积吸入量较少的病例，病变进展缓慢。在肺泡、肺小叶间隔、小血管和呼吸性支气管周围的纤维组织呈弥漫性增生，相互连接呈星芒状、放射状，使肺泡容积变小。

3. 团块型矽肺 随病理改变的进展，矽结节和弥漫性肺间质纤维化病灶不断增多、增大，相互融合扩展即形成团块型矽肺。

4. 矽性蛋白沉积 病理特征为肺泡腔内大量的蛋白分泌物，称为矽性蛋白，继而发生纤维性病变。多见于接触高浓度、高分散游离二氧化硅粉尘的年轻工人。

（五）临床表现

矽肺患者可在相当长时间内无明显自觉症状，但X线胸片上已呈现较显著的矽肺影像改变。随着病情的进展或出现并发症时，可见胸闷、气短、胸痛、咳嗽、咳痰等表现，无特异性，与X线胸片改变并不一定平行。

1. X线表现 在X线胸片上主要表现为小阴影和大阴影两种，阴影的类型、大小、密集度及其分布范围等是矽肺诊断的重要依据。

（1）圆形小阴影：是矽肺最常见和最重要的X线表现，其病理基础为结节型矽肺。在X线胸片上，其影像呈圆形或类圆形，边缘整齐或不整齐，按直径大小分为p（＜1.5mm）、q（1.5～3.0mm）、r（3.0～10mm）三种类型。早期多分布于两肺中、下肺区，随病情进展，小阴影直径增大，密集度增加，可波及上肺区。

（2）不规则形小阴影：其病理基础为弥漫性肺间质纤维化，多为接触游离型二氧化硅含量较低的粉尘所致。在X线胸片上表现为粗细、长短、形态不一的致密阴影，可互不相连，也可呈网状或蜂窝状。按其直径大小分为s（＜1.5mm）、t（1.5～3.0mm）和u（3.0～10mm）三种类型。早期也多见于两肺中下区，弥漫分布，随病情进展而逐渐波及肺上区。

（3）大阴影：多由小阴影增多、增粗、聚集融合而成，是三期矽肺的主要X线表现，其病理基础为团块型纤维化病变。在X线胸片上大阴影长径在10mm以上，边缘较清楚，常对称出现于两肺上区，呈“八”字形，也有先在一侧出现。

除上述主要X线表现外，常见肺门阴影扩大，密度增高，边缘模糊不清，肺门淋巴结增大或呈蛋壳样钙化；肺纹理增多或增粗变形；胸膜增厚、肋膈角变钝或消失，或因肺纤维组织收缩和膈胸膜粘连而出现“天幕状”粘连阴影及弥漫性、局限性、灶周性和泡性肺气肿等次要X线表现。

2. 肺功能变化 矽肺早期即有肺功能损害，但由于肺脏的代偿功能很强，临床肺功能检查多属正常。随着病变进展，肺组织纤维化进一步加重，肺弹性下降，则可出现肺活量及肺总量降低；伴肺气肿和慢性炎症时，时间肺活量降低，最大通气量减少，所以矽肺患者的肺功能以混合性通气功能障碍多见；当肺泡大量损害、毛细血管壁增厚时，可出现弥散功能障碍。

3. 并发症 矽肺常见的并发症为肺结核、肺及支气管感染、自发性气胸、肺源性心脏病等。其中最常见的是肺结核。矽肺和并发症互为促进因素，尤其是并发肺结核，可促使矽肺迅速恶化，结核难以控制，甚至导致死亡。因此，应早发现、及时有效防治肺结核等并发症。

（六）诊断

根据可靠的生产性矿物性粉尘接触史，现场劳动卫生学调查资料，以技术质量合格的X射线高千伏或数字化摄影DR后前位胸片表现为主要依据，结合工作场所职业卫生学、尘肺流行病学调查资料和职业健康监护资料，参考临床表现和实验室检查，排除其他肺部类似疾病，对照尘肺病诊断标准胸片，方可做出尘肺病的诊断，具体参见《职业性尘肺病的诊断》（GBZ 70—2015）。

（七）矽肺的治疗

目前尚无根治办法。已有的治疗药物，如克矽平（P_{204}）、柠檬酸铝、汉防己甲素和羟基磷酸哌喹等，仅具有一定的抑制胶原纤维增生，减轻症状、延缓病情进展的作用。大容量肺泡灌洗术DR可排出一定数量的沉积于呼吸道和肺泡中的粉尘，一定程度上缓解临床症状，延缓矽肺病变的进展。因此，矽肺防治的基本原则是采取综合治疗措施：①将患者调离粉尘作业，适当安排劳动和休息；②进行对症治疗，积极预防和治疗肺结核等并发症；③进行适度文体活动，加强营养，纠正吸烟、酗酒等

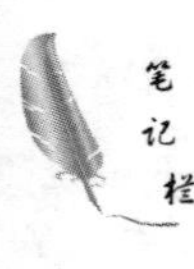

不良行为生活方式，提高机体抵抗力，减少并发症的发生，改善体质；④加强心理护理，解除患者对矽肺的恐惧，积极配合治疗，促进康复。

【案例 12-8】

2003 年，福建省某县东湖村有 63 户石英粉（砂）加工作坊，加工设备简陋、工艺落后。加工作业场所无通风防尘设施，出料、筛分等过程中扬尘严重；个人防护用品质量不合格，无防护作用；务工人员无任何职业卫生培训。对其中 4 个作业场所的抽样测试结果表明，除 1 个湿式作业场所外，3 个干式作业场所的 9 个采样点中有 8 个粉尘浓度严重超标，最高超标 361 倍，且 60% 的粉尘为极易吸入细微粉尘颗粒，10 个沉降尘标本游离二氧化硅含量均超过 70%。

据从东湖村务工返乡的 89 名贵州籍农民工进行身体检查，其中 46 人确诊患矽肺。对东湖村现有的 201 名外来农民工进行身体检查，发现 14 人患矽肺。

【问题】

1. 什么是矽肺？矽肺的诊断原则是什么？
2. 影响矽肺发病的因素有哪些？

【案例 12-8 分析】

1. 矽肺：由于在生产过程中长期吸入含游离二氧化硅的粉尘而引起的以肺组织纤维化为主的疾病。诊断原则：①根据可靠的生产性矿物性粉尘接触史；②现场劳动卫生学调查资料；③以技术质量合格的 X 射线高千伏或数字化摄影后前位胸片表现为主要依据；④结合工作场所职业卫生学、尘肺流行病学调查资料和职业健康监护资料，参考临床表现和实验室检查，排除其他肺部类似疾病，对照尘肺病诊断标准片，做出尘肺的诊断；

2. 矽肺发病与粉尘中游离二氧化硅含量、二氧化硅类型、粉尘浓度、粉尘分散度、接尘工龄、防护措施和接触者个体因素有关。

三、煤尘、煤矽尘与煤工尘肺

煤是主要能源和化工原料之一。我国煤炭开采多数为井下开采，井下开采的主要工序是掘进和采煤。岩石掘进可产生大量岩石粉尘，粉尘中游离二氧化硅多数在 30% ～ 50% ，是煤矿粉尘危害最严重的工序。采煤工作面的粉尘主要是煤尘，游离二氧化硅含量较低，多数在 5% 以下。由于地质构造复杂多变，煤层和岩层常交错存在，所以在采煤过程中常产生大量煤岩混合尘，称为煤矽尘。随着采煤机械化程度的提高，煤的粉碎程度提高，粉尘产生量及分散度也随之增大，煤尘和煤矽尘是仅次于矽尘的对工人健康造成明显危害的粉尘。

知识点 12-13

1. 煤工尘肺概念、类型。
2. 煤工尘肺的病理改变。

煤工尘肺（coal worker pneumoconiosis，CWP）是指煤矿作业工人长期吸入生产性粉尘所引起的尘肺的总称。煤矿生产的工种和工序比较多，不同工种和工序的工作面空气中粉尘性质不同，工人接触粉尘的情况亦各不相同。在煤矿开采过程中由于工种不同，工人可分别接触煤尘、煤矽尘和矽尘，从而引起肺的弥漫性纤维化，统称为煤工尘肺。

煤工尘肺有三种类型：在岩石掘进工作面工作的工人，包括凿岩工及其辅助工、装渣工、放炮工等接触岩石粉尘，粉尘中游离二氧化硅含量都在 10% 以上，平均在 40% 左右，也可以说他们接触的都是矽尘。因此其所患尘肺应称为矽肺，病理上有典型的矽结节改变，发病工龄为 10 ～ 15 年，病变进展快，危害严重，约占煤矿尘肺患者总数的 20% ～ 30%；采煤工作面的工人，包括电钻打眼工、采煤机手、回采工、地面煤仓装卸工等，主要接触单纯性煤尘（煤尘中游离二氧化硅含量在 5% 以下），其所患尘肺为煤肺（anthracosis），煤肺病理上有典型的煤尘灶或煤尘纤维灶及灶性肺气肿，发病工龄多在 20 ～ 30 年及以上，病情进展缓慢，危害较轻；在岩石掘进工作面及采煤工作面都工作过的工人，他们接触煤矽尘或既接触矽尘，又接触过煤尘，其尘肺在病理上往往兼有矽肺和煤肺的特征，这类尘肺可称为煤矽肺（anthracosilicosis），是我国煤工尘肺最常见的类型，发病工龄多在 15 ～ 20 年，病情发展较快，危害较重。

笔记栏

1. 病理改变 煤工尘肺的病理改变随吸入的矽尘与煤尘的比例不同而有所差异，除了凿岩工所患矽肺外，基本上属混合型，多兼有间质性弥漫纤维化和结节型两种特征。

（1）煤斑：又称煤尘灶，是煤工尘肺最常见的原发性特征性病变，是病理诊断的基础指标。肉眼观察呈灶状，色黑，质软，直径为 2 ～ 5mm，呈圆形或不规则形，境界不清，多在肺小叶间隔和胸膜交角处，呈网状或条索状分布。镜下所见：煤斑是由很多的煤尘细胞灶和煤尘纤维灶组成。

煤尘细胞灶是由数量不等的煤尘以及吞噬了煤尘的巨噬细胞，聚集于肺泡、肺泡壁、细小支气管和血管周围形成的，特别是在呼吸性细支气管的管壁及其周围肺泡最为常见。根据细胞和纤维成分的多少，又分别称为煤尘细胞灶和煤尘纤维灶，后者由前者进展而来。随着病灶的发生发展出现纤维化，早期以网状纤维为主，后期可有少量的胶原纤维交织其中，构成煤尘纤维灶。

（2）灶周肺气肿：是煤工尘肺病理的又一特征。煤工尘肺常见的肺气肿有两种：一种是局限性肺气肿，为散在分布于煤斑旁的扩大气腔，与煤斑共存；另一种是小叶中心性肺气肿，在煤斑的中心或煤尘灶的周边，有扩张的气腔，居小叶中心，称为小叶中心性肺气肿，这是由于煤尘和尘细胞在Ⅱ级呼吸性细支气管周围堆积，使管壁平滑肌等结构受损，从而导致灶周肺气肿的形成。如果病变进一步发展，向肺泡道、肺泡管及肺泡扩展，即波及全小叶形成全小叶肺气肿。

（3）煤矽结节：肉眼观察呈圆形或不规则形，大小为 2 ～ 5mm 或稍大，色黑，质坚实。在肺切面上稍向表面凸起。镜下观察可见到两种类型，典型煤矽结节其中心部由漩涡样排列的胶原纤维构成，可发生透明样变，胶原纤维之间有明显煤尘沉着，周边则有大量煤尘细胞、成纤维细胞、网状纤维和少量的胶原纤维，向四周延伸呈放射状；非典型煤矽结节无胶原纤维核心，胶原纤维束排列不规则并较为松散，尘细胞分散于纤维束之间。吸入粉尘中含游离二氧化硅高者，也可见部分典型矽结节。

（4）弥漫性纤维化：在肺泡间隔、小叶间隔、小血管和细支气管周围和胸膜下，出现程度不同的间质细胞和纤维增生，并有煤尘和尘细胞沉着，间质增宽变厚，晚期形成粗细不等的条索和弥漫性纤维网架，肺间质纤维增生。

（5）大块纤维化：又称为进行性块状纤维化（progressive massive fibrosis，PMF），是煤工尘肺晚期的一种表现，但不是晚期煤工尘肺的必然结果。肺组织出现 2cm × 2cm × 1cm 的一致性致密的黑色块状病变，多分布在两肺上部和后部，右肺多于左肺。病灶呈长梭形、不整形，少数似圆形，边界清楚，也就是通常 X 线片上表现的所谓的融合块状阴影。镜下观察，其组织结构有两种类型，一种为弥漫性纤维化，在大块纤维组织中和大块病灶周围有很多煤尘和煤尘细胞，而见不到结节改变；另一种为大块纤维化病灶中可见煤矽结节，但间质纤维化和煤尘仍为主要病变。煤工尘肺的大块纤维化与矽肺融合团块不同，在矽肺融合团块中结节较多，间质纤维化相对较少。有时在团块病灶中见到空洞形成，洞内积储墨汁样物质，周围可见明显代偿性肺气肿，在肺的边缘也可发生边缘性肺气肿。

另外，胸膜呈轻度至中等度增厚，在脏层胸膜下，特别是与小叶间隔相连处有数量不等的煤尘、煤斑、煤矽结节等。肺门和支气管旁淋巴结多肿大，色黑质硬，镜下可见煤尘、煤尘细胞灶和煤矽结节。

（6）含铁小体：煤矿工人尸检发现，肺组织中可查见含铁小体，检出率为 83.8%。光镜下含铁小体中心具有一条黑色或透明遮光性强的纤维状轴心，周边由金黄色的铁蛋白完全或部分包裹，普鲁士蓝铁染色呈阳性，着蓝色。含铁小体大小不一，呈多形外观，最常见为哑铃状、串珠状、钉子状和棒状，也有呈不规则花束样。纤维轴心呈直形、弯形或分枝状，轴心外围包绕铁蛋白。含铁小体在肺内分布广泛，多游离存在。一般靠近胸膜，最多见于肺泡腔内；亦见于肺泡管、呼吸性细支气管、细支气管及小支气管腔中；偶见含铁小体正穿过肺泡孔；在肺炎、肺水肿液及细支气管黏液栓中也可查见。在尘肺病变中，典型及非典型煤矽结节、煤矽结核结节、尘性纤维化的肺胸膜、小叶间隔、肺泡间隔及大块纤维化中均可检出含铁小体。

2. 临床表现

（1）症状和体征：患者早期多无症状，当病变进展，尤其发展为大块纤维化或合并支气管或肺部感染可出现呼吸系统症状和体征，咳嗽、咳痰、胸痛、气短是煤工尘肺患者的主要症状。常与气候变化有关，气候变冷时，自觉症状加重；在从事较重体力劳动、爬坡时气短明显；肺气肿缺氧可见相应体征，重度者可见口唇指甲发绀和桶状胸。听诊有干或湿性罗音、哮鸣音。

（2）肺功能改变：煤工尘肺患者由于广泛的肺纤维化，呼吸道狭窄，特别是由于肺气肿导致

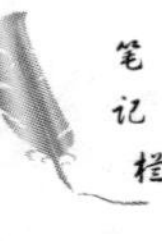

肺泡大量破坏，肺功能测试显示通气功能、弥散功能和气体交换功能都有减退或障碍。

（3）X线胸片影像：煤工尘肺X线胸片表现也是其病理改变在胸片上的反映，主要有类圆形小阴影、不规则性小阴影和大阴影。

①圆形小阴影：在煤工尘肺胸片上，此种影像较多见，多为p类和q类，其病理基础是矽结节、煤矽结节及煤尘纤维灶。圆形小阴影有些较典型，边缘清晰，致密度高，主要见于接触含矽尘较高的混合粉尘工人；而以采煤作业为主的工人，其胸片上类圆形小阴影多不典型，边缘不整齐，呈星芒状，致密度低。圆形小阴影最早出现于右中肺区，然后向左中、右下肺区扩展，左下及两肺上区出现较晚。随着病变进展，圆形小阴影直径增大、数量增多、密集度增加，分布可扩展至全肺。

②不规则小阴影：呈网状或蜂窝状，致密度不高。其病理基础是弥漫性间质纤维化、细支气管扩张、肺小叶中心性肺气肿，还有煤尘灶。

③大阴影：矽肺和煤矽肺患者胸片上可见到大阴影，在系列胸片上可看到大阴影形成多是由小阴影增大、密集、融合而呈致密的团块状阴影；也可由少量斑片、条索状阴影逐渐相连并融合发展而来。边界清晰，呈椭圆形、长条形或圆形，在其周边部可见发黑的气肿带。多在两肺上、中区出现，左右对称。

此外，煤工尘肺的肺气肿多为弥漫性、局限性或泡性肺气肿，X线胸片上表现为成堆小泡状阴影，直径多为1～5mm，即所谓“白圈黑点”，晚期可见肺大疱。肺纹理常增多、增粗、扭曲、变形、紊乱；肺门阴影增大，密度增高，有时可见淋巴结蛋壳样钙化或桑葚样钙化阴影，常见肋膈角闭锁和粘连。

3. 煤工尘肺的诊断　煤工尘肺按《职业性尘肺病的诊断》（GBZ 70—2015）进行诊断和分期。治疗方法同矽肺。

四、硅酸盐尘与硅酸盐尘肺

硅酸盐是指由二氧化硅、金属氧化物和结晶水组成的无机物。在生产环境中因长期吸入硅酸盐尘所致的尘肺，统称硅酸盐尘肺。石棉是硅酸盐（silicates）的一种。

硅酸盐尘肺具有以下共同特点：①病理改变主要表现为肺间质弥漫性纤维化，组织切片中可见含铁小体；②胸部X线片改变以不规则形小阴影为主；③自觉症状和体征一般较明显，肺功能改变出现较早，早期为气道阻塞和肺活量下降，晚期出现限制性综合征，气体交换功能障碍；④气管炎、肺部感染和胸膜炎等并发症多见，肺结核合并率较矽肺低。

（一）石棉肺

石棉肺（asbestosis）是生产过程中，长期吸入石棉粉尘所引起的以肺组织弥漫性纤维化改变为主的疾病。特点是全肺弥漫性纤维化。石棉肺是硅酸盐尘肺中最常见、危害最严重的一种。

> **知识点 12-14**
> 1. 石棉肺、石棉小体的概念。
> 2. 影响石棉肺发病的因素。
> 3. 石棉肺的病理改变。

1. 主要接触作业和影响发病因素　按照晶体结构和化学成分划分，石棉（asbestos）可分为蛇纹石类和闪石类两种类型。蛇纹石类主要有温石棉，为银白色中空的管状纤维丝，柔软、可弯曲，具有可织性。闪石类共有5种，即青石棉、铁石棉、直闪石、透闪石、阳起石，质硬而脆。

石棉由于具有抗拉性强，耐火、耐酸碱和绝缘等特点，广泛用于绝缘、纺织、制动、隔声、隔热、耐酸碱等制品。石棉纤维的直径大小依次为直闪石＞铁石棉＞温石棉＞青石棉。粒径越小，沉积在肺组织内的石棉量越多，且对肺组织的穿透力也越强。因此，青石棉致纤维化作用和致癌能力都最强，且出现病变较早，形成石棉小体也多。石棉除了引起肺组织纤维化，还可以引起胸膜、腹膜间皮瘤和肺癌，是已确认的致癌物。

接触石棉的主要作业是石棉矿开采和石棉的纺织、加工和使用，如建筑、造船等的保温材料、耐火材料制造；石棉制品检修，保温材料、刹车板制造和使用；旧建筑的拆除与翻修等。 石棉纤维粉尘进入呼吸道后，多通过截留方式沉积，较长的纤维易在支气管分叉处被截留，直径小于3mm的纤维才易进入肺泡。

进入肺泡的石棉纤维大多被巨噬细胞吞噬，小于5mm的纤维可以完全被吞噬。一根长纤维可

笔记栏

由两个或多个细胞同时吞噬。吞噬后大部分由黏液纤毛系统排出，部分经由淋巴系统廓清，有部分滞留于肺内，还有部分直而硬的纤维可穿过肺组织到达胸膜。石棉肺的发病工龄一般为 5 ～ 15 年，不足 5 年发病者较少见，个别工人可发生晚发性石棉肺。影响石棉肺发病的主要因素：石棉种类、纤维长度、粉尘浓度、接触时间（工龄）等。此外，石棉接触者个体差异及其生活习性，如吸烟等均与石棉肺发病有关。

2. 石棉肺的病理改变 石棉肺的病变特点是肺间质弥漫性纤维化，胸膜增厚和胸膜斑形成。

（1）肺纤维化：石棉引起的肺纤维化多在两肺的下叶先出现，在血管和支气管周围更明显。随着病变的发展，两肺切面出现粗细不等的灰白色弥漫性纤维化索条和网架，为石棉肺的典型特征。

（2）石棉小体（asbestos bodies）：是石棉纤维被巨噬细胞吞噬后，由一层含铁蛋白颗粒和酸性黏多糖包裹沉积于石棉纤维之上所形成。石棉小体长 10 ～ 300μm，粗 1 ～ 5μm，呈金黄色，典型者呈哑铃状、鼓槌状、分节或念珠样结构。铁反应阳性，故又称含铁小体（ferruginous bodies）。石棉小体数量多少与肺纤维化程度不一定平行。

（3）胸膜改变：胸膜对石棉的反应包括胸膜斑、胸膜渗出和弥漫性胸膜增厚。胸膜斑（plaque）是指厚度＞ 5mm 的局限性胸膜增厚，典型胸膜斑主要在壁层形成，常位于两侧中、下胸壁，高出表面，呈乳白色或象牙色，表面光滑与周围胸膜分界清楚。显微镜下，胸膜斑由玻璃样变的粗大胶原纤维束构成，相对无血管、无细胞，有时可见钙盐沉着。胸膜斑也被看作是接触石棉的一个病理学和放射学标志，它可以是接触石棉者的唯一病变，可不伴有石棉肺。

3. 发病机制 石棉肺纤维化的发病机制远较矽肺复杂，目前尚不清楚。主要有纤维机械刺激学说和细胞毒性学说。

（1）纤维机械刺激学说：石棉纤维容易以截留方式沉积于呼吸细支气管，由于石棉具有纤维性、坚韧性和多丝结构等物理特性，它不仅可机械损伤和穿透呼吸细支气管和肺泡壁，侵入肺间质引起纤维化病变，而且可穿透脏胸膜，进入胸腔引起胸膜病变，即胸膜斑、胸膜积液以及胸膜间皮瘤。

（2）细胞毒性学说：研究表明，石棉纤维可以损伤细胞膜上的糖蛋白，特别是使唾液酸基团丧失活性，形成离子通道，钾钠泵功能失调；细胞膜的通透性增加，溶酶体酶释放，导致巨噬细胞肿胀、崩解，从而引起肺组织纤维化。细胞毒性与石棉纤维的分散度和分散度所决定的比表面积有关，也与石棉纤维表面的生物活性有关系。温石棉纤维的细胞毒性强于闪石类纤维。

此外，石棉还可诱导刺激肺泡巨噬细胞产生活性氧、活性氮等自由基，造成染色体 DNA 和细胞膜的氧化损伤，导致整个肺泡结构破坏，造成不可逆性纤维化。

4. 临床表现与诊断 患者自觉症状出现比矽肺早，主要是咳嗽和呼吸困难。咳嗽一般为干咳或少许黏液性痰，难以咳出。呼吸困难早期出现于体力活动时，晚期患者在静息时也发生气急。若有持续性胸痛，首先要考虑的是肺癌和恶性间皮瘤。

（1）症状和体征：石棉肺特征性的体征是双下肺出现捻发音，随病情加重，捻发音可扩展至中、上肺区，其声音也由细小变粗糙。晚期患者可有杵状指（趾）等体征，伴肺源性心脏病者还可出现唇、指发绀，心肺功能不全症状和体征。

（2）肺功能改变：由于肺间质弥漫性纤维化，石棉肺患者的肺功能损害严重。在胸部 X 线片石棉肺影像尚未显示之前肺功能就可能出现改变，肺活量的降低随病情发展而加剧。肺弥散量降低是发现早期石棉肺的最敏感指标之一，有报道认为，肺弥散量的下降早于肺活量。如果同时伴有肺气肿，则残气量和肺总量可能正常或稍高。随着病情加重，多数石棉肺患者肺功能改变主要表现为肺活量、用力肺活量、肺总量下降，而第一秒用力呼气容积 / 用力肺活量变化不大，预示肺纤维化进行性加重，呈限制性肺功能损害的特征。

（3）胸部 X 线胸片变化：不规则形小阴影和胸膜改变是石棉肺主要的 X 线胸片表现，其中不规则形小阴影是石棉肺特征性的改变和诊断的主要依据。石棉肺早期，低密度不规则小阴影主要出现在两肺下区，随病情进展不规则小阴影增粗、增多，以网状形式逐渐扩展到两肺中、上区。

胸膜改变主要包括胸膜增厚、胸膜斑和胸膜钙化。胸膜斑是石棉肺的主要表现之一，也是我国石棉肺诊断分期的指标之一。胸膜斑多见于双下肺侧胸壁 6 ～ 10 肋间，外缘与肋骨重合，内缘清晰，呈致密条状或不规则阴影，不累及肺尖和肋膈角，不发生粘连。胸膜斑也可发生在膈胸膜和心包膜，但较少见。弥漫性胸膜增厚呈不规则阴影，中、下肺区明显，晚期有时可见到条状、片状或点状密

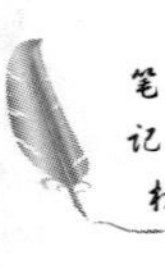

度增高的胸膜钙化影。如纵隔胸膜增厚与心包膜粘连较严重，并与肺组织纤维化交叉重叠，导致心缘轮廓不清，显示蓬乱影像，形成“蓬发状心”（shaggy heart），是诊断三期石棉肺的重要依据之一。

（4）并发症　晚期石棉肺患者并发呼吸道及肺部感染较矽肺多见，但合并结核者比矽肺少，由于反复感染可引起心力衰竭。石棉肺患者并发肺心病的概率较矽肺患者多，且较为严重。肺癌和恶性间皮瘤是石棉肺的严重并发症。

石棉肺按《职业性尘肺病的诊断》（GBZ 70—2015）进行诊断和分期。

【案例 12-9】

某女，54 岁。于 1 年前渐感活动后心悸、气短、乏力、消瘦、轻咳无痰，尚能料理家务。入院 2 个月前症状加重，稍事活动即可晕倒。X 线胸片：两肺广泛斑点及斑片状阴影，部分融合为小片状，两肺下野明显。考虑为癌肿或呼吸道感染，收入院。患者近 5 年易感冒常伴干咳。查体：消瘦，能平卧，皮肤无黄染或皮疹，无水肿。锁骨上淋巴结不大。头颈部无异常。两肺散在干啰音。心界不大，律整。结核菌素试验（–），查瘤细胞阴性。入院后行右颈前斜角肌脂肪垫活检，未见癌细胞。经用抗生素治疗后，气短稍有减轻而出院。出院后无力、气短加重，稍活动即喘憋难受需吸氧缓解。患者明显消瘦，仍干咳，不发热。半年后因呼吸衰竭死亡，应家属要求当日进行局部尸检。尸检时医生与家属交谈，始知其有与石棉粉尘密切接触史。

【问题】

1. 该患者的诊断是什么？发病的病因是什么？
2. 其病理特点及临床表现有哪些？
3. 接触机会有哪些？

【案例 12-9 分析】

1. 该患者的诊断为石棉肺，发病病因是接触石棉粉尘。
2. 石棉肺病理特点是肺间质弥漫性纤维化，石棉小体、胸膜增厚和胸膜斑形成。临床表现：胸片上出现为不规则形小阴影，症状为干咳无痰。
3. 石棉的接触机会有：石棉矿开采和石棉的纺织、加工和使用，如建筑、造船等的保温材料、耐火材料制造，石棉制品检修，保温材料、刹车板制造和使用等。

5. 石棉关联病　石棉是公认的致癌物，石棉纤维在肺中沉积可导致肺癌和恶性间皮瘤。石棉不仅危害接尘工人，而且因其使用广泛而污染大气和水源，危害广大居民。

（1）肺癌：石棉可致肺癌已由国际癌症研究中心确认。石棉接触者或石棉肺患者肺癌发生率显著增高。影响肺癌发生的因素是多方面的，如石棉粉尘接触量、石棉纤维类型、工种、吸烟习惯和肺内纤维化存在与否等。石棉诱发肺癌发病潜伏期一般是 15 ～ 20 年。不同类型石棉致癌作用不同，一般认为青石棉的致癌作用最强，其次是温石棉、铁石棉。肺癌的组织学类型以外周型腺癌为多，且常见于两肺下叶的纤维化区域。

（2）间皮瘤：间皮瘤分为良性和恶性两类，石棉接触与恶性间皮瘤有关。间皮瘤可发生于胸、腹膜，以胸膜最多见。间皮瘤的潜伏期多数为 15 ～ 40 年。恶性间皮瘤发生与接触石棉类型有关，致恶性间皮瘤强弱顺序为：青石棉＞铁石棉＞温石棉。石棉具有较强的致恶性间皮瘤潜能，可能与其纤维性状和多丝结构，容易断裂成巨大数量的微小纤维富集于胸膜有关。 此外，石棉纤维的耐久性和表面活性也是致癌的重要因素。

6. 预防　预防石棉肺及其有关疾病的关键在于从源头上消除石棉粉尘的危害，近年来，一些发达国家已禁止使用石棉，并组织研制石棉代用品，发展中国家尽可能安全生产和使用温石棉。同时，对石棉作业工人要加强宣传吸烟的危害，劝其戒烟。 坚决贯彻执行国家有关加强防止石棉纤维粉尘的危害的规定。

（金焕荣）

第四节　物理因素对健康的危害

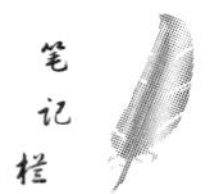

生产环境中与健康相关的物理性因素有气象条件、噪声、振动、非电离辐射等。多数物理因素

在自然界中均有存在，具有特定的物理参数，且有明确的来源。有些因素在适宜范围内为人体生理活动或从事生产劳动所必需，许多情况下，物理因素对人体的损害效应常表现为在某一强度范围内对人体无害，高于或低于这一范围才对人体产生影响。对物理因素的预防措施，不是设法消除或替代，而是采取措施将其控制在合理的范围内。

一、高 温

微课 12-5

生产环境中的气象条件（微小气候）主要是指空气的温度、湿度、风速和热辐射。生产环境中的气温除了取决于大气温度外，还受到太阳辐射、生产性热源和人体散热等的影响。所产生的热源通过传导和对流，加热生产环境中的空气，并通过辐射加热周围的物体，形成二次热源，使空气温度进一步升高。当物体表面温度超过人体体表温度时，物体向人体传递热辐射而使人体受热，称为正辐射。相反，人体体表温度高于周围物体温度时，人体向周围物体辐射散热，称为负辐射。生产环境的气湿（humidity）以相对湿度表示。相对湿度在 80% 以上称为高气湿，30% 以下称为低气湿。生产环境中的气流与自然界的风力和生产性热源有关。热源使空气加热而上升，室外的冷空气从门窗缝隙或通风处进入室内，造成空气对流。室内外温差越大，产生的气流也越强。

（一）高温作业（heat stress work）

> **知识点 12-15**
> 1. 高温作业概念、高温作业类型。
> 2. 中暑的概念及类型。
> 3. 热射病、热痉挛、热衰竭概念。
> 4. 中暑诊断。

1. 概念 高温作业是指有高气温或有强烈的热辐射或伴有高气湿的异常气象条件，其工作地点平均湿球黑球温度指数（WBGT）≥ 25℃的作业；或指工作地点有生产性热源，以本地区夏季室外平均温度为参照基础，工作地点的气温高于室外 2℃或 2℃以上的作业。

2. 高温作业的类型 高温作业按气象条件的特点分为三种类型：

（1）高温、强热辐射作业：生产场所气象特点是气温高、热辐射强度大，而相对湿度较低，形成干热环境。如冶金工业的炼焦、炼铁、轧钢车间；机械工业的铸造、锻造车间；陶瓷、玻璃、搪瓷、砖瓦等工业的炉窑车间等。

（2）高温、高湿作业：其气象特点是高气温、高气湿，而热辐射强度不大，形成湿热环境。如印染、造纸等工业中液体加热或蒸煮车间；潮湿的深矿井等通风不良的作业场所。

（3）夏季露天作业：如夏季的建筑、搬运、露天采矿及各种农业劳动等，除受太阳的直接辐射作用外，还受被加热的地面及周围物体的二次热辐射作用。

3. 高温作业对机体的影响 高温作业时，人体可出现一系列生理功能改变。当生理功能的改变超过一定限度时，则可产生不良影响，主要表现在：体温调节障碍，由于散热受阻、体内蓄热，体温升高；大量出汗，水盐丢失，可引起水盐代谢紊乱，严重时可导致体内酸碱平衡失调；心率、脉搏加快，皮肤血管扩张及血管紧张度增加，加重心脏负担，血压下降，但重体力劳动时，血压也可升高；消化道缺血，胃液分泌减少，胃液酸度（游离酸和总酸）和消化酶活性减低，淀粉酶活性降低，造成消化不良和胃肠道疾患增多；高温环境下大量出汗，则尿量减少，若未及时补充水分，则可导致肾脏负荷加重，致肾功能不全；神经系统可出现中枢神经系统抑制，注意力和肌肉的工作能力、动作的准确性、协调性及反应速度下降等。人在热环境工作一段时间后对热负荷产生适应的现象，称为热适应（heat acclimatization）。一般在高温环境中劳动数周后，机体可产生热适应。主要表现为体温调节、水盐代谢、心血管功能方面的改善。如从事同等强度劳动，代谢率降低，产热减少，增加散热，排汗量增加。但是，热适应并不稳定，脱离热环境 1 ～ 2 周后可返回到适应前的状况，即脱适应（deacclimatization）。

（二）中暑

中暑（heat stroke）是高温环境下由于热平衡和（或）水盐代谢紊乱等引起的一种以中枢神经系统和（或）心血管系统障碍为主要表现的急性热致疾病（acute heat-induced illness）。

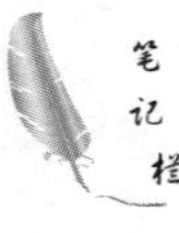

1. 致病因素 环境温度过高、湿度大、风速小、劳动时间长、劳动强度高是主要致病原因，肥胖、疲劳、饥饿、脱水、失盐和心血管病是其诱因。

2. 发病机制与临床表现　中暑按发病机制可分为三种类型：即热射病（heat stroke，含日射病）、热痉挛（heat cramp）和热衰竭（heat exhaustion）。这种分类是相对的，临床上往往难于区分，常以单一类型出现，亦可多种类型并存，我国职业病名单统称为中暑。

（1）热射病：热射病（包括日射病）亦称中暑性高热，其特点是在高温环境中突然发病，体温高达 40℃以上，疾病早期大量出汗，继之无汗，可伴有皮肤干热及不同程度的意识障碍等。严重者可出现休克、心力衰竭、肝肾衰竭或弥散性血管内凝血，癫痫样抽搐，如不及时抢救可致死亡。

（2）热痉挛：主要表现为明显的肌痉挛，伴有收缩痛。好发于活动较多的四肢肌肉及腹肌等，尤以腓肠肌为著。常呈对称性，时而发作，时而缓解。患者意识清楚，体温一般正常。

（3）热衰竭：起病迅速，主要临床表现为头昏、头痛、多汗、口渴、恶心、呕吐，继而皮肤湿冷、血压下降、心律不齐、轻度脱水，体温稍高或正常。

这三种类型的中暑，以热射病最为严重，尽管迅速救治，仍有 20% ～ 40% 的患者死亡。

3. 诊断　根据高温作业的职业史，出现以体温升高、肌痉挛、晕厥、低血压、少尿、意识障碍为主的临床表现，结合辅助检查结果，参考工作场所职业卫生学调查资料，综合分析，排除其他临床表现类似疾病，方可诊断，具体参见《职业性中暑的诊断》（GBZ 41—2019）。

4. 治疗原则

（1）中暑先兆：立即脱离高温作业环境，到通风阴凉处休息、平卧。给予含盐清凉饮料及对症处理，并密切观察。

（2）热痉挛：纠正水与电解质紊乱及对症治疗。

（3）热衰竭：予以物理降温和（或）药物降温，并注意监测体温，纠正水电解质紊乱，扩充血容量，防止休克。

（4）热射病：快速降温，持续监测体温，保护重要脏器功能，循环呼吸支持，改善微循环，纠正凝血功能紊乱，对出现肝肾功能衰竭、横纹肌溶解者，早期予以血液净化治疗。

中暑患者经过及时对症处理，一般可很快恢复，不必调离原作业岗位。若因体弱不宜从事高温作业，或有其他就业禁忌证者，应调换工种。

5. 预防

（1）高温作业卫生标准：制定卫生标准应以机体热应激不超出生理范围为依据，对气象诸因素及劳动强度做出相应的规定，以保证劳动者的健康。

（2）技术措施：改进生产设备和操作方法，可以利用水或导热系数小的材料进行隔热；有热源的生产场所应进行全面自然通风或机械通风。

（3）保健措施：供给含盐饮料和补充营养，在高温环境劳动时能量消耗增加，故膳食总热量应比普通工人要高，蛋白质增加到总热量的 14% ～ 15% 为宜。此外，可补充维生素和钙等；高温作业工人的工作服，应以耐热、导热系数小、透气性能好的织物制成，防止辐射热可用白帆布或铝箔制的工作服，工作服宜宽大又不妨碍操作；加强医疗预防工作，进行就业前和入暑前体格检查。

（4）组织措施：加强领导，改善管理，严格遵守国家有关高温作业卫生标准，搞好防暑降温工作。

（5）医疗预防工作：对高温作业工人应进行就业前和入暑前体格检查。凡有心血管系统器质性疾病，血管舒缩调节功能不全，持久性高血压，溃疡病，活动性肺结核，肺气肿，肝、肾疾病，明显的内分泌疾病（如甲状腺功能亢进）者，均不宜从事高温作业。

【案例 12-10】

患者，男性，46 岁，因突然出现昏迷，四肢抽搐、大小便失禁而入住急诊 EICU 病房。体检结果：体温 40.8℃，心率 140 次/分，对光反射迟钝。患者系某建筑工地工人，劳动强度大，发病当天户外气温高达 36℃。患者从中午 12 时至下午 18 时，连续工作约 6 小时后，突然发病。

【问题】

1. 如何做出诊断？诊断的依据有哪些？
2. 请问该病临床上常见的类型有哪些？

3. 该病治疗原则是什么?

4. 如何预防此类疾病的发生?

【案例 12-10 分析】

该患者有高温作业史、出现体温升高达到 40.8℃、昏迷抽搐等临床表现，可诊断为重症中暑，中暑类型为热射病。中暑常见类型：热射病、热痉挛、热衰竭。

治疗原则为立即采取物理降温或药物降温措施，纠正水电解质平衡紊乱及酸碱平衡失调，保护重要脏器功能等。

预防措施：采取综合防暑降温措施是预防与控制中暑的必要途径。

二、噪　　声

知识点 12-16

1. 噪声的概念、分类。
2. 暂时性听阈位移、听觉适应、听觉疲劳概念。

噪声（noise）是指频率和强度变化无规律组合的复合音。从卫生学意义上讲，凡是使人感到厌烦、不需要的声音，统称为噪声。生产性噪声是指生产过程中产生的一切声音。

（一）生产性噪声的分类和职业接触

按生产性噪声来源，可以将生产性噪声分为三类：

1. 机械性噪声　由于机械的撞击、摩擦、转动所产生的声音，如各种机床、球磨机、砂轮机、电锯、电钻、纺织机等产生的噪声。

2. 流体动力性噪声　气体压力或体积突然变化或流体流动所产生的声音，如各种风机、空气压缩机、风动工具、喷气发动机、汽笛等由于压力变化和气体排放发出的噪声。

3. 电磁性噪声　由于电机中交变力相互作用所产生的声音，如变压器发出的嗡嗡声。

（二）噪声对人体健康的影响

噪声对人体影响是全身性的，除了听觉系统以外，也可对非听觉系统产生影响。

1. 噪声对听觉系统的影响　长期接触强烈的生产性噪声所引起的噪声性耳聋是法定职业病。噪声对人耳听力的影响用听阈位移来描述，是指噪声暴露前后的听阈差值。噪声引起的听觉器官的损伤变化一般由暂时性听阈位移逐渐发展为永久性听阈位移。

（1）暂时性听阈位移：指接触噪声后引起听阈水平变化，脱离噪声环境后，经过一段时间听力可恢复到原来水平，称为暂时性听阈位移（temporary threshold shift，TTS），属于生理功能的改变。包括听觉适应和听觉疲劳。短时间接触强噪声，机体听觉器官敏感性下降，听阈可提高 10 ～ 15dB，脱离噪声接触后对外界的声音有“小”或“远”的感觉，离开噪声环境 1 分钟内听力即可恢复的现象称为听觉适应（auditory adaptation）。听觉适应是一种保护性生理反应。若较长时间接触强噪声，引起听力明显下降，脱离噪声环境后，听阈提高超过 15 ～ 30dB，需数小时甚至数十小时听力才能恢复的现象称为听觉疲劳（auditory fatigue）。一般在十几小时内可完全恢复的属于生理性听觉疲劳。若长期受到噪声刺激，可使听觉疲劳逐渐加重，脱离噪声环境以后，听力不能恢复，形成不可逆听阈位移，称为永久性听阈位移（permanent threshold shift，PTS）。永久性听阈位移具有病理变化基础，属于不可逆改变。

（2）永久性听阈位移：指由噪声或其他因素引起的不能恢复到正常听阈水平的听阈升高。早期常表现为高频听力下降，听力曲线图表现为以 3000 ～ 6000Hz（多在 4000Hz 处）出现高频听力损失，此时主观上无耳聋感觉，随病损程度加重，语言频段（500Hz、1000Hz、2000Hz）的听力也受到影响，出现语言听力障碍。

（3）职业性噪声聋：是指劳动者在生产过程中，由于长期接触噪声而发生的一种渐进性感音性听觉损伤，是国家法定职业病。职业性噪声聋的诊断原则：根据连续 3 年以上职业噪声作业史，出现渐进性听力下降、耳鸣等症状，纯音测听为感音神经性聋，结合职业健康监护资料和现场职业卫生学调查，进行综合分析，排除其他原因所致的听觉损害，方可诊断。参见《职业性噪声聋的诊断》（GBZ 49—2014）。

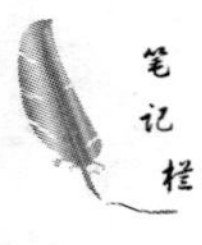

（4）爆震性耳聋：在某些特殊条件下，如进行爆破，由于防护不当或缺乏必要的防护设备，可因强烈爆炸所产生的冲击波造成急性听觉系统的严重损伤，引起听力丧失，称为爆震性耳聋（explosive deafness）。可出现鼓膜破裂，听骨损坏，内耳软组织出血。患者主述耳鸣、耳痛、恶心、眩晕，严重者听力完全丧失，可致永久性耳聋。

2. 噪声对非听觉系统的影响　噪声可引起听觉外系统的损害。主要表现为：易疲劳、头痛、头晕、睡眠障碍、注意力不集中、记忆力减退和情绪不稳定等一系列神经系统症状；高频噪声可引起血管痉挛、心率加快、血压增高等心血管系统的改变；长期接触噪声可引起食欲不振、胃液分泌减少、胃肠蠕动减慢等胃肠功能紊乱的症状；噪声还可致肾上腺皮质功能异常，女工可出现月经不调现象，表现为月经周期异常，经期延长、血量增多等。在噪声环境下工作，注意力不易集中，反应迟钝，影响工作效率，降低工作质量。在某些作业场所，噪声还可掩盖各种信号，易引发工伤事故。

（二）预防措施

1. 控制和消除声源是噪声治理的根本措施。根据声音的传播特性，采用吸声、消声和隔声的办法，以降低噪声的能量。对于暂时还不可能将噪声控制在较低水平的场所，加强个人防护是保护工人免受噪声危害的重要措施之一。防声耳塞、耳罩或隔声头盔可不同程度降低噪声进入耳的强度，起到保护听力的作用。

2. 制定噪声卫生标准。我国《工作场所有害因素职业接触限值第 2 部分：物理因素》（GBZ 2.2—2007）规定，噪声职业接触限值为每周工作 5 天，每天工作 8 小时，稳态噪声限值为 85dB（A）。

【案例 12-11】

患者，男性，38 岁，因头痛、失眠、记忆力减退、耳鸣、听力下降、易激动和心悸等症状就诊。检查结果：血压 100/70mmHg，心率 73 次 / 分，心电图示正常；耳鼻喉科检查未见异常。无吸烟饮酒史，无其他既往病史；纯音听力检查：双耳高频平均听阈为 59dB（HL），左右耳语频平均听阈均为 44dB（HL）；声导抗检查：双耳听力改变；脑干诱发电位检查：双耳主观听力障碍，双耳听性脑干反应（auditory brainstem response，ABR）未见异常。

1994 年 12 月始至 2003 年 12 月在某铁路局车辆段从事空压司机工作，接触噪声 10 年。该患者工作地点在值班室，每 15 钟到空压机房巡视一次，主要是观察空气压缩机、冷干机等设备运行情况，耳听空压机运转声音是否正常，每次需 10 分钟左右。

【问题】

1. 请问根据上述资料能否对该患者做出诊断？还应补充哪些内容？
2. 该患者所患疾病与职业因素有关吗？
3. 控制噪声危害的措施有哪些？

【案例 12-11 分析】

该患者有 10 年接触噪声的职业史，工作场所噪声监测结果为空压机房 91.0dB（A），值班室为 73.8dB（A），8 小时连续等效 A 声级为 89.0 ～ 91.1dB（A），超出职业接触限值 85dB（A），有自觉听力损失和耳鸣等症状，纯音测试为感音性聋，依据《职业性噪声聋的诊断》（GBZ 49—2007）诊断为“职业性中度噪声聋”。

预防措施：①控制和消除声源是噪声治理的根本措施；②按噪声卫生标准执行，8 小时工作日噪声强度不超过 85dB（A）。

三、振　　动

振动（vibration）是指质点或物体在外力作用下，沿直线或弧线围绕平衡位置（或中心位置）做往复运动或旋转运动。由生产或工作设备产生的振动称为生产性振动，长期接触生产性振动可以危害劳动者身心健康，甚至引起职业病。

知识点 12-17

1. 振动的概念、分类。
2. 手臂振动病的定义、表现。
3. 影响振动作用的因素。

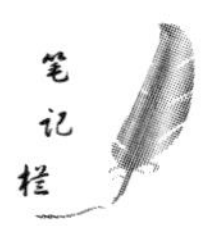

（一）振动的分类与接触机会

根据振动作用于人体的部位和传导方式，可将生产性振动分为手传振动（hand-transmitted vibration）和全身振动（whole body vibration）。手传振动又称为手臂振动（hand-arm vibration）或局部振动（segmental vibration），是指生产中使用手持振动工具或工件时，直接作用或传递到人的手臂的机械振动或冲击。常见的接触作业有使用风动工具、电动工具和高速旋转工具的作业。全身振动系指工作地点或座椅的振动，人体足部或臀部接触振动，通过下肢或躯干传导至全身。在交通工具上作业如驾驶汽车、火车和拖拉机等，或在作业台如钻井平台、振动筛操作台等作业时，作业劳动者主要受全身振动的影响。

（二）振动对机体的危害

1. 全身振动 全身振动一般为低频率、大幅度振动，大强度剧烈的全身振动可引起内脏移位或机械性损伤。全身振动可使交感神经处于紧张状态，出现血压升高，心率加快，心排出量减少，心电图出现异常改变；可抑制胃肠蠕动和胃酸分泌；坐姿接触全身振动者脊柱肌肉劳损和椎骨退行性变、椎间盘脱出等高发；女性可出现月经周期紊乱、经期延长、经量过多和痛经，以及子宫下垂、流产及异常分娩率上升；还可引起姿势平衡和空间定向障碍，注意力不集中，影响工作效率，甚至造成工伤事故高发；低频率、大振幅的全身振动，如车、船、飞机等交通工具的振动可引起运动病（motion sickness），亦称晕动病，患者有疲劳感、眩晕、出冷汗、面色苍白、恶心、呕吐等症状，脱离振动环境后适当休息可以缓解。

2. 手传振动 对机体的影响包括：①神经系统：以上肢手臂末梢神经功能障碍为主，出现皮肤感觉迟钝，振动觉和痛觉减退，神经传导速度减慢，反应潜伏期延长等；②心血管系统：可致自主神经功能紊乱，出现血压、心率不稳，手掌多汗等；末梢毛细血管形态和张力发生改变，表现为血管收缩甚至痉挛，局部血流减少，血压升高，手部皮肤温度降低，重者手指遇冷变白；心电图出现心动过缓、窦性心律不齐、T 波低平、房室传导阻滞等；③肌肉骨骼系统：手部肌肉萎缩，多见于鱼际肌和指间肌、手握力和手指捏和力下降。骨和关节改变，以指骨、掌骨、腕骨和肘关节多见，主要表现为脱钙、囊样变、骨皮质增生、骨岛形成、无菌性骨坏死及骨关节变形等；④听觉系统：手传振动对听觉产生影响，引起听力下降。振动和噪声共存时，可以加重噪声对听力的损害，加速耳聋的发生发展。

（三）手臂振动病

手臂振动病（hand-arm vibration disease）是长期从事手传振动作业而引起的以手部末梢循环障碍和（或）手臂神经功能障碍为主的疾病，并可引起手、臂骨关节、肌肉的损伤。其典型表现是振动性白指（vibration-induced white finger，VWF）。手臂振动病多发工种有：凿岩工、砂轮磨光工、铸件清理工等。

1. 发病机制 手臂振动病发病机制目前尚不清楚，可能的解释如下：手传振动作用于手部，导致局部组织压力增加，继而损伤血管内皮细胞，内皮细胞产生的收缩因子（endothelium-derived constricting factor，EDCF）增加，而内皮细胞释放的舒血管因子（endothelium-derived relaxing factor，EDRF）释放减少，引起局部血管收缩，损伤的内皮细胞还可引起血管内膜增厚、管腔狭窄甚至阻塞。

2. 临床表现 早期表现为手部症状和类神经症。手部症状有手麻、手痛、手胀、手指僵硬、手多汗、手无力等。类神经症常表现为头痛、头昏、失眠、乏力、记忆力减退等。体检发现皮温降低，振动觉、痛觉阈值升高，前臂感觉和运动神经传导速度减慢和远端潜伏时延长，肌电图显示神经源性损害。

手臂振动病的典型表现是振动性白指，又称职业性雷诺现象（Raynaud's phenomenon），是诊断本病的重要依据。发作呈现一过性特点，一般是在受冷后，患指出现麻、胀、痛，并由灰白变苍白，由远端向近端发展，界限分明，持续数分钟至数十分钟，再逐渐由苍白变潮红，恢复正常颜色。白指常见于示指、中指和无名指的远端指节，也可累及近端指节，甚至全手指变白。严重病例可见指关节变形和手部肌肉萎缩等。

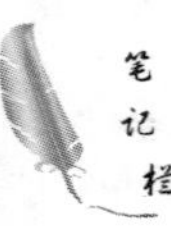
笔记栏

3. 诊断原则及分级 手臂振动病的诊断应根据一年以上连续从事手传振动工具的职业史，以手部末梢循环障碍、手臂神经功能障碍和（或）骨关节肌肉损伤为主的临床表现，结合末梢循环功能、神经 - 肌电图检查结果，参考作业环境的职业卫生学资料，综合分析，排除其他病因所致类似疾病，方可做出诊断。参见《职业性手臂振动病的诊断》（GBZ 7—2014）。

4. 治疗及处理原则　手臂振动病目前尚无特效疗法，可根据病情进行综合治疗。应用药物治疗（给予扩张血管及神经的药物，具有活血通络作用的中药）、物理疗法、运动疗法等综合治疗，必要时进行外科治疗。轻度手臂振动病应调离接触手传振动的作业，积极进行治疗，可依据情况安排其他工作。中度和重度手臂振动病必须调离振动作业，积极进行治疗。

（四）振动对机体作用的影响因素

1. 频率　低频率（20Hz 以下）、大振幅的全身振动主要引起内脏位移和前庭器官的兴奋。振动频率与人体器官固有频率一致时，可产生共振，使振动强度加大，对人体器官损伤加重。低频率、大强度的手传振动，主要引起手臂骨关节系统的障碍，可伴有神经、肌肉系统的变化。30 ～ 300Hz 的振动主要损害外周血管和神经功能；300Hz 以上的高频振动对血管的挛缩作用减弱，对神经系统的影响较大；1000Hz 以上的振动，难以被人体主观感受。

2. 加速度　振动加速度越大，危害也越大，振动性白指发生率越高。

3. 接触振动时间　接振时间和工龄越长，振动性白指的检出率越高，病情也越严重。

4. 环境气温和气湿　环境温度低、湿度大可以加速手臂振动病的发生，全身受冷是诱发振动性白指的重要条件。

5. 操作方式和个体因素　人体对振动的敏感程度与作业时的姿势和体位有关，就全身振动而言，立位时对垂直振动敏感，卧位则对水平振动敏感。用肩、腹和下肢紧贴振动物体的操作，会使身体自然缓冲振动传导的作用降低，加大振动的危害性。静态紧张影响局部血液循环并增加振动的传导，加重振动的危害性。

（五）控制振动危害的措施

1. 控制振动源　改革工艺过程，进行技术革新，采取减振、隔振等措施，减轻或消除振动源的振动，是控制振动职业危害的根本措施。

2. 制定振动作业的卫生标准　把接触振动的强度和时间限制在一定范围内，可有效地保护作业者的健康，是预防振动危害的重要措施。我国《工作场所有害因素职业接触限值第 2 部分：物理因素》（GBZ 2.2—2007）规定，作业场所手传振动职业接触限值以 4 小时等能量频率计权振动加速度（$a_{hw(4)}$）不得超过 $5m/s^2$。在这一标准接触限值下，几乎所有劳动者反复接触也不会发展成第一期的振动性白指（斯德哥尔摩分类系统），当振动工具的振动暂时达不到标准限值时，可按振动强度大小相应缩短日接振时间。

3. 改善作业环境　振动工具的手柄温度应保持 40℃，车间气温不低于 16℃，尤其是北方寒冷季节的室外作业，应配备必要的防寒和保暖装备。注意控制作业环境中的气湿、噪声和毒物，以减轻其与振动的联合危害作用。

4. 加强预防保健工作　①加强个体防护，如佩戴双层衬垫无指手套或泡沫塑料衬垫手套，穿防振鞋，采用减振座椅等以减轻振动并保暖。在工间休息时用 40 ～ 60℃热水浸泡手部，有助于振动性白指的预防；②通过就业前体检发现职业禁忌证，定期健康检查可以早期发现患病个体并及时处理。定期检测振动工具的振动强度，依据职业卫生标准，科学合理地安排作业时间。接触振动作业的工人应做好日常卫生保健工作：生活规律，适度锻炼，温水沐浴，防寒保暖，戒烟限酒。

【案例 12-12】

患者，男性，35 岁，3 年前开始听力下降；双手中指和示指麻木、变冷、感觉消失，尤以天冷为甚。检查结果：双手中指和食指从中间关节至末端灰白，痛觉和触觉明显减退，振动觉消失。双手掌正位 X 线摄片结果：掌骨各指骨骨质未见异常，相应的关节间隙无异常改变；神经肌电图检查：轻微神经性损害，以末端潜伏期延长为主；手部基础皮温，左手 23℃，右手 24℃，冷水复温实验结果异常。2000 年 5 月至 2006 年 2 月在某市高尔夫球头厂从事打

笔记栏

磨工作。用双手压持工件在高速转动（1500 ～ 2000r/min）的砂轮或铝轮、麻布轮、海绵轮上打磨，每天工作 8 小时或更长，无任何个人防护用品。

【问题】

1. 依据上述资料能做出诊断吗？还需收集哪些资料？

2. 该病的病因是什么？影响发病的因素有哪些？

3. 对确诊患者的处理原则？

4. 该病的预防措施包括哪些？

【案例 12-12 分析】

1. 该患者有连续 6 年从事手传振动作业的职业史，临床上表现为典型的振动性白指，检查发现手指触觉和痛觉减退，振动觉消失。冷水复温实验结果异常，神经肌电图检查呈轻微神经性损害。对该厂磨光机的振动进行测定，加速度是 94.0m/s^2；而国家职业卫生标准规定的作业场所手传振动职业接触限值以 4 小时等能量频率计权振动加速度不得超过 5m/s^2，已严重超标。对同工种工人的调查发现，80% 的工人具有不同程度的手麻、手痛、手胀、手僵等表现，有些工人还出现手指变形，工人没有使用任何防护用品。为了排除结缔组织病引起的雷诺现象，对该患者进行抗核抗体、抗 O、IgA、IgM、IgG 等检查，结果均未见异常。根据前面结果，综合分析，排除其他疾病，按照我国《职业性手臂振动病的诊断》（GBZ 7—2014），诊断为“中度手臂振动病”。

2. 病因：是长期接触振动工具导致发病。影响发病的因素：接触振动的强度和时间、环境气温和气湿、操作方式和个体因素。

3. 处理原则：必须调离振动作业，进行综合治疗。应用扩张血管及营养神经的药物，改善末梢循环。也可采用中医治疗、物理疗法、运动疗法等缓解病情。患者应加强个人防护，注意手部和全身保暖，减少白指的发作。

4. 预防措施：控制振动源，制定振动作业的卫生标准、改善作业环境加强个体防护。

四、非电离辐射

非电离辐射（nonionizing radiation）是指量子能量＜ 12eV，不足以引起生物体电离的电磁辐射，如紫外线、可见光、红外线、射频及激光等。

1. 射频辐射 射频辐射（radiofrequency radiation）是指频率在 100kHz ～ 300GHz 的电磁辐射，也称无线电波。包括高频电磁场（high-frequency electromagnetic field）与微波（microwave），是电磁辐射中量子能量最小，波长较长的频段，波长范围为 1mm ～ 3km。微波波长范围为 1mm ～ 1m，高频电磁场波长范围为 1m ～ 3km。

2. 红外辐射（Infrared radiation） 红外辐射（Infrared radiation）即红外线，也称热射线。可分为长波红外线（远红外线）、中波红外线及短波红外线（近红外线）。凡温度高于绝对零度（–273℃）以上的物体，都能发射红外线。物体温度越高，辐射强度越大，其辐射波长越短（即近红外成分越多）。

3. 紫外辐射 波长范围在 100 ～ 400nm 的电磁波称为紫外辐射（ultraviolet radiation，UV），又称紫外线。凡物体温度达 1200℃以上时，辐射光谱中即可出现紫外线，随温度的升高，紫外线的波长变短，强度增大。

（金焕荣）

微课 12-6

笔记栏

第五节 职业性致癌因素与职业性肿瘤

职业性肿瘤（occupational tumor）是在工作环境中接触致癌因素（carcinogen），经过较长的潜隐期而患的某种特定肿瘤，又称职业癌（occupational cancer）。在一定条件下能使正常细胞转化为肿瘤细胞，且能发展为可检出肿瘤的与职业有关的致病因素，称为职业性致癌因素（occupational carcinogen），包括物理、化学和生物性因素等，其中化学性因素约占 90%。

一、职业性致癌因素的识别和确认

> **知识点 12-18**
> 职业性肿瘤的定义。

识别和判定职业性致癌因素对于职业性肿瘤的预防具有重要意义，目前主要通过以下三种途径：

1. 临床观察 通过肿瘤的临床诊断和认真观察，探索、分析肿瘤发生的环境因素，是识别和判定职业性致癌因素的重要方法。许多职业性肿瘤的发现是来自临床观察和病例分析，如 Pott 揭示阴囊癌与扫烟囱工作的关系。临床观察为肿瘤病因的探索提供第一线索，但不能成为确定病因的依据，需流行病学调查证实。

> **知识点 12-19**
> 1. 职业性致癌因素识别和确认的途径。
> 2. 临床观察、实验研究、流行病学调查三者之间的关系。

2. 实验研究 用可疑致癌物进行动物诱癌实验观察能否诱发与人类相似的肿瘤，或进行短期体外试验，判断是否具有致突变或诱导染色体损伤的能力，从而推断其致癌性。氯乙烯、氯甲甲醚、煤焦沥青等都是经过动物实验得到肯定结果，结合人群流行病学研究得以证实。现已有标准化的动物诱癌实验研究程序，国际癌症研究机构（international agency for research on cancer，IARC）对动物实验设计有明确要求。

不过，动物实验研究耗资大、费时，结果从动物外推到人存在种属差距，用动物实验预测人类致癌性应慎重，要结合流行病学资料才能下定论。体外试验的优点是短期、快速、花费少，其判断和识别致癌物的依据是：DNA 突变可引起肿瘤；物质有致突变性可认为其有致癌可能；常用的体外试验包括 Ames 试验、DNA 修复试验、染色体畸变分析、姊妹染色单体互换试验、哺乳动物细胞恶性转化试验；体外试验研究结果仅有初筛意义，单一短期试验阳性不足以作为判断和识别致癌物的证据。当短期体外试验和动物实验都获得阳性结果，该结果可作为该物质是可疑致癌物的证据。

3. 流行病学调查 通过人群研究，取得某种职业性因素的确切致癌证据，是识别和判定某种物质对人类致癌的最有力证据。流行病学调查中，若出现异常集群肿瘤病例、癌症高发年龄提前、肿瘤发病性别比例异常、某种肿瘤的发病均与某一相同因素有关、存在着接触水平 – 反应关系、出现罕见肿瘤高发现象，提示可能具有某种致癌因素存在的危险，可依提供的线索进行深入的研究。在确定流行病学研究的阳性结果是否表明因果关系，要遵循：①因果关系强度：与对照组比较，接触组的相对危险度越高，提示该种接触的因果关系建立的可能性越大；②因果关系具有一致性，即不同的接触情况下有重复性；③接触水平 – 反应关系；④生物学合理性；⑤时间依存性：接触职业性有害因素在前，发病在后。

> **知识点 12-20**
> 职业性致癌物的分类。

根据流行病学研究和动物实验结果，职业致癌物分为确认致癌物（proved carcinogen）、可疑致癌物（suspected carcinogen）和潜在致癌物（potential carcinogen）三类。此外，IARC 根据化学物对人类和实验动物致癌性资料充分与否，将其分为 4 组：① 1 组，对人类是致癌物（carcinogenic to humans），对人类致癌性证据充分；② 2 组，又分为 2A 和 2B 亚组，前者是很可能对人类致癌（probably carcinogenic to humans），其对人类致癌性证据有限，但实验动物致癌性证据充分；后者是可能对人类致癌（possible carcinogenic to humans），对人类致癌性证据有限，实验动物致癌性证据并不充分；或对人类致癌性证据不足，对实验动物致癌性证据充分；③ 3 组，对人类致癌性暂无法分组（unclassifiable as to carcinogenicity to humans）；④ 4 组，可能无人类致癌性（probably not carcinogenic to humans）。迄今 IARC 确认与工农业生产有关的人类确认致癌物或生产过程有 40 多种。

二、职业性肿瘤的特征

1. 潜隐期 一般将机体自接触职业性致癌因素至出现被确认的健康损害效应（最早临床表现）所需的时间称为潜伏期，亦可将从接触致癌物到出现确认的职业性肿瘤的间隔时间称为潜隐期。不

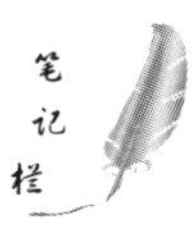

> **知识点 12-21**
> 1. 职业性肿瘤的特征。
> 2. 如何区分职业性肿瘤和非职业性同类肿瘤。
> 3. 职业性肿瘤的发生需具备哪些条件。

同职业性致癌因素引起的职业性肿瘤有不同潜隐期，多为12～25年，但苯致白血病最短仅需4个月，石棉致间皮瘤可长达40年以上。由于职业性致癌因素接触水平较高，职业性肿瘤的发病年龄往往比非职业性同类肿瘤提前，这也是确定职业性肿瘤的重要依据之一。芳香胺致泌尿系统肿瘤的发病年龄多见于40～50岁，较非职业性的肿瘤早10～15年。

2. 阈值 阈值或阈剂量是制定安全接触限值的主要依据，但职业性致癌因素是否存在阈值尚有争论。

3. 剂量反应关系 多数致癌物存在明显的剂量－反应关系，即暴露于同一职业性致癌物，接触总剂量较大的人群，肿瘤发病率和死亡率都较高，但石棉小剂量接触即可致癌。

4. 致癌部位 职业性肿瘤多在致癌因素作用最强烈、最经常接触的部位发生。皮肤和肺脏是职业性致癌物进入机体的主要途径和直接作用器官，故职业性肿瘤多见于呼吸系统和皮肤，并可能累及同一系统的邻近器官，如致肺癌的职业性致癌物可引发气管、咽喉、鼻腔或鼻窦肿瘤；亦可发生在远隔部位，如皮肤接触芳香胺导致膀胱癌；同一致癌物可引发不同部位肿瘤，如砷诱发皮肤癌、肺癌，少数可引起大范围肿瘤，如电离辐射。

5. 病理类型 不同的职业性致癌因素可引发具有不同病理类型的肿瘤，且接触强度不同可导致不同病理类型。另外，职业性肿瘤的恶性程度通常较高，这可能与职业性致癌因素致癌性强或接触强度较高有关。

6. 致癌条件 职业性肿瘤病因明确，都有明确的致癌因素接触史，但并不是接触致癌因素就发生职业性肿瘤。职业性肿瘤的发生需具备一定条件，主要与职业性致癌因素的理化性质、接触水平和作用方式等有关。职业性肿瘤的发生还与接触者年龄、健康状况、遗传易感性、免疫功能、行为和生活方式等有关。

三、常见的职业性肿瘤

> **知识点 12-22**
> 1. 职业性肿瘤常见类型。
> 2. 我国法定职业性肿瘤名单。

职业性肿瘤与非职业性肿瘤在发病部位、病理类型、发展过程和临床症状上差异不明显，但诊断为职业性肿瘤的影响较大，患者可依法获得职业病补偿。我国2013年修订颁布的《职业病分类和目录》将职业性肿瘤由8种增至11种，分别是：石棉所致肺癌和间皮瘤，联苯胺所致膀胱癌，苯所致白血病，氯甲醚、双氯甲醚所致肺癌，砷及其化合物所致肺癌及皮肤癌，氯乙烯所致肝血管肉瘤，焦炉逸散物所致肺癌，六价铬化合物所致肺癌，毛沸石所致肺癌和胸膜间皮瘤，煤焦油、煤焦油沥青、石油沥青所致皮肤癌，β-萘胺所致膀胱癌。

1. 职业性呼吸系统肿瘤 在职业性肿瘤中，呼吸道肿瘤占极高比例。目前已知对呼吸道有致癌作用的物质有：石棉、铬、镍、砷、煤焦油类物质、氯甲醚类、芥子气、异丙油、硬木屑、氯丁二烯、甲醛、放射性物质等。吸烟与引起职业性呼吸系统肿瘤的职业性有害因素有协同作用，使职业性呼吸道肿瘤增多。

2. 职业性皮肤癌 约占人类皮肤癌的10%，是人类最早发现的职业性肿瘤，经常发生在职业性致癌物的暴露部位和接触局部。能引起皮肤癌的主要化学物有砷及其化合物、煤焦油、沥青、蒽、石蜡、木馏油、页岩油、杂酚油、氯丁二烯、X射线等，其中以煤焦油类物质接触致工人皮肤癌发生最常见。

3. 职业性膀胱癌 膀胱癌死亡病例中20%有可疑致癌物的接触史。致膀胱癌的物质主要是芳香胺类，高危职业有：生产萘胺、联苯胺、4-氨基联苯的化工行业；以萘胺、联苯胺为原料的染料、橡胶添加剂、颜色等制造业；使用芳香胺衍生物作为添加剂的电缆、电线行业等。

4. 其他 苯致白血病、氯乙烯致肝血管肉瘤、石棉致间皮瘤、毛沸石致胸膜间皮瘤等，也是确定的职业肿瘤。职业性电离辐射照射后可诱发白血病、皮肤癌、肺癌、胃癌、乳腺癌、甲状腺癌及多发骨髓瘤。我国2002年将职业性放射性肿瘤列入职业病目录，后修订为放射性肿瘤（含矿工高氡暴露所致肺癌）。

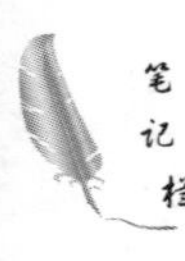

四、职业性肿瘤的预防原则

知识点 12-23

如何预防职业性肿瘤。

职业性肿瘤应按照三级预防原则加以预防和控制，以保护职业人群的健康。

1. 加强职业性致癌因素的控制和管理　是降低职业性肿瘤发病的重要手段，包括：建立致癌物管理登记制度；经常性定期监测环境中致癌物浓度，控制在国家规定的阈值以下；改革工艺流程，加强卫生技术措施，提倡无毒替代有毒、低毒替代高毒，限制使用或淘汰危害劳动者健康的落后工艺技术和材料，明确规定并尽可能降低产品中致癌杂质含量；不能改变的工艺路线或无法替代、仍需使用的致癌物，应严格控制作业者接触水平；新化学物质应进行致癌性筛检，加强登记管理制度，发现致癌性强，应停止生产和使用。

2. 建立和健全健康监护制度　开展职业性肿瘤流行病学调查研究；建立简单易行、敏感的致癌性筛检方法；消除肿瘤前期的异常改变或早期阶段肿瘤；健全健康检查制度，定期进行职业健康检查，皮肤、肺和膀胱是重点和详细检查部位。

3. 建立致癌危险性预测制度　结合流行病学调查和实验室证据，对生产过程中使用和接触的职业有害因素进行明确的致癌风险评估和预测，对有效管理致癌因素、加强职业性肿瘤的预防及有关法规的制定具有重要作用。

4. 加强健康教育提高自我防护　原则与预防其他职业中毒相同，特别强调的是：许多致癌物与吸烟有协同作用，应注意控烟，大力倡导戒烟，加强职业健康教育，保持心境开朗和合理膳食。

【案例 12-13】

患者，男，44 岁，在某表面处理有限公司工作 4 年多，近两个月因咳嗽、胸部不适就诊。CT 检查发现肺部占位，支气管镜发现右下肺新生物，病理检查为鳞状细胞癌。调查了解得知，该患者为电镀车间电镀工，有主动吸烟史，主要接触职业有害因素有硫酸、铬酸盐，日均接触时间约为 9 小时，平均每周接触时间约 55 小时。作业场所通风设备不完善，劳动者无口罩佩戴。车间以往也有类似病例。

【问题】

1. 患者所患疾病是否与职业有关？若有关，可能的致病因素是什么？最可能的诊断是什么？
2. 本例患者具备了职业性肿瘤的哪些特点？
3. 此案例给我们的启示是什么？企业应该如何加强管理？

【案例 12-13 分析】

（1）与职业有关，最可能的致癌因素是接触铬酸盐。1990 年国际癌症研究机构明确六价铬化合物为人类致癌物。我国于 1987 年把铬酸盐制造业工人肺癌列入职业性肿瘤名单，2013 年修改为六价铬化合物所致肺癌。患者有明确的接触史，主动吸烟史，吸烟与铬酸盐致癌有协同作用；典型的肺癌临床表现和 CT 检查；工作场所通风不良，个体防护不够，同工种中有类似病例出现。据《职业性肿瘤的诊断》（GBZ 94—2017），诊断为职业性肿瘤（六价铬化合物所致肺癌）。

（2）具备职业性肿瘤的特点：①病因明确，可找到致癌因素；②致癌物质在接触最强烈、最经常进入体内的部位（肺部）发生；③有一定的作用条件：长期高浓度接触，肿瘤的发生有一定的潜隐期；吸烟是促发因素；④发病年龄较早。

（3）本案例暴露出企业问题的严重性。企业应遵守职业病防治法，做好职业卫生防护和健康监护工作，保障劳动者的合法权益，积极预防职业性肿瘤的发生；消除或控制致癌因素能有效预防职业性肿瘤的发生；企业应对作业场所，尤其是存在致癌物的工作场所，严格控制空气中致癌物质浓度，加强通风排毒；加强作业场所劳动者个人防护，提高生产的机械化、自动化、密闭化程度，减少劳动者接触致癌物质的机会；加强职业健康监护，定期健康体检，开展戒烟教育等。

笔记栏

（郭彩霞）

第六节　职业卫生服务

一、职业卫生服务的概念与意义

> **知识点 12-24**
> 1. 职业卫生服务的定义。
> 2. 如何理解职业卫生服务的定义。

职业卫生服务（occupational health service，OHS）是以保护和促进劳动者的安全和健康为目的的全部活动，是以职业人群和工作环境为对象的一种特殊形式的针对性卫生服务，是 WHO“人人享有卫生保健”全人类卫生服务目标在职业人群中的具体体现。它是整个卫生服务体系的重要组成部分，与其他卫生服务整合在一起，达到促进职业人群健康和预防职业损害的目的。

二、职业卫生服务的要求与原则

职业卫生服务的目的在于保护和促进所有职业人群的安全和健康，其基本要求主要体现在服务的公平性和可及性，让广大的劳动者都有平等的机会和权利获得职业卫生服务。全世界 30 亿劳动者中，能得到有效职业卫生服务的不到 20%。基本职业卫生服务（basic occupational health service，BOHS）是指政府、企业及卫生服务机构为劳动者提供的符合当地需求、适应当地条件、服务提供者和服务对象都能负担得起的职业卫生服务，为在有限的服务资源情况下提供覆盖面广的职业卫生服务提供了可能。我国卫生部于 2006 年提出适合不同经济发展区域开展 BOHS 的模式、监督管理模式和保障机制，使最需要得到职业卫生服务的中小型企业、私营企业、流动劳动力等得到基本 OHS。

实施职业卫生服务的原则：①保护和预防原则：保护职工健康，预防工作中的危害；②适应原则：使工作和环境适应于人的能力；③健康促进原则：促进职工的躯体和心理健康及社会适应能力；④治疗与康复原则：使职业危害、事故损伤、职业病和工作有关疾病的影响减少到最小程度；⑤全面的初级卫生保健原则：为职工和家属提供全面的卫生保健服务。

三、职业卫生服务的内容与任务

> **知识点 12-25**
> 职业卫生服务的具体内容。

OHS 的核心是针对性地、有效地解决各种职业活动过程中的有害因素对作业者健康的影响，内容一般包括：

1. 评估与规划　通过收集企业的职业卫生相关资料，对企业职业卫生与安全的现状进行评估，主要包括：有害因素识别及健康影响、健康危险度、危害损失、防治能力、职业卫生管理情况评估等，制订切实可行的防治规划。

2. 职业环境监测　职业环境监测是 OHS 的关键活动之一，主要监测：①作业场所存在的可能危害劳动者健康的物理、化学、生物性因素；②作业场所公共和个体的防护设施及其效果；③可能影响劳动者健康的劳动组织情况、职业工效学因素和不良心理因素；④作业场所应急设施和救援设备的配置和维护情况；⑤预防或减少职业暴露控制系统的运行效果。

3. 职业健康监护　健康监护是 OHS 的重要内容，包括①上岗前、在岗期间、离岗或转岗、应急健康检查和职业病健康筛检；②高危和易感人群的随访观察；③收集、发布、上报和保存劳动者健康监护和意外事故的数据；④职业禁忌证和疑似患者的处理、职业病的诊断、治疗和康复服务。

4. 危害告知、健康教育和健康促进　OHS 服务机构应当将职业环境监测结果提供给雇主、雇员及企业安全与健康的相关责任人。用人单位有义务告知工作场所和工作岗位中存在的有害因素，并有责任对作业人员进行职业卫生教育。对作业场所存在的可能造成健康损害的职业性有害因素向作业人员进行有关预防、控制有害因素、预防职业病和意外事故的健康教育。开展作业场所工作人员的健康促进活动，调动企业、雇主、工会和员工积极主动参与。

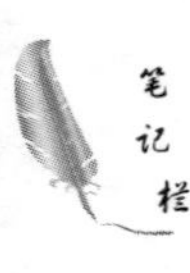

5. 实施与劳动者健康有关的其他初级卫生保健服务　OHS 服务应结合常规卫生保健、医疗和康复服务，如预防接种、常见病的健康教育、公共卫生教育等。

四、职业卫生服务的机构与模式

> **知识点 12-26**
> 不同职业卫生服务机构的特点。

各个国家由于经济发展程度、卫生服务体制、政治经济制度不同，职业卫生服务的模式也不同。主要包括以下几种模式：

1. 独立职业卫生服务 大型企业有自己的职业卫生服务机构、足够数量的服务人员，包括安全工程师、临床医生、护士等，可全面、及时收集资料，协调有效地控制和消除职业危害，健康监护、治疗、抢救、处理及时，但有效利用卫生服务资源、服务水平提升等方面存在不足。

2. 联合职业卫生服务 多家中小型企业联合建立职业卫生服务中心，对各企业存在的特殊职业问题进行针对性服务，但 OHS 工作人员与所负责的作业场所和职业人群间缺乏连续的日常接触，获取的职业卫生信息不全面。

3. 职业卫生与一般卫生保健结合模式 充分利用各种社会卫生资源，将 OHS 与一般卫生保健有机地结合，建立综合性卫生服务。根据服务机构不同，分为：国家卫生服务、社区卫生保健中心、社会保险机构和私人卫生保健。

【案例 12-14】

2011 年某市某区对 28 家涉苯企业进行职业卫生服务开展情况调查，共调查涉苯作业人员 482 名，调查内容包括个人基本情况和职业卫生服务享有情况。调查显示：该区涉苯作业人员中 86.7% 签订劳动合同，61.4% 签订职业病危害告知合同，85.5% 参加岗前职业卫生培训，在岗期间职业卫生培训率为 72.3%，工伤保险缴纳率为 81.3%（本地户籍 91.5%，外地 71.4%），96.9% 配备个人防护用品，配备率最高的为乳胶手套（78.1%），其次是防毒口罩（67.8%），最低的是防护眼镜（31.3%）。还发现，仅 34.4% 劳动者进行了岗前健康检查，在岗期间的健康检查率为 83.0%。

【问题】

1. 该区涉苯作业行业在职业卫生服务过程中存在的主要问题有哪些？
2. 如何改进涉苯企业作业人员的职业卫生服务现状？

【案例 12-14 分析】

1. 该区涉苯作业劳动者劳动合同保障较好，但职业病危害告知存在不足；在劳动者享有工伤待遇方面存在不平等对待；企业在职业卫生培训方面，岗前培训不到位，培训缺乏持续性；个人防护措施虽配备但针对性不强，实际防护效果可能不佳，威胁劳动者健康；缺乏岗前健康检查，在岗期间的定期健康检查也有待加强。
2. 从调查结果看出，该市该区涉苯作业人员对职业卫生服务的认知存在一定不足，职业卫生和职业中毒防护知识缺乏。企业和职业卫生部门应加强职业健康体检、职业病的诊断程序、赔偿制度、《工伤保险条例》等职业卫生知识宣传和培训，采取合理有效的防护措施，还应进行职业环境监测等。

（郭彩霞）

第七节 职业人群健康监护

> **知识点 12-27**
> 1. 职业健康监护的定义。
> 2. 职业健康监护的目的。
> 3. 职业健康监护的内容。

职业健康监护（occupational health surveillance）是以预防为目的，根据劳动者的职业接触史，通过各种检查连续性监测劳动者的健康状况，及时发现早期健康损害征象的一种健康监控方法和过程。职业健康监护制度是《中华人民共和国职业病防治法》用法律方式确定的保障劳动者职业健康权益的重要制度。职业健康监护是落实用人单位

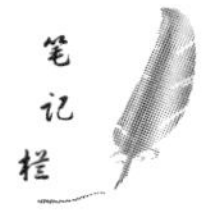

义务、实现劳动者权利的重要保障，是实施职业病诊断鉴定制度和工伤社会保障制度的基础。

职业健康监护不同于简单的医学监护，覆盖医学监护、环境监测和信息管理三大方面，目的在于：早期发现职业病、职业健康损害和职业禁忌证患者；跟踪观察职业病及职业健康损害的发生发展规律及分布情况；评价职业健康损害与职业有害因素的关系及危害程度；识别新的职业有害因素和高危人群；进行目标干预，包括改善作业环境，改革生产工艺，采用有效的防护设施等；评价预防和干预措施的效果；为制定或修订卫生政策和职业病防治对策服务。

一、医学监护

> **知识点 12-28**
> 1. 医学监护的定义。
> 2. 医学监护的内容。
> 3. 不同职业活动阶段健康检查的目的。
> 4. 如何理解职业禁忌证。

医学监护（medical surveillance）是对职业人群有目的、系统、连续地开展健康检查，以便早期发现职业性有害因素对劳动者的健康危害，进行及时处理。职业健康检查是职业健康监护的重要内容和主要资料来源，包括：

1. 上岗前健康检查 用人单位对准备从事某种作业人员在参加工作前进行的健康检查，又称就业前健康检查。目的是发现职业禁忌证（occupational contraindication），掌握就业前健康状况及健康基础资料。《职业健康监护技术规范》（GBZ 188—2014）对各种职业性有害因素和特殊作业的职业禁忌证有明确规定。

2. 在岗期间健康检查 用人单位按照职业健康监护技术指南规定的体检周期对劳动者的健康状况进行检查，又称定期健康检查（periodical health examination），主要是及时发现劳动者的早期健康损害或可疑征象，及时发现有职业禁忌的劳动者，为识别职业性有害因素及防护措施效果评价提供依据。定期健康检查的周期和检查内容根据职业性有害因素的性质和危害程度、作业场所有害因素的浓度或强度、目标疾病的潜伏期和防护措施等因素而定。

3. 离岗或转岗时的健康检查 掌握停止接触职业性有害因素时的健康状况。

4. 应急健康检查 发生急性职业病危害事故，应及时组织遭受或可能遭受职业病危害的劳动者进行检查，掌握劳动者健康损害情况，并及时采取有效措施。

5. 职业病的健康筛检 在接触某种（或多种）职业性有害因素的人群中进行普遍健康检查，可以是全面普查，也可以在一定范围内进行。

二、职业环境监测

> **知识点 12-29**
> 1. 职业环境监测的定义。
> 2. 职业环境监测的意义。

职业环境监测（occupational environmental monitoring）是按照国家有关法律法规、标准、规范的要求，利用采样设备、检测仪器、评价量表等，对劳动者作业环境进行有计划、系统的检测，分析作业环境中职业性有害因素的性质、强度及其时空分布和消长规律，以评价工作场所职业卫生状况和劳动者接触职业有害因素的程度及可能的健康影响。《中华人民共和国职业病防治法》要求企业应根据工作规范，定时监测作业环境中有毒有害因素。职业环境监测为制定职业卫生防护对策和措施、改善不良劳动条件、预防和控制职业病、保障劳动者健康及进行职业危害定性定量评价提供基础数据和科学依据。

三、信息管理

健康监护档案是职业健康监护全过程的客观记录资料，是系统观察劳动者健康状况变化、评价个体和群体健康损害的依据，用人单位应设立专门机构或专人进行严格管理。职业健康监护档案应当包括劳动者的职业史、职业病危害接触史、职业健康检查结果和职业病诊疗等有关个人健康资料，还包括用人单位的基本情况、有害因素的来源、强度、主要有害因素的接触情况、接触有害因素职工的健康监护和职业病情况、职业健康检查异常人员名单等。

（郭彩霞）

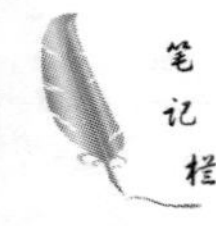
笔记栏

第八节　职业病管理

一、职业病诊断管理

职业病的诊断具有很强的政策性和科学性，直接关系到职业人群的健康和国家劳动保护政策的贯彻执行。职业病的诊断应该按照《中华人民共和国职业病防治法》和国家职业病诊断标准进行，遵循“科学、公正、公开、公平、及时和便民”原则。《中华人民共和国职业病防治法》中对职业性诊断机构、职业病诊断医师的条件、职业病诊断基本原则及出具职业病诊断证明书和职业病诊断鉴定都有明确的要求。

二、职业病的报告管理

我国职业病防治法中规定，用人单位和医疗卫生机构发现职业病病人或者疑似职业病病人时，应当及时向所在地卫生行政部门报告。确诊为职业病的用人单位还应当向所在地劳动保障行政部门报告。县级以上地方人民政府卫生行政部门负责本行政区域内的职业病统计报告的管理工作，并按照规定上报，我国职业病报告办法（88 卫防字第 70 号）对急慢性职业病的报告时限等有明确要求。

三、职业病患者治疗、处理管理

我国职业病防治法中明确规定用人单位应妥善处理、安置职业病患者，保障职业病病人依法享受国家规定的职业病待遇；按照国家有关规定，安排职业病病人进行治疗、康复和定期检查；对不适宜继续从事原工作的职业病病人，应当调离原岗位，并妥善安置；对从事接触职业病危害作业的劳动者，应当给予适当岗位津贴。职业病病人除依法享有工伤保险外，依照有关民事法律，尚有获得赔偿的权利，其有权向用人单位提出赔偿要求。

四、职业性病伤的劳动能力鉴定管理

劳动能力鉴定是职业病患者享受国家有关规定的劳保待遇的依据，也作为后续工作或修养的依据。有些职业病患者完全治愈后，可继续从事原工作，如电光性眼炎、中暑、轻度铅中毒等；有的虽可治愈或治疗后明显好转，但也不宜从事原工作，须调整岗位，如轻度苯中毒、早期放射性病、职业性白内障等；对明显影响劳动能力或有严重后遗症的职业病患者，应安排休息或疗养，如尘肺二期以上患者、慢性中毒性脑病患者等。《劳动能力鉴定职工工伤与职业病致残等级》（GB/T 16180—2014）规定了职工工伤致残劳动能力鉴定的原则和分级标准。

五、职业病预防管理

我国《职业病防治法》第一章总则第三条明确规定，职业病防治工作应坚持预防为主、防治结合方针，建立用人单位负责、行政机关监管、行业自律、职工参与和社会监督的机制，实行分类管理、综合治理；第二、三章从“前期预防”和“劳动过程中的防护和管理”指出国家监督管理部门、用人单位、劳动者等应当履行的职责和义务，以消除或控制职业病危害，保护和促进职业人群的健康。

（郭彩霞）

拓展阅读
（第十二章）

笔记栏

第十三章 社会因素与健康

第十三章 PPT

【案例 13-1】

新中国成立以前，我国的医疗卫生条件较差，卫生状况相当恶劣，疾病丛生，烈性传染病流行，广大民众处于贫病交困的悲惨境地。据记载，当时我国婴儿死亡率为 200‰ 以上，孕产妇死亡率在 5% 以上，人均期望寿命仅为 35 岁。新中国成立后，我国的社会制度发生了巨大变化，生产生活资料由私有制转变为公有制，人民群众的生活水平有了大幅度提高，人们生产劳动的积极性空前高涨，内心充满了当家作主人的社会主义主人翁热情。20 世纪 50 年代初，新中国逐步确定了“面向工农兵，预防为主，团结中西医，卫生工作与群众运动相结合”的卫生工作方针，被称为新中国卫生工作的四大方针。新中国卫生工作四大方针代表了当时条件下人民群众的根本利益，为新中国卫生事业的发展指明了前进的道路和方向。这一方针的提出与确立，充分体现了党和政府对卫生工作的关怀和重视。在此之后的 40 多年里，在“四大方针”的指引下，我国的卫生事业逐步走向兴旺，取得一系列举世瞩目的成就，全国各族人民的健康水平得到显著提高。1978 年党的十一届三中全会胜利召开，我国改革开放形势和社会经济条件发生了巨大变化，卫生工作“四大方针”已逐渐显露出与新时期社会发展形势和需求不相适应。1991 年 4 月 9 日，全国七届人大第四次全体会议批准通过的《中华人民共和国国民经济和社会发展十年规划和第八个五年计划纲要》中，提出了卫生事业要贯彻“预防为主，依靠科技与进步，动员全社会参与，中西医并重，为人民健康服务”的新方针。1993 年 1 月 15 日《中共中央、国务院关于卫生改革与发展的决定》中则明确提出了新时期卫生工作的方针：“以农村为重点，预防为主，中西医并重，依靠科技与教育，动员全社会参与，为人民健康服务，为社会主义现代化建设服务。”新时期的卫生工作方针是根据新时期我国卫生工作的性质、地位和任务提出来的，是对原“四大方针”的继承、发展和完善。改革开放 40 年来，在新时期卫生工作方针指导下，我国的卫生事业取得长足发展，疾病防治能力不断增强，卫生科技水平迅速提高，覆盖城乡的医药卫生服务体系基本形成，医疗保障覆盖人口逐步扩大，广大居民的健康水平显著提高。截至 2010 年，我国婴儿死亡率下降至 13.1‰，孕产妇死亡率下降至 0.03%，平均期望寿命上升至 74.8 岁。当然，我们也必须看到，经济的迅速增长也给我国的卫生工作和人们的健康带来了一系列负面影响。例如，随着人口流动的增加，引起如艾滋病、传染性非典型性肺炎（非典）、禽流感等相关传染性疾病的传播和流行。新的卫生问题还会不断出现，我国的卫生工作仍然是任重而道远。

【问题】

1. 请问该案例主要说明了什么问题？
2. 新中国成立以后我国卫生工作面貌的巨大变化是哪些因素起了主要作用？

【案例 13-1 分析】

案例 13-1 显示了我国人民健康水平的历史性变化，这种变化充分说明了社会因素在医疗卫生工作中所起到的重要作用。案例指出，新中国成立前，由于我国社会政治经济制度落后，生产力水平低下，致使医疗卫生条件差，卫生资源缺乏且分配不平衡，广大人民群众健康水平不高。当时，婴儿死亡率高达 200‰ 以上，孕产妇死亡率在 5% 以上，人均期望寿命仅为 35 岁。新中国成立后，我国建立起生产资料公有制、人民当家作主的社会主义制度，生产力水平得以迅速提高，人民群众的生产生活条件得到了极大改善，再加上党和国家十分重视卫生工作和人民群众的健康，制定了正确的、可行的卫生工作指导方针，大力开展爱国卫生运动，注重防治结合，消灭和控制了绝大多数严重危害人民群众健康和生命的传染性疾病，卫生工作取得了一系列巨大成就，人民群众健康水平得到显著提高。1978 年改革开放以来，我国的

笔记栏

经济、科学技术水平及医疗卫生水平日益提高，婴儿死亡率和孕产妇死亡率不断降低，人均期望寿命不断提高。截至2010年我国婴儿死亡率下降至13.1‰，孕产妇死亡率下降至30.0/10万，平均期望寿命上升至74.8岁。这些均说明政治、经济、文化、卫生政策等社会因素与人们的健康密切相关。

第一节 概 述

知识点13-1

1. 社会因素的定义和分类。
2. 健康的社会决定因素的含义。
3. 社会因素与健康的关系。
4. 社会因素影响健康的途径与机制。
5. 社会因素影响健康的特点。

健康是人类的基本权利和基本需求。人类的健康不仅受到生产生活环境中物理因素、化学因素、生物因素等物质因素的影响，也受到社会因素的制约和影响。社会因素中政治、经济、文化、行为生活方式、心理、卫生服务等因素都会对人类健康产生作用和影响。许多医学研究和医疗实践均已表明，诸如贫穷、社会排斥、居住条件、工作环境及经济全球化等都会对人类的健康产生重要的影响，这些社会因素决定了人类的健康水平，称之为“健康的社会决定因素”。WHO为此于2005年建立了健康社会决定因素委员会（Commission of Social Determinations of Health，CSDH），为国家卫生政策和卫生服务提供指导。CSDH指出：要从决定健康的“原因的原因”入手，以实现健康公平为基本价值目标，建立起完整的“健康的社会决定因素”的概念框架，从日常生活环境及社会结构性因素采取行动，改善健康状况，提高人类健康水平。总之，社会因素与健康息息相关，分析和探讨社会因素对健康的影响，使每位居民都享受到公平的社会生产和生活条件，这不仅是每个社会成员对健康和福祉的合理追求，也是维护国家和社会稳定的需要。

一、社会因素的基本含义

微课13-1

社会因素（social factors）是指社会的各项构成要素，包括一系列与社会生产力、生产关系有密切联系的因素，即以生产力发展水平为基础的经济状况、社会保障、人口、教育及科学技术等，和以生产关系为基础的社会制度、法律体系、社会关系、卫生保健及社会文明等。其内涵广泛而丰富，包含了社会的各个要素，概括来说主要包括环境、人口和文明程度三个部分，这三部分又分别涉及人类社会的各个方面和人类生活的各个环节，且各环节、各因素之间也存在着相互联系、相互影响、相互作用的关系。在这些复杂而广泛的社会因素中，社会制度和经济因素对人类生存和健康有着极其重要的作用。

对于健康的社会决定因素（social determinations of health，SDH）的含义，世界卫生组织将其定义为：除了那些直接导致疾病的因素外，由人们居住和工作环境中的社会分层的基本结构和社会条件产生的影响健康的因素，包括人们生活和工作的全部社会条件对人们的健康和生活质量产生广泛的影响，它们是导致疾病的“原因的原因”。

二、社会因素与健康的关系

微课13-2

社会因素与健康的关系是非常密切的，人类健康不仅与物理因素、化学因素、生物因素等自然因素有关，也与社会经济、社会环境、社会文化等社会因素有关。在远古时期的神灵主义医学模式时代，人们对社会因素与健康的关系就有了初步的认识，当然这种认识是肤浅的、低级的甚至是不切实际的。例如，人们把生命与健康看成是上帝与神灵的恩赐，疾病是上帝神灵对人的惩罚等。之后的几千年里，随着人类社会思想的启蒙、生产力水平的发展、社会经济条件的变化及人类生活水平的提高，人们对社会因素与健康的关系的认识逐步加深，逐渐趋向于科学、客观。20世纪初叶，受生物医学模式观念的影响，尽管对社会因素与健康的关系认识一度有所淡化，但人们还是注意到了社会因素对生命、健康与疾病的明显影响。20世纪末，人们对社会因素与健康的关系认识更加全面和深入。美国著名医生恩格尔教授（Engel）指出：“为了理解疾病的决定因素，以及达到合理的

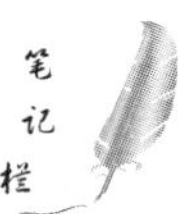

治疗和卫生保健模式，医学模式必须考虑到患者、患者生活在其中的环境以及由社会设计来对付疾病的破坏作用的补充系统，即医生的作用和卫生保健制度。”由此，恩格尔认为生物医学模式应该向生物–心理–社会医学模式转变。随着生物-心理-社会医学模式的建立，社会因素在健康和疾病中的所起的决定性作用也被确立起来。迄今为止，大量医学实践和医学研究表明，影响健康、疾病和生命的最根本原因是社会因素。

三、社会因素影响健康的途径与机制

社会因素是如何影响人的健康的？社会因素对健康的影响受哪些因素的制约？这些制约因素之间的关系如何？这是社会因素影响健康的途径与机制要回答的问题。但目前其机制尚未明确，总的来说主要有以下两种理论。

（一）身心理论

该理论认为社会因素影响健康的主要途径是通过人的心理活动这个中心环节产生作用的。其作用机制是社会因素作为一种刺激，被人的感知系统所接收，引起神经系统、内分泌系统、免疫系统的反应，经过中枢神经系统的综合分析，发出指令，形成心理行为、社会适应和躯体功能的变化，这一观点被称为社会心理因素致病模式，又叫身心观（图 13-1）。

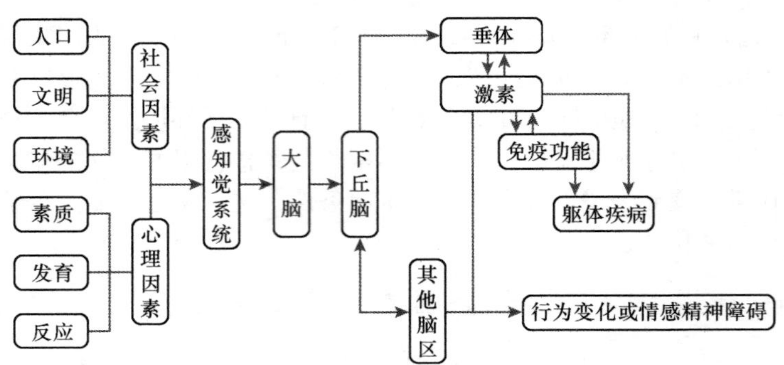

图 13-1 社会心理致病模式

（二）WHO 的社会决定因素概念框架

2005 年，WHO 成立了健康社会决定因素委员会，该委员会在促进健康发展方面做了一系列工作，并提出了健康的社会决定因素理论及概念性框架（图 13-2）。

健康社会决定因素概念框架主要阐述了社会决定因素的类别及其影响健康的作用过程和作用途径，分析了社会决定因素影响健康的机制，指出社会、经济和政治因素通过政策、制度和文化社会价值观等影响人们的社会经济地位，决定着人们处于何种社会阶层，进而影响人们的工作与生活环境、心理行为，最终影响人的健康。该框架主要包括了以下三个重要部分（图 13-2）。

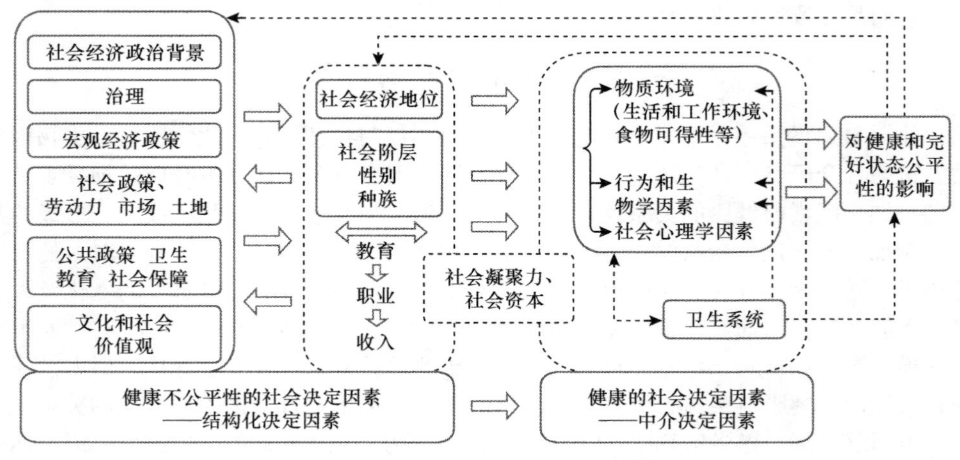

图 13-2 健康社会决定因素概念框架

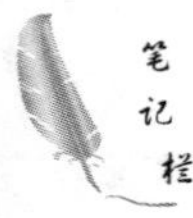

微课 13-3

1. 社会、经济、政治背景　是指影响个体健康的一系列政策和制度层面的因素及所有产生和维持社会层级结构的社会和政治体制因素。主要包括：①宏观经济政策，如财政政策、货币政策、收支平衡、贸易政策、劳动力市场结构等；②社会政策，如社会福利、土地、住房分配等政策；③教育和卫生政策，如教育、医疗卫生、食品与药品安全、水及空气卫生标准等；④文化和社会价值观，社会、经济、政治背景在宏观层面影响人的生活和利益，会对人的身心健康造成重要影响。

2. 社会结构性因素和社会经济地位因素　人们在社会中因其占据的资源及在社会结构中所处地位的差异而处于不同的社会层次或社会层级，这种社会层次或层级中的位置被称为社会经济地位，表现为职业状态、受教育程度和收入水平等方面的差异。而决定人们社会经济地位的根本因素，是社会经济和政治背景因素中的那些关键性制度和政策，即社会结构性因素，如收入、教育、职业、社会阶层、性别和种族等。社会结构性因素、社会经济地位与社会经济政治背景因素一起构成影响健康的结构化决定因素。

3. 中介决定因素　上述结构化社会决定因素并非直接作用于人体健康，它们往往通过一些中介因素对人体健康产生影响，这些中介因素被称为中介决定因素，如健康相关行为和社会心理因素等。中介决定因素既包括物质环境因素（如居住环境、工作环境、生活便利性、消费能力等），又包括生物因素（如遗传、性别、年龄等）、心理社会环境（如负性生活事件、工作和生活压力等）及行为和生活方式（如吸烟、酗酒、营养过剩或不良饮食方式、睡眠不足、久坐、缺乏体育锻炼等），这些中介因素决定了人们暴露易感健康危害因素的性质和程度。值得注意的是，卫生服务也是一个中介决定因素，它通过医疗、预防、保健、康复、健康教育等卫生服务活动直接影响着健康结局和健康的公平性。

第二节　社会经济因素与健康

社会经济因素与健康的关系是辩证统一的关系，两者相互联系、相互影响，是一个既相互促进又相互制约的矛盾体。社会经济的繁荣将会促进人群健康水平的提高，反过来，人群健康水平的低下也会阻碍社会经济的发展。如果社会经济的发展是不科学、不和谐的，势必会对人群健康产生一系列负面影响。

> **知识点 13-2**
> 1. 社会经济因素的内涵。
> 2. 经济发展对健康的促进作用和负面影响。

一、社会经济因素的内涵及其衡量指标

经济是价值的创造、转化与实现，满足人类物质文化生活需要的活动。人们往往以经济增长指标来分析经济活动对人类健康的影响，这些指标包括：国内生产总值（gross domestic product，GDP）、国民生产总值（gross national product，GNP）、人均 GDP、人均 GNP 等。其中，国内生产总值是指一个国家（或地区）的经济在一定时期内，生产的全部最终产品和服务价值的总和，常被认为是衡量一个国家（或地区）总体经济状况的指标。人均国内生产总值（real GDP per capita）是 GDP 的人均量指标，排除了人口数量的影响，更能使人们了解和把握一个国家或地区的宏观经济运行状况，因此，人均 GDP 常作为衡量经济发展状况的重要宏观经济指标之一。国民生产总值是指一个国家（或地区）的经济在一定时期内（通常为一年），本国的生产要素所有者所占有的最终产品和服务的总价值，等于国内生产总值加上来自国内外的净要素收入。人均国民生产总值则是指按人口平均计算的 GNP，同样也排除了人口数量的影响。

随着社会经济的发展，人们逐渐认识到，单纯以经济增长指标来分析经济因素对健康的影响是不全面的。除了经济增长因素外，在经济增长过程中经济结构的优化、调整收入分配、消除贫困及资源与环境的可持续发展等因素，也与健康息息相关。因此，为了综合性地反映社会经济因素对健康的影响，国内外许多学者主张采用一些综合指标体系来衡量经济发展的速度和质量，并分析这些综合性指标与健康的关系，这些综合性指标有人类发展指数（human development index，HDI）、真实发展指标（genuine progress indicator，GPI）、物质生活质量指数（physical quality of life index，PQLI）、全球幸福指数（global happiness index，GHI）等。

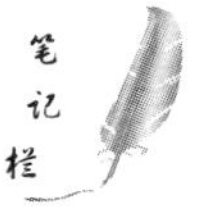

二、经济发展对健康的促进作用

经济发展是人群健康的基本物质条件，前者通过影响和决定人们的物质生活、卫生、教育等途径促进人群的健康。社会经济的繁荣使人们的衣、食、住、行等物质生活水平得以保障和提高，供给人们充足的食物、饮水及其他良好的生活与劳动条件，并改善人们的营养状况和生长发育水平，从而提高人们的健康水平。经济的发展还有利于医疗卫生服务条件的改善和提高、卫生投入的增加、卫生服务内容和服务方式的拓展等，这些都会促进人群健康的发展。同时经济的发展也会推动教育文化事业的发展和繁荣，人们的文化素质不断提高，卫生保健意识得以增强，促进人们建立起健康的行为和生活方式，进而保障人们的健康。表 13-1 表明人均国民收入不同的国家之间，人群的健康水平存在着明显差异。人均国民收入较高的国家，卫生投入相对较高，人群婴儿死亡率、孕产妇死亡率越低，出生期望寿命及出生健康期望寿命也越高；反之，人均国民收入低的国家，卫生投入一般来说也较低，其婴儿死亡率、孕产妇死亡率较高，出生期望寿命及出生健康期望寿命也越低。

表 13-1 不同国家国民收入水平与国民健康之间的关系（2013 年）

国家	人均国民收入（美元）	孕产妇死亡率（/10 万）	婴儿死亡率（‰）	出生期望寿命（岁）	出生健康期望寿命（岁）
美国	53 960	28	5.9	79	69
瑞典	44 760	4	2.4	82	72
日本	37 630	6	2.1	84	75
马来西亚	22 460	29	7.2	74	65
巴西	14 750	69	12.3	75	65
中国	11 850	32	10.9	75	68
埃及	10 850	45	18.6	71	62
亚美尼亚	8140	29	14.0	71	62
印度	5350	190	41.4	66	58
孟加拉国	2180	170	33.2	71	61
坦桑尼亚	1750	410	36.4	63	53
埃塞俄比亚	1350	420	44.4	65	56

资料来源：世界卫生组织《2015 世界卫生统计》。

三、经济发展对卫生服务的作用与影响

经济发展对卫生服务的作用与影响显而易见，主要体现在对卫生服务需要、卫生服务需求、卫生费用三方面的影响。

（一）经济发展对居民卫生服务需要的作用与影响

经济发展主要表现为社会生产力水平的提高，生产关系的进一步完善，人们物质和精神生活的富足和居民健康水平的提高。经济的发展，会使死亡率降低、平均期望寿命延长，出生率下降，社会人口的年龄结构发生变化及人口老龄化加剧。60 岁以上老年人口数的增多，导致慢性病、老年退行性疾病等健康问题多发，卫生服务需要数量明显上升。老年人失能、致残对特殊护理的需要等，也使卫生服务需要的结构类型发生巨大变化。

另外，随着经济和社会的发展，疾病谱也发生了重大变化。人类的疾病谱已由过去的传染性疾病为主转变为现在的以慢性非传染性疾病和退行性疾病为主。疾病谱的变化对卫生服务需要具有深远的影响，随着疾病谱的变化，对慢性病的长期负责式全过程、全覆盖的健康照顾的卫生需要数量明显增加，使得卫生服务的内容和模式都发生了深刻的变革。

笔记栏

（二）经济发展对居民卫生服务需求的影响

经济发展致使人们的物质与精神水平不断提高，人们愿意并且有能力消费卫生服务，从而把卫生服务需要转化为卫生服务需求，卫生服务需求的数量增加，结构类型发生变化。在经济发展过程中，伴随着生产力水平的提高和物质精神生活水平的提高，人们拥有更多的时间、精力和财力去追求健康，这种对健康消费意愿和消费能力的增长，构成了人们各种形式卫生服务需求增长的基础。

（三）经济发展对卫生费用的影响

在经济发展的时代大背景下，世界各国的卫生费用都有不同程度的上涨。一般来讲，卫生费用是随着经济发展水平而变化的，经济的发展、社会老龄化、疾病谱的变化、人们健康意识的增强等因素均使卫生费用上涨。经济发展的初期，卫生费用增长速度与经济发展速度往往是同步的，当经济发展到一定水平后，卫生费用的增长速度可能会大于经济增长速度。但卫生费用的上涨速度应当要与经济发展的速度和水平相适应，不能超出经济发展水平所能承受的范围和限度，否则可能会使卫生服务需求更加受到限制。

第三节　社会环境因素与健康

社会环境因素包括人口、社会制度、生活环境、工作环境等诸多因素，这些因素通常会影响到人们的日常生活和工作状态，以及影响到人们的教育、就业、医疗、养老等各个方面，从而影响人们的身心健康。

> **知识点 13-3**
> 1. 人口因素与健康的关系。
> 2. 社会制度影响健康的途径。
> 3. 社会阶层、社会关系、家庭、医疗卫生保健制度与健康的关系。

一、人口因素与健康

人口是人类社会存在和发展的基本条件，人口的数量、质量、构成、分布、迁移和发展等与人类健康密切相关。人口的发展必须与人类社会的资源相协调、相平衡。世界卫生组织指出“人口的规模、年龄结构及性别结构、区域分布，既取决于生育率、死亡率、人口流动情况，又对健康及保健工作有着重要影响。”

（一）人口数量与健康

截至 2015 年，世界人口总数已突破 72 亿。一方面，人口数量增加是社会发展的必然结果，另一方面，人口过快增长也会给社会带来一系列问题和压力，例如，资源的短缺、社会负担的加重、人群生活质量下降等。同时，人口增长过快及人口数量过多对人类健康也会产生消极影响，主要表现在：首先，加重教育及卫生事业的负担，社会财富主要用于维持人们的温饱等基本需要，而对教育和医疗卫生服务的投入严重不足，最终必然会影响到人群健康及人口质量；其次，人口过多，会造成资源缺乏、就业紧张、工作和生活压力加大、生活垃圾剧增、交通拥挤、工业污染物增多等，进而对环境资源的攫取和掠夺，如侵占耕地兴建住房、填湖造地、开山造路、修建各种交通设施等，都会加重环境的污染和破坏，影响人类的健康和社会可持续发展。人口增长过快是 21 世纪发展中国家所面临的紧迫性问题，而部分西方国家则面临着人口负增长导致的人口短缺问题。

（二）人口结构与健康

人口结构是指一定地区、一定时点人口总体内部各种不同质的规定性的数量比例关系，又称人口构成，主要是指人口的性别、年龄、婚姻、职业、文化、居住地等构成，其中与健康较为密切的是年龄与性别结构。

1. 人口的年龄结构与健康　人口年龄结构指群体中各年龄层人口所占比例，是人口结构的核心要素，也是反映人口健康的重要指标。人口的年龄结构常受出生率、死亡率和人口流动的影响。衡量人口年龄的指标主要有老年人口系数（即老年人口数占总人口数的比例）和儿童少年人口（15 岁以下人口）系数（即儿童少年人口数占总人口数的比例）。联合国规定 60 岁以上或者 65 岁以上人口为老年人口，60 岁以上人口超过总人口 10% 或 65 岁以上人口超过总人口 7% 为老年型社会。目前，人口老龄化已成为人类面临的重大问题之一。2015 年我国 60 岁以上人口占总人口的比例为

笔记栏

15.5%。人口老龄化，导致人口患病率和致残率增高，卫生服务需要量加大，致使卫生资源消耗量增大。

2. 人口的性别结构与健康 人口的性别结构是指男、女性人口分别在总人口中所占的比例。性别比例往往取男性人口数与女性人口数的比值，作为评价人口性别结构是否平衡的指标。一般来说，男性人口会略多于女性人口，性别比例略大于100。许多国家的人口性别比例为103～107。我国人口性别比例已从2000年的107下降为2010年105，尚在一般范围之内。性别比例平衡是防止滋生社会问题，保持社会安定，保障人口再生产和人群健康的重要条件。

（三）人口素质与健康

人口素质是人口的身体素质、文化素质和思想道德素质等各方面的综合体现。人口素质与健康的关系密切，人口素质的提高对健康的促进具有正效应作用，公民素质已经成为一个国家和民族综合国力和国际竞争力的核心组成部分。

身体素质是指人的身体与健康状况，可用健康状况、生命力和寿命长短等指标来反映。身体素质是人口素质的重要组成部分，既与先天条件有关，也与后天的生活条件及劳动条件等因素有关。身体素质的提高是人口素质提高的基础，表现为人口整体健康状况的提高；文化素质也是人口素质的重要基础。具有较高科学文化素质的人群往往会拥有更多的健康知识，具有更强烈的健康意识，更懂得自我保健、家庭保健，更易于选择健康的行为生活方式；思想道德素质是指人在理想信仰、思想观念、政治倾向、道德情操等方面形成的较稳定的品质。人口的思想道德素质高，人们就会友爱、互助、互信，社会趋向于和谐、稳定，就会有良好的社会环境和风气，这将有利于人群的身心健康。

二、社会制度因素与健康

社会制度是构成社会环境的一个重要因素，是一定历史条件下的人类社会的必然产物。社会制度通过社会分配制度、卫生政策、奖惩制度等影响人们的健康。

（一）社会制度与健康

社会制度是指在一定历史条件下形成的社会关系和社会活动的规范体系，是人类社会政治、经济、文化、法律等制度的总和。社会制度的建立与观念、规范、组织、设备等因素有关。观念是人们在社会生活中形成的对事物总体和综合的认识，是社会制度建立的理论基础和依据；规范是明文规定或约定俗成的标准，它是社会制度的基本内容；组织是人们在社会生活中按照一定目的、任务和形式形成的社会集体或团体，是组成社会的基本单元，是社会制度得以建立和实施的载体；设备包括物质设备和象征设备，两者均是社会制度实施的基本条件。社会制度的内涵主要包含三个层次：第一层次是社会形态，如资本主义制度、社会主义制度等不同的社会形态。社会形态是生产力发展到一定阶段相适应的经济基础和上层建筑的统一体，体现了人类社会的不同发展阶段和不同性质。第二个层次是社会各领域具体的管理制度，如政治制度、经济制度、法律制度等，社会管理制度是社会的具体制度，是社会制度最基本的内容。第三个层次是指导人们具体行为的规则和规章，如奖惩制度、考核制度等，用以规范人们某种行为模式和程序，由各个社会组织制定。

社会制度与健康的关系密切，通过影响人们的观念、规范人们的行为、调整人们的利益来作用于人体健康。世界各国的社会形态、经济制度、法律制度及相关的公共政策、社会政策等社会制度的差异，被认为是导致居民健康水平差别的重要原因之一。

（二）社会制度影响健康的途径

社会制度从社会形态、社会管理及具体行为规范等各个方面综合性影响人群的健康，其影响健康的主要途径是：

1. 社会分配制度对健康的影响 社会分配制度是指劳动产品在社会中的分割、配给制度的总称。社会分配制度决定了劳动产品的分配形式和数量，先进的社会制度既要反对平均主义，又要防止贫富差距悬殊，体现公平、公正原则。社会分配制度关系到每个人的切身利益，如果社会分配制度不合理，社会财富集中在少数人手中，贫富两极分化，就会导致社会失去公平公正，引发

笔记栏

各种社会矛盾，必然会影响到人群的健康。当前全球普遍存在贫富差距过大、卫生资源分配不合理等问题，这些对人类健康水平的提高都是严重的威胁，因此，世界卫生组织提出并发起“人人享有卫生保健全球战略”行动。我国也提出了“健康中国”这一推进健康中国建设，提高人民健康水平的宏伟目标和行动纲领。

2. 卫生制度和卫生政策的影响　卫生制度、卫生政策是社会制度影响人群健康的又一途径，社会制度决定了卫生制度和卫生政策的服务对象、服务宗旨和服务内容，从而也决定了人群健康水平。2016年8月19日，党中央、国务院召开新世纪第一次全国卫生与健康大会，会议提出，要把人民健康放在优先发展的战略地位，以普及健康生活、优化健康服务、完善健康保障、建设健康环境、发展健康产业为重点，加快推进健康中国建设，努力全方位、全周期保障人民健康，为实现“两个一百年”奋斗目标、实现中华民族伟大复兴的中国梦打下坚实健康基础。会议提出了跨入新时代我国卫生与健康工作的指导方针：以基层为重点，以改革创新为动力，预防为主，中西医并重，将健康融入所有政策，人民共建共享。党的十九大将“实施健康中国战略”纳入国家整体发展战略，统筹推进。经过改革开放以来几十年的发展，我国覆盖城乡的医药卫生服务体系已经基本形成，疾病防治能力不断增强，医疗保障覆盖人口逐步扩大，卫生科技水平迅速提高，人民健康水平得到了有力保障。

3. 社会规范对行为的影响　社会规范体系是社会制度的本质内容，对人的行为具有广泛的导向作用和调适作用。现实社会中每个人都有各自不相同的观念、爱好和性格特征，这些个体差异会使人们在生活中产生分歧，或在交往互动中引发冲突。但是，社会的正常运转和稳定则需要人们遵守一定的社会规范和生活秩序。社会规范通过提倡或禁止某些行为，来保持和促进社会的协调发展，保障人群的健康。例如，我国法律明文规定禁止吸毒、贩毒，禁止酒后驾车，禁止近亲结婚，这些规定都是从保护人民群众财产安全、维护人群健康这一出发点而制定的。

三、社会生活工作环境与健康

人类的社会生活工作环境由自然性和社会性两大环境所组成。自然性生活工作环境是由人类生存生活所居住的地理位置、地貌、气候和各种自然条件等天然形成的。社会性生活工作环境是人类自身所创造的各类物质条件和社会生活工作条件，例如衣食住行的物质丰富程度、日常生活的舒适条件（如空调、暖气等），所处的社会阶层、人际间形成的各类社会关系及生存所需要的社会服务（如卫生服务系统）等。与政治、经济等宏观社会环境相比，上述这些人类社会生活工作环境属于中观社会环境因素，后者也与健康息息相关，并介导宏观社会因素对人群健康的影响。

（一）社会阶层与健康

社会阶层（social class）是社会学中的一个重要概念。所谓社会阶层主要指在社会结构中由财富、权力和威望的差别造成社会地位、生活方式等方面的不同社会层次的社会群体。社会阶层主要是指社会经济阶层，后者是由个人收入、职业和受教育程度等因素所决定的。收入决定了人的消费能力，决定了人的营养、住房和医疗保健状况。职业决定着人们的社会地位、社会责任感、体力劳动强度及与工作相关的健康风险等。教育则决定了一个人获取社会资源、经济资源的能力和自我心理保健的能力。

社会阶层与人群健康密切相关。社会阶层反映了人群群体的社会地位、财富、职业、教育等层次，也就决定了人所能拥有的卫生资源和卫生服务的能力。一般来说，社会阶层较低的人群收入低，生活贫困，营养食品卫生条件、居住条件、环境卫生条件和环境安全条件均较差，他们比高阶层的人群更易暴露于较多的健康危险因素，同时由于收入低，接受的医疗保健服务较少，疾病结局不良，健康状况较差。社会阶层较低的人群教育水平普遍比高阶层人群低，低水平教育使他们较少获得医疗卫生保健知识，缺乏科学的健康观和自我保健意识。社会阶层较低的人群所从事的职业更易暴露于有害健康的职业环境危险因素，劳动强度较大。同时社会阶层较低的人群易于遭遇更多的负性社会生活事件，而他们又缺乏有效应对负性事件的合理方式和处理负性事件的能力，因此，容易罹患心理疾病。当然在现代社会的激烈竞争中，较高阶层的人群也承受着来自职业、学业、婚恋等方面的较大压力，心理性疾病的发生率也不断升高，应当引起人们的注意。

笔记栏

（二）社会关系与健康

人生活在一定的社会关系之中，家庭、邻居、朋友、工作团体等个体或团体、组织形成了一个以人际关系为基础的社会关系网络。在这个社会关系网络中，人们相互联系、相互作用又相互影响。社会关系网络的性质、紧密度，不仅影响人们的人际关系的亲密程度和稳定性，也影响着关系网络中人们的健康。

社会关系中最基本的关系是人际关系。人际关系是社会人群中因交往而形成的人与人之间相互联系、相互依存的关系。人际关系是复杂的，可以表现为亲密，也可以表现为疏远，甚至敌对与斗争。良好的人际关系可以使人心情愉悦、精神振奋、身体健康，还可使人获得精神与情感上的支持和鼓励，并且也是获得其他社会支持的基础。

社会网络是社会个体成员之间因为互动而形成的相对稳定的关系体系。社会网络中成员人数的多少、年龄结构、社会阶层和宗教信仰等特征，及网络中心人物与社会网络成员接触交往的难易程度等，反映了一个人社会网络的亲疏程度，即网络成员相互了解和影响的程度。

健全合理的社会网络可以为人们提供稳定而持续的社会支持。社会凝聚力是人们思想道德观念、社会责任感及对社会的信心的综合反映。在社会生活中，社会凝聚力是社会支持发生与否的重要决定因素。社会支持（social support）是人在社会网络中获得的情感、物质和生活上的帮助。一般认为，社会支持从内涵上包括四个方面：①物质支持（material support）或工具性支持（instrumental support），是指个人从社会网络中获得的实际的、具体的帮助，既包括物质的帮助如金钱、食物等，也包括其他形式的具体帮助，如帮助料理家务、生病时获得照顾等。②情感支持（emotional support），是指个人从社会网络中获得友谊、爱、关心、温暖等非物质性的支持和体验。情感支持被认为是社会支持中最重要的部分。③信息支持（informational support），指个体从社会网络中获得知识和个人需要的信息，如艾滋病防治的知识和相关政策信息等。④评价性支持（appraisal support）或肯定性支持（affirmative support），指个人从社会网络中获得对自己的价值观、信念、选择、行为等肯定性的看法和反馈，如见义勇为者受到来自于社会或个人的表彰、赞扬，人们对慈善、扶贫救助行为的赞赏等。

有些学者认为，从对个人的影响角度出发，社会支持也可分为客观支持（objective support）和主观感知支持（perceived support）及对支持的利用三个方面。客观支持是社会网络提供的实际支持，包括物质、情感、信息及评价性支持等。主观感知的支持则是个人体验到的来自社会网络中的支持。只有感知、体验到的支持才能对个体产生积极的影响，使其感受到温暖、肯定和帮助。对支持的利用是指个体对提供的客观支持的利用程度，反映了个体对社会支持的态度和行为。

社会支持主要来源于家庭成员、朋友、同事、同学等的支持，也可来自于各种社会组织和团体的支持，如宗教团体、职业团体等。

（三）医疗卫生保健制度与健康

医疗卫生保健制度是健康的一个重要影响因素，医疗卫生系统的服务内容与形式、服务质量、组织管理及资源配置等均与人群健康密切相关。

1. 医疗卫生保健制度的概念和模式 医疗卫生保健制度是国家和政府对卫生事业发展进行宏观管理和实施政策导向管理的形式与体现，不同政治制度、经济制度、文化背景的国家和地区，其医疗卫生保健制度的内容与形式有所不同，一般认为，医疗卫生保健制度是指一个国家或地区为满足居民健康需求，建立起来的防病治病的综合性政策、策略和措施，包括卫生资源的分配利用、卫生服务的内容与方式及卫生服务的管理制度等基本要素。

医疗卫生保健制度的模式主要有自费医疗模式、国家医疗保险模式、社会医疗保险模式、商业医疗保险模式、储蓄积累型模式等。改革开放以来，我国的医疗卫生保健制度主要由公费医疗、新型农村合作医疗、城市职工医疗保险、城市居民医疗保险等模式组成，基本实现了居民健康保障全覆盖。

笔记栏

2. 医疗卫生保健制度与健康的关系 一个国家医疗卫生保健制度是否完善和健全，是否高效合理、公平公正，直接影响着医疗卫生服务的内容、形式、质量与效益，从而影响居民的健康水平，同时对社会经济的发展、社会的和谐稳定也有着基础性的影响和作用。

医疗卫生保健制度通过提供卫生服务以调节疾病结局，维护健康，提高生活质量。医疗卫生服务是人的基本卫生服务需要和需求。医疗卫生服务提供给人们预防、治疗、保健、康复、健康教育及计划生育技术指导等个人及人群的服务，也可以提供公共卫生事件的防控等公共卫生服务，以缓解痛苦，防止病情进展，降低伤残和死亡的发生，维护个人和人群健康。尽管医疗卫生服务本身也可能会引发服务对象的健康问题，但卫生服务能够及时解决健康的主要矛盾和去除最大的健康威胁，总之，医疗卫生服务能降低人群疾病的发病率、患病率、死亡率及伤残率，提高人群生命质量，维护和促进人群健康。

医疗卫生保健制度通过相关卫生政策保障人群健康。国家和政府通过了解和预测当前及未来社会个体和群体的健康问题，提出解决问题的策略和措施，制定出相应的符合社会大众健康需要的卫生政策并贯彻实施，从而解决或控制社会个体和群体的健康问题。例如，我国的儿童计划免疫、妇女疾病普查、农村合作医疗、医疗保险、全科医疗等各项政策，都起到了促进人群全面享受医疗卫生服务、保障人群健康的重要作用，充分体现出了“健康为人人，人人为健康”的公平性。

医疗卫生保健制度通过卫生管理活动而实现增进人群健康的目的。卫生管理活动决定着人力、物力、财力、信息等卫生资源的优化配置方式与标准，决定着卫生服务的内容与形式，能够促进改善医疗卫生服务的可及性、方便性、经济性、整体性，从而提高质量和效率，满足人们的健康需求，促进和保障人群健康。

第四节　社会文化因素与健康

文化是构成社会的重要因素之一，是人类生产劳动所创造的物质文明和精神文明的产物，同时又是社会长期发展的历史积淀结晶。探讨社会文化因素对健康的影响主要从狭义文化概念出发，研究教育、风俗、宗教等文化因素对健康的影响。

知识点 13-4

1. 文化的概念与构成。
2. 文化的特点与分类。
3. 文化对健康的作用与影响。

一、文化的概念和构成

文化的定义和内涵丰富而各异。广义的文化是指人类创造出来的物质财富和精神财富的总和，包括人类生产活动的一切产物，如产品、新的发明等，属于物质文化的范畴；人类脑力活动的产品，如语言、文字、思想、理论及艺术等，则属于精神文化。狭义的文化即指精神文化，包括思想意识、宗教信仰、道德规范、文学艺术、科学技术、风俗习惯、教育和知识等。

文化是一种社会现象，这种社会现象具有一定的结构，具体来说，文化主要由三部分组成（拓展阅读）。

拓展阅读（第十三章）

二、文化的特点与分类

文化是一种复杂的社会现象，文化作为一个整体，表现出它所具有的鲜明特点（拓展阅读）。

三、文化与健康的关系

社会文化渗透到社会生产和生活的各个领域，对社会经济发展及人们的日常生活产生深刻影响。世界卫生组织（WHO）指出，一旦人们的生活水平达到或超过基本的需求，有条件决定生活资料的使用方式，文化因素对健康的作用就越来越重要了。

文化对健康的影响具有如下特点：

1. 无形性　文化中国家与民族的历史、思维方式、价值观念、风俗习惯、生活方式、宗教信仰、文学艺术、法律规范、制度体制、审美情趣等，是以人群的群体心理活动定势及氛围存在的，是无形的、抽象的，对人们的行为生活方式产生潜移默化的影响。这些影响和作用常常无法度量和计算，也是非实体的，含有较多的无形成分。文化对健康的作用是无形的，有时甚至不被察觉，但却每时

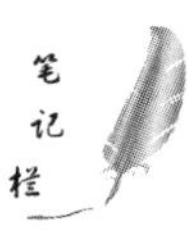

每刻都在发挥作用。文化对健康的促进作用体现在引导人们建立积极地健康观和对健康有益的行为生活方式，使人们在日常生活中改变不良健康行为，从而改善健康状况，提高生命质量。

2. 本源性 任何健康问题都有其文化根源，健康问题的产生都有其文化因素的作用基础。水有源，树有根，文化是许多健康问题的“源”与“根”。也就是说，一切健康问题都是本源于文化的健康问题，文化在健康问题的发生发展过程中产生巨大的“源头性”“根本性”作用。

3. 软约束性 文化对健康的影响不是通过硬性的、强制的规定或约束产生作用，而是利用人们约定俗成的价值观念、意识形态、思想道德去统一人们的行为和思想，用一种自发的、强大的、无形的群体思想意识感化、教育人们，使人们同意并接受某种价值观和思想，自觉地把思想转化为行为和生活方式。

4. 稳定性 文化在传承发展过程中，既有革旧纳新的“扬弃”，又会保持一定的发展惯性，表现出稳定性。在文化的影响下，人们一旦产生某种特定的健康观念，往往就会长时期坚持这种观念，甚至会一代一代认同传递，相对稳定下来，不易改变。

5. 民族性 虽然从根本上说，全人类的文化是一个整体，表现为统一性，但不可否认，不同地区、不同民族、不同历史发展时期的文化是有差异的。当人们进入一个新环境时，会面临人际沟通、风俗习惯、衣食住行的变化等方面的新问题，如果不能很快适应这种新文化，就会出现所谓的文化“休克”，引起心理、生理上一系列变化，对健康造成影响。克拉克（Clark）曾说过：“否认文化差异会导致一系列诊断治疗的问题，因为没有这方面的认识将有可能曲解病人，甚至有病人被忽略治疗的风险，因而当我们将文化全面考虑进去，才能说我们是在实践整体保健。”

四、文化对健康的作用与影响

文化对健康的影响广泛且深刻，教育、风俗习惯、道德等文化现象都对个人或人群健康产生影响，其作用程度远远超过自然因素、生物因素。

（一）教育对健康的影响

教育是文化的一个重要方面，是人的社会化的必经过程和主要手段，是传播文化知识的一种方式。教育包括学校教育、家庭教育、社会教育及自我教育。其职能是按社会需要传授知识，培养人才，通过“知–信–行”原理提高人的智能水平并使其规范化，另外，教育也可以制定和传播社会准则，即对人的行为进行规范。因此，成功的教育就是使人能够承担一定的社会角色并有能力执行角色功能。

教育也可以影响人们的健康。教育通过传授人们科学技术知识，塑造人的文明思想和言行，提高人的文化素质，有助于人们建立健康的观念，强化人的健康保健意识，从而有利于建立科学健康的行为生活方式。例如，受教育水平高的人，容易接受和正确掌握更多的卫生保健知识，能够认识了解疾病的危害和预防方法，主动采取预防措施并合理利用卫生服务。受教育水平高的人更易于建立文明健康的行为生活方式，更加关注自身的生活环境的改善，注重生活质量的提高，保持良好的家庭环境和心理状态，积极地维护自己的健康。例如，不随地吐痰，不随地大小便，注意饮食营养和卫生，注重心理的健康和调节，工作生活张弛有度，懂得如何增进健康等，这些文明、健康、科学的行为和生活方式的建立，都有赖于高质量的教育。

（二）风俗习惯对健康的影响

风俗习惯是特定社会文化区域内历代人们共同遵守的行为模式或规范，是在生活中逐渐形成的传统风尚、礼节和习性。风俗习惯具有很强的地区性和民族性特点，俗话说“十里不同风，百里不同俗。”在漫长的人类历史发展过程中，不同地区、不同民族的人们，因自然地理环境和社会环境等方面的差异，建立和养成了各不相同的风俗习惯，造就了人类社会的万花筒和一道道亮丽多彩的风景线。风俗习惯与人们的衣、食、住、行、娱乐等日常生活紧密相连，也与人的健康密切相关，有的风俗习惯有益于健康，而有的则不利于健康甚至损害健康。

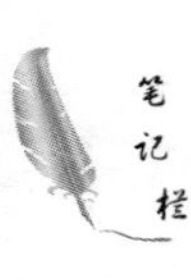

文明、科学的风俗是有益于健康的。例如，我国的茶文化就属于文明风俗，饮茶既可以品味茗香，一饱口福，又能起到养身保健的作用；我国人民多有以茶待客，增进人与人之间情感和友谊的

良好习惯，这种习惯是文明的，有益于健康的。我国人民还有进食用餐使用筷子的习惯，17.55cm（7寸6分）的两根筷子，持于指掌之中，或开或合，夹菜搅粥，方便自如，这种方式既卫生又有益于锻炼手眼的协调性，激发大脑功能的发展。而不文明的风俗习惯往往导致人的不良的行为，损害人的健康。例如，我国历史上的缠足，现今社会中存在的人际交往中敬烟吸烟等习俗，都是以身心健康受到损害为代价的，不利于人的健康。

（三）道德对健康的影响

道德是指正确处理人与人关系的行为规范或准则，它用善恶荣辱等观念评价人们的行为，调整人与人之间的关系。1990年WHO对健康的定义做出了新的阐述，即健康是指在躯体健康、心理健康、社会适应良好和道德健康四个方面都是健全的，明确提出了道德健康是健康的重要内涵。所谓道德健康是指不能损坏他人的利益来满足自己的需要，能按照社会认可的行为道德和规范来约束自己及支配自己的思维和行动，具有辨别是非、真伪、善恶和荣辱的观念和能力。

道德对健康的影响是显而易见的，将道德健康作为健康的一个重要方面，是有道理和科学依据的。道德是通过调节社会中人与人之间的关系和人的情绪活动而影响健康的。道德调整规范着人与人之间的人际活动，决定了人际关系的和谐与否。良好的道德品质、高尚的道德情操是健康的基本保证与条件。道德健康的人总是能与人善良相处，心地总是正直坦荡，处事公平公正，凡事想着他人和群众，自然会有和谐亲切的人际关系。而良好的人际关系会使人心理保持平衡，有益于健康。良好的心理状态，能促进人体内部分泌更多有益的激素、酶类和乙酰胆碱等活性物质，这些物质能把血液的流量、神经细胞的兴奋调节到最佳状态，从而增强机体的抗病力，促进人们健康长寿。相反，有悖于社会道德准则而行事，其行为必然会受到社会的谴责和惩罚，导致紧张、恐惧、内疚等种种不良心态，这种精神负担，长此以往会引起神经中枢和内分泌系统的功能失调，干扰和破坏各种器官组织的正常生理功能和代谢过程，降低免疫系统的免疫力，易导致身心疾病的发生。

（赵拥军）

笔记栏

第十四章　心理因素与健康

第十四章 PPT

【案例 14-1】

《中国城镇居民心理健康白皮书》

由中华医学会健康管理学分会牵头，联合国家卫生和计划生育委员会科学技术研究所、中国医师协会整合医学分会、北京健康管理协会，以及国内 30 余位专家和学者 2012 年 2 月至 2017 年 5 月共同完成的《中国城镇居民心理健康白皮书》于 2018 年 4 月 29 日正式发布。主要内容：在全国 566 家医疗机构（486 家体检中心 +174 家综合医院部分临床科室）共涉及城镇人口约 113 万人，调查结果表明：心理亚健康者超过 50%（73.6%），有心理问题者达到 10.3%，心理健康者仅仅为 16.1%。而在心理问题中，强迫症状、焦虑和人际关系敏感问题较为突出。性别上看，女性心理健康水平显著低于男性；年龄上看：30 ～ 39 岁人群心理健康状况最差，60 岁以上人群心理健康状况较好；婚姻状况：丧偶人群心理健康状况最差，已婚人群心理健康较好；受教育程度：学历最高和学历最低人群心理健康状况较差，高中 / 中专人群心理健康状况最好；躯体健康状况越差，心理问题发生率越高。慢性病人群心理健康水平分布：心理健康仅占 5.1%，心理亚健康 44.9%，50.1% 有不同程度的心理问题，抑郁及焦虑问题突出。

【问题】

1.《中国城镇居民心理健康白皮书》发布总的结果说明什么？

2. 结合《中国城镇居民心理健康白皮书》，从心理健康的预防上，谈谈你的想法。

3. 慢性病人群的心理健康状况说明了什么？

【案例 14-1 分析】

1. 这是一个从 2012 年 2 月至 2017 年 5 月，在我们国家城镇居民开展心理健康状况调查的大数据，医疗机构众多（566 家），人口上百万（113 万）人，发布的结果具有权威性。结果提示了心理健康水平较低（仅仅为 16.1%）、心理问题较高（达到 10.3%），心理问题的后续人群及亚临床病例达 73.6%，如果不及时采取干预措施，整个人群的心理健康不容乐观。

2.《中国城镇居民心理健康白皮书》发布的结果，反映出心理问题出现的易感人群，恰恰是人群心理健康预防的重点人群。对于这些人群，社会及各类结构或组织，应给与及时关爱，遇到苗头及时疏导，促进心理健康。

3. 慢性病人群的心理健康状况，提示了患病后最容易出现心理问题，所以，对于慢性病人群，我们治疗的不单是躯体疾病，同时也要预防及治疗心理疾病，心理问题的及时疏导，往往会促进及加快慢性病治疗上的康复。

心理因素对健康影响的研究始于 20 世纪 20 年代前后，生活中社会环境的各种因素影响人的心理，导致其情绪变化，做出各种反应，对健康产生影响。影响个体健康的心理因素或心理现象是心理活动过程的表现形式，分为基本的心理过程和个性特征（人格）两个方面。

微课 14-1

第一节　心理因素概述

心理因素是指一切能影响人心理活动的心理现象，是人的心理活动的表现形式，它分为心理过程和人格两部分。

知识点 14-1

1. 心理过程包括几部分。
2. 认知过程包括的内容。

一、心理过程

心理过程包括认知过程、情绪情感和意志过程三个部

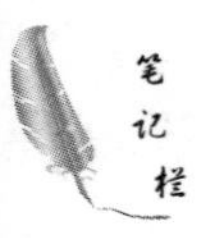

分。认知过程是指个体认识客观事物性质和规律而产生的心理活动，包括感觉、知觉、记忆、想象和思维；情绪情感过程是指客观事物与人的主观需要之间的关系体验；意志过程是指通过行动实现对客观事物有目的的改造过程。

（一）认知过程

认知过程（cognitive process）是指人们获得知识和运用知识的信息加工过程，即人们对来自环境的信息，通过感觉器官进行选择和加工，转换成内在的心理活动，运用知识和经验解决问题的过程，此过程包括感觉、知觉、记忆、想象、思维等。

1. 感觉

（1）概念：感觉（sensation）指大脑对直接作用于感觉器官的事物的个别属性的反映。自然界中任何事物都具有多种属性，而同一种属性作用于不同的人的感官后会产生不同的感觉。感觉是认识的入口，是一切知识的直接来源，是心理现象的基础。

（2）感觉的分类：感觉根据其信息来源可分为外部感觉和内部感觉。外部感觉是由机体外部的刺激作用于感觉器官所引起的反应，包括视觉、听觉、嗅觉、味觉和皮肤感觉（包括触觉、温觉、冷觉和痛觉）；内部感觉是由作用于机体内部的刺激而产生的反应，包括运动觉、平衡觉和内脏感觉（饥、渴、胀、恶心、窒息）。

（3）感觉的作用：感觉是最为初级的心理活动，但它在人的心理活动中有重要的作用：①感觉是人认识客观世界的第一步，其他高级、复杂的心理现象都是通过感觉获得材料，在感觉基础上产生的；②如果感觉缺失，不仅不能进行正常的认知活动，而且正常的心理功能将遭受严重的影响；③感觉保证了机体与环境的信息平衡，如果信息超载或不足，会破坏信息平衡，将对人的心理造成极为不利的影响；④感觉提供了内外环境的信息，人们根据这些信息来调节自己的行为、安排生活和工作环境，以提高工作效率和生活质量。

2. 知觉

（1）概念：知觉（perception）是指人脑对直接作用于感觉器官的客观事物整体属性的反应。知觉是系列组织、各种感觉器官协同活动的结果，并受人知识经验和态度的制约，通过知觉人们才能对某一事物形成一个完整的映像。

感觉和知觉是两个不同的却又密不可分的心理过程，感觉是知觉的基础，知觉是感觉的综合。二者既有区别又有联系，联系：①两者同属认识过程的感性阶段，都是对客观事物的反映；②两者都是客观事物直接作用于感觉器官产生的；③两者都是人脑对客观事物的直接反映。区别：感觉是人脑对事物的个别属性的反映，是多个分析器活动的结果，其产生依赖于刺激物的物理特征；知觉是人脑对事物的整体属性的反映，是多个分析器协调活动的结果，其产生既与刺激物的物理特征有关，也与个体的知识、经验、个性等密切相关。

（2）知觉的分类：根据知觉反映的客观事物的特征不同，可分为：①空间知觉：是指对物体的大小、形状、距离和方位等空间特性的知觉，包括形状知觉、大小知觉、距离知觉、方位知觉；②时间知觉：是人脑对客观现象延续性和顺序性的反映；③运动知觉：是指物体位移距离和位移速度的反映，运动知觉包括真动知觉、诱动知觉和似动知觉。

（3）知觉的基本特性：①知觉的整体性：指当事物的部分属性作用于感觉器官时，人能够根据知识经验将事物的各个部分、属性结合起来从而保持认识的完整性；②知觉的选择性：指人们在众多刺激物中选择少数刺激物作为知觉的对象；③知觉的理解性：指人们在知觉事物中，结合知识经验来理解它，并用概念的形式将其揭示出来；④知觉的恒常性：指知觉的对象在一定范围内发生改变，但知觉的映像仍然保持相对不变。

3. 记忆

（1）概念：记忆（memory）是个体对其经验的识记、保持和再现的心理过程，是对输入信息的接收、编码、储存和提取的过程。记忆是重要的心理现象，它连接着人们心理活动的过去和现在，是人们学习、工作和生活的基本能力。

（2）记忆的种类：按照信息在人脑中的储存形式分为：①形象记忆：对感知过的事物表象的记忆；②情绪记忆：对自己体验过的情绪情感的记忆；③运动记忆：对做过的运动状态或动作技

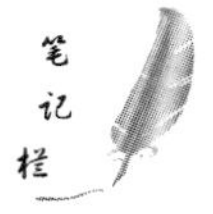

能的记忆；④逻辑记忆：以概念、公式和规律等逻辑思维过程作为内容的记忆。按照信息在人脑中的储存时间分为：①瞬时记忆：是指当刺激停止后，它的映像仍然在人脑中被暂留的现象；②短时记忆：是指接受信息后保持在1分钟以内的记忆；③长时记忆：是指保持时间在1分钟以上乃至终身的记忆。

（3）记忆的基本过程：记忆是一个复杂的心理过程，包括识记、保持、再认和回忆三个基本环节。①识记：指为保持有效的信息，采取各种方法对信息进行加工、编码，并使其在大脑中留下深刻的痕迹，为保持做必要的准备过程；②保持：是指人的知识、经验在人脑中储存、巩固的过程，是记忆的中心环节；③再认和回忆：再认是指感知过的事物再出现时仍能被辨认出来，回忆是指经历过的事物不在眼前时仍能在大脑中重现的过程。

4. 想象

（1）概念：想象（imagination）是人脑对已有的表象进行加工、改造、重新组合成新形象的心理。表象是指曾经感知过的事物在头脑中留下的形象，是想象的基本材料。想象对人类的认识具有重要作用。想象是人预见未来的重要工具，人可以通过想象对未来将要发生的事物予以预见，想象对人的创造性有促进作用。

（2）想象的种类：根据有无预定的目的，可把想象分为无意想象和有意想象。①无意想象：指没有特定目的、不由自主的想象。梦是典型的无意想象。无意想象是简单的、低级的想象，具有情景性和随意性；②有意想象：指有特定目的、自觉进行的想象。根据想象的创造性、新颖性和独立性进行分类，可以把有意想象分为再造想象、创造想象和幻想。

5. 思维

（1）概念：思维（thinking）是人脑对客观事物间接和概括的反映，是高级、复杂的认识过程，是探索和发现新事物的心理过程。间接性和概括性是思维的主要特征。思维的间接性是指人对客观事物的间接的反映；思维的概括性是指对事物共同、本质特征的认识，而非对事物具体、表面特征的认识。

（2）思维的种类：根据解决问题的方式和任务的性质分类，①形象思维：是借助于头脑中的表象来解决问题的思维；②实践思维：是借助于具体动作进行的思维，其特点是以实际操作解决直观、具体的问题；③逻辑思维：是借助于抽象的概念来判断和推理解决问题的思维。根据思维探索答案的方向分类，①聚合思维：指把解决问题的各种信息聚合起来，得出正确答案的思维过程，如归纳推理的思维方式就属于聚合思维；②发散思维：指根据所提供的信息向不同的方向扩散，去探索符合条件的多种答案，其主要功能是求异和创新。

（3）思维的过程：思维是复杂的心理操作过程，是对反映事物外部现象、特性的感知觉材料进行加工，用以揭示事物内部的、本质的特征及规律性联系的心理过程，包括对输入信息与储存的知识经验进行分析、综合、比较、分类、概括与抽象等一系列的活动。

6. 注意

（1）概念：注意（attention）是心理活动对一定对象的指向和集中，是心理过程的动力特征。注意不是独立的心理过程，而是一切心理过程的共同特性。指向性和集中性是注意的重要特性。指向性是指注意使心理活动有选择地朝向某些对象，而舍弃另一些对象；集中性是指注意时“全神贯注”，是心理活动的紧张性和强度增加。

（2）注意的种类：根据有无预定目的、是否需要意志努力，把注意分为无意注意、有意注意和有意后注意。①无意注意：是指没有预定的目的也不需要意志努力的注意。无意注意具有积极和消极两方面的影响。②有意注意：也称随意注意，是指有预定目的的，并经过意志努力的注意。有意注意是在无意注意的基础上发展起来，是人所特有的一种心理现象。③有意后注意：是指有预定目的，而又无需意志努力就能维持的注意，有意注意在特定条件下可转化为有意后注意。有意后注意是一种高级的注意类型，既有无意注意的特征，又有有意注意的特征。

（3）注意的品质：①注意的范围：又称注意广度，是指个体在单位时间内注意到的对象数量。影响注意广度的因素中，一是刺激物的特点，刺激物越集中，排列的越规则，越能成为相互联系的整体，注意的范围就越大；二是个体对注意对象的知识经验，经验越丰富，注意范围就越大。②注意的稳定性：是指在同一对象环境或同一活动上注意持续的时间。与注意的稳定性相反的是注意的

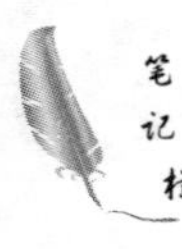

分散，注意的分散是指注意离开当前应完成的任务而被无关刺激所吸引的现象。注意的分散与外界刺激物的干扰、主体对活动的关注程度和主体对活动的理解等因素有关。③注意的分配：指在同一时间内，把注意分配到两种或两种以上的活动中去的能力。注意的分配条件是在同时进行的多种活动中，至少有一项是非常熟练的，甚至达到了自动化的程度；另一方面，同时进行的几种活动之间可以形成某种活动系统，注意的分配就容易实现。④注意的转移：指根据新的任务，主动地把注意从一个对象转向另一个对象的特性。注意的转移不同于注意的分散，注意的转移是指在实际需要的时候有目的地把注意转向新的对象，使一种活动被另一种活动合理地代替；注意的分散是指在需要注意稳定的前提下，受到无关刺激物的干扰，而使注意离开需要注意的对象。

（二）情绪情感过程

1. 概念　情绪和情感是人对客观事物能否满足自身的需求而产生的主观体验，是人脑对客观事物与自身需要之间关系的反映。需要是情绪和情感产生的基础。情绪和情感因人的需要满足与否具有肯定和否定的性质。人的需要得到满足，就会产生肯定的情绪体验；反之，如果人的需要没有得到满足，就会产生否定的情绪体验。

2. 情绪与情感的区别和联系　情绪和情感总是交融一体，两者的联系：一方面表现在情绪依赖于情感，情绪的各种变化均反映内在情感的变化，情绪发生过程常常包含着情感；另一方面是情感也依赖于情绪，情感是在各种不断变化的情绪的基础上形成，并且通过情绪的反映来表达。

情绪和情感的区别：①情绪通常与机体的生理需要相联系，情感通常与个体的社会和心理需要相联系；②情绪常带有情境性、激动性、短暂性等特点，情感则常有稳定性、深刻性、持久性等特点；③情绪常常有明显的外部表现，情感则深深地隐藏在内心之中。

3. 情绪与情感的分类

（1）情绪的分类：基本情绪通常分为四种：①快乐：是经过不懈努力，目标和愿望得到实现的一种情绪体验。②愤怒：是由于目的和愿望无法实现，备受挫折，造成紧张逐渐积累下来的一种体验。③悲伤：是指失去自己心爱的东西，或者是自己所追求的目标和愿望无法实现时产生的一种体验。④恐惧：是指面临危险或者困境时，缺乏应对能力而产生的一种体验。根据情绪发生的强度、紧张水平和持续时间可分为三类：①心境：是指一种比较微弱的、平静的而又能影响人整个心理活动的情绪状态；②激情：是短暂的、强烈的、迅速爆发的情绪状态；③应激：是指出乎预料的，在紧急情况下所产生的高度紧张的情绪状态。

（2）情感的分类：根据性质和内容可以分三类：①道德感：是指关于人的言行、举止、思想、意图是否符合社会道德标准和客观社会评价而产生的体验；②理智感：是人们认识和追求真理的需要是否得到满足而产生的体验；③美感：是根据一定的审美观点和标准评价事物时所产生的体验。

（三）意志过程

1. 概念　意志（will）是个体有意识地确定目的，并支配行动，克服困难，实现预定目的的心理过程。意志是人类意识能动性的集中表现，是人所特有的心理现象。个体为了达到某种目的而进行社会活动，在活动中会遇到诸多问题，需要毅力和决心去克服困难，实现自己的目的，体现出意志是人所特有的。

2. 意志的特征

（1）意志的目的性：活动的目的性是意志过程的重要特征。在活动之前就已经确定了目的，并且目的性越强，实现目的的可能性就越大，而需要克服的困难越多，意志也就越坚定。

（2）意志的排难性：意志的强弱主要是以个体所克服困难的大小作为衡量标准的。人的意志行动与克服困难和排除障碍是密不可分的。

（3）意志的调解性：意志对行为的调节有两种。一种是激励作用，它可以推动个体从事有目的的行为活动；另一种是抑制作用，它可以阻止不符合预定目的的行为活动。意志不仅可以调节人的外部活动，还可以调节人的心理状态。

3. 意志的品质　意志品质是指个体在实践活动过程中形成的比较明确的、稳定的意志特点。意志品质包括自觉性、果断性、自制性和坚韧性。

笔记栏

（1）意志的自觉性：是指对意志行动的目的和意义有充分的认识，并且能控制自己的行动，使之服从于社会、集体和个人利益的品质。

（2）意志的果断性：是指善于明辨是非、抓住时机、当机立断地采取措施，迅速而合理地做出决定。

（3）意志的自制性：是指在意志行动中善于控制自己的情绪，约束自己言行的品质，即按照正确的原则指挥自己、控制自己。

（4）意志的坚韧性：是指人在意志行动中坚持决定，百折不挠地克服困难，以充沛的精力和坚忍不拔的毅力，为实现预定目的坚持到底的品质。

二、人　　格

人格是指一个人整个的精神面貌，具有一定倾向性的、稳定的心理特征的总和，一般包括人格倾向性和人格心理特征两方面。

（一）人格倾向性

人格倾向性是人进行活动的基本动力，是对事物稳定的心理倾向和行为趋向的个性成分，也是人对客观事物稳定的态度，包括需要、动机、兴趣、理想、信念和世界观等。本书主要介绍前两者。

知识点 14-2
1. 人格倾向性包括的内容。
2. 人格心理特征包括的部分。

1. 需要

（1）概念：需要是个体为了生存和发展，对生理需求和社会需求在大脑中的反映。需要是活动的原始动力，是个体活动积极性的源泉。

（2）需要的分类：根据需要的起源分类：①生理需要：是人类最原始最基本的需要，是指与保持个体的生命和种族的延续性联系的需要；②社会需要：是由人的社会属性决定的人类在社会活动中逐渐形成的生产劳动、社会交往、文化学习和道德等的需求。

（3）需要的层次论：美国人本主义心理学家马斯洛于 20 世纪 50 年代提出了一种需要的层次理论。他认为人类需要的水平高低依次排列成五个层次，分别为生理的需要、安全的需要、归属与爱的需要、尊重的需要、自我实现的需要，即著名的需要层次论。上述 5 种需要可排列成一个金字塔形的层次结构（图 14-1）。马斯洛认为需要是按层次发展的，只有较低层次的需要得到某种程度的满足后，较高一层的需要才能随之产生。

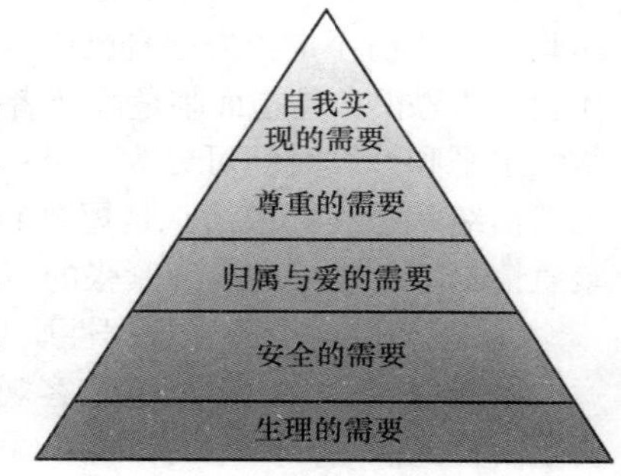

图 14-1　需要的层次

2. 动机

（1）概念：动机是激发和维持个体进行活动，并使活动指向某一目标的内部原因和动力。需要是动机的基础，在外界刺激下产生动机。只有外界环境存在满足需要的条件时，需要才能转化为动机。

（2）动机的分类：根据动机的性质分为：生理性动机，又称原始性动机，是指起源于机体生理性需要的动机；社会性动机，是指起源于社会性需要的动机；根据动机的意识水平分为：有意识动机，是指能够被个体自己所意识到的动机；无意识动机，不知不觉产生的且没有被自己所意识到的动机；根据动机的起因分为：内部动机，是指活动的动力是由自身激发而来的动机；外部动机，是指活动的动力是由外力诱发而来的动机。

（3）动机的冲突：出现相互对立、同时存在但又不能同时满足在诸多动机中，个体就要进行选择取舍，即产生动机冲突。主要有三种类型：一是双趋冲突，是指在同一时间内出现两个目标，对个体具有同样的吸引力，引起强度相同的两个动机，但因为条件所限，只能选择其中一个时所引起的动机冲突；二是双避冲突，是指在同一时间内出现两个目标，对个体造成威胁或者厌恶，引起相同强度的逃避动机，但由于情势所限，只能接受其中一个时所产生的动机冲突；三是趋避冲突，是指同一目标对个体既具有吸引力，又会给个体造成威胁或损害，使个体产生既向往又回避的矛盾心理。

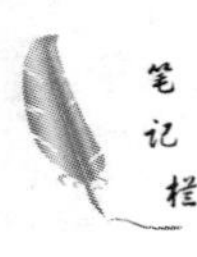

（二）人格的心理特征

人格的心理特征是指个体在心理上经常而稳定地表现出来的特征，包括能力、气质和性格。

1. 能力

（1）概念：能力是制约人完成某种活动的质量和数量水平的个性心理特征，直接影响活动的效率。能力有两种含义：一是已经表现出来的实际能力，是个人在先天基础上努力学习并在行动上所表现出来的能力；另一个是潜在的能力，即尚未表现出来的心理能量，指个体将来可能在行为上表现出来的能力。人们从事活动必须具备一定的能力，否则活动将无法完成。

（2）能力的分类：根据能力的倾向性可以分为两类。①一般能力：是指完成各种活动都需要的能力，包括观察力、思维能力、语言能力、记忆力、想象力等；②特殊能力：是指从事某种特殊活动或者是专业活动所必需的能力，包括数学能力、音乐能力、绘画能力、教育能力等。

2. 气质

（1）概念：气质是表现在人们心理活动和行为方面的典型的、稳定的动力特征。气质不是推动人们行为的内部动力因素，而是显露在外的动力特征，即心理活动的强度、速度、稳定性和指向性。

（2）气质的分类：按照体液学说，气质可以分为四类。①多血质：是指在体液中血液占优势，属于敏捷好动的类型，行动敏捷，有高度的可塑性，容易适应新环境；②黏液质：是指在体液中黏液占优势，性格缄默而沉静的类型，心理反应缓慢，遇事不慌不忙；③胆汁质：是指在体液中黄胆汁占优势，属于兴奋而热烈的类型，具有较高的反应性和主动性；④抑郁质：是指在体液中黑胆汁占优势，属于呆板而羞涩的类型，具有较高的感受性和较低的敏捷性，心理反应速度缓慢，动作迟钝。

按照高级神经活动学说，气质可以分为四类。①强而不平衡类型：是指兴奋比抑制占优势；②强、平衡、灵活型：是指兴奋和抑制都较强，两种过程易发生转化；③强、平衡、不灵活型：是指兴奋和抑制都较强，但是两个过程不易发生转化；④弱型：兴奋和抑制均很弱，并且抑制过程占优势。

3. 性格

（1）概念：性格是表现在个人对现实的生活态度和行为方式中比较稳定而又有核心意义的心理特征。性格是个性特征的核心，是个人活动中与特定的社会环境相互作用的产物，受人的个性倾向性制约，反映个人的生活经历和本质属性。是人与人相互区别的主要心理特征。

（2）性格的分类：①内向型和外向型，内向型：感情内稳、好沉思、孤僻寡言、缺乏自信、多愁善感、环境适应力差；外向型：感情外露、开朗、活泼、热情、自信、善交往、勇于进取。②独立型与依存型，独立型：具有坚定的个人信念，善于思考，能够独立地发现问题、分析问题、解决问题；依存型：做事缺乏主见，易受他人意见所左右，独立解决问题的能力差。

第二节　心 理 应 激

一、心理应激概述

微课 14-2

应激（stress）概念的提出和心理应激（psychological stress）理论是随着人们对疾病的本质认识不断发展的。自20世纪30年代以来，由关注应激刺激源或者应激反应，到现在关注应激过程和应激系统。应激研究已经从疾病扩大到健康，应激的概念正进入预防和康复医学的领域。

> **知识点 14-3**
> 1. 应激、心理应激的定义。
> 2. 应激反应包含几个方面。

（一）应激

1. 应激的概念　应激是指机体遭受各种有害因素侵袭时所发生的心理及生理的变化，它不是刺激，而是由各种刺激作用于机体所导致的一种反应，也就是个体面临或察觉到环境对机体有威胁或挑战时做出适应或应对的过程。

2. 应激源的分类　应激源（stressor）是指引起应激的刺激。我们的生活中存在大量的应激源，并有多种分类。从性质上可将人类的应激源分为两大类：躯体性应激源和心理社会性应激源。躯体性应激源是直接引发生理应激反应的刺激物；心理社会应激源是引发心理应激反应的主要刺激物，同时也是导致心理障碍和心身疾病的心理社会因素。现在常用的分类方式是按应激源的属性进行分类：

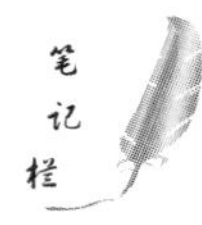

（1）生物性应激源：是指一些生物因素直接作用于人的躯体，从而引起心理应激，造成身心紧张状态，如微生物、衰老、生物节律及疾病等。

（2）物质性应激源：是指由一些外界物质而引起心理应激状态，包括物理因素和化学因素，如温度、噪声、电击、辐射等。

（3）心理性应激源：是指来自人们头脑中的认知和情绪波动等信息，如心理冲突与挫折、不切实际的期望、不祥的预感、与工作责任有关的压力感等，其中最重要的两种心理应激源是心理冲突与挫折。

（4）社会性应激源：是指造成人生活风格的变化并要求对其做出调整和适应的社会生活情境和事件。能够改变人生活风格或生活方式的社会性应激源主要包括社会政治经济改革、战争、自然灾害、社会动荡及日常生活中个体工作、学习生活和社会交往方面的重大变化等。

（5）文化性应激源：是指要求人们适应和应对生活文化方面的改变。文化在这里是指不同民族或地域的群体在长期的社会生活中，创造和形成的语言文字、风俗习惯、宗教信仰、生活方式的差异，从而造成应激反应的刺激物。

（二）心理应激

1. 心理应激的概念 也称心理应激反应，是指有机体在某种环境刺激作用下，由于客观要求和应付能力不平衡所产生的一种适应环境的紧张反应状态。它包括生活事件、认知评价、应对方式、社会支持、个性特征等及引起心身反应所产生的适应或不适应的结果，也就是对应激情境的认知评价、个体的个性特征、采用的应对方式、可获得的社会支持及其他因素之间交互作用，共同导致个体对外来威胁作出各方面的反应，包括心理反应、行为反应、生理反应，其结果可以是适应或者是不适应，即维持健康或者导致疾病（图 14-2）。

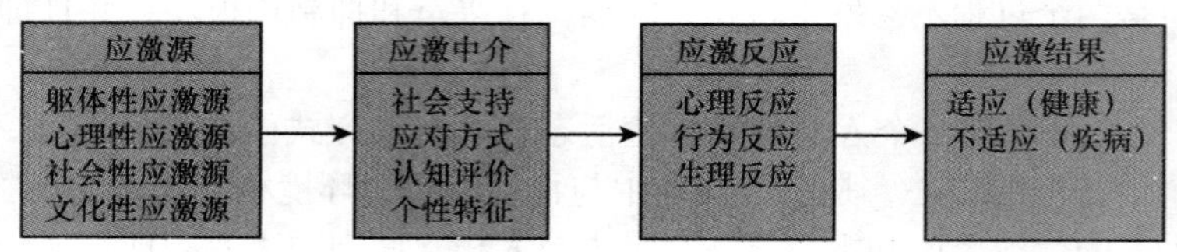

图 14-2 心理应激反应

2. 心理应激反应中介机制 心理应激反应的中介机制是从应激源刺激到产生应激反应的中间过程，是指机体将传入的信息转变为输出信息的内在转化过程。在此过程中，个体的认知评价、应对方式、社会支持和人格特征等因素具有一定作用。这些因素影响心理应激反应的强度和对应激的承受力，调节心理应激与疾病之间的联系。

（1）认知评价：是指个体从自身角度对其遇到的生活事件的性质、程度和可能危险性情况做出估计。对事件的认知评价直接影响个体的心身反应，其中生活事件是导致个体能否产生应激反应的关键中间因素之一。因此，认知评价是决定个体对环境是否引起防卫和抵抗的关键。外部因素如气候、饮食、药物、家庭关系等和内部因素如遗传、既往经历等都影响着个体认知评价。

（2）应对方式：是指个体为解决生活事件和减轻事件对自身的影响而采取的各种策略，因此又称应对策略。个体的应对方式是介于应激与健康之间的中间因素之一。由社会生活事件所导致的疾病多与个体的应对方式有关。从应对与应激作用的关系看，应激作用过程中的各个因素和环节均涉及应对活动，包括生活事件、认知过程、社会支持、心身反应等；从个体应对活动的影响因素看，有个人的社会支持系统、文化背景、生活习惯、情绪、人格、年龄、性别等因素。由于个体认知程度的不同导致个体采取不同的应对策略，这些应对策略具有积极和消极之分，其中消极的应对方式往往会导致疾病的发生。

（3）社会支持：在人类生存的社会环境下，个体受到社会各方面的心理上和物质上的支持或援助。研究表明，在面临相同应激刺激时，如果个体无法合理利用社会支持系统，其将出现强烈的心理和生理应激反应。事实证明，社会支持具有降低心身疾病发生发展并促进康复，从而保护健康的作用。当应激事件发生时，社会支持系统可以起到缓冲和延缓的作用，帮助个体维持良好的情绪情感状态，进而促进健康。

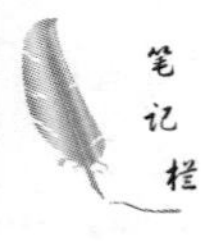
笔记栏

（4）人格特质：指个体在适应社会生活的成长过程中，在与环境与遗传的交互作用下形成的稳定而又因人而异的独特的身心结构。不同类型的个体在面对应激时所采取的应对策略可以是不同的，在这个过程中不同程度地受到认知评价、应对方式和社会支持系统的影响，人格特征在一定程度决定应对活动的倾向性。

3. 应激反应　在应激条件下，个体对应激源所致的各种生物、心理、社会、行为方面的变化，包括个体产生一系列的生理反应、心理反应、情绪反应、认知反应和行为反应等。

（1）应激的生理反应：应激的生理反应是最终影响身心的中介机制，包括对神经系统、内分泌系统及免疫系统的影响。个体在应激条件下，大脑皮质会发出信号指挥和控制人的活动，人体的生理反应主要是通过大脑的自主神经系统、下丘脑－垂体－肾上腺轴及免疫系统进行调节，从而影响神经、内分泌、免疫系统的正常功能。

（2）应激的心理反应：当个体处于应激状态时，会产生积极的心理反应或消极的心理反应。积极的心理反应包括适度的情绪唤起、注意力集中、动机调整、急中生智等，这些心理反应有利于对传入信息的正确认知评价，应对策略的抉择和应对能力的发挥。消极的心理反应包括过度的焦虑和心理紧张、情绪过于激动、行动刻板、认知能力降低、自我概念不清等，妨碍个体正确地评价现实情境、选择应对策略和正常应对能力的发挥。

（3）应激引起的情绪反应：应激引起的心理反应最直接的就是情绪反应。由于受到个体差异的影响，情绪反应的强度也不同。当应对能够解决时产生兴奋的情绪；如果问题不能解决，就会产生消极情绪，如焦虑、抑郁、恐惧和愤怒等。

（4）应激引起的认知反应：应激时唤起注意和认知过程，以适应和应对外界环境变化。但应激较剧烈时，认知能力普遍下降。常见的认知性应激反应表现为：意识障碍，如意识朦胧、意识范围狭小；注意力受损，表现为注意力集中困难、注意范围狭窄、记忆思维想象力减退等。认知能力下降的一个解释是应激下唤醒水平超过了最适水平，会影响认知功能。此外，情绪性应激反应如焦虑抑郁等也会影响注意、记忆、思维等认知过程。这些负面的认知性应激反应使人陷入灾难中难以自拔，如偏执、灾难化、闪回与闯入；另一方面，某些认知反应可以是心理防御机制的一部分，如否认投射等，还有某些重应激后可出现选择性遗忘。

（5）应激引起的行为反应：应激的行为反应伴随于应激的心理反应，是个体在应激引起的生理心理反应所造成的不适情况下，机体为缓冲应激对个体自身的影响，从而摆脱紧张状态所采取的应对行为策略，以顺应环境的需要，如逃避与回避、敌对与攻击、退化与依赖等。

二、心理应激对健康的影响

应激是机体与环境之间相互作用的过程。应激不但会引起一系列不同的生理、心理反应，而且对机体的健康也有不同程度的影响。应激只是增加了人们患病的可能性，而不是直接引起疾病。但是，也不能忽视应激对人的健康的重要影响，这种影响既有积极的一面，也有消极的一面。

知识点 14-4

1. 心理应激对健康的积极影响。
2. 心理应激对健康的消极影响。

心理应激对健康的积极影响如下：

1. 适度的心理应激是人成长和发展的必要条件

适度的心理应激对人的健康和功能活动有促进作用，也被称为良性应激。心理应激是一种特殊的应激，心理学家研究表明，幼年时期适度的心理应激可产生明显的发展变化，早年的心理应激经历可提高个体在未来生活中的应对和适应能力。那些幼年或青少年期在艰苦环境中努力奋斗的孩子，往往能形成坚强的意志和毅力，成年后有较强的独立性、创造性和社会适应能力。而被家长过度呵护的孩子，成年后往往独立生活能力差，容易发生人际关系障碍和环境适应障碍，难以应对各种应激。

2. 适度的心理应激是维持心理和生理功能的必要条件　个体的成长和发展过程包括人的躯体、心理和社会功能等方面，在社会生活的实践中不断应对各种紧张性刺激，适当的心理应激有助于维持人的生理、心理和社会功能，缺乏适当的环境刺激会损害人的身心功能。

笔记栏

第三节 心理障碍

微课 14-3

一、心理障碍概述

（一）心理障碍的概念

知识点 14-5
1. 心理障碍的定义。
2. 心理障碍的特点。
3. 心理障碍的判断标准。

心理障碍（mental disorder）是指个体无法按社会规范或以适宜的方式来适应日常生活要求，而表现出的心理异常或行为偏离。

心理障碍是对多种心理、行为异常的统称，这些异常现象产生的原因涉及生物学、心理学和社会学方面诸多的因素，是其综合作用的结果。

（二）心理障碍的特点

1. 心理障碍的发生可能是因为个体没有能力按社会认为适宜的方式行事。之所以“没有能力”，是因为有器质性损害，或功能性缺陷或两者兼而有之，如脑器质性损伤、认知功能缺陷、能力或动机缺乏等。

2. 对心理障碍的理解不能脱离社会价值的判断，而价值判断标准和评价尺度取决于当时人们所处的社会文化背景，并随时代的变迁而发生相应地变化。

（三）心理障碍的判断标准

心理活动正常和异常是相对的，是一个渐变的连续谱，其间没有绝对的界限。严重的心理障碍判断比较容易，但轻微的、潜在的或早期的异常，鉴别起来较困难。由于不同的理论学派对心理障碍的研究途径不同、理解不同，因此，对心理障碍的判断也就形成了多侧面、多层次的格局。其中以经验标准、社会适应标准、症状与病因学标准、统计学标准的影响最为广泛。

1. 经验标准 经验标准是评判者凭借自身的经历和体验评价他人心理活动的特点和规律，以判断其心理活动是否正常，或者经验标准是以一般人对正常心理和行为的经验为参照，判断他人的行为是否正常。这种标准易受判别者的经验、知识水平、观察角度、情感倾向等因素的影响，具有较强的主观性和局限性，其可比性和一致性较差。

2. 社会适应性标准 社会适应性标准是指个体在人际交往中是否遵循社会伦理道德准则和社会公德，顺应社会规范，与社会环境保持一致，当出现违背上述准则或规范的言行时，是否能做出为公众所理解和认可的解释等，以此来判断心理是否异常。具体表现在与周围社会环境的协调一致、人际关系的妥善处理、工作能力的正常发挥、社会道德规范的遵守和风俗习惯的顺应等方面。由于社会适应性标准受时间、地域、习俗、文化等因素的影响而差异很大，难以进行跨地区、跨文化的比较研究。

3. 症状与病因学标准 症状与病因学标准将心理障碍当作躯体疾病看待，以是否存在症状和病因为判断心理异常与否的标准。即通过比较和分析确认存在异常的心理现象或行为，同时经躯体检查能找到相应的生物学改变，以此确定心理障碍。这种判断标准是病理心理学家追求的理想境界，并被一般的临床医生广泛采用。

4. 统计学标准 统计学判断一个人心理正常与否，是以其心理特征偏离平均值的程度来决定。统计学标准提供了心理特征的数量资料，比较客观，便于操作和对比。但这种标准也存在着缺陷，如智力超常或有非凡创造力的人在人群中是极少数，处在正态分布曲线的一端，然而却不能认为这些人是异常或变态。

二、常见的心理障碍

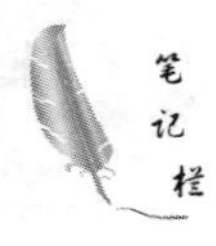

（一）神经症性障碍

1. 焦虑症 是一种以焦虑、紧张恐惧情绪为主，伴有自主神经系统症状和运动不安等特征的神经症。患者的焦虑情绪并非由实际威胁或危险引起，其紧张不安与恐慌程度与现实处境很不相称。这是世界公认的一组高发疾病。我国调查显示：焦虑症在一般居民中的发病率为2%，女性多于男性，在文化程度低、收入低或家庭气氛不和睦者中更多见。

知识点 14-6
1. 常见的心理障碍。
2. 神经性障碍的种类。

2. 恐惧症　是指患者对某种客体或情境产生异乎寻常的恐惧和紧张，并伴有脸红、手抖、出汗、心慌甚至晕厥等自主神经症状。患者明知这种恐惧反应是过分的或不合理的，所恐惧的客体对自己并不构成威胁，但患者在相同的场合仍然反复出现恐惧反应，难以控制，以致极力回避恐惧的客体或情境，影响正常活动。常见的恐惧症包括社交恐惧症、场所恐惧症和单一恐惧症。

（1）社交恐惧症：主要表现为害怕被人注视，害怕成为别人关注的中心，在社交场合表现为害羞、脸红、局促不安、尴尬、笨拙、不敢抬头、不敢与他人对视，甚至觉得无地自容，因而回避社交场合，以致影响社会功能。若被迫进入社交场合，则产生严重的焦虑反应。

（2）场所恐惧症：又称为广场恐惧症、旷野恐惧症、幽闭恐惧症等。主要表现为对某些特定环境的恐惧，如广场、密闭的环境和拥挤的公共场所等，患者在这些场所会产生极度的恐惧和焦虑，害怕得不到帮助，无法逃避，因而刻意回避这些环境，甚至不敢出门，严重影响日常生活。

（3）单一恐惧症：又称特定恐惧症，患者的某一特定的物体或情境产生不合理的恐惧。如动物、鲜血、尖锐锋利的物品和高空、雷电等，患者常因过度恐惧而回避，严重者不敢看到和听到与恐惧对象有关的事物。单一恐惧症的恐惧恒定，多只限于某一特殊对象。

3. 强迫症　强迫症是以强迫观念、强迫意向或强迫行为等强迫症状为主要表现的一种神经症。临床表现可以以一种症状为主，也可几种症状兼而有之，但以强迫观念最多见，强迫行为多是为减轻强迫观念所致的焦虑而采取的顺应行为。其特点是有意识的自我强迫和自我反强迫同时存在，二者的尖锐冲突使患者异常痛苦。患者体验到观念或冲动系来源于自我本身，却违反自身意愿，虽极力抵抗和排斥，但无法控制。患者明知强迫症状是异常的，但却无法摆脱，因而十分焦虑和痛苦。

（二）抑郁障碍

抑郁也称情感低落。表现为心情异常低落，心境抑郁，自我感觉不良，兴趣减退，常自罪自责，甚至自伤和自杀。常伴有食欲减退或缺失、闭经等。多见于抑郁症患者。

抑郁症属于心境障碍，又称抑郁障碍或抑郁发作，是各种原因引起的以心情低落为主要症状的一种疾病，患者常有兴趣丧失、自罪感、注意困难、食欲丧失和自杀观念并有其他的认知、行为和社会功能的异常。

抑郁症的表现多种多样，具备典型症状的患者并不多见，仅从患者的躯体症状来判定是否是抑郁症往往容易造成误诊。抑郁症患者由于情绪低落、悲观厌世，严重时很容易产生自杀念头。由于患者思维逻辑基本正常，实施自杀的成功率也较高，所以自杀是抑郁症最危险的症状之一。

（三）躯体形式障碍

躯体形式障碍是一类以持久地担心或相信各种躯体症状的优势观念为特征的神经症。患者因这些症状反复就医，要求进行各种检查，并无视各种阴性的医学检测结果，虽然医生反复进行解释但仍不能打消患者的疑虑。即使患者确实存在某些躯体疾病，但躯体疾病和患者表现出的症状性质严重程度及痛苦程度并不符合。疑病障碍就是典型的躯体形式障。

疑病障碍又称疑病症，患者担心或相信自己患有某种严重的身体疾病，对自身健康过分关注，其关注程度与实际健康状况很不相称，经常诉说不适，四处求医，但各种检查的阴性结果和医生的反复解释均不能打消患者的疑虑，常伴有焦虑或抑郁的情绪。

患者对外界兴趣消失，整天过度关注身体状况，躯体不适的主诉繁多，如果偶然出现一次期前收缩遂怀疑自己患有心脏病，要求各种检查，终日生活在担心害怕之中。患者喋喋不休地主诉不适，常常引起他人反感，反而埋怨别人对他不够关心，逐渐变得自怜、以自我为中心，只关心自己的健康，难以履行自己对家庭和社会的义务，社会功能受到一定的损害。

笔记栏

（四）人格障碍

人格障碍指在没有认知过程障碍或智力障碍的情况下，人格特征明显偏离正常。其突出表现为在特定的文化教育背景下，自童年或青少年起就开始的一种适应不良的行为模式，这些行为模式相对稳定，明显影响其社会功能与职业功能，造成社会环境适应不良，常常伴有主观的苦恼，难以矫正，并一直持续到成年甚至终生。

人格障碍不同于人格改变，二者在发生的时间及方式上有所不同。人格障碍是在人的发育及早期发展过程中形成的，多在儿童期或青春期出现并延续到成年。人格改变是获得性的，通常出现在成年期并具有特定的原因，如严重的或持久的应激、极度的环境被剥夺、严重的精神疾病、脑部疾病或颅脑外伤等。

第四节 心身疾病

一、心身疾病概述

微课 14-4

（一）心身疾病的概念

知识点 14-7
1. 心身疾病的定义
2. 心身疾病发病的心理因素

心身疾病（psychosomatic diseases），又称心理生理疾病，是一组综合征或躯体疾病，其发生、发展、转归与防治都与心理社会因素密切相关。心身疾病的主要特点包括：①心理社会应激在疾病的发生和发展中有重要的作用；②表现为躯体症状，有器质性病理改变或已知的病理生理过程；③不属于躯体形式的精神障碍。

目前对心身疾病的认识一般有狭义和广义两种理解，狭义的心身疾病是指心理社会因素在发病、发展和转归过程中起重要作用的躯体器质性疾病。如原发性高血压、冠心病、溃疡病等。广义的心身疾病指心理社会因素在发病、发展和转归过程中起重要作用的躯体器质性疾病和躯体功能性障碍。通常将这种心理社会因素在发病、发展和转归过程中起重要作用的躯体功能性障碍称为心身障碍。

（二）心身疾病发病的心理因素

心身疾病发病的心理因素是复杂的，它与个人的认知、情绪、意志、人格等心理特征有关，尤其是消极情绪和不良人格因素对心身疾病的发病有极其重要的影响。

1. 消极情绪的致病作用 人类在社会生活中总有一定的情绪体验，而情绪活动总伴有体内的生理生化反应，特别是自主神经系统的功能改变。良好的刺激产生愉快的情绪体验，适度的愉快情绪对身心健康有利。不良的刺激产生消极的情绪体验，如果只是短暂的，机体通过自我调节可迅速恢复正常。如果消极的情绪体验过强或持续时间过长，超过机体的适应能力，则会造成生理功能紊乱，导致心身疾病。如愤怒、焦虑、恐惧等消极情绪持续作用会导致心血管系统功能紊乱，出现心律不齐、高血压、冠心病等；而长期处于严重的忧愁、悲伤等情绪状态下，会影响胃肠功能，从而引起胃、十二指肠溃疡和癌症的发生。另外，愤怒、抑郁、惊恐等消极情绪与荨麻疹、神经性皮炎等皮肤病有密切关系，恩格尔对 170 例猝死患者资料的研究发现，猝死的诱因与情绪活动有关，其中既有由于失败而极度悲伤，也有由于得胜、亲友团聚高兴过度而死亡的。

2. 人格特征与疾病 人格特征之所以能对心身疾病的发病产生影响，是因为患者的人格特征既可以作为许多疾病的发病基础，又可以影响许多疾病的发展过程。同样的疾病发生在具有不同人格特征的人身上，其症状表现、病程长短和转归可能不同。

1959 年美国心脏病学家 Friedman 和 Rosenman 在对冠心病的前瞻性研究和回顾性研究基础上提出了“A 型行为类型”，认为这种人格类型与冠心病的发病有密切联系，故称之为“冠心病易患模式”。1978 年世界心肺及血液研究协会确认 A 型行为是引发冠心病的一个重要危险因素，与高血压、高血脂和吸烟等危险因素具有同等重要的意义。英国学者 Career 经过大量研究，提出“C 型行为类型”为癌症易患人格，C 型行为的人癌症发生率比非 C 型行为的人高三倍以上。

笔记栏

（三）心身疾病的预防措施

心身疾病是多种心理、社会和生物学因素相互作用的产物。故而心身疾病的预防不能单纯着眼于生物学因素，要同时兼顾心、身两方面进行综合预防。心理因素一般需要作用相当长时间才会引起心身疾病，故而心身疾病的心理学预防应从早抓起。培养健全的人格、锻炼应对能力和建立良好的人际关系是心身疾病的预防应遵循的三项基本原则。

具体的预防工作：对那些具有明显心理问题的人，如有暴怒、抑郁、孤僻及多疑倾向者应及早通过心理指导健全其人格；对于那些有明显行为问题者，如有吸烟、酗酒、多食、缺少运动及A型行为者等，用心理行为技术予以指导矫正；对于那些工作和生活环境里存在明显应激源的人，要及时进行适当的调整，减少或消除心理刺激；对出现情绪危机的正常人，应及时进行心理疏导。至于某些具有心身疾病遗传倾向的患者（如高血压病家族史）或已经有心身疾病先兆征象（如血压偏高）的患者，则更应注意加强心理预防工作。总之，心身疾病的心理社会方面的预防工作是多层面、多侧面的。

二、常见的心身疾病

（一）原发性高血压

原发性高血压又称高血压病，是以慢性血压升高为特征的临床综合征。患者除了可引起高血压本身有关的症状以外，长期高血压还可成为多种心血管疾病的重要危险因素，并影响重要器官如心、脑、肾的功能，最终可导致这些器官的功能衰竭。原发性高血压是最早被确认的心身疾病之一，也是危害人类健康最为严重的心身疾病之一。因经济的迅速发展，竞争日趋激烈以及生活方式的明显转变，我国高血压病发病率总体趋势已与发达国家相似。高血压病的特点是三高（患病率高、死亡率高、致残率高）和三低（知晓率低、治疗率低、控制率低）。原发性高血压由综合因素所致，心理社会因素与其发生有密切关系。患高血压的个体易出现心理反应，因此对高血压患者尤其是早期高血压患者进行心理社会干预，效果较好。

（二）消化性溃疡

消化性溃疡是典型的消化系统心身疾病，是一组与多种病因相关的消化道黏膜的慢性溃疡性疾病。溃疡主要发生于胃和十二指肠部位，故又称为胃十二指肠溃疡。发病因素包括遗传因素、不良生活方式和心理社会因素。其中患者的心理冲突和精神应激与其发病、恶化、病程迁延和复发均有十分密切的关系：个体消化系统的先天性缺陷和后天不良的进食习惯造成的黏膜损伤是应激反应攻击的“靶子”；心理社会因素触发应激反应，如愤怒、焦虑、紧张等情绪与消化性溃疡发病相关；不良的人格特征是消化应激反应的认知根源。

对于消化性溃疡的治疗应采取综合措施，在进行药物治疗的同时，给予切实有效的心理干预至关重要。有效的心理干预能促进溃疡愈合、缩短病程，防止溃疡复发。

（三）癌症

癌症是一种严重危害人类健康及生命的常见病、多发病，是当今医学中的难题。癌症的病因复杂，许多发病机制还不十分明确，不能完全从生物学角度加以解释。研究提示，心理社会因素与癌症的发生发展密切相关，而且癌症病人的不良心理反应会对其病情的发展和生存时间产生严重的消极影响。

C型行为是引发癌症的首位心理危险因素。研究发现，人格特征与恶性肿瘤的发生有一定的关系。目前许多研究结果显示C型行为模式（type C behavior pattern，TCBP）与癌症的发生密切相关。“C”系取癌（cancer）的首字母，所以C型行为模式亦称癌症倾向人格。这种行为模式的人缺乏自我意识，不善于表达自己的感受，与别人过分合作，情绪不稳又不善于疏泄自己的负性情绪。他们在遭遇重大生活挫折时，常陷于失望、悲观和抑郁的情绪中不能自拔，在行为上表现为回避、否认、逆来顺受等。

拓展阅读（第十四章）

引发癌症的心理危险因素还有负性情绪、负性生活事件（如离婚、丧偶、亲人死亡等心理压力和高度情绪应激），尤其是对于那些不善于宣泄负性情绪的个体，其癌症发生率更高。

对癌症进行常规治疗的同时，还要给予癌症患者必要的心理干预和社会支持，以减轻患者心理痛苦，提高其生活质量，延缓疾病的恶化进程。

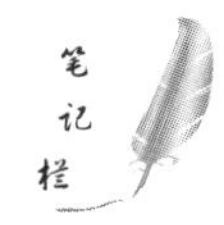

（王俊刚）

第十五章 PPT

第十五章　学校环境与健康

《"健康中国 2030"规划纲要》明确提出健康中国的发展目标和发展思路。儿童青少年健康作为全民健康的重要基础，其健康水平不仅关系个人生长发育，而且关系整个民族未来的健康素质。学校是儿童青少年学习、生活的重要场所，应将健康第一的理念贯穿于学校教育教学的各个环节，大力推进健康学校建设框架体系的研究，建设有利于学生健康的教学、生活及人文社会环境。

第一节　学校建筑环境

知识点 15-1

1. 校址选择的总体原则。
2. 学校设置服务半径的依据。

根据《学校卫生工作条例》要求，在新建、改建、扩建一所学校时，坚持以人为本、精心设计、科技创新和可持续发展的目标，在满足教学功能要求的同时，兼顾学生身心健康和校园本质安全，具备国家规定的防灾避难能力。

一、校址的选择

校址选择应根据城市建设总体规划的要求，结合人口密度与人口分布，尤其是学龄人口数量及其增减的发展趋势，以及城市交通、学校服务半径和周围环境等因素综合考虑，合理布点。学校应建设在交通便利、地势平坦开阔、空气清新、阳光充足、排水通畅、地势较高、公用设施比较完善、远离污染源的地段。

（一）学校外部环境

学校外部环境即学校所处的自然地理位置及环境面貌。学校应避开高层建筑的阴影区、地震断裂带、山丘地区的滑坡段等不安全地带。学校不应与市场、公共娱乐场所、殡仪馆、易燃、易爆危险品仓库等不利于学生学习和身心健康的场所毗邻。学校应远离喧嚷的街道、工厂、铁路、飞机场等处，学校教学区的声环境质量应符合现行国家标准《民用建筑隔声设计规范》（GB 50118—2010）的有关规定。

（二）学校服务半径

学校服务半径要根据学校规模、交通及学生住宿条件、方便学生就学等原则确定。学校规模可按照公式（15-1）计算：

$$\text{学校规模（总班级数）}=\frac{\text{居民人口总数}\times\text{适龄学生比}\times\text{入学率}}{\text{每班容纳学生数}} \tag{15-1}$$

其中，适龄学生比即适龄学生占总人口的比率，根据城市建设部门和教育部门的规定：小学为 12%，中学为 8%；入学率取决于当地中小学教育的普及率，小学教育一般按 100% 核算，中学教育按 80% 核算；每班容纳学生数，完全小学应为每班 45 人，非完全小学应为每班 30 人，完全中学、初级中学、高级中学应为每班 50 人。

学校服务半径（service radius of school）是指学校校址与生活居住区的距离，即学生的就学距离。其距离远近的确定，主要依据于不同年龄学生的体力状况和教育需求，遵循小学就近入学、中学相对集中的原则。城镇完全小学的服务半径宜为 500m，城镇初级中学的服务半径宜为 1000m。如果步行上学，小学生上学走读时间在 10 分钟左右，中学生 15 ～ 20 分钟。农村居民居住相对分散，服务半径可适当加大，以走读小学生不超过 1500m，中学生不超过 2500m 为参考标准。对地处偏远、生源较少的地方，应因地制宜，办好乡村小规模学校和乡镇寄宿制学校。

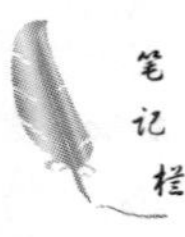

笔记栏

（三）学校内部环境

为保证校园内能合理布置建筑物、绿化带、体育场地及基础市政设施等，学校应有与其规模相适宜的面积，以满足学生学习和生活的需要。为营造良好的教学环境，教学用房应具有良好的朝向和日照条件。架空高压输电线、高压电缆、长输天然气管道、输油管道严禁穿越或跨越学校校园，当在学校周边敷设时，安全防护距离及防护措施应符合相关规定。校园内的主要交通道路应根据学校人流、车流及消防要求布置，学校主要出入口的位置，应便于学生就学，有利于人流迅速疏散，不宜紧靠城市主干道。

二、学校建设规划

（一）学校用地

学校用地包括建筑用地、体育用地、绿化用地、道路及广场、停车场用地等，有条件时宜预留发展用地。中小学校的规划设计应合理布局，提高土地利用率，宜以学校可比容积率判断并提高土地利用效率。学校可比容积率（comparable floor area ratio for school）即校园中各类建筑地上总建筑面积与学校可比总用地面积（校园总用地中减除环形跑道占地后的用地）的比值。

> **知识点 15-2**
> 1. 学校用地包括哪些部分？
> 2. 校园各功能分区的要求。

1. 建筑用地 包括教学、教学辅助用房、行政办公和生活服务用房等全部建筑的用地，自行车库及机动车停车库用地及设备与设施用房的用地，有住宿生学校的建筑用地还包括宿舍的用地。教学、图书、实验楼应布置在校园中安静的部位，并有良好的朝向。要求教学楼的主要采光面与对面遮挡物的距离应不小于该房屋高度的 2 倍；教学用房采光口前 3 米内不应种植高大树木，以免遮挡日照和采光；各类教室的外窗与相对的教学用房或室外运动场地边缘间的距离不应小于 25m。

2. 体育用地 包括体操项目及武术项目用地、田径项目用地、球类用地和场地间的专用通路等。设 400m 环形跑道时，宜设 8 条直跑道。

3. 绿化用地 绿地是保障学校环境质量的重要方面，同时可进行科学课、生物课及环境教育课的直观教学及实践活动。绿地包括集中绿地、零星绿地、水面和供教学实践的种植园及小动物饲养园。学校应设置集中绿地，集中绿地的宽度不应小于 8m。各种绿地内的步行通路及铺栽植被达标的绿地停车场用地应计入绿化用地。

4. 道路及广场、停车场用地 包括消防车道、机动车道、步行道，无顶盖且无植被或植被不达标的广场及地上停车场。校门外的缓冲场地在学校用地红线以内的面积应计量为学校的道路及广场、停车场用地。中小学校的校园应设置 2 个出入口，出入口的布置应避免人流、车流交叉。有条件的学校宜设置机动车专用出入口。

（二）校园总平面布局

总平面设计应遵循绿色设计的原则，充分且合理地利用场地原有的地形、地貌，在体现科学性、经济性的基础上，实现可持续发展。总平面设计包括总平面布置、竖向设计及管网综合设计。总平面布置包括建筑、体育场地、绿地、道路及广场布置等。总平面布置及卫生要求主要考虑以下几个方面：①各类小学主要教学用房不应设在四层以上，各类中学主要教学用房不应设在五层以上；②普通教室冬至日满窗日照不应少于 2 小时；③中小学校至少应有 1 间科学教室或生物实验室，其室内能在冬季获得直射阳光；④总平面设计应根据学校所在地的冬夏主导风向合理布置建筑物及构筑物，有效组织校园气流，实现低能耗通风换气；⑤各类运动场地应平整，在其周边的同一高程上应有相应的安全防护空间；⑥各类教室的外窗与相对的教学用房或室外运动场地边缘间的距离不应小于 25m；⑦中小学校的广场、操场等室外场地应设置供水、供电、广播、通信等设施的接口；⑧校园内道路系统应直接、顺畅，紧急时可保证人流的安全疏散；⑨旗杆、旗台应设置在校园中心广场或主要运动场区等显要位置。

笔记栏

三、教学及教学辅助用房

知识点 15-3
1. 教学用房的合理布局。
2. 教室的卫生学要求。
3. 水平视角与垂直视角的区别。

学校建筑的主体是教学及教学辅助用房。教学及教学辅助用房包括普通教室、专用教室、公共教学用房及其各自的辅助用房。为保证教学的顺利进行，方便师生课间休息和户外活动，普通教室与专用教室、公共教学用房间应联系方便，各专用教室宜与其教学辅助用房成组布置，教学及教学辅助用房提倡多学科共用。

（一）中小学校教学用房的卫生要求

中小学校教学用房主要考虑以下几个方面：

1. 朝向 教学用房应有良好的朝向。①教室、实验室以南向为宜；②生物实验室需要阳光，应为南向或东南向；③生物标本室宜尽量避免阳光，以利保存标本；④美术教室宜北向开窗为好，保持光源柔和稳定，避免直射阳光。

2. 走廊 应设计成外廊或单内廊形式，尽量不采用中内廊式。《中小学校设计规范》（GB 50099—2011）规定，教学用房的内走道净宽度不应小于 2.40m，单侧走道及外廊的净宽度不应小于 1.80m，外廊栏杆高度不应低于 1.10m。

3. 楼梯 楼梯设计应遵循保障安全、便于行走和疏散的原则。楼梯内应直接天然采光和自然通风，不应采用螺旋式或扇形楼梯；梯段宽度不应小于 1.20m，并应按 0.60m 的整数倍增加梯段宽度。为防止上楼劳累，便于疏散，每段楼梯踏步不得多于 18 级，也不应少于 3 级，踏步深度为 27 ～ 30cm，高度不超过 14 ～ 16cm。楼梯栏杆高度不应小于 1.10m，不得采用易于攀登的构造和花饰，杆件或花饰的镂空处净距不得大于 11cm；楼梯坡度不应大于 30°，以便学生行走和疏散。楼梯段的净宽大于 2.4m 时宜设中间扶手，为避免学生从扶手上滑坠的危险，楼梯井的净宽不得大于 11cm，当超过 11cm 时，必须采取有效的安全防护措施。

4. 教室数目及用房净高 普通教室的布局应安排初级班在楼下，高级班在楼上。通常一条走廊的单侧或两侧教室不宜超过 2 ～ 4 个，以免走廊过长，造成人流拥挤、互相干扰。

5. 体育建筑设施 包括风雨操场、游泳池或游泳馆。风雨操场即有顶盖的体育场地，包括有顶无围护墙的场地和有顶有围护墙的场馆。各类体育场地最小净高应符合表 15-1 的规定。

表 15-1 各类体育场地的最小净高 （单位：m）

体育场地	最小净高
田径	9.00
篮球	7.00
排球	7.00
羽毛球	9.00
乒乓球	4.00
体操	6.00

注：田径场地可减少部分项目降低净高

（二）教室环境卫生与设施配备

【案例 15-1】

选取某市某区中小学校 74 所，其中小学、中学各 37 所，每所学校按照教室结构、层次、朝向，随机抽取有代表性的 6 间教室作为样本，小学监测教室 222 间、中学监测教室 222 间，共计 444 间教室。监测项目包括教室人均面积、采光、黑板、照明等。监测结果见表 15-2

笔记栏

表 15-2　某区 74 所中小学校普通教室教学环境监测项目合格率比较

监测项目	小学（n=222）		中学（n=222）		合计（n=444）		χ^2 值	P 值
	合格间数	合格率（%）	合格间数	合格率（%）	合格间数	合格率（%）		
教室人均面积	138	62.16	90	40.54	228	51.35	20.77	＜ 0.001
黑板尺寸	222	100.0	222	100.0	444	100.0	—	—
反射系数	124	55.86	161	72.52	285	64.19	13.41	0.0002
采光墙、顶为白色或浅色	222	100.0	222	100.0	444	100.0	—	—
光源来自座位左侧	222	100.0	222	100.0	444	100.0	—	—
窗地比	144	64.86	100	45.05	244	54.95	17.61	＜ 0.0001
照明灯管垂直黑板	222	100.0	222	100.0	444	100.0	—	—
控照式灯具	222	100.0	222	100.0	444	100.0	—	—
灯桌间距	222	100.0	222	100.0	444	100.0	—	—
课桌面平均照度	136	61.26	192	86.49	328	73.81	36.59	＜ 0.0001
黑板面平均照度	136	61.26	161	72.52	297	66.89	6.35	0.0117

【问题】

1. 依据以上数据，评价该区中小学校教室人均面积的卫生状况。

2. 综合评价该区中小学校教室的采光照明状况。

【案例 15-1 分析】

1. 被调查中小学校教室人均面积合格率（51.35%）较低，可能与该区重点学校较多、教学资源优势明显，家长更愿意把孩子送到名校，导致教室实际人数远超过规定人数，这种现象中学（40.54%）比小学（62.16%）更突出。教室人均面积不符合相关标准，会使第一排学生课桌与黑板距离缩小，而引起前排学生视力疲劳或发生斜视、近视、斜肩、耸肩和驼背等症状，也可造成课桌间距缩小，教室拥挤，空气流通不畅，增加罹患呼吸道传染病的风险。

2. 监测项目中黑板尺寸，墙、顶为白色或浅色，光源来自座位左侧，灯管垂直黑板，控照式灯具，灯桌间距的合格率均为 100%。教室黑板反射系数合格率为 64.19%、课桌面平均照度合格率 73.81%、黑板面平均照度合格率 66.89%、窗地比合格率 54.95%。未达标原因可能是学校硬件投入较少，设施老化。教室照明灯管损坏、老化、灯管不及时更换、灯罩灯管上有积灰有关。中学达标率明显好于小学（$P < 0.05$），可能是中学更注重学校环境卫生管理工作。

普通教室是一个班级学生学习活动的主要场所，教室应符合以下卫生要求：①良好的采光照明和室内微小气候；②足够的室内面积；③防止噪声干扰；④便于学生就座、通行、清扫及养成良好的卫生习惯。

普通教室的内部布置及卫生要求主要考虑以下几个方面：

1. 教室大小　依据《中小学校设计规范》（GB 50099—2011）规定，每名中、小学生在普通教室内应占地面积分别为 1.39m^2 和 1.36m^2（中、小学每班学生数分别为 50 名和 45 名）。教室安全出口的门洞宽度不应小于 1.00m，合班教室门洞宽度不应小于 1.50m。教室内应为每个学生设置一个专用的小型储物柜。

2. 教室布置　普通教室课桌椅座位数应为 45 ～ 50 套。单人课桌的平面尺寸应为 0.60m × 0.40m，中小学校普通教室课桌椅的排距不宜小于 0.90m，独立的非完全小学可为 0.85m；最前排课桌的前沿与前方黑板的水平距离不宜小于 2.20m，最后排课桌的后沿与前方黑板的水平距离，小学不宜大于 8.00m，中学不宜大于 9.00m，合班教室不宜大于 18.00m；教室最后排座椅之后应设横向疏散走道，净距不应小于 1.10m；中小学校普通教室内纵向走道宽度不应小于 0.60m，独立的非完全小学可为 0.55m。教室的布置还应满足学生能看清黑板上的文字，保证适宜的水平视角和垂直视角。

笔记栏

①水平视角（horizontal viewing angle）也称视察角，即由前排学生看黑板的视线与黑板面形成的水平夹角不小于 30°，这样前排边侧学生才能看清黑板；②垂直视角（vertical viewing angle）也称仰角，即第一排学生看黑板上缘视线与黑板面形成的垂直夹角不应低于 45°，这样前排学生看黑板时不至于过仰（图 15-1）。教室最后一排课桌后沿与黑板的水平距离：小学应≤ 8.00m，中学应≤ 9.00m。

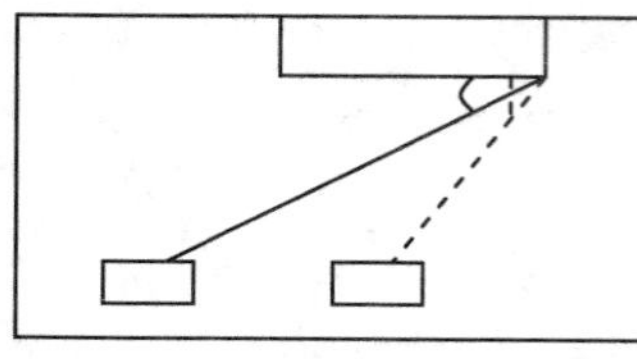
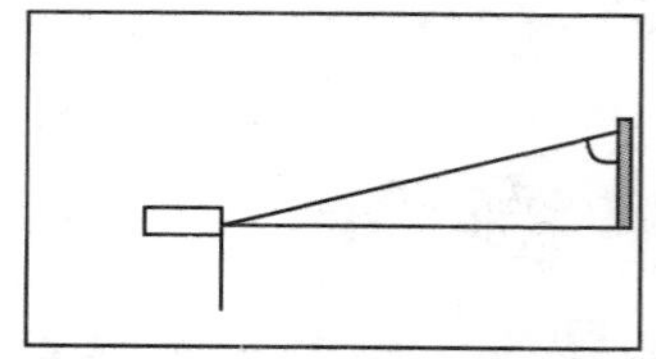

图 15-1 水平视角（左）和垂直视角（右）的测定

3. 教室设备 现代化教学手段的飞速发展，促进了学校建设走向现代化。普通教室除设置黑板或书写白板及讲台外，还应配置现代化教学装备（计算机、投影仪、音响设备、数字化教学器材等）和通信外网接口，以满足现代教学手段的进步和一室多功能的需求。

4. 教室的声学环境 教学用房的楼层间及隔墙应进行隔声处理；走道的顶棚宜进行吸声处理。教室、实验室、图书阅览室、教学辅助用房和教师办公室允许声级应小于 50dB，并应防止校内噪声互相干扰。

第二节 学校教学环境

一、教室的空气质量

教室的微小气候（micro climate）包括气温、气湿和气流等，适宜的微小气候，可使学生感到舒适、注意力集中、学习效率高。因此，教室需要经常通风换气，以达到排除室内空气污染物的目的。

（一）教室的通风换气

知识点 15-4

1. 教室通风换气的卫生措施。
2. 确定教室温度标准的依据。
3. 至适温度、必要换气量概念。

教室是学生学习活动的主要场所，其空气质量直接影响学生的身心健康，其室内空气质量应符合现行国家标准《室内空气质量标准》。通风换气（ventilation）是利用室内外空气的热压和风压作用使空气流动，以排出室内污浊空气、送进室外新鲜空气，达到改善空气质量和教室微小气候的目的。

1. 通风换气的形式 通风换气有自然、人工两种形式，学校大多采用自然换气形式。自然换气（nature ventilation）是利用门窗的缝隙、通风小窗等，直接导入室外空气，置换室内的污染空气。非严寒与非寒冷地区，冬季应优先采用开启窗户的自然通风方式。严寒与寒冷地区冬季采用自然通风方式时，应符合《中小学校设计规范》的有关规定。根据季节采用开窗或开气窗与开门相结合的方式换气。寒冷季节在课前和课间休息 10 分钟期间，利用教室和走廊的气窗或窗和门进行通风换气。人工换气（artificial ventilation）则指采用工具、机械设备如排风扇、轴流风机等进行强制性对流通风，所需设备应按所在地自然环境和经济条件来配置。教室应采用吊式电风扇，各类小学中，风扇叶片距地面高度不应低于 2.80m；各类中学中，风扇叶片距地面高度不应低于 3.00m。

2. 通风换气指标 CO_2 浓度是反映教室空气清洁度的适宜指标。我国《中小学校教室换气卫生标准》（GB/T 17226—2017）明确规定，教室内空气中 CO_2 日平均最高容许浓度应≤ 0.10%。

3. 通风换气次数 为达到通风换气的效果，引进换气次数的概念。换气次数取决于每名学生每小时的必要换气量和每名学生占教室的容积。用公式计算

$$换气次数/小时=\frac{每名学生每小时的必要换气量}{每名学生占教室容积} \tag{15-2}$$

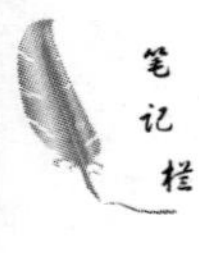

必要换气量是指保证基本室内空气品质，确保人身健康的必要通风量。可按公式 $Q=\frac{M}{K-K_0}$（15-3）计算。

式中，Q 为必要换气量，单位为立方米每小时人［m^3/（小时·人）］；M 为二氧化碳的呼出量，单位为升每小时人［L/（小时·人）］；K 为教室内空气二氧化碳的最高允许浓度，单位 %；K_0 为室外空气的二氧化碳浓度，单位 %。

小学生必要换气量不宜低于 $20m^3$/（小时·人），初中生不宜低于 $25m^3$/（小时·人），高中生不宜低于 $32m^3$/（小时·人）。

当采用换气次数确定室内通风量时，各主要房间的最小换气次数应符合表 15-3。

表 15-3　各主要房间的最小换气次数标准

房间名称	换气次数（次 / 小时）
小学普通教室	2.5
初中普通教室	3.5
高中普通教室	4.5
实验室	3.0
风雨操场	3.0
厕所	10.0
保健室	2.0
学生宿舍	2.5

4. 卫生措施　①教室应有足够通风口面积，并应对侧设窗户；②教室墙壁应设有自然抽出式通风管道，对增加室内新鲜空气有一定作用；③因地制宜、制定合理的通风换气方式。在夏热冬暖地区（炎热地区），四季都可开窗；在夏热冬冷地区（温暖地区），可采用开窗与小气窗结合方式；在寒冷及严寒地区（北方寒冷季节里）可采用在外墙和走道开风斗式小气窗或设置通风管道的换气方式，利用室内外温差进行通风换气；④学校必须对建筑及室内装修所采用的建材、产品、部品进行严格择定，避免对校内空气造成污染。

（二）教室采暖

学校采暖通风与空气调节系统的设计应满足舒适且节约能源的原则。主要考虑以下几个方面：①学校的采暖与空调冷热源形式应根据所在地的气候特征、能源条件及其利用成本，经技术经济比较确定；②采暖地区学校的采暖系统热源宜纳入区域集中供热管网。无条件时宜设置校内集中采暖系统；③热环境设计中，当具备条件时，应进行技术经济比较，优先利用可再生能源作为冷热源；④集中采暖系统应以热水为供热介质，其采暖设计供水温度不宜高于 85℃；⑤教室温度标准经常使用“至适温度”的概念。“至适温度”是一种主观感觉到的、人们对工作环境的微小气候感到不冷不热的温度。

采暖的卫生要求：依据《中小学校设计规范》（GB/ 50099—2011）要求，采暖设计中普通教室、实验室、学生活动室等温度不低于 18℃，计算机教室、合班教室等不低于 16℃，图书馆不低于 20℃，舞蹈教室不低于 22℃。

二、教室的光照环境

教室的采光直接影响学生视力发育、视觉功能、学习效果、环境质量和能源消耗，故在采光设计中，应充分利用自然光，创造良好光照环境。

> **知识点 15-5**
> 1. 教室自然采光的卫生要求。
> 2. 教室人工照明的卫生要求。

笔记栏

（一）教室自然采光

教室自然采光（nature lighting）是指照明所使用的光源来自大自然，而非人工的电灯之类。教室自然采光的卫生要求：①满足采光标准，课桌面和黑板有足够照度；②照度分布较均匀；③教室采用单侧采光时，光线应以学生座位左侧射入的光为主。教室为南向外廊式布局时，应以北向窗为主要采光面；④为防止窗的直接眩光，教室应设窗帘以避免阳光直接射入教室内；为防止黑板的反射眩光，其表面应以耐磨无光泽的材料制成。

1. 定义及卫生标准 依据《中小学校教室采光和照明卫生标准》（GB 7793—2010）对窗地面积比、室深系数、投射角和采光系数等指标作出规定。

窗地面积比（ratio of glazing to floor area）是指教室的窗洞口面积与室内地面面积之比，要求不低于1 ： 5。

室深系数（room deep coefficient）是指窗上缘距地面高与室进深之比，单侧采光时，教室的室深系数不应小于1 ： 2。

投射角（angle of incidence）也称入射角，指室内工作面一点到窗侧所引水平线与该点到窗上缘间连线的夹角，要求不小于20° ～ 22°（图 15-2）。

开角（opening angle）是指课桌面测定点到对面遮挡物顶点连线与该测定点到教室窗上缘连线间的夹角，要求最小开角不应小于4° ～ 5°（图 15-2）。

采光系数（daylight factor）是指在室内给定平面上的某一点的采光系数为该点的照度与同一时间的室外无遮拦水平面上产生的天空漫射光照度之比，以 % 表示。Ⅲ类光候区教室课桌面上的采光系数最低值不应低于2%（表 15-4），其他光气候区的采光系数应乘以相应的光气候系数。

反射比（reflectance）是指某物体表面上的反射的光通量与入射该物体表面上的光通量之比，以 ρ 表示。

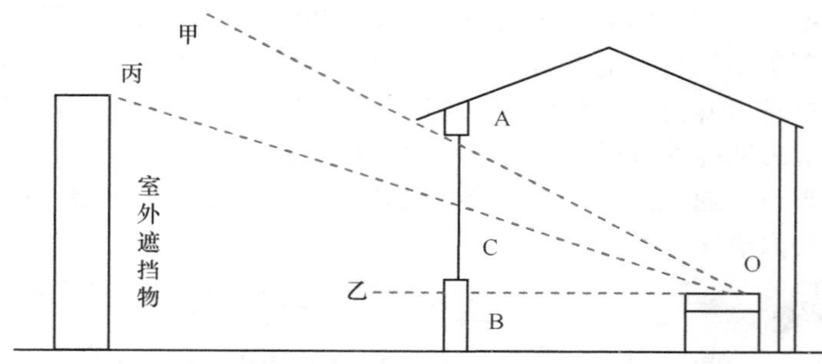

图 15-2 教室的投射角和开角的测量（∠ AOB 为投射角，∠ AOC 为开角）

表 15-4 学校用房工作面或地面上的采光系数标准和窗地面积比

学校用房	采光系数最低值（%）	窗地面积比	规定采光系数的平面
普通教室、史地教室、美术教室、书法教室、语言教室、音乐教室、合班教室、阅览室	2.0	1 ： 5	课桌面
科学教室、实验室	2.0	1 ： 5	实验桌面
计算机教室	2.0	1 ： 5	机台面
舞蹈教室、风雨操场	2.0	1 ： 5	地面
办公室、保健室	2.0	1 ： 5	桌面
饮水处、厕所、淋浴	0.5	1 ： 10	地面
走道、楼梯间	1.0	—	地面

注：表中所列采光系数值适用于我国Ⅲ类光气候区，其他光气候区应将所在地区的采光系数标准值乘以相应地区的光气候系数（表 15-5）

笔记栏

表 15-5　光气候系数 *K* 值

光气候区	Ⅰ	Ⅱ	Ⅲ	Ⅳ	Ⅴ
K 值	0.85	0.90	1.00	1.10	1.20
室外天然光临界照度值 E_1（lx）	6000	5500	5000	4500	4000

2. 采光效果　为提高教室的采光效果，教室窗户为无色透明玻璃，教室内各表面应采用高亮度低彩度的装修，前墙颜色可刷得比天棚、侧墙稍暗些，以减少与黑板颜色的亮度对比；桌椅颜色不宜过深，以减少与白色纸书的亮度对比。教室各表面的反射比如表 15-6 所示。

表 15-6　教室各表面的反射比

表面名称	反射比	表面名称	反射比
顶棚	0.70 ～ 0.80	侧墙、后墙	0.70 ～ 0.80
前墙	0.50 ～ 0.60	课桌面	0.25 ～ 0.45
地面	0.20 ～ 0.40	黑板	0.15 ～ 0.20

3. 采光均匀性　即参考平面上的采光系数最低值与平均值之比。为了使室内各课桌面能得到较均匀采光，教室最好采取双侧采光。

4. 采光方向　为防止学生书写时自身挡光，各类教室均应以学生座位左侧射入的光为主。有南廊的双侧采光的教室应以北侧窗为主要采光面，以此采光面决定安设黑板的位置。为使大部分课桌面能形成左侧采光，黑板应设在东墙面上。

5. 避免眩光和直射光线　眩光（giddy light）是指在视野中由于光亮度的分布不适宜，或在空间或时间上存在着极端的亮度对比，以致引起不舒适的视觉条件。眩光分直接眩光和反射眩光，直接眩光（direct glare）是指在视野中，特别是在靠近视线方向存在的发光体所产生的眩光；反射眩光（glare by reflectance）是指由视野中的反射引起的眩光，特别是在靠近视线方向看见反射像所产生的眩光。直射阳光照在桌面上，其照度可达 20 000lx，而人眼的适宜照度为 200 ～ 500lx，这种相差数十甚至百余倍的照度对比，对视力十分有害。直射阳光还有较强的直接或反射眩光作用，易使学生感到烦恼和不舒适。为避免室内直射阳光照射，除选择教室朝向（如南外廊北教室）外，还应有遮阳设备。

（二）教室人工照明

为创造舒适愉悦的视觉环境，教室除应有良好的自然采光外，还需有适宜的人工照明以补充自然采光的不足。

1. 照明指标　依据《中小学校教室采光和照明卫生标准》（GB 7793—2010）对照度均匀度、维护系数、维持平均照度、显色指数等指标做出规定。

照度均匀度（uniformity ratio of illuminance）：在规定表面上的最小照度与平均照度之比。

维护系数（maintenance factor）：照度装置在使用一定周期后，在规定表面上的平均照度或平均亮度与该装置在相同条件下新装时在规定表面上所得到的平均照度或平均亮度之比。

维持平均照度（maintained average illuminance）：规定表面上的平均照度不得低于此数值。它是在照度装置必须进行维护的时刻，在规定表面上的平均照度。

显色指数（colour rendering index）：在具有合理允差的色适应状态下，被测光源照明物体的心理物理色与参比光源照明同一色样的心理物理色符合程度的度量。

统一眩光值（unified glare rating，UGR）：度量处于视觉环境中的照明装置发出的光对人眼睛引起不舒适感时主观反应的心理参量。

2. 教室照明卫生要求　凡教室均应装设人工照明。①教室课桌面维持平均照度值不应低于 300lx，其照度均匀度不应低于 0.7；②教室黑板应设局部照明灯，其维持平均照度不应低于 500lx，照度均匀度不应低于 0.8；③教室宜采用 3300 ～ 5500K 色温的光源，光源显色指数不宜小于 80；④教室采用小于 26mm 细管径直管形稀土三基色荧光灯；⑤为减少照明光源引起的直接眩光，教室

笔记栏

不宜采用裸灯照明。灯具距课桌面的最低悬挂高度不应低于 1.70m。灯管排列宜采用其长轴垂直于黑板面布置。对于阶梯教室，前排灯不应对后排学生产生直接眩光；⑥教室的统一眩光值（UGR）不宜小于 19；⑦在维持平均照度值 300lx 的条件下，教室照明功率密度现行值不应大于 11W/m^2，目标值应为 9W/m^2；⑧照明设计计算照度时，其维护系数应取 0.8。

三、主要教学设备的卫生要求

学校教学设备主要包据教学仪器设备、实验设备、电教设备等，尤其是教室黑板、课桌椅、计算机及多媒体讲台的卫生要求与学生的学习和身心健康密切相关。

（一）黑板的卫生要求

> **知识点 15-6**
> 1. 课桌椅的卫生要求。
> 2. 黑板的卫生要求。
> 3. 桌椅高差、前（后）位坐姿概念。

1. 黑板尺寸应符合下列规定 小学黑板宽度不宜小于 3.60m，中学不宜小于 4.00m；黑板高度不应小于 1.00m。

2. 黑板下边缘与讲台面的垂直距离 小学宜为 0.80～0.90m，中学宜为 1.00～1.10m。讲台长度应大于黑板长度，宽度不应小于 0.80m，高度宜为 0.20m。其两端边缘与黑板两端边缘的水平距离分别不应小于 0.40m。

3. 黑板表面 应采用耐磨且光泽度低的材料制成，如黑色或墨绿色的磨砂玻璃黑板，保证书写流畅、无眩光、易擦拭、无破损、书写时不产生大的声响等。

4. 黑板面的反射系数 反射系数是指某物体表面上反射的光通量与入射该物体表面上的光通量之比，以 ρ 表示，应达到 15%～20%。用公式（15-4）计算。

$$反射系数（\rho）= \frac{反射照度（E_f）}{入射照度（E_R）} \times 100\% \qquad (15\text{-}4)$$

其中，反射照度（reflect illuminance）是指将照度计接收器的感光面对准墙壁表面，逐渐远离墙壁，待照度计值稳定后的读数。

入射照度是指将照度计的接收器贴在被测表面上测量所得值。

黑板面反射系数的测定：将黑板垂直分成四等份，取三条等分线的中点为测定点；或在黑板中横线上取左、中、右 3 个点，左右各点距黑板有效边缘 30cm。以三个测定点的平均反射系数为代表值。

（二）多媒体讲台的卫生要求

多媒体讲台的卫生学要求: 结构设计合理，操作方便，坚固耐用，散热良好; 根据需要配置电子锁、IC 卡读卡器等；符合基本的人机学要求，方便教师操作和使用；讲台内设备电源进线须安装带漏电保护功能的电源控制开关；根据中小学生身高和可视高度，讲台参考规格为：1100mm（长）×690mm（宽）×1000mm（高）。

【案例 15-2】

采用分层随机抽样的方法，抽取某市某区 20 所学校，其中小学 10 所（含 5 所重点学校），中学 10 所（含 5 所重点学校）。每校随机抽取 6 个班级，每班随机抽取 10 名学生，共计对 120 个班级 1200 名学生的课桌椅高和身高进行测定。结果见表 15-7。

表 15-7 中小学课桌椅高和学生身高符合率

学段	课桌椅配套数（符合率）	课桌符合人数（符合率）	课椅符合人数（符合率）	课桌椅符合人数（符合率）
小学	381（63.5%）	87（14.5%）	100（16.7%）	63（10.5%）
中学	300（50.0%）	157（26.2%）	260（43.3%）	132（22.0%）
合计	681（56.8%）	224（20.3%）	360（30.0%）	195（16.2%）
χ^2 值	22.28	25.21	101.59	29.15
P 值	＜0.01	＜0.01	＜0.01	＜0.01

笔记栏

【问题】

1. 依据调查数据，评价中、小学校课桌椅符合率，并分析原因。

2. 针对部分学校课桌椅配置不合理的现象，各级部门应采取哪些有效措施？

【案例 15-2 分析】

1. 经统计学分析，小学与中学在课桌椅配套数、课桌、课椅及课桌椅符合人数比较，差异均具有统计学意义（$P < 0.01$）。小学课桌椅符合率偏低的原因可能由于小学阶段学生身高差距较大，而学校为追求整齐划一，采用同一标准的配套课桌椅，未兼顾不同学段及同一学段不同身高学生对课桌椅高度的不同需求。

2. 首先，卫生行政部门要加强健康教育，提升对课桌椅合理配置的认识，并定期对学校课桌椅配套符合率监测及指导；其次，教育行政部门加强学校卫生工作的监督管理，并将学校各类卫生标准的执行情况与升学率同时纳入考评体系；再次，学校要设置专职卫生技术人员岗位，严把采购途径，定期检查桌椅配套、耗损并及时修理、补充，每学期为不同学段的学生轮换课桌椅。

（三）学校课桌椅的卫生要求

1. 课桌椅的卫生要求　课桌椅是中小学校的基本教学设备，应符合下列要求：①满足写字、看书和听课等教育需要；②适合就座学生的身材，确保良好坐姿，减少疲劳发生，促进生长发育，保护视力；③坚固、安全、美观、造价低廉，便于教室的彻底清扫。

坐姿分为前位坐姿和后位坐姿，前位坐姿是指将上体重心落在坐骨结节之上或其前方的姿势，此时依靠背部肌肉的紧张及大腿来维持平衡，主要适宜于写字，但长时间易出现疲劳；后位坐姿是指将上体重心落在坐骨结节之后的坐姿，此时背部需有倚靠，主要适用于休息、听课和看书。

2. 课桌椅的术语和定义

（1）座面高（height of seat）：是指椅前缘最高点离地面的高度。

（2）桌面高（height of table top）：是指桌面近胸缘距离地面的高度。

（3）桌椅高差（table-chair height difference）：是指桌面高与座面高之差。影响桌椅高差的因素包括坐高、坐姿肘高、书写时上体的前倾程度、眼与书距离及视线向下的倾斜程度等，但最主要的因素还是坐高。对个体儿童，适宜的桌椅高差可用公式（15-5）求得：

$$\text{桌椅高差}=0.408\times\text{坐高}-4.5\text{cm} \quad (15\text{-}5)$$

（4）桌下净空（leg room under the table）即桌下空区：是指课桌屉箱下的空间。桌面下可设搁板或屉箱，桌面高与坐人侧桌面净空高之间开口的高度不小于 80mm。

（5）桌面：包括两个指标。桌面宽（minimum length of table top）是指坐人侧桌面左右方向的尺寸。桌面深（minimum depth of table top）是指坐人侧桌面前后方向的尺寸。桌面可为平面，也可为斜面。如为斜面应从坐人侧向外上倾斜 0° ～ 12°，该侧桌缘高度与平面桌面高相同。

（6）座面：包括两个指标：座面宽（minimum width of seat）是指椅面前缘左右方向的尺寸；座面深（effective depth of seat）是指椅面前缘中点至靠背下缘中点之间的水平距离。椅座面向后下倾斜 0° ～ 2°。座面沿正中线如呈凹面时，其曲率半径在 500mm 以上。座面前缘及两角钝圆。

（7）靠背点（point of backrest）：在椅正中线上，靠背向前最凸的点。靠背点以上向后倾斜，与垂直面之间呈 6° ～ 12°。靠背面的前凸呈漫圆，上、下缘加工成弧形，靠背下缘与座面后缘之间留有净空。

（8）桌椅距离：指课桌与课椅间的水平距离。桌椅距离有椅座距离和椅靠距离两项指标。椅座距离是指椅面前缘与桌近缘向下所引垂线之间的水平距离（图 15-3）。在椅深适宜的条件下，正距离和零距离都不能使人保持良好的读写姿势，要求最好是 4cm 以内的负距离。椅靠距离是指椅靠背与桌近缘间的水平距离。要求就座儿童胸前（穿衣情况下）应有 3 ～ 5cm 的自由距离，避免挤压胸部。

笔记栏

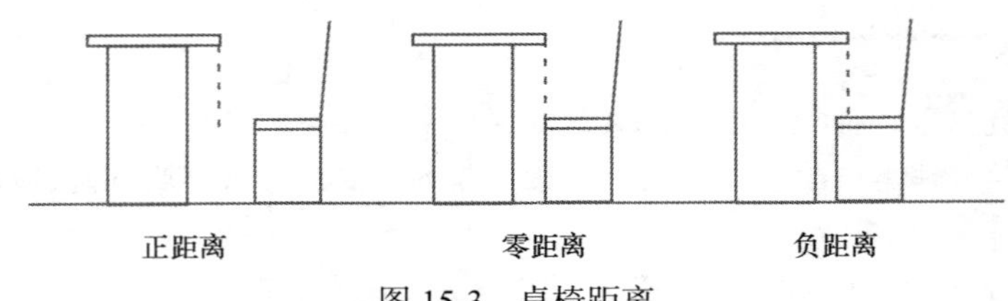

图 15-3 桌椅距离

3. 课桌椅卫生标准和卫生管理 根据《学校课桌椅功能尺寸及技术要求》（GB/T 3976—2014），中小学课桌和课椅各分为 11 种大小型号。学校预置课桌椅时，应根据当地学生学年中期至末期的身高组成比例状况，确定各种大小型号的数量。教室中矮的课桌椅在前，高的在后，同号课桌与课椅相匹配，对极少数需要较大桌椅高差的学生，亦可用低 1 ～ 2 号的课椅搭配课桌。对于少数无法调整的课桌椅可迁就使用，就大（如大 1 号）不就小。

学校对课桌椅的卫生管理主要包括管标准、管分配、管使用等三项。对学校中原有的课桌椅，按表 15-8 规定的标准（以桌面高和座面高为准）标定相应号数，以便合理分配使用。标定原则是最接近哪个型号就标定为该型号。在课桌椅的分配和使用过程中，应统一遵循表 15-8 的标准，按学生身高配置。因学生身高发育水平存在地区差异，故应根据当地学生的身高状况考虑配备不同比例型号课桌椅，有条件地区最好配齐 11 种型号的课桌椅。每所学校每间教室最好设 2 种及以上不同型号的课桌椅，使其课桌椅符合率达到 80% 以上。

表 15-8 中小学校课桌椅尺寸及技术要求表（GB/T 3976—2014） （单位：cm）

型号	标准身高	学生身高范围	桌面高	桌下净空高	座面高	座面有效深度	座面宽	靠背上缘距座面高	颜色标志
0	187.5	≥ 180	79	≥ 66	46	40	≥ 38	35	浅蓝
1	180.0	173 ～ 187	76	≥ 63	44	38	≥ 36	34	蓝
2	172.5	165 ～ 179	73	≥ 60	42	38	≥ 36	33	浅绿
3	165.0	158 ～ 172	70	≥ 57	40	38	≥ 36	32	绿
4	157.5	150 ～ 164	67	≥ 55	38	34	≥ 32	31	浅红
5	150.0	143 ～ 157	64	≥ 52	36	34	≥ 32	29	红
6	142.5	135 ～ 149	61	≥ 49	34	34	≥ 32	28	浅黄
7	135.0	128 ～ 142	58	≥ 46	32	29	≥ 28	27	黄
8	127.5	120 ～ 134	55	≥ 43	30	29	≥ 28	26	浅紫
9	120.0	113 ～ 127	52	≥ 40	29	29	≥ 27	24	紫
10	112.5	≤ 119	49	≥ 37	27	26	≥ 27	23	浅橙

第三节 学校生活环境

学校生活环境是指学校为保证学生在校学习而配备的配套生活场所及相应的设施设备，主要包括学生（职工）餐厅、学生宿舍、学生厕所和浴室设施等。

一、学生（职工）餐厅

> **知识点 15-7**
> 1. 学生(职工)餐厅的配置要求。
> 2. 学生宿舍卫生学要求。

学生（职工）餐厅主要用于学生和教职工在校就餐。寄宿制学校的餐厅应包括学生餐厅、教工餐厅、配餐室及厨房；走读制学校应设置配餐室、发餐室和教工餐厅，有条件的学校可配置学生餐厅。

教工餐厅就餐人数按教职工编制人数的 80% 配置，人均使用面积达 1.7m^2。学生餐厅的使用面积按一批次就餐学生人数配置，人均使用面积宜为 0.6 ～ 0.7m^2。厨房按办学规模学生数配置，人均使用面积达 0.3m^2，所有食堂均有卫生许可证、从

笔记栏

业人员健康证和培训合格证及相关管理制度。

餐厅应设有主副食品加工、烹饪、备餐、仓库、消毒、更衣、厕所及教工餐厅等功能。切配、烹饪场所占食品处理区面积 50% 以上，最小使用面积一般不小于 8m²。村级以下学校餐厅可根据实际情况适当放宽标准。

餐厅应配备能满足食品留样需要的留样冰箱和能正常运转的清洗、消毒、保洁设备设施，设施的大小和数量能满足需要。食品和非食品库房分开设置。食品库房内食品应分类分区的标识清楚、离地离墙存放。餐厅不应与教学用房合并设置，宜设在校园的下风向。厨房的噪声及排放的油烟、气味不得影响教学环境。

二、学生宿舍

（一）学生宿舍的配置

依据《宿舍建筑设计规范》（JGJ36—2016）和《中小学校设计规范》（GB 50099—2011）对学生宿舍的要求进行配置。

1. 建筑要求 学生宿舍不宜与教学用房合建，不得设在地下室或半地下室。宿舍与教学用房不宜在同一栋建筑中分层合建，可在同一栋建筑中以防火墙分隔贴建。男、女生宿舍应分区或分单元布置，分设出入口，各自封闭管理。

2. 基本布局配置 学生宿舍应包括居室、管理室、储藏室、清洁用具室、公共盥洗室和公共厕所，宜附设浴室、洗衣房和公共活动室。宿舍中的无障碍居室及无障碍设施设置要求应符合《无障碍设计规范》（GB 50763—2012）的相关规定。学生宿舍的盥洗设施应配有洗手盆或盥洗槽水龙头，配置数量为 5 人以下设 1 个，超过 5 人时，每 10 人增设 1 个。

（二）学生宿舍卫生学要求

1. 人均面积 宿舍居室按其使用要求分为 5 类，各类居室的人均使用面积不宜小于表 15-9 所列标准。

表 15-9 居室类型及相关人均使用面积

类型	每室居住人数（人）	人均使用面积（m²/ 人）	
		单层床、高架床	双层床
1	1	16	—
2	2	8	—
3	3 ～ 4	6	—
4	6	—	5
5	≥ 8	—	4

注：本表中面积不含居室内附设卫生间和阳台面积；5 类宿舍以 8 人为宜，不宜超过 16 人

2. 层高和净高 居室采用单层床时，层高不宜低于 2.80m，净高不应低于 2.60m；采用双层床或高架床时，层高不宜低于 3.60m，净高不应低于 3.40m。辅助用房的净高不宜低于 2.50m。

3. 居室和楼梯设置 宿舍内居室宜集中布置，通廊式宿舍水平交通流线不宜过长。宿舍楼梯踏步宽度不应小于 0.27m，踏步高度不应大于 0.165m，疏散楼梯不得采用螺旋楼梯和扇形踏步。六层及六层以上宿舍或居室最高入口层楼面距室外设计地面的高度大于 15m 时，宜设置电梯。

4. 具有良好的朝向和通风 宿舍半数以上居室应有良好朝向，并应具有住宅居室相同的日照标准，其窗地比一般不小于 1/6。采用自然通风的居室，其通风开口面积不应小于该居室地板面积的 1/20。

5. 窗台和阳台 宿舍宜设阳台，阳台进深不宜小于 1.20m。各居室之间或居室与公共部分之间毗连的阳台应设分室隔板。低层、多层宿舍阳台栏杆净高不应低于 1.05m；中高层、高层宿舍阳台栏杆净高不应低于 1.10m。

笔记栏

6. 噪声 居室不应与电梯、设备机房紧邻布置，宿舍居室内允许噪声级（A 声级），昼间应小于或等于 45dB，夜间应小于或等于 37dB。

7. 宿舍建筑的建筑材料和装修材料应控制有害物质的含量，室内环境污染物浓度限量应符合表 15-10 的规定。

表 15-10 宿舍室内环境污染物浓度限量

污染物	浓度限值
氡	≤ 20Bq/m³
甲醛	≤ 0.08mg/m³
苯	≤ 0.09mg/m³
氨	≤ 0.2mg/m³
室内有机气态物质（TVOC）	≤ 0.5mg/m³

8. 防火与安全疏散 宿舍建筑内应设置消防安全疏散示意图及明显的安全疏散标识，且疏散走道应设置疏散照明和灯光疏散指示标志。每层安全出口、疏散楼梯的净宽应按通过人数每 100 人不小于 1.00m 计算。

拓展阅读（第十五章）

（祝丽玲）

笔记栏

第十六章　行为与健康

第十六章 PPT

【案例 16-1】

Lester Breslow 是一位美国著名的内科医生，公共卫生专家。他于 1965 ～ 1974 年对 6928 名成年人进行了随访，发现 7 项健康行为与降低死亡率息息相关。这七项行为是：①从不吸烟；②规律的身体活动；③中度以下饮酒或不饮酒；④每日规律的 7 ～ 8 小时的睡眠；⑤保持适宜的体重；⑥每日吃早餐且三餐间不吃零食。2012 年，Lester Breslow 去世，享年 97 岁。*The Lancet* 杂志，特为其撰稿，公布 Breslow 先生的健康秘诀，他本人也是个时时保持愉悦心情的人，从不抽烟，中度适量饮酒，并在 90 岁前都保持每日步行 15 英里（1 英里＝1.609344km）。

【问题】

1. Lester Breslow 采取的健康生活行为有哪些?

2. Lester Breslow 的研究及个人经历说明了什么?

【案例 16-1 分析】

1. Lester Breslow 自身采纳的健康生活行为据报道包括不吸烟、适量饮酒、规律运动。

2. 根据 Breslow 的研究发现，人的健康与生活方式是密不可分的。采纳健康生活行为可有效降低死亡的发生概率。从他的研究及其个人经历实践可以看出，健康生活方式包括众多方面，如不吸烟、适量的身体活动、适量饮酒、充足睡眠、控制体重及三餐规律。可见，全面采纳健康的生活行为方式是预防疾病发生、控制疾病发展的重要保证。

健康教育的核心是改变人的健康相关行为。疾病的控制大致经历三个阶段：第一阶段为控制传染病的传播，消灭病原体，通过改善环境、水源卫生去解决；第二阶段为个人卫生阶段，通过预防接种各种疫苗和保健手段，预防疾病的发生；第三阶段是通过改变人的不良行为、不良生活习惯，养成健康习惯，来预防现代疾病的发生。然而，目前我国的数据显示：人群死亡前十位疾病的病因和疾病危险因素中，行为生活方式因素可占 37.73%。提示行为因素在我国疾病防控中的重要意义。从干预的角度看，基于行为与生活方式的可改变性，采取健康教育及健康促进手段，改善人群的相关行为是当前临床医学与预防医学的共同重要任务。有先例可鉴，美国历经 30 年的努力，将心血管疾病的死亡率下降了 50%，这其中 2/3 可归功于健康相关行为的改善。

第一节　健康相关行为

微课 16-1

人类有关健康和疾病的行为表现是千差万别的。影响人的健康和疾病行为的因素也是纷繁复杂的。同一个人在不同的知识、信念、心理活动及外在环境因素影响下，可能存在不同的行为表现，而这些表现已被大量的流行病学研究证实与绝大多数慢性非传染性疾病关系极为密切，也与感染性疾病、意外伤害和职业危害的预防、控制息息相关。因此，促使人们改变不利于健康的行为并使行为向着有益于健康的方向转化，将对个体、群体健康具有重要的意义。

健康相关行为（health related behavior）指的是人类个体和群体与健康和疾病有关的行为，按行为对行为者自身和他人健康状况的影响，可分为促进健康行为和危害健康行为两大类。

一、促进健康行为

1. 概念与特征　促进健康行为（health promoted behavior）指个体或群体表现出的客观上有益于自身和他人健康的一组行为。

促进健康行为具有以下特征：

（1）有利性：行为有利于自身和他人健康；

（2）规律性：行为有规律的发生，不是偶然行为；

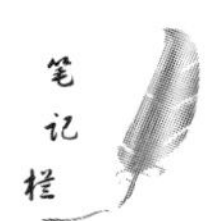

> **知识点 16-1**
> 1. 健康行为的概念。
> 2. 促进健康行为的特点。
> 3. 危害健康行为的特点。

（3）和谐性：个体的行为表现与其所处的环境和谐；

（4）一致性：个体外在的行为表现与其内在的心理情绪一致，无矛盾；

（5）适宜性：行为强度适宜，既不过弱，也无冲动表现。

如运动，本身对自身具有有利性，但必须是自觉采取的运动，而不是强迫的运动；有规律地进行，而不是偶然为之，才能起到有益身心健康的目的。运动的类型也需要进行选择，要与运动者的自身身体情况及周围的环境相和谐，其强度也要适量，如让老年人去进行长时间、远距离的登山就不再是促进健康的行为，而会引起运动伤害。

2. 分类 常见的促进健康行为可分为五大类：

（1）基本健康行为：指日常生活中一系列有益于健康的基本行为，如合理营养、平衡膳食、适当锻炼、积极的休息与充分的睡眠等。

（2）预警和自救行为：指预防事故发生并能在事故发生后正确处置的行为，如驾车使用安全带，溺水、车祸等意外事故发生后的自救和他救行为。

（3）戒除不良嗜好行为：不良嗜好指的是对健康有危害的个人偏好，如吸烟、酗酒与滥用药品等。戒烟、戒毒、不酗酒与不滥用药品等属于戒除不良嗜好行为。

（4）避开环境危害行为：以积极或消极的方式避开环境中的有害因素。这里的环境既包括了人们生活和工作环境中的有害因素，也包括心理社会环境中对健康有害的各种因素，如离开污染的环境；积极应对那些引起人们心理应激的紧张生活事件等。

（5）合理利用卫生服务：指有效、合理地利用现有卫生保健服务，以实现三级预防，维护自身健康的行为。如：预防接种、定期体检、患病后及时就医、遵从医嘱、积极康复等。

二、危害健康行为

1. 概念与特征 危害健康行为（health-risky behavior）指的是偏离个人、他人乃至社会的健康期望，客观上不利于健康的一类行为。危害健康行为具有以下特征：

（1）习得性：危害健康的行为都是在个体后天的生活经历中学会的。

（2）危害性：行为对个体、他人乃至社会的健康有直接或间接的危害。

（3）稳定性：行为非偶然发生，一定强度的行为维持需保持相当长的时间。

危害健康的行为往往通过习得的方式获得，如吸烟，有调查显示青少年吸烟的原因往往通过心理意向而习得，且一旦习得就会由于生理成瘾、心理（吸烟者会形成手－口行为习惯）、社会（敬酒、敬烟等社会习俗）等共同因素让此行为变得异常稳定。在这稳定长期的过程中，吸烟的危害性像“温水煮青蛙”一样，体现为奖励快，惩罚慢的特点，危害性慢慢展现。

2. 分类 危害健康的行为可以分为以下四类：

（1）不良生活方式：是一组习以为常的、对健康有害的持续的行为习惯。如吸烟、酗酒等不良嗜好，缺乏身体活动、久坐、有氧运动不足，高盐、高脂、高糖、低纤维素饮食、偏食挑食、依赖零食、过度饮食等。不良的生活方式与肥胖、心血管系统疾病、糖尿病、癌症等的发生关系密切。

（2）致病行为模式：指可导致特异性疾病发生的行为模式，国内外研究较多的是A型行为模式和C型行为模式。

1）A型行为是美国加州心脏病专家Meyer Friedman和Rosenman RH于1970年提出的，其基本行为特征为竞争意识强，对他人敌意，过分抱负，易紧张和冲动等。A型行为模式与冠心病的发生密切相关。弗瑞德曼和罗森曼通过近十年的研究，发现A型行为被试者冠心病的发病率是对照组发病率的2倍以上。

2）C型行为模式是引用“cancer（癌症）”的第1个字母。所谓C型行为就是容易使人患癌症的心理行为模式，主要表现为过度压抑情绪，尤其是不良的情绪，如愤怒、悲伤等，不让它们得到合理的舒泄。研究表明：C型行为者宫颈癌、胃癌、结肠癌、肝癌、恶性黑色素瘤的发生率高出其他人三倍左右，并可促进癌的转移，使癌症病情恶化。

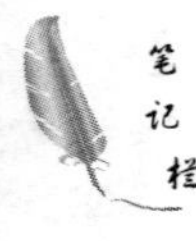

（3）不良疾病行为：疾病行为指个体从感知到自身有病到疾病康复全过程所表现出来的一系

列行为。不良疾病行为可能发生在上述过程的任何阶段，常见的行为表现形式：疑病、恐惧、讳疾忌医、不及时就诊、不遵从医嘱等。不良疾病行为会延误病情、阻碍治疗和康复。

（4）违反法律、道德的危害健康行为：在健康相关行为中，有一类行为既直接危害行为者个人的健康，同时又严重影响社会健康与正常的社会秩序，如吸毒、性乱等行为属于此类。吸毒可直接产生成瘾的行为，导致吸毒者身体的极度衰竭、产生幻觉；极易由此并发抢劫、偷盗等犯罪行为。吸毒者采用静脉注射毒品，还可能感染乙型肝炎和艾滋病，并将疾病传染给他人。酒后驾驶、驾车不系安全带等已经列入交通法规，这些行为在很大程度上危害自身和他人安全。

第二节　生活方式与健康

生活方式狭义上是指个人及其家庭的日常生活的活动方式，包括衣、食、住、行等。广义则是涵盖人们一切生活活动的典型方式和特征的总和。为推动实现千年发展目标，1992 年世界卫生组织发表的《维多利亚宣言》提出了健康的四大基石：合理膳食、适量运动、戒烟限酒及心理平衡。在 2018 年，世界卫生组织为保证千年发展目标的实现，再次强调了生活方式的改变既是解决传染性疾病的关键，也是防控糖尿病、高血压等慢性疾病的重要手段。本节将对生活方式与健康的关系进行介绍。

一、饮食行为与健康

1. 饮食行为对健康的影响　饮食行为是指被健康观念支配的人类摄食活动，包括对食物的选择，进食的种类与数量，以及饮食环境与方式等。饮食涉及的营养与食品卫生两个方面，均与人体的健康密不可分。

（1）营养与健康：各国的地理位置及风俗文化形成了每个国家特定的饮食习俗及人群的饮食行为特点。这些不同的饮食行为影响营养的摄入，并最终影响人的健康。如欧洲地中海沿岸国家地区人们的寿命普遍较长，癌症和心血管疾病患病率较低。该地区的膳食模式，以多吃蔬菜、水果、鱼、海鲜、豆类、坚果为主；将富含不饱和脂肪酸的橄榄油作为主要油脂来源；适当饮用葡萄酒等为特点，称为“地中海饮食”（mediterranean diet），长期以来被认为是最健康的饮食模式之一。而在太平洋马绍尔群岛，由于长期食用依赖于进口的罐头食品，饮食主要以高脂肪廉价加工肉为主，成为最糟糕的饮食模式，也使该地区成为世界上糖尿病死亡率最高的地区。

> **知识点 16-2**
> 1. 掌握营养对健康的影响。
> 2. 掌握食品安全对健康的影响。

由于饮食行为的差异，各地的营养健康问题也不尽相同。总体上看，根据 2017 年《全球营养报告》分析，目前食物摄入不足导致的营养缺乏问题与饮食过度导致的肥胖问题同时存在。值得注意的是，并不是发达国家仅会出现营养过度问题；发展中国家才会出现营养不足，实际上营养不足与饮食过度在发达国家及发展中国家中并存。一方面，在发达国家，虽然已通过政策制定、知识普及、饮食行为纠正等诸多手段控制营养过剩的问题，但肥胖率依然没有得到有效地控制。同时因为一些饮食行为的偏差，如挑食等，导致了营养的不均衡，呈现出“隐性饥饿”，即在肥胖的情况下出现微量元素的摄入不足。另一方面，在发展中国家中依然有大量人群饮食摄入不足导致营养素缺乏；同时因为经济发展与文化建设的不协调性，部分人群营养过剩，肥胖率快速上升。

我国在近几十年，随着经济的增长，居民饮食行为发生了巨大的变化，一方面传统饮食习惯仍具有重要的影响，同时饮食的选择更为多样化，并不断向西方的饮食模式接近。在我国的农村地区，尤其是中西部贫困地区，营养摄入不足依然是主要问题；在城市和经济发达地区居民营养失衡愈发明显。根据最新全国营养调查数据显示：脂肪摄入过高、盐摄入过高是我国居民普遍存在的营养问题。

（2）食品安全与健康：食品安全是指各种供人食用或饮用的成品及原材料的安全性。近年来，世界上各类食品安全事件不断发生，无论在发达还是发展中国家，食源性疾病都没有得到有效的控制，仍然危害着人类的健康。如：东南亚部分地区，由于水源问题加之缺乏煮水等卫生习惯，当地寄生虫疾病高发；由于玉米、花生等粮食作物储存不当，或发现霉变后仍然食用，造成黄曲霉素中毒；食用不质检的猪肉、牛肉，造成绦虫病、疯牛病等。随着食品加工技术的进步，新的食品安全问题也不断涌现，如我国近几年发生的“三聚氰胺毒奶粉事件”“苏丹红事件”“地沟油事件”等，这

笔记栏

些食品安全问题与个体及群体的行为密切相关，其结果直接危害健康，甚至直接造成致死性的后果。详见本书第十七章。

2. 我国饮食行为指南 《中国居民膳食指南（2016）》，对一般人群提出六条指南，以指导广大居民实践健康的饮食行为，获得合理营养，保障健康。详见本书第十一章。

二、运动行为与健康

运动是以身体活动为媒介，以谋求个体身心健康、全面发展为直接目的，并以培养完善的社会公民为终极目标的一种社会文化现象或教育过程。

知识点 16-3

1. 运动对健康的影响。
2. 促进健康的运动原则。
3. 体育健身活动方式、强度及时间。

1. 运动对健康的影响 从三维健康观角度，根据研究，运动对身体素质、心理及社会适应都具有良好的促进作用。

（1）对身体素质的影响：运动对身体素质的影响体现在多个方面上：运动可以产生体热，促进循环、强化骨骼、调控血糖及脂肪的代谢、促进新陈代谢、提升免疫力等。因此，运动既可促进生长发育，也对众多疾病尤其是慢性病具有良好的防控作用。例如，中、高等强度的运动对脑卒中预防有帮助；运动可通过减少食物移动到消化系统的时间，减少致癌物与大肠的接触，从而降低大肠癌的患病概率；可通过减少肥胖防止高血压、糖尿病等多种疾病的发生。根据最新研究，即使是心脏病患者也不再禁止运动，而是可以通过选择适宜的运动，强健心血管系统，帮助疾病的控制与恢复。

（2）对心理健康的影响：运动通过积极、主动的运动过程，改善人体中枢神经系统，提高大脑皮层的兴奋和抑制的协调作用，使神经系统的兴奋和抑制的交替转换过程得到改善和加强。并可通过提高生理功能，如肌肉力量等，减少机体疲劳，间接促进心理健康。目前，运动治疗已经用于心理疾病的治疗中，是治疗抑郁症的有效手段之一。

（3）对社会适应性的影响：运动能使大脑思维想象的灵活性、协调性、反应速度等提高；并通过运动中个体接触对自己的行为、形象等进行自我评价以提高自我知觉和自信心，并有利于形成和改善人际关系；一些竞技类体育运动还可以培养合作与竞争意识。加之运动对生理及心理状况的共同提升作用，运动使人具备更好的社会适应能力。

2. 促进健康的运动原则 值得注意的是，虽然运动可多维度的在生理、心理、社会适应性上全面提升健康，但是以促进健康为目的的运动需要具备以下几个原则：

（1）自觉主动原则：促进健康的运动应产自一种内在的、积极的心理需求。即运动是自愿发生的，而不是强制执行的。强制的、被动参与的运动只能短期产生有限影响，效果难以持久。

（2）循序渐进的原则：运动和学习过程相近似，需要由浅入深、由易到难。人体的生理机能有自身的阶段性特点，在运动过程中必须依据人体的基本规律及生理机能变化发展的阶段性，合理的安排运动的种类、强度及时间。反之，跨越目前机体阶段性特点的运动易造成运动损伤，对身体造成伤害。

（3）持之以恒原则：任何促进健康的行为都具备规律性的原则。运动只有持久才能起到降低危害健康因素的目的。根据“用进废退”的自然法则，已有的运动效果如果不进行强化和巩固就会慢慢消退，促进健康的效果也不能持续。

（4）全面锻炼原则：如前所述，运动促进生理、心理、社会适应三个方面的健康。即使单看生理，也是人体多器官组织相互运作、协调的有机体。因此，运动从各方面对人加以改造，注重改造方法的多样性与改造过程的全面性。

（5）具体针对原则：即个体化原则。在运动的操作中，需要注意因人而异，根据每个人的体质、生理特点、心理状态、文化素养及所处自然、社会环境等，综合选择适宜的运动方案，做到因人而异、因地制宜。例如，让75岁以上的老年人群采用登山的方式运动就不符合老年人的生理特点；同样，即使是年轻人，如果选择在空气污染的情况下于室外进行大强度运动，也不能起到促进健康的作用。

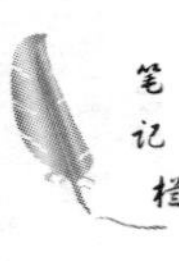

3. 运动指南 根据我国调查数据显示，目前虽然中国经常参加体育活动的人口比例逐年增加，但多数居民在参加体育活动时有很大的盲目性，居民体质有待改善，运动在增强体质、防控疾病方

面尚有很大提升空间。在此背景下，2017 年，国家体育总局发布了《全民健身指南》，对运动的各个要素进行了建议。

（1）体育健身活动方式：根据不同运动的特征可归纳为有氧运动、力量练习、球类运动、中国传统运动方式和牵拉练习五大类。

1）有氧运动：是指人体在氧气供用充足条件下，全身主要肌肉群参与的节律性周期运动。有氧运动可分为中等强度运动和大强度运动。中等强度运动主要包括：健身走、慢跑（6 ～ 8km/h）、登山、爬楼梯、游泳等；大强度运动主要包括跑步（8km/h 以上）、骑自行车（16km/h 以上）等；有氧运动可提高心肺功能、减轻体重、调节血糖，改善血脂，可作为基本的体育活动方式。中等强度的有氧运动是老年人最安全的运动方式。

2）力量练习：指人体克服阻力，提高肌肉力量的运动方式，包括非器械训练和器械训练。力量练习可以提高肌肉力量、增加肌肉体积、促进骨骼发育和骨健康。青少年可进行力量训练增强体质，成年后逐步增加，老年人亦可进行，提高平衡能力，防止跌倒等意外伤害。

3）球类运动：包括直接接触球类运动，如篮球、足球等；也包括非直接接触球类运动，如乒乓球、羽毛球、网球等。球类运动可提高心肺功能，促进心理健康，是青少年的首选运动方式。

4）中国传统运动方式：包括太极拳（剑）、木兰拳（剑）、五禽戏等。可以提高人体的心肺功能、平衡能力，改善神经系统功能，调节心理状态，且安全性好，特别适合中老年人群。

5）牵拉练习：包括静力牵拉练习和动力性牵拉练习。该练习可增加关节活动度，提高运动技能，减少运动损伤。

拓展阅读（第十六章）

（2）运动的强度：体育健身活动强度可划分为小强度、中等强度和大强度三个级别。

1）小强度运动对身体的刺激作用较小，运动时心率一般＜ 100 次 / 分，如散步等。

2）中等强度运动对身体的刺激强度适中，运动时心率一般在 100 ～ 140 次 / 分，如健步走、慢跑、骑自行车、太极拳、网球双打等。

3）大强度运动对身体的刺激强度较大，可进一步提高健身效果。运动时心率＞ 140 次 / 分，如跑步、快速骑自行车、打网球等。

需要注意的是，根据运动的循序渐进原则，初期参加体育健身活动或体质较弱的人，可进行中等或小强度运动。有良好运动习惯、体质好的人，可进行中等强度、大强度运动。根据个体化原则，随时根据自身情况进行科学运动强度调整。

（3）运动时间：运动的时间直接影响运动的效果。运动时间过短，提高身体机能效果甚微；而运动时间过长，则易造成疲劳及运动损伤，也不会进一步增加健身效果。有运动习惯的人每周应进行 3 ～ 7 天运动，每天 30 ～ 60 分钟的中等强度运动，或 20 ～ 25 分钟的大强度运动。每周坚持进行 150 分钟以上的中等强度运动，或 75 分钟以上的高强度运动，可取得良好的健身效果。

三、睡眠与健康

睡眠是人必须遵从的基本规律，人的一生有三分之一的时间是在睡眠中度过的。中医养生名著《养生三要》里记载：“安寝乃人生最乐”。古人有言：“不觅仙方觅睡方……睡足而起，神清气爽，真不啻无际真人”。现代医学已证明，良好的睡眠是身体健康的基础。自 2003 年，每年的 3 月 21 日被定为“世界睡眠日”。

知识点 16-4

1. 健康睡眠的标准。
2. 影响睡眠的因素。

1. 睡眠对健康的作用　正常生理性睡眠可分为非快动眼睡眠和快动眼睡眠。在睡眠过程中非快动眼睡眠与快动眼睡眠反复循环，一般是先经过 80 ～ 120 分钟的非快动眼睡眠，接着进入快动眼睡眠，此后再转入非快动眼睡眠，如此周期循环。非快动眼睡眠时人体呼吸变深、变慢而均匀，心率变慢，血压下降。全身肌肉松弛但仍保持一定的紧张度，眼睛闭拢。在此阶段生长激素分泌明显升高，对成长期个体具有促进身体生长发育的作用，对成年期个体则是促进体力恢复的重要保证。快动眼睡眠阶段，此时人体的各种感觉比在非快动眼睡眠时期进一步减退，肌肉也更松弛，肌腱反射消失。但是这个时期的血压却较前升高，呼吸快而不规则，体温和心率也升高和加快。身体上有些部分的肌肉如面肌、口角肌及四肢的一些肌肉群可出现轻微的抽动。另外肠胃活动增加，大脑的

笔记栏

血流量也明显增加。在这个阶段，体内的各种代谢功能都明显增加以保证各种组织蛋白等重要物质的合成和对已经被消耗物质的补充。大脑在此阶段建立新的突触联系促进学习记忆活动，创新思维也在此时形成。因此，快动眼睡眠对促使神经系统的正常发育，正常功能维持和损伤修复尤为重要。

研究显示睡眠不足，睡眠疾病与多种疾病的发生密切相关。据世界卫生组织统计与失眠有关的疾病多达200多种，其中常见病的有80余种。如《睡眠》杂志报道：每晚睡眠时间少于5个小时的女性患心脏病的风险是睡眠较多女性的两倍。患有2型糖尿病的人群如果睡眠不好，他们的空腹血糖水平要高出9%，空腹胰岛素水平高30%，胰岛素抵抗水平高43%。乳腺癌、结肠癌的发生也被证实与睡眠不佳有关。而睡眠疾病如睡眠呼吸障碍综合征是高血压、冠心病、中风、糖尿病、夜间猝死等独立危险因素。

2. 健康睡眠的标准

（1）充足的睡眠时间：睡眠时间因人群特点有所不同，一般人群每日应保证7～9小时的睡眠时间；老年人每日可减少1～3小时；儿童、青少年群体每日应增加1～3小时。

（2）良好的睡眠质量：任何打破睡眠周期、睡眠节律的情况都会引起睡眠质量不佳。主要体现在入睡困难、睡不踏实、较早惊醒等几个方面。研究显示，睡眠质量较差是高血压等慢性疾病控制不良的独立危险因素。

3. 影响睡眠的相关因素

（1）生物钟：睡眠由人体生物钟控制，生物钟的紊乱会导致失眠等睡眠障碍。一些特定人群，由于值夜班或者出差倒时差等原因，易于与生物钟冲突，引发睡眠问题。众多研究已显示：工作需要倒班的人群更容易罹患肥胖、高血压、糖尿病等疾病。

（2）药物的使用：众多药物中的成分会对睡眠产生干扰。如感冒药中的抗组胺成分容易使人昏昏欲睡；相反，降血压药物中的一些成分则会导致睡眠质量欠佳。

（3）疾病：如前所述，睡眠不佳是多种疾病的诱因。反之，一些疾病的表现也会干扰正常的睡眠节律，影响睡眠质量。例如，糖尿病患者在血糖控制不好的情况下夜尿增加，频繁地起夜会打乱睡眠周期，继而形成恶性循环，致使糖尿病病情恶化。

（4）咖啡因及酒精的摄入：茶、咖啡及一些功能性饮品中都含有咖啡因，可令人兴奋，干扰睡眠。对于酒，少量的饮酒可促进睡眠；但是饮酒过量或者长期酒精依赖会诱发睡眠暂停呼吸综合征，造成失眠。

（5）精神因素：个人的性格及环境带来的压力、焦虑等会引发失眠。失眠、过早惊醒、不能再次入睡是抑郁症的最常见表现。

（6）环境刺激的干扰：手机电子设备的使用，被认为是影响现代人睡眠最主要的原因之一。研究人员分析了5500人的时间利用情况，发现“宽带上网发烧友”比其他人每日少睡25～60分钟，网络对睡眠的影响在18～30岁年龄段人群中体现得尤为明显。其他环境因素，如过度的光照、噪声、不舒适的寝具等都会影响睡眠。

为了保证良好的睡眠，需要积极消除环境中不利于睡眠的因素，对影响睡眠的行为进行纠正。对于慢性病的患者，更应通过改进睡眠控制疾病，通过疾病的控制促进良好睡眠，防止睡眠—疾病的恶性循环形成。

四、成瘾行为与健康

知识点16-5

1. 成瘾性行为的概念。
2. 成瘾性行为的发展过程。
3. 成瘾性行为的特征及形成原因。

1. 成瘾行为的概念 成瘾行为（addictive behaviors）是一种额外的超乎寻常的嗜好和习惯性，这种嗜好和习惯性是通过刺激中枢神经而造成兴奋或愉快感而形成的。常见的成瘾行为：处方药滥用成瘾、吸毒、吸烟、酗酒、赌博、网瘾等。

2. 成瘾行为的发展过程

（1）诱导阶段：此阶段个体偶尔性的接触行为，并获得“快感”，此阶段终止行为不会产生明显的戒断症状。

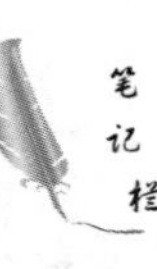

（2）形成阶段：在内外因素共同作用下，偶尔性的行为不断重复，并产生依赖反应。在形成

的初期，个体往往对刚“习得”的行为具有羞耻感、畏惧感、自责感。此时开展行为干预，成瘾行为易于得到纠正。

（3）巩固阶段：成瘾行为已巩固，成为日常生活的一个组成部分。此时成瘾阶段刚形成时产生的羞愧、自责等情感虽然依然可能存在，但逐渐减弱，且成瘾依赖性增强，行为干预难度加大。

（4）衰竭阶段：成瘾行为的“快感”是暂时的，不可持续的，随着时间及成瘾行为的强度增加，行为的不良影响逐步显现。如吸毒者会发生器官衰竭；吸烟者产生呼吸道疾病；网络成瘾者易于精神不振，虚弱无力等，直至死亡或其他严重不良后果的发生。

不同成瘾行为由于成瘾原的不同，所经历的上述过程也有所差异。

3. 成瘾行为的特征

（1）生理性依赖：循环、呼吸、代谢、内分泌系统等生理根据成瘾行为形成固定模式，在成瘾行为终止后，模式被打破，机体产生不适感。

（2）心理依赖：成瘾行为已整合到心理活动之中，成为智力、思维、想象等心理过程的关键因素。如吸烟除生理上尼古丁成瘾外，也会在心理上形成“手–口行为习惯”，让吸烟成为一个惯性动作。

（3）社会性依赖：指当进入某种特定环境下或状态下，行为容易发生或反复，如青少年在网吧易于长时间沉溺于网络游戏。

（4）戒断妄症：指成瘾行为终止时发生的焦虑、不安、嗜睡、失眠等症状，是生理心理共同作用的结果，这些症状在成瘾行为恢复后会消失，同时产生欣快感。

4. 成瘾行为形成及发展的原因

（1）生物因素：大量研究发现一些基因促使部分人群更易产生成瘾行为。此外，成瘾行为带来的大脑多巴胺系统的“犒劳”反馈，使习得的行为易于成瘾。

（2）心理因素：随着现代生活节奏的加快，竞争激烈，压力增大，人所面临的应激因素增加。为缓解心理的不适情绪，人们会倾向于通过成瘾行为获得迅速的“快感”，逃避现实的问题与矛盾。

（3）环境因素：根据健康生态学模型，各个层级的环境都与成瘾性行为的发生有关。

1）文化习俗：社会文化背景会为特定成瘾行为塑造氛围，如在“嬉皮士”文化中，吸食大麻被看作追求自由、叛逆的象征。

2）政治经济背景：政治经济动荡，社会政治经济发展和文化道德建设发展不协调都易于成瘾性行为的产生。一些政治及经济因素会使成瘾行为的致瘾原易于获得，如原“金三角”地区海洛因十分廉价；一些国家对网络黄色、暴力内容不加限制等，都促使了成瘾行为的泛滥。

3）家庭因素及同伴压力：使得成瘾行为易于被习得，如个体的家庭成员中或者朋友具有成瘾行为，那么个体有更高的概率产生成瘾行为。值得注意的是，如果环境因素没有得到改善，那么成瘾行为极难戒断。

根据成瘾行为的形成及发展原因，成瘾行为的行为干预应当同时从生物、心理、社会三个角度同时入手。与一般行为的纠正不同，成瘾行为的干预往往需要更多的努力与更长的时间。

五、性行为与健康

> **知识点 16-6**
> 1. 高危性行为及安全性行为的概念。
> 2. 性传播疾病的定义。
> 3. 安全性行为的两个层面。
> 4. 性卫生包括的主要内容。

性行为（sexual behaviors）狭义层面指性交行为，广义层面包括凡是能产生性唤起并增加性高潮机会或带来性满足的行为。性行为是正常人的基本需求，但人类的性行为有别于一般动物的本能，富含感情色彩，同时要考虑社会责任。健康、和谐的性行为有利于身心健康。

1. 高危性行为（high-risk sexual behavior） 是指容易引起艾滋病病毒感染或其他性传播疾病的性行为。性传播疾病（sexually transmitted disease，STD）是以性接触为主要传播方式的一组疾病。国际上将 20 多种通过性行为或类似性行为引起的感染性疾病列入性传播疾病的范畴，包括淋病、梅毒、艾滋病等。高危性行为包括没有保护性交、多个性伙伴等。

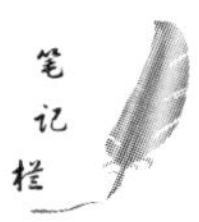

2. 安全性行为 与高危性行为相对，指既能得到性的愉悦，又能避免因性交而产生风险，如意

外妊娠、生殖道感染、性病 / 艾滋病等。安全性行为包含两个层面：

（1）性卫生：包括性生理卫生和性心理卫生。性卫生的掌握，应该包含以下部分内容：

1）性知识的具备：男性、女性应在青少年期就学习正确的性知识帮助树立起健康的性卫生行为及态度。这些知识应包括性解剖及生理特点、青春期性征的形成、性行为的基本特征、生殖健康护理知识等。

2）心理卫生：应认识性欲是人的基本欲望，性行为是自然的，不羞耻的。同时应认识到男女性反应的差异，并做好心理准备。

3）性器官的卫生：应保证生殖器官的卫生和定时清洗。如常换洗内裤、性交前、后清洗生殖器等。不洁的性行为会导致泌尿系统、生殖系统的炎症，如尿道炎、膀胱炎、肾盂肾炎等。

4）性生活与疾病：性生活需要消耗大量体力，此时呼吸、心率加快，血压升高，肌紧张上升，新陈代谢加快，这些生理特点会增加肺和心脏负担，因此一些心肺功能不全的患者需要对性生活进行限制。同时，一些内、外科或其他系统疾病可以引起性功能障碍，如性欲低下、勃起不良等。

（2）性安全：性安全的保障是预防性传播疾病的重要措施。美国疾病控制与预防中心于 2003 年提出了一些安全性行为的建议，被称为 ABC 理论。

1）A（abstinence）：禁欲，其目的是鼓励青少年推迟性行为的发生时间。禁欲被认为是绝对安全的。青少年只有在掌握了预防性传播疾病的知识，学会调节性冲动，遵守社会性道德规范后，才能避免轻率的高危性行为给自己和他人造成危害。

2）B（be faithful）：鼓励一夫一妻制。其原因是性活动中接触的人越多，遇到有病的人的危险就越大。

3）C（correct and consistent use of condom）：正确及安全地使用避孕套。当无法做到 A 和 B 时，安全套的使用是预防性传播疾病的一项重要的保护措施。需要注意的是，避孕套不能百分之百防止性传播疾病的发生。一项研究显示，在性工作者 100% 使用避孕套的情况下，性传播疾病的发生率降低了 79%。

（赵　艾　孙昕霙）

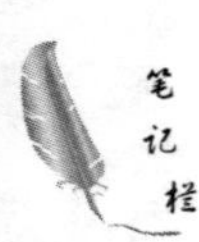
笔记栏

第十七章 食品安全与健康

第十七章 PPT

食品是人类赖以生存的基本物质。对食品而言，安全性是其最基本的要求，也是消费者选择食品的首要标准。食品安全是维护集体健康的重要保障。然而近年来，食品安全问题时有发生，人类健康面临着巨大威胁，食品安全问题已经成为人们关注和亟待解决的重要问题。

第一节 食品污染及分类

> **知识点 17-1**
> 1. 食品污染的定义。
> 2. 食品污染物的分类及其来源。

微课 17-1

食品污染（food contamination）是指在各种条件下，有毒、有害物质进入食品，造成食品安全、营养和感官性状发生改变的过程。食品从种植、养殖、生产、加工、储存、运输、销售、烹调直至餐桌整个过程中的各个环节，均有可能受到某些有毒、有害物质的污染，导致食品卫生质量降低或对人体造成不同程度的危害。危害主要包括：①影响食品的感官性状和营养价值；②导致人体急性食物中毒；③对机体健康的不良影响，包括急性危害、慢性危害及致畸、致突变和致癌作用等。食品污染物按性质大致分为生物性污染、化学性污染和物理性污染三大类。

1. 生物性污染 主要来自于微生物、寄生虫、昆虫及生物制剂的污染，其中微生物污染最为广泛，危害最大。微生物污染主要有细菌与细菌毒素、霉菌与霉菌毒素及病毒等污染；其中细菌、霉菌及其毒素对食品的危害最常见、最严重。

2. 化学性污染 涉及范围较广，情况也较复杂，包括各种有害金属、非金属及其有机或无机化合物等；主要包括：①农药、兽药不合理使用；②工业三废（废水、废渣、废气）排放，造成有毒金属和有机物污染环境，继而转移至食品；③食品接触材料或运输工具时融入食品中的有害物质；④滥用食品添加剂；⑤在食品加工、储存过程中产生的有害化学物质。

3. 物理性污染 主要来自于食品的杂物污染和放射性污染。

一、生物性污染

> **知识点 17-2**
> 食品卫生质量的细菌污染指标及其卫生学意义。

生物性污染主要是指各类微生物导致的危害。根据对人体的致病能力可将污染食品的微生物分为三类：①致病性微生物，可直接对人体致病并造成危害。包括致病性细菌和毒素、人畜共患传染病病原菌或病毒、产毒真菌及毒素等；②相对致病性微生物，即通常条件下不致病，在一定条件下才有致病力的微生物；③非致病性微生物，在自然界分布广泛，其中许多是引起食品腐败变质和卫生质量下降的微生物。

（一）食品的细菌污染

细菌在自然界中分布广泛，暴露于环境中的食品可通过不同途径被细菌污染。常见的食品细菌：假单胞菌属、黄单胞杆菌属、微球菌属和葡萄球菌属、芽孢杆菌属和梭状芽孢杆菌属、肠杆菌科、弧菌属和黄杆菌属、嗜盐杆菌属和嗜盐球菌属、乳杆菌属等。

1. 食品中的细菌菌相及其食品卫生学意义 将共存于食品中的细菌种类及其相对数量的构成称为食品的细菌菌相，其中相对数量较多的细菌称为优势菌。食品的细菌菌相可因污染细菌的来源、食品本身理化特性、所处环境条件和细菌之间的共生与抗生关系等因素的影响而表现不同，因此可根据食品的理化性质及其所处的环境条件预测食品的细菌菌相。

2. 评价食品卫生质量的细菌污染指标与食品卫生学意义 我国卫生部门颁布的反映食品卫生质量的细菌污染指标主要包括菌落总数和大肠菌群。

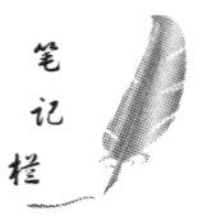

（1）菌落总数及其食品卫生学意义：菌落总数是指在一定条件下（如需氧情况、营养条件、pH、培养温度和时间等）每克（每毫升）检样所生长出来的细菌菌落总数，以菌落形成单位（colony-forming unit，CFU）表示。菌落总数的卫生学意义包括两方面：一是作为食品被细菌污染程度，即清洁状态的标志；二是可用于预测食品的耐保藏性。一般来讲，食品中细菌数量越多，食品腐败变质的速度就越快。

（2）大肠菌群及其食品卫生学意义：大肠菌群是在一定培养条件下能够分解乳糖、产酸产气的需氧和兼性厌氧革兰氏阴性无芽孢杆菌。主要包括埃希菌属、柠檬酸杆菌属、肠杆菌属和克雷伯菌属等。通常认为，大肠菌群均是直接或者间接来自于人和恒温动物的粪便。大肠菌群的卫生学意义也包括两个方面：一是作为食品受到人与恒温动物粪便污染的指示菌，因为大肠菌群都直接来自人与恒温动物粪便，其中典型大肠杆菌表示近期污染，非典型大肠杆菌表示陈旧污染；二是作为肠道致病菌污染食品的指示菌，因为大肠菌群与肠道致病菌来源相同，且在一般条件下大肠菌群在外界生存时间与主要肠道致病菌是一致的。大肠菌群也可以作为食品卫生质量的鉴定指标。

3. 防治细菌污染的措施 在防治细菌污染中，我们有以下措施：①建立、健全卫生管理机构和管理制度；②提高原辅料的卫生质量；③遵守生产经营过程的卫生要求；④做好从业人员个人卫生；⑤彻底杀灭食品中污染的细菌。

（二）真菌与真菌毒素对食品的污染

1. 真菌与真菌毒素的概述

> **知识点 17-3**
> 1. 真菌与真菌毒素的定义。
> 2. 真菌污染的食品卫生学意义。
> 3. 食品腐败变质的定义及其控制措施。

（1）真菌与真菌毒素的定义：真菌（fungi）在特定情况下可以造成食品的腐败变质。真菌的代谢产物真菌毒素（mycotoxin）可对人及动物产生毒性。真菌毒素主要是指真菌在其所污染的食品中产生的有毒代谢产物。

（2）真菌产毒的特点：真菌产毒只限于少数的产毒真菌；产毒菌株的产毒能力具有可变性和易变性；一种菌种或菌株可产生几种不同的毒素，而同一真菌毒素也可由几种真菌产生；产毒菌株产生毒素需要一定的条件。

（3）真菌产毒的条件：①真菌在天然食品上比在人工合成的培养基上更易繁殖，营养越丰富，生长真菌的可能性越大，但不同的真菌菌种易在不同的食品中繁殖。②真菌的繁殖与产毒需要一定的水分活度，其水分活度（water activity，AW）是指系统中水分存在的状态，即水分的结合程度（游离程度）。食品中 AW 越小，越不利于真菌生长繁殖。粮食 AW 值降至 0.7 以下，真菌均不能生长，在不同的相对湿度中，易于繁殖的真菌不尽相同。③不同种类的真菌其最适温度不一样，大多数真菌繁殖最适宜的温度为 25 ～ 30℃，在 0℃以下或 30℃以上时，不能产毒或者产毒能力减弱。④大部分真菌繁殖和产毒需要有氧条件，只有少数厌氧性真菌，如毛霉、庆绿曲霉可耐受高浓度的 CO_2。

2. 真菌污染的食品卫生学意义 真菌污染食品后，在基质及环境条件适宜时，首先可引起食品的腐败变质，食用价值降低，食品原料的加工品质下降。真菌污染程度用单位质量（g）或体积（ml）的食品中真菌菌落总数表示。真菌污染食品的程度及被污染食品卫生质量的评定可从真菌污染度和真菌菌相构成两个方面进行。严重的真菌污染可因真菌大量生长繁殖与产生的毒素而引起人畜中毒。

3. 黄曲霉毒素污染 黄曲霉毒素（aflatoxin，AF）是黄曲霉和寄生曲霉产生的一类代谢产物。寄生曲霉的所有菌株都能产生 AF，而黄曲霉是某些产毒菌株产毒。黄曲霉毒素在霉菌毒素中毒性最大，也是我国粮食和饲料中常见的真菌毒素。

（1）化学结构及性质：黄曲霉毒素是一类结构类似的化合物，其基本结构为二呋喃环和香豆素，在紫外线照射下都能发生荧光，根据荧光颜色及结构分成 B_1、B_2、G_1、G_2、M_1 和 M_2 多种类型。在粮油及制品中以黄曲霉毒素 B_1 污染最多见，而且其毒性和致癌性最强，其化学结构如图 17-1。

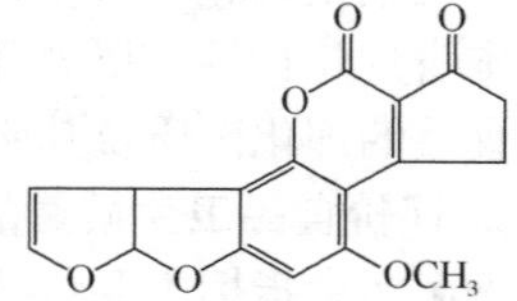

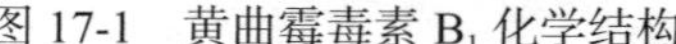
图 17-1 黄曲霉毒素 B_1 化学结构

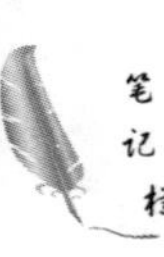

（2）对食品的污染：长江流域及长江以南的高温高湿地区 AF 污染严重，主要污染的食品是玉米、花生和棉籽油，其次是稻谷、小麦、大麦等。

（3）毒性

1）急性中毒：AF 为剧毒物，其毒性为氰化钾的 10 倍，是目前已知霉菌中毒性最强的。AF 属于肝毒性，除抑制肝细胞 DNA、RNA 合成外，也可抑制肝脏蛋白质的合成。AF 急性中毒临床表现：呕吐、厌食、发热、黄疸和腹水等肝炎症状。

2）慢性中毒：长期持续小剂量摄入 AF 则造成慢性损害。主要表现为肝脏出现亚急性或慢性损伤，如肝功能变化、肝实质细胞变性、肝硬化等。出现食物利用率下降、生长发育迟缓、体重减轻、母畜不孕或产仔少等症状。

3）致癌性：是目前所知致癌性最强的化学致癌物质，其致癌特点：①致癌范围广，能诱发鱼类、禽类、家畜及灵长类等多种动物实验性肝癌；②可诱发多种癌，主要是肝癌，还可诱发胃腺癌、肾癌、泪腺癌、直肠癌等；③致癌强度大。

（4）预防措施：AF 无特效解毒剂，因此预防黄曲霉污染尤为重要。

1）食品防霉：是预防 AF 污染的最根本措施，控制食品的水分，注意低温保藏和通风。

2）去除毒素：常用的方法有①挑选霉粒法：对花生、玉米去毒效果好。②碾轧加工法：受污染的大米加工成精米，可降低毒素含量。③加水搓洗法：用于玉米等农作物。④植物油加碱去毒法：AF 与 NaOH 反应，形成香豆素钠盐，后者溶于水，加碱后用水洗可去除毒素。⑤物理去除法：加入活性白陶土或活性炭等吸附剂。⑥紫外光照射：利用 AF 在紫外光照射下不稳定的性质，可用紫外光照射去毒。⑦氨气处理法：在 18kg 氨压、72 ～ 82℃状态下，谷物和饲料中 AF 会被除去。

3）制定食品中 AF 最高允许量标准

玉米、花生仁、花生油不得超过 20μg/kg；大米、其他食用油不得超过 10μg/kg；其他粮食、豆类、发酵食品不得超过 5μg/kg；婴儿代乳食品不得检出。

（三）食品的腐败变质及控制措施

食品腐败变质（food spoilage）是指在微生物为主的各种因素作用下，食品原有的化学性质或物理性质发生变化，降低或失去其营养价值的过程。例如，肉、鱼、禽、蛋的腐臭、粮食的霉变、蔬菜水果的腐烂、油脂的酸败等。

1. 食品腐败变质的原因和条件　食品腐败变质是食品本身、环境因素和微生物三者互为条件、相互影响、综合作用的结果。食品大多数来源于动植物组织，其本身含有的酶在宰杀或收获后，仍能保持一定时间的活性并分解食物中大分子物质，加速食品的腐败变质。食品中的水分含量是影响微生物繁殖及引起腐败变质的重要因素，水分活度值越小的食品，微生物越不易繁殖，食品越不易腐败变质。环境温度、紫外线及空气中氧含量均可影响食品腐败变质的速度。分解蛋白质而使食品变质的微生物，主要是细菌、真菌和酵母菌，它们多数是通过分泌胞外蛋白酶来完成。此外，食品本身的营养成分、氢离子浓度、渗透压、理化状态等均会影响食品的腐败变质。

2. 防止食品腐败变质的措施　针对食品腐败变质产生的原因，采取不同的措施即可有效消除食品的腐败变质，延长食品可供食用的期限。控制食品腐败变质最有效的措施是减少微生物的污染，或者通过改变食品的温度、水分、氢离子浓度、渗透压及采用其他抑菌、杀菌的措施，抑制微生物的生长繁殖，杀灭微生物，从而达到防止食品腐败变质的目的。常见的食品保藏方法有食品的化学保藏、低温保藏、加热保藏、干燥保藏和辐照保藏。

二、化学性污染

食品的化学性污染是指由各种有毒有害的有机和无机化学物质对食品造成的污染。主要包括以下几个方面。

知识点 17-4

1. 化学性污染的定义及其特点。
2. 农药、农药残留的定义。
3. 农药残留对人体的危害。

（一）农药残留

1. 农药残留物　是指由于使用农药残留在食品、农产品和动物饲料中的农药母体、衍生物、代谢物、降解物及

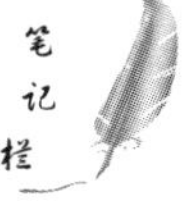

杂质的总称。农药按其在环境中的半衰期可将其分成高、中和低残留农药。按用途可分为杀虫剂、杀菌剂、杀螨剂、杀线虫剂、杀鼠剂、除草剂、植物生长调节剂等；按化学组成及结构可分为有机氯类、有机磷类、氨基甲酸酯类、拟除虫菊酯类、汞制剂、砷制剂等。

不同类型的农药，化学性质不同，在环境中的降解度不同，对人体的影响也不同。环境中的农药可通过消化道、呼吸道和皮肤等途径进入人体。目前我国广泛使用的农药是有机磷农药。有机磷农药是一种神经毒剂，其化学性质不稳定，易降解而失去毒性，故不易长期残留，但毒性较大。有机氯农药慢性中毒表现为肝脏病变、血液和神经系统损害，还可以对人体和动物造成内分泌系统、免疫功能、生殖功能损害等广泛影响。此外，经动物实验证明它们还具有致突变、致畸和致癌作用。有机氯农药于1984年禁止使用，但由于其在环境中化学性质稳定和残留时间长，目前环境中残留的农药仍可通过食物链对人体造成危害。

2. 预防措施 应采取综合防治措施，主要包括：加强农药管理，合理安全使用农药，制定和完善农药残留限量标准及食品农药残留的消除。

（二）有毒金属污染及预防

> **知识点 17-5**
> 1. 有毒重金属污染的来源、特点及措施。
> 2. 铅、汞、镉的毒作用特点。

有毒金属主要包括汞、镉、砷、铅等，主要来自未经排放的工业废水、废气和废渣，是重金属元素及其化合物对食品造成污染的主要渠道。

1. 铅 对生物体内的多器官组织都具有不同程度的损害作用，主要损害造血系统和肾脏。一次摄入铅超过5mg/kg可导致急性中毒，但食物铅污染导致的中毒主要是慢性中毒，临床表现为贫血、神经衰弱、神经炎和消化系统症状。儿童对铅比成人更敏感，过量铅对儿童的生长发育和智力发育均会产生不良影响。

2. 汞 无机汞吸收率低、毒性小，而有机汞吸收率高、毒性大。汞在环境中被微生物作用可转化成甲基汞等有机汞。甲基汞中毒的主要表现是神经系统损害的症状，还有致畸和胚胎毒的作用。

3. 镉 是一种生物半衰期很长的有毒金属和环境污染物，许多包装材料和容器含有镉。镉除了引起人与动物的急、慢性中毒外，还具有较强的致癌作用。镉中毒主要损害肾脏、骨骼和消化系统。日本曾发生的典型公害病水俣病、痛痛病就是分别由含汞、镉的工业废水污染了当地的水域，造成水产品和农作物严重污染所致。

4. 有毒金属污染预防措施 ①消除污染源，制定标准；②禁止使用有毒金属农药，严格控制有毒金属和有毒金属化合物的使用；③控制食品生产加工过程有毒金属的污染；④制定食品中有毒金属的允许限量标准并加强监督检验。

（三）*N*-亚硝基化合物

> **知识点 17-6**
> 1. *N*-亚硝基化合物的食物来源。
> 2. *N*-亚硝基化合物的毒性及其预防措施。

1. 化学结构与理化性质 *N*-亚硝基化合物*N*-nitroso compounds，NOC）是一类对动物具有遗传毒性与致癌作用的化学物质。根据分子结构的不同可分为*N*-亚硝胺（*N*-nitrosamine）和*N*-亚硝酰胺（*N*-nitrosamide）两大类。

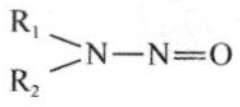

$$\begin{matrix}R_1\\R_2\end{matrix}\!\!>N-N=O$$

图 17-2 *N*-亚硝胺的基本结构

亚硝胺相对稳定，进入体内后，主要经肝微粒体细胞色素P-450的代谢活化，生成烷基偶氮羟基化物才有致突变、致癌性，为间接致癌物；*N*-亚硝酰胺在酸性和碱性条件下均不稳定，能够在作用部位直接降解成重氮化合物，其与DNA结合发挥其直接致突变和致癌作用，为直接致癌物。

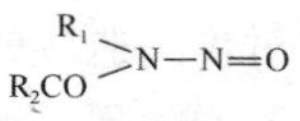

$$\begin{matrix}R_1\\R_2CO\end{matrix}\!\!>N-N=O$$

图 17-3 *N*-亚硝酰胺的基本结构

2. 食物来源 环境和食品中的*N*-亚硝基化合物系由亚硝酸盐和胺类在一定的条件下合成的。食物中的NOC主要来源：①植物源性：不新鲜的蔬菜和水果；②动物源性：肉、鱼等动物性食品中含有丰富的胺类化合物，在弱酸性或酸性的环境中，其能与亚硝酸盐反应生成亚硝胺，鱼、肉制品中的亚硝胺主要是吡咯烷亚硝胺和二甲基亚硝胺；③人体：胃也能合成一定量的NOC；④其他：啤酒等。另外近年来由于生产工艺的改进，许多大型啤酒企业已很难检测出亚硝胺类化合物。

3. 毒性　NOC有很强的动物致癌性，并且人类的许多肿瘤，如胃癌、食管癌、结直肠癌、膀胱癌、肝癌等都与NOC有关。但不同类型的亚硝基化合物毒性差异很大，毒性机制差异也较大。

（1）急性毒性：各种NOC的急性毒性有较大差异，对于对称性烷基亚硝胺而言，其碳链越长，急性毒性越低。肝脏是主要的靶器官，另外还有对骨髓与淋巴系统的损伤。

（2）致癌作用：已证实NOC为强动物致癌物，其致癌作用的特点是①具有器官特异性：不同的NOC有不同的致癌靶器官；②多种途径摄入均可诱发肿瘤：可通过呼吸道、消化道、皮下肌内注射，甚至皮肤接触诱发肿瘤；③不同接触剂量均有致癌作用：反复多次给药或者一次大剂量给药均能诱发肿瘤。

（3）致畸作用：亚硝酰胺对动物有一定的致畸性，如甲基（或乙基）亚硝基脲可诱发胎鼠的脑、眼、肋骨和脊柱等畸形，并存在剂量-效应关系。亚硝胺的致畸作用很弱。

（4）致突变作用：亚硝酰胺能引起细菌、真菌、果蝇和哺乳类动物细胞发生突变。亚硝酰胺多数具有直接致突变性，其突变性强弱与其致癌性强弱无明显相关性。

4. 预防措施　①食品应冷藏，以保证其新鲜度，防止含蛋白质高的食物，如鱼、肉、贝壳等腐败变质；②合理食用腌菜、泡菜，一般应在腌制一周后再食用，因为此时亚硝酸盐的含量已明显下降；③经常摄入一定量的新鲜蔬菜、水果等维生素C和胡萝卜素含量较高的食物，可以阻止前体在胃内合成NOC；④不要长期大量饮用啤酒；⑤注意口腔卫生，饭后要刷牙，以防止食物残渣经细菌作用合成NOC。

（四）多环芳烃化合物

> **知识点17-7**
> 1. 多环芳烃化合物的食物来源。
> 2. 多环芳烃化合物的毒性及其预防措施。

1. 化学结构与理化性质　多环芳烃化合物（polycyclic aromatic hydrocarbons，PAH）是一类具有较强致癌作用的食品污染物，广泛存在于生产和生活环境中。多环芳烃化合物是一些有机物不完全燃烧时产生的挥发性碳氢化合物，是重要的食品和环境污染物。其包括2个苯环组成的萘，3个苯环组成的菲、蒽，4个苯环组成的芘等，其中以苯并（a）芘［benzo（a）pyrene，B（a）P］最为重要。

B（a）P是由5个苯环构成的多环芳烃，分子式$C_{20}H_{12}$，常温下为浅黄色的针状结晶，难溶于水，微溶于甲醇和乙醇，易溶于苯、甲苯、二甲苯及环己烷等有机溶剂中。B（a）P性质较稳定，但臭氧也可使其氧化，其与NO或NO_2作用则可发生硝基化反应，也很易卤化。

2. 食物来源　多环芳烃通过对大气的污染，可直接落在蔬菜、水果、谷物和露天存放的粮食表面污染食物，也可以在食品加工时（如油炸、炭烤）产生而污染食物。植物也可从受多环芳烃污染的土壤及灌溉水中聚集这类物质。食品中多环芳烃和B（a）P的主要来源：①食品在烘烤或熏制时直接受到污染；②食品成分高温烹调加工时发生热解或热聚反应所形成，这是食品中多环芳烃的主要来源；③植物性食物可吸收土壤、水和大气中污染的多环芳烃；④食品加工中受机油和食品包装材料等污染；⑤在柏油路上晒粮食使粮食受到污染；⑥污染的水可使水产品受到污染；⑦植物和微生物可合成微量的多环芳烃。

3. 毒性　通过食物或水进入机体的B（a）P在肠道被吸收入血后很快分布于全身，几乎在所有器官组织中均可发现，但以脂肪组织中含量最高。B（a）P主要经肝脏代谢。

（1）致癌性：B（a）P对多种动物均有致癌性，并对多种部位均可诱发肿瘤。B（a）P是高活性致癌剂，但不是直接致癌物，必须经细胞微粒体中的混合功能氧化酶激活后才具有致癌性。主要导致上皮组织产生肿瘤，如皮肤癌、肺癌、胃癌和消化道癌等。另外，随食物摄入人体内的B（a）P可被消化道吸收，通过血液循环很快遍布全身，其中人体乳腺和脂肪组织可蓄积B（a）P。

（2）致突变：B（a）P常用作短期致突变实验的阳性对照物，可见其致突变性较强。但由于B（a）P为间接致突变物，在体外致突变试验中需要加入S9代谢活化。此外，在人组织培养试验中也发现B（a）P有组织和细胞毒性作用，可导致上皮分化不良、细胞损伤、柱状上皮细胞变形等。

笔记栏

（3）遗传毒性：B（a）P能通过胎盘屏障，对小鼠和大鼠有胚胎毒、致畸和生殖毒性。在小鼠和兔中能通过血－胎盘屏障发挥致癌作用，造成子代肺腺瘤和皮肤乳头状瘤。此外，B（a）P可经胎盘引起子鼠免疫功能下降。

4. 预防措施 防止多环芳烃化合物可能对人体带来危害的措施有①防止污染：加强环境治理，减少环境B（a）P的污染；②去毒：用吸附法可去除食品中的一部分B（a）P。活性炭是从油脂中去除B（a）P的优良吸附剂。蔬菜和水果清洗可去除少部分PAH；③制定食品中允许限量标准。

（五）杂环胺类化合物

> **知识点 17-8**
> 1. 杂环胺类化合物的食物来源。
> 2. 杂环胺类化合物的毒性及其预防措施。

1. 化学结构和理化性质 杂环胺主要是富含蛋白质食品在高温加工过程中形成的具有多环芳香族结构的一类化合物。包括氨基咪唑氮杂芳烃（AIAs）和氨基咔啉两类。AIAs包括喹啉类（IQ）、喹噁啉类（IQx）和吡啶类。氨基咔啉类包括α-咔啉、γ-咔啉和δ-咔啉。其吡啶环上的氨基易被亚硝酸钠脱去而失去活性，称为非IQ型杂环胺。

2. 食物来源 膳食杂环胺的污染水平主要受食品的烹调方式、烹调温度和时间的影响。蛋白质含量丰富的鱼和肉类食品经高温烹调加工是产生杂环胺的主要原因，其中的氨基酸构成影响产生杂环胺的种类。一般来说，食物加热温度越高、时间越长、水分含量越少，产生杂环胺就越多。

3. 毒性

（1）致突变性：在加S9的Ames试验中，杂环胺对TA98菌株有很强的致突变性，但杂环胺对哺乳动物细胞的致突变性较对细菌的致突变性弱。

（2）致癌性：杂环胺对啮齿类动物具有致癌性。某些杂环胺2-氨基-1-甲基-6-苯基-咪唑［4，5-b］吡啶（PhIp）可导致大鼠结肠和乳腺肿瘤，并有剂量－效应关系。其他杂环胺的主要靶器官为肝脏。

4. 预防措施 防止杂环胺类化合物可能对人体带来危害的措施：①改变不良的烹调方式和饮食习惯；②增加蔬菜水果的摄入量；③加强监测，建立和完善杂环胺的检测方法。

三、物理性污染

> **知识点 17-9**
> 1. 物理性污染的定义及分类。
> 2. 食品的放射性污染的来源及预防措施。
> 3. 食品的杂物污染来源。

物理性污染（physical contaminant）通常是指食品生产加工过程中的杂质超过规定的含量，或食品吸附、吸收外来的放射性核素所引起的食品安全质量问题。物理性污染根据污染物的性质分为放射性污染和杂物污染。

（一）食品的放射性污染及其预防

1. 食品的放射性污染 主要包括：①食品中的天然放射性物质，如^{40}K、^{226}Ra；②食品中的人工放射性核素，如^{131}I、^{90}Sr、^{89}Sr和^{137}Cs；③食品的放射性污染来源，如核爆炸、核废物的排放、意外事故等。

2. 预防措施 食品的放射防护主要措施分为两方面：一方面防止食品受到放射性物质的污染，即加强对放射性污染源的卫生防护和经常性的卫生监督管理；另一方面定期进行食品卫生监测，严格执行国家卫生标准，加强对食品中放射性污染的监督，使食品中放射性核素的量控制在允许范围之内。

（二）食品的杂物污染及其预防

食品中的杂物污染主要来自食品生产、储存、运输及销售过程的污染物和食品的掺杂、掺假污染物。食品的掺杂、掺假种类繁杂，如粮食中掺入的沙石，肉中注入的水，奶粉中掺入大量的糖，牛奶中加入的米汤、牛尿、糖和盐等，掺杂污染物众多，严重危害居民身体和心理健康，严重者可造成人员伤亡。因此，应该加强食品生产加工全过程的监督管理，执行相关食品安全标准，防止杂物污染的发生。

笔记栏

第二节　各类食品卫生问题及管理

一、粮豆的主要卫生问题及管理

（一）粮豆的主要卫生问题

> **知识点 17-10**
> 1. 粮豆的主要卫生问题。
> 2. 粮豆的卫生管理。

1. 真菌及其毒素的污染　粮豆在农田生长期、收获及储存过程中的各个环节均可受到真菌的污染。当环境湿度较大、温度增高时，真菌即可在食品中快速生长繁殖并分解其营养成分，使粮豆发生霉变，降低和丧失食用价值，严重的可产生真菌毒素，危害人体健康。污染粮豆的常见真菌有曲霉、毛霉、青霉、根霉和镰刀菌。

2. 农药残留　主要是为防止虫、病、草害等直接施用农药导致粮豆农药残留，另外还可以通过水、空气、土壤等途径从污染的环境进入粮豆作物。

3. 有害化学物质的污染　污染来源主要包括：①未经处理或处理不彻底的工业废水和生活污水灌溉农田、菜地；②某些地区自然环境中本底含量过高；③加工过程或包装材料造成的污染。一般情况下，有害有机成分经过生物、物理及化学方法处理后可减少甚至清除，但以有毒重金属为主的无机有害成分或中间产物不易降解，生物半衰期长，可通过富集作用严重污染农作物。目前我国粮食重金属的污染主要是镉、砷、铅、汞。

4. 仓储害虫　当储存温度为 18 ～ 21℃，湿度在 65℃以上时，虫卵极易孵化及生长繁殖。仓储害虫使粮豆发生变质，降低粮豆品质或失去食用价值。

5. 其他污染　在生产、运输、贮藏和销售中受到无机夹杂物和有毒种子的污染；自然陈化所致的营养素发生分解；掺杂、掺假，如新米中掺入霉变米、陈米；米粉和粉丝中加入有毒的荧光增白剂、滑石粉、吊白块等。

（二）粮豆的卫生管理

1. 控制粮豆的水分和环境相对湿度。
2. 安全仓储应达到相关卫生要求，注意粮仓的密闭与通风。
3. 粮食在运输过程中，应用清洁卫生的专用车以防止意外污染；加强成品粮卫生管理，对不符合食品安全标准的粮豆不进行加工和销售。
4. 控制农药及有害金属的污染。
5. 防止无机夹杂物及有毒种子的污染。

二、蔬菜、水果的主要卫生问题及管理

（一）蔬菜、水果的主要卫生问题

> **知识点 17-11**
> 1. 蔬菜、水果的主要卫生问题。
> 2. 蔬菜、水果的卫生管理。

1. 细菌及寄生虫污染　由于施用人畜粪便和生活污水灌溉菜地，使蔬菜被肠道致病菌和寄生虫卵污染的情况较严重。此外，当蔬菜、水果的组织破损时，细菌会进入组织内部大量繁殖，加速其腐败变质。

2. 农药污染　农药残留是蔬菜和水果最严重的污染问题。在蔬菜、水果的生长过程中施用农药，可造成农药的残留，进食未洗净的这些蔬菜、水果会引起农药中毒。

3. 工业废水污染　工业“三废”中含有汞、镉、铅等许多有毒金属及酚等非金属毒物，若不经处理而直接灌溉农田，毒物可通过蔬菜进入人体，产生危害。

4. 硝酸盐和亚硝酸盐问题　一般蔬菜、水果中硝酸盐与亚硝酸盐含量很少，但在不恰当的环境中存放、贮藏和腌制及土壤长期过量施用氮肥，使蔬菜、水果中硝酸盐和亚硝酸盐的含量增加，会

笔记栏

对人体产生不利的影响。

5. 激素类药物和催熟剂等的污染 瓜农常使用激素类药物、催熟剂、保鲜剂和杀虫剂等使蔬菜、水果达到快速成熟，防腐防病的目的。若长期食用含这些残留药物的蔬菜、水果，会造成内分泌功能失调，影响机体的正常生理功能。

（二）蔬菜、水果的卫生管理

1. 防止肠道致病菌及寄生虫卵的污染。

2. 严格遵守并执行有关农药安全使用的规定。

3. 利用工业废水灌溉菜地前应经无害化处理。

4. 降低蔬菜、水果硝酸盐含量，推广科学的施肥技术。

5. 应根据蔬菜、水果的种类和品种特点来设定贮藏条件。

三、畜肉的主要卫生问题及其管理

微课 17-2

（一）畜肉的主要卫生问题

知识点 17-12

1. 畜肉的主要卫生问题。
2. 畜肉腐败变质的过程。
3. 畜肉的卫生管理。

1. 畜肉的腐败变质 牲畜被屠宰时肉呈中性或弱碱性（pH 7.0 ～ 7.4），宰后畜肉从新鲜到腐败变质要经僵直、后熟、自溶和腐败四个过程。畜肉处于僵直和后熟阶段为新鲜肉。在后熟阶段，肌肉中形成的乳酸具有一定的杀菌作用。从自溶开始，细菌便有可能侵入畜肉进行繁殖。细菌的酶使蛋白质、含氮物质分解，肉的 pH 上升，这就是腐败过程。不恰当的生产加工和保藏条件也会促进肉类腐败变质，其原因：①健康牲畜在屠宰、加工、运输、销售等环节中被微生物污染；②病畜宰前就有细菌侵入，并蔓延至全身各组织；③牲畜宰杀前若疲劳过度，则会导致肌糖原减少，宰杀后肉的后熟力不强，产酸少，难以抑制细菌的生长繁殖，会加速肉的腐败变质。

2. 人畜共患的传染病和寄生虫病 人畜共患的传染病和寄生虫病主要有炭疽、鼻疽、口蹄疫、猪瘟、猪囊尾蚴病等。这些传染病和寄生虫病会对人体造成极大的危害，严重者甚至会引起死亡。

3. 抗生素和激素残留 为了预防和治疗牲畜疾病以及提高产量，有些地区在牲畜饲料中过量或违禁使用抗生素和激素。抗生素和激素会随食物进入人体，引发人的中毒。

4. 原因不明死畜肉 死畜肉是指因外伤、中毒或生病而引起急性死亡的牲畜肉，病死、毒死的畜肉对人体会产生危害。

（二）畜肉的卫生管理

1. 要求屠宰场地卫生状况应符合《食品安全国家标准　畜禽屠宰加工卫生规范》（GB 12694—2016）要求。

2. 屠宰过程必须经严格的兽医卫生检验。

3. 要求合理运输，各类肉品各类安置，专用车内应有防尘、防蝇、防晒设施。

4. 销售环节必须符合卫生要求。

5. 建立完善的产品可追溯与召回管理体系。对召回后产品的处理，应按照《食品安全国家标准　食品生产通用卫生规范》（GB 14881—2013）的规定执行。

四、鱼类的主要卫生问题及管理

（一）鱼类的主要卫生问题

知识点 17-13

1. 鱼类的主要卫生问题。
2. 鱼类的卫生管理。

1. 腐败变质 鱼类营养丰富，水分含量大，酶的活性高，死后僵直持续的时间比畜肉短，比畜肉更容易腐败，自溶时微生物易侵入鱼体，在鱼体酶和微生物的联合作用下，发生严重的腐败变质，有臭味。

笔记栏

2. 有害化学物污染　由于工业“三废”和生活用水的污染，使鱼类及其他水产品体内含有较多的重金属、农药等，通过生物富集作用，使体内的有毒物质的浓度远远高于环境，危害人体健康。

3. 病原微生物污染　由于人畜粪便及生活污水的污染，使鱼类及其他水产动物都会受到病原微生物的污染。鱼类常见致病微生物有副溶血性弧菌、沙门氏菌、霍乱病毒及肠道病毒等；常见的寄生虫有肝吸虫、肺吸虫等。

4. 农药污染　农田施用农药，农药厂排放的废水污染水源，使生活在污染水域的鱼，不可避免地摄入农药并在体内蓄积。相比较而言，淡水鱼受农药污染程度高于海水鱼。

5. 天然毒素　有的水产品本身具有毒性，如河豚毒素、贝类毒素、组胺等，进食后会引起食物中毒，甚至死亡。

（二）鱼类的卫生管理

1. 加强养殖水域环境管理，有效控制工业废水、生活污水和化学农药等污染水体。

2. 低温保鲜、盐腌、防止微生物污染和减少鱼体破损。

3. 鱼类在运输、销售时，应避免污水和化学毒物的污染，且供销各环节均应建立质量验收制度。

五、蛋类的主要卫生问题及其管理

（一）蛋类的主要卫生问题

> **知识点 17-14**
> 1. 蛋类的主要卫生问题。
> 2. 蛋类的卫生管理。

1. 产蛋前污染　禽类感染传染病后病原微生物通过血液进入卵巢卵黄部，使卵巢中形成的蛋黄带有致病菌，如鸡伤寒沙门氏菌等。

2. 产蛋后污染　蛋壳在泄殖腔、不洁的产蛋场所及运输、贮藏过程中受到细菌污染，在适宜条件下，微生物通过蛋壳气孔进入蛋内并迅速生长繁殖，使禽蛋腐败变质。腐败变质的蛋不得食用，应予销毁。

3. 不规范地使用抗生素、激素等，也会对禽蛋造成污染。

（二）蛋类的卫生管理

1. 加强禽类饲养条件的卫生管理，保持禽体及产蛋场所的卫生。

2. 鲜蛋应储存在温度 1 ～ 5℃，相对湿度 87% ～ 97% 的环境中。

六、奶及奶制品的主要卫生问题及其管理

【案例 17-1】

2004 年，安徽阜阳发生的“大头婴儿”事件，有 170 多名婴儿因食用劣质奶粉而患上重度营养不良综合征，其中 13 人不幸死亡。通过核查统计，从 2003 年 5 月开始，因食用劣质奶粉出现营养不良综合征的婴儿共 171 例，死亡 13 例，病死率 7.6%。婴儿发病和死亡的主要原因是由于劣质奶粉导致的营养不良，另一个可能的致病因素是这些劣质奶粉中含有阪崎肠杆菌。中国疾病预防控制中心营养与食品卫生安全所从 87 份阜阳劣质奶粉样品中检测到 11 份阪崎肠杆菌阳性样品，阳性率为 12.6%。

【问题】

1. 本案例中主要存在的食品安全问题有哪些？
2. 如何避免阪崎肠杆菌污染奶制品事件的发生？

【案例 17-1 分析】

1. 一是劣质奶粉中蛋白质含量不足使婴幼儿患重度营养不良综合征；二是婴幼儿食用被阪崎肠杆菌污染的劣质奶粉后可引起婴幼儿脑膜炎、菌血症和坏死性小肠结肠炎等，重则致死。

2. 阪崎肠杆菌污染属于微生物污染。其污染途径可能通过污染食品的原料，生产加工过程，如干燥、罐装容易污染，婴幼儿食物喂养前也可能被阪崎肠杆菌污染。我国应加强奶制品的卫生管理，保证原料到产品全过程的卫生要求，做好奶的消毒，才能避免微生物污染事件的发生。

笔记栏

（一）奶及奶制品的主要卫生问题

1. 微生物污染 牛的乳腺腔和乳头管中常有少量细菌，所以刚挤出的奶中就有细菌和真菌存在。在挤奶过程或奶被挤出后污染，主要来源于乳畜体表、环境、容器、加工设备、挤奶人员的手等，严重的可引起鲜奶的腐败变质。

> **知识点 17-15**
> 1. 奶及奶制品的主要卫生问题。
> 2. 奶及奶制品的卫生管理。

2. 病畜奶 患有结核、布氏杆菌病及乳腺炎的乳畜，致病菌会通过乳腺导管污染奶。此外，从挤奶到食用的各环节，奶均可能被伤寒、痢疾杆菌等污染。

3. 化学性污染 饲料中残留的农药与兽药、饲料霉变后产生的真菌毒素及有毒化学物质和放射性物质等，都会对奶造成污染。

4. 掺假、掺杂 为了增加比重加入盐、明矾、石灰水；为了提高蛋白质加入化工原料三聚氰胺；加入防腐剂，如甲醛、苯甲酸、水杨酸等。

（二）奶及奶制品的卫生管理

1. 乳品厂的厂房设计、设施的卫生状况应符合《乳制品企业良好生产规范》（GB 12693—2010）。为防止人畜共患传染病及其对乳品的污染，应定期对奶牛进行预防接种及检疫。

2. 挤奶前应做好充分的准备工作，每次挤奶时挤出的第一、第二把奶应废弃，以防乳头部的细菌污染乳汁。挤出的奶应立即进行净化处理和加工。

3. 奶的消毒 对奶进行杀菌的目的是杀灭致病菌和多数繁殖型微生物，一般有巴氏消毒法、超高温瞬间灭菌法、蒸汽消毒法和煮沸消毒法。在杀菌温度的有效范围内，温度每升高 10℃，奶中细菌芽孢的破坏速度可增加约 2.5 倍。禁止将生牛奶直接上市销售。

> **【案例 17-2】**
>
> 2010 年 3 月，研究报道目前我国每年返回餐桌的“地沟油”有 200 万～300 万吨。“地沟油”不仅包括从饭店下水道捞出的油，还包括从饭店吃剩下的剩饭、剩菜中提炼的油。通常来说“地沟油”中含有的黄曲霉毒素强烈致癌，比砒霜毒 100 倍。2011 年 10 月，金华市村民经常闻到附近很臭很臭的味道，经调查传出恶臭的原因是附近院子门口堆放了大量空油桶，地上油迹斑斑，而这些油脂的来源主要由屠宰场的废弃物压榨而成，主要包括猪、牛、羊屠宰以后内脏的一些膈膜，以及猪皮、牛皮、羊皮上刮下的碎末，还有一些就是时间存放长不能吃的变质动物内脏。
>
> **【问题】**
>
> 1. “地沟油”可能存在的卫生问题有哪些？
> 2. 金华市“地沟油”中存在的主要危害是什么？从本案例中吸取什么教训？
>
> **【案例 17-2 分析】**
>
> 1. 主要卫生问题包括：泔水油中黄曲霉毒素超标，垃圾油中过氧化值、酸价及水分严重超标，高温提炼的油存在醛、酮、内酯等刺激性气味的物质，具有致癌性。
> 2. 金华市“地沟油”事件是由劣质、过期、腐败了的动物皮、肉、内脏经过简单加工提炼后生产出来的油。主要危害是含有重金属砷、黄曲霉毒素和苯并芘等有害物质。我国应加强食用油脂的监督管理，保证食用油脂的生产、储存、运输和销售符合《中华人民共和国食品安全法》的规定。

七、食用油脂的主要卫生问题及其管理

（一）食用油脂的主要卫生问题

1. 油脂酸败与自动氧化 油脂酸败是指由于酯解酶和储存过程中氧气的作用，中性脂肪分解为甘油和脂肪酸，不饱和脂肪酸形成过氧化物，并依次降解为低级脂肪酸、醛类、酮类等物质。伴随油脂感官性状的破坏，营养价值降低，甚至可影响人体健康。油脂酸败的原因包括生物学因素和化

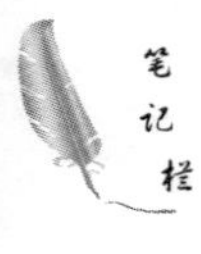

学因素。生物学因素引起的酸败是酶解过程，主要指来自动植物残渣或微生物的脂肪氧合酶和酯解酶的催化作用。化学因素引起的酸败主要是指油脂在储存环境中受空气、温度、水分和金属离子等因素的影响而发生自动氧化，该过程是油脂酸败的主要途径。油脂酸败的评价指标有酸价、过氧化值、羰基价和丙二醛含量。

> **知识点 17-16**
> 1. 食用油脂的主要卫生问题。
> 2. 油脂酸败的定义、原因和评价指标。
> 3. 食用油脂的卫生管理。

2. 油脂污染和天然存在的有害物质　包括霉菌毒素、多环芳烃化合物、有机溶剂、棉酚、芥子苷、芥酸等。

3. 高温油脂的有害产物　长时间高温加热的油脂可发生水解，产生游离脂肪酸；经热氧化、热聚合和热分解的作用可产生较多的具有毒性的深度过氧化物，有的可能具有致癌作用。除此之外，反复高温加热油脂会使油脂感官性状严重恶化，因脂溶性维生素和多不饱和脂肪酸破坏增加导致营养价值降低。

（二）食用油脂的卫生管理

1. 生产食用油脂的各种原辅材料和所用的溶剂必须符合国家的有关规定。

2. 生产食用油脂的车间一般不宜加工非食用油脂。

3. 成品经严格检验达到国家有关质量、卫生或安全标准后才能进行包装。

4. 产品应储存在干燥、通风良好的场所，生产、储存、运输和销售食用油脂应有专用工具、容器和车辆，以防污染。

5. 油脂生产企业应建立产品追溯系统及产品撤回程序，严禁不符合国家有关质量、卫生要求的食用油脂流入市场。

（牛玉存）

第三节　食品添加剂

随着食品工业发展与食品加工的多样性，食品添加剂逐渐被人们所关注。合理使用食品添加剂可以改善食品状态，增强食品的色、香、味与口感，延长食品保质期。

一、食品添加剂概述

1956 年 FAO 与 WHO 设立了“食品添加剂专家委员会”（Joint FAO/ WHO Expert Committee on Food Additives，JECFA）。该委员会认定食品添加剂（food additives）是指在食品制造、加工、调整、处理、包装、运输、保管中为技术目的而添加的物质。认为食品添加剂作为辅助成分直接或间接成为食品成分，但不能影响食品特性、不含污染物、不以改善食品营养为目的的物质。其包含单一品种食品添加剂与复配食品添加剂两类。

> **知识点 17-17**
> 1. 食品添加剂的定义。
> 2. 食品添加剂的分类。

我国《食品安全国家标准 食品添加剂使用标准》（GB 2760—2014）中对食品添加剂的定义是“为改善食品品质与色、香、味及防腐、保鲜与加工工艺的需要而加入食品中的人工合成或天然物质，食品用香料、胶基糖果中基础剂物质、食品工业用加工助剂也包括在内”。

食品添加剂按其来源可分为天然与人工合成两大类。天然的食品添加剂是指利用天然动植物组织或微生物的代谢产物及某些矿物质用干燥、粉碎及纯化等方法制得的天然物质；此类品种少、毒性小、安全性高但价格昂贵。人工合成的食品添加剂是采用化学手段使元素或化合物通过氧化、还原、缩合、聚合、成盐等反应化合而成；此类品种齐全、工艺性能好、价格低廉、使用量少、效果理想但毒性多大于天然添加剂，尤其在合成过程中可能混有有害杂质或用量过大时，对人体易造成危害。

随着食品工业的发展，食品添加剂的种类、数量逐年增加。目前国际上使用的食品添加剂种类已达 25 000 余种。2014 年 12 月我国颁布食品添加剂使用标准中允许使用的食品添加剂有

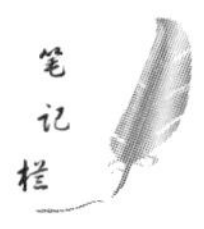

23类。

按功能不同，将食品添加剂分为23个功能类别，其名称（代码）为：酸度调节剂（01）、抗结剂（02）、消泡剂（03）、抗氧化剂（04）、漂白剂（05）、膨松剂（06）、胶基糖果中基础剂物质（07）、着色剂（08）、护色剂（09）、乳化剂（10）、酶制剂（11）、增味剂（12）、面粉处理剂（13）、被膜剂（14）、水分保持剂（15）、营养强化剂（16）、防腐剂（17）、稳定和凝固剂（18）、甜味剂（19）、增稠剂（20）、食品香料（21）、食品工业用加工助剂（22）及其他（23）类。

二、食品添加剂的使用原则

随着食品毒理学研究进展，人们逐渐发现原本认为无毒食品添加剂可能存在某些潜在危害。因此，国内外对食品添加剂的安全性均给予高度重视，必须防止滥用。食品添加剂的使用应局限于必要的场合并最少量使用，其使用标准也是以此为依据建立的。

（一）使用食品添加剂应遵循的原则

为确保食品添加剂的正确使用，使用食品添加剂时应遵循以下基本要求：

知识点 17-18
1. 食品添加剂的使用原则。
2. 食品添加剂的带入原则。

1. 不应对人体产生任何健康危害。

2. 不应掩盖食品的腐败变质。

3. 不应掩盖食品本身或加工过程中的质量缺陷，或以掺杂、掺假、伪造为目的而使用食品添加剂。

4. 不应降低食品本身的营养价值。

5. 在达到预期目的前提下尽可能减少在食品中的使用量。

（二）在下列情况下可使用食品添加剂

1. 保持或提高食品本身的营养价值。

2. 作为某些特殊膳食用食品的必要配料或成分。

3. 提高食品的质量与稳定性，改进其感官特性。

4. 便于食品的生产、加工、包装、运输或贮藏。

（三）食品添加剂的带入原则

在下列情况下食品添加剂可通过食品配料（含食品添加剂）带入食品中：

1. 根据《食品添加剂使用标准》，食品配料中允许使用的食品添加剂。

2. 食品配料中允许使用的添加剂的用量不应超过允许的最大使用量。

3. 应在正常生产工艺条件下使用这些配料，且食品中该添加剂的含量不应超过由配料带入的水平。

4. 由配料带入食品中的添加剂含量应明显低于直接将其添加到该食品中通常所需要的水平。

三、食品添加剂的卫生管理

多数食品添加剂为化学合成物质并具有一定的潜在毒性，少数还可引起变态反应或蓄积毒性。滥用食品添加剂已成为食品污染的来源之一，主要表现：

1. 使用未经国家批准使用或禁用的添加剂品种。

2. 添加剂使用超出规定限量。

3. 添加剂使用超出规定范围 《食品添加剂使用标准》明确规定了各种食品添加剂的使用范围，若不按规定范围添加即作为违法食品处理。

4. 使用工业级添加剂替代食品级添加剂 国家规定食品加工须使用食品级规格的添加剂，不准使用工业级产品，因其杂质多、毒性大而危及人类健康。

5. 以掩盖食品腐败或以掺杂、掺假、伪造为目的而使用食品添加剂。

第四节　食源性疾病与食物中毒

一、食源性疾病概述

> **知识点 17-19**
> 1. 食源性疾病的定义。
> 2. 引起食源性疾病的致病因子。

食源性疾病（foodborne disease）是指因摄食进入体内的各种致病因子所引起的、使人体罹患感染性或中毒性的一类疾病，包括三个基本要素：①食物是携带与传播病原物的媒介；②导致人体罹患疾病的病原物是食物中所含的各种致病因子；③临床症状为急性中毒或急性感染。食源性疾病的范畴包括食物中毒、食源性肠道传染病、食源性寄生虫病、食物过敏、人畜共患传染病、酒精中毒及由食物中有毒、有害污染物引起的中毒性疾病等。

食源性疾病尽管有不同的病理与临床表现，但此类疾病有一共同特征，即因进食行为而发病，这就为预防此类疾病提供了有效的途径，只要加强食品卫生监督管理、防止食品污染可有效预防食源性疾病的发生。

（一）引起食源性疾病的致病因子

引起食源性疾病的致病因子种类繁多，根据其性质可分为生物性、化学性和物理性三大类。

1. 生物性因素

（1）细菌及其毒素：引起细菌性食物中毒、肠道传染病、人畜共患病的病原菌，如沙门氏菌、副溶血性弧菌、葡萄球菌等。

（2）真菌及其毒素：与食品关系密切的真菌毒素有黄曲霉、赭曲霉、杂色曲霉等及其产生的毒素。

（3）病毒和立克次氏体：引起腹泻或肠道传染病，如甲型肝炎病毒、轮状病毒、柯萨奇病毒、腺病毒、冠状病毒、朊病毒等。

（4）寄生虫和原虫：人畜共患的寄生虫病，如姜片虫、蛔虫及其虫卵等。

（5）有毒动物及其毒素：如河豚毒素、贝类食品中的石房蛤毒素等，此外，食物储存时产生的毒性物质（如某些鱼类腐败时产生的组胺）等。

（6）有毒植物及其毒素：如苦杏仁、木薯中的氰苷类、粗制棉籽油中的有毒棉酚、四季豆中皂素、鲜黄花菜中的类秋水仙碱、马铃薯芽眼处的龙葵素等。

2. 化学性因素　包括农药（兽药）残留、有毒有害化学物质（如铅、砷、镉等）、多环芳烃类、食品腌制过程中产生的*N*-亚硝基化合物等。

3. 物理性因素　来源于放射性物质的开采、冶炼；核电站与核工业废物的不合理排放或意外泄漏等对食品的污染。

（二）食源性疾病的预防措施

1. 提高对食源性疾病危害性的认识，贯彻执行《中华人民共和国食品安全法》。

2. 认真落实食品生产质量管理规范。

3. 在食品生产、加工、销售、储存各个环节中减少食品污染。

4. 严格健康查体与上岗制度，提高食品从业人员的食品卫生与安全知识。

5. 进行广泛的食品卫生知识宣传教育工作，增强消费者的自我保护意识。

二、食物中毒概述

（一）食物中毒的概念

食物中毒是指凡正常人摄入含有生物性、化学性等有毒有害物质的食品或把有毒有害物质当作食品摄入体内后所出现的非传染性、急性或亚急性疾病。

（二）食物中毒的发病特征

> **知识点 17-20**
> 1. 食物中毒的概念。
> 2. 食物中毒的发病特征。
> 3. 食物中毒的分类。

1. 潜伏期短、发病突然，短期内可出现大量患者。

2. 患者有相似的临床表现，多表现为急性消化道症状。

3. 发病与进食某种食物有明显关系，即近期内都食用过相同食品，未吃者不发病。

4. 中毒者对健康人无传染性，没有所谓的流行病学的“余峰”现象。

5. 常有发病的季节性高峰，如细菌性食物中毒以夏、秋季多发。

（三）食物中毒的分类

常见的食物中毒按病原物的不同分类。

1. 细菌性食物中毒 是最常见的一类食物中毒，食用了被致病菌或其毒素污染的食物所引起的急性或亚急性疾病。常见的致病菌有沙门氏菌、副溶血性弧菌、变形杆菌、致病性大肠埃希菌、蜡样芽孢杆菌、金黄色葡萄球菌、肉毒杆菌等。此类食物中毒发病率较高但病死率较低。

2. 真菌及其毒素食物中毒 是指食用被真菌所产毒素污染的食物而引起的食物中毒，如黄曲霉毒素、赤霉病麦、霉变甘薯等引起的食物中毒。

3. 有毒动植物食物中毒 误食或因加工、烹调不当未能去除有毒成分的动、植物引起的中毒，如河豚、鱼类组胺、毒贝、毒蕈、木薯、四季豆、发芽马铃薯等引起的食物中毒。

4. 化学性食物中毒 误食有毒化学物质或被化学物质污染的食物而引起的中毒，如金属类及其化合物、亚硝酸盐、农药等引起的食物中毒。

三、细菌性食物中毒

> **知识点 17-21**
> 常见细菌性食物中毒的鉴别诊断。

细菌性食物中毒是食物中毒中最常见的一种类型，全年皆可发生，但夏秋季高发，这与气温较高时微生物易繁殖或机体防御力降低所致。

根据细菌性食物中毒的发病机制可分为感染型与毒素型两种，前者通常伴有发热；后者较少有发热，以恶心、呕吐为突出症状，潜伏期的长短与毒素类型有关。细菌性食物中毒发病特点常为集体发病，病死率较低（肉毒中毒除外），抵抗力较弱的患者、老人、儿童症状往往较重，一般病程短，积极治疗后预后多良好。

（一）沙门氏菌（*Salmonella*）食物中毒

1. 病原 引起此类食物中毒最常见的菌种为鼠伤寒、猪霍乱和肠炎型，有鞭毛、革兰氏阴性杆菌；不耐热，加热到100℃立即死亡，65℃ 15 ～ 20 分钟，55℃ 1 小时可被杀灭；在水、肉类与乳类食品中能生存数周或数月；20 ～ 30℃为适宜繁殖温度；对氧敏感。沙门氏菌污染食品时不分解蛋白质、不产生靛基质，被污染食品无感官性状变化，不易被察觉。

2. 流行特点 引起中毒的食品以动物性食品为主，多见于夏秋季，因动物生前感染和宰后污染，或食物带菌、食用时未彻底加热灭菌而致中毒。

3. 临床表现 一次摄入大量活菌（10 万～ 10 亿）而感染发病，临床症状取决于摄入的菌量与机体状况。以急性胃肠炎型多见，潜伏期数小时至数天（一般 12 ～ 36 小时）；患者表现为恶心、呕吐、腹痛、腹泻；大便为黄绿色水样便，可带脓血和黏液；多有发热（38℃以上）；重症者有寒战、惊厥、抽搐或昏迷；病程一般为 3 ～ 7 天，大多预后良好，病死率较低，但老人、儿童及体弱者如不及时急救处理有可能导致死亡。

4. 预防措施 包括防治食品被沙门氏菌污染、控制细菌繁殖与杀灭病原菌三方面。①宰杀前严格检疫，凡病死或死因不明的畜、禽、兽的肉及内脏一律禁止出售和食用，防止食品生熟交叉污染。②低温贮藏食品是预防食物中毒的一项重要措施，沙门氏菌繁殖的最适温度为 37℃，但在 20℃以上即能大量繁殖。③对被污染的食品进行彻底加热是预防沙门氏菌食物中毒的关键措施。

笔记栏

（二）大肠埃希菌（*Escherichia*）食物中毒

1. 病原　多不致病，60℃加热 15 ～ 20 分钟即可杀灭大多数菌株。不耐热性肠毒素在 60℃加热 1 分钟即被破坏，耐热性肠毒素在 100℃加热 30 分钟仍有活性。目前已知的致病性大肠埃希菌有五种类型，包括肠产毒性大肠埃希菌（enterotoxigenic *E.coli*，ETEC）、肠侵袭性大肠埃希菌（enteroinvasive *E.coli*，EIEC）、肠致病性大肠埃希菌（enteropathogenic *E.coli*，EPEC）、肠出血性大肠埃希菌（enterohemorrhagic *E.coli*，EHEC）及肠黏附型大肠埃希菌（enteroaggregative *E.coli*，EAEC），其中 EHEC 菌 O_{157}：H_7 被认为是 20 世纪 90 年代最重要的食源性病原菌之一。

2. 流行特点　多由动物性食品引起，如畜肉、禽、蛋、奶类及其制品，中毒全年都可发生、夏秋季高发；该菌可随粪便污染水源、土壤后污染食物，带菌者的手污染食物和容器后带菌。

3. 临床表现

① ETEC：为毒素型中毒，是许多发展中国家儿童腹泻的常见病原菌，可产生大量肠毒素。潜伏期 6 ～ 72 小时，一般为 10 ～ 15 小时。临床表现为水样便、腹痛、恶心、发热，体温多在 38 ～ 40℃。② EIEC：为活菌及内毒素感染型中毒，细菌具有侵袭性，侵入肠黏膜上皮细胞后可迅速繁殖，破坏黏膜层与基膜，出现黏膜溃疡，表现为血便、发热及痢疾样腹泻。③ EPEC：为活菌感染型中毒，是婴儿流行性腹泻的主要病原菌，可引起婴儿肠炎与夏季腹泻。具有很强的传染性，可引起暴发流行，临床上表现为水样腹泻、腹痛等。④ EHEC：为毒素型中毒，部分细菌产毒素（如 O_{157}：H_7 可分泌肠溶血素）。表现为突发性、痉挛性腹痛，先为水样便后为血便，自限性发热、呕吐，可导致出血性结肠炎。⑤ EAEC：主要引起婴儿持续性腹泻、脱水、偶有血便，可能与婴儿的顽固性腹泻有关。

4. 预防措施　因其主要经动物性食物传播，牛、羊、鸡为主要宿主，故与沙门氏菌食物中毒的预防原则基本相同。

（三）副溶血性弧菌（*V. parahemolyticus*）食物中毒

1. 病原　革兰氏染色阴性的嗜盐弧菌，海产品带菌率可达 90% 以上，在含盐 3.0% ～ 3.5% 的培养基或食物中生长良好，在无盐培养基上不能生长，淡水中存活不超过 2 天，但在含盐 12% 以上的环境中又会抑制生长。繁殖最适温度为 30 ～ 37℃。不耐热，56℃加热 5 分钟、90℃加热 1 分钟即可杀菌。该菌对食醋敏感，1% 的食醋 5 分钟即可杀灭，90% 的细菌在血琼脂培养基上出现 β 溶血带，称为“神奈川”现象阳性（K^+）。

2. 流行特点　夏秋季节，沿海地区的墨鱼、黄鱼、带鱼、海蟹、虾、蛤等带菌率极高；其次为受该菌污染的肉类或凉拌菜等；沿海居民可带菌传播；当受污染的食物在高温下存放时细菌大量繁殖，食用前不加热或加热不彻底，使大量活菌随食物摄入而感染发病。

3. 临床表现　潜伏期为 2 ～ 32 小时，多为 11 ～ 18 小时。上腹部阵发性绞痛继而腹泻，每日排便 5 ～ 10 次，粪便一般为水样便后转为黏液样或黏血样便，约 15% 患者出现洗肉水样血水便，伴有发热（37.5 ～ 39.5℃）；重者出现脱水、血压下降等；病程一般为 1 ～ 3 天，预后良好。治疗以补充水分、纠正电解质平衡为主。

4. 预防措施　注意食品烹调加工方法，防止食品污染、控制繁殖与加热灭菌。海产品应彻底煮熟、煮透、低温保藏；冷荤海鲜需用食醋浸泡或在沸水中漂烫以便杀菌，剩余海产品不宜在室温下放置过久，食用前需彻底加热，防止生熟食品交叉污染，尽量不生食海产品及盐腌不当的贝壳类。

（四）金黄色葡萄球菌（*Staphylococcus aureus*）食物中毒

1. 病原　该菌广泛分布于空气、土壤、水、健康人的皮肤及鼻咽部，革兰氏染色阳性兼性厌氧菌，31 ～ 37℃、pH7.4 为繁殖最佳条件，含水分、蛋白质及淀粉较丰富的食物在通风不良、氧分压较低时易产生肠毒素（enterotoxin）。已知肠毒素有 A、B、C_1、C_2、C_3、D、E 和 F 8 个血清型，其中 A 型毒素最强，需加热到 100℃ 2 小时才能破坏，在干燥条件下可生存数月。

2. 流行特点　主要是营养丰富且含水分较多的食品，如剩米饭、凉粉、冷糕、冰淇淋、奶及其制品，其次为熟肉等。多见于夏秋季，呈散发或暴发；人群对肠毒素易感性高。

3. 临床表现　潜伏期较短 1 ～ 6 小时，多为 2 ～ 4 小时，主要症状为恶心、反复剧烈的呕吐，

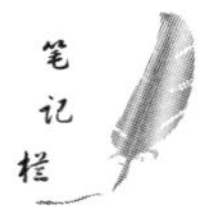

呕吐物中常有胆汁、黏液及血，伴有上腹部痉挛性疼痛与腹泻，多呈水样便；体温一般正常或略高，病程 1 ～ 2 天，预后良好；儿童发病往往较重。临床以对症治疗为主，一般不需使用抗生素。

4. 预防措施 应防止食品污染，尤其是含奶糕点、冷饮食品及剩饭等。对患有局部化脓性病灶（如疖、痈、手指化脓等）、上呼吸道感染（如鼻窦炎、化脓性咽炎、口腔疾病等）的食品加工人员、饮食从业人员、保育员应暂时调换工作环境；注意低温贮藏食品，防止葡萄球菌繁殖和产生肠毒素。

【案例 17-3】

2018 年 9 月某日，某小学校 152 名学生，9: 50 ～ 10: 20 课间加餐（茶叶蛋），大约 1 小时后，先后有 78 人发生恶心、反复剧烈的呕吐，同时伴有上腹部疼痛，相对呕吐腹泻次数少，体温不高。

【问题】

1. 根据以上症状，能否考虑此次事件属食物中毒?
2. 如考虑食物中毒，有可能为哪类食物中毒?
3. 若要明确食物中毒的诊断，关键是要得到患者的何种资料?
4. 若为食物中毒，有可能的原因是课间餐生产过程中什么原因造成?

【案例 17-3 分析】

1. 考虑为食物中毒，依据为夏秋季节、有相同的饮食史、潜伏期短、大人群发病、临床症状相似（急性胃肠道症状）。
2. 鉴于饮食史、潜伏期短、反复剧烈呕吐、体温不高等可考虑为金黄色葡萄球菌食物中毒。
3. 若要明确诊断，关键要得到患者呕吐物实验室检查结果。
4. 若证实为该种属食物中毒，其最有可能的原因是课间餐生产过程中，烹调人员有化脓性感染、食品储存不当、容器不干净等方面造成。

（五）肉毒梭菌（*Clostridium botulinum*）食物中毒

1. 病原 革兰氏染色阳性的厌氧芽孢杆菌。该菌在缺氧环境中，在含水分较多的中性或弱碱性食品上生长并产生外毒素（肉毒毒素），是一种剧烈的神经毒素。引起人类中毒的毒素有 A、B、E、F 型；毒素不耐热，100℃ 10 ～ 20 分钟即可杀灭，但芽孢耐热，干热 180℃ 5 ～ 10 分钟，湿热 100℃ 5 小时方可杀灭。

2. 流行特点 因饮食习惯与膳食组成不同而异。我国以植物性食品多见，如家庭自制的发酵食品（如豆酱、豆豉、臭豆腐和面酱等）及罐头等；欧美各国以火腿、腊肠及其他肉类制品多见。中毒多以家庭或个体出现，很少集体发病，多发生在冬春季。

3. 临床表现 潜伏期较长，一般为 12 ～ 48 小时，潜伏期越短病死率越高。前驱症状有恶心、呕吐、全身乏力、头痛、走路不稳及胃肠症状等；随后出现腹泻等胃肠症状。体温一般正常或稍低但脉搏加快，体温与脉搏成反比是该类食物中毒的标志。

随着病情进展出现眼部症状、延髓麻痹与分泌障碍。表现为视物模糊、眼睑下垂、张目困难、复视、斜视等；因延髓麻痹出现舌肌、咽肌、喉肌麻痹而致声音嘶哑直至失声、咀嚼吞咽困难、颈无力、头下垂等；继之出现呼吸肌麻痹、呼吸困难，最后可因呼吸衰竭而死亡。患者一般体温正常，意识清楚。近年来，随着多价抗肉毒毒素血清及预防呼吸肌麻痹等支持疗法的使用，病死率已降至 10% 以下。

4. 预防措施 防止污染是关键，肉毒梭菌及芽孢常随泥土或动物粪便污染食品。因此，必须严格食品操作规程，减少食品原料在运输、储存和加工过程中的污染。肉毒梭菌毒素不耐热，对可疑食品应作加热处理，以 100℃持续 10 ～ 20 分钟可破坏各种类型的毒素。

四、真菌及其毒素食物中毒

真菌结构简单、分子量小、对热稳定。赤霉病麦与霉变甘蔗两类食物中毒最常见。前者的致病因子是镰刀菌（包括禾谷镰刀菌、串珠镰刀菌、燕麦镰刀菌等）的毒素，均为耐热型毒素；后者的致病菌是甘蔗节菱孢霉。疾病发生有一定的季节性、地区性，临床缺乏有效治疗措施。其食物中毒的主要特点详见表 17-1。

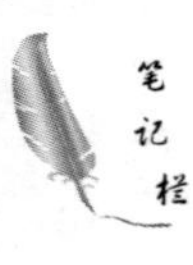

表 17-1　真菌及其毒素食物中毒临床症状概述

	赤霉病麦	霉变甘蔗
毒素	禾谷镰刀菌等代谢产物、耐热、耐酸、耐干燥，碱与高压蒸汽处理仅可减弱毒性	3- 硝基丙酸，小分子神经毒
流行病学特点	粮食收获季节、雨水丰富、气候湿润的地区，以淮河、长江中下游一带严重	北方地区，2 ～ 3 月份高峰期，多见于儿童和青少年，病情通常比较严重
中毒食品	麦类、玉米	霉变甘蔗
潜伏期	一般 10 ～ 30 分钟	十几分钟至 2 小时
消化道症状	恶心、呕吐、腹痛、腹泻	恶心、呕吐、腹痛、腹泻、黑便
神经系统症状	头晕、头痛、嗜睡、流涎	头晕、头痛、复视、抽搐、鸡爪手
体温	发热	多不发热
预后	无需治疗可自愈，预后良好	神经系统后遗症
其他	醉谷病	常死于呼吸衰竭；无特效治疗
预防措施	防止麦类、玉米等谷类食品受到真菌的侵袭、防止产毒	防止甘蔗霉变、正确识别甘蔗

五、有毒动植物中毒

有毒动植中毒是指动、植物本身含有某种天然的有毒成分，或由于储存不当而产生某种有毒物质，被人食用后造成中毒。

（一）河豚（globefish）中毒

1. 有毒成分　河豚是一种味道鲜美但有剧毒的鱼类，我国沿海及长江下游均有出产，其有毒成分为河豚毒素（tetrodotoxin，TTX），是一种神经毒素，靶器官主要是神经系统，对热稳定，需220℃以上方可分解。TTX 主要存在于河豚的内脏、血液及皮肤中，以卵巢毒性最大，肝脏次之；新鲜洗净的鱼肉一般不含毒素，但鱼体死亡过久，毒液及内脏毒素能渗入肌肉组织，部分河豚品种的鱼肉也有毒性。

2. 流行特点　多发生于春季，每年 2 ～ 5 月份为卵巢发育期，毒性最强，6 ～ 7 月份产卵后，卵巢萎缩，毒性减弱。

3. 临床症状　发病急速并剧烈，潜伏期 10 分钟至 3 小时。早期有手指、舌唇刺痛感，而后出现恶心、发冷、口唇及肢端知觉麻痹，后发展至四肢肌肉麻痹、瘫痪，逐渐失去运动能力以致呈瘫痪状态。多伴有心律失常、血压下降，最后因呼吸中枢与血管运动中枢麻痹而死亡。一般认为，若因食用鱼类引起的从唇、舌、咽喉开始到肢体末端的进行性麻痹，即应考虑河豚中毒。目前尚无特效解毒剂，对患者应尽快排出毒物及给予对症处理。

4. 预防措施　最有效的方法是禁止零售。新鲜河豚应去除头、内脏及鱼皮、充分放血，肌肉反复冲洗后加 2% $NaHCO_3$ 处理 24 小时，经鉴定合格后方准出售。加大宣传教育，使群众认识、了解河豚对人体的毒性作用，以防中毒事故的发生。

（二）鱼类引起的组胺（histamine）中毒

1. 有毒成分　由于食用不新鲜或腐败的鱼类（含有一定数量的组胺），或机体属过敏体质而导致的一类食物中毒。此类鱼体中含有较多的组氨酸，当鱼体不新鲜或腐败时，污染鱼体的细菌，如组胺无色杆菌、摩氏摩根菌所产生的脱羧酶，使组氨酸转变为组胺，促使毛细血管扩张、支气管收缩而导致一系列的临床症状。

2. 流行特点　组氨酸含量丰富的鱼类多是海产品中的青皮红肉鱼，如鲣鱼、鲐巴鱼、金枪鱼、秋刀鱼、竹荚鱼、沙丁鱼、青鳞鱼与金线鱼等。

3. 临床表现　潜伏期短，一般为 0.5 ～ 1 小时。表现为面部、胸部及全身皮肤潮红，眼结膜充血并伴有头痛、头晕、胸闷、心跳加快与血压下降等；可见荨麻疹、咽喉烧灼感，个别患者可出现哮喘。一般不发热，患者在 1 ～ 2 天内恢复健康，偶有死亡病例报道。临床多采用抗组胺药物与对

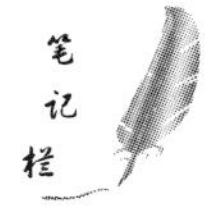

症治疗，如口服盐酸苯海拉明、氯苯那敏（扑尔敏），静脉注射 10% 葡萄糖酸钙等方法。

4. 预防措施 不吃腐败变质的鱼，特别是青皮红肉的鱼肉，市售此类鱼等应冷藏或冷冻，保持鱼体的新鲜度以保证鱼体组胺含量符合国家卫生规定，有过敏性疾病者不宜食用此类鱼。

（三）毒蕈（toxic mushroom）中毒

目前已知毒蕈有 100 余种，其中剧毒者 10 余种，中毒症状复杂，如不及时抢救，病死率较高。

1. 有毒成分 毒性主要取决于所含的毒素，一种毒蕈可含有多种毒素，一种毒素可分布于数种毒蕈中。毒蕈毒素可单独或联合作用，引起复杂的临床表现。常见的毒素有毒肽、毒伞肽、毒蝇碱、光盖伞素、鹿花毒素等。

2. 流行特点 多发生于夏秋季蘑菇盛发时节，多以家庭为单位散发。

3. 临床表现 根据毒蕈毒素成分、中毒症状可分为以下几型。

胃肠炎型：潜伏期 10 分钟至 6 小时，主要症状为剧烈恶心、呕吐、腹痛、腹泻等。适当对症处理后可迅速恢复，一般病程为 2 ～ 3 天，预后良好。

神经精神型：除有急性胃肠炎症状外，还主要表现为副交感神经兴奋症状，可引起多汗、流涎、流泪、瞳孔缩小、缓脉等；重者有神经兴奋、错乱与抑制等。毒素多为毒蝇碱、蟾蜍素与幻觉原等。阿托品类药物可迅速缓解症状。病程短，1 ～ 2 天可恢复，无后遗症。

溶血型：潜伏期为 6 ～ 12h，除急性胃肠炎症状外可有贫血、黄疸、血尿、肝脾大等，严重者可致死。给予肾上腺皮质激素治疗，能有效控制病情。

脏器损害型：依病情发展可分为潜伏期、胃肠炎期、假愈期、内脏损害期、精神症状期及恢复期。患者发病 2 ～ 3 天后出现肝、肾、脑、心脏等内脏损害；以肝损害最严重，可出现肝大、黄疸、转氨酶升高，严重者出现肝坏死、肝性脑病等。毒素损伤肾脏时可出现少尿、无尿或血尿甚至肾衰竭。该型中毒症状凶险，如不及时治疗，病死率较高。临床用二巯基丁二酸钠、二巯基丙磺酸钠解毒，并采用血液透析法清除进入体内的毒素。

4. 预防措施 提高鉴别毒蕈的能力、防止误食。可借鉴传统经验，如色泽鲜艳、菌盖有疣者、不生蛆、不被虫咬，有腥、辣、苦、酸、臭味的蕈类，破损后易变色或流乳状汁液者多为毒蕈；有些毒蕈烹煮时能使银器或大蒜变黑，毫无经验者，禁止自采蘑菇。

（四）含氰苷类食物中毒

因食用木薯、苦杏仁、桃仁、枇杷仁等含氰苷类食物而引起的食物中毒。

1. 有毒成分 以苦杏仁中毒较多见，有毒成分为氰苷。氰苷在体内水解可释放出 CN^-，其与细胞色素氧化酶等多种酶结合，阻止电子传递，组织细胞不能正常呼吸，机体因缺氧而陷入窒息状态。

2. 流行特点 以散发为主，多见杏熟时期，儿童误食或不经医生处方用苦杏仁煎汤治疗小儿咳嗽而引起中毒；木薯中毒是因不了解其毒性，生食或食入未煮透的木薯而引起。

3. 临床表现 潜伏期一般为 1 ～ 2 小时，主要症状为口苦涩、流涎、恶心、呕吐、心悸、头晕、头痛及四肢软弱无力；随着组织缺氧加重，患者表现为呼吸困难，并可闻苦杏仁味；重症者意识不清，呼吸急促、微弱，全身阵发性痉挛，后因呼吸麻痹或心跳停止而死亡。中毒者临床症状凶险，可短时间内死亡。

临床治疗中应立即吸入亚硝酸异戊酯或静脉注射 3% 亚硝酸钠溶液或 10% 4- 二甲氨基苯。

4. 预防措施 勿食苦杏仁等有毒果仁；加水煮沸可去除苦杏中的氰苷；木薯需去皮，切片后浸水晒干或加工时开盖蒸煮使氰苷类化合物挥发。

六、化学性毒物中毒

> **知识点 17-22**
> 常见化学性食物中毒的急救方法。

因食用被化学物质污染的食品或误食化学物质而引起的食物中毒，包括有毒的金属及其化合物、农药等。此类中毒一旦发生，病死率高、后果严重，故应加强预防。

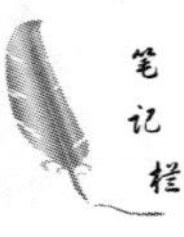

（一）砷化物中毒

1. 中毒原因　误食含三氧化二砷（即砒霜）或含砷农药污染食物、容器而引起中毒。

2. 中毒机制　剧毒，人体中毒剂量为 5 ～ 50mg，致死量为 60 ～ 300mg；对消化道有直接腐蚀作用，引起糜烂溃疡和出血；进入肠道可致腹泻；其次为麻痹血管运动中枢和作用于毛细血管，使脏器淤血及出血，甚至全身出血使毛细血管麻痹、扩张、血压下降等；砷化物为巯基亲和毒物，可使含巯基酶活性失活而产生细胞代谢紊乱表现。

3. 临床表现与急救　潜伏期仅数分钟至数小时，首先表现为消化道症状，重者可出现神经系统和全身中毒表现，可因呼吸循环衰竭而死亡。急救措施包括迅速排出毒物、选用特效解毒剂，如洗胃后用氢氧化铁可保护胃黏膜并阻止吸收；及早使用巯基络合剂二巯基丙磺酸钠、二巯基丁二酸钠等，使可含巯基酶恢复活性与功能。

4. 预防措施　加强含砷农药的管理，防止污染食物或误用、误食等。

【案例 17-4】

2018 年 5 月某天中午，内蒙古包头市某旗某村庄，一户村民于中午饭后不久，家人陆续出现程度不同的恶心、呕吐、腹痛、腹泻等消化系统症状，其中一位长者于进食 4 小时后死亡；该农户饲养的几只家禽也在食入患者呕吐物后死亡。经当地卫生监督部门调查确证，此为一起因误食含有三氧化二砷（As_2O_3）的烙饼所致的食物中毒事件。

【问题】

1. 三氧化二砷是怎么样进入食物中的？
2. 如何预防此类事件的发生？

【案例 17-4 分析】

1. 本案例属因农药保管不当污染食物后引起的食物中毒事件，污染物为 As_2O_3。据调查，该农户户主多年前曾任村农药保管员，曾将一袋 As_2O_3 存放于家中，因年久遗忘。事发当天，其儿媳在做饭时无意中看到这包白色粉末状物，误以为是苏打粉而和入面粉中，引起家人及家禽中毒。

2. 加强化学农药尤其是感官性状与某些食品原料相似的化学有毒有害物质的管理；专人保管、专库存放是避免发生此类事件的有效措施。

（二）亚硝酸盐中毒

1. 中毒原因　亚硝酸盐广泛存在水与食物中，也可由硝酸盐还原产生。腌制不充分的咸菜、放置过久变质的蔬菜等均含有较高的亚硝酸盐。若一次大量摄入可发生中毒，导致缺氧症（肠源性青紫症）；少数因误作食盐而误食所致。

2. 中毒机制　亚硝酸盐进入血液后，可使血红蛋白中的二价铁被氧化为三价铁，形成高铁血红蛋白而失去携氧能力，引起组织缺氧而发绀，进而损害中枢神经系统，继之引起呼吸、循环系统损害等中毒症状。

3. 临床表现与急救　误食者 10 分钟左右即可发病，大量摄入变质蔬菜者在 1 ～ 3 小时发病。主要症状有口唇、指甲及全身皮肤出现发绀等组织缺氧表现，并伴有头晕、头痛、心率加快、呼吸急促等症状；严重者若抢救不及时，可因缺氧窒息或呼吸麻痹、循环衰竭而死亡。急救措施为迅速排出毒物，选用亚甲蓝和维生素 C，使高铁血红蛋白还原恢复携氧能力，其与葡萄糖合用效果更好。

4. 预防措施　加强安全管理，防止食品污染与误食；减少食用含亚硝酸盐的食物等。

七、食物中毒的调查与处理

（一）食物中毒的报告

知识点 17-23

食物中毒的调查与处理要点。

发生食物中毒或疑似食物中毒事故的单位与接收食物中毒或者疑似食物中毒患者进行治疗的单位应及时向所在地人民政府卫生行政部门报告发生食物中毒事故的单位、

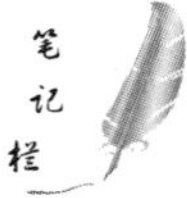

地址、时间、中毒人数、可疑食物等有关内容。

县级以上地方人民政府卫生行政部门接到食物中毒或者疑似食物中毒事故的报告时，应及时填写食物中毒报告登记表并按要求报告同级人民政府和上级卫生行政部门。在报告过程中，可根据食物中毒的人数、波及范围、发生地点等特点根据相关要求进行上报；对中毒人数较多的食物中毒事故实施紧急报告制度。

（二）食物中毒的处理

1. 封存造成食物中毒或者有可能导致食物中毒的食品及其原料，封存被污染的食品及用具并责令进行消毒。实施上述行政控制的方式是加盖卫生行政部门印章的封条，并制作行政控制决定书。在紧急情况下，现场人员可给予现场封存并制作笔录，然后报卫生行政部门批准，补送行政控制决定书。

2. 为控制食物中毒事故扩散，责令食品生产经营者收回已售出的造成食物中毒的食品或有证据证明可能导致食物中毒的食品。

3. 对封存的食品及食品工具和用具，卫生行政部门应当在封存之日起 15 日内完成检验或卫生学评价工作，并做出以下处理：属于被污染的食品予以销毁或监督销毁；未被污染的食品及已消除污染的食品工具及用具予以解封。

（三）食物中毒的处罚

对造成食物中毒事故的单位和个人，由县级以上地方人民政府卫生行政部门按照《中华人民共和国食品安全法》和《食品卫生行政处罚办法》的有关规定，予以行政处罚；对造成严重食物中毒事故构成犯罪的或有投毒等犯罪嫌疑的需移送司法机关处理。

（四）食物中毒的信息发布

对食物中毒事件及其处理情况按规定由相关部门及时进行发布，并对可能造成的危害加以解释与说明。

（五）撰写调查报告

在调查过程中，分别按要求撰写报告，调查工作结束，撰写食物中毒调查总结报告，按规定上报、留档。调查报告的内容一般包括事件经过、临床症状、流行病学特点、患者救治和预后情况、发病人数、控制措施、处理结果与效果评价等。

（余　清）

笔记栏

第十八章 烟草控制与健康

第十八章 PPT

烟草是一种古老而独特的植物，随着人类的发展而发展，随着人类对其认识的变化而变化。沿途走来，以几件大事为标志，烟草大体上经历了以下发展时期。第一件大事是在公元前 5000 ～ 3000 年，美洲印第安人发现了烟草，开始了人类对烟草的种植和利用。第二件大事是 1492 年哥伦布发现新大陆，欧洲人发现了烟草，并将烟草带到了全球。烟草进入了近代早期全球传播流行和传统消费时期。第三件大事是 19 世纪后期现代卷烟生产技术出现，烟草适应人类工业化、城市化、快节奏化生活需要，进入了 20 世纪现代卷烟生产、流行和消费的发展时期。第四件大事是 1964 年美国联邦政府发布第一份“吸烟与健康”报告，权威确认了“吸烟有害健康”。第五件大事是 2003 年世界卫生大会通过《烟草控制框架公约》和近几年电子烟、加热不燃烧烟草制品等新型烟草制品的出现与兴起，全球烟草产业进入了寻求变革、寻求突围的新时期。

第一节 概 述

一、烟草危害的流行病学特点

微课 18-1

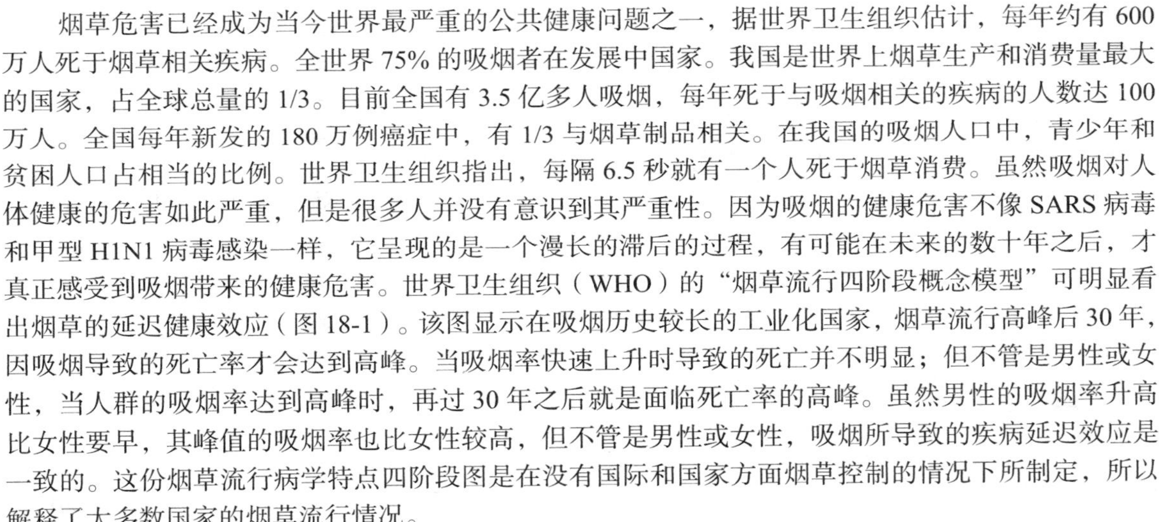

烟草危害已经成为当今世界最严重的公共健康问题之一，据世界卫生组织估计，每年约有 600 万人死于烟草相关疾病。全世界 75% 的吸烟者在发展中国家。我国是世界上烟草生产和消费量最大的国家，占全球总量的 1/3。目前全国有 3.5 亿多人吸烟，每年死于与吸烟相关的疾病的人数达 100 万人。全国每年新发的 180 万例癌症中，有 1/3 与烟草制品相关。在我国的吸烟人口中，青少年和贫困人口占相当的比例。世界卫生组织指出，每隔 6.5 秒就有一个人死于烟草消费。虽然吸烟对人体健康的危害如此严重，但是很多人并没有意识到其严重性。因为吸烟的健康危害不像 SARS 病毒和甲型 H1N1 病毒感染一样，它呈现的是一个漫长的滞后的过程，有可能在未来的数十年之后，才真正感受到吸烟带来的健康危害。世界卫生组织（WHO）的“烟草流行四阶段概念模型”可明显看出烟草的延迟健康效应（图 18-1）。该图显示在吸烟历史较长的工业化国家，烟草流行高峰后 30 年，因吸烟导致的死亡率才会达到高峰。当吸烟率快速上升时导致的死亡并不明显；但不管是男性或女性，当人群的吸烟率达到高峰时，再过 30 年之后就是面临死亡率的高峰。虽然男性的吸烟率升高比女性要早，其峰值的吸烟率也比女性较高，但不管是男性或女性，吸烟所导致的疾病延迟效应是一致的。这份烟草流行病学特点四阶段图是在没有国际和国家方面烟草控制的情况下所制定，所以解释了大多数国家的烟草流行情况。

面对严重的烟草流行状况和不容乐观的前瞻估计，烟草使用已经成为政府和公众必须高度关注的重大健康和社会问题。

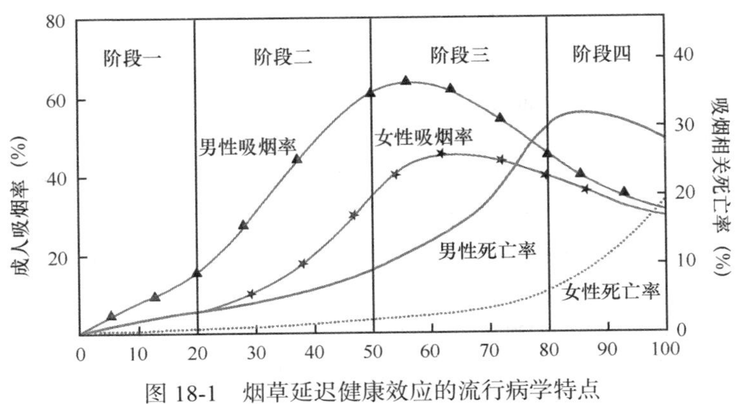

图 18-1 烟草延迟健康效应的流行病学特点

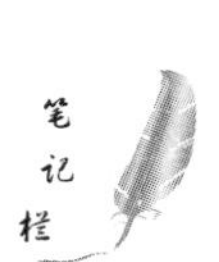

二、烟草的主要有害成分

知识点 18-1

1. 烟草中的有害物质有多少种？
2. 烟碱对人体有哪些危害？

烟草制品是指全部或部分由烟叶作为原材料生产的供抽吸、吸吮、咀嚼或鼻吸的制品。

（一）烟草中的有害物质

烟草燃烧时由于不完全燃烧而释放出烟草烟雾，其中含有7000多种化学物，包括烟碱、一氧化碳、一氧化氮、氨、硫化氢、氰化氢等，其中69种化学成分是已明确的致癌物，包括多环芳烃类，芳香胺类，*N*-亚硝基胺类、甲醛、1，3-丁二烯等；此外烟草烟雾中含有多种重金属和放射性物质，包括铅、汞、镉、钴、锑、铊、铅-210、钋-210等。

（二）尼古丁及其危害

烟碱又称尼古丁，可刺激交感神经节、副交感神经节和肾上腺释放儿茶酚胺，使心率加速，血压升高，心脏负荷加重。长期吸烟的人发生慢性气管炎、冠心病、消化不良、震颤、视觉障碍等都与烟碱有关。烟碱最大的危害在于成瘾性，在肺部吸入后仅数秒中内即可到达大脑，作用于大脑中的烟碱受体，刺激多巴胺释放，产生快感；烟碱在人体内无累积性，吸烟后2小时，通过呼吸和汗腺绝大数量即被排除。但长期吸烟，身体会习惯于血液内存在一定浓度烟碱的状态。当血液中烟碱下降时，便会渴望要求烟碱浓度恢复原来的水平，于是得再吸一支，所以加强了吸烟愿望，形成烟瘾，增加其危害性。

（三）一氧化碳来源及其危害

一氧化碳是烟草不完全燃烧的产物，一支卷烟烟雾中一氧化碳的含量为1%～5%。烟气中一氧化碳吸入肺内，其与血液中的血红蛋白迅速结合，形成碳氧血红蛋白（一氧化碳对血红蛋白的亲和力比氧气高250倍），削弱血红蛋白与氧的结合，使血液携氧能力降低，从而导致机体处于相对低氧状态。为了应对低氧，红细胞体积和数目代偿性增加，使血黏滞度增加，导致体内处于高凝状态。还可减少心脏所能利用氧的数量，从而加快心跳，引起心脏功能的衰竭。吸烟者体内一氧化碳浓度一天24小时均高于正常水平。一氧化碳与烟碱协同作用，危害吸烟者的心血管系统，其与不吸烟者相比，冠心病要高5～10倍，心肌梗死高20倍，大动脉瘤高5～7倍。

（四）多环芳烃来源及其危害

多环芳烃是烟草焦油中的成分，是一种常见致癌物。烟雾中的多环芳香烃类（PAHs）、*N*-亚硝胺类、芳香胺类及某些易挥发的有机物在吸烟诱发肿瘤中发挥重要作用，多环芳香烃还可加速动脉粥样硬化。烟草烟雾中的细颗粒物（$PM_{2.5}$）可以被吸入呼吸道深部，是室内空气污染的主要来源。

（五）烟草烟雾及其危害

知识点 18-2

1. 主流烟雾的概念。
2. 侧流烟雾的概念。
3. “二手烟”的概念。

烟草烟雾分为主流烟雾和侧流烟雾。主流烟雾（mainstream smoke）是指吸烟时从过滤嘴吸入的烟雾，部分烟雾被吸烟者呼出。侧流烟雾（sidestream smoke）是指从卷烟的燃烧端在两次抽吸之间阴燃（没有火焰缓慢燃烧现象）时产生的烟雾，包括包装烟草纸扩散出来的烟雾。主流烟雾和侧流烟雾与周围的空气混合形成“二手烟”又称环境烟草烟雾（environmental tobacco smoke，ETS）。无论是主流烟还是侧流烟均含有几千种化学成分，其中致癌物达几十种，但侧流烟雾更具毒性。因侧流烟雾燃烧温度更低，燃烧更不完全，且不经过任何过滤，如每点燃一支香烟后，侧流烟雾中一氧化碳、烟碱和苯并芘、亚硝胺的含量分别为主流烟雾含量的5倍、3倍和4倍、50倍。世界卫生组织指出，“二手烟”的暴露没有安全水平，任何浓度、任何时间的暴露都可能对人体产生危害。应降低公众对“二手烟”的暴露，并帮助吸烟者减少吸烟量，帮助他们戒烟。

笔记栏

【案例 18-1】

吸烟引起急性中毒死亡者，我国早已有发生，吸烟多了就醉倒在地，口吐黄水而死亡。为此明代崇祯皇帝曾下令禁烟。在国外也有报道：苏联有一名青年第一次吸烟，吸一支大雪茄烟后死亡。英国一个长期吸烟的 40 岁的健康男子，因从事一项十分重要的工作，一夜吸了 14 支雪茄和 40 支香烟，早晨感到难受，经医生抢救无效死亡。法国在一个俱乐部举行一次吸烟比赛，优胜者在他吸了 60 支纸烟后，未来得及领奖即死亡，其他参赛者都因生命垂危，送医院抢救。英国的两位曾经患有喉癌的女性以自己的亲身经历向人们揭示了吸烟的危害性。两年前，莎拉·约翰逊的扁桃体上长了一个肿瘤，不得已接受了扁桃体切除手术。之后的喉咙再造手术让莎拉更是经历了难以忍受的痛苦，因为此前她每周要吸上 50 支以上的香烟。艾米·科顿因为吸烟而患上喉癌，在接受治疗后，艾米坚决戒掉了吸烟。现在，艾米还开设一家网站，专门提醒女性朋友要充分认识到吸烟的害处。

【问题】

1. 烟草的主要有害成分有哪些？

2. 吸烟对人的健康有什么影响？

【案例 18-1 分析】

1. 烟草烟雾中含有 7000 多种化学物，包括烟碱、一氧化碳、一氧化氮、氨等，其中 69 种化学成分是致癌物，包括多环芳香烃类，芳香胺类，此外还含有多种重金属和放射性物质。

2. 吸烟可以引发多种疾病，包括心脏病发作、脑卒中、肺癌和其他癌症（如喉、口腔、咽等）及慢性阻塞性肺部疾病，导致生殖与发育异常，并与其他一些疾病和健康问题密切相关。

微课 18-2

三、吸烟对健康的影响

> **知识点 18-3**
> 1. 吸烟对机体健康的影响。
> 2. “二手烟”的危害。

大量的证据表明，吸烟可以引发多种疾病，包括心脏病发作、脑卒中、肺癌和其他癌症（如喉、口腔、咽、食管、胰腺、膀胱、子宫颈、白血病等）及慢性阻塞性肺部疾病。吸烟还可以导致生殖与发育异常，并与其他一些疾病和健康问题密切相关。与不吸烟者相比，长期吸烟者的寿命可以减少 10 年。

烟草烟雾中的有害物质影响人体发育和生殖功能。吸烟能使遗传物质发生突变，对内分泌系统、输卵管功能、胎盘功能、免疫功能、孕妇及胎儿心血管系统、胎儿组织器官发育造成不良影响。女性吸烟可以降低受孕概率，导致异位妊娠、自然流产、前置胎盘、胎盘早剥、胎儿生长受限、新生儿低出生体重及婴儿猝死综合征。吸烟还可引起男性勃起功能障碍。吸烟可以导致 2 型糖尿病，可增加患者发生大血管和微血管并发症的风险，影响疾病预后。吸烟可导致牙周炎、白内障、手术伤口愈合不良及手术后呼吸系统的并发症、髋部骨折、皮肤老化等。

“二手烟”（second-hand smoke）暴露能使非吸烟者的冠心病风险增加 25% ～ 30%，肺癌风险提高 20% ～ 30%。由于“二手烟”雾包含多种能够迅速刺激和损伤呼吸道内膜的化合物，因此即使短暂的暴露，也会导致上呼吸道损伤，激发哮喘频繁发作。“二手烟”可增加血液黏稠度，损伤血管内膜，引起冠状动脉供血不足，增加心脏病发作的危险等。“二手烟”可导致新生儿猝死综合征、中耳炎、低出生体重等。

第二节　烟草依赖疾病及吸烟行为干预

微课 18-3

一、烟草依赖疾病

烟碱是烟草成瘾性的重要物质，因同时具有水溶性和脂溶性，这一特点使得烟碱可以被身体组织迅速吸收并通过多种方式进入血液（如经口腔、皮肤黏膜、胃肠道或肺部毛细血管床等）。吸烟后 10 秒内，烟碱就会迅速到达中枢神经系统，使吸烟者感受到令人愉悦的快感与放松感，还能使

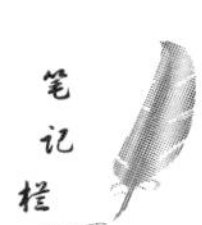

> **知识点 18-4**
> 1. 烟草依赖疾病的概念。
> 2. 烟草依赖综合征的诊断标准。

吸烟者缓解压力、增加警觉性、集中注意力等。使用烟草一定时间后，就可以成瘾，即所谓的烟草依赖疾病。它是一种慢性高复发性疾病，其本质是烟碱依赖（nicotine dependence）。

烟碱主要通过与中枢神经系统的烟碱受体发生作用而改变多种神经递质的传递，在这一过程中起主要作用的是烟碱型乙酰胆碱受体（nicotinic acetylcholine receptor，nAChRs）。nAChRs 有多种不同的亚型，其中 $\alpha_4\beta_2$ 型与烟碱依赖的关系最为密切。

进入身体的烟碱 80% ～ 90% 通过肺部、肝脏及肾脏代谢，其中以肺部为主，还有 10% ～ 20% 以原形通过尿液排出。细胞色素 P450 酶可将烟碱转换成多种效力较低的代谢产物，主要是可替宁（cotinine），此外还有烟碱亚胺离子、二烯烟碱及去甲烟碱。烟碱的半衰期是 2 ～ 3 个小时，而可替宁大约为 20 个小时。临床研究显示，大部分吸烟者之所以按一定的频率吸烟是为了维持其血液中的烟碱浓度（30 ～ 50mg/L），从而避免因血液中烟碱水平过低而产生戒断症状，这一行为称作自我剂量调节。由于夜间吸烟者血液中的烟碱水平会明显降低，因而对于大部分吸烟者，早晨第一支烟的强化效应最为显著。

按照世界卫生组织国际疾病分类（ICD-10，F17.2）诊断标准，确诊烟草依赖综合征通常需要在过去一年内体验过或表现出下列六条中的至少三条：①对吸烟的强烈渴望或冲动感；②对吸烟行为的开始、结束及剂量难以控制；③当吸烟被终止或减少时出现生理戒断状态；④耐受的依据，如必须使用较高剂量的烟草才能获得过去较低剂量的效应；⑤因吸烟逐渐忽视其他的快乐或兴趣，在获取、使用烟草或从其作用中恢复过来所花费的时间逐渐增加；⑥固执地吸烟不顾其明显的危害性后果，如过度吸烟引起相关疾病后仍然继续吸烟。

依赖程度可根据吸烟量、戒断症状严重程度、临床评定量表得分判定。目前，临床评定量表使用较多的是 Fagerstrom 烟碱依赖性量表（表 18-1）。

微课 18-4

表 18-1　Fagerstrom 烟碱依赖性量表

评估内容	0 分	1 分	2 分	3 分
您早晨醒来后多长时间吸第一支烟?	＞ 60 分钟	31 ～ 60 分钟	6 ～ 30 分钟	≤ 5 分钟
您是否在许多禁烟场所很难控制吸烟的需求?	否	是		
您认为哪一支烟您最不愿意放弃?	其他时间	早晨第一支		
您每天吸多少支卷烟?	≤ 10 支	11 ～ 20 支	21 ～ 30 支	＞ 30 支
您早晨醒来后第一个小时是否比其他时间吸烟多?	否	是		
您卧病在床时仍旧吸烟吗?	否	是		

注：积分 0 ～ 3 分为轻度依赖，4 ～ 6 分为中度依赖，≥ 7 分提示高度依赖

二、常用的戒烟药物

> **知识点 18-5**
> 1. 目前常用的戒烟药物。
> 2. 常见戒烟的问题及解决的方法。

烟碱替代疗法（nicotine replacement therapy，NRT）类药物、盐酸安非他酮和伐尼克兰是常用在戒烟治疗上的药物。

1. NRT 类药物　此类药物是提供少量安全的外源性烟碱以减少从烟草中获得的烟碱，为了缓解烟碱综合征，如出现易怒、心烦、焦虑、注意力无法集中等症状。烟草中烟碱的代谢速度高于此类外源性烟碱的代谢速度。从而使吸烟者在使用 NRT 类药物后，体内的烟碱浓度保持相对较低水平，因此缓解戒烟者在戒断过程中的不良症状。目前 NRT 类药物包含贴片、口香糖、含片、鼻腔喷雾剂和吸入器含有少量烟碱。不同的 NRT 类药物以不同方式提供烟碱，目前尚无证据表明这些药物在戒烟疗效上存在差别，药物选择应遵从戒烟者的意愿。吸烟者经常由于未能使用足量的 NRT 类药物而不能达到最佳的治疗效果。在戒断过程中，连续使用 NRT 类药物不低于 8 周并且不高于 12 周，个别吸烟

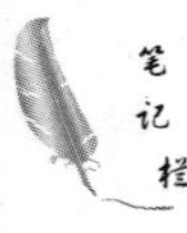
笔记栏

者将会花费较长时间进行治疗（5% 可能要继续治疗长达 1 年）。

长时间服用 NRT 类药物无安全性问题。对于合并不稳定型心绞痛、过去两周内有心肌梗死史及严重心律失常的吸烟者，需慎用 NRT 类药物。通过非药物方式戒烟是妊娠期吸烟者首选方法。不同的NRT类药物能否帮助妊娠期吸烟者戒烟尚无定论，对于哺乳期吸烟者是否有效尚未进行评估。

2. 盐酸安非他酮（缓释片） 是第一个用于戒除烟瘾的非烟碱替代治疗的抗抑郁处方药，其作用机制可能包括抑制多巴胺及去甲肾上腺素的重摄取以及阻断烟碱乙酰胆碱受体。盐酸安非他酮剂量为每片 150mg，用药开始第 1 ～ 3 天为一次 150mg（1 片），每日一次，连续使用 3 天，第 4 天后加至每日二次，每次 150mg（1 片）。不良反应有食欲减退或厌食、口干、面部潮红、出汗、耳鸣、震颤等。癫痫患者、突然戒酒或停用镇静剂的患者或使用其他含有安非他酮成分药物的患者、现对安非他酮成分过敏者或在近 14 天内服用过单胺氧化酶抑制剂者禁用。联合应用 NRT 类药物可提高对于烟碱严重依赖的吸烟者的戒断效果。

3. 伐尼克兰 是一种新型非烟碱类戒烟药物。伐尼克兰为 $\alpha_4\beta_2$ 烟碱乙酰胆碱受体的部分激动剂，具有激动及拮抗的双重调节作用。伐尼克兰与烟碱乙酰胆碱受体结合后，一方面发挥激动剂的作用，刺激脑内释放多巴胺，可缓解戒烟后的戒断症状；另一方面，它的拮抗特性可以阻止烟碱与烟碱乙酰胆碱受体结合，减少吸烟的欣快感。伐尼克兰常见的不良反应为恶心、胀气、便秘、腹泻、腹痛、皮疹、胃灼热、呕吐、口干、做梦异常、睡眠困难、头痛、疲劳、癫痫、情绪改变和关节或肌肉疼痛。

4. 联合疗法可提高成功率 联合使用一线药物已被证实是一种有效的戒烟治疗方法，可提高戒断率。有效的联合药物治疗包括：烟碱贴片 + 烟碱吸入剂；烟碱贴片 + 盐酸安非他酮。

三、临床场所戒烟指导

> **知识点 18-6**
> 1. “5A” 戒烟法。
> 2. “5R” 戒烟法。

吸烟因其成瘾性而被视作为一种慢性病，需要提供反复的干预服务。医生的态度、医生所掌握的戒烟技能对患者能否成功戒烟都有很重要的影响。医生要学会在临床场所戒烟指导的技能，帮助吸烟者戒烟。下面的一些策略及措施，能帮助医生在临床场所的戒烟干预。

（一）“5A” 戒烟法

临床上对吸烟者的戒烟指导可以采用“5A”方案进行简短干预。“5A”戒烟法是由 5 种活动所组成，询问（ask）：询问并记录患者吸烟情况；劝告（advise）：积极劝说所有吸烟者戒烟；评估（assess）：评估每一位吸烟者的戒烟动机与意愿；帮助（assist）：提供戒烟帮助；安排随访（arrange follow-up）：随访可强化戒烟效果，故称为“5A”戒烟法。以下将详细阐述干预措施的每一步骤。

第一步，询问（ask）。询问并记录患者吸烟情况。治疗烟草依赖的第一步措施是识别吸烟者，识别吸烟者本身就能增加医生的戒烟干预率。有效识别吸烟状况不仅为成功干预（医生建议和治疗）打开入口，而且使医生能根据患者的吸烟情况和戒烟意愿选择适当的干预措施。所有医务人员须利用每次机会，尽可能识别每位吸烟者，包括从未出现过任何与吸烟有关症状的患难与共者。通过提出诸如“您过去 30 天是否吸烟？”等恰当、简单的问题即可识别出吸烟者。如果患者吸烟，不应询问吸烟年限、吸烟量对戒烟的兴趣，将吸烟状况记录在病历上或者录入信息系统。在病历中标明吸烟者所处的阶段，为下一次干预作提示的做法值得推荐，要注意随时更新记录。对所有吸烟的患者，要注意询问既往疾病史，如癫痫发作史、药物过敏史、最近半年体格检查情况等。

第二步，劝告（advise）。积极劝说所有吸烟者戒烟。在完成患者吸烟状况筛查后，下一步就是强化患者的戒烟意识，明确有力地反复提出个性化的戒烟建议。所谓个性化，就是劝告要结合吸烟者的年龄、身份、健康状况、病史、吸烟行为特点等，强调戒烟的重要性，有针对性地解释戒烟的理由。可向患者发放文字宣传材料作为补充。注意关于吸烟危害的宣传教育应客观，避免夸大其词。有条件者，可以通过仪器（如一氧化碳呼出量分析仪）测试的方式刺激吸烟者做出戒烟的决定。应尽可能选择患者最容易接受的方式干预。

笔记栏

第三步，评估（assess）。评估每一位吸烟者的戒烟动机与意愿。戒烟动机和决心大小对戒烟成败至关重要，戒烟只有在吸烟者确实想戒烟的前提下才能够成功。通过询问戒烟的兴趣与意愿对戒烟动机做定性的判定是较简便易行的方法。对有意戒烟者，应提供治疗于预；对不愿意戒烟者则运用 5R 法增强其戒烟动机。具体见表 18-2 中的“5R”法。

表 18-2　提高戒烟动机的“5R”法干预措施

5R	具体做法
相关性（relerance）	要尽量帮助吸烟者懂得戒烟是与个人密切相关的事。如果能结合吸烟者的患病状态、患病危险性、家庭或社会情况、健康问题、年龄、性别及其他重要问题，效果会更好
危验性（risk）	应让吸烟者知道吸烟对其本人可能造成的短期和长期的负面影响及吸烟的环境危害。可以提醒并强调与吸烟者本人具体情况相关的风险，并着重强调吸低焦油、低烟碱的卷烟或其他形式的烟草并不能减少这些风险
益处（rewards）	应当让吸烟者认识戒烟的潜在益处，并说明和强调那些与吸烟者最可能相关的益处，如促进健康、增加食欲、节约金钱、减少皮肤皱纹或皮肤老化等
障碍（roadblocks）	医生应告知吸烟者在戒烟过程中可能遇到的障碍及挫折，并告知他们如何处理。典型的障碍包括：戒断症状；对戒烟失败的恐惧；体重增加；缺少支持；抑郁；吸烟冲动；周围吸烟者的影响；缺乏有效的戒烟治疗知识
反复（repetition）	每遇到不愿意戒烟的吸烟者，都应重复上述干预措施。对于曾经在戒烟尝试中失败的吸烟者，要告知他们大多数人都是在经历过多次戒烟尝试后才成功戒烟的

第四步，帮助（assist）。提供戒烟帮助。明确患者的戒烟意愿后，对于有意戒烟者，可以进行第 4 个“A”干预——提供戒烟帮助。重点放在帮助制订戒烟计划、处理出现的戒断症状、指导使用辅助戒烟药物、咨询指导服务等方面。

（1）强化戒烟的决心，强调戒烟的可能性：在戒烟过程中给予持续的健康教育和强化支持很重要。戒烟者的决心需要通过宣传吸烟危害与戒烟的益处不断强化。寻找激励患者戒烟的有效方式，提供个体化的信息、建议和鼓励，促使患者将戒烟意向转化为坚定的戒烟决心。戒烟中应注意随时强调戒烟的可能性，增强患者成功戒烟的信心。需告知患者：多数吸烟者烟碱依赖程度并不强；不是所有人都难戒；尽管吸烟具有成瘾性，但并不意味着不能戒除，戒烟是可能的事。根据患者的个人特征预测戒烟成功的概率会有助于戒烟。

（2）让吸烟者了解自己的吸烟类型：为了有效地准备开始戒烟，指导吸烟者关注自己的吸烟行为并进行记录，即记吸烟日记。记录每次吸烟的时间、场所、吸烟者当时的心情等。至少要连续记录 2 ～ 3 天，最好记录 1 周。通过对吸烟行为进行观察，使吸烟者可以了解自己的“吸烟特点”，即在什么时间和什么场合吸烟？了解这些特点有助于为吸烟者制订出坚持戒烟的方案。

（3）制订合理的戒烟计划：采取戒烟行动前做好戒烟的生理、心理和环境准备都有助于成功戒烟。做好戒烟准备，制订一个个体化的、合理可行的戒烟计划，可增加成功戒烟的概率。

（4）帮助解决戒烟过程再现的困难与问题：患者戒烟过程中，应就以下问题提供行为指导：可能发生的体重增加；常见戒断症状的治疗；饮酒给戒烟造成的困难；综合利用家人、朋友等社会支持，还要监测戒烟者药物治疗情况及效果。

（5）提供戒烟宣传材料，告知随访需求：向戒烟者发放戒烟宣传材料，可作为个体化咨询指导的补充。同时告知戒烟者将对其戒烟过程进行随访，并在有需要时提供进一步的帮助与指导。

第五步，安排随访（arrange follow-up）。随访可强化戒烟效果。戒烟后的头 1 个月内，戒断症状较严重，更应注意安排随访，一般要求在 1 周、2 周、1 个月时间点均应进行随访。此后，在 2 个月、3 个月和 6 个月时，还应安排随访。必要时需要对随访频次进行调整。第 1 ～ 2 周戒断症状严重，需将咨询电话告知戒烟者，随时解决问题。对复吸者，可能需要加强随访咨询力度，适当增加随访次数。随访的形式可以要求戒烟者到戒烟门诊复诊，或通过电话等方式了解其戒烟情况。

“5A”戒烟法这一完整的临床戒烟干预流程，其中的评估步骤强调通过评价吸烟者的戒烟意愿决定采取的干预措施，正是行为改变阶段模式的体现。而对于没有戒烟意愿的吸烟者，“5R”的动机干预正是体现健康信念模式的五个关键因素：疾病的严重性、疾病的易感性、行为的有效性、行为改变的障碍及自我效能。

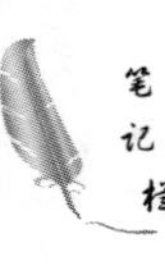

（二）对不同类型人群的戒烟干预指导

知识点 18-7

1. 理解临床场所处理烟草使用和烟草依赖的模式。
2. 对不同类型人群的戒烟干预指导。

图 18-2 列出了临床场所处理烟草使用和烟草依赖的干预模式。该模式以“5A”戒烟法为主线，根据对求医者吸烟状况及戒烟意愿的评价，将他们分为 4 类来给予相应的干预策略及措施。

1. 对于有戒烟意愿的吸烟者　对于该类人群应提供简单的戒烟帮助，并推荐他们到戒烟门诊进行咨询或拨打戒烟热线。

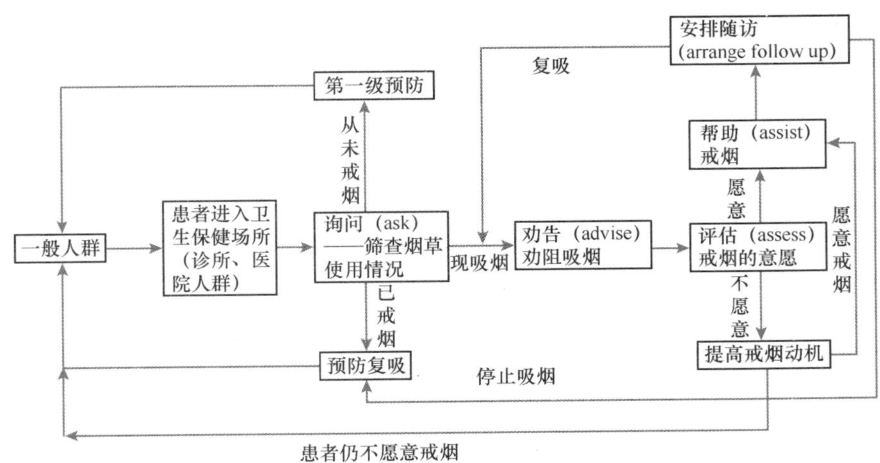

图 18-2　临床场所处理烟草使用和依赖的模式

2. 对于尚无戒烟意愿的吸烟者　对于这类人群，医生对他们进行简短的干预，让其产生戒烟的想法。可以使用提高戒烟动机的“5R”法进行访谈。此时医生需具备专业技能，故需要对医生进行动机访谈的专业培训。

3. 戒烟者复吸的预防　戒烟过程中，最困难的不是要忍受戒断症状，而是预防复吸。很多人在开始戒烟不久后，就会再次复吸，尤其是戒烟后的一个月内，复吸的概率非常高。当然也有一些人是在戒烟几个月后或者几年后重新复吸的。所以要想戒烟成功，就一定要预防复吸。吸烟者发生偶吸，复吸的发生一般首先是有吸烟触发因素，之后，如果不加防范就可能继续发展为复吸，所以预防复吸，医生要识别触发因素，戒烟早期应尽量避免接触已知的容易触发吸烟欲望的高风险因素，然后再逐步与过去吸烟相关的人或地点接触，并准备好应对方案，医生需应对这些问题进行干预。

4. 针对从未吸烟者的快速干预策略及措施　对该类人群一般给予表扬，并鼓励继续远离烟草。

临床场所戒烟干预应该成为社区控烟综合项目的重要组成部分，医学专业人员及非医学专业人员尽量整合可利用的不同场所的资源，同心协力帮助吸烟者戒烟成功。从全世界控烟运动的经验来看，只有医务人员吸烟率下降，才有可能使全民吸烟率下降。白衣天使首先应当成为控烟、戒烟的模范，义不容辞地承担起劝阻和指导戒烟的责任和义务。所有医院，都应该建成“无烟医院”，以良好的工作环境，带动各公共场所禁烟，逐步扩大全社会的无烟区。

微课 18-5

第三节　控制烟草使用的策略

【案例 18-2】

F1 汽车方程式拉力赛是一项需要极大资金的运动，自 1968 年以来，烟草赞助商是其重要的资金来源。据不完全统计，每年投入到赛车运动的烟草赞助资金高达数亿美元。F1 当中实力最雄厚的车队，如法拉利、麦克拉伦、英美、乔丹和雷诺等五支车队其主要赞助商都是烟草公司。以法拉利车队为例，万宝路的赞助合同，让他们每年能够得到不少于 4500 万英镑的收入，威斯特和柔和七星也分别是麦克拉伦与雷诺车队的主要赞助商。但是，欧洲的禁

笔记栏

烟运动已经开始禁止运动队伍标记烟草品牌。欧盟卫生部长 Byrne 宣布从 2007 年开始在全欧范围“禁烟”，国际汽联不得不计划从 2006 年 10 月 1 日起，在 F1 比赛中全面清除烟草赞助商，不料欧盟健康委员会坚持要从 2005 年 7 月 31 日起就实行禁烟法案，将期限提前了 14 个月，这让国际汽联感到措手不及。因为目前大多数车队与其烟草赞助商的合约都要到 2006 年底才会到期，F1 唯一的办法就是寻找非欧盟国家的比赛地点，中国目前成为他们的目标之一。

【问题】

1. 人群的控烟策略（MPOWER）有哪些方面？

2. 此案例举措是属于哪个控烟条例？

【案例 18-2 分析】

1. M（monitor）：监测烟草使用与预防政策，P（protect）：保护人们免受吸烟危害，O（offer）：提供戒烟帮助，W（warn）：警示烟草危害，E（enforce）：禁止烟草广告、促销和赞助，R（raise）：提高烟草税。

2. 属于第 5 个条例，E：禁止烟草广告、促销和赞助。

知识点 18-8

了解《世界卫生组织烟草控制框架公约》和人群的控烟策略（MPOWER）。

吸烟是最可预防的导致人类致病致残致死因素，对吸烟者的干预比任何慢性病的治疗成本 - 效益都好，而实际工作中控烟效果却并不理想。其最主要原因是人们往往把吸烟当作是个体行为，因此应提倡在全社会，以社区、学校、医院、工厂等场所为载体，以全人群为干预对象，采取包括政策、环境改变为主的综合策略来开展控烟工作。《世界卫生组织烟草控制框架公约》（World Health Organization Framework Convention on Tobacco Control（WHO FCTC）），以下简称《公约》，2003 年 5 月 21 日世界卫生大会批准，呼吁所有国家开展尽可能广泛的国际合作，控制烟草的广泛流行。2005 年《公约》正式生效，明确表达了各国政府控烟的坚定政治意愿，建立了一套以组织支撑、定期报告、持续细化、合作交流为特点的履约机制。《公约》的签署是全球反烟、控烟运动发展的一个里程碑，标志着控烟进入了全球共识、全球控制、全球联动的新阶段。《公约》生效后，全球控烟运动不断加速向前推进，烟草产业的生存和发展环境日趋严峻，人们的消费行为和社会文化已经或正在发生根本性变化。本公约及其议定书的目标是提供一个由各缔约方在国家、区域和全球各级实施烟草控制措施的框架，以便使烟草使用和接触烟草烟雾持续大幅度下降，从而保护当代和后代免受烟草消费和接触烟草烟雾对健康、社会、环境和经济造成的破坏性影响。《公约》共有 11 部分 38 个条款，对烟草及其制品的成分、包装、广告、促销、赞助、价格、税收、非法贸易、大众教育、戒烟服务、烟盒包装和监测等问题均做出相应的规定。中国政府于 2003 年 11 月签署该公约，成为第 77 个签约国。

为指导各国进行有效的烟草控制，世界卫生组织在各国控烟相关研究和实践基础上，结合《公约》条款的要求，从减少烟草需求的角度提出了 6 项十分重要且有效的人群烟草控制策略，即 MPOWER 战略。

（一）M（monitor），监测烟草使用与预防政策

一个完整烟草监测系统需要包括：①烟草使用的流行率；②政策干预的影响；③烟草业的营销、促销策略等。对于监测结果要进行有效的传播，以便于政府相关部门和社会组织能够利用这些结果制定、评价控烟政策，开展能力建设等。

（二）P（protect），保护人们免受吸烟危害

国际经验表明，公共场所的无烟立法还可以促进家庭的无烟化，从而保护儿童和其他家庭成员免受“二手烟”的危害。大量研究表明，无烟环境不会对于经济造成负面影响，它对商业活动产生效果是中性的，甚至是良性的。无烟环境也受到广大公众的欢迎。

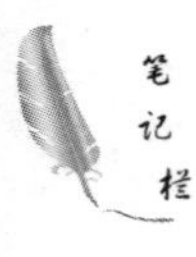

（三）O（offer），提供戒烟帮助

所有烟草预防措施都应该包括三种干预措施：①融入初级卫生保健服务的戒烟咨询；②便捷且免费的戒烟热线；③提供低廉的药物治疗。这些方法在成本效益上有所差别，对于烟草使用的效果也有所不同，可以根据当地的具体情况进行调整。

（四）W（warn），警示烟草危害

包括但不限于在烟草包装上使用符合公约最低要求的烟草健康警示，以及开展控烟健康教育，播放控烟公益广告等。作为《公约》的缔约国，我国自 2009 年 1 月 9 日起，必须履行《公约》第 11 条的规定：各种烟草制品的包装上都应该有大而明确、清晰、醒目的说明烟草使用有害后果的健康警语。由工业和信息化部与国家质检总局主导，组织医疗卫生、行为心理、青少年教育等各界专家，遵循控烟履约精神，借鉴国际控烟的成功经验，重新研究制定烟草制品包装警示标识的规定。新规定应要求烟草制品包装上的警示标识能传递吸烟所致健康风险的性质和严重程度；警示方式应包括警语和视觉冲击力大的警示图形，符合明确、清晰、醒目的要求。

（五）E（enforce），禁止烟草广告、促销和赞助

禁止所有形式的烟草广告、促销和赞助，确保所有人都不能接触美化烟草的行为。最近的研究证实，如果有越来越多的年轻人接触到烟草广告，那就会有更多的年轻人随之开始吸烟。尽管如此，有关烟草广告、促销和赞助的禁令仅覆盖全世界 5% 的人群。同时，烟草公司继续通过把使用烟草制品与魅力、活力和性欲等人的素质进行虚假联系来吸引年轻的目标人群，为了生存烟草业需要把那些放弃吸烟或死于吸烟的消费者替换为新的年轻消费人群。烟草公司在能够方便接触年轻人的地方（如电影院、互联网、时尚杂志和音乐及体育场所等）促销他们的产品。要警惕烟草业打着社会公益的旗号进行烟草营销活动。

（六）R（raise），提高烟草税

提高烟草的税收和市场零售价格，以降低人们对烟草价格的耐受度，提高戒烟的可能性，并保证财政收入在短期内不会因为人们戒烟而大幅度下降。世界卫生组织建议，在采取综合有效控烟措施的国家，理想的烟草税收应该占其零售价格的 67% ～ 80%。据测算，将烟草产品价格提高 70%，就可以避免全世界 1/4 吸烟相关的死亡。世界卫生组织的分析结果显示，卷烟的零售价格平均增长约 10%，最低端品牌的价格上涨比例高达 40%，尤其是中国开创了卷烟“提税顺价”的先河，将烟草税收的提高直接体现在价格上，从而达到降低烟草消费的目的。而提高烟草税不仅能增加政府的收入直接带来效益，增加的收益又可以用于烟草控制和其他重要的卫生和社会项目。提高烟草税对于遏制年轻人和贫困人口吸烟特别重要。

（许妍姬）

拓展阅读
（第十八章）

笔记栏

第三篇 临床场所预防医学

第十九章 临床预防服务

第十九章 PPT

【案例 19-1】

65 岁的李先生在家里和邻居打麻将时，突然倒在桌子旁边，神志不清、口角歪斜，继而昏迷不醒，邻居们马上将他送往医院。医生诊断为“脑出血”，经抢救后虽挽回生命，但仍然留下一侧肢体行动障碍。据家人和邻居介绍，老李平时身体不错，5 年前体检发现高血压，但未坚持规律服药，也很少测量血压，其姐姐患有高血压，弟弟患有脑卒中；老李退休后独自生活，儿女花钱为他请了保姆做家务活，并且时常买烟酒来探望；最近老李迷上了打麻将，经常玩到很晚，作息不规律；老李曾因胃部不适在消化科就诊，并做过内镜检查，但在医生的病历记录中只注明了慢性浅表性胃炎，并未提及吸烟饮酒史、体力活动较少、睡眠质量差、高血压病史、慢性病家族史等问题。

【问题】

1. 在老李就诊时，除了对胃病的治疗外，还要了解哪些情况?

2. 了解上述情况后，可采取哪些措施来降低老李患脑出血的风险?

【案例 19-1 分析】

1. 作为一名临床医生，在处理目前疾病的同时，还应该着眼于患者的远期健康。消化科医生在为老李治疗胃病时，还应该了解胃病背后发生的可能原因，了解他的生活习惯，如饮食情况、睡眠情况、吸烟饮酒史，以及相关疾病的家族史等，全面掌握老李的健康状况。

2. 了解上述情况后，可以对老李进行健康教育，让其认识到脑出血的危害，督促其改变不良的生活习惯，如戒烟限酒，保证睡眠时间，加强锻炼，并按时服用降压药物，控制好血压等。并告知老李的家人，让他们参与其中。此外，还应该让老李定期进行体检，做到早发现、早诊断、早治疗，降低疾病的危害。

临床医护人员应该学会在临床场所如何开展疾病的预防和健康促进，将临床诊疗和疾病的三级预防结合起来，从而更好地服务于人群的健康。临床医学生是未来实施疾病三级预防措施的重要执行者，学习在临床场所开展预防服务的方法和技能非常必要。本章将介绍临床预防服务的概念、特点、内容和实施方法等内容。希望你通过本章的学习和实践，掌握在临床场所开展个体预防服务的要点。

微课 19-1

第一节 临床预防服务概述

一、临床预防服务的概念

知识点 19-1

1. 临床预防服务的概念。
2. 临床预防服务与公共卫生服务的区别与联系。

研究由医务人员在临床场所（包括社区卫生服务工作者在家庭和社区场所）对个体健康者和无症状“患者”的健康危险因素进行评价，实施个性化的预防干预措施来预防疾病和促进健康的学科，称为临床预防医学（clinical preventive medicine）；其相对应的预防服务则称为临床预防服务（clinical preventive service）。临床预防服务与公共卫生服务虽然都属于预防性服务，但是前者的服务提供者是临床医务人员，服务的地点是在临床场所，服务的内容强调第一级预防和第二级预防的结合，且是临床与预防一体化的卫生服务，其是在以健康为中心而不是以疾病为中心的健康观的转变过程中，医务人员应该提供的服务。

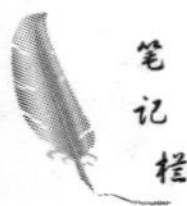
笔记栏

这里需要说明的是，所谓无症状的“患者”并不是说来看病的人没有症状，而是指因某一较轻的疾患来看病，但存在将来有可能发生严重疾病危险因素的就医者。对某一严重疾病来讲，该患者还没有出现症状，但这是预防干预的好时机，可以变疾病的被动治疗为主动的健康干预，从而最大限度地促进健康。在具体实施上，临床预防服务尤其注重不良行为生活方式等危险因素的收集和改变，强调临床医护人员和就医者双方以相互尊重、共同决策的方式对就医者存在的健康危险因素进行定期健康筛检、个性化的健康咨询和教育，对存在的各种危险因素进行干预，以实现疾病的早期诊断和早期治疗，推行临床与预防一体化的、连续性的卫生保健服务。

二、临床预防服务的产生和发展

临床预防医学的理论体系和研究方法首先由加拿大卫生福利部于 1976 年提出。为了让临床医务人员能在临床场所实施通过科学论证有效的健康促进和疾病预防服务，他们组织了加拿大专家组（Canadian Task Force），应用循证医学和经济学的方法，对目前在临床场所应用的各种预防服务进行严格的科学评价，并于 1979 年正式出版了 78 种疾病检测方法的系统总结报告。1984 年，美国预防服务专家组（US Preventive Services Task Force，USPSTF）成立，采纳了加拿大临床预防医学的理论和方法，系统地运用循证医学和经济学的方法评价临床预防服务措施的效果，设计评价资料质量的方法体系，通过科学评价，提出包括定期体格检查和其他预防措施的临床预防服务建议。1989 年，USPSTF 出版了第一版《临床预防服务指南》，针对 60 种疾病筛检、健康教育、免疫和化学预防的 169 种预防措施进行了系统的论述。《临床预防服务指南》不断更新及添加新的内容和建议，最新一版是《2010—2011 年临床预防服务指南》（含 67 种临床预防服务的建议）。

随着疾病谱的变化和慢性非传染性疾病（简称慢性病）预防工作的深入开展，临床预防服务的重要性日益突出，它已成为当今医学发展的一个趋势，在卫生服务中得到了较为广泛的应用，尤其在全科医学服务中，临床预防服务已成为了其主要的工作内容之一。当前，临床预防服务的推荐建议已对整个医学教育产生了重大影响，USPSTF 的资料被用于医学院校、护士学校和住院医生培训计划的临床实习中，并作为预防医学的课程之一。

三、临床预防服务的必要性和可行性

（一）开展临床预防服务是防控健康问题的重要方法

随着经济的发展和卫生服务水平的提高，人类的寿命得到延长。很多国家和地区逐步走向老龄化社会，从而带来慢性病的增多。慢性病的危险因素主要包括一方面不健康的生活行为方式，如烟草使用、不合理的饮食、缺少身体活动及过量饮酒等。另一方面，一些已经消灭或基本消灭的传染病（如性病）有死灰复燃并呈上升的趋势。因此，卫生系统同时面临着第一次卫生革命和第二次卫生革命的双重挑战，卫生工作任重而道远。

医护人员开展预防医学的思想在我国有悠久的历史。随着人类的进步，医学模式发生相应的改变，医学的概念已经从传统的治疗疾病发展到预防疾病、促进健康、提高生命质量。“预防为主”是我国卫生工作的方针，预防为个体和社会提供了更加合理的处理疾病和促进健康的策略。通过健康教育和健康促进等手段进行干预，从而促进健康，预防疾病是解决当今卫生系统所面临健康问题的重要方法。除了我们熟知的免疫接种可避免常见传染病外，早期健康相关生活方式的干预也可以预防远期高血压和冠心病等心血管疾病。由于临床医生所处的地位特殊，使其有机会面对面地与就医者交谈和指导他们纠正一些不健康的生活行为方式，而且就医者对临床医生的劝告有着更高的依从性。另外，许多免疫接种、性病防治和计划生育工作也主要由基层医院的医生来实施。所以，结合临床与预防的临床预防服务可以带来良好的成本–效果和成本–效益，且越来越受到决策者、保险者、卫生服务者和消费者的重视。

（二）临床预防服务是社区卫生服务和全科医学实践的重要组成部分

建设以社区卫生服务为基础的新型城市医疗卫生服务体系是我国医疗卫生体制改革的重要内容，开展社区卫生服务是当前我国卫生系统的重要工作之一。社区卫生服务强调卫生工作要根据社

笔记栏

区的特点，为所辖社区居民提供基本医疗和基本公共卫生服务，尤其是通过临床医疗和预防的结合提供一体化的服务。临床预防服务是其中一种重要的预防模式，它的采纳将会使社区卫生服务的开展更为有效。作为健康的“守门人”，全科医生采用一体化的服务方式，在社区为患者及其家人提供连续性、综合性及协调性的初级卫生保健服务，他们是社区卫生服务的提供者。全科医生除了为患者解除身体的病痛外，还是患者及其家人的医学顾问，帮助解答医学上的疑问和忧虑。因此，疾病的预防与健康促进是全科医生的另一项重要任务。全科医生根据对患者及其家人情况的了解，有针对性地为患者提供健康咨询，提出个体化的健康“处方”；利用为患者看病的机会为患者做简单的体格检查，从而为患者提供必要的预防服务，提早为患者找出疾病的早期变化，早日发现和治疗疾病，大大改善和减少了严重疾病的发生，保护了患者的身心健康。

当前，社区卫生服务的迅速发展促进了临床预防服务的开展，全科医学的教育将为临床预防服务提供其所需的人力资源。

（三）临床医生是临床预防服务可以实施的重要保障

临床预防服务是治疗与预防一体化的医疗卫生保健服务模式，临床预防服务是由临床医生提供，临床医生在其中发挥重要的作用，是临床预防服务可以实施的重要保障。

首先，临床医务人员是卫生队伍的主体，其服务覆盖大部分的人群，大约有 78% 的人每年至少看一次医生，一年内平均三次，在临床诊疗过程中，临床医生可以与就医者进行面对面的交谈，将预防保健与日常医疗工作有机地结合，对就医者进行健康教育和咨询，提高他们的自我保健意识和能力，对促进健康具有重要意义。

其次，临床医务人员在与就医者的接触过程中，可以了解就医者的真实情况，提出有针对性的建议，就医者对临床医务人员的建议或者忠告依从性较高，通过随访可以进一步了解就医者的健康状况和行为习惯的改变情况。

再者，许多预防医学服务，如乙状结肠镜检查、宫颈脱落细胞涂片、雌激素替代疗法等需要特定的临床技术操作，只有临床医务人员才能开展。

为了有效地开展临床预防服务，医务人员需掌握相应的知识和技能：①鉴别和评估社区各类人群包括职业人群疾病危险因素的方法与技能；②利用预防策略信息和资源，鉴别和评估有效的临床预防服务措施；③掌握组织管理和协调能力，将临床预防与医疗工作相结合，针对性地为患者提供健康咨询，提出个性化的健康“处方”，成为开展健康促进活动的实践者；④评估用于减少个人和社区危险因素的技术的有效性，成为医生、工作场所和政府对临床预防服务的发展和评价的顾问。

第二节　临床预防服务的内容与实施原则

微课 19-2

一、临床预防服务的内容

临床预防服务主要针对健康人和无症状“患者”。因此，在选择具体措施时应是医务人员能够在常规临床工作中提供的一级预防和二级预防服务。其服务内容包括：健康咨询（health counseling）、筛检（screening）、免疫接种（immunization）、化学预防（chemopro-phylaxis）和预防性治疗（preventive treatment）等。

> **知识点 19-2**
> 临床预防服务的主要内容。

（一）健康咨询

健康咨询（health counseling）是通过收集就医者的健康危险因素，对个体进行有针对性的健康教育，提高就医者的自我保健意识，并与就医者共同制订改变不良健康行为的计划，随访就医者执行计划的情况等一系列的有组织、有计划的教育活动，促使他们自觉地采纳有益于健康的行为和生活方式，消除或减轻影响健康的危险因素，预防疾病、促进健康、提高生活质量。

健康咨询是一种特定的干预方式，通过健康咨询改变就医者的健康行为是预防疾病最有效的方式。健康咨询是临床医务人员日常医疗实践的组成部分，是临床预防服务中最重要的内容。根据当

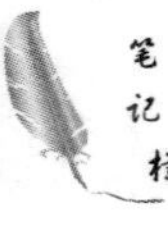

前疾病的危害情况，建议开展的健康咨询内容包括：劝阻吸烟；增进体育活动；增进健康饮食（合理膳食）；保持正常体重等。参见第十六章“行为与健康”相关内容。

（二）筛检

筛检（health screening）是针对临床前期或早期的疾病阶段，运用快速、简便的试验、检查或其他方法，将未察觉或未诊断疾病的人群中那些可能有病或缺陷，但表面健康的个体，同那些可能无病者鉴别开来的一系列医疗卫生服务措施。其与定期体检不同，临床预防服务健康筛检的特点是根据服务对象不同的年龄和性别，来确定间隔多长时间开展什么样的疾病检查。目前通过筛检可有效地发现的早期疾病有①高血压：建议 18 岁以上成年人既往血压（收缩压 / 舒张压）在 130/85mmHg 以下者，每两年检查一次血压；在 130 ～ 139/85 ～ 89mmHg 之间，每年检查一次；≥ 140/90mmHg 并确诊为高血压后则应纳入规范化的管理。在其他原因就诊时都应该常规检查血压。②超重与肥胖：建议成年人每两年至少测量一次身高、体重和腰围。体重指数（body mass index，BMI）≥ 24.0kg/m^2 为超重，应该进行减肥。超重者加上男性腰围≥ 90cm、女性腰围≥ 80cm，则肥胖并发症的危险性增加。③高胆固醇血症：建议 35 ～ 65 岁的男性和 45 ～ 65 岁的女性定期测定血胆固醇。具体间隔时间可由医生决定。④视力异常：建议对 3 ～ 4 岁幼儿进行一次弱视和斜视检查，同样也建议对老年人（65 岁以上）进行青光眼筛检，但具体间隔时间可由医生决定。⑤听力异常：定期询问老年人的听力以发现老年人听力损害的情况。⑥子宫颈癌：建议有性生活的妇女每 1 ～ 3 年进行一次宫颈脱落细胞涂片检查（Pap smear，又称巴氏涂片），如果检查结果正常，可以到 65 岁停止检查。⑦乳腺癌：建议 40 岁以上的妇女每年接受一次乳房临床物理检查。有条件时 50 ～ 75 岁妇女每 1 ～ 2 年进行一次乳腺 X 线摄影检查以及时发现乳腺癌。若有一级亲属绝经前患乳腺癌史，建议在 40 岁前就应接受乳房临床物理检查。⑧结肠直肠癌：建议所有 50 岁以上的人每年进行一次大便隐血试验或不定期乙状结肠镜检查，或两者同时采用，以筛检结肠直肠癌。⑨口腔疾病：建议定期（每年一次）进行检查，清除牙齿表面浮渣，以减少牙病的发生。⑩新生儿的苯丙酮尿症筛检、听力筛检等。

（三）免疫接种

免疫接种（immunization）是指将抗原或抗体注入机体，使人体获得对某些疾病的特异性抵抗力，从而保护易感人群，预防疾病的发生。我国目前实行的是计划免疫（planned immunization），它是指根据疫情监测和人群免疫状况分析，按照规定的免疫程序，有计划地进行预防接种，以提高人群免疫水平，达到控制乃至最终消灭相应传染病的目的。实施免疫接种须按照《中华人民共和国传染病防治法》《中华人民共和国急性传染病管理条例》《全国计划免疫工作条例》《计划免疫技术管理规程》《疫苗流通和预防接种管理条例》及《预防接种规范》等相关法律法规来执行。

（四）化学预防

化学预防（chemopro-phylaxis）是指无症状者使用药物、营养素（包括矿物质）、生物制剂或其他天然物质作为一级预防措施，提高人群抵抗疾病的能力，防止某些疾病的发生。化学预防不仅是使用药物，还包括使用激素、维生素、无机盐、脂肪酸、氨基酸等营养素、生物制剂和天然动植物的提取物。化学预防是对健康人群和无症状“患者”进行病因预防，属第一级预防范畴，已出现症状的患者以及有既往病史的人使用上述物质治疗疾病不属于化学预防。

常用的化学预防方法包括：①对育龄或妊娠期妇女和幼儿补充含铁物质降低罹患缺铁性贫血的危险；②在缺氟地区补充氟化物降低龋齿发病风险；③妊娠期妇女补充叶酸降低神经管缺陷婴儿出生的危险；④绝经后妇女使用雌激素预防骨质疏松和心脏病；⑤用阿司匹林预防心脏病、脑卒中等。化学预防必须在医务人员指导下进行，使用雌激素或阿司匹林尤其应注意其禁忌证和不良反应。

（五）预防性治疗

预防性治疗（preventive treatment）是指通过应用一些治疗手段，预防某一疾病从一个阶段进展到更为严重阶段，或预防从某一较轻疾病发展为另一较为严重疾病的方法。预防性用药是预防性治疗的一种手段，是指对无症状的人使用药物、营养素（包括矿物质）、生物制剂或其他天然物质作

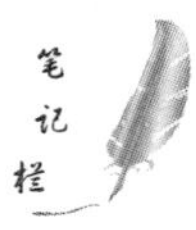

为第一级预防措施，提高人群抵抗疾病的能力以防止某些疾病。已出现症状的病人服用上述任何一种物质来治疗疾病，有既往病史的人使用预防性药物都不能在预防性用药之列。

美国临床预防服务工作组在2012年推行了新版的《临床预防服务指南》(简称《指南》)，此《指南》在2002年的版本上进行了修正，其是具有循证证据的。《指南》对临床人员针对不同人群进行的筛检、咨询、干预和预防性用药给出了建议，并对诸多临床预防服务项目进行了A、B、C、D、I分级，A和B级是强烈建议优先考虑的项目，C和D级是通常不建议而在特殊的情况下需要予以考虑，而I级是没有足够证据的。需要明确的是，这些项目是基于美国的实际情况制定的，因此未必适合我国的国情，不能照搬。《临床预防服务指南》的具体内容请参见第二十章疾病的第二级预防。

二、临床预防服务内容确定的方法

知识点 19-3
临床预防服务内容确定的步骤。

为了给人群提供有益的预防措施，预防策略应该以科学研究为基础。在临床预防服务的实践中，要遵循科学的方法获得最充分的证据来为服务对象提供最佳的预防措施，此又称为循证临床预防服务。循证临床预防服务内容的确定包括以下步骤。

(一)确定健康问题及与其相关的危险因素

1. 疾病的严重程度 除了用发病率、患病率、死亡率、潜在减寿年数(potential year of life lost，PYLL)和失能寿命损失率(years lived with disability，YLDS)以外，如果条件许可的话，也可以考虑使用伤残(失能)调整寿命年(disability adjusted life year，DALY)，以全面评价疾病负担。

2. 危险因素的选择 根据导致疾病发生的危险因素在人群中的流行情况和危险因素对疾病的影响大小来确定选择应该干预的危险因素。应该优先考虑人群中流行范围广且影响大的危险因素。但是，一个相对弱的危险因素假如流行范围广，它比一个相对强但流行范围小的危险因素更值得考虑。

(二)干预措施的效果

1. 影响程度的确定 干预效果用影响程度来评判。影响程度是指通过干预措施，人群健康改善的净效益。这里的“净效益”是指“获得的益处”减去“不良的影响”。进行临床预防服务最根本的原则是干预带来的益处大于不良影响，这也是判断干预效果好坏的根本原则。关于效果需要考虑两点：第一，干预能否减少疾病的发病率或减轻其严重程度(获得的益处)。第二，干预的不良反应是否会增加其他不良的效应。例如，服用阿司匹林可以用来预防冠心病，但可能会并发出血。

2. 效果指标的确定 干预措施的效果评价还需要考虑干预效果的评价是否来自最有说服力的证据。假如采用的预防措施来自设计优良的随机对照试验，而且实施过程规范，在最后比较采用和不采用预防措施的两组时，其结果表明前者的健康状况明显好于后者，那么这就是有力的证据。然而，由于临床随机对照试验的限制性条件较多，其结果很难外推到一般人群，在实践中可能很难达到这种效果。

有时候，虽然流行病学研究证据显示某种危险因素和疾病之间存在关联，但这并不表明该种危险因素一定是该疾病的病因。此外，随着病因研究的深入，疾病的社会成因模型受到关注，我们通过识别疾病的独立危险因素，确立高危人群，当疾病的危险因素在不同的人群中分布一致时，我们要关注这些危险因素背后的社会因素，实施全人群策略。因此，有效的预防措施可以通过控制高危人群或降低全人群的发病率来减少某种疾病的发生。

此外，干预措施的不良反应也是重要评价指标，主要评价其是否引起其他疾病的发生、有无经济上的影响、医源性的损伤、时间的消耗和伦理道德的影响等。

3. 干预措施的其他特征 除了评价干预措施的有效性以外，还应考虑干预措施的其他特征，包括：操作的难易、费用、安全性和可接受性。全科医生和临床医生要求干预措施简单易行，使其能方便地在临床场所开展和随访。所采用的措施应该具有较好的成本-效果，安全可靠，没有不良反应且为人们所接受的特征。

笔记栏

（三）研究质量的评价

相对于研究的结果，研究的质量是更加需要考虑的因素，即对经过良好研究设计且研究的质量证明可靠者给予一定的权重以示区别。研究设计如随机对照试验、队列研究和病例对照研究都应该按照其应用条件和范围来进行，这样才能保证结果的可靠性。研究质量可用证据肯定性的级别来表示。下面是证据肯定性不同的级别：

高：获得证据充分，研究在有代表性的社区人群中开展，研究设计和实施良好，评估了预防服务（干预）的效果，而且所得的结论不太可能受到以后研究的巨大影响。

中等：所获得的证据足以确定预防服务对健康产生的效果，但在估计其可信性方面受到下面因素的影响：①研究数目、规模和质量；②在不同研究之间存在不一致性；③研究结果要普及到初级卫生保健实践中有一定的限制；④在证据链中缺乏连贯性。因此，随着研究的完善和深入，研究结果可能发生改变，从而产生不同的结论。

低：所获得的证据不足以评估预防服务对健康产生的效果，证据不足的原因：①研究数目或规模有限；②研究设计或方法有严重的缺陷；③在不同研究之间的结果不一致；④在证据链中有裂痕；⑤研究结果不能普及到初级卫生保健实践中；⑥缺乏重要的关于健康的信息。

（四）推荐意见的形成

临床预防的方法是否值得推广主要是看效果，设计良好的研究证实有效的预防方法应大规模推广；设计方法有缺陷，但效果良好的预防服务应该给予肯定，值得推广使用；有些预防方法无明显不良反应，能够降低疾病的发病率，应建议普遍使用；有些预防方法能降低高危人群的危险因素，仍然具有推广的价值。临床上无效甚至有害的方法应该给予抵制。对有些至今还缺乏有效证据的预防方法应持审慎的态度。如前所述，根据美国临床预防服务工作组，推荐意见可分为以下五个等级：

A：推荐，可以高度肯定，有巨大的净效益。

B：推荐，可以高度肯定，有中度的净效益，或可以中度肯定，有中到大的净效益。

C：不作常规应用推荐，但可考虑推荐给个别患者。可以中度肯定，有小的净效益。

D：不推荐，可以中到高度肯定，无净效益甚至是有害的。

I：目前的证据还不足以评价其有益或有害，由于研究质量差或相互矛盾而导致证据缺乏，因此不能衡量其有益和有害的情况。

三、临床预防服务的实施原则

（一）重视危险因素的收集

> **知识点 19-4**
> 临床预防服务的实施原则。

临床预防服务的基础是全面收集就医者的资料。临床医生如果不首先考虑患者的危险因素，就不能确定应该为这个患者提供什么样的预防服务。在设计一个预防方案时，危险因素的诊断方法就像在确定治疗有症状患者前的诊断方法一样重要。临床医务人员应全面收集就医者个人信息、体检和实验室检查资料，并对个人的健康危险因素进行评估，才能确定什么样的预防措施和方案是最优的。

（二）与其他保健措施的结合

临床预防医学只有与其他保健措施紧密结合才能更有效地实施。患者既往疾病史、共存的其他医学问题及既往采取的治疗手段都对目前临床治疗和健康促进方案的制订至关重要。随着社区卫生服务的发展和全科医学的普及，各级临床医生提供的预防服务要通过社区卫生服务连贯起来，否则会限制其有效性，甚至产生不良后果。例如，社区卫生服务的医生如果不知道患者已经服用了抗高血压药物，重复服用可能会产生严重的不良反应。各级临床医护人员通过与社区卫生服务人员的及时沟通，建立起一个健康维护网，有助于就医者综合健康维护方案的制订。

（三）医患双方共同决策

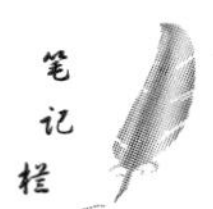

实施临床预防服务的又一原则是医患双方共同决策，并以相互尊重的方式来进行教育和咨询。

医务人员通过教育和咨询把不利于健康的危险因素和后果相关信息告诉就医者，并有责任保证他们为了自己的健康而做出正确的决定，但这个决定是患者参与共同决策的，并不是医务人员迫使患者接受的。研究表明采用权威的方法使患者改变行为的收效甚微，而医患共同决策的模式才是最佳的决策模式。

（四）注重连续性

临床预防服务的连续性原则体现在两个方面：一是服务供需双方最好建立长期、连续的服务关系，这种关系虽然在一定程度上限制了患者就医自由的选择权利，但却有利于双方信任关系的建立和对患者个体全程系统的管理。二是健康资料收集的连续性更加有利于临床预防服务有效的开展。有了双方连续的服务关系，以及资料的不间断收集，个体健康维护方案才能不断修正和完善。

（五）以健康咨询为先导

在健康咨询、筛检、免疫、化学预防和预防性治疗等主要预防服务内容中，医务人员常常偏爱于健康筛检、化学预防和预防性治疗，因为这些措施和建议易为患者所接受，并有一定的经济回报。但从疾病发生、发展的过程来看，通过健康教育和咨询改变不良行为比体检或筛查可更早地预防和逆转疾病的进程。科学研究也表明，通过健康咨询、教育与指导改变人们的不良行为生活方式是最有效的干预方式。

（六）合理选择健康筛检的内容

临床预防服务需要根据个体不同性别、不同年龄和不同危险因素，制订有针对性的疾病筛检策略，而不是笼统地以一年一次的方式进行全面的健康检查。对于如何确定什么疾病是值得筛检的，前面流行病学部分的章节和后面的第二十章有具体阐述。美国临床预防服务工作组根据循证医学原则制定的《临床预防服务指南》，对于我们选择筛检内容也有很好的参考价值。

（七）根据不同年龄阶段的特点开展有针对性的临床预防服务

不同的年龄阶段个体健康问题不同，健康危险因素也有差异。在临床预防服务中，一般也要根据各年龄段的特点和主要健康问题来开展有针对性的预防工作。比如在婴幼儿时期，除了常规的免疫接种和婴幼儿保健外，意外伤害、肥胖、被动吸烟及铅接触问题也必须引起关注。在青少年时期，意外伤害、饮食习惯和体力活动、吸烟、未婚先孕和性传播疾病、心理问题等是这个时期比较常见的健康问题。在中青年时期，主要健康问题往往与职业有害因素、健康有关的生活行为方式、心理问题（尤其是女性）等有关。在老年期，除了要关注健康有关的生活行为方式和心理问题外，老年人的认知功能、用药问题、甚至社会支持网络等都与改善老年人的生活质量有明显的关系。

第三节　临床预防服务的基本步骤与实施

临床预防服务的基本步骤和实施过程主要包括收集健康信息，健康危险度评估，个体化健康维护计划的制订和个体化健康维护计划的实施。其具体实施流程，如图 19-1 所示。

收集个人健康信息是临床预防服务的第一步。临床预防服务中，一般通过门诊询问获得就医者的健康信息。在临床预防服务的过程中，由于时间的限制，通过门诊询问获得就医者的健康信息有其特殊的方式和技巧。在初次与患者接触时，就要确定危险因素询问的主要内容，以便后续患者危险因素档案的建立。在后续的诊疗过程中，医生可以通过档案了解患者既往

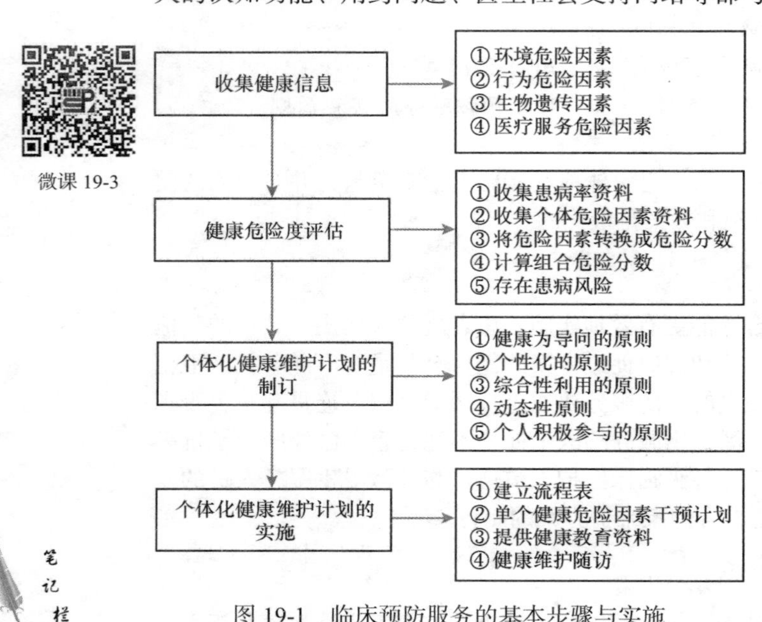

图 19-1　临床预防服务的基本步骤与实施

笔记栏

的危险因素，并且确定本次应诊时需要注意的危险因素。此外，对于患者已经改变的危险因素，在本次应诊时，医生应提供积极的强化措施。

健康危险度评估（health risk appraisal，HRA）是根据所收集的个体健康信息，用数学模型量化评估个人的健康状况及未来发病或死亡的风险。临床预防工作中常以某种特定疾病为基础，对健康危险因素进行评价。目前，一些机构以互联网为平台，应用计算机软件技术开发了健康风险评估信息系统。一般信息系统主要包括健康档案资料库的建立、资料收集和资料管理。所有管理对象的资料被输入计算机，并且可以在不同的医疗机构内被共享，这些资料不仅可以用于个体健康风险评估，而且能被用于人群水平的分析，为人群干预措施的建立提供参考。

健康维护计划（health maintenance schedule）是指在明确个人健康危险因素分布的基础上，有针对性地制订将来一段时间内个体化的维护健康的方案，并以此来实施个性化的健康指导。其与一般健康教育和健康促进不同，临床预防服务中的健康干预是个性化的，即根据个体的健康危险因素，确定具体的干预措施，由医护人员等进行个体指导，设定个体目标，并动态追踪干预效果。

第四节　临床预防服务中的信息化应用

一、电子健康档案与临床预防

建立电子病历和电子健康档案是卫生部于2009年确立的卫生信息化发展的两个基础。电子病历主要应用于二、三级医疗机构，提高医疗信息的数字化、标准化程度，通过提高信息利用度来提高疾病诊疗的效率与效果。20世纪初，在美国纽约市的初级卫生保健信息工程（primary care information project，PCIP）的协助下，超过3000家的医疗机构采取和使用以预防为主的电子健康档案系统（health record system，HRS），作为一种旨在改善初级卫生保健的手段。美国《复杂与再投资法案2009》授权190亿美元的资金用于部署有效地使用电子健康档案（electronic health records，EHR）。初级卫生保健信息工程指导医生调整工作流程，使电子健康档案内置系统作为健康监测工具，包括自动化质量报告措施、患者的登记和临床决策支持系统。

目前中国的电子健康档案主要应用于社区卫生服务中心，服务于长期的疾病管理和健康管理。虽然社区卫生服务中心建立了大量的健康档案，许多地区也实现了电子健康档案，但在临床和公共卫生服务实践中，医务人员并未感受到由健康档案所带来的工作便利或工作质量的改善，其原因在于缺少具体的应用主题和内容。临床预防的具体内容是面向应用的健康档案的灵魂，有了临床预防所提出的系列目标、系统的健康维护计划，相关健康数据才具备应用价值。

临床预防是根据个体的基本特征（年龄、性别）、遗传背景、生活方式，工作环境、既往疾病史等确定个体第一级、第二级、第三级预防的重点内容，依据可靠的研究证据和卫生经济评价，制订规范的健康维护计划。临床预防评价和干预所必需的信息是应用型健康档案所需要收集的关键数据。在数据云存储的时代，将所有的数据存储到本地既无必要，也无可能，电子健康档案应该根据临床预防的需要，确定数据目录，用个体唯一检索号进行数据搜索、分类和存储的工作，并应用于临床预防的系统分析、决策、模型评价，同时对存储的数据进行挖掘利用，实现健康危险度评估、健康维护计划制订、实时诊疗活动的决策支持，开展临床预防绩效评价。

二、健康危险因素的评估

为了最大化地利用资源，初级卫生保健提供者应该识别合格的接受预防治疗并能从中获益的患者，而要识别某种疾病的高危人群，需要评估其危险因素，危险因素的数据主要来源于常规使用的电子健康档案。早在20世纪70年代初，就已开始应用纸质的指导手册和记录本管理的健康危险度评估工具。随着计算机技术的发展，健康危险度评估是计算机在临床预防医学方面成功的应用。由于数据库是独立的，数据维护的工作量巨大，效率相对较低，因此普及应用的难度较大。随着数据库技术、数据采集技术和数据挖掘技术的发展，海量的数据为健康危险因素计算机评估的广泛应用提供了可能。

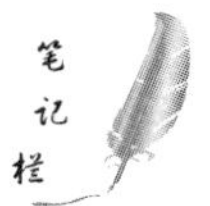

通过利用患者电子健康档案的相关数据，可以筛选疾病高危人群，作为优先需要治疗或注意的对象。利用信息技术，可以快速方便地利用统计模型估计疾病风险和对患者进行风险分层。信息技

术还能自动提醒初级卫生保健医生及时评估患者或者对患者进行随访。瑞典的Björk J等研究显示用Logistic回归模型合并图形技术可以更加精确地预测单个患者的健康风险，有利于医生对患者进行分类管理。

根据20世纪80～90年代我国人群长期队列研究结果得到的危险评估模型，我国开发了成人（35岁以上）缺血性心血管病10年发病危险评估方案及计算机评估工具。此评估工具可以通过登录中国心血管病防治信息网实现，从该网页首页最左侧栏目中选择“危险评估”并点击，将个人有关信息填入相应空格中后，点击下面“确定”，就会弹出“危险评估结论与建议”页面。在该页面中可查到10年缺血性心血管病发病绝对危险、此年龄段平均危险和此年龄段最低危险。然后，将个体的绝对危险与所在年龄组的平均危险和最低危险进行比较，从而得出相对发病危险。此外，国内有人利用PowerBuilder 9.0软件直接评价各个健康危险因素，并给出健康评价报告。基于计算机软件的分析技术，可以了解个体的危险因素信息，对健康危险情况进行跟踪，给出健康评价报告，有针对性地提出健康建议，还可为群体评价提供数据。

国内、外的实践表明，健康危险因素评价是计算机在临床预防服务方面的成功应用，由于计算机的输出结果更加客观，通常比医生的劝告更具有说服力，可以促使患者改变不良的生活方式，帮助社区医生进行健康状况的诊断，提高健康管理水平，弥补全科医生缺乏的现状，进一步提高居民的健康水平。健康危险因素评价已经成为健康医疗体系中非常重要的一部分，不仅可以有效地降低个人健康风险，还可以降低医疗开支。

三、根据相关危险影响制订健康维护计划

美国第一版《临床预防服务指南》根据100多种危险因素或患者情况提出了大约80项成人健康维护推荐标准，其中许多建议只适用于特定的高危人群。临床医生不可能全部记住这些推荐标准和危险因素，但计算机可以根据患者健康档案提供的数据和内置计算模型，进行决策支持，推荐健康维护计划。

加拿大的Holbrook等开展一项计算机化医疗实践的临床随机对照试验，对49个社区的1102例血管疾病患者利用共享的电子血管危险因素决策支持系统（CDSS），通过CDSS干预试验评估患者和医生初级卫生保健的效果。von Korff在西雅图的14个初级卫生保健诊所对糖尿病或冠心病或两者皆有的慢性病伴抑郁患者开展一项随机对照试验，创建个性化的临床和自我管理目标，护士和医生定期结构化随访患者，制订健康维护计划，计算机系统支持跟踪患者的血压、血糖等生化指标，动态监测和评估患者的病情，12个月的随访结果发现综合护理能减少伤残，提高生命质量。Shelley等人通过比较电子决策系统支持的电子病历与单纯的电子病历在高血压控制方面的差异发现，计算机辅助决策作为多组分的质量改进计划的一种卫生信息技术，对高血压的治疗和预后有明显的改善作用。

个体具有很大的异质性，随着精准医疗的提出，如何针对具体的服务对象使健康维护计划同时具备个性化和标准化特点，是需要解决的一个关键问题。从技术的角度上，我们可以将危险因素进行最小数据集的细分，相应地，建设健康维护标准的最小数据集，使危险因素与健康维护标准间形成对应的逻辑关系。信息系统根据健康危险度评估的结果，自动生成健康维护的工作集合。由于不同危险因素的临床预防措施有交叉和重叠的可能，信息系统对同类任务进行自动合并后形成针对个体的精准的健康维护计划。通过最小数据集，可以实现标准化，通过最小数据集的优化组合，可以实现健康维护计划的个性化。时间管理是计划制订中的关键环节，在计划制订时必须对任务进行明确时间定义，使整个健康维护计划自动分解成不同时间段的具体任务，使计划具备更好的可执行性。

实施有效的临床决策支持需要技术与组织之间的密切配合。以计算机为基础的CDSS在做出决定的时间和地点时自动成为临床工作流程的一部分，其目的不仅仅是单纯的评估，更要生成具体的建议。决策支持系统能对疾病筛查进行明确指引。例如，Wagholikar团队基于国家的宫颈癌筛查指南，构建一套决策支持系统，该系统通过访问电子医疗记录系统给患者提供具体的建议，辅助医生进行宫颈癌筛检。决策支持系统在优化筛检建议的同时也有其应用局限性，推广尚有难度。

笔记栏

四、利用电子化信息进行临床预防的绩效评价

基于计算机系统的信息化技术可实现对医务人员工作量等各项信息的全面掌握，为绩效评价提供及时、有效、全面的数据，使评价过程变得简单、合理、易于操作。医院管理信息系统可以实时统计、分析各类工作的数量及质量，实现多劳多得、优劳优得的考核目标。此外，绩效考核系统使医院的业务收入与医疗经费分配脱钩，使医生的业务收费与医生奖金脱钩，有力地遏制重复检查、过度用药等不合理的医疗卫生服务，保证临床预防服务的顺利开展。

客观公正的绩效评价可以促进临床预防任务的有效落实，绩效评价主要关心临床预防任务是否按时得到落实以及干预所产生的中间结果是否实现了预期目标。利用医院信息系统对临床医师进行绩效评价有其独特优势。信息化临床预防路径对任务进行了详细的规定，系统可以定期进行统计，有利于临床预防的任务落实和开展量化的评价。基于量化的工作量评价，可以对临床医生进行恰当的劳务补偿，以强化临床预防任务的落实率。干预的中间结果详细地记录于数据库中，通过数据挖掘等手段，能够对不同危险因素干预的中间结果改善情况进行详细的分析，以阶段性的结果指标评价临床预防责任主体的目标绩效。基于中间结果的客观数据分析，可以对临床医生进行结果为导向的绩效奖惩，引导临床医生更加关注临床预防的结果。在预防服务中，通过激发临床医生的积极性和主动性，最大限度地发挥他们的职业优势，使临床预防相关技术的应用效果更加接近于功效。

信息化的发展使得每个人长期全面的健康相关数据和危险因素相关数据都存储在数据库中，基于这些数据，可以根据评估模型得到健康危险度评估结果；根据计算机为基础的决策支持系统自动生成每个患者的健康维护计划；根据健康维护计划形成细化的任务路径，进行任务导航，追踪健康维护任务落实的情况和结果，实时提醒医生、患者和管理者；根据健康维护任务落实和健康中间结果数据进行客观的绩效评价，以强化结果为导向的健康维护提供管理基础。基于长期实践中累积的数据，又可以帮助专家组对疾病的预防措施和干预效果进行更加科学的评价，提出不断优化的推荐意见。

（王梦莹　吴　涛）

笔记栏

第二十章　疾病的第二级预防

第二十章 PPT

【案例 20-1】

江苏启东“肝癌早诊早治示范基地”工作

卫生部疾病控制局和中国癌症基金会根据《中国癌症预防与控制规划纲要（2004—2010）》的部署，会同江苏省卫生厅共同建立了江苏启东“肝癌早诊早治示范基地”。2007年起对30～69岁男性及40～64岁女性开展筛查工作。采用HBsAg、血清甲胎蛋白（alpha-fetoprotein，AFP）及丙氨酸转氨酶（alanine aminotransferase，ALT）三项指标筛查高危险人群；对HBsAg阳性者实施一年两次的AFP检查和B超（彩超）复查。

筛查6个乡镇26 355人，其中HBsAg阳性率为10.92%（2878名），进行复查。截至2009年6月，共发现原发性肝癌64人，其中早期肝癌为45例，早期诊断率为70.31%。64例筛查病例中，52例落实了及时的适宜治疗（28例手术、20例介入、4例其他方法）。有12例因各种原因而放弃复诊治疗。

【问题】

1. 肝癌筛查，为什么对男女筛查的年龄要求不同?

2. 从本次筛查中，谈谈“早诊早治”的临床意义?

【案例 20-1 分析】

1. 通过对肝癌以往的流行病学调查，男女肝癌发病的年龄是不同的，男女肝癌筛查的年龄是基于男女各自发病的起始多发年龄来确定的。

2. 本次筛查26 355人，发现原发性肝癌64人，早期肝癌45例，早期发现率为17.1/万（64/26355），早期诊断率超过70%（45/64），并且筛查后得到及时治疗的为81.25%（52/64）。从以上数据分析，通过筛查，做到早诊，进一步做到早治或及时治疗，对于挽救患者及延长生命是必要的。

第一节　疾病筛检的程序和要求

微课 20-1

一、疾病筛检的基本程序

知识点 20-1

如何保证疾病筛检质量?

疾病症状出现前，通常先有生物学特征变化，并以一定的速度进展。这些生物学特征的变化进展，对于急性病来说时间很短，而对于一些慢性非传染性疾病则可能时间很长。如果在疾病的早期或无症状期通过一些检测手段来发现这些疾病，即疾病的筛检（disease screening），那么就能采取进一步的措施来终止或在一定程度上减缓疾病的发展，这就是“第二级预防”。筛检所用的各种手段和方法称为筛检试验（screening test），筛检试验可以是体检、实验室检查和问卷调查等，它只是将人群中可疑有病或有缺陷者（试验阳性者）与那些可能无病者（试验阴性者）区分开来，仅是一个初步检查，对筛检结果阳性或可疑阳性者还需进一步做确诊检查，对于确诊者还需要进行治疗。

在开展筛检项目时，体检医生应制订详细的实施方案，以规范体检的程序，保证体检质量。

1. 遵循筛检原则　按照评价筛检方法的标准，并根据受检者的实际情况，选择合适的疾病筛检项目。

2. 检查前准备　不同的检查项目对受检者的要求可能有所不同，体检医生一是要核查将要开展检查的各个环节是否符合要求；二是要耐心嘱咐受检者按照检查要求做好检查前的准备。

3. 检查方法　遵循规范，掌握各项检查技术的实施方法和要点。

4. 提供健康咨询　疾病筛检的一个重要意义是可向受检者提供第一级和第二级预防的健康咨

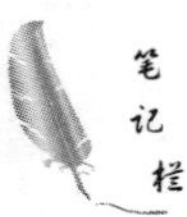

询。即使体检没发现异常，医生也应告诉受检者如何预防疾病，并建议其何时复查。

5. 筛检异常的处理　对发现异常的受检者，医生应给出随访和治疗意见。

6. 筛检的不良作用　了解并向受检者说明筛检可能带来的心理和生理上的不良后果。

7. 筛检方法的正确性和可靠性　一种疾病可能有多种筛检方法，不同筛检方法的结果也可能不完全一致，需要掌握不同筛检方法的判断依据，并向受检者解释清楚。

8. 注意事项　需向受检者介绍筛检过程中应注意的问题。筛检过程可能使受检者产生一些顾虑或增加其对患某种疾病的焦虑感。医生最好发给受检者相关疾病或筛检资料并在必要时与受检者进行沟通，解释检查的意义。

二、疾病筛检的基本要求

在一项筛检计划实施前，需认真考虑一系列与筛检实施有关的要求，如疾病方面、筛检试验方面、医疗保健系统和伦理学方面的要求。

> **知识点 20-2**
> 疾病筛检有哪些基本要求？

（一）疾病方面

1. 对所筛检的疾病或状态必须是严重的（即有较高的死亡率或发病率）。需要避免出现过多假阳性结果。

2. 对所筛检的疾病或状态的预防效果及其不良反应有清楚的认知。

3. 对所筛检的疾病或状态的自然史有比较清楚的了解，所筛检疾病应有可识别的早期临床症状或体征，且有足够长的领先时间（领先时间是指通过筛检试验，在慢性病自然史的早期阶段，如症状出现前，提前做出诊断，从而赢得提早治疗的时间）实施筛检。

（二）筛检试验方面

1. 筛检方法的灵敏度和特异度　灵敏度反映筛检方法诊断疾病的能力，而特异度反映的是筛检方法判断实际无病的能力。阳性预测值反映的是筛检方法检查结果阳性者患目标疾病可能性的能力。如果筛检方法的灵敏度下降则阳性预测值仅轻微下降，然而当特异度下降时阳性预测值则会明显下降。此外，阳性预测值也会随着该疾病患病率的下降而下降。

2. 筛检方法的可接受性　筛检方法必须是快速、简便、廉价和安全，以避免在时间、人力和金钱方面过高的成本，便于被受检者接受，同时也不能给受检者带来任何的伤害。

（三）医疗保健系统方面

1. 对筛检阳性者能实行有效地追踪，以确定是否患病。

2. 在开展该项疾病的筛检前患病者应该已经得到有效治疗。

3. 必须治疗筛检和诊断过程中发现疑难病症者，否则筛检过程不符合伦理学原则，亦无医学意义。

4. 干预措施应该易于被筛检人群接受。

5. 应该明确定义筛检目标人群。

6. 应该明确筛检的负责人和用于判断筛检试验阳性结果的截断值，应该清楚如何使筛检结果成为受检者常用医疗保健场所的医学记录。

（四）伦理学问题

1. 不论是医疗实践还是医学研究，筛检对受检者的影响都具有不确定性，受检者都可能面临一定程度的风险。因此，必须遵守尊重个人意愿、有益无害、公正等一般伦理学原则。

2. 筛检是为了给受检者带来好处，受检者有权利对将要参与的筛检计划所涉及的问题“知情”。医生有义务向受检者提供足够的信息，包括参与这项计划的利益与风险，并让受检者清楚所提供信息的价值，以便受检者做出理性选择，决定是否同意参加筛检。

3. 有益无害原则应在筛检实施的标准中有明确体现。筛检试验必须安全可靠，无创伤性、易于被群众接受，不会给受检者带来肉体和精神上的伤害。对筛检试验阳性者有进一步的诊断、治疗的方法。未经受检者允许，其个人健康信息不得向外泄露。

4. 个体的预期寿命是否长于无症状患者早期筛检的获益时间。如一位超过 75 岁的老年男性用前列腺特异性抗原（prostate specific antigen，PSA）筛检前列腺癌，但是，这位无症状老年男性在无症状前列腺癌发展到致命性阶段前可能就死于其他原因了，因此告诉一个更有可能死于其他原因的老年男性他还有一个小前列腺癌病灶是不合乎伦理的。

5. 公正原则要求公平、合理、平等地对待每一个受检者。

除了上面要求外，临床预防服务必须循证，作为临床预防服务重要内容之一的疾病筛检也必须循证，以便遵循科学的方法获得最充分证据来为服务对象提供最佳预防措施的决策。

三、疾病筛检的项目、频率

拓展阅读
（第二十章）

美国卫生与社会服务部于 1984 年建立的美国预防服务专家组系统地运用循证医学和经济学的方法评价包括各项疾病筛检方法在内的临床预防服务措施的效果，设计评价资料质量的方法体系，通过科学评价，提出包括定期体格检查和其他预防措施的建议，定期发布临床预防服务指南。2012 年出版了《2010—2011 年临床预防服务指南》（简称《指南》）。《指南》对临床人员针对不同人群进行的筛检、咨询、干预和预防性用药给出了建议。拓展阅读是根据该《指南》的建议所列出部分人群（成人男性或女性，特殊人群如孕妇或儿童）需要筛检的主要疾病，并且指出了在什么年龄段适合做何种的检查，仅供参考。

阴性的疾病筛检结果可能有几种情况：①是身体确实没有所要筛检的疾病；②是所要筛检疾病还没有发展到可被检测到的程度；③是由于筛检方法的灵敏度不够，未能发现已经存在的疾病，即假阴性。因此，在确定所要筛检的疾病后，还要考虑筛检的频率。

（一）决定筛检频率的因素

1. 疾病的病理特点和速度 不同疾病病理特点不同，所处的病理时期也有不同的进展速度，如肿瘤细胞从基因突变开始，演变成肿癌细胞，再以几何速度发展成可被筛检发现的肿瘤，不同的病理时期其进展速度是不一样的。

2. 筛检方法的灵敏度 灵敏度是指患病者能被待评价试验也判断为患病的百分比，即真阳性率。筛检的频率可以根据疾病的病理发展的速度来决定，而不必考虑通过采取增加频次的方法把漏诊的病例发现出来。但在筛检方法灵敏度过低的情况下，则可能需要增加筛检的频次。

（二）确定筛检频率需注意的问题

1. 疾病的危险度并不是决定筛检频率的因素 决定某一疾病筛检的频率是由筛检试验的灵敏度和疾病进展的速度决定的，而不是疾病发生的危险度。

2. 首次筛检和以后重复实施筛检频次 从人群的角度看，首次筛检往往都会得到较好的效果，因为首次筛检发现的是累积了很多年的现患病例。如很快重复实施筛检（如一年后），短时间间隔的重复筛检常常会令人失望。因为重复筛检发现的是新发病例（从上次筛检后新出现的病例），从而使第二次筛检发现的病例数较少。另外，一个人被筛检的次数越多，越容易出现假阳性结果。

由此可见，太长的筛检间隔将增加重要疾病漏诊的危险，但筛检频率过高将会增加费用，并且浪费时间和精力，同时将会增加产生假阳性结果和不必要工作的可能性。因此，必须对诊治对象筛检频率做出选择。

四、异常筛检结果的处理原则

1. 发现异常筛检结果 异常的筛检结果如是临床医生首先发现的，一般不会遗漏重要信息。但有时，筛检的报告可能被受检者、受检者家属或其他辅助医疗人员进行了非专业的判断，由此导致遗漏和延误。

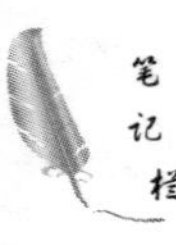

笔记栏

2. 可能需要进一步检查 筛检的结果通常只能提供一种诊断的倾向性，为明确诊断，可采用进一步的实验室检查、影像学检查或其他诊断性操作排除假阳性结果或做鉴别诊断。

3. 可能需要的治疗方案　根据筛检结果判断是否具有需要进行健康教育和治疗的指征。合理的干预措施的实施有赖于诊断，但对治疗方案的选择应依据该措施的有效性和患者的偏好进行，提高患者的参与性。

4. 转诊、专家咨询和会诊　当遇到难于解决的问题时，可有以下几种方法解决：①将疑难病例转诊到相应的上级医疗机构进一步检查、诊断和治疗；②可向有关专家咨询，必要时也可申请组织会诊。据此做出诊断、治疗或进一步检查的决定。

5. 随访　患者接受初步检查和治疗后还要继续监测。负责患者的临床医生尤其是全科医生，应为病人安排随访。随访应包括阶段性的病史采集和体检，以检查有何新出现的症状和体征。必要时还包括血液化验、影像学检查和其他诊断措施，以证实治疗的合理性或监测早期的并发症。

6. 健康教育　在基层医疗工作中，全科医生和其他基层医疗卫生保健人员应根据所在地的人群特点，多出版和印发一些有关常见疾病的预防和筛检的知识读物及宣传材料，让人们认识到疾病筛检的重要性和必要性，提高第一级预防和第二级预防的效果，这是为达到人人享有卫生保健的重要一环。

第二节　常见疾病二级预防方法

一、肿瘤的二级预防

微课 20-2

随着老龄化社会进程加快，肿瘤患者也将逐年递增。中国人口老龄化基数大，并受空气、食品等影响，肿瘤发病率将会更高。因而，肿瘤的二级预防意义重大。

（一）肺癌的筛查

> **知识点 20-3**
> 1. 肺癌高危人群特征。
> 2. 肺癌常用筛检手段。

1. 肺癌高危人群　《低剂量螺旋 CT 肺癌筛查专家共识（2015 年）》建议将肺癌高危人群定义为：年龄为 50 ～ 75 岁且至少合并以下一项危险因素：①吸烟≥ 20 包/年，其中也包括曾经吸烟，但戒烟时间不足 15 年者；②被动吸烟者；③有职业暴露史（如石棉、铍、铀、氡等接触者）；④有恶性肿瘤病史或肺癌家族史；⑤有慢性阻塞性肺疾病或弥漫性肺纤维化病史。

2. 筛检方法

（1）低剂量螺旋 CT：随机对照研究结果显示，与 X 线胸片筛查相比，低剂量螺旋 CT 对肺癌高危人群进行筛查，可使肺癌病死率下降 20%。

（2）细胞学检查：痰细胞学检查是肺癌普查和诊断的一种简便有效的方法。

（3）分子生物学技术：PCR、逆转录 PCR 及基因芯片等技术已应用于痰液、支气管肺泡灌洗液、支气管刷检标本、组织活检标本、外周血和骨髓标本的研究。

（4）支气管镜检查：通过支气管镜可直接窥察支气管内膜及管腔的病变情况。

（二）肝癌筛查

> **知识点 20-4**
> 1. 肝癌高危人群特征。
> 2. 肝癌常用筛检手段。

《原发性肝癌诊疗规范（2017 年版）》确定我国肝癌的高危人群：①乙型肝炎病毒（HBV）和（或）丙型肝炎病毒（HCV）感染；②长期酗酒；③非酒精脂肪性肝炎；④食用被黄曲霉毒素污染食物；⑤各种原因引起的肝硬化；⑥有肝癌家族史等的人群，尤其年龄 40 岁以上的男性。

肝癌早期筛查的主要手段包括血清甲胎蛋白（AFP）和肝脏超声检查，建议高危人群每隔 6 个月至少进行一次检查。AFP 是原发性肝癌的特异性肿瘤标志物，AFP 检测及连续观察其在体内的变化情况对于早期诊断具有重要的临床价值，筛查结果阳性的疑似患者应进一步检查。

（三）胃癌的筛查

1. 胃癌筛查目标人群　《中国早期胃癌筛查及内镜诊治共识意见（2014 年，长沙）》确定我国胃癌筛查目标人群的定义为年龄≥ 40 岁，且符合下列任意一条者，建议其作为胃癌筛查对象人群：

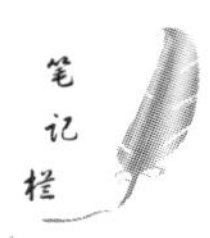

> **知识点 20-5**
> 1. 胃癌高危人群特征。
> 2. 胃癌常用筛检手段。

①胃癌高发地区人群；② Hp 感染者；③既往患有慢性萎缩性胃炎、胃溃疡、胃息肉、手术后残胃、肥厚性胃炎、恶性贫血等胃的癌前疾病；④胃癌患者一级亲属；⑤存在胃癌其他风险因素（如摄入高盐、腌制饮食、吸烟、重度饮酒等）。

2. 胃癌的筛查技术

（1）血清胃蛋白酶原（pepsinogen，PG）检测：PG 是胃蛋白酶的无活性前体。PG 是反映胃体胃窦黏膜外分泌功能的良好指标，可被称为“血清学活检”。

（2）血清促胃液素 17（gastrin-17，G-17）检测：G-17 是反映胃窦内分泌功能的敏感指标之一，可以提示胃窦黏膜萎缩状况或是否存在异常增殖。

（3）幽门螺杆菌（*Helicobacterpylori*，Hp）感染检测：Hp 已于 1994 年被 WHO 的国际癌症研究机构（International Agency for Cancer Research，IACR）列为人类胃癌第 I 类致癌原。目前认为 Hp 感染是肠型胃癌（占胃癌绝大多数）发生的必要条件，但不是唯一条件。

（4）血清肿瘤标志物检测：血清胃癌相关抗原（monoclonal gastric cancer 7 antigen，MG7-Ag）是我国自主发现的胃癌肿瘤标志物，MG7 抗原表达在胃癌前疾病、胃癌前病变和胃癌的阳性率依次为 40.5%、61.0% 和 94.0%。

（5）内镜筛查：胃镜及其活检是目前诊断胃癌的“金标准”

3. 早期胃癌筛查频率

（1）建议 Hp 阴性和非发生胃部萎缩的高危人群，每 5 年重复血清 PG、G-17 检查和 Hp 检测。

（2）建议 Hp 阳性和非发生胃部萎缩的高危人群，每 3 年内镜精查。

（3）建议 Hp 阳性和胃部萎缩的高危人群，每 2 年内镜精查。

（4）建议 Hp 阴性和胃部萎缩的高危人群，每年内镜精查。

（四）乳腺癌的筛查

> **知识点 20-6**
> 1. 乳腺癌高危人群特征。
> 2. 乳腺癌常用筛检手段。

1. 乳腺癌筛查的高危人群 《中国抗癌协会乳腺癌诊治指南与规范（2017 年版）》确定乳腺癌筛查的高危人群：①有明显的乳腺癌遗传倾向者；②既往有乳腺导管或小叶不典型增生或小叶原位癌的患者；③既往行胸部放疗。

2. 乳腺癌筛查方法 包括乳腺 X 线检查、乳腺超声检查、乳腺 MRI 检查等方法。目前的证据不支持近红外线扫描、核素扫描、导管灌洗及血氧检测等检查作为乳腺癌筛查方法。

乳腺癌高危人群建议提前进行筛查（小于 40 岁），筛查间期每年 1 次，筛查手段除了应用乳腺 X 线检查之外，还可以应用 MRI 等新的影像学手段。

3. 一般人群妇女乳腺癌筛查方案

（1）20 ～ 39 岁：不推荐对该年龄段人群进行乳腺筛查。

（2）40 ～ 45 岁：适合机会性筛查（妇女个体主动或自愿到提供乳腺筛查的医疗机构进行相关检查）；每年 1 次乳腺 X 线检查；对致密型乳腺（腺体为 c 型或 d 型）推荐与 B 超检查联合。

（3）45 ～ 69 岁：适合机会性筛查和人群普查（社区或单位实体有组织地为适龄妇女提供乳腺检查）；每 1 ～ 2 年 1 次乳腺 X 线检查；对致密型乳腺推荐与 B 超检查联合。

（4）70 岁或以上：适合机会性筛查；每 2 年 1 次乳腺 X 线检查。

（五）结直肠癌筛查

> **知识点 20-7**
> 1. 结直肠癌高危人群特征。
> 2. 结直肠癌常用筛检手段。

1. 结直肠癌的高危人群 参照《中国早期结直肠癌及癌前病变筛查与诊治共识（2015 年）》确定结直肠癌的高危人群：①大便潜血阳性；②一级亲属有结直肠癌病史；③以往有肠道腺瘤史；④本人有癌症史；⑤有大便习惯的改变；⑥符合以下任意 2 项者：慢性腹泻、慢性便秘、黏

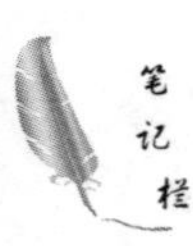

液血便、慢性阑尾炎或阑尾切除史、慢性胆囊炎或胆囊切除史、长期精神压抑。

2. 筛查方法

（1）粪便潜血试验：推荐采用连续3次免疫法粪便潜血检测来筛查早期结直肠癌及癌前病变。

（2）直肠指检：推荐对未行结肠镜检查的直肠肿瘤可疑患者宜行直肠指检，可以发现下段直肠的病变，但一些较为平坦的病变亦较难发现。

（3）结肠镜检查：全结肠镜检查是早期诊断结直肠癌和结直肠腺瘤最有效的手段之一，可以早期发现和治疗结直肠癌前病变及早期癌。

（4）色素内镜：推荐在结直肠癌筛查时可以选择0.4%靛胭脂加0.2%乙酸全结肠黏膜喷洒来提高结直肠早期癌变以及癌前病变的检出率。

（5）电子染色内镜：推荐有条件的地区应用电子染色内镜进行结直肠早期癌变以及癌前病变的筛查。

3. 结直肠癌筛检频率

（1）建议对于无异常者筛查的间隔时间不应超过10年。

（2）建议对于有一级亲属家族史者建议40岁开始筛查，以后每5年1次。

（3）建议对于以往有肠道低风险腺瘤史者在治疗后5～10年内复查肠镜，高风险腺瘤史者在治疗后3年内复查肠镜，如果第一次复查未见异常以后可以延长随访时间间隔至5～10年。

（4）建议对于结肠癌根治后的患者术后1年内复查肠镜，以后每2～3年复查肠镜，对于直肠癌根治后患者前3年内每3～6个月复查一次肠镜，以后每2～3年复查一次肠镜，对于有子宫内膜癌及卵巢癌的患者建议自诊断之日起每5年1次肠镜检查。

（5）建议对于炎症性肠病的患者在症状出现以后8～10年开始肠镜筛查。

二、心血管疾病的二级预防

（一）高血压的筛查

高血压(hypertension)即：在未使用降压药物的情况下，诊断收缩压≥140mmHg和（或）舒张压≥90mmHg。

> **知识点20-8**
> 1. 高血压高危人群特征。
> 2. 高血压常用筛检手段。

1. 我国高血压高危人群　《中国高血压防治指南2018修订版》确定我国高血压高危人群：①高钠、低钾膳食；②超重和肥胖；③过量饮酒；④长期精神紧张；⑤其他危险因素还包括年龄、高血压家族史、缺乏体力活动，以及糖尿病、血脂异常等。

2. 筛查方法

（1）定期筛查：健康成人定期测量血压，每两年至少测一次。

（2）机会性筛查：健康体检、家庭自测血压、公共场所测量血压等偶然发现血压升高者；在单位医务室、医院等日常诊疗过程中检测发现血压异常升高者。

（3）重点人群筛查：35岁首诊测血压；高血压易患人群，建议每半年测量一次血压。

（二）冠心病的筛查

冠心病（coronary disease）即：冠状动脉血管发生动脉粥样硬化病变而引起血管腔狭窄或阻塞，造成心肌缺血、缺氧或坏死而导致的心脏病。参照《中国心血管病预防指南（2017）》，将冠心病的危险因素分为以下几点：①年龄、性别：40岁后冠心病发病率升高，49岁以后进展较快。女性绝经期前发病率低于男性，绝经期后与男性一致。②血脂异常者。③高血压患者。④吸烟人群。⑤糖尿病患者。⑥其他危险因素：肥胖；静止的生活方式；遗传因素等。

冠心病的筛查方法主要包括64排以上CT和冠状动脉造影。目前的证据不支持心电图检查作为冠心病的筛查方法。

64排以上CT：用于40岁以上无典型冠心病临床症状的具有一项以上危险因素（包括年龄、性别、体重、高血压史、高脂血症、糖尿病、吸烟史、家族史、大量饮酒史等）的健康人筛查。

冠状动脉造影：用于对经过内科治疗心绞痛仍较重者、胸痛似心绞痛而不能确诊者的筛查。

笔记栏

三、糖尿病的二级预防

（一）糖尿病的概述

糖尿病（diabetes mellitus，DM）是以慢性血葡萄糖（简称血糖）水平增高为特征，伴有胰岛素分泌不足和（或）功能障碍的疾病。

糖尿病的病因和发病机制目前尚未完全阐明。目前，国际上通用的糖尿病分类标准是 WHO 糖尿病专家委员会 1999 年提出的病因学分型标准：① 1 型糖尿病（type 1 diabetes mellitus，T1DM）胰岛 B 细胞破坏，常导致胰岛素绝对缺乏。② 2 型糖尿病（type 2 diabetes mellitus，T2DM）从以胰岛素抵抗为主伴胰岛素分泌不足到胰岛素分泌不足为主伴胰岛素抵抗。③特殊类型糖尿病即由胰岛 B 细胞功能遗传性缺陷、胰岛素作用遗传性缺陷、胰腺外分泌疾病、内分泌疾病、药物或者化学品、感染等原因所导致的糖尿病。④妊娠糖尿病（gestational diabetes mellitus，GDM）是女性所特有的一种疾病，指女性在其妊娠期内出现糖耐量下降或者是糖代谢异常。

（二）糖尿病筛查

依据《中国 2 型糖尿病防治指南（2017 版）》糖尿病筛检诊断的标准：①典型糖尿病症状（烦渴多饮、多尿、多食、不明原因的体重下降）加上随机血糖检测≥ 11.1mmol/L（200mg/dl）或加上；②空腹血糖检测≥ 7.0mmol/L（126mg/dl）或加上；③葡萄糖负荷 2h 血糖检测≥ 11.1mmol/L（200mg/dl）。无糖尿病症状者，需改日复查确认。这里空腹状态指的是至少 8h 没有进食热量；随机血糖指不考虑上次用餐时间，一天中任意时间的血糖，不能用来诊断空腹血糖异常或糖耐量异常。

> **知识点 20-9**
> 1. 糖尿病高危人群特征。
> 2. 糖尿病常用筛检手段。

针对高危人群的预防策略，具有针对性强、易于接受、在医疗资源有限的条件下，可取得明显收益等优点。

1. 成年人糖尿病的筛查

（1）成年人糖尿病高危人群：中国 2 型糖尿病患者居多，因此筛查试验以 2 型糖尿病为主。在成年人中，具有下列任一个及以上的糖尿病高危因素，可定义为糖尿病高危人群：①年龄≥ 40 岁；②既往有葡萄糖调节受损（impaired glucose regulation，IGR）史；③超重（BMI ≥ 24kg/m^2）或肥胖（BMI ≥ 28kg/m^2）和（或）中心型肥胖（男性腰围≥ 90cm，女性腰围≥ 85cm）；④静坐的生活方式；⑤一级亲属中有 2 型糖尿病家族史；⑥有巨大儿（出生体重≥ 4kg）生产史或妊娠期糖尿病（gestational diabetes mellitus，GDM）史的妇女；⑦高血压［收缩压≥ 140mmHg 和（或）舒张压≥ 90mmHg］或正在接受降压治疗；⑧血脂异常［HDL-C ≤ 0.91 mmol/L（35mg/dL）及三酰甘油≥ 2.22mmol/L（200mg/dl）］或正在接受调脂治疗；⑨动脉粥样硬化性心脑血管疾病患者；⑩有一过性的类固醇性糖尿病病史者；⑪多囊卵巢综合征患者（polycystic ovary syndrome，PCOS）；⑫长期接受抗精神病药物和抗抑郁症药物治疗者。

（2）筛查方法：空腹血糖筛查、糖化血红蛋白筛查和口服葡萄糖耐量试验（oral glucose tolerance test，OGTT）。

2. 儿童和青少年的糖尿病筛查 在儿童和青少年（≤ 18 岁）中，超重（BMI ＞相应年龄、性别的第 85 百分位）或肥胖（BMI ＞相应年龄、性别的第 95 百分位）且合并下列任何一个危险因素可定义为糖尿病高危人群：①一级或二级亲属中有 2 型糖尿病家族史；②存在与胰岛素抵抗相关的临床状态（如黑棘皮症、高血压、血脂异常、多囊卵巢综合征患者等）。母亲怀孕时有糖尿病史或诊断为妊娠期糖尿病。

筛查的方法有检查空腹血糖、糖化血红蛋白和 OGTT 2h 血糖。

3. 孕产期妇女糖尿病的筛查 妊娠糖尿病包括糖尿病合并妊娠和妊娠期糖尿病。糖尿病合并妊娠指的是糖尿病后妊娠，妊娠期糖尿病则指在妊娠期才发生或发现的糖尿病。它们是女性所特有的一种妊娠期并发症，通常是指女性在其妊娠期内出现糖耐量下降或者是糖代谢异常，其临床发病率相对较高，且在近年来呈上升趋势。

笔记栏

（1）孕产期妇女糖尿病高危人群：具有下列任意一个及以上的糖尿病高危因素，可定义为糖尿病高危人群：①个体因素，年龄≥ 35 岁、孕前超重或肥胖、有糖耐量异常史和多囊卵巢综合征的孕妇；②有糖尿病家族史的孕妇；③妊娠分娩史有不明原因的死胎、死产或有流产史、巨大儿分娩史、妊娠期糖尿病史、胎儿畸形和羊水过多史的孕妇；④本次妊娠期发现胎儿大于孕周、羊水过多及反复外阴阴道假丝酵母菌病的孕妇。

（2）筛查方法：妊娠期糖尿病筛查诊断一步法：对妊娠 24 ～ 28 周的孕妇直接行 75g 葡萄糖耐量试验（OGTT）。二是糖筛查法，若所得血糖值≥ 7.8mmol/L 为糖筛查异常。若糖筛查异常，应进行葡萄糖耐量试验（OGTT）。筛查时间宜从孕 24 ～ 28 周开始。若筛查结果正常，但有糖尿病高危因素的人群需要在 32 ～ 34 周再次复查。具有多饮、多食、多尿及早孕期尿糖反复阳性特点的孕妇，应在首次孕期检查时，进行糖筛查，以便及时筛查出孕前漏诊的糖尿病患者。

（三）糖尿病的并发症及其筛查

糖尿病引起的各种并发症包括眼病、肾病、神经病变、周围血管病变等，严重地影响糖尿病患者的生活质量，同时也是导致糖尿病患者残疾和死亡的最重要的原因。糖尿病并发症高发部位主要有眼、肾、足、神经和血管。针对这些高发部位展开相应的筛查：足部检查，糖尿病患者应该每天检查双足及足趾间有无异常改变，如有异常情况应及时就医；肾功能，糖尿病患者每年至少做一次肾脏病变的筛查；神经功能检查，糖尿病患者需要每年做一次与神经功能相关的体格检查及神经电生理检查；眼底检查，糖尿病患者每年还需进行一次眼底和（或）眼科检查；血管检查，对于 50 岁以上和（或）伴有心血管疾病的糖尿病患者每年至少进行一次下肢动脉粥样硬化性病变筛查。

四、出生缺陷疾病的二级预防

出生缺陷又称先天缺陷，是指由于先天性、遗传性和不良环境等原因引起的出生时存在的各种结构性畸形和功能性异常的总称，其是导致流产、死胎、死产、新生儿死亡和婴儿死亡的重要原因。出生缺陷严重影响儿童健康和生活质量，故应加强三级预防制度，尤其是二级预防，增进产前筛查和诊断准确率，全面推动出生缺陷的诊治工作，提高我国的出生人口素质。

（一）出生缺陷高危人群

参照《出生缺陷概况及产前筛查（2016 年）》及查阅相关资料建议将出生缺陷的高危人群定义为如下几项。

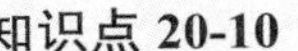

> **知识点 20-10**
> 1. 出生缺陷高危人群特征。
> 2. 出生缺陷常用筛检手段。

1. 夫妻双方有一方有染色体疾病或遗传疾病的。

2. 家族中有遗传病成员。

3. 35 周岁以上的高龄妇女。

4. 曾经生育过先天畸形孩子，再生育的。

5. 夫妻双方有一方从事经常接触放射性、电离辐射、有毒有害化学物质的职业人群。

6. 曾经发生不明原因流产或死胎的女性，再次怀孕的。

7. 孕早期受过病毒感染，特别是风疹病毒感染者。

8. 孕早期部分微量元素缺乏，特别是碘与叶酸缺乏者。

9. 孕早期用药未经医生指导者。

（二）筛检方法

1. 唐氏综合征

（1）孕周为孕 11 ～ 13^{+6} 周，推荐检测孕妇血清中妊娠相关蛋白 A 及 β - 绒毛膜促性腺激素，结合血清中位数倍数值及孕妇的年龄、体重、孕周及胎儿颈后透明带胎儿（ nuchal translucency，NT）计算胎儿罹患非整倍体风险值。主要针对唐氏综合征和 18 三体综合征的筛查。

（2）孕周为 14 ～ 20^{+6} 周，推荐检测孕妇血清甲胎蛋白、β - 绒毛膜促性腺激素及游离雌三醇，结合孕妇的年龄、体重及孕周等计算胎儿罹患唐氏综合征、18 三体综合征及开放性神经管缺陷的风险值。

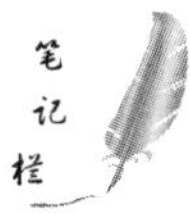

（3）无创产前检测高通量基因测序，即无创母血 DNA 筛查：推荐唐氏筛查高风险及高龄且顾虑流产风险而不能接受介入性穿刺的孕妇选择无创产前检测高通量基因测序方法。

（4）介入性产前诊断：高龄、唐氏筛查高风险、超声提示胎儿发育异常及怀疑胎儿罹患某种遗传病或基因病等情况，均建议孕妇行介入性产前诊断和胎儿染色体核型分析。

2. 胎儿肢体结构畸形

（1）产科超声筛查：孕周为孕 11 ～ 13^{+6} 周，推荐检测胎儿顶臀径等，可早期发现部分严重的胎儿畸形，如无脑儿等。

（2）胎儿磁共振（MRI）：推荐怀疑胎儿罹患先天性结构畸形并且孕 20 周后的孕妇进行胎儿 MRI 和超声联合筛查，提高罹患先天性结构畸形胎儿的检出率。

3. 先天性心脏病

（1）早孕期超声畸形筛查：孕周为孕 11 ～ 13^{+6} 周，推荐检测胎儿 NT 及胎心等，评估胎儿罹患先天性心脏病的风险。

（2）中孕期超声畸形筛查：推荐怀疑胎儿罹患先天性心脏病并且孕 20 ～ 24 周的孕妇进行胎儿结构的畸形筛查。

（3）胎儿心脏超声：推荐怀疑胎儿心脏发育异常、早孕期 NT 增厚的孕妇、高龄孕妇胎儿或高危胎儿均应行胎儿心脏超声。

（4）胎儿磁共振（MRI）：推荐怀疑胎儿罹患先天性心脏病并且孕 20 周后的孕妇进行胎儿 MRI 和超声联合筛查，提高罹患先天性心脏病胎儿的检出率。

（王　威　袁金涛）

第二十一章 患者教育与行为干预

第二十一章 PPT

临床工作中，无论一级预防、二级预防还是三级预防，都离不开患者教育和行为干预。本章第一节介绍常用的健康行为学理论，分别从应用于个体水平和人际水平来介绍，这些理论一方面可以用于解释和分析影响人们健康相关行为的影响因素，另一方面可以用于指导行为干预。本章第二节介绍患者教育计划的设计、实施和评价，为开展面对患者个体或群体的实际工作提供思路和流程。

第一节 健康相关行为理论

一、应用于个体水平的理论

个体水平的健康相关行为理论的着眼点是患者个体，用于分析影响人们行为的影响因素，尤其是认知因素和社会心理因素，基于分析结果可以抓住主要环节对患者个体开展健康指导和行为干预。当然，这些理论仍然可以用于群体，依据这些理论收集个体层面的数据后，通过数据分析可以反映群体的情况。本章介绍 3 种常用的理论。

微课 21-1

（一）健康信念模式

健康信念模式（health belief model，HBM）在 20 世纪 50 ～ 60 年代由美国社会心理学家 Hochbaum、Rosenstock 提出，起源于美国公共卫生服务利用 X 线机免费筛查肺结核的项目，分析为什么这样的筛查人们的参与不足。之后开始被广泛用于解释人们的预防保健行为，特别是分析哪些因素影响人们遵从医学建议的行为（图 21-1）。

知识点 21-1

1. 健康信念模式的主要内容。
2. 行为转变阶段理论的主要内容及应用。
3. 计划行为理论的主要内容。

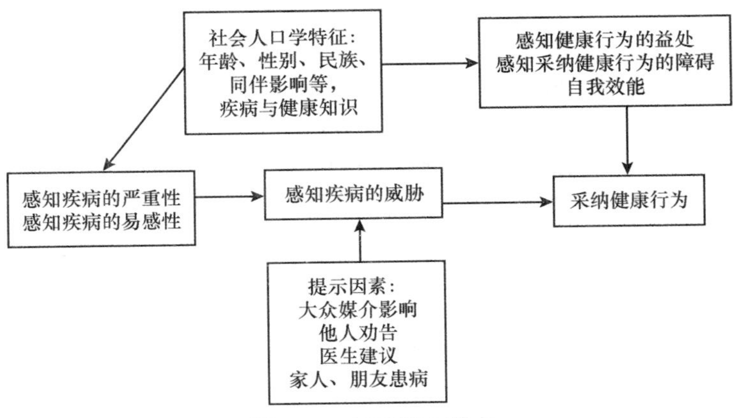

图 21-1 健康信念模式

该理论强调感知（perception）在决策中的重要性，影响感知的因素很多，是运用社会心理学方法解释健康相关行为的理论模式。该理论认为信念是人们采纳有利于健康行为的基础，人们如果具有与疾病、健康相关的信念，他们就会采纳健康行为，改变危险行为。人们在决定是否采纳某健康行为时，首先要对疾病的威胁进行判断，然后对预防疾病的价值、采纳健康行为对改善健康状况的期望和克服行动障碍的能力作出判断，最后才会做出是否采纳健康行为的决定。其本质属于价值期望理论。

在健康信念模式中，是否采纳有利于健康的行为与下列因素有关：

1. 感知疾病的威胁（perceived threat） 由对疾病易感性的感知和对疾病严重性的感知构成。

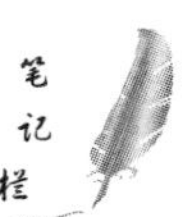

对疾病易感性和严重性的感知程度高，即对疾病威胁的感知程度高，是促使人们产生行为动机的直接原因。

（1）感知疾病的易感性（perceived susceptibility）：指个体对自身患某种疾病或出现某种健康问题的可能性的主观判断。人们越是感到自己患某疾病的可能性大，越有可能采取行动避免疾病的发生。

（2）感知疾病的严重性（perceived severity）：疾病的严重性既包括疾病对躯体健康的不良影响，如疾病会导致疼痛、伤残和死亡，还包括疾病引起的心理、社会后果，如意识到疾病会影响到工作、家庭生活、人际关系等。人们越是认识到疾病的严重后果，往往越有可能采纳健康行为，防止严重健康问题的发生。

2. 感知健康行为的益处和障碍 感知健康行为的益处（perceived benefits of action）指人体对采纳行为后能带来益处的主观判断，包括对保护和改善健康状况的益处和其他边际收益。一般而言，人们认识到采纳健康行为的益处，或认为益处很多，则更有可能采纳该行为。

感知健康行为的障碍（perceived barriers of action）指个体对采纳健康行为会面临障碍的主观判断，包括行为复杂、时间花费、经济负担等。感觉到障碍多，会阻碍个体对健康行为的采纳。

3. 自我效能 因为只有人们相信他们的行动能够导致预期结果，才愿意付出行动，否则人们在面对困难时就不会有太强的动机也不愿长期坚持。自我效能高的人，更有可能采纳所建议的有益于健康的行为。

4. 提示因素（cues to action） 指的是诱发健康行为发生的因素，也称为行动线索，如大众媒介的疾病预防与控制运动、医生建议采纳健康行为、家人或朋友患有此种疾病等都有可能作为提示因素诱发个体采纳健康行为。提示因素越多，个体采纳健康行为的可能性越大。

5. 社会人口学因素 包括个体特征，如年龄、性别、民族、人格特点、社会阶层、同伴影响，以及个体所具有的疾病与健康知识。具有卫生保健知识的人更容易采纳健康行为。对不同类型的健康行为而言，不同年龄、性别、个性特征的个体采纳行为的可能性相异。

下面以针对原发性高血压的低钠盐饮食行为为例，介绍健康信念模式的应用。某男性 60 岁，近期查体发现患有原发性高血压，由于几十年来饮食口味很咸，医生建议他减少每天的钠盐摄入量。如果他认识到自己口味很咸的饮食习惯会导致高血压（感知疾病的易感性），原发性高血压可能导致脑卒中，脑卒中可能带来严重的后遗症甚至导致死亡（感知疾病的严重性），他相信控制钠盐的摄入量对控制血压有好处（感知健康行为的益处），同时他觉得改掉多年来养成的饮食习惯太难了（感知健康行为的障碍），但是他相信通过自己努力可以逐渐把口味变淡（自我效能），在这种情况下，医生的建议（提示因素）帮助他做出减盐的决定，综合以上因素，这位患者可能逐渐采纳低钠盐饮食行为。在对患者进行行为指导时，可以分析以上哪些因素对其影响最大，如该男士不认为口味会影响血压，那么在指导中需要着重强调盐与高血压的关系，如果他的主要问题是很难克服口重的饮食习惯，那么在指导中需要想办法帮助其克服这种障碍。

在群体中开展低钠盐饮食行为干预中，健康信念模式同样适用。可以通过依据该模式设计的问卷对高血压患者群体进行调查，然后通过数据分析找出影响低钠盐饮食行为的影响因素，从而找到行为干预的入手点。例如，如果分析发现高血压患者普遍对高血压的严重后果认识充分，同时知道低盐饮食的好处，但是普遍存在克服口味的困难和缺少改变自己的信心，那么在群体教育中需要把重点放在帮助患者扫除障碍，想方设法树立自信心、激发自我效能。

（二）行为转变阶段理论

1982 年，美国心理学家 Prochaska 和 DiClemente 在总结了戒烟干预心理治疗技术后，首次提出行为改变的阶段理论，描述和解释了吸烟者在戒烟过程中行为变化的各个阶段以及在每个阶段主要的变化过程。由于该理论综合了若干个理论模式，所以也称作“跨理论模型（transtheoretical model，TTM）”。阶段变化模型提出，个体的行为变化是一个连续的过程而非单一的事件，人们在真正做到行为改变之前，是朝向一系列动态循环变化的阶段变化程序发展的。对所处不同阶段的个体应采取不同的行为转换策略，促使其向更良好和高级的阶段转变（表 21-1）。

1. 变化阶段 行为转变阶段理论，把行为转变分为 5 个连续渐进的阶段，对于成瘾性行为来说，还有第 6 个阶段即终止阶段。

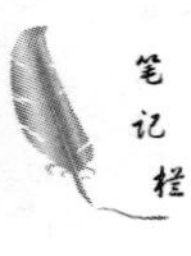

（1）没有打算阶段（pre-contemplation）：个体尚未意识到自己行为的危险性，在未来6个月内，不打算改变自己的行为，或者有意坚持不改变，他们不知道或没意识到自己存在不利于健康的行为及其危害性，对于行为转变没有兴趣，或者觉得浪费时间，或者认为自己没有能力改变自己的行为。处于该阶段的人不喜欢阅读、谈论或考虑与自身行为相关的问题或内容，有些人甚至有诸多理由为自身的行为辩解。

（2）打算阶段（contemplation）：个体开始意识到自己的行为存在问题及其严重性，计划在未来6个月内改变自己的行为，个体意识到改变行为可能带来的益处，也知道改变行为需要付出的代价，因此在益处和代价之间权衡，处于犹豫不决的矛盾心态。

（3）准备阶段（preparation）：指个体计划在未来1个月内改变行为，并向着行为采取一些小的行动举措，如向亲属、朋友郑重地宣布自己的决定或做出行为改变的承诺，也可能已经有所行动，如向别人咨询有关行为改变的事宜，购买自我帮助的书籍，制订行为改变时间表等。

（4）行动阶段（action）：个体已经开始采取行动，但是持续的时间尚未达到6个月，由于许多人的行动没有计划性、没有设定具体目标、实施步骤、没有社会网络和环境的支持，最终导致行动的失败。

（5）维持阶段（maintenance）：改变行为已经达到6个月以上，个体已经取得行为转变的成果并加以巩固，防止复发。许多人在取得了行为改变的初步成功后。由于自身的松懈、经不起外界的诱惑等原因造成复发。

（6）终止阶段（termination）：在某些行为，特别是成瘾性行为中可能有这个阶段。在此阶段中，人们不再受到诱惑，对行为改变的维持有高度的自信心。可能有过沮丧、无聊、孤独、愤怒的情绪，但能坚持、确保不再回到过去的行为习惯上去。经过这个阶段成瘾性行为不会再复发。

2. 变化过程　处在不同阶段的人，以及从前一个阶段过渡到下一个阶段时，会发生不同的心理变化过程。从无打算到打算阶段，主要经历对原有不健康行为的重新认识（即意识觉醒），产生焦虑、恐惧的情绪（即痛苦减轻），对周围提倡的健康行为有了新的认识（环境再评估），然后意识到应该改变自己的不健康行为向着社会期望的方向转变（即社会解放）；从打算阶段到准备阶段，意识到自己应该抛弃不健康的行为（即自我再评价）；从准备阶段到付诸行动，要经历自我解放，从认识上升到改变行为的信念，并做出改变的承诺（自我决意）；当人们一旦开始行动，需要有许多支持条件来促使行动进行下去，如建立社会支持网络、社会风气的变化、消除促使不健康行为复发的事件、激励机制等。

表 21-1　戒烟干预在不同阶段使用的干预措施

变化阶段	干预措施
没有打算阶段	普及吸烟对健康危害的知识，让人们对吸烟行为感到恐惧、焦虑、担心等，意识到在自己周围环境中，吸烟是一种不受欢迎的行为
打算阶段	刺激人们尽快行动，让他们充分认识吸烟的坏处，应该改变这种行为
准备阶段	要求人们做出承诺，使他们的行动得到监督，了解戒烟有哪些困难和阻碍，如何克服
行动阶段	建立社会支持网络，取得家庭成员、同事和朋友的支持，给予肯定和鼓励
维持阶段	继续加强社会支持网络，对家庭、工作场所的戒烟行为给予奖励，形成一种以不吸烟为荣的社会风气，较长期的随访，当戒烟者遇到其他生活问题时给予他们支持，帮助防止反复

（三）计划行为理论

计划行为理论（theory of planned behavior，TPB）是在理性行为理论的基础上发展而来的。理性行为理论（theory of reasoned action）是1967年由Fishbein提出的，该理论首次建立了信念、态度、意向和行为之间的联系，并把人们对与健康行为有关的态度分为对最终目标的态度和对行为本身的态度。理性行为理论认为：行为发生与否的最重要影响因素是人们的行为意向，即是否有意图或打算采取行动，而行为意向则由两个基本因素所决定：个体对行为的态度和主观行为准则。1980年在Fishbein和Ajzen的共同努力下，将理性行为理论扩展为计划行为理论，该理论在解释行为时增加

笔记栏

了控制能力这个变量。计划行为理论的基本思想是行为不仅取决于人们采纳某行为的意向或意愿强度，还取决于其对个人因素和外在因素的控制能力（图 21-2）。

1. 对行为的态度（attitude towards the behavior） 指个体对所要采纳的行为持积极或消极感觉，如吸烟者是否对戒烟持有积极态度。包括行为信念和行为结果的评价。

（1）行为信念（behavioral beliefs）：指个体是否相信行为能导致所期望的结果，包括戒烟行为所带来的一切结果，如戒烟可以减少患肺癌的危险，可以使身上的味道变得清爽，更容易被雇用，有可能发胖，可能会被同伴排斥等。

（2）行为结果评价（evaluation of outcomes）：指个体对行为结果重要性的评价，如对戒烟带来的后果重要性的评价——减少患病危险是否重要、更容易被雇用是否重要等。

2. 主观行为准则（subjective norms） 指个体在决策是否执行某特定行为时感知到的社会压力，它反映的是个体周围的重要他人或团体对个体行为决策的影响，主要来自他人对行为者的期望。包括准则信念和遵从动机。

（1）准则信念（normative beliefs）：指个体对特定的个人或群体对其是否应采纳某行为的信念。例如，妻子是否认为自己应该戒烟，子女是否认为自己应该戒烟，医生是否这么看，同伴是否也认为自己应该戒烟等，是个体所感受到的对其有重要影响的个体或群体的态度。

（2）遵从动机（motivation to comply）：指个体是否愿意遵从上述特定个人或群体的想法，如自己是否愿意按照妻子、子女、医生、同伴的意愿去做事。

3. 行为控制能力（control over the behavior） 是指个体感知到执行某项特定行为容易或困难的程度，它反映的是个体对促进或阻碍执行行为因素的知觉。当个人对自身的控制能力有信心时，更有助于行为意向转化为行为。控制能力由控制信念和感知能力构成。

（1）控制信念（control belief）：指个体对采纳某种行为的自信心。

（2）感知能力（perceived power）：指个体对采纳行为过程中困难和难度的察觉能力。

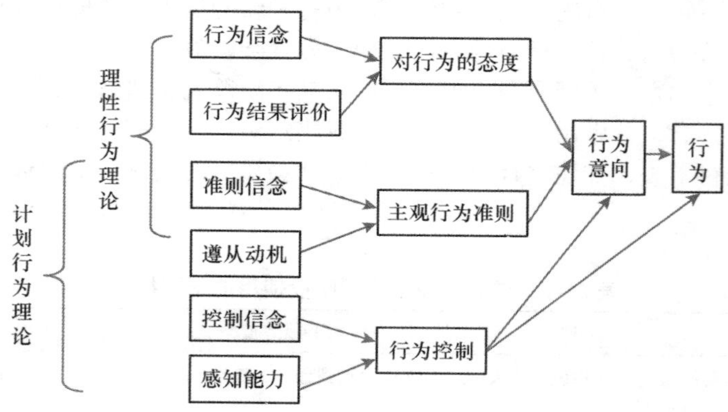

图 21-2 理性行为理论与计划行为理论

以戒烟为例，如果吸烟者相信戒烟的诸多良好结果（如健康、无烟味、容易被雇用等），并认为这些结果对自己很重要，则对戒烟有更为积极的态度；如果与吸烟者关系密切的人也一致认为他应该戒烟，而吸烟者也愿意遵从这些人的意愿，则吸烟者更多地感受到了促使其戒烟的外在压力。两者的共同作用，使吸烟者产生比较强烈的戒烟意向；吸烟者对于内外因素的控制能力也在很大程度上影响戒烟的意向及实际实施戒烟的行动，即如果吸烟者自制力强，有足够的自信心和效能感克服戒烟所面临的困难和外环境中的不利因素，他更可能产生戒烟意向，也更可能戒烟成功。

二、应用于人际水平的理论

（一）社会网络与社会支持

1. 社会网络的概念与特点 《孟子·滕文公上》："出入相友，守望相助，疾病相扶持，则百姓亲睦"。体现了社会网络和社会支持对人的健康存在影响，直接关系到和谐社会、健康中国的建立。社会网络是人与人之间所结成的社会关系。社会关系与健康有着十分密切的联系，社会网络结构，

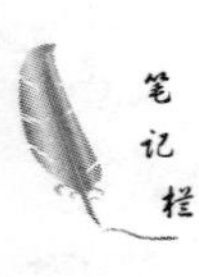

知识点 21-2
1. 社会网络的概念及主要理论。
2. 社会支持的概念及功能。
3. 社会认知理论的核心思想。
4. 自我效能理论的主要内容。

从他人获得的支持，社会互动的数量和质量，以及孤独和孤立感均是人们健康与幸福的重要影响因素。1908 年，德国社会学家齐美尔提出“网络”概念，社会网络的互动形式开始被研究者关注；20 世纪 70 年代，随着以怀特为代表的“新哈佛”小组的出现，社会网络分析作为一种新颖的研究体系更加成熟；目前基于计算机技术的网络分析模型不断深化，社会网络应用范围得到拓展。

社会网络（social network）是一种基于“网络”（节点之间的相互连接）而非“群体”（明确的边界和秩序）的社会组织形式。社会网络是由某些个体间的社会关系构成的相对稳定的系统，即把“网络”视为是联结行动者的一系列社会联系或社会关系，它们相对稳定的模式构成社会结构。社会网络具有如下特点：

（1）互惠：社会关系中资源和支持的给予和接受。

（2）强度：社会关系提供感情紧密的程度。

（3）复杂性：社会关系提供了多种功能。

（4）密度：社会关系中网络成员互相了解和相互影响的程度。

（5）同质性：社会关系中网络成员在人口学特征上的相似程度。

（6）地理分布：社会关系中网络成员居住的临近程度。

2. 社会支持的概念　对于社会支持与健康关系的研究浪潮兴起于 20 世纪 70 年代，社会支持这一概念最早出现在心理学研究中，后来由医生兼流行病学家 Cassel 和 Cobb 开创性地将社会支持与身体健康联系到了一起，并指出了社会支持对于身体健康的保护性作用。在心理健康方面，特别是在人们面对压力较大的生活环境时，社会支持具有缓解压力，增强心理幸福感和心理适应的功能。目前社会支持尚没有统一的定义，一般认为，社会支持（social support）指一定社会网络运用一定的物质和精神手段对人们进行无偿帮助的行为的总和。学者 Gottlieb 给出定义，社会支持是指被支持者能够感知到有效的社会资源，或者由正式的团体或非正式帮助关系中的非专业人员实际提供给被支持者的社会资源。

社会支持分为情感支持、工具性支持 / 实际性支持、信息支持、评价性支持，详见本书第十三章。

3. 社会网络主要理论　社会网络关注的是人们之间的互动和联系，并以此来帮助我们理解人们是如何以网络化方式相互连接的。主要的理论：强联结与弱联结理论、结构洞理论、社会资本理论，等等。

（1）强联结与弱联结理论：社会网络的节点依赖联结产生联系，联结是网络分析的最基本分析单位。联结的强弱从互动的频率、感情力量、亲密程度和互惠交换四个维度来进行区分。强联结是在性别、年龄、教育程度、职业身份、收入水平等社会经济特征相似的个体之间发展起来的；而弱联结则是在社会经济特征不同的个体之间发展起来的。强联结和弱联结在知识和信息的传递中发挥着不同的作用。通过强联结获得的资源常是冗余的，但能传递高质量的、复杂的或隐性的资源；而弱联结是获取无冗余的新知识的重要通道，有利于简单信息的传递，促进事实知识的分享。

（2）结构洞理论：无论是个人还是组织，其社会网络均表现为两种形式：一是网络中的任何主体与其他主体都发生联系，不存在关系间断现象；二是社会网络中的某个或某些个体与有些个体发生直接联系，但与其他个体不发生直接联系，无直接联系或关系中断的现象，从网络整体来看好像网络结构中出现了洞穴，因而称作“结构洞”。

（3）社会资本理论：指节点所拥有的表现为社会结构资源的资本财产。它们由构成社会结构的要素组成，主要存在于社会团体和社会关系网之中。个人参加的社会团体越多，其社会资本越雄厚；个人的社会网络规模越大、异质性越强，其社会资本越丰富。而社会资本越多，则获取资源的能力越强。由于社会资本代表了一个组织或个体的社会关系，因此，在一个网络中，一个组织或个体的社会资本数量决定了其在网络结构中的地位。在社会网络结构中地位，决定了对资源获取力的大小及其对其他个体的影响力。

三个理论之间联系紧密，结构洞理论与联结强弱重要性的假设有很强的渊源，结构洞之内填充的即是弱联结，因而结构洞理论可以看作是强、弱联结理论的进一步发展、深化与系统化。另外，

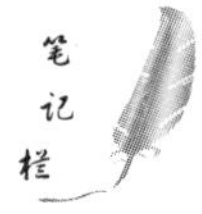

结构洞与社会资本有关。主体拥有的结构洞越多，具有的社会资本越多。

4. 社会网络与社会支持对健康的影响 图 21-3 总结了社会网络和社会支持对躯体、精神和社会三维健康的作用机制。图中各因素的关系多数是相互的，如路径 1 社会网络与社会支持会影响健康状况，反过来健康状况也会在一定程度上影响一个人获取社会支持和动员社会网络的能力。路径 2 和 4 表示社会网络与社会支持与人们获取个人资源和社区资源的相互影响。路径 3 暗示了社会网络与社会支持可能影响人们暴露于压力的频率和持续时间，处于应激或压力情况也会反过来影响社会支持。个体水平和社区水平的资源除了可以直接增强健康外，路径 2a 和 4a 还表示了在减少负面影响方面的"缓冲效果"，即当人们面临压力事件时，具有强有力的个体和社区资源可以增强应对能力，减少对健康短期或长期的不良影响。路径 5 反映了社会网络与社会支持对健康行为的潜在影响，社会网络的人际交流可以影响人们的行为危险因素的发生发展、预防性的健康实践的采取及求医、遵医、康复等疾病相关行为。

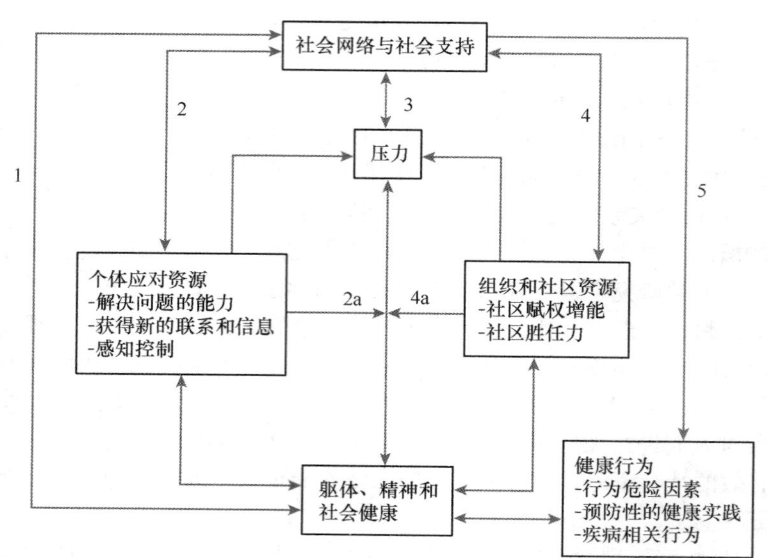

图 21-3 社会网络、社会支持与健康行为及健康的关系

（二）社会认知理论

1. 社会认知理论的内涵 20 世纪 70 年代，美国心理学家阿尔伯特·班杜拉（Albert Bandura）提出了社会学习理论，到 80 年代被扩充为社会认知理论（social cognitive theory）。他在总结前人的研究时发现，过去传统的行为主义人格理论主要把研究注意力集中于人们对于知识获取或行为的反应类型方面，而支配这些知识和行为之间相互作用的过程却被忽视了。他在理论中加入了认知成分形成社会认知理论，摒弃了传统行为主义对环境的依赖，强调了认知性因素在学习过程和行为改变中的作用，从全新的角度揭示了人类行为的形成与维系机制，认为个体、环境和行为是相互影响、相互依赖和相互决定的，因此可通过操控个体的个体因素、环境因素和行为归因来影响行为本身的变化。

根据社会认知理论的观点，个体的行为既不是单由内部因素驱动，也不是单由外部刺激控制，而是由个体、环境、行为三者之间交互作用所决定的，这种个体、个体的行为及行为所处的环境之间不断进行的、持续的相互作用被称为"相互决定论"，其中个体因素中包括结果期望，结果期望是个人对从事特定行为结果的信念，对从事某活动所想象的结果，包括对活动结果反应的几种信念；环境因素主要指个体的外部环境和提供社会支持的机会等；行为因素主要指为达到预期目标所需要的行动或技能。

2. 社会认知理论的几个主要核心思想

（1）三元交互决定论：三元交互决定论将环境因素、行为、人的个体因素三者看成是相互独立、同时又相互作用从而相互决定的理论实体。所谓交互决定，是环境、行为、个体三者之间互为因果，每两者之间都具有双向的互动和决定关系。个人的主体因素包括心理因素，如知觉、情绪、

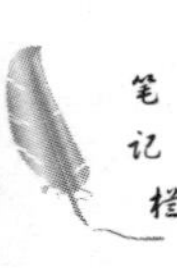
笔记栏

信念、意向等，也包括生物学特征，如性别、遗传等。在三元交互决定论中，一方面，人的主体因素（如信念、动机等）往往强有力地支配并引导其行为，行为及其结果反过来又影响并最终决定思维的内容与形式及行为主体的情绪反应；另一方面，个体可以通过自己的主体特征（如性格、社会角色等）引起或激活不同的环境反应，环境因素中的榜样作用也会影响个人的情绪、信念等；再者，行为作为人与环境之间的中介，是人用以改变环境，使之适合人的需要而达到生存的目的并改善人与环境之间的适应关系的手段，而它不仅受人的需要支配，同时也受环境的现实条件的制约。总之，个体、行为和环境三者之间相互影响、相互作用。

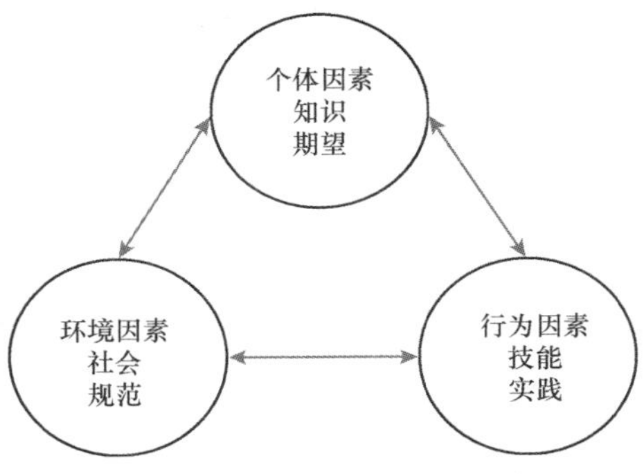

图 21-4　个体－行为－环境交互影响示意图

（2）观察学习：亦称替代学习，是指一个人通过观察他人的行为及其强化结果习得某些新的反应，或使他已经具有的某种行为反应特征得到矫正。观察学习是人类掌握各种技能和规范的捷径，由 4 个相互关联的心理过程组成，即注意过程、保持过程、产出过程、动机过程。注意过程是观察学习的开始，是在观察时将心理资源开通的过程，决定着观察者选择什么样观察对象作为示范榜样，以及选择对象的哪些信息，引起注意过程的因素很多，如观察者的气质、示范行为的特性等；第二个过程是保持过程，观察者头脑中将示范行为的信息以符号表征的形式保持下来，并保留在记忆中，如果观察者记不住观察到的示范行为那就无法产生学习；第三个过程是产出过程，或称动作再现过程，是观察者将保留在记忆中的示范信息的符号表征转换成物理形式的外显行为的过程，在开始再现动作时，观察者必须基于认知过程对自己的反应做一番选择和组织；最后一个过程是动机过程，是指观察者在特定的情境条件下由于某种诱因的作用而表现示范行为的过程，而表现与否取决于观察者的动机。

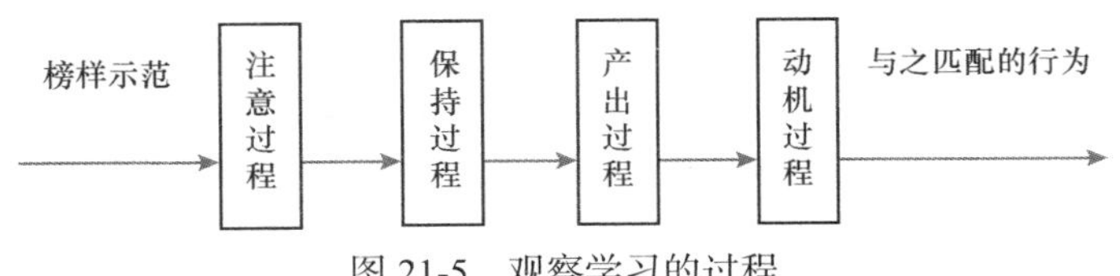

图 21-5　观察学习的过程

（3）自我效能感（self-efficacy）：指个体对自己组织、执行某特定行为并达到预期结果能力的主观判断。即个体对自己有能力控制内、外因素而成功采纳健康行为并取得期望结果的自信心、自我控制能力。自我效能感是人类行为动机和个体成就的基础，是决定人们能否产生行为动机和产生行为的一个重要因素。因为只有人们相信他们的行动能够导致预期结果，才愿意付出行动，否则人们在面对困难时就不会有太强的动机也不愿长期坚持。自我效能感强的人能对新的问题产生兴趣并全力投入其中，能不断努力去战胜困难，而且在这个过程中自我效能感也将会不断地得到强化与提高，相反，自我效能感差的人总是怀疑自己什么都做不好，遇到困难时一味地畏缩和逃避。

自我效能感的三层含义，第一，自我效能感是对能否达到某一表现水平的预期，产生于活动发生之前。第二，自我效能感是针对某一具体活动的能力知觉，与能力的自我概念不同。第三，自我效能感是对自己能否达到某个目标或特定表现水平的主观判断。当人确信自己有能力进行某一活动，他就会产生高度的自我效能感，并会去进行那一种活动。

自我效能感可以通过以下 4 种途径产生和提高。①亲身经历的掌握性经验，即自己成功完成过某行为，个体通过自己的亲身实践所获得的关于自身能力的直接经验：一次成功能帮助人们增加其对熟练掌握某一行为的期望值，是表明自己有能力执行该行为的最有力的证据；②替代性经验，即他人间接的经验：看到别人成功完成了某行为并且结果良好，而增强了自己通过努力和坚持也可以完成该行为的自信心，前文通过观察学习榜样的行为可以提升观察者的自我效能感；③口头劝说：通过别人的劝说和成功经历的介绍，对自己执行某行为的自信增加；④情感激发：焦虑、紧张、情绪低落等不良情绪会影响人们对自己能力的判断，因此，可通过一些手段消除不良情绪，激发积极的情感，从而提高人们对自己能力的自信心。

社会认知理论为解释、预测人们的行为提供了模式，也为干预措施提供了理论基础。为了促进健康行为的形成，既要重视个体因素（认知、情绪和生物因素），也要重视人所处的环境因素。个体的自我效能感因素在影响一个人的健康相关行为时非常重要，医生可以通过对患者的劝导、激励、安慰，也可以利用对病友的榜样观察学习，来提升患者的自我效能感，从而摒弃不健康行为，促进健康行为。

第二节 患者教育计划的设计、实施与评价

微课 21-2

无论是针对患者个体的健康指导还是针对患者群体的教育活动，都应该是有计划、有目的、有组织、有评价的。一项完整的患者教育和行为干预活动包括计划的设计、实施与评价的全过程。美国著名健康教育学家劳伦斯·格林（Lawrence W·Green）提出的 PRECEDE-PROCEED 模式就体现了这样一个过程，这个模式也是健康教育领域应用最广、最具权威性的模式。本章将以此为基础介绍患者教育计划的设计、实施与评价。

一、患者教育计划的设计

知识点 21-3

1. PRECEDE-PROCEED 模式的主要内容。
2. 患者教育计划设计的步骤。

格林模式，全称为 PRECEDE-PROCEED 模式，为计划设计、执行及评价提供一个连续的步骤，PRECEDE 着重应用于诊断，即需求评估；PROCEED 侧重在执行过程与评价过程。PRECEDE 是 predisposing， reinforcing and enabling constructs in educational/environmental diagnosis and evaluation 的英文缩写，重点强调在教育 / 环境诊断和评价中应用倾向因素、强化因素及促成因素。PROCEED 是 policy，regulatory and organizational constructs in educational and environmental development 的英文缩写，重点强调在教育和环境干预中运用政策、法规和组织手段。

如图 21-6 所示，可以清楚地看出 PRECEDE-PROCEED 整个模式的思路，为健康教育计划的设计、实施和评价提供了分析问题和解决问题的方法。此图上边箭头从右向左看，计划的设计分成社会诊断、流行病学诊断、行为与环境诊断、教育与组织诊断、管理与政策诊断 5 个阶段，逐步进行，其实质就是需求评估。此图下边的箭头从左向右看，计划的实施主要在第 6 阶段，而计划的评价包

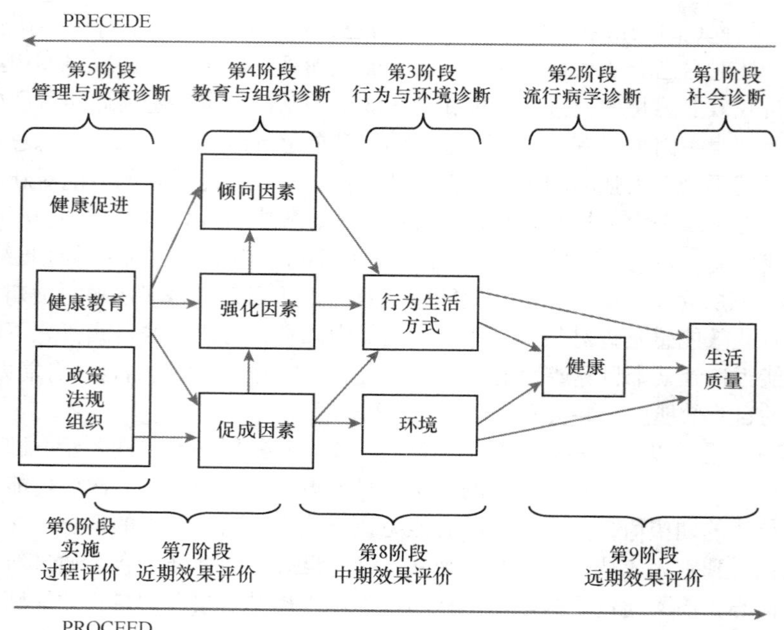

图 21-6 PRECEDE-PROCEED 模式

资料来源：Simons-Morton B G， Greene W H and Gottlieb N H. 1995. Introduction to Health Education and Health Promotion. Second edition. Illinois： Waveland press Inc. .

含第 6 阶段的过程评价和其后第 7 至第 9 阶段的效果评价阶段。

该模式有两个特点：一是从结果入手的程序，用演绎的方法进行推理思考，即从最终的结果追溯到最初的起因，先问“为什么”要进行该项目，然后再问“如何去进行”该项目，避免以主观猜测去代替一系列的需求诊断；其二是考虑了影响健康的多重因素，即影响行为与环境的社会因素，只有在实施教育和环境干预中运用政策、法规和组织手段，即通过教育、环境改善和政策支持来改变影响倾向因素、强化因素和促成因素，才能改变人们的行为，这为我们制定健康教育干预策略和措施指明了方向。

（一）需求评估

健康教育需求评估又称为健康教育诊断，根据 PRECEDE-PROCEED 模式，健康教育诊断包括如下内容：社会诊断、流行病学诊断、行为与环境诊断、教育与组织诊断，以及管理与政策诊断。针对患者个体的计划可以不进行前两项，对于已经确定的针对某种疾病的患者教育计划也可以省略前两项，针对患者群体的教育计划可以将前两项合并完成。

1. 社会诊断　通过针对特定的社区社会状况的调查与分析，提出社区面临的社会问题，评估人们的生活质量和卫生服务需求，为制订干预计划提供依据。生活质量是社区诊断的核心，生活质量是指不同的文化和价值体系中的个体对他们的生活目标、期望、标准，以及所关心事情有关的生活状态的体验。在医学领域全面评价疾病及质量对患者个体生理、心理、社会功能三方面的影响。

2. 流行病学诊断　是在社会学诊断已经确定影响生活质量的主要健康问题之后，运用流行病学方法，进一步明确健康问题的严重性与危害性，从而明确社区的主要健康问题，健康问题的主要危险因素，并最终确定应优先干预哪个健康问题的分析过程。

3. 行为与环境诊断　进行行为与环境诊断的目的是确定影响健康状况的行为与环境因素，以及确定应该优先干预的行为生活方式及环境因素。环境因素包括社会因素和物质条件因素，如法规制度、社会经济、文化、医疗卫生、工作环境、生活条件等，这些因素大多超出个人可以控制或改变的范围，但会对人们行为生活方式的改善起到促进或阻碍作用，同时也会影响健康。该步骤是需求评估的重点，无论个体还是群体，都需要从行为和环境的角度分析现状。

行为诊断分析应遵循以下几个程序：

（1）区分引起健康问题的行为与非行为因素：对已知的一个健康问题必须分析其是否因行为因素的影响所致。以高血压为例，过量饮酒、高盐饮食是行为因素，而遗传倾向、年龄等是非行为因素。由于许多危险因素与多种慢性病是多因多果的关系，大体而言，慢性病的危险因素中可改变的行为危险因素包括：吸烟、过量饮酒、不健康膳食、运动 / 体力活动不足、长期心理 / 精神紧张，心情郁闷；而不可改变的因素有年龄、性别、种族、遗传，这些因素虽然不可干预，但对于疾病风险的预测与评估有很大参考意义。

（2）区别重要行为与不重要行为：区别重要行为与不重要行为有两条原则：①行为与健康问题密切相关，科学研究证明两者有明确的因果关系；②经常发生的行为。如果行为与健康的关系不甚密切或者它们的关系仅仅是间接的，而且行为也很少出现，即可认为是不重要的行为。以心血管疾病的相关行为为例，吸烟与心血管疾病的相关性极强，而且吸烟者为数众多，因而吸烟就成为心血管疾病重要的危险行为。但如是否吃早餐、是否喜欢喝茶等生活行为习惯，其与心血管疾病一级预防关系并不十分密切，可认为此行为相对于吸烟来说是次要的行为。

（3）区别高可变性行为与低可变性行为：所谓高可变性行为与低可变性行为是指通过健康教育干预，某行为发生定向改变的难易程度。通常以下列几点作为判断高可变性和低可变性的标准。高可变性行为：①正处在发展时期或刚刚形成的行为；②与文化传统或传统的生活方式关系不大；③在其他计划中已有成功改变的实证；④社会不赞成的行为。低可变性行为：①形成时间已久；②深深的植根于文化传统或传统的生活方式之中；③既往没有成功改变的实例。

行为的可变性是相对的。例如，吸烟和高脂饮食同是心脑血管疾病的行为危险因素，相比之下吸烟由于具有成瘾性其可变性要低于高脂饮食，由于饮食习惯也是长久养成的，事实上高脂饮食也不太具有高可变性，只是相对于吸烟而言更具可变性。如果再与服药行为相比，由于服药行为是新发生的行为，比吸烟、饮食更具有可变性。另外，行为的可变性也是因人而异的，有些人可能觉得

	重要	不重要
可变	1. 作为目标进行干预的重点行为	3. 除非有特定目的，且资源充分时干预的行为
不可变	2. 可在一定条件下作为目标进行干预的行为	4. 不考虑进行干预的行为

图 21-7 优先干预行为的确定

戒烟比少吃更容易，有些人可能觉得宁可改变生活方式也不想服药。

在对多种行为进行分析后，需要找到优先干预的行为。如图 21-7 所示可以作为依据。

4. 教育与组织诊断 教育与组织诊断的任务是分析影响健康相关行为和环境的因素，从而为制定健康教育干预策略提供依据。影响健康相关行为和环境的因素很多，一部分来源于个体，如个人的心理行为特性、认知、价值观等，另外还有个体的小环境，如亲属、朋友、老师、同事及所处组织的态度与评价，这种影响还来源于社会和物质环境，如宗教文化、法律法规、地理气候、社会服务等。在 PRECEDE-PROCEED 模式中，将影响健康相关行为的因素分为三大类：倾向因素、强化因素和促成因素。

（1）倾向因素（predisposing factor）：倾向因素先于行为，又被称为动因因素或前置因素，是产生某种行为的动机、愿望，或是诱发某行为的因素。倾向因素包括知识、态度、信念和价值观、行为动机与意向等，也包括个人技能。患者教育中传授相关疾病的知识、提升患者自我管理的技能和自信是促使行为发生的基础。例如，糖尿病患者的饮食教育，患者要掌握控制总热量、低升糖指数食物等知识，更要掌握如何计算总热量、如何分配和搭配食物的技能。

（2）强化因素（reinforcing factor）：强化因素又称加强因素，是激励行为维持、发展或减弱的因素。强化因素既包括正向的强化因素，如朋友对某些健康行为的肯定；也包括负向的强化因素，如对不健康行为的批评、谴责，甚至惩罚措施均可对改变不利于健康的行为发挥一定的作用。

强化因素可以分为躯体因素、心理因素、经济因素和社会因素。例如，吸烟的人戒烟后，咽炎得以缓解，躯体方面感觉舒适，是躯体强化因素；而戒烟后得到了家人的赞许会心情愉悦，是心理强化因素；因为戒烟省下了经济开支，是经济因素；此外，戒烟后可能会失去原有的一些“烟友”，对戒烟行为是一个负向的强化因素，也是社会因素。

（3）促成因素（enabling factor）：促成因素又称实现因素，是指促使某种行为动机或愿望得以实现的因素，即实现某行为所必需的技术和资源。包括保健设施、医务人员、诊所、医疗费用、交通工具、保健技术。行政的重视与支持，法律政策等也可归结为促成因素。例如，慢性病患者的服药依从行为，除了跟个人的认知心理因素、周围人的强化有关外，也跟医疗保险有关，医疗保险不报销的药品可能由于经济因素会导致依从性较低，服药依从性甚至跟每次就诊能开出来的药量有关，如果每次药量很少需要频繁就诊，在一定程度上会降低服药依从性。

5. 管理与政策诊断 管理与政策诊断的核心是评估开展健康教育的资源与环境，包括组织资源、外部力量，以及政策环境。在管理诊断中，主要从组织内部和组织间两方面进行分析。组织内分析包括本组织机构的人力资源情况，以往工作经验，组织机构拥有的设备、技术力量，时间与经费是否充足等；组织间分析包括本地区是否有其他开展类似工作的组织机构，他们开展哪些工作，有哪些成功的经验和失败的教训，可以发展成为合作伙伴的组织机构有哪些等。政策诊断主要分析项目与当地卫生规划的关系地方政府、卫生部门、医院对健康教育工作的重视程度及投入的资源情况等。

针对患者个体的教育此步骤可以简化，针对患者群体的教育由于可能涉及大量资源的投入和医院环境的支持，此步骤不可或缺。

6. 确定优先项目 通过需求评估，可以发现人群的需求是多方面、多层次的，然而，在现实中资源有限的情况下，不可能同时解决众多的健康问题，满足人们多方面的需求，为此，需要在众多的需求中，确定应优先解决的健康问题，优先干预的行为，并以此为基础，确定优先的健康教育项目。

确定优先项目一般遵循两项原则：重要性原则，即解决该健康问题对改善人群健康状况和生活质量，或对社会发展、社区稳定有重要贡献；有效性原则，即该健康问题的危险因素存在有效的干预方法，现有的资源、环境、政策能够支持干预活动的实施。

（1）重要性：如前所述，在进行流行病学诊断和行为诊断中已经获得了相关资料，了解健康问题的流行情况，以及应该干预的重点行为。毫无疑问，对人群有重要影响的健康问题最值得关注，而对健康问题贡献大、可变性高的行为对于改善健康状况最有意义。上述两方面是帮助我们确定优先项目的重要依据，具体来讲，重要性应具备以下特征：①该疾病发病率高，受累人群比例大；

②该疾病致残、致死率高；③与该疾病相关的危险因素分布广；④该疾病的危险因素与疾病的结局关系密切；⑤行为因素是明确的对健康问题有重要影响的因素。

（2）有效性：在确定了需要优先考虑的健康教育项目之后，还需要考虑这些项目的可行性，即从项目资源、政策、环境条件、项目时间等方面进行可行性分析。可行性高的健康教育项目需具备的特征包括：①具有针对该健康问题的健康教育干预措施，且能够获得明确的健康效益；②有客观、可测量的健康指标或行为指标；③干预措施在现有的政策、资源条件下可行，易被目标人群、社区接受；④符合成本－效益原则。

最终，我们可以在重要性与可行性两个维度上，选择既重要，又可行的健康教育项目作为优先项目，并在此基础上，制订健康教育计划。

（二）确定健康教育目标

任何一个健康教育计划都必须有明确的目标，它是制定项目干预策略和活动的前提，也是计划实施和效果评价的根据。

1. 计划的总体目标（goal）　又称计划的目的，计划的总体目标是指计划执行后预期达到的最终结果。总目标是宏观的、长远的，描述项目总体上的努力方向。例如，在高血压防控健康教育计划中，其总目标可以提出："提高高血压的防控水平，促进健康和提高生活质量"。

2. 计划的具体目标（objective）　又称计划的目标，计划的具体目标是对总体目标更加具体的描述，用以解释和说明计划总目标的具体内涵。因此，健康教育计划的具体目标需要包含具体的、量化的、可测量的指标，健康教育计划的具体目标，应该能够对以下问题做出回答：

Who——对谁？

What——实现什么变化（知识、信念、行为、发病率等）？

When——在多长时间内实现这种变化？

Where——在什么范围内实现这种变化？

How much——变化程度多大？

根据预期的健康教育项目效果，又可以将具体目标分为教育目标、行为目标、环境与政策目标，以及健康目标四类。

例如：某社区卫生中心经过健康教育诊断后，确定原发性高血压是影响社区居民生活质量的主要健康问题，重点干预的行为包括改变高盐饮食，定期测量血压，以及高血压患者遵从医嘱服药。其具体目标可以包括：

（1）教育目标

1）在项目执行半年后，使辖区内 90% 的成年人知晓高盐饮食是原发性高血压重要的危险因素；

2）在项目执行半年后，使辖区内 85% 的成年人相信低盐饮食行为有助于控制血压；

3）在项目执行半年后，使辖区内 85% 的成年人掌握测量血压的技术。

（2）行为目标

1）在项目执行一年后，使辖区内 80% 的成年人能做到每年测量一次血压；

2）在项目执行一年后，使辖区内 70% 的高血压患者能严格遵从医嘱服药。

（3）环境与政策目标：在项目执行三年后，使辖区各卫生站配备电子血压计，提供免费测量或者自助测量。

（4）健康目标：在项目执行三年后，使辖区内成人高血压患者的血压控制达标率达到 70%。

由于健康教育项目有一定的周期性，而通过行为改变导致疾病患病、死亡发生变化，往往是一个较长期的过程，可能在项目周期内看不到疾病发病率和死亡率的改变。此外，疾病发病率与死亡率的影响因素较多，如预防手段的改善及医疗服务技术，而不单纯取决于行为生活方式的变化。因此，在确定项目的健康目标时，需要根据实际情况选择适宜的测量指标，如对于三年周期的高血压防治健康教育项目，可以将"高血压患者的血压控制率"作为健康目标中的测量指标，而为期 10 ～ 20 年的同类项目，则可以将高血压发病率、脑卒中发病率等指标设定为具体的健康目标。

上述举例适用于以群体为对象的患者教育项目，如果针对患者个体，具体目标需要回答 what、when、how much 三个问题，而在内容上主要涉及教育目标、行为目标和健康目标。例如，针对某

笔记栏

个刚刚确诊的高血压患者，通过半年的随访教育，他 / 她每日的钠盐摄入量从目前的 12g 下降到 6g。

（三）制定干预策略

健康教育干预策略是实现健康教育目标的方针、战略，在一定高度上达到目标的途径和方法，是每一项具体干预活动的指导思想。在健康教育诊断过程中，我们已经知道影响健康和健康行为的因素很多，归纳起来可以包括目标人群的认知和技能，物质环境，如生活条件、资源、服务等，社会环境，如政策、文化等方面，为此健康教育干预策略也从上述各方面加以思考。

1. 教育策略 教育策略的核心是教育人们形成有益于健康的认知和技能，从影响健康的因素角度讲，既作用于倾向因素，也作用于强化因素。在教育策略下，常用的健康教育活动很多，包括①通过电子媒介开展的大众传媒活动：电视节目、广播节目、公益广告、网络信息、手机信息等，同时这些节目还可以制成音频、视频等在人群中反复使用；②通过印刷媒介开展的活动：小册子、小折页、挂图、招贴画、日历、卡片、传单等；③人际传播活动：讲座 / 讲课、小组讨论、个别咨询、示范、入户指导、观摩学习、同伴教育等；④因地制宜的社区活动：悬挂横幅 / 标语、社区宣传栏、展览、义诊、评选示范户、知识竞赛、患者俱乐部等；⑤民俗、文体活动：相声、戏曲、民歌、庙会、赶集等。

2. 环境策略 环境策略的作用对象是影响行为的促成因素，即物质环境、条件，从而使人们采纳健康行为的意愿得以实现，如在某单位职工预防心脑血管病的健康教育中，食堂提供低脂、低盐的食物，在工作场所为职工提供一些锻炼设施等都属于环境策略，上述活动使得目标人群能更加便捷地采纳健康行为。

3. 政策策略 政策、法规、制度、规定等由于具有约束力，可以促使行为得以实现，如交通法规对驾车系安全带的规定会直接促进行为发生，如工间操的制度给促进职工运动提供了必要条件。

（四）制订实施和评价方案

健康教育策略和活动执行的质量如何，是否能按照项目的时间要求完成各项活动，直接关系到项目的成败。因此，健康教育的计划要包含实施和评价方案，鉴于后文将有实施和评价进行更详细的介绍，此处只简要介绍。制订实施和评价方案，通常包括：①确定监测与评价方案；②确定各项活动的日程；③确定组织网络与执行人员；④编制项目经费预算。

二、干预计划的实施

> **知识点 21-4**
> 计划实施的 SCOPE 模式。

1. 群体干预实施的 SCOPE 模式 健康教育计划的实施是将科学的计划落实为具体操作的过程，是健康教育项目耗费时间最长、动用经费和人力最多的环节，是一个多部门合作，协调行动的复杂过程，也是健康教育项目实现其目标的关键。通常，在健康教育 / 健康促进计划的实施阶段，要完成五个方面的工作：制定实施的工作时间表（schedule）、进行项目活动的质量控制（control）、组建实施项目的组织机构（organization）、培训相关工作人员（personnel）、配置必要的设备和物件（equipment）。这五个方面的英文首字母构成 SCOPE，故也称作 SCOPE 模式。SCOPE 模式不意味着工作程序，下面大体上结合实施的先后顺序逐一做介绍。

（1）组织机构建设：健康教育 / 健康促进项目取得成功需要有具备良好技能的项目工作人员，同时也不可缺少多部门合作、组织保障及政策环境的支持。因此，形成项目实施的组织网络是必不可少的环节。组织网络建设要包含以下内容：①建立项目领导机构，全面对项目工作进行管理和协调；②项目执行机构是具体负责实施和运行各项项目活动的机构，一般情况下由具体的业务机构担任；③组织间协调，需要动员多部门的参与，并协调有关部门在项目中发挥积极作用；④政策与环境支持，通过项目领导小组和协调机制，有效利用和制定有益于项目实施及卫生工作发展的政策，并通过政策动员资源投入、发展合作伙伴，营造有益于项目实施的环境。

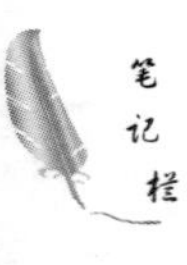

（2）制定实施工作时间表：在项目实施时间表中，通常要明确列出以下内容：①活动内容；

②活动指标即活动应该达到的要求和标准；③活动时间；④负责人员；⑤活动资源即活动需要的经费、设施设备。

（3）实施人员培训：对项目实施人员进行培训，可以为项目的成功建立并维持一支有能力、高效率的工作队伍，在确定适宜的人员队伍后，制订全面的技能发展培训计划，有组织、有步骤地对相关人员进行培训。培训的内容通常包括以下几方面：①项目背景与目标，帮助项目工作人员对项目的意义、目的有比较全面的了解与理解以增加其能动性；②专业知识与技能，尤其是与特定项目相关的专业理论、知识和技能；③项目管理知识与技能。

（4）设施设备与健康教育材料：在健康教育 / 健康促进项目实施阶段，为了确保项目工作与活动的顺利进行，相关设施设备是必要的条件。这些设施设备通常分为以下几类：

1）运用于目标人群的设施设备：这类设施设备因项目不同而可能存在比较大的差异，如社区高血压预防控制项目可能需要血压计、盐勺、体重计、计步器、健身设施等，而婴幼儿辅食添加项目则需要身高体重计、软尺等。

2）运用于人员培训的设备与设施：笔记本电脑、多媒体投影仪、黑板、幻灯机、激光笔等。

3）日常办公用品：电话机、传真机、照相机、录音机（笔）、摄像机、复印机、电脑、打印机、文具纸张等。

4）交通工具：各类车辆。

5）健康教育材料：在健康教育 / 健康促进项目中教育材料是最基本的干预用品。材料的类型较多，包括音像材料（如录像带、录音带、光盘等）、印刷材料（如招贴画、折页、传单、小册子等）、实物模型（如牙齿模型、食物模型等），以及承载健康教育相关信息的日常用品（如水杯、扑克、围裙、纸巾笔记本、日历等）。

（5）实施的质量控制：质量控制的目的是确保项目各项活动的质量都达到要求，符合质量标准。在健康教育 / 健康促进项目的实施阶段，通过对活动质量的监测、及时了解项目进展及各项活动的质量，从而进行质量控制，并最终确保项目在预定的时期内完成，达到质量要求，这样才能确保项目目标的实现。健康教育 / 健康促进项目活动质量监测通常包含以下几方面内容：进度监测、内容监测、数量（健康教育材料或受众）与覆盖范围监测、费用监测及目标人群监测。质量控制与过程评价的关系密切，参见下文。

2. 个体健康咨询

> **知识点 21-5**
> 1. 健康咨询的含义。
> 2. “5A”模式。
> 3. 健康咨询的原则。

（1）健康咨询的含义：咨询指的是一个有需求的个体与一个能提供支持和鼓励的个体（如心理咨询师、医生、健康管理师等）接触，通过讨论使有需求的个体获得自信并找到解决问题的办法。健康咨询是临床场所帮助个体及家庭改变不良行为最常用的一种健康教育方式。咨询是为咨询对象提供各种选择，而不是强迫对方接受你认为正确的建议。

（2）健康咨询的“5A”模式：以行为评价为基础的“5A”模式被广为推荐来进行健康行为指导。“5A”模式是帮助 / 协助个体改变行为的一系列步骤，是指导“如何做”的一套程序，医务人员可用许多特定的工具（如事先印刷好的表格、计算机、电话）来完成对患者个体的健康咨询和行为干预。①评估（assess）：了解服务对象的行为现状、相关知识、技能、自信心等情况。②劝告（advise）：为服务对象提供有关危害健康行为的相关信息，行为改变的益处等。③达成共识（agree）：根据服务对象的兴趣、能力共同设定一个改善健康 / 行为的目标。④帮助（assist）：让服务对象找出行动可能遇到的障碍，帮助其确定正确的策略、解决问题的技巧及获得社会支持的方法。⑤安排随访（arrange follow-up）：明确下次随访的时间和方式（如上门、电话、电子邮件等）。

（3）健康咨询的原则

1）建立友好信赖关系：咨询者应对寻求咨询的服务对象表示出关心和爱护，建立友好的关系，取得对方的信任，有助于服务对象敞开心扉谈论自己的问题。

2）鉴定需求：咨询者通过仔细聆听了解到服务对象存在的问题，并让他 / 她自己鉴定出自身存在的问题。要避免咨询者主动指出服务对象存在的问题。

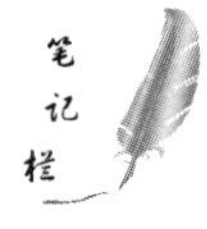

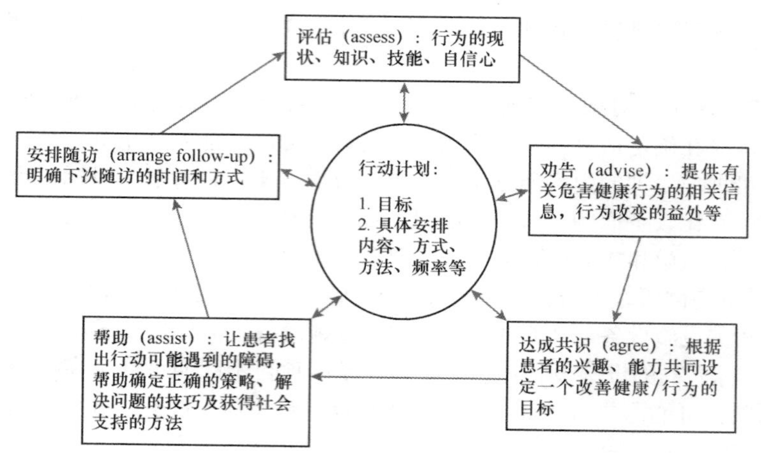

图 21-8 健康咨询的“5A”模式

3）调动参与：好的咨询者帮助服务对象找出各种与其所存在问题相关的因素，并鼓励服务对象自己找出最适合他们自己的解决问题的办法，而不要试图劝服务对象接受你的建议。

4）保守秘密：服务对象可能会告知咨询者自己的许多隐私，咨询者一定要替服务对象保守这些秘密，而不能被其他任何人知道，这是咨询者必须恪守的基本准则，也是与服务对象保持信任关系的基本条件。

三、干预的评价

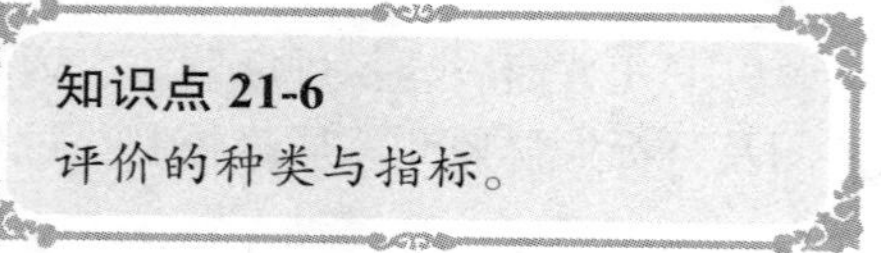

评价是管理的重要环节，准确的评价可以帮助医护人员客观地理解工作的成绩与不足。健康教育计划的评价通常包括形成评价（通过需求评估来完成对项目科学性、可行性的评价），过程评价和效果评价。本部分重点讲述过程评价、效果评价，其中效果评价中的近期和中期效果评价也称为效应评价，即 PRECEDE-PROCEED 模式中 PROCEED 部分的第 7 和第 8 阶段；而远期效果评价又称为结局评价，即该模式的第 9 阶段。由于基于个体的患者教育和行为干预的评价非常简单，主要评价在教育劝导过程中患者的反馈和参与情况，以及之后患者的认知、态度、行为、依从性的变化乃至这些变化所带来的病情或健康状态的变化。下文更多地针对患者群体进行评价。

1. 过程评价（process evaluation） 指对健康教育 / 健康促进计划实施过程进行的评价，起始于计划实施开始之时，贯穿计划实施的全过程。过程评价着重关注项目是否按计划的数量和质量执行，包括项目计划执行涉及的各个方面。同时还有修正项目计划，使之更符合实际情况的功能，这样才能有效保障项目目标的实现。用于患者教育，过程评价可用来评价患者群体教育的实施过程，在以医院或社区卫生中心为基础的教育活动中经常用到。

针对目标人群（患者及其家属）的参与情况、活动的组织情况，要进行下述内容的评价：①哪些个体参与了活动？②在干预中运用了哪些干预策略和活动？③这些活动是否在按计划进行？计划是否做过调整？为什么调整？是如何调整的？④目标人群对干预活动的反应如何？是否满意并接受这些活动？⑤目标人群对各项干预活动的参与情况如何？等等。评价指标可以选择项目活动执行率、干预活动覆盖率、目标人群参与率、目标人群的满意度等。

2. 效应评价 在患者教育中，效应评价（impact evaluation）用来评估健康教育 / 健康促进项目导致的目标人群健康相关行为及其影响因素（前文 PRECEDE-PROCEED 模式中倾向因素、强化因素和促成因素）的变化。其与健康结局相比，健康相关行为的影响因素及行为本身较早发生改变，故效应评价又称为近、中期效果评价。效应评价的内容包括目标人群的卫生保健知识、健康价值观、对健康相关行为的态度、信念、健康相关行为的变化、环境的变化等。所采用的指标包括健康知识均分、健康知识知晓率（正确率）、健康信念持有率、行为流行率、行为改变率等。

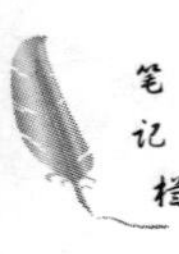

3. 结局评价（outcome evaluation）　着眼于评价健康教育与健康促进项目实施后导致的目标人群健康状况乃至生活质量的变化。对于不同的健康问题，从行为改变到出现健康状况改善所需的时间长短不一，但均在行为改变之后出现，故结局评价也常被称为远期效果评价。在患者教育中，健康状况的变化尤其被关注，评价的指标就是反映健康状况的生理、心理健康指标：如身高、体重、体重指数、血压、血脂、血糖等生理指标；心理健康指标，如人格、抑郁等方面的变化。生活质量的变化需要运用一些专门的工具来反映，如日常活动（activities of daily life）量表等。

【案例 21-1】

糖尿病防治的“五辆马车”之一为增加身体活动，适度的身体活动可以有助于患者的血糖控制。2010 年 Ronald C.Plotnikoff 等在 *Annals of Behavioral Medicine*（行为医学年报）上发表了论文“Physical activity and stages of change: a longitudinal test in types 1 and 2 diabetes samples”（身体活动与行为阶段：1 型和 2 型糖尿病患者中的纵向实验研究）。采用自行设计的问卷进行了行为 5 个阶段的测评。也测量了自我效能、锻炼的益处和障碍认知、行为改变过程、认知改变过程。追踪 6 个月与基线相比，患者的锻炼行为所处阶段，22% 左右后退，56% ～ 60% 保持不变，22% ～ 19% 前进。自我效能、锻炼的益处认知、行为改变过程对行为阶段的前进存在很强的预测能力。得出的结论是：在患者处于行动期之前的阶段时，促进糖尿病患者身体活动需要针对自我效能、益处认知和认知改变过程进行干预。在行动和维持阶段需要强化行为转变的过程。

【问题】

1. 本研究应用了哪个健康行为相关理论?
2. 本研究涉及该理论中的哪些要素?

【案例 21-1 分析】

1. 本研究应用了跨理论模型。
2. 本研究涉及行为改变的阶段、自我效能、对行为的益处认知、对行为的障碍认知。

（孙昕霙）

第二十二章 健康风险评估与健康管理

第二十二章 PPT

2009 年世界卫生组织发布了《全球健康风险》报告，指出造成全球死亡的十大危险因素依次为高血压、吸烟、高血糖、缺乏体育锻炼、超重或者肥胖、高胆固醇、不安全的性行为、饮酒、儿童时期体重过轻和室内固体烟雾吸入。其中高血压、吸烟、高血糖、缺乏体育锻炼、超重或者肥胖是引起慢性非传染性疾病的主要健康危险因素，若是这五种因素得到很好的控制，则全球人均期望寿命将会增加 5 年。其中，冠心病正在成为全球的主要死亡原因，多数病例发生在发展中国家。造成冠心病的主要健康危险因素是饮酒、高血糖、吸烟、高血压、高体重指数、高胆固醇、水果蔬菜摄入量低及缺乏体育锻炼。由此可见，对引起健康的危险因素进行合理评估和有效管理是全球健康促进的重要课题。

第一节 健康管理

微课 22-1

一、健康管理概述

1. 健康管理的定义 健康管理是 20 世纪 50 年代末最先在美国提出的概念，医疗保险机构通过对其医疗保险客户（包括疾病患者或高危人群）开展系统的健康管理，达到有效控制疾病的发生或发展，显著降低出险概率和实际医疗支出，从而减少医疗保险赔付损失的目的。

> **知识点 22-1**
> 1. 健康管理的定义。
> 2. 健康管理的理论基础。

健康管理，就是针对健康需求对健康资源进行计划、组织、指挥、协调和控制的过程。要计划、组织、指挥、协调和控制个体和群体的健康，就需要全面掌握个体和群体的健康状况并采取措施维护和保障个体和群体的健康。健康需求可以是一种健康危险因素（如高血压、肥胖等），也可以是一种健康状态（如糖尿病、老年痴呆等）。健康管理的手段是对健康危险因素进行分析，对健康风险进行量化评估，对健康风险因素进行干预。这里要强调的是健康管理一般不涉及疾病的诊断和治疗过程。

综合几种国内外关于健康管理的代表性定义及我国《健康管理师国家职业标准》中关于健康管理师职业的定义，我们将健康管理（managed care）定义为：对个体或群体的健康进行全面监测、分析、评估、提供健康咨询和指导以及对健康危险因素进行干预的全过程。健康管理的宗旨是调动个体和群体及整个社会的积极性，有效地利用有限的资源来达到最大的健康效果。健康管理的具体做法就是为个体和群体（包括政府）提供有针对性的科学健康信息并创造条件采取行动来改善健康。

2. 健康管理的历史与实践 虽然现代健康管理是 20 世纪 80 年代才形成规模的新生事物，但其实质性的内涵在东西方的医学文献中都能追溯到源头。在《黄帝内经》中就蕴含着“预防为主”的健康管理思想。“毒药攻邪，五谷为养，五果为助，五菜为充，气味合而服之，以补精益气”，蕴含着饮食调理防病健身的思想。在《吕氏春秋 · 尽数》中“流水不腐，户枢不蠹，动也”蕴含着运动对于生命重要作用的思想。中医“上医治未病，中医治欲病，下医治已病”的精辟概述，则体现了健康管理中的健康风险评估和控制的思想。在西方，古代的医史文献资料中也体现出了健康管理的思想。古罗马医生盖仑认为，空气、运动和休息、睡眠和觉醒、食物和饮料、情绪性兴奋等因素与健康和疾病相关。公元 1 世纪的罗马大百科全书式学者西尔斯指出，医学实践由 3 部分组成：通过生活方式、药物和手术治疗。生活方式治疗就是在营养、穿着、身体的护理、进行锻炼、锻炼的时间长度、按摩和洗澡、睡眠、合理限度内的性生活等方面提供健康方式的处方和建议。由上述 3 部分组成的医学实践持续了 1500 余年。那时的医生们对疾病基本上是束手无策。他们的主要贡献就是提供关于生活方式治疗的意见，做出诊断和预防，给予支持疗法。通过提供健康生活方式的建议来维护健康的模式是当时最主要的医学实践之一。

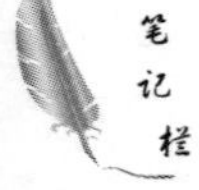

20 世纪 60 年代，由于慢性非传染性疾病的上涨，美国政府难以承受医疗费用的过快增长。在

这种情况下，美国医疗卫生政策的焦点从"应不应该控制费用"转移到"如何控制费用"。1973年，美国政府颁布了《健康维护组织法》，健康管理就是在这种形势下发展起来的。美国政府认为，为保证人人享有健康，应该改良为不健康人服务的"诊断和治疗"系统，同时重视能为健康人和不健康人服务的"健康维护和管理"系统，健康管理得到重视。

健康管理概念最早产生于美国的保险业，医生采用健康评价的方法指导患者自我保健，大大降低了医疗费用，同时为保险公司控制了风险，奠定了健康管理事业发展的基础。20世纪90年代，一些企业的高层管理者开始意识到员工的健康状况直接影响企业的经济效益，企业决策层开始重视员工的健康投资。与此同时，德国、日本、芬兰、英国等国家也先后建立了不同形式的健康管理组织。

目前，健康管理在西方发达国家已经非常发达，许多保险公司都会为客户安排健康管理公司。由于健康管理公司的作用，健康保险公司的直接医疗开支降低了30%。在美国，累计超过9000万美国人在使用健康管理服务，在西方发达国家，健康管理已经成为整个医疗体系中非常重要的一部分。在美国，健康管理主要以疾病管理、二次健康福利、第三方管理、IT解决方案、HMO组织、PPO组织等形式出现。

在我国，健康管理的范畴还基本停留在疾病管理方面。健康管理是一个朝阳产业，目前中国只有少数专业的健康管理机构，大部分为医院及体检中心的附属部门。健康管理的从业人数没有准确的数据，享受专业、科学的健康管理人数约占总人数的万分之二，其与美国70%的居民能够在专业的健康管理机构接受完善的服务相去甚远。

3. 健康管理的理论基础

（1）疾病危险因素积累理论：一个人的一生中会面临许多健康危险因素，从健康到疾病需要经过发生、发展的过程。对于急性传染性疾病，从健康到发病甚至死亡可以是一个相对较短的过程。但是对于慢性非传染性疾病的发生会经过低危险状态—高危险状态—疾病早期—发生早期病变—出现临床症状—疾病诊断—产生并发症，这样一个长期的过程。特别是在疾病未被发现之前，这个过程大多会是几年、十几年甚至更长。在这个漫长的过程中，疾病危险因素逐渐积累最终导致疾病的发生。如果能发现健康危险因素并对危险因素进行管理和控制则会降低疾病的发病率或使疾病发生不良后果的概率降低。

以糖尿病为例，糖尿病的发病从血糖值正常发展到"糖调节受损"，再发展至糖尿病，平均发病过程需要10～15年。如果在此期间，通过药物和（或）非药物的干预手段（主要是生活方式）进行积极防治，可以有效地延缓糖尿病的发生。在疾病确诊之前，通过多种手段对导致疾病产生的主要危险因素进行积极地干预、阻断或是减少危险因素，就很有可能推迟疾病的发生，甚至逆转疾病的产生及发展进程，从而起到健康维护的目标（图22-1）。这是进行健康管理最基本的理论根据。

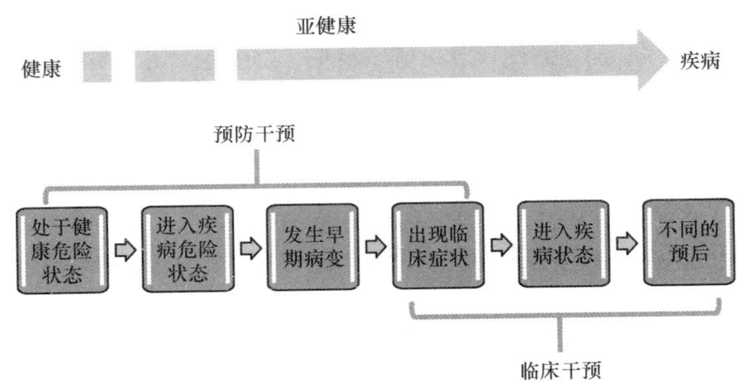

图22-1　从健康到疾病的演变

（2）传统医学理论：传统医学即祖国医学，也叫中医学。中医学理论来源于对医疗经验的总结及中国古代的阴阳五行思想。中医学是以中医药理论与实践经验为主体，研究人类生命活动中健康与疾病转化规律及其预防、诊断、治疗、康复和保健的综合性科学。中医具有完整的理论体系，其独特之处，在于"天人合一""天人相应"的整体观及辨证论治。在中华民族的发展进程中，中医学的医疗保健对中国人口的数量和质量的贡献功不可没，中医学提出的多种理论与健康管理的思

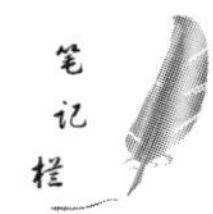

想有异曲同工之处。最为常见的包括“整体观”“辨证观”“治未病”，以及中医的养生观念。

（3）需要理论：人们总是在力图满足某种需要，当一种需要得到满足后，就会有另外一种需要取而代之。马斯洛的需要层次理论表明低层次的需要基本得到满足以后，它的激励作用就会降低，高层次的需要会取代它成为推动行为的主要原因。也就是说只有在较低层次的需要得到满足之后，较高层次的需要才会有足够的活力驱动行为。随着社会生产力的发展和人民生活水平的不断提高，在人们满足了较低层次的生理、安全、社交等需要外，会追求较高层次的需要，开始关注保健、营养及生命质量的提高。正是人们都有追求更高的健康水平的需要推动了健康管理事业的发展，需要是健康管理产生的动力。

（4）系统管理理论：系统论是研究系统的一般模式、结构和规律的学问，它研究各种系统的共同特征，用数学方法定量地描述其功能，寻求并确立适用于一切系统的原理、原则和数学模型，是具有逻辑和数学性质的科学。在健康管理中，对疾病的预测、危险因素的评估就是应用了系统论的指导思想，在复杂的各种危险因素中寻找主要危险因素，通过主要危险因素的整合，确立适用于具有相同健康信息的人群的患病风险预测，并将此表达为数学模型，这是健康管理中系统管理理论的具体体现。

（5）健康投资理论：健康投资指的是人们为了获得良好的健康而消费的食品、衣物、健身时间和医疗服务等资源。在这个意义上，个人既是消费者同时又是投资者，健康正是投资的结果。健康是人生最大的财富，有了健康才有现在和将来的一切。有一个很恰当的比喻：把健康的身体比作数字“1”，把理想、事业、爱情、财富等比作“1”后面的“0”。“0”越多，一个人的人生就越丰富，但如果把前面的“1”去掉，则后面再多的“0”也是毫无意义。健康是构成人类社会进步和经济发展的第一要素，是人们追求幸福人生的最佳境界。健康资本是人力资本的最基础、最核心组成部分。加强对人的健康投资，有利于延长人的寿命，降低婴幼儿死亡率等。这些都是提高人口素质，强化人力资本的基本措施。寿命的延长不但有助于人们对自己进行更多的教育，促进未来收入的增长，而且有助于促进他们对孩子进行更多的投资，促进社会未来的发展；而健康资本和其他形式人力资本的增加往往会提高劳动者的劳动生产率。大力发展健康管理产业，提高健康资本的投资具有重要的现实意义。

二、健康管理的基本步骤和服务流程

1. 健康管理的基本步骤 健康管理有以下三个基本步骤，即了解健康，开展健康状况检测和信息收集；关心和评价健康，进行健康及疾病风险性评估和健康评价；改善和促进健康，开展健康风险干预和健康促进，进行健康干预。

> **知识点 22-2**
> 1. 健康管理的基本步骤。
> 2. 健康管理的常用服务流程。

第一步是了解健康，开展健康状况检测和信息收集。通过问卷和体格检查等方式收集服务对象的一般情况（如性别、年龄等）、目前健康状况和疾病家族史、生活方式（如膳食、体力活动、吸烟、饮酒等）、体格检查（如身高、体重、血压等）、实验室检查（如血常规、尿常规、血脂、血糖等）、超声波检查、心电图、胸部X线片等信息。

第二步是评价健康，进行健康及疾病风险性评估和健康评价。即根据所收集的个人健康信息，对个人的目前健康状况开展评估，同时对未来患病或死亡的危险性用数学模型进行预测。其主要目的是帮助个体综合认识健康风险，鼓励和帮助人们纠正不健康的行为和习惯，制订个性化的健康干预措施并对其效果进行评估。

在健康管理学科的发展过程中，涌现出了许多健康风险评估的方法。随着循证医学、流行病学和统计学的发展，健康风险评估技术的研发主要转向发病或患病可能性的计算方法上。

目前，不少学者和商业公司开发了对冠心病、脑卒中、糖尿病、癌症等许多疾病的评估/预测模型。疾病的预测模型中比较成熟、准确的是对缺血性心脏病的预测。而对癌症发生的预测准确性较差，因为肿瘤发病率低，发病机制有许多尚未明确的部分，因此，在健康管理实践中开展肿瘤发病的定量预测实用意义不大，但针对肿瘤的危险因素进行定性的健康教育仍然有很大的预防价值。

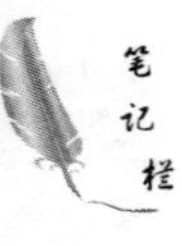

第三步是改善和促进健康，开展健康风险干预和健康促进，进行健康干预。由于个体的健康危

险因素的差异，健康管理过程中的健康干预是个性化的，即根据个体的健康危险因素，由健康管理师进行个体指导，设定个体目标，并动态追踪效果。在前两步的基础上，采取多种形式帮助个体纠正不良的生活方式和习惯，控制健康危险因素，实现个人健康管理计划的目标。健康体重管理就是结合现代人生活生理习惯，严格遵循“科学饮食＋均衡营养＋合理运动”的核心理念，帮助日益增多的亚健康人群、肥胖人群及其他慢性代谢性疾病人群达成健康体重、均衡身体营养、增强身体免疫力的功效。对于糖尿病管理，一位糖尿病高危个体，除血糖偏高外，还有超重和吸烟等危险因素，因此除控制血糖外，健康管理师对个体的指导还应包括减轻体重（膳食、体力活动）和戒烟等内容。系统的健康管理是治疗糖尿病的关键。

健康管理的这三个步骤可以通过互联网的服务平台及相应的用户端计算机系统来帮助实施，也可通过手机等现代通信手段来互动。健康管理是一个长期的、连续不断的、周而复始的过程，即在实施健康干预措施一定时间后，需要评价效果、调整计划和干预措施。只有周而复始、长期坚持，才能达到健康管理的预期效果。

2. 健康管理的常用服务流程　中国医学科学院公共卫生学院院长黄建始认为健康管理的常用服务流程由以下五部分组成（图 22-2）。

（1）健康调查和健康体检：通过问卷调查、健康体检等方式收集个人健康信息，建立个人健康档案。健康体检项目可以根据个人的年龄、性别、工作特点等进行调整。目前一般的体检服务所提供的信息应该可以满足这方面的要求。

（2）健康评估：根据个人的健康信息（如既往史、家族史、生活方式、精神压力等及体检结果），对管理对象目前的健康危险因素进行评估和预测，为管理对象提供一系列的评估报告，来反映被评估对象在健康知识和信念方面存在的问题、不健康的行为和生活习惯及精神心理方面的问题、体检指标（如血糖、血压或心电图）方面存在的问题及未来患病的风险，早发现早干预。

（3）个人健康管理咨询：在进行上述步骤之后，个人可以到健康管理服务中心接受咨询，也可以由健康管理师通过电话与个人进行沟通。根据个体的期望解释个人健康信息及健康评估结果及其对健康的影响，制订个人健康管理计划，提供健康指导，制订随访跟踪计划等。

（4）个人健康管理后续服务：个人健康管理的后续服务可以根据个人及人群的需求提供不同的服务。可以通过互联网查询个人健康信息和接受健康指导，定期寄送健康管理宣传资料，提供个性化的健康改善行动计划。监督随访是后续服务的一个常用手段。随访的主要内容是检查健康管理计划的实现状况，并检查（必要时测量）主要危险因素的变化情况。健康教育课堂在营养改善、生活方式改变与疾病控制方面有很好的效果，是后续服务的重要措施。

（5）专项的健康及疾病管理服务：除了常规的健康管理服务外，还可根据具体情况为个体和群体提供专项的健康管理服务。对已患有慢性病的个体，可选择针对特定疾病或疾病危险因素的服务，如糖尿病管理、心血管疾病及相关危险因素管理、精神压力缓解、戒烟、运动、营养及膳食咨

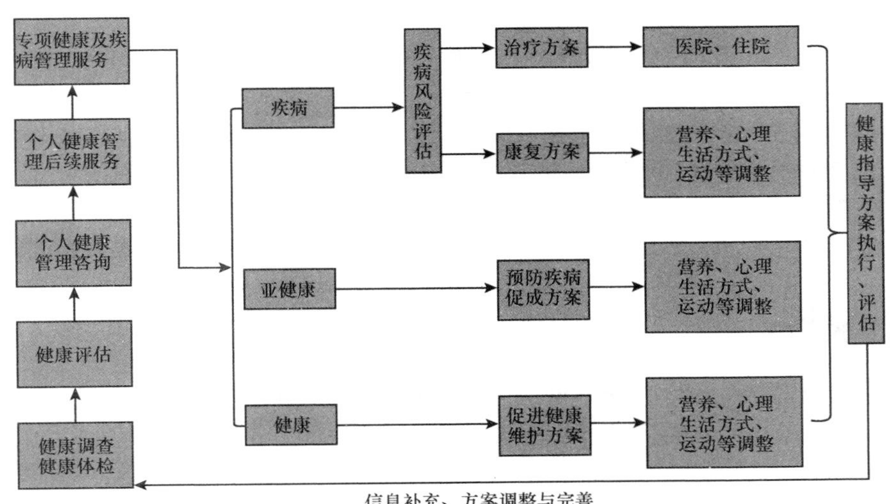

图 22-2　健康管理循环过程图

笔记栏

询等。对没有慢性病的个体，可选择的服务也很多，如个人健康教育、体重管理、生活方式管理、疾病高危人群的教育及维护等。

三、健康管理的基本策略

知识点 22-3
健康管理 6 项基本策略。

健康管理的基本策略是通过评估和控制健康风险，达到维护健康的目的。按照服务对象的不同健康管理的基本策略通常有以下 6 个方面：生活方式管理、需求管理、疾病管理、灾难性病伤管理、残疾管理、综合的人群健康管理。

（一）生活方式管理

1. 生活方式管理（lifestyle management） 指以个人或自我为核心的卫生保健活动。是在科学方法的指导下培养健康习惯，改掉不健康的坏习惯，建立健康的生活方式，减少危害健康的危险因素，预防疾病，改善健康。目前，生活方式管理的重点是膳食、体力活动、吸烟、体重、精神压力等。

2. 生活方式管理的特点 有三个：①以个体为中心，强调个体应对自己的健康负责，调动个体的积极性，帮助个体做出最佳的健康行为选择。评价个体的生活方式 / 行为可能带来什么健康风险，健康风险对个体医疗保健需求的影响。②以预防为主，有效整合三级预防。预防是生活方式管理的核心，通过预防，针对个体和群体的特点，有效地整合三级预防，帮助改变不良行为，降低健康风险，促进健康，预防疾病和伤害。生活方式管理的核心是预防，不仅仅是预防疾病的发生，还在于推迟和延缓疾病的发展历程。③通常与其他健康管理策略联合进行。

3. 促进行为改变的干预技术 生活方式管理主要采用促进行为改变的干预技术。在实践中，单独或联合应用下述 4 种常用技术，可以帮助人们朝着有利于健康的方向改变生活方式。

（1）教育（education）：教育干预是大部分生活方式管理策略的基本组成部分。通过教育达到传递知识，确立态度，改变行为的作用。传统的健康教育方法注重改变知识和态度而不关心改变个人行为，而现代的个体化的教育方案是教育患者对慢性疾病进行自我管理的非常有效的方法。例如，为住院治疗的哮喘病患者提供自我管理信息，帮助患者学会自我管理技术，结果使哮喘复发率减少了 75%，住院时间减少了 54%。

（2）激励（encourage）：又称为行为矫正。通过应用理论学习中得到的知识去改变环境和某种行为之间的关系，行为可以被成功地矫正。具体通过正面强化、反面强化、反馈促进、惩罚等措施进行行为矫正。例如，国家体育总局在未来将积极与多方合作，尝试将行走步数与航空公司的里程挂钩，以往飞好几趟航班才能换来的金卡、银卡，在未来或许用走路便能实现。

（3）训练（practice）：通过讲课、示范、实践、反馈、强化、家庭作业等一系列的参与式训练和体验，培训个体掌握行为矫正的技术。例如，斯坦福大学通过关节炎自助课程帮助关节炎患者更好地管理自身健康。每周 2 小时训练，一共 6 周。课堂上，参与者学习如何更好地照顾自己，病友之间相互学习。训练后 4 年，参与者去医院看病的频率下降了 40%。

（4）市场营销（marketing）：是指通过社会营销和健康交流活动，帮助建立健康管理方案的知名度、增加健康管理方案的需求和帮助直接改变行为。社会营销是通过名人效应让人们接受社会观念改变行为。例如，2014 年的 AIDS 防治宣传公益广告《永远在一起》，教育人们正常的接触不会感染 AIDS。健康交流活动是为指定的对象人群组织的与健康相关的交流会。目前，健康交流活动越来越多的使用大众传媒，如公益广告、电视剧中的故事情节等向公众传播健康风险和健康行为的信息。

（二）需求管理

1. 需求管理（requirement management） 许多误以为是必需的、昂贵的医疗服务在临床上不一定是必要的。需求管理的目的就是帮助个体选择合适的医疗方式来解决日常生活中的健康问题，减少浪费，更有效地利用医疗服务。如果人们在医疗保健决策中积极参与，其服务需求就能够更有效地满足，通过决策支持系统等的帮助，个体可以在正确的时间、正确的地点，利用正确的服务类型。

需求管理常用的手段：寻找手术的替代疗法、帮助患者减少特定的危险因素并采纳健康的生活

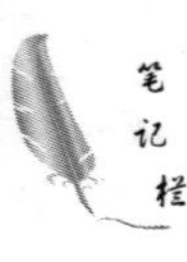

方式、鼓励自我保健/干预等。例如，某军队的医疗系统开发的需求管理方案通过自我保健教育来加强参军人的健康信心、健康知识水平和健康行为。6个月后参加人的健康知识增加了，处理小毛病的自信提高了，对医疗系统的看法也改变了。

2. 影响需求的主要因素

（1）患病率：可以影响卫生服务需求，它反映了人群中疾病的发生水平。

（2）感知到的需求：个人对疾病重要性的看法，是否需要寻求医疗卫生服务，是影响卫生服务利用的最重要的因素。个人关于疾病危险和卫生服务益处的知识、个人感知到的推荐疗法的疗效、个人评估疾病问题的能力、个人感知到的疾病的严重性、个人独立处理疾病问题的能力及个人对自己处理好疾病问题的信心等多种因素影响着人们感知到的需求。

（3）患者偏好：强调患者在医疗服务决策中的重要作用。患者对选择何种治疗方法负责，医生的职责是帮助患者了解治疗的益处和风险。

（4）健康因素以外的因素：如个人请病假的能力、残疾补贴、疾病补助、保险中的自付比例等一些健康因素以外的因素，都会影响人们寻求医疗保健的决定。

（三）疾病管理

1. 疾病管理（disease management） 在整个医疗服务系统中为患者协调医疗资源，为患有特定疾病（慢性病）的人提供需要的医疗保健服务。疾病管理强调患者自我保健的重要性，实际上是患者的自我管理，在各个方面改善自己的行为，如坚持服药、饮食和症状监控等。患者必须每天和医护人员交流自己的疾病状态。例如，慢性病患者接受如何管理自己疾病的教育后重复看病的频率降低。

2. 疾病管理的特点 有三点：①目标人群是患有特定疾病的个体；②不以单个病例和（或）其单次就诊事件为中心，而关注个体或群体连续性的健康状况与生命质量；③医疗卫生服务及干预措施的综合协调至关重要。

3. 疾病管理的形式 一种是单一疾病管理，它是以患某种特定疾病的人群为目标人群，采用系统的步骤对患者实施标准化的管理，如针对高血压患者实施的疾病管理。另一种是病例管理，目标人群为身患多种疾病的患者，此时需要针对患者的特殊情况制订专门的干预计划来进行健康管理。由于越来越多的人身患多种疾病，单纯以单一疾病为目标的管理模式已不适应变化的需要。将单一疾病管理、病例管理及需求管理重新整合成新的病例管理模式日益受到重视，以人为单元，采用统一的疾病管理计划来管理个体的健康。

（四）灾难性病伤管理

灾难性病伤管理（catastrophic damage management）是疾病管理的一个特殊类型，顾名思义，它关注的是“灾难性”的疾病或伤害。适合灾难性病伤管理的例子，如脑损伤、严重烧伤、多种癌症、器官移植和高危新生儿等。

普通慢性病在强度和效果方面都是可预知的，而灾难性病伤比较少见，其发生和结果都难以预计。因此，灾难性病伤管理要求高度专业化的疾病管理，解决相对少见和高价的问题。灾难性病伤管理的最终目的是减少花费和改善结果，使医疗上需求复杂的患者及其家属能在临床、财政和心理上获得最优结果。优秀的灾难性病伤管理的特征：转诊及时；综合考虑各方面的因素，制订出适宜的医疗服务计划；具备一支包含多种医学专科及综合业务能力的服务队伍，能够有效应对可能出现的多种医疗服务需要；最大限度地帮助患者进行自我管理；患者及家人满意。

（五）残疾管理

1. 残疾管理（disability management） 残疾管理侧重于工作环境的健康管理。其目的是减少工作场所发生残疾事故的频率和费用代价。残疾管理通过找出工作场所存在的潜在的可能导致伤残发生的各种职业性有害因素，采取教育和早期干预行动来预防或最大限度降低工作场所残疾的发生，确保工作环境的安全。对于已经发生的伤残，在伤害发生时能够提供及时的治疗和康复及其他必要的帮助和支持，以防止伤残加重。对因伤残导致的误工应做出合理帮助，帮助伤残人员采取有效措施来应对残疾，对因残疾对其工作和生活带来的各种限制和障碍提供合理帮助，采取有效措施为其

笔记栏

返回工作场所提供帮助。

2. 残疾管理的主要内容包括 有8点：①预防伤残发生，防止残疾恶化；②注重伤残者的功能性恢复而不仅是疼痛；③设定实际康复和返工的期望值；④详细说明行动的限制事项和可行事项；⑤评估医学和社会心理学因素对伤残者的影响；⑥帮助伤残者与雇主进行有效的沟通；⑦有需要时考虑复职情况；⑧实行循环管理等。

（六）综合的人群健康管理

通过协调以上五种健康管理策略来对个体提供更为全面的健康和福利管理。健康管理实践中基本上都考虑采取综合的人群健康管理（图22-3）。综合的人群健康管理是通过全面的、系统的综合健康管理解决疾病问题，进行疾病的预防和维护，使患者及健康人更好地拥有健康，并有效降低医疗支出。

在美国，雇主一般对员工进行需求管理，医疗保险机构和医疗服务机构一般开展疾病管理，大型企业一般进行残疾管理，人寿保险公司、雇主和社会福利机构一般会进行灾难性病伤管理。

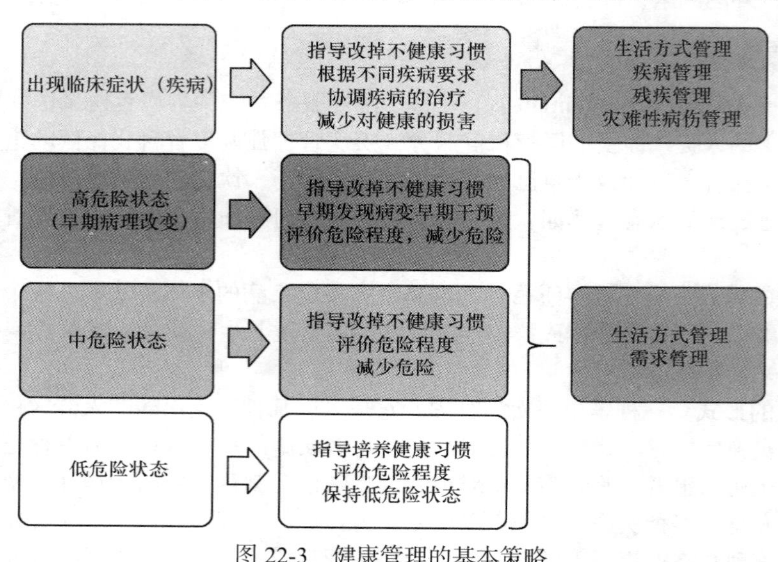

图22-3 健康管理的基本策略

四、健康管理的应用

知识点22-4
健康管理的实际应用。

随着时代的发展，健康管理在中国的应用越来越广泛。一些医疗机构、企事业单位、健康保险公司及社区等采用健康管理的手段对个体或群体的健康进行个性化的管理，来帮助他们节约医疗支出及预防疾病。

在健康保险或医疗保险领域中应用健康管理，具体如下。

在美国，在保险行业首先广泛应用了健康管理服务。健康管理在健康保险或医疗保险中的应用是国外应用健康管理的主要方面。通过健康管理，可以控制投保人群的健康风险、预测投保人群的健康费用，帮助健康保险业节约成本。

在我国，一些健康保险公司纷纷行动起来，力图发挥健康管理在健康保险中的作用。例如，国内一些健康保险公司参与了国家健康管理师职业标准的制定并参与了健康管理师教材的编写，为国内健康管理职业培训工作的顺利发挥了积极作用。由健康保险行业提供的医疗紧急救援与医疗服务机构全面合作，缩小了我国与国际之间在该领域上的差距，推动了我国医疗紧急救援事业的发展。国内一些健康保险公司与健康管理技术公司合作开发出了数十种健康管理服务项目，并将这些项目都投放市场，同时，健康保险公司根据参保人群的实际需要，可以提供一系列具有差异性的健康管理服务和疾病管理服务，进一步提高了人们的健康水平。在健康风险评估和疾病管理控制上的合作，为相关技术的开发和应用提供了有利条件。

笔记栏

【案例 22-1】

刘女士，49 岁，硕士研究生，某国际公司高级管理人员，有城镇医疗职工保险和商业保险，父母无慢性病史，在以前从事普通工作时喜欢瑜伽、游泳，但近些年因工作繁忙，运动减少，工作应酬多，每周饮酒 5 次，每次 1 斤（1 斤＝0.5kg）以上红酒，无吸烟史，近期体检结果：血压 130/88mmHg，BMI22kg/m^2，空腹血糖 6.8mmol/L，餐后血糖 8.1mmol/L，低密度脂蛋白胆固醇略高。

【问题】

1. 针对刘女士现状，制订她的个人健康管理计划，需要考虑哪几个步骤？
2. 根据刘女士的实际情况需要做哪些慢性病的筛检？应采用何种筛检方式？
3. 请根据刘女士的具体情况制订相应的运动处方？

【案例 22-1 分析】

1. 需要考虑：①收集刘女士的个人健康信息；②对刘女士个人的健康危险因素进行评价；③根据刘女士的实际情况制订健康管理计划实施步骤；④跟踪随访，根据实际情况及时调整刘女士的健康管理计划。

2. 刘女士应做的健康筛检的种类及方法如下：

高血压筛检：刘女士，大企业高管，工作繁忙，经常应酬，运动减少，长期饮酒且每次 1 斤（500ml）以上红酒，伴有高脂肪。可以采取诊所测量血压的方式进行高血压筛检。

糖尿病筛检：刘女士空腹血糖、餐后血糖均高于理想值；低密度脂蛋白胆固醇略高；经常应酬，伴有高脂肪；45 岁以上，体力活动少。可以采取口服糖耐量 OGTT 或者测空腹血糖的方式进行定期糖尿病筛检。

肝癌筛检：刘女士长期饮酒且每次 1 斤以上红酒，饮酒过量，增加肝脏负担，易形成肝硬化；缺少锻炼。可以采取甲胎蛋白 AFP 和实时超声的方法进行肝癌的筛检。

3. 运动处方：根据刘女士的实际情况，可以采用瑜伽、游泳，有氧耐力运动（快步或骑车）的方式运动，每星期累计中等活动至少 180 分钟，每次不少于 40 分钟。每次运动要做好运动前准备，运动量逐步提升，锻炼时注意安全，夏季防暑，冬季保暖，穿合适的鞋袜衣裤等。

第二节　健康风险评估

微课 22-2

人类的生活与生产环境中存在着很多影响健康的危险因素，如自然环境中的粉尘颗粒、污水、农药残留等，社会环境中的不安全的性行为、不健全的医疗保障制度、不合理的诊疗流程等，它们都直接或间接地影响着个体和群体的健康。研究影响危险因素的暴露水平与疾病或因疾病而死亡的因果关系，从而对危险因素可能造成的健康损害进行系统的评价和分析，有利于健康干预措施的选择和实施，以达到促进健康管理、提高个体和群体健康水平的目的。

一、健康风险评估的概念

（一）健康风险

风险（risk）是指在某一特定环境下，在某一特定时间段内，某种损失发生的可能性。人们通常使用风险来描述未来结果的不确定性。健康风险就是在生、老、病、死过程中所产生的一种人们所期望达到的状态与实际出现的结果之间存在差异的不确定性。健康风险往往会造成疾病、残疾、死亡等结果，对个人和家庭都会造成深远的影响，如难以忍受的伤痛和过早的死亡、巨额的医疗费用、耗费大量的医疗资源和家庭的破灭等。无论人们愿意与否，健康风险都是客观存在、不可避免的，但其又具有一定的规律性，只要人们掌握足够的健康知识，合理控制甚至消除健康危险因素就能够获得良好预期健康效果。

健康风险通常由健康危险因素引起，如吸烟、饮酒、缺乏运动、不合理的膳食、肥胖、高血压、高血糖、高血脂、高胆固醇、体重过轻、不安全的性行为、不安全的水、不安全的卫生设施和卫生习惯、固体燃料释放的室内烟雾等。《2018 世界卫生统计报告》显示全球 70% 的死亡归因于慢性非传染

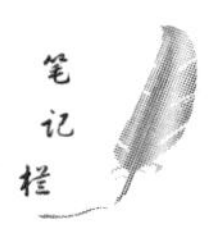

性疾病，前四位死因为心血管病、癌症、慢性呼吸系统疾病和糖尿病，而这类疾病与上述危险因素的存在密不可分。

（二）健康风险评估

> **知识点 22-5**
> 1. 健康风险评估的概念。
> 2. 健康风险评估的理解。

健康风险评估（healthy risk assessment，HRA）是研究健康危险因素与慢性非传染性疾病发病率或死亡率之间数量依存关系及其规律性的一种方法或工具。健康风险评估主要用于描述和估计人们未来发生某种特定疾病或因为某种特定疾病导致死亡的可能性，以及当改变不良行为，消除或降低危险因素时，可能降低的风险和延长的寿命。通过健康风险评估，可以对个体或群体未来患病或死亡的危险性进行量化评估，以达到促进健康和完成健康管理的目的。健康风险评估的核心是对未来死亡或患病的危险进行量化评估，即依据流行病学、统计学、循证医学原理或方法预测未来一定时期内具有一定特征的个体或群体的病死率或患病率。所谓的量化，其基本思想是将健康危险度的计算结果通过一定的方法转化为一个数值型的评分，如危险分数、患病危险性和健康年龄等，从而实现评估结果量化、可对比、易于理解。实现促进健康和完成健康管理是健康风险评估的终极目标，以评估结果为依据帮助和鼓励被评估者采取控制危险因素或行为的措施就能够有效降低健康风险，达到疾病预防和控制的效果。

二、影响健康的危险因素

（一）生物遗传因素

> **知识点 22-6**
> 影响健康的危险因素的种类。

生物遗传因素是影响健康的基本因素，直接决定着人类的不同生理特点和个体特征。人类的遗传性缺陷和遗传性疾病有近3000种，血友病、神经管畸形、先天性心脏病等广为人知。随着分子生物学、基因组学、表观遗传学等学科的发展，人们逐渐发现和阐明了一些遗传性疾病的物质基础，为防治这类疾病的发生提供了有力的证据。但是，有一些疾病属于遗传、环境、行为等因素综合作用的结果，这就要求个体不仅要重视生物遗传危险因素，还要考虑到环境行为等危险因素的作用。个人的生物学特征，如年龄、性别、形态和健康状况也是影响健康的重要因素。不同的生物学特征人群处于相同危险因素暴露情况下，机体反应往往是不同的。因此，凡是能够造成机体免疫力降低、代谢能力下降、适应能力变差的个体都要引起足够的重视，如年龄增长、怀孕、机体消瘦或肥胖、疾病等因素。当然，这些个体特征导致的疾病多与不良暴露因素有关，应该做好相应个体防护措施，以避免导致疾病或死亡的发生。

（二）环境危险因素

1. 自然环境危险因素 自然环境是环绕人们周围的各种自然因素的总和，也是人类赖以生存的物质基础。保护自然环境、与自然环境和谐共处对维护和促进人类健康具有重要的意义，相反，污染环境就会造成不利的次生环境，如空气污染、水土流失、水华等严重影响人类的健康。自然环境中的危险因素很大一部分都是人类对环境污染所造成的，如工业废水、废渣、废气，农药、粉尘和交通工具尾气等。

（1）物理性危险因素：自然环境中的物理性危险因素包括高温、严寒、过量的紫外线、噪声、振动、电离辐射、电磁辐射等。这些物理性危险因素能够导致中暑、冻伤、听力下降、日光性皮炎、白指和头晕、头痛等健康损害。

（2）化学性危险因素：化学性危险因素往往是人们对环境造成污染而形成的，如燃煤排放的二氧化硫造成酸雨，工业生产排放的铅、汞、铊等造成重金属中毒，农业生产用的农药造成食品农药残留和地表水农药污染，交通工具尾气的排放造成 $PM_{2.5}$ 的超标从而引起呼吸系统疾病等。

（3）生物性危险因素：生物性危险因素包括细菌、真菌、病毒、寄生虫等，是各类感染的直接致病原，如曾严重威胁人类健康的伤寒、霍乱、鼠疫、血吸虫病、痢疾、肝炎等传染病。

笔记栏

2. 社会环境危险因素　社会环境包括社会制度、法律、经济、文化、教育、人口、民族、职业等，还包括人际关系、社会状态等。落后的健康观念、健康知识的匮乏、不良的社会风俗、贫困、营养不良、卫生设施落后等都是严重影响健康的社会危险因素。

（三）行为和生活方式危险因素

行为和生活方式危险因素是指由于人们自身的不良行为或生活方式而导致的健康危害。主要包括吸烟、酗酒、缺乏运动、久坐、不合理膳食、吸毒、滥用药物、婚外性行为等，这些行为和生活方式危险因素是导致肥胖、高血压、糖尿病、心脑血管疾病、痛风、癌症、性传播疾病、AIDS、精神性疾病等疾病的主要病因。《中国居民营养与慢性病状况报告（2015 年）》中指出我国吸烟人数已经超过了 3 亿，非吸烟者中暴露于“二手烟”的比例高达 72.4%；人均年酒精摄入量为 3 升，其中有害饮酒率为 9.3%；人均每天烹调用盐 10.5g，远高于推荐的 6g；成人经常锻炼率仅为 18.7%。随着社会经济的快速发展和转型，人们的生活方式和行为都发生着巨大的变化，这导致了慢性病发病率和患病率居高不下。该报告还指出全国居民慢性病死亡率为 533/10 万，占总死亡人数的 86.6%。其中仅心脑血管病、癌症和慢性呼吸系统疾病所引起的死亡占总死亡的 79.4%。除此，与吸烟、过量饮酒、身体活动不足和高盐、高脂等不健康行为和饮食习惯密切相关的慢性疾病的发病率较十年前均有较大的增幅，如全国 18 岁及以上成人超重率为 30.1%，肥胖率为 11.9%；高血压患病率为 25.2%，糖尿病患病率为 9.7%，40 岁及以上人群慢性阻塞性肺疾病患病率为 9.9%。由此可见，行为危险因素是导致慢性病的主要病因，应该倡导健康文明的生活方式和良好的生活行为，并加强危险因素的监测，出台相应的政策进行合理干预，以期提高国民身体健康水平和生活质量。

（四）健康服务危险因素

健康服务危险因素指的是卫生保健服务过程中存在的各种不利于保护和增进健康的因素。这类危险因素包括医疗资源分布不合理、医疗保健制度不完善、院内感染、滥用抗生素、误诊、漏诊及医疗质量低等。医保制度的不健全导致多数人不能及时走进医院发现疾病，医疗资源分配不合理导致多数医疗资源集中在受众较少的三甲医院而不是受众较多的社区医院，院内感染、滥用抗生素、误诊、漏诊及医疗质量低均会造成个体健康损害。

三、健康风险评估的目的与基本内容

（一）健康风险评估的目的

> **知识点 22-7**
> 健康风险评估的目的。

健康风险评估的最终目的是实现健康管理与健康促进，要想实现这一目的就必须首先让被评估者认识到自身存在的危险因素，如个人行为和生活方式因素：吸烟、饮酒、不合理膳食、缺乏运动、婚外性行为等；环境有害因素：粉尘、不健康饮水、不良人际关系等；个人患病史和家族遗传史，异常的生理参数，如空腹血糖≥ 7.0；血脂代谢指标：三酰甘油、胆固醇、高密度脂蛋白、低密度脂蛋白的值超过正常范围等。评估者要让被评估者充分了解到这些危险因素与相应疾病的关系，从而促进其采取进一步的措施。其次，健康风险评估通过个性化、量化的评估结果，帮助个人认识自身的健康危险因素及其危害，指出了需要改善的方向，有利于医生制订针对性强的系统教育方案，帮助人们修正不健康的行为。也正是因为健康风险评估的个性化、量化的结果，便于采取有个体针对性的干预措施和对策，特别是对于那些可以改变的危险因素进行有效干预就能降低个体发病或者患病的风险，故健康风险评估也能够促进个体化干预措施的制定。干预措施的有效与否，相应指标是否较干预前有所下降，都需要再次进行健康评估，所以健康风险评估也具有效果评价的目的。最后，健康风险评估便于对被评估人群分类管理。具有不同健康危险因素的人群所产生的健康损害也不相同，因而采取相应的健康干预措施也不同。另外，高风险人群和低风险人群处于不同风险级别和医疗花费水平，不同风险的人群采取不同等级的干预手段，可达到资源的最大利用和健康的最大效果。

（二）健康风险评估的基本内容

知识点 22-8
健康风险评估的基本内容。

健康风险评估内容包括 3 个部分：健康危险因素资料的收集、健康风险的计算和评估报告。随着计算机技术的发展健康风险评估的过程已经变得非常便捷，直接填写网络调查问卷即可获得评估报告。

1. 健康危险因素资料的收集 调查问卷是收集被评估者健康危险因素的常用方法，根据评估目的的不同问卷内容会稍有差别。问卷的基本部分：①体格检查指标，如身高、体重、腰围、臀围、血压、血脂等生理、生化数据；②行为和生活方式信息，如吸烟、饮酒、膳食、身体活动习惯等；③个人健康史和家族遗传史，如肥胖、高血压、糖尿病、心脑血管疾病等；④环境有害物质接触资料，如烹调油烟、粉尘作业环境等；⑤其他危险因素，如精神压力、不良情绪等。问卷通常采用个人自行填报或经过统一培训的调查员帮助填报方式进行。问卷收集危险因素过程中一定要注意结果的真实性和可靠性，及时检查有无漏填、错填现象，及时联系被评估者校正信息，否则将会严重影响健康危险度评估的准确性。

2. 健康风险的计算 健康风险评估主要是估计人们未来一定时间内获得某些疾病或因疾病死亡的结果可能性，改变、降低或消除危险因素时，可能降低风险和延长寿命，故而计算健康风险是健康风险评估的核心内容。当前健康风险评估主要是以疾病为基础的危险性评价，它能有效地提升人们对危险因素的理解，进而采取控制措施和降低疾病发病或患病风险。在疾病危险性评价及预测方面一般有下面两种方法。

（1）建立在单一危险因素与发病率的基础上，将这些单一危险因素与发病率的关系以相对危险性来表示其强度，得出各相关因素的加权分数即为患病的危险性。这种方法的特点是简单实用、数据需要量不大，是早期和当前健康管理项目常用的方法。典型的案例有美国卡特中心（Carter Center）及美国糖尿病协会（ADA）的评价方法。

（2）建立在多因素数理分析基础上，即采用统计学概率理论的方法来得出患病危险性与危险因素之间的关系模型。该方法的特点有评估危险因素数量多、评估结果准确性较高、以数据为基础的模型式评估方法，常用的数理统计模型有多元回归、神经网络方法、Monte Carlo 模型等。典型的案例是美国国立心肺和血液研究所的Framingham冠心病模型，因其是在前瞻性研究的基础上建立的，故而被广泛地使用。

3. 评估报告 健康风险评估报告是对健康风险评估结果的总结和建议，分为个人评估报告和群体评估报告。个人报告一般包括健康风险评估的结果和健康教育信息。人群报告一般包括对受评估群体的人口学特征概述、健康危险因素总结建议的干预措施和方法等。评估结果是健康风险评估报告的主要内容，其表达方式是多种多样的。为方便个人理解，评估提供者一般都会辅之以报告的简要解释和医生的详细解读，健康教育信息则依据个人的评估结果针对性地给出，其形式也可以是多种多样的。

四、健康风险评估的步骤与方法

（一）个体健康风险评估的步骤与方法

知识点 22-9
个体健康风险评估的步骤与方法。

1. 收集资料 包括个人疾病资料和危险因素资料。

（1）收集个体疾病资料：收集当地年龄别、性别、疾病别某一特定疾病的发病率或患病率或死亡率资料，这一特定疾病一般为当地危害健康较为严重的疾病，具有较高的发病率或患病率或死亡率。

（2）收集个体危险因素资料：确定所研究疾病后，需要依据流行病学、循证医学资料收集个体危险因素信息。一般通过问卷调查及必要的体格检查和实验室检查等手段获得，如个人行为和生活方式因素（生活习惯和不良行为），环境因素（物理因素、化学因素和生物因素及社会心理因素的暴露情况），生物遗传因素（个人特征、患病史、家族史等），医疗服务因素（体检情况、预防接种等）和其他因素（婚育史）。在这些资料中有的危险因素是个体可以通过自觉行为或在他人帮

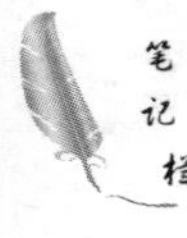
笔记栏

助下改变的，如吸烟、饮酒、不合理膳食、缺乏运动、接触不良环境因素及婚外性行为等因素，称为可以改变的危险因素。这一类危险因素完全可以控制、降低甚至是消除，是健康干预的重点对象。有些危险因素是即使个人主观愿意改变但却改变不了的，如疾病家族遗传史、个体患病史，个体特征中的年龄、性别等因素，称为不可改变的危险因素。这一类危险因素不可消除，但是可以通过合理的健康管理措施降低其对健康所造成的损害。

2. 处理和分析资料

（1）将危险因素转换成危险分数：健康风险评估的核心内容便是将不可评估的危险因素量化为可评估的危险分数。危险分数是代表发病风险的指标，对于一个个体而言指的是该个体发生该疾病或因为该疾病而死亡的概率与同年龄同性别人群发生该疾病或因为该疾病而死亡的概率的比值。故危险因素水平相当于人群平均水平时的危险分数就为 1.0，也就是说，当危险分数为 1.0 时，个人发生某病或因某病死亡的概率相当于当地发病率或死亡率的平均水平。危险分数大于 1.0，则个人发生某病或因某病死亡的概率大于当地发病率或死亡率的平均水平。危险分数越高，则发病率或死亡率就越大。危险分数小于 1.0，则个人发生某病或因某病死亡的概率小于当地发病率或死亡率的平均水平。针对不同疾病不同的危险因素贡献不同，所转化的危险分数值也不尽相同。目前应用最为广泛的是生物统计学家 Harvey Geller 和健康保险学家 Norman Gesner 制定的 Geller Gesner 危险分数表，该表应用统计模型计算出了各个疾病在某一危险因素不同水平相对应的危险分数，并编制了以 5 岁为一个年龄组的年龄别危险分数转换表。

危险分数又可以分为一般人群危险分数、目前危险分数和目标危险分数。一般人群危险分数是同年龄同性别个体的危险分数，作为评估对象的参照，因此分数值为 1.0。目前危险分数是依据该个体当前具备的各种危险因素而计算的组合危险分数，也称现实危险分数。目标危险分数指的是个体改变可以改变的危险因素后依据全面健康行为而计算得出的组合危险分数。

（2）计算组合危险分数：当前的研究表明疾病的发生往往是由多种原因共同作用的结果即多种危险因素同时存在下会对同一疾病具有联合作用，这种联合作用使得对疾病的风险评估不能简单地直接应用单一危险分数进行判别。因此，需要计算组合危险分数，即将每一项危险因素对某病发病或死亡的影响进行综合评估。组合危险分数的公式包括两个部分：大于等于 1 的危险分数分别减 1 后累计相加作为相加项，小于 1 的危险分数累计相乘作为相乘项，两者之和即为组合危险分数。计算公式为：

$$P=(P_1-1)+(P_2-1)+(P_3-1)+\cdots+(P_x-1)+Q_1\times Q_2\times Q_3\times\cdots\times Q_y \quad (22\text{-}1)$$

式中，P_x 为危险因素中≥1 的各项危险分数；Q_y 为危险因素中＜1 的各项危险分数。

（3）计算疾病或死亡风险（risk of disease/death）：存在疾病或死亡风险指在某一种组合危险分数下，发生某病或因某种疾病死亡的可能危险性，计算公式如下：

存在死亡风险 = 平均死亡概率 × 组合危险分数。

（4）计算评价年龄（appraisal age）：为了使结果表达更直观，可以将总的存在死亡危险转换成相应的年龄来表达，因为年龄与死亡率之间有一定的函数关系。评价年龄是根据年龄与死亡数之间的函数关系，按个体所存在的危险因素计算的预期死亡数求出的年龄。可以将这种函数关系转化为可直接查阅的工具，即健康评价年龄表。健康评价年龄表左边一列是男性的总的存在死亡危险；右边一列是女性总的存在死亡危险；中间部分，最上边的一行数目是个体实际年龄的最末一位数字，余下的主体部分就是相应的评价年龄。

（5）计算增长年龄（achievable age）：又称可达到年龄，是根据已存在的危险因素，提出可能降低危险因素的措施后预计的死亡数算出的一个相应年龄。根据被评估者的情况，提出适宜的建议改变危险因素的水平，并转换为相应的危险分数，重新计算组合危险分数和死亡风险，查健康评价年龄表得出的年龄就是增长年龄。

（6）计算危险降低程度：危险降低程度显示的是，如果根据医生的建议改变了现有的危险因素，危险能够降低多少，也即是危险降低的情况。可以用危险降低量除以总死亡危险而求得的百分比例表示。

笔记栏

【案例 22-2】

患者，男，43 岁，某企业市场部职员，一年前因“口干、多饮、多尿”前来医院就诊，并被诊断为糖尿病，但无家族史。患者每年体检 1 次，采取限制饮食和服用药物控制血糖。最近一次体格检查结果：身高 175cm，体重 105kg（超重 50%），血压 150/100mmHg。餐前空腹血糖 6.7mmol/L，餐后两小时血糖 7.4mmol/L，总胆固醇 280mg/dl，肝脏彩超未见异常。问卷调查显示该患者常年吸烟，烟龄 25 年，每天吸烟 1 包以上。患者曾经饮酒，3 年前在家人劝阻下已经戒酒。每天几乎没有主动身体活动，偶尔在周末会散散步。医务人员通过查找相关数据记录，确定当地 43 岁男性冠心病死亡专率为 1926/10 万。

【问题】根据该案例、Geller Gesner 危险分数表及健康评价年龄表分析以下各题？

1. 收集患者冠心病的危险因素，并说明哪些是不可以改变的危险因素，哪些是可以改变的危险因素？

2. 请对该患者做冠心病死亡风险评估。

【案例 22-2 分析】

1. 患者冠心病的危险因素主要有体重过高、吸烟、久坐、缺乏运动、高血压和胆固醇过高、有糖尿病病史但已经控制。其中有糖尿病病史但已经控制为不可以改变的危险因素，体重过高、吸烟、久坐、缺乏运动、高血压和胆固醇过高为可以改变的危险因素。

2. 对该患者做冠心病死亡风险评估，应按如下步骤进行。

（1）收集当地 43 岁男性冠心病死亡专率为 1926/10 万。

（2）根据 Geller Gesner 危险分数表查找个体危险因素所对应的危险分数，如体重过高、吸烟、久坐、缺乏运动、高血压和胆固醇过高、有糖尿病史但已经控制和无家族史。

（3）计算组合危险分数

查找 40 ～ 43 岁男性 Geller Gesner 危险分数表，将危险因素转化成危险分数，并依据公式 $P=(P_1-1)+(P_2-1)+(P_3-1)+\cdots+(P_x-1)+Q_1\times Q_2\times Q_3\times\cdots\times Q_y$ 计算组合危险分数。此案例中，患者舒张压为 100mmHg、总胆固醇为 280mg/dL、有糖尿病病史但已经控制、较少运动、父母健在、吸烟 20 支以上 / 每天和超重 50% 对应的危险分数分别为 2.0、1.5、2.5、2.5、0.9、1.5 和 1.1，危险因素中患者收缩压 150mmHg 在危险分数表中可以采用内插法计算其分数值为 1.1。组合危险分数为

$$P=(2-1)+(1.5-1)+(2.5-1)+(2.5-1)+(1.5-1)+(1.1-1)+(1.1-1)+0.9=6.1$$

（4）计算冠心病死亡风险

计算该患者在上述组合危险分数下因冠心病而死亡的可能危险性为：

死亡危险 =1926/10 万 ×6.1=11 748.6/10 万

（5）计算评价年龄

查阅健康评价年龄表，查找左侧男性的健康评价年龄表所对应的死亡危险。本例中死亡风险为 11 748.6/10 万，介于 11 160/10 万与 12 170/10 万之间，再查找第一行实际年龄的末位数字 3 所对应的这两个死亡风险的评价年龄为 50 岁和 51 岁，取均值即为评价年龄 50.5 岁。

（6）计算增长年龄

在本例中，患者如果脱离危险环境，改变危险因素体重过高、吸烟、久坐、缺乏运动、高血压和胆固醇过高，则会使得其评价年龄减低。不妨假设，患者通过戒烟、合理膳食、体育运动、药物或其他方法降低体重、控制胆固醇含量和血压至正常范围，此时各危险因素的危险分数则会变为：收缩压 140mmHg（0.8）、舒张压 88mmHg（0.8）、胆固醇 220mg/dl（1.0）、中等强度体育锻炼（0.6）、戒烟（不足 10 年，0.7）和超重 10% 以下（0.8）。再计算组合危险分数为 $P=(2.5-1)+(1-1)+0.8\times0.8\times0.9\times0.6\times0.7\times0.8=1.6935$，进而计算冠心病新的死亡风险：死亡危险 =1926/10 万 ×1.6935=3261.7/10 万，查健康评价年龄表得出新的评价年龄为 37.5 岁，增长年龄为 37.5 岁。

（7）计算危险降低程度：当患者具有上述危险因素时其死亡风险为 11 748.6/10 万，如果他能够听取医生的劝告，改变危险因素后其死亡风险为 3261.7/10 万，则其危险降低程度为［（11 748.6/10 万 −3261.7/10 万）］/（11 748.6/10 万）=72.2%。

笔记栏

（二）群体健康风险评估的步骤与方法

群体健康风险评估主要是关注各种危险因素对人群健康的影响，危险因素潜在危险分数和疾病负担等为主要测量指标，以综合社会干预策略与措施为主要方法来促进群体健康，其评估结果往往用做政策制定和策略选择的参考。

知识点 22-10
群体健康风险评估的步骤与方法。

1. 基本概念　在评估过程中涉及以下几个重要的概念。

（1）危险因素暴露率：暴露于某一危险因素的人口数占总人口数的比例。

（2）人群归因疾病负担：人群中由于暴露于某危险因素所致的发病率或死亡率占人群发病率或死亡率的百分比。

（3）可避免的疾病负担比：指若将目前的危险因素暴露水平降低到某种假设的暴露水平，可以避免的疾病和损伤负担比。

2. 基本步骤

（1）确定危险因素：通过流行病学方法或实验获得某种危险因素对个体健康危害的数据信息，并推断其对人群健康可能的损害。

（2）评价暴露程度：根据危险因素在人群中的分布情况，危险因素的流行频率及其对人群行为和生理的影响来确定人群的暴露程度。

（3）评价剂量 – 反应关系

剂量 – 反应关系说明的是危险因素的剂量或暴露程度与某人群中某种疾病的发病率或死亡率之间的关系，即剂量或暴露程度与健康后果概率的关系。

（4）评价危险特征：根据人群暴露特征和剂量 – 反应关系的研究结果，对某一群体的健康危险程度进行评价。

3. 评估方法　计算人群归因疾病负担和可避免的疾病负担比的改变程度是评价开展健康危险因素干预效果的直观指标。除此，还可以应用危险因素潜在影响分数（potential impact fractions，PIF）来对健康危险因素进行评价，这一指标反映的是当一种危险因素分布发生特定改变时，疾病负担减少的比例

（1）健康危险因素的选择：影响群体健康的危险因素广泛存在，对群体进行健康风险评估主要选择流行频率高，对常见病有重要影响的危险因素，这些因素的选择主要从以下几个方面考虑：对全球具有潜在影响的因素是导致疾病负担增加的主要因素，有较高的流行率或能在很大程度上增加主要疾病死亡或残疾风险；危险因素与健康结果之间存在高度因果关系；危险因素要具有潜在可干预性；危险因素的选择范围要合适，宽窄适当；危险因素分布及危险因素和疾病关系方面的数据资料应该完整。

（2）健康危险因素的判断标准：危险因素与健康损害之间应满足以下条件：关联的时间顺序，按照前因后果的时间顺序要求健康危险因素，必须出现在疾病发生之前。关联的强度，健康危险因素与疾病之间的关联强度越大，则健康危险因素与疾病之间更紧密。暴露与疾病在分布上一致性，危险因素暴露分布与疾病在不同人群之间的分布存在共变关系。健康危险因素与疾病的发生之间存在剂量 – 反应关系。关联的合理性，对于关联的解释与现有理论知识不矛盾，符合疾病的自然史与生物学原理。最后，危险因素与疾病之间的关系得到实验研究数据的支持。

（3）计算目前的危险因素水平并确定假设的危险因素分布水平：收集不同性别、年龄别、国家别人群危险因素暴露水平，测量当前和今后的疾病负担与损伤负担并计算危险因素暴露水平与疾病负担之间的关系，从而计算危险因素潜在影响分数。

（4）测算可避免的疾病负担比：可避免的疾病负担比指的是当前和将来的危险因素暴露水平下可避免的疾病负担比例。

（5）测算多种危险因素的联合作用：当前的疾病尤其是慢性非传染性疾病多属于多因多果型疾病，造成疾病的危险因素有多种，彼此间存在联合作用，这种联合作用的大小取决于危险因素流行的交叉程度及相互作用所产生的生物学效果。因此，人群危险风险评估不可忽视多种因素共同作用的效果。

笔记栏

五、健康风险评估的应用

知识点 22-11
健康风险评估的应用。

健康风险评估结果主要应用于个体评价和群体评价：个体评价用于健康预测并为健康促进提供依据，指导个体改变不良的行为生活方式，控制并降低危险因素，减少疾病的发生和危害的可能性。群体评价的结果用于了解危险因素在人群中的分布及严重程度为确定疾病防治工作重点，制定防治策略进行干预提供依据。

（一）个体评价

个体评价是根据个体健康风险评估结果所做出的评价结论，通常根据组合危险分数或评价年龄等指标数值而对被评估者的危险类型进行划分。一般分为四种类型：一般危险型、低危险型、自创型和难以改变的危险型。

1. 一般危险型 被评估者发生疾病或因疾病而死亡的目前组合危险分数接近于1，目标危险分数与目前危险分数相接近。说明被评估者的发病或死亡风险接近一般人群，降低的可能性较小。此类型个体评价年龄接近实际年龄，预期死亡水平相当于当地平均水平，因此，危险因素接近于轻微危害程度，增长年龄和评价年龄接近。

2. 低危险型 被评估者发生疾病或因疾病而死亡的目前组合危险分数小于1，即低于同年龄、同性别一般人群的发病或死亡风险。但是通过进一步干预措施（减少接触危险因素或调整行为）仍然可以进一步降低危险，但是降低程度有限。此类型个体评价年龄小于实际年龄。

3. 自创型 被评估者发生疾病或因疾病而死亡的目前组合危险分数大于1，且目标危险分数小于目前危险分数。目前组合危险分数大于1说明被评估者暴露危险因素程度较大，危险分数平均水平较高。目标危险分数与目前危险分数相差较大说明被评估者暴露的危险因素多属于可以改变的危险因素，通过合理的干预措施既可以获得良好的健康收益。此类型个体被评价者评价年龄大于实际年龄，并且评价年龄与增长年龄之差值大，通过降低危险因素的措施，有可能延长预期寿命

4. 难以改变的危险型 被评估者发生疾病或因疾病而死亡的目前组合危险分数大于1，且目标危险分数与目前危险分数相差不大。目前组合危险分数大于1说明被评估者暴露危险因素程度较大，危险分数平均水平较高。目标危险分数与目前危险分数相差不大说明被评估者暴露的危险因素多属于不可以改变的危险因素，如生物遗传因素、既往病史等。这类危险因素不易改变，降低健康损害风险可能性较小。此类型个体被评价者的评价年龄大于实际年龄，但是评价年龄与增长年龄之差较小（≤1岁），延长预期寿命的余地不大。

（二）群体评价

群体评价是在个体评价的基础上进行的，一般包括三个方面：不同人群的危险程度、危险因素属性分析和单项危险因素对健康状况的影响。不同人群的危险程度评价可以确定某种特定疾病预防和控制的重点人群；危险因素属性分析可以为制订确定不同人群的疾病干预措施提供依据。分析单项危险因素对健康状况的影响可以为确定重点干预的危险因素提供依据。

1. 不同人群的危险程度 个体评价中依据组合危险分数或评价年龄等指标将被评估者的危险类型划分为四种类型即一般危险型、低危险型、自创型和难以改变危险型。进行不同人群的危险程度分析时，可以根据不同人群危险程度性质将其划分为三个组别即低危险型被评估者为健康组，自创型和难以改变危险型被评估者为危险组，一般危险型被评估者为一般组。若某人群处于危险组人群越多，则危险水平越高。通过对不同性别、年龄、职业、文化和经济水平人群的危险水平进行分类分析，较易找出不同人群疾病防治的重点对象。

2. 危险因素属性分析 个体评价的四种类型各自特点不同，概括地来说导致一般危险型、低危险型和难以改变危险型结果的危险因素要么是可以改变的程度较小，要么是不可以改变的。而导致自创型的危险因素多是很容易改变的危险因素，这类危险因素多是行为和生活方式危险因素，是可以通过建立健康的生活方式能够降低和消除的。危险因素属性分析能够确定导致不同人群发生疾病或因疾病而死亡的主要危险因素，进而采取针对该人群的重点危险因素的干预措施。

笔记栏

3. 分析单项危险因素对健康状况的影响　造成疾病或死亡的危险因素种类较多，彼此又存在联合作用，欲想有针对性地制订预防措施，有必要对每一种危险因素所造成的健康损害程度加以区分。通常将在去除了某一项危险因素后被评估者的评价年龄与增长年龄之差值作为单项危险强度，将某一单项危险因素在调查人群中所占比重称危险频度，进而得出危险程度指标，用来表达危险因素对健康可能的影响。某一项危险因素对人群健康状况影响的程度，不仅取决于危险因素对预期寿命可能影响的大小，而且与危险因素在人群中的分布范围密切相关。有些因素虽然对预期寿命影响较大，但这一因素在人群中分布范围有限，它对人群总体的危险程度并不严重；反之，有些危险因素对健康影响并不十分严重，但是，它在人群中分布范围较广，其危害性可能更值得引起重视。

拓展阅读（第二十二章）

（梁玉清　由艳秋）

笔记栏

第四篇　疾病预防控制与全球卫生

第二十三章 PPT

第二十三章　传染病的预防与控制

【案例 23-1】

某年某托儿所发生甲型病毒性肝炎流行，该年5月1日有一名儿童出现厌食、精神不振，3天后检查肝功能异常，被诊断为甲型病毒性肝炎。该患儿被迅速隔离，对托儿所进行封闭消毒。6月1号又相继出现3例甲型病毒性肝炎儿童，处理方法与第1例相同。7月1～4日，在两个班中又出现4例甲型病毒性肝炎患儿，对患儿迅速隔离后，其他幼儿接种免疫球蛋白。至8月中旬又有2例甲型病毒性肝炎出现，以后没出现新病例。

【问题】

1. 自第1例甲型病毒性肝炎出现已经采取了防疫措施，为什么未能控制甲型病毒性肝炎的流行?

2. 如果7月没有注射免疫球蛋白，是否可以终止流行?

【案例 23-1 分析】

1. 自第一例开始已经采取的针对传染源的防疫措施，但只是考虑了该患者作为传染源的情况，其他传染源管理不到位，所以未能控制甲型病毒性肝炎的流行。

2. 可以。从传染病的防控来看，我们可以采取管理传染源、切断传播途径和保护易感人群三个环节中的任何一个来进行，不接种免疫球蛋白，我们可以从其他途径着手来控制传染病的流行。

第一节　概　　述

知识点 23-1

近些年来，传染病对人类健康的威胁有什么特点?

传染病（infectious disease）是由致病病原体（如细菌、病毒、立克次体等）引起的，并在适宜条件下可在人群中传播的疾病。在人类与传染病斗争的历史长河中，传染病曾是危害人类健康和生命最严重的一类疾病。随着科学发展、社会进步及恰当的传染病预防控制策略和措施的实施，传染病得到了良好的控制。2015年全球前十位死因分别是缺血性心脏病、脑卒中、下呼吸道感染、慢性阻塞性肺疾病、气管及支气管癌、糖尿病、痴呆、腹泻、结核病和道路交通伤害，其中只有腹泻和结核病是传染病。虽然传染病已不再是引起死亡的首要疾病，但近年来，传染病还是呈现明显的新特点，总结起来，传染病给人类带来的危害主要有三个方面的特点：①老病种新威胁，即传染病防治法确定的传染病，有的疾病是过去对人类构成极大的威胁，后来得到良好控制，但在新情况下又构成新威胁甚至是死灰复燃，如结核病、霍乱、流行性出血热等；有的疾病过去对人类的威胁并不属于致死性，而现在人群流行甚至引起死亡，如手足口病等。②近30多年来，老的传染病尚未得到有效控制，一些新传染病不断出现。这些新传染病有的是人类以前没有遇到，属于新出现的传染病，如SARS、AIDS和H5N1等；有的是以前在人群中就已经出现，但人类没有技术或手段发现他们，随着科学的进步被认识，这类传染病属于新发现的传染病，如莱姆病和丙型肝炎。而且这些新传染病每年以一定的比例出现或被发现。③目前发现传染病的病原体不但与传染病有关，而且发现它们也与慢性病的发生有联系。目前发现有些慢性病，如宫颈癌与人类乳头瘤状病毒感染有关，慢性胃炎与幽门螺杆菌感染有关，肝癌与乙、丙型肝炎病毒感染有关。这些当今传染病流行新的特点，使传染病的预防与控制依然是人类面临的棘手问题，也是全球卫生的主要问题。

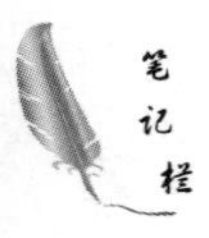

（一）全球传染病流行概况

> **知识点 23-2**
> 1. 什么是传染病？
> 2. 我国传染病的流行病学有何特点？

经过人类不懈的努力，历史上许多曾经猖獗一时的传染病得到了有效的控制。1980 年，人类成功地消灭了天花。1988 年，全球启动了消灭脊髓灰质炎行动，全球范围内脊髓灰质炎病例减少了 99.9%；大多数国家实现了无脊髓灰质炎目标。然而目前传染病仍然是危害人类健康的重要原因，尤其在发展中国家。每年全球死于传染病的人口约占总死亡人数的 25%，主要是在非洲等发展中国家。世界卫生组织（WHO）把 AIDS、感染性腹泻、肺结核、疟疾和呼吸道疾病（如肺炎）列为 5 种主要的传染病，这 5 种疾病的死亡人数占传染病总死亡人数的 90% 以上。在发展中国家，死于这 5 种疾病的人口比例是发达国家的 13 倍。此外，不少新发传染病不断出现，根据 WHO 的统计，20 世纪 70 年代以来，全球有 40 多种新发传染病（emerging infectious diseases，EID），如 2003 年的 SARS、2009 年甲型 H1N1 流感、2012 年中东呼吸综合征、2013 年人感染 H7N9 禽流感、2014 年埃博拉出血热，几乎每年都有 1 ～ 2 种新发传染病被发现。

（二）我国传染病流行概况

我国坚持预防为主的方针，经过几十年的努力，传染病防治工作取得了显著成绩。一些长期肆虐的传染病在 20 世纪得到有效控制，传染病总的发病率和死亡率大幅下降后长期维持在较低水平，死亡率也明显低于世界平均水平。目前，我国传染病危害呈现以下特点：①传染病疾病谱日益增多，新发或再发性传染病几乎每年都有一种以上出现，如 SARS、人感染高致病性禽流感、甲型 H1N1 流感、H7N9 禽流感、中东呼吸综合征、埃博拉出血热等。②传染病病原体变异性持续增强。地球气候变暖，生态环境恶化，改变了人类的生存环境，也使得与人类共存的病原微生物基因变异，变成致命的传染病，如肠出血性大肠埃希菌、多耐药结核、超级细菌等。③传染病在国际上播散途径日益多样化。经济全球化，贸易自由的强化和贸易与旅游的大幅度增长，在国际上日益发展的高速交通工具的普及，经常发现有各类致病微生物及一些媒介生物可随交通工具携带入出境，这对于人类的生命安全和身体健康构成了极大威胁。④新发、突发传染病流行不断出现，如 AIDS、SARS、肠出血性大肠埃希菌 O157：H7、O139 霍乱、军团病、空肠弯曲菌肠炎、丙型肝炎、庚型肝炎、戊型肝炎、汉坦病毒、B 组轮状病毒腹泻、禽流感、甲型 H1N1 流感等。⑤手足口病、感染性腹泻、流行性感冒等常见传染病发病率仍处于较高水平。由此可见，传染病的预防与控制任重道远。

第二节　传染过程

> **知识点 23-3**
> 1. 什么是传染过程？
> 2. 疾病的感染谱包括哪些？

传染过程（infectious process）是指病原体进入宿主机体后，与机体相互作用、相互斗争的过程。传染过程是个体现象，也是传染病在个体内发生、发展直至结束的整个过程。

一、病　原　体

病原体（pathogen）是指能够引起宿主致病的各类生物，包括病毒、细菌、立克次体等。病原体感染人体后能否致病，取决于病原体的数量、致病力、感染方式、个体免疫力等各种因素。只有在病原体数量大、致病力强、人体免疫力低时，病原体经适当的途径侵入机体才会致病。

（一）与致病相关的病原体主要特性

1. 传染力（infectivity）　指病原体引起宿主感染的能力。常用二代发病率，一般二代发病率高，传染力强。不同病原体的传染力有很大的差异。例如，麻疹病毒的传染力强，而麻风杆菌相对较弱。

2. 致病力（pathogenicity）　指病原体侵入宿主后引起疾病的能力。致病力受到宿主和病原体等诸多因素的影响，可用暴露人群中发生临床疾病的比例来衡量。致病力大小取决于病原体在体内

笔记栏

的繁殖速度、组织损伤的程度及病原体产生毒素的毒性。

3. 毒力（virulence） 指病原体感染机体后引起严重病变的能力。毒力强调的是引起疾病的严重程度，一般用病死率和重症病例比例来衡量。

4. 抗原性（antigenicity）或免疫原性（immunogenicity） 指病原体引起宿主产生特异性免疫的能力。抗原在人体内产生免疫反应，然后绑定T细胞或抗体的能力。抗原性的强弱与抗原分子的大小、化学成分、抗原决定簇的结构、抗原与被免疫动物亲缘关系的远近等有密切关系。通常认为抗原的分子量越大、化学组成越复杂、立体结构越完整及与被免疫动物的亲缘关系越远，则抗原性越强。

（二）病原体变异

病原体在与环境相互作用的过程中，会发生变异，甚至出现新型的病原体。病原体变异对传染病的流行、预防和治疗有着重要意义。

1. 抗原性变异 病原体由于基因突变导致其抗原性发生改变，从而使人群原来获得的特异性免疫力失去作用，导致疾病发生流行。例如，流感病毒的变异引起流感流行，甚至大流行。

2. 毒力变异 病原体的毒力会增强或减弱。病原体的减毒株可用于制备疫苗，预防传染病。

3. 耐药性变异 指病原体从对某种药物敏感变成耐药。耐药性变异可通过耐药基因或基因突变传给后代，也可通过微生物共生而转移给其他微生物。病原体的耐药性变异已经成为全球性问题，是结核等多种传染病流行难于控制或复燃的重要原因。

（三）病原体在宿主体外的生存力

病原体在宿主体外的生存能力影响传染病的流行。外环境中的因素，如光、热、干燥、氧、放射性、声波、化学物质等不利于病原体的生长繁殖。但也有一些病原体有较强的生存力，如能形成芽孢的细菌，包括炭疽杆菌、破伤风杆菌和气性坏疽病原菌等。

二、宿　　主

宿主（host）是指在自然条件下能被传染性病原体寄生的人或其他动物。宿主不仅会受到损害，同时也能通过自身的防御机制来抵御、中和外来入侵。当机体具有足够的免疫力时，则病原体难以侵入。

（一）宿主的防御机制

1. 非特异性免疫反应 是指生物在长期种系发育和进化过程中形成的一系列天然防御功能，也称固有免疫（innate immunity）。非特异性免疫的组成可概括为三个方面：机体的正常生理屏障、吞噬细胞的吞噬作用、正常的体液因素。

（1）皮肤黏膜屏障：机体的皮肤和内脏腔壁黏膜形成完整的屏障，作为人体的第一道防线，阻拦病原体侵入体内，起到保护层的作用，如皮肤的皮脂腺分泌的脂肪酸和汗腺分泌的乳酸均有抗菌作用。上呼吸道黏膜细胞表面密布纤毛，有助于病原体的排除。皮肤及腔道黏膜表面有众多的正常微生物丛，它们不仅可以阻止和限制外来病原体的侵袭，而且能刺激人体产生对外袭菌有抵抗作用的抗体。当人体皮肤或黏膜受到损伤时，机体抵抗病原体入侵的能力降低，就容易发生感染。

（2）内部屏障：①吞噬作用，机体组织中存在吞噬细胞，有吞噬、清理进入机体内微生物和清理衰老细胞、识别肿瘤细胞的作用。②正常的体液屏障作用，正常体液中的杀菌、抑菌物质有补体、溶菌酶、防御素、乙型溶素、吞噬细胞杀菌素等，常配合其他杀菌因素发挥作用。

2. 特异性免疫反应 包括体液免疫和细胞免疫。

（1）体液免疫：是B细胞介导的免疫，主要通过产生抗体而发挥效应。病原体进入体内后，刺激B淋巴细胞产生特异性抗体。这些抗体包括IgM、IgD、IgG、IgE和IgA五种。一般说来，感染早期先产生IgM，然后出现IgG，这一时间顺序有助于区别近期感染和既往感染。IgG抗体是保护抗体，IgA 抗体可对黏膜表面的病原体产生中和作用，而 IgE 常常涉及过敏反应和对寄生虫感染的免疫。

（2）细胞免疫：是 T 淋巴细胞介导的免疫。T 细胞受到抗原刺激后，增殖、分化、转化为致敏 T 细胞（也叫效应 T 细胞），当相同抗原再次进入机体的细胞中时，致敏 T 细胞对抗原有直接杀伤作用，其所释放的细胞因子也有协同杀伤作用。

（二）宿主的遗传易感性

病原体和宿主之间的相互作用是一个非常复杂的过程，是否感染、感染后出现什么临床表现受多种因素的影响，除了上述病原体的各种因素及宿主的健康状况之外，宿主的遗传因素也可能起着重要的作用。近年来通过全基因组关联分析研究（genome-wide association study，GWAS）方法，许多常见的疾病，如 AIDS、麻风、乙型肝炎、结核、疟疾等传染性疾病相关的常见的基因多态性和易感位点被发现。同时，相继找到与传染病表型相关的罕见变异。传染病遗传易感性的研究有望从基因水平揭示感染性疾病的发病机制，并为传染病的防治提供新的思路。

（三）宿主的其他因素

宿主的年龄、免疫状况、营养状况等都可以影响宿主对病原体的反应。年龄与感染的大部分传染病相关。预防接种能使机体产生特异性的抗体，提供宿主对某种传染病的抵抗力。不同的营养状况，宿主感染传染病的机会不同。

三、传染过程

> **知识点 23-4**
> 1. 什么是流行过程？
> 2. 传染病的流行过程的三个基本环节。
> 3. 传染病流行的影响因素？

宿主暴露于病原体后，经过传染过程，可以产生不同的结局。传染过程的结局可以通过感染谱反映。感染谱（spectrum of infection）是指宿主对病原体传染过程反应的轻重程度，包括从隐性感染到出现临床症状或死亡。有些疾病以隐性感染为主，如脊髓灰质炎、流行性脑脊髓膜炎和乙型脑炎等。隐性感染必须通过实验室检测才能发现。这类传染病中隐性感染者所占比例较大，只有少数人在感染后出现明显的临床症状，重症和死亡病例罕见，呈现出“冰山”现象。有些疾病以显性感染为主，如水痘、麻疹等。这类传染病中有明显临床症状和体征的感染者居多，隐性感染、重症和死亡病例较少。有些疾病以死亡为主，如狂犬病等。在这类传染病中，大多数感染者出现严重的临床症状和体征，常以死亡为结局。不同病原体引起的传染过程中，宿主的抵抗力和免疫力可以影响疾病的严重程度。了解不同传染病的感染谱，有助于制订相应的防治对策和措施，如隔离患者对以隐性感染为主的传染病意义不大，而对以显性感染为主的传染病作用明显；显性感染可通过临床症状和体征诊断，而隐性感染必须借助于实验室检测才能发现。

第三节　流 行 过 程

流行过程（epidemic process）是指病原体从传染源排出，经过一定的传播途径，侵入易感者机体而形成新的感染，并不断发生、发展的过程。流行过程是在人群中发生的群体现象，不同于感染过程，它是个体间发生的过程。流行过程必须具备传染源、传播途径和易感人群三个基本环节，这三个环节相互依赖，共同影响传染病的流行。缺少其中任何一个环节，传染病的流行都不可能发生。此外，传染病的流行还受到自然因素和社会因素的影响。

一、基本环节

微课 23-1

（一）传染源

传染源（source of infection）是指体内有病原体生长、繁殖，并能排出病原体的人和动物。传染源包括传染病患者、病原携带者和受感染的动物。

笔记栏

1. 传染病患者 是重要的传染源。由于患者体内存在大量病原体，又具有有利于病原体排出的临床症状，如呼吸道传染患者的咳嗽，肠道传染患者的腹泻等，均可排出大量病原体，增加了易感者受感染的机会，因此，患者排出病原体的整个时期称为传染期。传染期的长短可影响疾病的流行特征。传染期是决定传染病患者隔离期限的重要依据。

知识点 23-5
1. 什么是潜伏期？
2. 潜伏期的流行病学意义有哪些？

（1）潜伏期（incubation period）：指从病原体侵入机体到最早临床症状或体征出现的这段时间。不同传染病的潜伏期长短不等，从数小时到数年甚至数十年。同一种传染病有固定的潜伏期。潜伏期的长短主要与进入机体的病原体数量、毒力、繁殖能力、侵入途径和机体抵抗力有关。潜伏期的流行病学意义及其用途：①根据潜伏期的长短判断患者受感染的时间，追溯传染源和确定传播途径。②根据潜伏期的长短确定接触者的留验、检疫和医学观察期限。③根据潜伏期的长短确定免疫接种的时间。④根据潜伏期来评价预防措施的效果。如采取一项预防措施之后，发病数经过一个潜伏期后明显下降，则可认为该措施可能有效。⑤潜伏期的长短会影响疾病的流行特征。一般潜伏期短的传染病常以暴发形式出现，潜伏期长的传染病流行持续时间较长。

（2）临床症状期（clinical stage）：患者出现特异性临床症状和体征的时期。此时患者体内有大量病原体生长繁殖，又有许多利于病原体排出的临床症状，这是传染性最强的时期，具有重要的流行病学意义。

（3）恢复期（convalescence period）：此时患者的临床症状已消失，机体处于逐渐恢复损伤的时期。此期患者开始产生免疫力，清除体内病原体，一般不再具有传染性，如麻疹、水痘等。但有些传染病（如乙型肝炎、痢疾等）患者在恢复期仍可排出病原体。

2. 病原携带者（carrier） 指感染病原体无临床症状但能排出病原体的人，包括带菌者、带毒者和带虫者。病原携带者按其携带状态和临床分期可分为三类。

知识点 23-6
1. 什么是病原携带者？
2. 病原携带者的种类有哪些？

（1）潜伏期病原携带者（incubatory carrier）：指潜伏期内携带并可向体外排出病原体的人。有些传染病存在潜伏期病原携带者，如白喉、麻疹、痢疾、霍乱等。这类携带者一般在潜伏期末就可以排出病原体。

（2）恢复期病原携带者（convalescent carrier）：指临床症状消失后仍能在一定时间内向外排出病原体的人，如乙型肝炎、伤寒、霍乱等。临床症状消失后三个月内仍能排出病原体的人称为暂时性病原携带者；超过三个月者称为慢性病原携带者。由于慢性病原携带者常出现间歇性排出病原体的现象，因此，一般连续三次检查阴性时，才能确定病原携带状态解除。

（3）健康病原携带者（healthy carrier）：指从未患过传染病，但能排出病原体的人。这种携带者只有通过实验室检查才能证实。此类携带者排出病原体的数量较少，时间较短，因而其作为传染源的流行病学意义较小。但是，有些传染病的健康病原携带者为数众多，如乙型肝炎、流行性脑脊髓膜炎等，也可成为重要的传染源。

3. 受感染的动物 在脊椎动物和人类之间可以自然传播的疾病和感染称为人畜共患疾病（zoonosis），如鼠疫、狂犬病、血吸虫病等。人畜共患疾病可分为以下四类：以动物为主的人畜共患疾病，如狂犬病、森林脑炎、钩端螺旋体病等；以人为主的人畜共患疾病，如人型结核、阿米巴痢疾等；人畜并重的人畜共患疾病，如血吸虫病；真性人畜共患疾病，如牛带绦虫病和猪带绦虫病。

动物作为传染源的流行病学意义，主要取决于人与受感染动物的接触机会和密切程度、受感染动物的种类和密度，以及环境中是否有适宜该疾病传播的条件等。动物源性传染病的流行病学特征：①在人群中多呈散发性，但也有些传染病传到人群后，原有的传播方式发生改变，造成人传人的流行。②多数动物源性传染病有较明显的地区分布，此类传染病在人类间流行之前通常先有动物间的流行。③有些动物源性传染病有严格的季节性。

笔记栏

（二）传播途径

微课 23-2

传播途径（route of transmission）是指病原体从传染源排出后，侵入新的易感宿主前，在外环境中所经历的全过程。传染病可通过一种或多种途径传播。

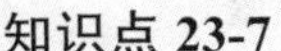
> **知识点 23-7**
> 1. 什么是传播途径？
> 2. 各种传播途径的流行病学特征有哪些？

1. 经空气传播（air-borne transmission）　这是呼吸道传染病的主要传播方式，包括经飞沫、飞沫核和尘埃传播。

经空气传播的传染病流行特征：①传播途径容易实现，传播广泛，发病率高；②有明显的季节性，冬春季高发；③在没有免疫预防人群中，发病呈周期性；④居住拥挤和人口密度大的地区高发。

2. 经水传播（water-borne transmission）　一般肠道传染病和某些寄生虫病通过此途径传播，包括饮用水传播和疫水接触传播。

（1）饮用水传播流行特征：①病例分布与供水范围一致，有饮用同一水源史；②除哺乳婴儿外，发病无年龄、性别、职业差别；③如果水源经常受到污染，则病例终年不断；④停用污染水源或采取消毒、净化措施后，暴发或流行即可平息。

（2）疫水接触传播流行特征：①患者有接触疫水史；②发病有地区、季节和职业分布差异；③大量易感者进入疫区，可引起暴发或流行；④加强个人防护和对疫水采取措施对控制疾病传播有效。

3. 经食物传播（food-borne transmission）　是肠道传染病、某些寄生虫病和少数呼吸道传染病的传播方式。作为媒介物的食物可分为两类，即本身含有病原体的食物及被病原体污染的食物。当人们食用了这两类食物，可引起传染病的传播。

经食物传播的传染病的流行病学特征：①患者有进食相同食物史，不食者不发病；②患者的潜伏期短，一次大量污染可引起暴发；③停止供应污染食物后，暴发或流行即可平息；④如果食物被多次污染，暴发或流行可持续较长的时间。

4. 接触传播（contact transmission）

（1）直接接触传播（direct contact transmission）：是指在没有外界因素参与下，易感者与传染源直接接触而导致的疾病，如性病、狂犬病、霍乱等。

（2）间接接触传播（indirect contact transmission）：是指易感者接触了被病原体污染的物品所造成的传播。

间接接触传播传染病的流行特征：①病例多呈散发，但可在家庭或同住者之间传播而呈现家庭和同住者中病例聚集的现象；②卫生条件差、卫生习惯不良的人群中病例较多。

5. 经节肢动物传播（arthropod-borne transmission）　又称虫媒传播（vector-borne transmission），指经节肢动物机械携带和吸血叮咬来传播疾病。传播媒介是蚊、蝇、蜱等节肢动物。主要有机械携带和生物学传播。生物学传播指吸血节肢动物因叮咬血液中带有病原体的感染者，将病原体吸入体内，通过再叮咬易感者传播疾病，如登革热、疟疾等。一般经过“外潜伏期（extrinsic incubation period）”，即病原体在节肢动物体内发育、繁殖，经过一段时间的增殖或完成其生活周期中的某阶段后，节肢动物才具有传染性，从节肢动物吸入病原体到具有传染性的这段时间。

经节肢动物传播的传染病的流行特征：①有一定的地区性，病例与传播媒介的分布一致；②有明显的季节性，病例消长与传播媒介的活动季节一致；③某些传染病具有职业分布特征，如森林脑炎常见于伐木工人和野外作业者；④有一定的年龄差异，老疫区儿童病例较多；新疫区病例的年龄差异不明显。

6. 经土壤传播（soil-borne transmission）　指易感者通过接触被病原体污染的土壤所致的传播。经土壤传播传染病的流行病学意义取决于病原体在土壤中的存活时间、人与土壤的接触机会、个人卫生习惯和劳动条件等。

7. 医源性传播（iatrogenic transmission）　指在医疗或预防工作中，由于未能严格执行规章制度和操作规程，人为地造成某些传染病的传播。可分为两类：①易感者在接受治疗或检查时由污染

笔记栏

的医疗器械导致的疾病传播；②输血、药品或生物制剂被污染而导致的传播，如患者由于输血而感染乙型肝炎、AIDS 等。

8. 垂直传播（vertical transmission） 是指在怀孕期间和分娩过程中，病原体通过母体直接传给子代。包括经胎盘传播、上行性传播和分娩时传播。

（三）人群易感性

> **知识点 23-8**
> 1. 什么是人群易感性？
> 2. 人群易感性升高或降低的因素有哪些？

人群作为一个整体对传染病的易感程度称为人群易感性（herd susceptibility）。人群易感性的高低取决于该人群中易感者所占的比例。人群中易感者比例越大，则人群易感性越高。其与之相反的是人群免疫力（herd immunity），即人群对于传染病病原体的侵入和传播的抵抗力，可以用人群中免疫人口所占比例来衡量。一般来说，在引起传染病流行的其他条件不变的情况下，人群易感性高则传染病易于发生和传播；当人群免疫力足够高时，免疫人口不仅自身不发病，而且能够在人群中形成免疫屏障，阻断或终止传染病的流行。

引起人群易感性升高的主要因素：新生儿增加、易感人口迁入、免疫人口减少、新型病原体出现或病原体变异等。导致人群易感性降低的主要因素：预防接种和传染病流行。

二、疫 源 地

疫源地（epidemic focus）是指传染源及其排出的病原体向周围播散所能波及的范围。疫源地是构成传染病流行过程的基本单位。通常将范围较小的疫源地或单个传染源所构成的疫源地称为疫点，范围较大的疫源地或若干疫源地连成片时称为疫区。

> **知识点 23-9**
> 1. 什么是疫源地？
> 2. 疫源地产生和消灭的条件有哪些？

1. 疫源地形成的条件 形成疫源地需要有传染源和传播途径的存在。疫源地的范围大小与传染源的存在时间和活动范围、传播途径的特点及周围人群的免疫状况有关。

2. 疫源地消灭的条件 疫源地的消灭必须具备下列条件：①传染源被移走或不再排出病原体；②通过各种措施消灭了传染源排到外环境的病原体；③传染源周围的所有易感接触者经过该病最长潜伏期没有出现新病例或新感染者。满足这三个条件时，针对疫源地的各种防疫措施即可结束。

疫源地是构成流行过程的基本单位，每个疫源地都是由前一个疫源地引起的，它本身又是形成新的疫源地的基础，一旦疫源地被消灭，流行过程就宣告结束。另外，传染病流行强度还受自然因素和社会因素的制约。

三、影响因素

> **知识点 23-10**
> 传染病流行的影响因素有哪些？

传染病在人群中流行必须具备传染源、传播途径和易感者三个环节，任何一个环节的变化都可能影响传染病的流行和消长。这三个环节的连接受自然因素和社会因素的影响和制约，其中社会因素更为重要。

（一）自然因素

自然因素包括气候、地理、土壤等，以气候和地理因素的影响较为显著。许多传染病，特别是自然疫源性疾病呈现出地方性和季节性特点，主要与气候、地理因素对动物传染源的影响有关。如登革热在夏秋季高发与传播媒介伊蚊在夏秋季滋生有关。

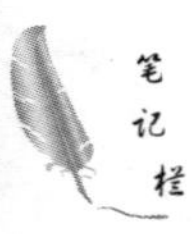

（二）社会因素

社会因素包括人类的一切活动，如生产和生活条件、卫生习惯、医疗卫生条件、居住环境、人口流动、生活方式、风俗习惯、宗教信仰、社会动荡和社会制度等。其与自然因素相比，社会因素对传染病流行过程的影响更大。近年来新发、再发传染病的流行，在很大程度上是受到了社会因素的影响。

1. 生产和生活条件对传染病有明显的影响　如赤脚下水田劳动或捕鱼捉虾而感染血吸虫病；牧民在给患疯牛病的母牛接产过程中感染疯牛病；民工在野外简易工棚中起居而感染流行性出血热等。居住环境拥挤、室内卫生设施不合格均可导致呼吸道及肠道传染病的传播。

2. 医疗卫生条件对传染病有着重要影响　医疗卫生条件好的地区，传染病的发病率和死亡率较低。例如，在免疫规划实施好的地区，乙型病毒性肝炎（乙型肝炎）、结核病、甲型病毒性肝炎（甲型肝炎）等规划免疫的疾病的发病率和死亡率明显下降。

3. 生活方式、风俗习惯、宗教信仰等因素也可影响传染病流行　例如，我国南方地区居民喜欢吃生的或半生的水产食品，如鱼、虾、蟹、肉、毛蚶等，而引起肝癌、华支睾吸虫病、绦虫病、甲型肝炎等病的发生。

4. 人口流动加速了传染病的传播　随着我国对外开放，黄热病、登革热等输入性传染病传入我国，并且本土化。流动人口涌入城市，居住条件差，卫生条件恶劣，缺乏免疫力的非流行区居民，增加了传染病传播和蔓延的机会，旅游业发展迅猛，有助于传染病的加速传播。经济危机、战争或动乱、难民潮等因素促进了传染病的传播和蔓延。全球旅游业的急剧发展，航运速度的不断增快也有助于传染病的全球性蔓延。抗生素和杀虫剂的滥用使病原体和传播媒介耐药性日益增强。

5. 政府对传染病预防与控制的重视程度直接影响传染病的流行与蔓延　我国非常重视对传染源的管理，先后颁布了《国际卫生检疫条例（2005）》和《中华人民共和国国境卫生检疫法》以防止传染病从国外输入；颁布了《中华人民共和国传染病防治法》，对传染病采取积极的治疗，对危害较大的传染源实行严格的隔离制度，以防止传染病的蔓延。这些对我国传染病的控制都起到了非常重要的作用。

第四节　传染病的预防控制策略与措施

一、策　　略

> **知识点 23-11**
> 1. 传染病的预防策略是什么？
> 2. 预防传染病的主要措施有哪些？

制定传染病预防策略，需要综合考虑疾病的特点、危害、影响因素、可利用的资源等因素。新中国成立以来，我国对传染病防治一直实行预防为主的方针，加强传染病的监测和传染病全球化控制策略，坚持防治结合、分类管理、依靠科学、全社会参与。

传染病预防主要采取全人群策略（population strategy）和高危人群策略（high-risk strategy）。全人群策略是以整个人群为对象，采取预防措施，旨在降低整个人群对疾病危险因素的暴露水平，如规划免疫接种；高危人群策略是将有限的卫生资源进行再次分配，用于重点人群，更加符合成本效益原理，如对传染病密切接触者实施紧急预防接种。为了提高预防工作的效率，充分利用卫生资源，多数情况下，采取双向策略（two pronged strategy），即将针对全人群的普遍预防和对高危人群的重点预防联合起来应用。

二、措　　施

传染病的预防控制措施主要包括传染病监测、针对传染源传播途径和易感人群的措施。

报告时限：①责任报告单位和责任疫情报告人发现甲类传染病和乙类传染病中的肺炭疽、传染性非典型肺炎等按照甲类管理的传染病患者或疑似患者时，或发现其他传染病和不明原因疾病暴发时，应于 2 小时内将传染病报告卡通过网络报告。②对其他乙、丙类传染病患者、疑似患者和规定

笔记栏

报告的传染病病原携带者，实行网络直报的责任报告单位应于病例诊断后24小时内进行网络报告。不具备网络直报条件的医疗机构及时向属地乡镇卫生院、城市社区卫生服务中心或县级疾病预防控制机构报告，并于24小时内寄送出传染病报告卡至代报单位。

（二）针对传染源的措施

针对传染源采取措施主要是为了消除或减少其传播病原体的作用，有效遏制传染病流行。

1. 对患者的措施 主要是早发现、早诊断、早报告、早隔离、早治疗。大部分传染病在发病早期传染性最强，因此，早发现、早诊断，及时确定传染源并采取隔离、治疗等相应措施，十分重要。隔离患者是将其与周围易感者分隔开来，传染病患者或疑似患者一经发现要立即实行分级管理，减少或消除病原体扩散；治疗患者有助于减弱其作为传染源的作用，防止传染病在人群中的传播蔓延。

2. 对病原携带者的措施 病原携带者是传染病的另一个重要传染源，病原携带者人数多、无症状、在人群中自由活动，极易发生传播。通过病原体分离和培养，发现和治疗病原携带者，对发现的病原携带者应做好登记、定期随访、指导督促养成良好的卫生习惯和行为。经2～3次病原学检查为阴性者可解除管理。

3. 对接触者的措施 传染病接触者指与传染源有密切接触，并可能受感染的易感者，管理的日期从接触的最后一天算起，至该传染病的最长潜伏期。对不同传染病的接触者分别采取不同的措施。对甲类传染病的密切接触者应进行留验，即限制其活动范围，并要求在指定场所进行诊察、检验和治疗。对乙类和丙类传染病密切接触者应实施医学观察，即在正常工作、学习的情况下，接受体格检查、病原学检查和必要的卫生处理。对危害较严重且潜伏期较长的传染病的密切接触者可采取应急预防接种或药物预防。例如，被狗咬伤或抓伤的人应及时接种狂犬病疫苗。

4. 动物传染源的措施 根据感染动物对人类的危害程度和经济价值，采取隔离治疗、捕杀、焚烧、深埋等措施。此外，还要做好家畜和宠物的预防接种和检疫。

（三）针对传播途径的措施

不同传播途径的传染病要采用的措施不同，如肠道传染病主要通过粪便污染环境，应对患者排泄物、污水、垃圾、被污染的物品和周围环境等进行消毒处理；呼吸道传染病主要通过空气传播，可采取通风、空气消毒和个人防护（如戴口罩）等措施；虫媒传染病则主要采取杀虫来控制等。

1. 改善卫生条件，消除环境中可能存在的疾病传播因子 该措施是预防传染病的根本措施。主要采用消毒（disinfection）杀虫等方法。其中消毒可分为预防性消毒和疫源地消毒。

（1）预防性消毒（preventive disinfection）：在没有发现明确传染源的情况下，对可能被传染病的病原体污染的场所和物品进行消毒，如乳制品消毒、饮水消毒、餐具消毒等。加强食品卫生的监督和管理，管好水源和粪便。严格执行《中华人民共和国食品卫生法》和《生活饮用水卫生监督管理办法》等卫生法规和条例。

（2）疫源地消毒（disinfection of epidemic focus）：对现有或曾经有传染源存在的场所进行消毒。其目的是消灭传染源排出的病原体。疫源地消毒可分为随时消毒（current disinfection）和终末消毒（terminal disinfection）。随时消毒是指当传染源还在疫源地时，对其排泄物、分泌物、被污染的物品及场所进行的及时消毒；终末消毒是当传染源痊愈、死亡或离开后对疫源地进行的彻底消毒，从而清除传染源所播散在外界环境中的病原体。

（3）改善环境卫生：居室周围采用高效、低毒、安全快速的物理、化学、生物等方法杀灭有害昆虫，尤其是传播病原体的媒介节肢动物，如蚊子、苍蝇、跳蚤等。杀虫也可分为预防性杀虫和疫源地杀虫，后者又分为随时杀虫和终末杀虫。

2. 加强卫生检疫

（1）为防止传染病传播，在国境口岸，国境卫生检疫机关依照有关法规，对出入境人员、交通工具、货物和行李等实施卫生检查，以防传染病由国境传入或传出。

（2）在国内，则由卫生主管部门依法对染疫地区人员、货物和交通工具进行卫生检查以防止传染病在国内传播。

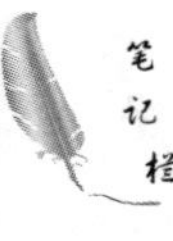

3. 对屠宰场的管理 为防止人畜共患传染病，可对动物进行预防接种，定期对牲畜进行检查。屠宰场应设专职卫生检疫人员，禁止病死动物肉上市。制作加工肉制品时应防止熟食受污染。

4. 加强血源和血制品管理，防止医源性传播　AIDS、乙型肝炎、丙型肝炎等均可经血液传播。加强献血员管理，严格执行《采供血机构和血液管理办法》，对献血员进行 HBsAg、抗 –HCV、ALT、HIV 抗体筛查，医疗单位要严格执行一人一针一管和一次一用一消毒的办法，控制医源性传播。血站和生物制品单位应按《血液制品管理条例》要求，生产和供应血液制品和含人体成分的生物制品。

（四）针对易感人群的措施

1. 预防接种　在传染病流行之前，通过预防接种提高机体免疫力，降低人群易感性，从而有效地预防相应传染病。这是人类控制和消灭传染病的重要措施，包括主动免疫和被动免疫。

2. 药物预防　对某些有特效防治药物的传染病，在传染病流行时对易感人群采取药物预防可作为一种应急预防措施，如疟疾流行时给易感者服用抗疟药。但药物预防作用时间短、效果不巩固，易产生耐药性。

3. 个人防护　在传染病流行时，易感者的个人防护措施对预防感染有着重要作用。例如，呼吸道传染病流行的季节，人们应尽量避免到人群密集的场所，保持工作场所和居住场所通风良好，其与患者接触时戴口罩等。

第五节　免疫规划及效果评价

全球公共卫生实践证明，预防接种是预防、控制、消灭传染病最经济、安全和有效的措施。

一、预防接种

预防接种（immunization）是利用人工制备的抗原或抗体通过适宜的途径对机体进行接种，使机体获得对某种传染病的特异免疫力，以提高个体或群体的免疫水平，预防和控制相关传染病的发生和流行。预防接种包括人工自动免疫和人工被动免疫。

> **知识点 23-12**
> 1. 什么是预防接种？
> 2. 预防接种的种类有哪些？
> 3. 什么是规划免疫？
> 4. 如何评价规划免疫的效果？

（一）人工自动免疫

人工自动免疫（artificial active immunization）指采用人工免疫的方法将疫（菌）苗和类毒素等抗原接种到人体，使机体自身的免疫系统产生对相关传染病的特异性免疫力。

1. 减毒活疫苗（live-attenuated vaccine）　由减毒或无毒力的活病原微生物制成的疫苗。常用的活疫苗有卡介苗，脊髓灰质炎疫苗、麻疹疫苗等。减毒活疫苗接种到机体后，可引起机体产生特异性免疫反应，且由于免疫记忆获得长期或终生的保护作用。其与灭活疫苗相比，减毒活疫苗免疫力强，作用时间长，但要注意其潜在的致病危险，减毒株有可能发生逆行突变而在人体恢复毒力。

2. 灭活疫苗（inactivated vaccine）　选用免疫原性强的病原体，经人工培养后，用理化的方法灭活后制成的疫苗。常用的灭活疫苗有百日咳菌苗、伤寒菌苗、流脑菌苗、霍乱菌苗等。灭活疫苗主要诱导机体产生特异性抗体，产生的免疫力较弱，免疫持续时间较短，需要多次接种才能获得所需的免疫效果。

3. 类毒素（toxoid）　将细菌外毒素用甲醛处理后，使其失去毒性但保留抗原性制成的疫苗。能刺激机体产生抗毒素，使机体对相应疾病具有自动免疫作用，如白喉类毒素、破伤风类毒素等。

4. 亚单位疫苗（subunit vaccine）　去除病原体中与激发保护性免疫无关甚至有害的成分，提取病原体中具有免疫原性的抗原成分制备而成的疫苗，如从百日咳杆菌中提取百日咳毒素和丝状血凝素等保护性抗原成分，可制成无细胞百日咳亚单位疫苗。此类疫苗免疫效果好，不良反应发生率低。

5. 结合疫苗（conjugate vaccine）　采用化学方法将细菌多糖共价结合在蛋白载体上所制备成的多糖 – 蛋白结合疫苗，用于提高细菌疫苗多糖抗原的免疫原性，如 b 型流感嗜血杆菌结合疫苗、脑膜炎球菌结合疫苗和肺炎球菌结合疫苗等。

笔记栏

6. 基因工程疫苗（genetic engineering vaccine） 利用DNA重组技术，把天然或人工合成的遗传物质定向插入细菌、酵母菌或哺乳动物细胞中，纯化后制得的疫苗。

（二）人工被动免疫

人工被动免疫（artificial passive immunization）是将含有特异性抗体的血清或制剂接种人体，使机体被动地获得特异性免疫力而受到保护。这种免疫方式见效快，但维持时间较短，主要用于紧急预防或免疫治疗。主要有免疫血清和免疫球蛋白。

（三）人工被动自动免疫

人工被动自动免疫（artificial passive and active immunity）是指同时给机体接种抗原物质和抗体，使机体迅速获得特异性抗体，并刺激机体产生持久的免疫力。例如，给HBsAg阳性母亲所生婴儿在出生时同时注射乙肝免疫球蛋白和乙肝疫苗，以阻断乙肝病毒的母婴传播。

二、免疫规划

（一）免疫规划的概念

我国于20世纪50年代初在全国范围内开展儿童免疫接种工作，1978年开始实行儿童计划免疫。1974年WHO提出扩大免疫规划（expanded program on immunization，EPI），要求各成员国坚持免疫方法和流行病学监测相结合，防制白喉、百日咳、破伤风、麻疹、脊髓灰质炎、结核病等传染病，重点是提高免疫接种覆盖率（使每个儿童在出生后都有获得免疫接种的机会）和不断扩大免疫接种疫苗种类，我国于1981年正式加入EPI活动。

免疫规划是指根据国家传染病防治规划，使用有效疫苗对易感人群进行预防接种所制定的规划、计划和策略，按照国家或者省、自治区、直辖市确定的疫苗品种、免疫程序或者接种方案，在人群中有计划地进行预防接种，提高人群的免疫水平，达到预防、控制和消灭相应传染病的目的。国务院卫生主管部门根据全国范围内的传染病流行情况、人群免疫状况等因素，制定国家免疫规划，并将相关工作纳入政府有关部门工作目标考核管理范围，建立和完善督导考核和责任追究制度，确保国家免疫规划工作的顺利实施。

（二）免疫规划的内容

国家实行有计划的预防接种制度，推行扩大免疫规划。国家免疫规划疫苗从“四苗”增加到包括乙肝疫苗、卡介苗、脊灰疫苗、百白破疫苗、麻疹疫苗、白破疫苗等六苗。2007年，卫生部印发《扩大国家免疫规划实施方案》，将在上述6种国家免疫规划疫苗基础上，以无细胞百白破疫苗替代百白破疫苗，将甲肝疫苗、流脑疫苗、乙脑疫苗、麻腮风疫苗纳入国家免疫规划，对适龄儿童进行常规接种。通过实施扩大国家免疫规划，预防乙型肝炎、结核病、脊髓灰质炎、百日咳、白喉、破伤风、麻疹、甲型肝炎、流行性脑脊髓膜炎、流行性乙型脑炎、风疹、流行性腮腺炎、流行性出血热、炭疽和钩端螺旋体病共15种传染病。

（三）免疫程序

免疫程序（immunization schedules）是指儿童应该接种疫苗的先后次序、起始月（年）龄、剂量、间隔时间和要求，以达到合理使用疫苗的目的。《扩大国家免疫规划实施方案》规定的免疫程序进行免疫接种。

我国的疫苗分为两类。第一类疫苗是指政府免费向公民提供，公民应依照政府的规定受种的疫苗，包括国家免疫规划的疫苗、群体性预防接种或应急接种所使用的疫苗。第二类疫苗是指公民自费并自愿受种的其他疫苗。

这两类疫苗的划分主要是根据疫苗能预防的疾病对公众健康的危害程度、疫苗的效果和安全性、疫苗的生产供应能力、政府财政负担等因素。第一类疫苗一般用于预防严重危害儿童健康的常见传染病、发病率和死亡率较高的传染病、其他国家普遍纳入免疫规划的疾病及全球要控制或消灭的疾病等。

笔记栏

（四）预防接种的注意事项

1. 预防接种禁忌证　每种疫苗禁忌证各不相同，具体参照疫苗说明书。接种工作人员在实施接种前，要询问受种者的健康状况以及是否有接种禁忌等情况，有急性疾病、过敏体质、免疫功能不全、神经系统疾病等的受种者要根据情况推迟、停止或者谨慎接种疫苗；既往接种疫苗有严重不良反应者，不应继续接种。

2. 疑似预防接种异常反应（adverse event following immunization）　是在预防接种后发生的怀疑与预防接种有关的反应或事件。包括不良反应、疫苗质量事故、接种事故、偶合症、心因性反应。

3. 冷链及冷链系统　冷链（cold chain）是指为保证疫苗从疫苗生产企业到接种单位运转过程中的质量而装备的储存、运输冷藏设施、设备。冷链系统是在冷链设备的基础上加入管理因素，即人员、管理措施和保障的工作体系。冷链是保证疫苗质量的重要措施之一。

三、免疫规划的效果评价

要定期对各地实施国家免疫规划情况进行考核评价，包括组织领导、保障措施及社会动员、机构建设及专业人员培训、国家免疫规划工作的实施与管理、冷链管理及运转、疫苗的使用管理、国家免疫规划疫苗的接种率评价、国家免疫规划疫苗针对传染病的疫情监测及其控制、免疫监测完成情况、疑似预防接种异常反应报告、处理及安全注射管理等。主要考核评价指标如下。

（1）建卡（证）率：建卡（证）率＝某地已建立预防接种卡（证）人数/该地应建立预防接种卡（证）人数 ×100%。

（2）卡（证）填写符合率：卡（证）填写符合率＝卡（证）填写正确的数目/抽查卡（证）数目 ×100%。

（3）疫苗合格接种率：疫苗合格接种率＝某种疫苗实际合格接种人数/某种疫苗应种人数×100%。

（4）国家免疫规划五种疫苗覆盖（全程接种）率（简称“五苗”覆盖率）：“五苗”覆盖率＝五种疫苗均合格接种人数/五种疫苗应完成基础免疫人数 ×100%。

（5）流动人口的接种率：流动人口某种疫苗接种率＝某种疫苗接种人数/调查人数 ×100%。

（6）疫苗使用率：疫苗使用率＝某疫苗实际接种人份数/该疫苗实际使用人份数 ×100%。

（7）免疫成功率：免疫成功率＝接种某疫苗免疫后成功人数/观察人数 ×100%，在疫苗接种后一定时间内进行监测，每种疫苗监测人数为30～50人。

（8）抗体阳性率：抗体阳性率＝抽样检测有某种传染病保护性抗体人数/抽样检测人数 ×100%。

（9）发病率：发病率＝某地在某年内某病新发病例数/该地该年平均人口数 ×10万/10万。

（10）死亡率：死亡率＝某地在某年内某病死亡病例数/该地该年平均人口数 ×10万/10万。

（11）传染病漏报率：传染病漏报率＝某种传染病漏报的病例数/（该病漏报病例数＋该病已报病例数）×100%。

（曾转萍）

第六节　医院感染

【案例23-2】

2017年某三级甲等医院重症监护病房（ICU）出院和转出患者共1431例，患者平均年龄为（60.5±2.6）岁，多数患者入院时患有高血压、糖尿病或脑卒中，在住院期间确诊发生医院感染122例次，其中男性和女性各发生83和39例次。导尿管相关的尿路感染率为2‰，导管相关的血液感染率为3‰，呼吸机相关的肺炎感染率为3‰。在感染患者中，10%为45岁以下患者，90%为50岁以上患者。感染部位主要分布在下呼吸道、泌尿道及血液等部位，其中血液部位感染占44.7%，下呼吸道感染占36.5%，泌尿道感染占5.7%，皮肤软组织感染占4.4%，胸腔和腹腔感染各占3.8%，其他占1.3%。

笔记栏

【问题】

1. 该医院ICU医院感染发生率多高？

2. 为什么这个ICU医院感染发生率高？

3. 该案例对ICU发生医院感染的预防和控制有何启示？

【案例23-2分析】

1. 该医院ICU出院和转出患者院内感染发生率为8.53%。

2. ICU以老年患者为主[患者平均年龄为（60.5±2.6）岁]，大多患者入院时患有高血压、糖尿病或脑卒中，即基础病较多，具备多种感染危险因素。

3. 从案例中看到：导尿管、导管及呼吸机导致的感染率范围为2‰～3‰，三种方式均能导致患者感染，应做好及时消毒处理，控制零发生。从感染的患者性别上看男性人群感染应是控制的主要人群；从年龄上看，50岁以上人群应是控制的主要人群。从感染部位看以血液系统、下呼吸道感染为主，这与动静脉插管和呼吸机等侵袭性诊疗操作应用密切相关，应做好这两种仪器及时消毒，把好关。对ICU内侵袭性诊疗设备需要进行有效的监测，及时发现问题并实施有效的控制措施，才能降低医院感染发生。

一、医院感染的概念及分类

（一）医院感染的概念

知识点23-13

1. 医院感染的定义及分类？

2. 医院感染常见的危险因素？

1830年，英国的James Simpson最早提出医院获得性感染的概念，此后，有一些学者将医院感染称为院内感染或卫生服务相关感染等。目前医院感染（hospital infection）的定义是指寻求或提供卫生服务的个体、停留在卫生服务机构的其他人员，因暴露于来自医院范围内的、各种来源的感染性病原体而发生的感染。需要说明的是，对于感染对象不管是在医院期间出现症状，还是在出院后或转院后才发病，均应被视为医院感染。然而，对于入院前已开始或者入院时已处于潜伏期的感染，则不属于医院感染。

交叉感染（cross infection）和医源性感染（iatrogenic infection）是两个容易与医院感染相混淆的概念。交叉感染是指病原体从一个患者传递给另一个患者，它不仅仅局限于医院感染，如当感染来源于外部环境时也不属于交叉感染。医源性感染是医院感染的一部分，指医院等开展卫生诊疗的机构在提供卫生服务活动时，向患者进行的单向传播，如在医院进行血液透析时感染了乙型肝炎或丙型肝炎则属于医源性感染。

（二）医院感染的分类

根据不同的标准可将医院感染进行不同的分类。例如，按照感染的部位不同，可分为上呼吸道感染、下呼吸道感染、胃肠道感染、手术切口感染和泌尿系统感染等；按感染的病原体种类不同，可分为细菌感染、病毒感染、衣原体感染和真菌感染等。目前最常见的分类方法是依据病原体来源的是自身还是他人，把医院感染分为内源性感染和外源性感染。

内源性感染（endogenous infection）又称自身感染（self-infection），是指病原体来自于患者本身的感染。由于病原体来自本身，因此内源性感染常表现为散发。在人体皮肤、呼吸道、胃肠道及泌尿生殖道等部位定植或寄生着大量的正常微生物和条件致病微生物，正常情况下这些微生物并不会引起感染。但是在一些特定条件下，如机体免疫功能下降、长期应用广谱抗生素引起菌群失调时，这些微生物与宿主间的平衡就会被打破，造成内源性感染。随着近年来侵入性诊疗技术的发展和广泛使用，内源性感染在医院感染中越来越常见。

外源性感染（exogenous infection）是指病原体来自患者体外造成的医院感染，包括在医疗过程中由于所用的医疗器械、卫生材料污染或院内场所消毒不严而造成的感染，以及患者与患者、患者与医护人员或陪护人员之间通过直接或间接接触而引起的感染。其与内源性感染不同，外源性感染

笔记栏

的病原体来自其他患者、医护人员或医疗外环境，容易导致暴发或流行。但是通过加强医院消毒、灭菌、隔离和健康教育等方法，可有效地预防和控制外源性感染的发生。

二、医院感染的常见病原体

医院感染的病原体种类繁多，随着抗生素和诊疗技术的快速发展与变革，医院感染的主要病原体的构成也不断发生变化，包括细菌、病毒、真菌、支原体、衣原体、立克次体、螺旋体、放线菌和寄生虫等，其中最常见的是细菌和真菌。20 世纪 30 年代，主要的病原体为革兰氏阳性球菌，如葡萄球菌等；50 年代后，革兰氏阳性球菌耐药性增加，出现耐甲氧西林金黄色葡萄球菌流行；60 年代后，革兰氏阳性球菌比例下降，革兰氏阴性杆菌和真菌感染增多。目前造成医院感染的病原体的特点主要是耐药和多重耐药菌增多，新病原体，如 SARS、H7N9 等不断出现，而且条件致病菌，如大肠埃希菌、肺炎克雷伯菌等也不断增加。本节将选取一些重要的与医院感染有关的细菌、真菌、病毒等进行介绍。

（一）医院感染中的常见细菌

1. 革兰氏阳性球菌

（1）葡萄球菌：化脓性葡萄球菌是医院感染中最常见的病原体。根据所产生的色素不同，可将其常见类型分为金黄色葡萄球菌、表皮葡萄球菌和腐生葡萄球菌 3 种。金黄色葡萄球菌可以产生多种致病物质，如血浆凝固酶、葡萄球菌溶血素、肠毒素、表皮溶解毒素等，引起局部组织、器官或全身性化脓感染。近年来，耐甲氧西林金黄色葡萄球菌被认为是医院感染新的、重要的病原体，是引起医院感染相关死亡的主要原因之一。

（2）肠球菌：是人类和动物肠道正常的栖居菌之一，但是自 20 世纪 80 年代以来，肠球菌所致的严重感染显著增加，是仅次于葡萄球菌属的革兰氏阳性菌。在医院感染中，肠球菌多引起免疫力低下宿主的机会感染，以尿路感染多见，其次为腹部和盆腔等部位的创伤和术后感染。此外，肠球菌还可以引起危及生命的败血症、心内膜炎等严重的疾病。肠球菌也容易形成耐药，如耐万古霉素肠球菌（vancomycin resistant Enterococcus，VRE）已成为医院感染中的重要威胁之一。

2. 革兰氏阴性杆菌

（1）变形杆菌属：为肠杆菌科中一种属，无芽孢、无荚膜但有鞭毛，能运动，可发酵葡萄糖产酸产气，其致病的因素有鞭毛、菌毛、内毒素、溶血毒素等。变形杆菌广泛分布于人或动物的肠道内，当其离开正常的栖居部位而进入其他部位时就会引起感染。最常见的感染部位为泌尿系统、血管系统和呼吸道。长期接受抗生素、免疫抑制剂或抗肿瘤治疗的免疫功能低下的患者是变形杆菌的易感人群，侵入性检查或治疗技术是医院感染中变形杆菌感染的常见途径之一。

（2）克雷伯菌属：是一类有荚膜、不能运动、兼性厌氧能发酵葡萄糖产酸产气的革兰氏阴性杆菌。克雷伯菌属中的肺炎克雷伯菌、臭鼻克雷伯菌和鼻硬结克雷伯菌与人类关系密切，均为医院感染的常见菌种。其中肺炎克雷伯菌致病性较强，可引起支气管炎、肺炎、泌尿系统感染、腹膜炎、创伤感染甚至危及生命的败血症，感染多发生于免疫功能低下的患者。该菌常对多种抗生素包括头孢霉素和庆大霉素等耐药，故感染的预后较差，病死率高。

（3）埃希菌属：人类在婴儿时期，大肠埃希菌就随着哺乳进入肠道，并作为正常菌群在肠道内栖居。直到 20 世纪中期，人们才认识到大肠埃希菌有致病作用。致病性大肠埃希菌有肠产毒型大肠埃希菌、肠致病型大肠埃希菌、肠侵袭型大肠埃希菌、肠出血型大肠埃希菌和肠凝聚型大肠埃希菌 5 种。大肠埃希菌引起的医院感染多位内源性感染，以泌尿系统感染为主。婴儿、老年体弱者、慢性病患者均为医院大肠埃希菌感染的高危人群。

（4）铜绿假单胞菌：为假单胞菌属的代表菌种，是无荚膜、无芽孢、有单鞭毛的非发酵革兰氏阴性杆菌。铜绿假单胞菌能够产生外毒素 A、胞外酶 S 等多种致病物质，其中外毒素 A 是最重要的致病、致死性毒素，能够使宿主的敏感细胞的蛋白质合成受阻，导致局部的组织坏死或全身性疾病。由于健康宿主体内中性粒细胞、巨噬细胞等可吞噬铜绿假单胞菌，因此不会致病。但是对于粒细胞缺乏、低蛋白血症、接受抗肿瘤治疗等免疫功能低下的患者，在医院中可从带菌发展为感染。

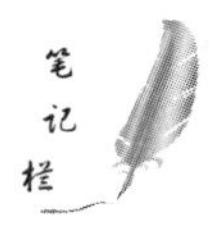

3. 革兰氏阴性球菌　包括淋病奈瑟菌、脑膜炎奈瑟菌和卡他莫拉菌等，可引起淋病脑膜炎及黏

膜卡他性炎症等感染性疾病。

4. 革兰氏阳性杆菌 包括分枝杆菌属，如结核分枝杆菌及非结核分枝杆菌等。非结核分枝杆菌是条件致病菌，在医院感染暴发中以角分枝杆菌最为常见。此外，引起偶发医院感染的分枝杆菌有导致炭疽病的炭疽芽孢杆菌、导致败血症及虹膜炎的枯草芽孢杆菌和导致食物中毒的蜡样芽孢杆菌等。

（二）医院感染中的常见病毒

病毒是除细菌和真菌外的重要的医院感染病原体，常见的有呼吸道合胞病毒、副流感病毒、SARS 病毒、禽流感病毒等引起的呼吸道感染；轮状病毒、诺如病毒等引起的胃肠道感染；肝炎病毒等通过输血等途径引起的病毒性肝炎及人类免疫缺陷病毒引起的艾滋病等。

1. 人副流感病毒（human parainfluenza virus，HPIV） 可分为 4 型（HPIV Ⅰ～HPIV Ⅳ）。其中 HPIV Ⅰ和 HPIV Ⅲ型属于呼吸道病毒属，主要导致婴幼儿急性喉、气管、支气管炎等疾病；HPIV Ⅱ和 HPIV Ⅳ型属于腮腺炎病毒属。HPIV 不仅是医院感染中儿童呼吸道感染的主要病原体之一，而且 HPIV 还常常与肺炎链球菌、流感嗜血杆菌等其他病原微生物形成多重感染，加重患者的病情。

2. 诺如病毒 属杯状病毒科，可分为 G Ⅰ～G Ⅴ五个基因组（genogroup），引起人类感染的主要是 G Ⅰ、G Ⅱ和 G Ⅳ组。诺如病毒现已成为引起医院、日间护理中心和疗养院等感染暴发流行的最重要病原体。一项对近 40 年 1561 起医院感染暴发资料的研究显示，在 194 起以封闭病房措施终止医院感染暴发中，有 44% 的案例是由诺如病毒引起。虽然诺如病毒引起的医院感染的死亡率不高，但由于其传染性极强，并且增加患者住院日，增加护理、微生物检查和感染控制等方面的费用，因此特别容易引起社会恐慌和医疗纠纷。

3. 其他病毒 尽管近年来对于献血者的筛查极大降低了住院患者因输血、使用血液制品而发生感染的风险，但在一些经济落后的地区，仍然需要对血源性医院感染病毒加以重视，包括人类免疫缺陷病毒、肝炎病毒（如乙型肝炎病毒和丙型肝炎病毒等）。

（三）医院感染中的真菌

真菌感染多为内源性感染，通常与不合理应用抗生素发生菌群失调或二重感染有关。我国近年来医院真菌感染的发生率上升趋势明显，在医院感染的病原体中真菌可占 1/4 左右。真菌性医院感染可发生于机体的不同部位，但主要发生于下呼吸道，占 50% 以上，此外，泌尿系统、手术部位、皮肤等感染比较多见。

在致病的真菌中，最常见的是白假丝酵母菌，但一些非白假丝酵母菌，如热带假丝酵母菌、近平滑假丝酵母菌等其他假丝酵母菌也正在逐年增加。白念珠菌在医院真菌感染中也比较常见，可引起皮肤真菌病和深部真菌病。新型隐球菌及其变种对人具有致病性，鸽子、鸽粪是临床感染的重要来源，细胞免疫功能低下及免疫缺陷者易感，新型隐球菌引起的脑膜炎预后差、病死率高。

需要注意的是，耐药性真菌导致的医院感染逐年增多，有研究表明，白假丝酵母菌对氟康唑、益康唑和酮康唑的耐药性可分别高达 75.9%、58.1% 和 58.7%。因此，耐药性真菌导致的医院感染已经成为医院感染预防和控制面临的一项重要难题。

（四）医院感染中的其他病原微生物

肺炎衣原体可引起人类慢性呼吸道感染；沙眼衣原体在新生儿中主要引起结膜炎和肺炎；解脲支原体主要引起泌尿生殖道感染。此外，致病性螺旋体主要有伯氏疏螺旋体（莱姆病）、回归热螺旋体（回归热）、梅毒螺旋体（梅毒）和钩端螺旋体（钩虫病）等，一旦条件合适，这些病原体就很容易造成感染。

三、医院感染的流行病学特点

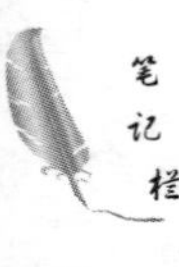

医院感染是一个世界性的难题，它不仅影响发达国家，而且也影响发展中国家和经济落后的国家和地区，是住院患者病死率增高的主要原因。医院感染的流行病学特点与传染病相似，即必须具备传染源、传播途径和易感人群三个相互连接的条件。

（一）传染源

传染源是指体内有病原体生长、繁殖并能排出病原体的人或动物。在医院感染中，医院环境中的任何携带病原体和受病原体感染的人员及受污染的诊疗器械和物品都可以是传染源，包括患者、健康带菌者、患者家属、医院工作人员、污染的设备等。

（二）传播途径

造成医院感染传播的主要途径有 5 种，包括接触传播、空气传播、共同媒介物传播、垂直传播和生物媒介物传播。

接触传播又可分为直接接触传播和间接接触传播。直接接触传播是指直接与传染源接触而感染，如手术、更换衣服、床单等时伤口直接接触病原体而受到感染。间接接触传播是指接触了受污染的医疗设备、工作台等获得的感染。

空气传播主要包括飞沫传播、飞沫核传播和尘埃传播三种，是呼吸系统疾病病原体传播的主要方式。例如，通过患者呼出的带有病原体的飞沫、飞沫核或尘埃，近距离传播给其他患者或医护人员，易感者吸入病原体而受到感染。常见的病原体有流感病毒、结核杆菌、疱疹病毒等。

共同媒介物传播包括经水、食物、药品制剂和器械传播，许多侵入性诊疗器械和设备，如各种插管、导管、内镜、透析装置等，管道内的污染物不容易被清除，在使用过程中会造成其他患者的感染。药品、生物制剂、输血等造成的传播也可归属于这一范畴。

垂直传播即母婴垂直传播，包括经胎盘传播和分娩引起的传播，前者是指受感染孕妇体内的病原体通过胎盘感染胎儿，后者是指在分娩时新生儿吸入病原体或产伤使母婴发生的经血液途径传播，常见的病原体有乙型肝炎病毒、人类免疫缺陷性病毒、梅毒螺旋体、疱疹病毒等。

生物媒介传播是指病原体通过动物或昆虫进行的传播，传播方式有机械性传播和生物性传播两种。前者如苍蝇传播肠道疾病，后者如蚊子传播疟疾。常见的生物媒介传播疾病包括流行性乙型脑炎、流行性出血热、疟疾和流行性斑疹伤寒等。随着我国医疗卫生条件显著改善，经生物媒介传播的医院感染明显减少。

（三）易感人群

患者在医院就诊或治疗时不可避免地会接触到不同的病原体，但并非所有的病原体暴露均可发生医院感染。一般来说，医院感染的主要易感人群为免疫缺陷的患者、婴幼儿、老年人及有恶性肿瘤、血液病等严重基础疾病的患者，以及烧伤或创伤患者、正在接受创伤性诊疗措施的患者等。

（四）医院感染常见的影响因素

1. 病原体因素　医院感染的病原体多为条件致病菌，具有较强的环境适应性，可抵抗医院环境下的热、干燥、紫外光、化学消毒剂等的功能，并能够在这种环境中繁殖。随着医学的不断发展，抗生素品种越来越多。但是由于在使用中一些医务人员缺乏循证意识，不能合理地使用抗生素，一方面使病原体产生耐药性，导致近年来出现越来越多的耐药菌株造成的医院感染；另一方面，一些条件致病菌和非致病菌出现大量繁殖，引起多重感染。

2. 宿主因素　宿主的年龄、患病情况等均与医院感染的发生、发展密切关联。老年人随着年龄的增长，机体免疫功能降低，在住院时容易出现医院感染，而且在出现医院感染后，临床表现多不典型，常与原发的疾病互相混淆而被掩盖。对于婴幼儿来说，则是由于机体免疫功能尚未完全建立而易感。此外，一些恶性肿瘤、糖尿病、血液病、肝硬化等患者因为长期患病造成机体抵抗力下降而易感。

3. 环境因素　医院感染还与住院时间、医院环境及社会环境等有关。医院是易感人群和传染源聚集的场所，密集的人群和频繁的流动等都是医院感染发生率高的原因。需要提出的是，尽管各级政府和部门都出台了严格的规章制度或行业条例，但医院管理不规范也一直是引起医院感染的重要危险因素。

笔记栏

四、医院感染的预防和控制

医院感染的防控需要多部门、多环节的共同合作，应着眼于医院感染形成的三个基本环节和医院感染的危险因素，通过建立可靠的监管系统，开展科学的流行病学研究，进而探索有效的医院感染防控措施和方法，并进行科学的评价。

（一）建立完善、有效的监管系统

有效的监测管理系统是预防和控制医院感染必不可少的首要条件。各级医院必须成立医院感染管理委员会，依据相关的政策法规，制定并组织实施医院感染控制的规划与管理制度；建立医院感染管理专职人员岗位培训制度；指定具有培训能力的单位进行医院感染管理培训。医院继续教育主管部门需要对辖区内单位的各级管理人员、医务人员进行医院感染防控的常规知识培训。对新上岗人员、进修生、实习生等，医院同样需要进行医院感染的岗前培训，考核合格后方可上岗。此外，还应当鼓励并支持医务人员参加医院感染防控相关知识的继续教育课程和活动。

医院感染管理委员会要规范医院感染的监测工作。在监管过程中，不仅需要对患者进行监测，而且应在全面综合性监测的基础上开展目标性监测，以掌握感染发病率、多发部位、多发科室、高危因素、病原体特点及其耐药性等，为控制医院感染提供科学依据。医院环境监测的内容包括对空气、物体表面和医护人员手等的监测，重点监测场所包括手术室、重症监护病房、产房、血液透析室、供应室无菌区、治疗室等。此外，对消毒灭菌效果也必须定期监测，不合格物品不得进入临床使用部门。

当出现医院感染散发病例时要及时报告。经治医师应立即报告本科室医院感染监控小组负责人，并于24小时内填表报告至医院感染管理科。科室监控小组负责人应在医院感染管理科的指导下，及时组织经治医师、护士查找感染原因，并采取有效的控制措施。如果出现医院感染流行趋势时，医院感染管理科应于24小时内报告主管院长和医务处（科），并通报其他相关部门。如果经调查证实出现医院感染流行时，医院应于24小时内报告当地卫生行政部门，及时进行流行病学调查并采取相关的控制方案，若确诊为传染病的医院感染，则需要按照《传染病防治法》的有关规定进行报告。

（二）医院感染的流行病学研究方法

结合医院感染的监测数据，可以采用病例对照研究、巢式病例对照研究或回顾性队列研究等方法，分析医院感染的主要病因和相关危险因素。同时，还应当结合新的研究方法，如分子流行病学研究方法，对医院感染中流行的病原体进行深入的研究，判断感染的来源。在研究过程中，要注意科学地设计和分析，尽量减少三大偏倚的发生，并对得出的结论进行充分的说明和讨论。

（三）医院感染防控措施的评价

医院感染相关管理部门应当按照有关法律、法规、规章、标准和规范等对医院感染的管理工作进行评价。同时医院应鼓励相关科室根据循证医学原则，探索新的、有效的医院感染防控方案和措施，并对这些方法进行科学的评价。评价内容应包括医院感染组织管理、医院感染防控知识培训、医院感染监测、重点部门医院感染的防控、医务人员职业暴露和感染。通过对医院感染防控措施进行科学的评价，有助于进一步降低医院感染发生的风险。

第七节　疾病暴发调查

【案例 23-3】

2016年11月10日～2017年1月12日南京市某小学报告有92名学生被诊断为水痘，该校小学共有2066名学生。调查发现，2016年11月10日小学2班晨检发现1例水痘病例，14日同班级再发2例水痘病例，至21日、23日3名患病学生水痘部分结痂，返校上课。29日该校向区传染病医院报告该班水痘发病10例，12月初区疾控中心接到该校的水痘疫情报

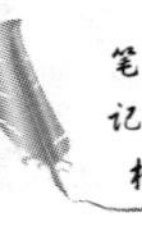

告，要求该校加强水痘监控与消毒，严格控制传染源。至12月9日该校出现大量水痘病例，12日区疾控中心联合区传染病医院对该校水痘疫情进行流行病学调查，布置疫情防控措施。15日区疾控中心在该校开展应急接种，共接种150人次。至2017年1月12日最后1例患者发病后，21天内再无新发病例。

【问题】

1. 该疾病的流行属于什么强度？
2. 试结合案例简要说明暴发调查的基本步骤。
3. 试分析该次事件是否终止？

【案例 23-3 分析】

1. 南京市某小学本次水痘流行强度属于暴发。因为案例描述符合暴发特点。暴发是指某一疾病在局限的区域或集体单位中，短时间内突然发生异常增多的、症状相同的病例，一般在采取有效措施后病情能够得到及时的控制，病例迅速减少。疾病暴发一般具有如下特点：①时间较短；②单位集中或地区分布集中；③患者相对较多，大多数患者出现在该病的最短和最长潜伏期之间；④症状相似；⑤患者有相同的传染源或传播途径。

2. 暴发调查主要包括以下几个步骤：准备和组织水痘疫情现场调查，核实水痘病例诊断，确定水痘疫情暴发的存在，确定水痘确诊病例、可能病例和疑似病例定义，进一步发现和核实水痘病例，描述此次疫情的三间分布特征，对疫情暴发的原因形成假设并进行验证，完善疫情调查，实施控制措施，撰写总结报告。

3. 暴发事件的终止条件是事件隐患或相关因素消除后，末例病例发生后经过最长的潜伏期无新的病例出现。水痘的潜伏期为12～21天，在该次事件中，从2017年1月12日最后1例患者发病后再无新发病例，因此可以确定该次水痘疫情已经终止。

一、概　述

疾病暴发（disease outbreak）是突发公共卫生事件中常见的、重要的形式，是指在局限的区域或集体单位中，短时间内突然发生许多性质相同的病例，而在采取有效控制措施后能够得到及时的控制，病例迅速减少。疾病暴发一般具有如下特点：①时间较短；②单位集中或地区分布集中；③患者相对较多，大多数患者出现在该病的最短和最长潜伏期之间；④症状相似；⑤患者有相同的传染源或传播途径。

知识点 23-14

1. 疾病暴发的一般特点有哪些？
2. 暴发调查基本步骤有哪些？
3. 疾病暴发类型有哪几种？
4. 暴发事件应急反应的终止条件是什么？

二、暴发调查的目的、步骤和内容

暴发调查（outbreak investigation）是对疾病暴发事件的处理过程。暴发调查不仅是突发公共卫生事件流行病学研究的起点，而且也是处理突发事件的关键步骤，决定着后继工作能否顺利完成。因此，需要采用正确的流行病学调查方法，查明暴发原因并及时采取有效的处置措施。总的来说，在暴发调查中一般先用描述性流行病学研究方法分析疾病的分布状况、确定高危人群和提供病因线索，在此基础上建立病因假设，然后再用病例对照研究、队列研究等分析流行病学研究方法验证病因假设并评价干预措施的有效性。经过长期的实践，暴发调查已形成较为成熟的基本程序。

（一）准备与组织

在接到暴发的报告后，要立即根据具体情况开展进入现场的准备和组织，充分、周密的准备和组织将使暴发的现场调查事半功倍。

首先，要进行区域的确定和划分。即要明确调查的范围，如果调查的范围较大，可考虑将其划分多个区域，每个区域安排合适的人员进行调查，并确定重点区域进行重点调查。

其次，要选择合适的人员进行调查。依据对暴发的初步假设，选择合适的调查人员，一般应包

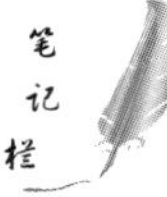

括流行病学家、实验室检测专家、临床医生、微生物学家、健康教育工作者和消毒杀虫专业人员，有时还需要增加心理、毒理和翻译等专业人员。由于调查队伍由不同专业人员组成，而且有些暴发是由罕见病或新发疾病引起，因此对进入现场的人员要进行各种应急控制措施的培训。

再次，要有充分的物资准备和后勤保障。必须在最短的时间内获得足够的、暴发应急处理所需的物资和持续稳定的后勤供应，所需的物资主要包括防护设备（如防护服、呼吸器、口罩等）、交通工具、通信工具、救护装备、标本采集运送装置、药品、快速检验设备等。随着我国应急体系建设的不断完善，各级疾病防控机构都有比较充分的应急物资储备。

最后，要做好技术支持准备。不仅要有充分的实验室技术支持，而且还应该准备好相关的专业资料、调查表、应急预案和应急处置技术方案等，以保证能在一些特殊情况，如罕见病暴发时，可通过迅速查阅资料，及时做出正确的处理措施。

（二）核实诊断

进行正确的病例诊断是处理疫情、制定控制策略的基础。进入现场后，要及时到收治患者的医疗卫生机构了解、收集患者的基本情况，包括患者的年龄、性别、地址、职业、症状体征、发病过程、实验室检查等资料。临床医生、实验室检查人员和流行病学家等各领域参与调查的人员根据这些资料进行综合的分析，做出初步判断。核实诊断可以通过检查病例、查阅病案资料和临床检查结果进行。需要提出的是，当大多数患者的症状、体征与诊断相符合或15%～20%能够被实验室确诊时，那么就不需要对更多的病例进行实验室诊断。

（三）确定暴发的存在

由于疾病暴发的信息最初可能来自基层医疗单位、流行病学监测点、疾病预防控制机构常规和紧急报告、药房、兽医站、学校或社区相关人员报告等，因此，疾病预防控制机构的人员接到暴发信息后，要仔细核查、判断信息的真实性，以防止疫情被人为地夸大或缩小。

首先，相关人员要尽量从多个渠道收集信息，并对其进行分析比较；其次，及时向发病单位的领导、医生、护士等详细了解疾病的情况；最后，迅速派遣经验丰富的公共卫生医师赴现场查问，结合临床症状和实验室检查对是否暴发做出判断，有必要时可派遣有经验的临床医生共同前往诊断。如果经确认暴发信息不准确，应立即通过相关渠道向公众澄清事实。而一旦认定暴发确凿，就要对暴发的总体形势进行初步判断，研究暴发的性质和严重程度，分析暴发可能影响的范围、受暴发威胁的人数以及发病人数，并迅速做好暴发控制准备和组织工作。

（四）确定病例定义

确定病例定义是暴发调查工作中的关键点和难点，对疫情调查处理和资料分析的准确性有重要的影响。病例的定义是界定正常与患病的标准，在暴发调查中各领域专家要准确地确定暴发病例的定义，并将其作为现场调查时病例发现和确定的统一标准。病例定义的制定主要是根据临床表现、流行病学资料及实验室证据，可有多个水平。例如，病例可分为确诊病例、可能病例、临床诊断病例和疑似病例，有时也可将“可能病例”和“临床诊断病例”合并为一类，定义为三个水平。此外，还有更为简单地将病例定义为“疑似病例”和“确诊病例”两个类型。无论采用哪种方法，都须对病例的定义进行灵敏度和特异度分析。在调查过程中，可以根据具体情况对病例的定义进行适当的调整，使得诊断更加准确。在调查早期，为了尽可能多地发现病例，病例定义通常宜“敏感”，因此可采用“疑似病例”定义标准；待到调查中期，随着掌握的病例信息内容更加丰富，病例定义可增加“特异”；在资料分析阶段，要剔除非病例。在分析流行病学研究中，更多使用的是“实验室确诊病例”及“临床诊断病例”，以避免因其他因素对分析结果造成的影响，降低研究的效率。

（五）病例的发现和核实

发现病例需要利用多种途径，其中最主要的途径是医院和疾病监测系统。对于法定报告的传染病，通过传染病的报告系统就能够比较全面地发现病例。然而，对于新发或病因未明的传染病，仅仅依靠传染病报告系统来发现病例是不够的，必须通过其他途径去更全面地发现病例，如查阅门诊日志和住院病历、入户调查、实验室检测等。无论选择什么样的调查方法，都必须遵从尽可能地找

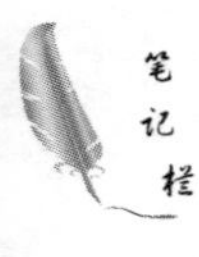

到所有病例的原则。发现病例后，不仅要积极进行救治，而且还要根据具体情况给予隔离等相应的处理，并密切观察与病例有密切接触的人群。

对所有发现的病例都要进行个案调查。个案调查是对单个疫源地或单个患者的调查，目的是分析暴发的“来龙去脉”，探究病例是怎样被传染的及可能的传染源和传播途径。个案调查内容包括患者的活动、饮水、饮食等各种危险因素的暴露及实验室检测结果。在实际工作中，个案调查的内容要根据病种及其流行特点而定。此外，在现场调查时，还应该注意个人的安全防护。

实验室证据是疾病暴发确诊的主要依据，而且有些暴发因素的确定也需要依靠实验室证据。因此，在现场调查中必须做好标本的采集、处理和分析工作，根据暴发疾病的具体情况选择合适的样本，如血液、体液或组织标本，进行血清学、分子生物学检测或病原体的分离。标本的采集要有代表性，选用高灵敏度和高特异度的方法进行检测。同样，在实验室检测中，应该强调个人的安全防护工作。

（六）描述疾病的三间分布

大多疾病均具有特异性的流行病学特征，因此，在暴发调查中，通过对疾病时间、地区和人群分布的描述（即三间分布），可以确定疾病的高危人群及防治的重点区域。同时，调查中还可以通过比较疾病在不同人群、不同地区的分布差异，研究发现病例之间是否存在的关联，进而寻找可能的传染源和传播途径线索，形成病因假设。

1. 时间分布　是按照时间的变化对疾病进行描述。在暴发调查时，需要将特定时间的病例数与同期预测病例数进行对比，从而判断是否为暴发。通常采用流行曲线图来进行描述研究疾病暴发的时间分布。流行曲线一般是以时间尺度（小时、天等）作为横坐标，病例数作为纵坐标，将单位时间内发生的病例数标记在相应的位置上，画出的直方图或线图，表示暴发的开始、高峰、终止的整个时间动态过程。横轴上间隔时间单位一般是以疾病潜伏期的 1/8 ～ 1/3，这样可以较为清楚地表达传播模式、潜伏期长短和二代病例的发生情况。

流行曲线不仅能够直观地反映暴发事件的程度和时间趋势，而且还能够分析疾病暴发类型。根据流行形式的不同，疾病暴发一般可以分为同源流行、蔓延流行和混合型流行。

同源流行又称共同来源流行，是指易感人群同时或先后暴露于同一感染源所引起的流行，流行中受感染者一般不再传播给其他易感者。根据暴露的情况，同源流行又分为点源流行和重复暴露的同源流行。其中点源流行是指易感人群在一个相同的短时间内暴露于共同的传播因素而引起的流行。点源流行的特点是快速上升、快速下降，发病曲线仅出现一个高峰，由疾病高峰向前推一个平均潜伏期，可估计共同暴露时间。重复暴露同源流行是指易感人群在一定期间内重复（多次）暴露于共同的传播因素而引起的流行，流行曲线一般先快速上升，达到发病高峰后出现一个平台期。如果消除传染源，则曲线快速下降，如果传染源持续存在，则呈多峰或不规则形。例如，污染食物导致的菌痢暴发流行时，开始阶段病例数较少，然后病例缓慢增加，在暴发的初期每代病例之间间隔相等，而发病高峰过后，由于病例数快速减少，曲线亦快速下降。

蔓延流行也称为连续传播性暴发，是指通过宿主间传播引起的暴发。蔓延流行呈连锁式反应，表现为从起始传染源到新的感染者，再传播给其他易感者。潜伏期短且容易传播的疾病，蔓延流行的曲线可以呈单峰；而潜伏期较长的疾病蔓延流行过程发展较缓慢，流行曲线较平缓，呈现逐渐上升和缓慢下降的现象。由于流行曲线仅能反映临床的病例，因此对于隐性感染比例较高的疾病，实际感染的蔓延流行的情形比流行曲线所反映的程度要更加严重。

混合型流行是同源流行和蔓延流行的结合。例如伤寒，由于流行持续较长，在发病数出现大幅下降后仍有少量病例发生，因此其流行曲线后一部分形成流行曲线的“尾巴”，表现为陡峭的单峰曲线（点源流行）右侧拖一长尾（蔓延流行）。

在暴发调查中，准确掌握暴发疾病的暴露时间能够有助于确定重点调查的范围及可疑病因或线索，并通过采取有效措施，尽快控制疫情。暴露时间是指易感者接触导致疾病暴发原因的时间，可以根据流行曲线进行准确推算。如果是同源性暴发疫情，暴露时间推算方法有两种：一种方法是从位于中位数的病例发病日期向前推一个平均潜伏期，即为同源暴露的近似日期；另一种是从第一例病例的发病日期向前推一个最短潜伏期，然后再从最后一个病例发病日期向前推一个最长潜伏期，这两个时点之间的某个时间就可能是同源暴露的时间。

笔记栏

2. 地区分布 地区分布分析的意义在于通过比较病例集中的区域与病例较少的区域之间各种相关因素，分析可能的传播来源、暴露途径及传播模式，提供流行因素的线索。在地区分布调查中，要注重标点地图和等值区域地图的描述和分析，前者适用于人口密度较为平均的情形；而后者是将发病率和罹患率标定在相应的行政区域中，不标定具体的病例位置。标点地图是经典的流行病学调查方法，即根据病例的发病地点绘制标点地图，可以清晰地反映病例集中的地区。

3. 人群分布 人群分布分析是指对患者自身的特征变化及其与暴发事件之间的关联关系进行分析。在实际工作中，可按年龄、性别、种族、职业等其他属性特征将调查人群分组，计算罹患率。通过对不同特征人群的罹患率比较，分析罹患率不同的人群组之间相关因素的差异，为查找危险人群或易感人群提供线索。但是，如果暴发的疾病以隐性感染为主，那么高危人群的确定困难较大。

（七）形成假设和验证假设

形成假设是指对暴发事件的原因做出初步的解释。主要是对调查资料（三间分布等）的分析，对暴发机制产生一定认识的过程。获得真实全面的数据信息、采用流行病学研究方法进行科学的归纳和演绎是形成假设的关键环节。在实际工作中，假设应包括传染来源、传播方式、高危人群及影响流行的因素等。初步的假设可以是一个，也可以有多个。在假设的基础上还要提出初步的处理方案，控制疫情。

验证假设是指采用分析流行病学研究方法，对病因假设开展进一步分析。病例对照研究和队列研究都是验证假设常用的方法。前者通过比较病例组与非病例组对可疑因素的暴露比例来确定相关的因素。队列研究可将研究对象按照是否暴露于危险因素及不同的暴露程度分成若干队列，观察并比较各队列的发病人数，进而判断何种暴露因素与发病有关。在验证假设时，应该结合临床、实验室和流行病学资料，用事实验证假设，并遵循病因推断的原则。此外，在调查初期可以提出多个假设，用已经建立的假设及其事实进行排除，最终留下证据最充分的假设。在疾病暴发的处理中，需要注意采用边调查边干预的方法，有了初步的假设后，可立即进行有针对性的干预，干预效果的评价也是验证病因假设的重要手段。

（八）完善调查

为使现场调查更加完善，需要根据上述获得的病因假设，重新回到暴发现场，综合运用多种调查方法，补充更多的证据，发现更多的病例，精确掌握高危人群并界定暴发事件的波及范围，进一步评价诊断方法和测量控制措施的效果。

（九）实施控制措施

暴发调查的最终目的是为了采取防制措施，预防疾病的发生和流行。其关键之处是能否拟定和实施有效控制措施，控制疫情、防止疫源地扩散。需要特别强调的是，现场调查和实施控制措施必须要同步进行，采取边调查、边分析、边采取措施的策略，措施的拟定和实施是随着暴发调查的进程而不断完善的。

首先，在疾病暴发初期，虽然病因假设尚未形成，可采用一般性或非特异性的措施，如推荐预防控制指导、教育人群做好环境卫生和注意个人防护、对已发病者采取积极的诊疗和隔离等措施；其次，随着调查工作的开展，在形成初步的病因假设后，要对控制措施进行不断的调整，随着病因假设的不断完善和暴露因子的不断明确，控制措施调整要不断地跟进，同时还要对控制措施的效果进行及时的评价；最后，在病因假设得到验证后，由于对引起暴发的病因、危险因素及高危人群均已经非常清楚，就应该制定有针对性的具体措施并对其进行评价。暴发事件应急反应的终止条件是事件隐患或相关因素消除后，末例病例发生后经过最长的潜伏期无新的病例出现。

（十）暴发调查的总结报告

高质量地完成暴发调查的总结报告是现场流行病学工作者的重要任务之一。暴发调查的总结报告形式有书面工作报告（包括初始报告、进展报告和终结报告）和现场调查专业论文，主要内容应包括暴发事件的基本概况、发生经过、现场调查、实验室检测、流行病学分析（流行特征、暴发的主要原因）、事件处理过程、采取的措施及其效果的评价、存在问题以及今后的工作建议。暴发调

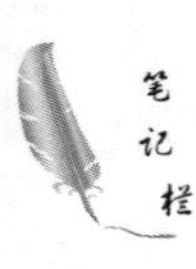

查的结果除向上级行政和业务部门提交外，同时也要以合适的形式向公众和媒体等社会机构发布。随着信息化社会的快速发展和监测网络的不断完善，突发公共卫生事件的社会性正受到越来越多的关注。

最后，必须指出的是控制暴发才是现场工作的最终目的，只顾调查暴发原因而不采取控制措施，必然会导致工作失败。因此，针对暴发事件调查的十个步骤，在实际工作中并没有必然的顺序，需要根据具体情况重复交错的使用，而且并非每一次的暴发调查都需要经过上述十个完整的步骤。但是，从现场流行病学设计的角度来说，每一次暴发调查都需要将这些步骤考虑其中。

三、暴发调查应注意的其他事项

（一）法律问题

法律赋予暴发调查中流行病学工作者调查的权利和公众合作的义务。对于不配合调查者，可申报卫生行政部门，依法采取行动，强制其接受调查。此外，我国对于卫生防疫机构、疾病预防控制部门和卫生监督机构等都有不同的法律授权，不同机构和部门在暴发调查中都应该明确和遵循各自的职责和权利，既要运用法律武器，获得法律支持，又应接受法律的制约和限制，不能超越权限工作。

（二）伦理问题

伦理问题主要包括知情同意、信息保密、文化习俗等。如果在调查过程中侵害了他人的权利，就要承担相应的法律责任。流行病学工作者在调查中收集到的资料和信息未经授权不得披露，调查形成的报告或文件不得随意扩散或用于其他用途。此外，在调查过程中要与调查对象及时沟通调查结果，保障调查对象的知情权。虽然在暴发事件的调查中，往往都不要事先签署知情同意，但是也需要对被调查人员进行充分的说明和解释。尤其是在采取相关措施，如隔离患者、限制人员流行、关闭一些场所、疫苗接种、产品召回等，都要对涉及的人群进行充分的告知。

需要指出的是，在实际工作中，知情权和隐私权时有冲突，这就需要权衡好公权和私权的矛盾，遵循公共利益和公法优先的原则。例如，对于 HIV 感染者，一方面要保护好其隐私权；另一方面，对于利害关系人和社会公共利益同样需要保护和支持。

（三）广泛合作

大量的实践经验表明，在暴发事件调查中，要强调各个部门的协作，获得群众的支持，保证调查工作顺利进行。调查人员不仅要与流行病学专家、临床工作者、实验室检测人员相互合作，还要与政府部门、宣传部门、执法机构等单位密切联系，了解彼此的工作程序、调查流程以及不同部门的规章制度，相互理解、相互支持和沟通，保证暴发事件能够得到及时有效的控制。

（董　晨　孙小华）

拓展阅读
（第二十三章）

笔记栏

第二十四章 慢性非传染性疾病的预防和控制

第二十四章 PPT

【案例 24-1】

老张，男，59 岁，10 年前被某三级甲等医院诊断为高血压，近年来常感心悸，尤以体力活动时显著。平日吸烟、饮酒，喜食油腻食物、高盐膳食。老张认为是药三分毒，只是断断续续服用过降压药，很少连续服降压药超过 2 周。今日上午在田间劳动时突然跌倒，不省人事。被家人送到医院，医生诊断为高血压心脏病。

【问题】

1. 案例中患者所患疾病是否属于慢性非传染性疾病？
2. 根据案例描述，患者具有的主要危险因素有哪些？
3. 患者本次入院的原因是什么？从案例描述提示什么信息？

【案例 24-1 分析】

1. 案例中患者诊断为高血压心脏病，所患疾病属于慢性非传染性疾病。
2. 患者为男性，年龄 59 岁，具有高血压的危险因素有吸烟、饮酒，喜食油腻食物、高盐膳食。
3. 患者本次住院是因为高血压心脏病发作。从本案例描述上看，老张 10 年前就诊断高血压，但对高血压缺乏正确的认识，服降压药依从性很差，致使 10 年后导致高血压心脏病发生。这里提示，对于高血压患者，要提高对高血压病危害的知晓率、服药率和控制率的高度认识，规律服药，将血压控制在正常水平之下，正常工作和生活是完全可能的。

第一节　慢性非传染性疾病概述

微课 24-1

慢性非传染性疾病是 21 世纪的主要卫生和发展挑战之一，既导致患者承受痛苦，也危害各国社会经济，全球疾病总负担的近 50% 由慢性非传染性疾病所致。预计到 2020 年，全球总死亡的 75%、全球疾病总负担的 57% 将由慢性非传染性疾病所致。特别是低收入和中等收入国家。没有哪国政府能够负担得起忽视慢性非传染性疾病负担上升的后果。如果不采取循证行动，慢性非传染性疾病的人力、社会和经济成本将会继续上升并远远超出各国处理该问题的能力。

一、慢性非传染性疾病的概念

知识点 24-1

1. 慢性非传染性疾病的定义。
2. 慢性病的定义。

慢性非传染性疾病（non-communicable disease，NCD）简称“慢性病”，指从发现之日起算超过 3 个月的非传染性疾病，不是特指某种疾病，而是对一组起病时间长、缺乏明确的病因证据，一旦发病即病情迁延不愈的非传染性疾病的概括性总称。这些疾病主要由职业和环境因素、生活与行为方式等暴露引起，慢性病的危害主要是造成脑、心、肾等重要脏器的损害，易造成伤残，影响劳动能力和生活质量，且医疗费用极其昂贵，增加了社会和家庭的经济负担。常见的慢性病主要有心脑血管疾病、癌症、糖尿病、慢性呼吸系统疾病，其中心脑血管疾病包含高血压、脑卒中和冠心病。

二、慢性病的流行概况

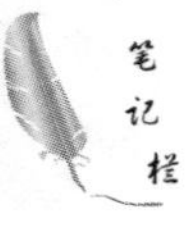

1. 慢性病在世界上的流行概况　目前世界各国慢性病负担迅速增加，这对全球公共卫生提出了

一项重大挑战。从全球范围来看，2015年全球约有5600万人死亡，其中约有4000万人死于慢性病，占总死亡人数的70%，是全球人口的主要死因。根据WHO预计，到2030年，将有5300万人死于慢性病，占总死亡人数的75%以上。慢性病导致死亡中的3/4（2800万）以及大部分过早死亡（82%）发生在低收入和中等收入国家。世界卫生组织预测，如果目前慢性病的发展势头得不到遏制，从2010年到2020年，慢性病的全球死亡率将再上升15%。

2. 慢性病在中国的流行概况　在我国，随着人口老龄化及社会经济发展所引起的人们生活方式与习惯的变化，慢性病已成为影响人民健康和死亡的首要原因。据《中国居民营养与慢性病状况报告（2015年）》统计，我国目前已经确诊的慢性病患者近3亿人，由慢性病导致的死亡已经占我国总死亡的85%。慢性病在疾病负担中所占比例达到了70%。2012年全国18岁及以上成年人高血压患病率为25.2%，糖尿病患病率为9.7%，与2002年相比，患病率呈上升趋势。40岁以上人群慢性阻塞性肺疾病患病率为9.9%。2012年中国居民慢性病死亡率为533.0/10万，占全部死亡的86.6%，其中男性为611.2/10万、女性为452.6/10万；城市为449.4/10万、农村为594.5/10万。心血管疾病、癌症和慢性呼吸系统疾病为主要死因，占总死亡的79.4%。近年来，随着社会压力的加大，中青年患有慢性病的人群开始增多，慢性病的发病率面临着逐年上升的趋势。而高血压、糖尿病、恶性肿瘤及脑出血、脑梗死、心肌梗死等一系列并发症的发病年龄也明显提前，慢性病的发病呈年轻化趋势。

第二节　常见慢性非传染疾病流行特征及危险因素

微课 24-2

一、恶性肿瘤流行特征及危险因素

（一）概述

恶性肿瘤（malignant tumor）通常称为“癌症”（cancer），从组织学上恶性肿瘤分为上皮性的癌和非上皮性的肉瘤及血液癌。其特征是异常细胞的失控生长、浸润和转移。恶性肿瘤的瘤细胞分化不良，其结构和功能与相应正常细胞有较大的差异，形态怪异，功能减弱、增强或丧失，生长速度快，常呈浸润性生长，分界不清，一般无包膜，故难以完全切除，术后容易复发，且瘤细胞常由原发部位转移到局部淋巴结或向全身播散，这种播散如无法控制，将侵犯要害器官和引起衰竭，最后导致死亡。恶性肿瘤是严重影响人类健康、威胁人类生命的主要疾病之一，其发病情况日益严重。据WHO发布的2018年《全球癌症报告》预测，全球癌症病例将呈迅猛增长的态势。2018年全世界预计新增癌症病例是1810万，因癌症死亡960万。全球癌症负担进一步加重。肺癌、女性乳腺癌、结直肠癌已成为全球发病率最高的三种癌症，死亡率分别位列第一、第五和第二。在男性中，肺癌的发病率（14.5%，即男性肺癌占总病例的14.5%）和死亡率（22%，即男性肺癌死亡约占所有癌症死亡的1/5）最高，发病率其次为前列腺癌（13.5%）、结直肠癌（10.9%），死亡率其次为肝癌（10.2%）、胃癌（9.5%）。在女性中，乳腺癌的发病率（24.2%，即女性乳腺癌占总病例的24.2%）和死亡率（15.0%，即女性乳腺癌死亡约占所有癌症死亡的15.0%）最高，发病率其次为结直肠癌（9.5%）、肺癌（8.4%）、宫颈癌（6.6%），死亡率其次为肺癌（13.8%）、结直肠癌（9.5%）、宫颈癌（7.5%）。

2014年我国癌症估计新增病例380.4万例，其中男性211.4万例，女性169.0万例。肿瘤发病率为278.07/10万（男性为301.67/10万，女性为253.29/10万），中标率（中标发病率：人口标准化率按照2000年中国标准人口结构）为190.63/10万，世标率（世标发病率：人口标准化率按照Segi's世界标准人口结构）为186.53/10万。0～74岁累积发病率为21.58%。肿瘤死亡率为167.89/10万，中标率死亡为106.98/10万，世标死亡率为106.09/10万。0～74岁累积死亡率为12.00%。报告显示全球范围内1/5的男性和1/6的女性一生中会患癌症，1/8的男性和1/11的女性会因此死亡。也就是5个男性/6个女性中将会有一人会患上癌症，8个男性/11个女性中会有1人会因为癌症死亡。

恶性肿瘤给个人、家庭和社会都造成了巨大的负担，已成为全球突出的公共卫生问题。因此，世界卫生组织和各国政府卫生部门都把攻克癌症列为一项首要任务。恶性肿瘤流行病学研究便显得十分重要且任务艰巨。

笔记栏

（二）流行特征及危险因素

1. 恶性肿瘤的流行病学特征

> **知识点 24-2**
> 1. 恶性肿瘤的流行病学特征。
> 2. 恶性肿瘤的危险因素。

（1）时间分布：恶性肿瘤的发病率和死亡率在全球范围内均呈逐年增长趋势。2002 年全球新发恶性肿瘤病例 1090 万例，死亡 670 万例；2018 年预计新发恶性肿瘤 1810 万例，死亡 960 万例。据世界卫生组织专家预测，2010 年，发达国家和发展中国家的恶性肿瘤新发病例分别为 531 万和 703 万，死亡病例为 302 万和 468 万；到 2050 年，发达国家和发展中国家的恶性肿瘤新发病例将分别达 679 万和 1704 万，死亡病例分别达 407 万和 1193 万。癌症已成为全球最大的公共卫生问题，将是新世纪人类的第一杀手。世界恶性肿瘤发病和死亡变化趋势预测，见表 24-1。

表 24-1　世界恶性肿瘤新发和死亡病例预测　（单位：万）

地区	2010 年		2020 年		2050 年	
	发病	死亡	发病	死亡	发病	死亡
世界	1234	770	1535	979	2383	1600
发达国家	531	302	603	350	679	407
发展中国家	703	468	932	629	1704	1193
非洲	79	51	104	67	253	167
亚洲（日本）	61	36	67	40	65	40
亚洲（其他）	517	358	675	479	1074	860
欧洲	306	189	336	213	364	240
南美	110	64	148	87	281	168
北美	165	77	203	97	261	128
大洋洲	13	6	16	8	24	12

各类恶性肿瘤的时间变化趋势有所不同，肺癌的发病率和死亡率在各国多呈增高趋势，年发病达 120 万人，死亡达 110 万人，尤以工业发达国家为甚；近年来，乳腺癌的发病率逐年上升，在世界范围内正以每年 0.2% ～ 8% 的速度上升。而宫颈癌和食管癌发病率下降明显。在许多国家，胃癌发病率也呈下降趋势，从 1930 年至 2012 年，美国胃癌死亡率几乎下降了 80%。全球癌症发病顺位依次为肺癌、乳腺癌、结直肠癌及胃癌，死亡顺位依次为肺癌、肝癌、胃癌及结直肠癌。

（2）地区分布：恶性肿瘤在世界各地普遍存在，但并非随机分布，不同国家、不同地区、不同人群中各类肿瘤有明显差别，世界男性癌症发病在北美洲、大洋洲、西欧、中亚地区较高，死亡在北亚、东欧、南非地区较高；在北非、西南亚和拉丁美洲等地发病和死亡均较低。女性发病和死亡在北美洲北部均高，而在北非和东南亚则较低。恶性肿瘤在同一国家的不同地区的发病率和死亡率也有很大差别。在我国肝癌的分布特点是南方高于北方，东部高于西部，沿海高于内地，尤其以江河三角洲地区和沿海岛屿人群高发，提示这些地区的地理环境及气候条件可能与肝癌发病有关。恶性肿瘤城乡分布的差别非常明显，这与城乡之间卫生经济条件、环境污染和生活行为方式有关。恶性肿瘤发病率由高到低依次为东部、中部、西部。调整人口结构后地区间发病率的差异缩小，但趋势并未改变。2014 年我国城市地区发病率为 302.13/10 万，中标发病率为 196.58/10 万；农村地区发病率为 248.94/10 万，中标发病率为 182.64/10 万。城市恶性肿瘤总死亡率（174.34/10 万，中标死亡率为 103.49/10 万）普遍高于农村（160.07/10 万，中标死亡率为 111.57/10 万）。

（3）人群分布

1）年龄、性别：各地区 0 ～ 30 岁组恶性肿瘤发病率均较低，30 岁以上人群发病率快速增高，80 ～岁组时达到高峰，之后有所下降。各地区 20 ～ 50 岁组女性发病率均略高于男性，50 岁以上人群男性发病率显著高于女性。30 岁以上年龄组发病人数快速增高，60 ～ 67 岁组的发病人数最多，

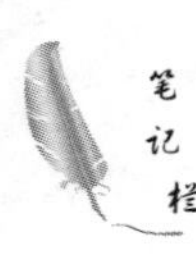

其后发病人数有所下降。男性发病率均高于女性，见表 24-2。按发病病例数排位，肺癌位居全国发病首位，其后依次为胃癌、结直肠癌、肝癌和乳腺癌。肺癌位居男性发病的第 1 位，乳腺癌位居女性发病的第 1 位。

表 24-2　我国城市和农村居民恶性肿瘤死亡率（1/10 万）、死因顺位变化情况

年份	合计				男				女			
	粗死亡率		位次		粗死亡率		位次		粗死亡率		位次	
	城市	农村	城市	农村	城市	农村	城市	农村	城市	农村	城市	农村
2005	124.86	105.99	1	3	159.77	130.26	1	1	88.51	76.99	3	3
2010	162.87	144.11	1	2	201.99	187.25	1	1	122.35	99.00	2	3
2012	164.51	151.47	1	1	208.11	198.65	1	1	120.12	102.78	2	3
2014	161.28	152.59	1	1	203.37	196.32	1	1	117.88	106.87	2	3

2）婚育状况：早婚多育妇女宫颈癌多发，未婚者及犹太妇女中罕见，说明与性行为和性卫生有关。乳腺癌的发生在有无哺乳史的妇女差异较大，有哺乳史明显降低，生育、哺乳等造成的生物学和内分泌变化可能与之有关。宫颈癌低发区，宫体癌及乳腺癌发病率较高。

3）种族：恶性肿瘤的种族差异十分明显，如鼻咽癌在广东人多见；原发性肝癌多见于非洲班图人；印度人中口腔癌发病多；哈萨克人食管癌较常见；白色人种易患皮肤癌，皮肤颜色深浅不同可能对紫外线敏感程度不同，美国白色人种的恶性黑素瘤发病率比黑色人种高出几十倍。种族分布的差异提示不同种族的生活方式、遗传易感性和环境因素可能与恶性肿瘤发生有关。

4）职业：经常接触职业性的致癌物而发生的恶性肿瘤称职业性肿瘤。包括阴囊癌在内的皮肤癌是职业肿瘤中发现最早的、也是最常见的一类，多见于煤焦油和石油产品行业。职业性膀胱癌主要发生在橡胶、电缆制造等接触芳香胺类化合物的行业，职业性肺癌以接触石棉、砷、铬、镍及放射性矿开采等行业为多。

5）移民：移民人群是一类遗传性相对稳定，但成长、生活的环境却与原籍不同的特殊群体，其生活习惯、饮食类型随环境改变而发生变化。通过移民流行病学研究比较移民人群与原籍居民或移民人群与移居地居民的恶性肿瘤发病率或死亡率的差异，来探讨环境因素和遗传因素在恶性肿瘤发生中的作用。

2. 恶性肿瘤的危险因素

（1）生活行为方式

1）吸烟和饮酒：吸烟分主动吸烟和被动吸烟，是诱发肿瘤的重要因素。据统计，30% 的肿瘤发病都与长期吸烟有关。吸烟是肺癌最重要的危险因素，且与烟草的种类和剂量有关，吸烟年龄越早，吸烟量越大，发生肺癌的危险性也越大。大量研究证实，吸烟还可导致口腔癌、鼻咽癌、喉癌、胰腺癌、肾癌、胃癌、食管癌、膀胱癌、宫颈癌等。饮酒与口腔癌、咽癌、喉癌、肝癌、食管癌、直肠癌有关。长期饮酒可导致肝硬化。在乙型肝炎病毒感染的基础上，饮酒者的肝癌发病率比不饮酒者高 2 倍。饮酒又吸烟者患肿瘤的危险性更高。

2）饮食：除吸烟外，饮食因素与恶性肿瘤的关系最为密切，估计约 1/3 恶性肿瘤的发生与饮食有关，其原因一是食物中含有致癌物或被致癌物污染，二是由于膳食的不平衡导致营养失调，从而失去了正常食物营养成分的保护作用。相关研究表明，经常摄入烟熏、炙烤食品，如熏肠、火腿及腌制食品、咸菜等可使胃癌发生的危险性增加；黄曲霉菌污染米、麦、玉米、花生、大豆等产生黄曲霉毒素，有致癌作用，食用者发生肝癌、食管癌的危险性增加；食品粗糙、长期缺铁、营养不足时，如严重缺乏维生素和微量元素（硒、锌、铜、铁等）可增加食管癌和胃癌的危险性；饮食中硒浓度低，血硒水平低易发生恶性肿瘤。食物热能过高、纤维素过少，特别是脂肪总摄入量过高，可使乳腺癌、结肠癌、前列腺癌发病率增加。

3）不良行为生活方式和习惯：除上述的吸烟、饮酒、不良饮食习惯外，生活不规律，经常熬夜，

笔记栏

久坐少动，不良卫生习惯如性紊乱等，可能都和现代肿瘤的增加有关。例如，宫颈癌发病与早婚多育及性生活紊乱有关，性生活紊乱还可引起外阴癌、阴道癌等肿瘤。

（2）环境理化因素

1）物理因素：以电离辐射（X 射线、γ 射线）最受关注，可引起多种恶性肿瘤，如白血病、恶性淋巴瘤、多发性骨髓瘤、骨肉瘤、皮肤癌、肺癌、甲状腺癌、乳腺癌、胃癌、胰腺癌、肝癌、喉癌、脑瘤、神经母细胞瘤、肾脏细胞瘤及鼻咽癌等。日本广岛和长崎原子弹爆炸后的幸存者中，白血病发病率显著增加，且距离爆炸中心越近，接受辐射剂量越大，白血病的发病率也越高。另外，紫外线、慢性灼伤、机械性与外伤性刺激及地理环境等物理因素也与某些癌症的发生有关，如已明确太阳光的紫外线照射是引起人类皮肤癌的主要原因，氡及氡子体是肺癌的致病原因等。

2）化学因素：WHO 指出，人类恶性肿瘤的 80% ～ 90% 与环境因素有关，其中最主要的是环境化学因素，环境化学因素可来自烟草、食品、药物、饮用水及工业、交通和生活污染等。目前已证实可对动物致癌的有 100 多种，对人类有致癌作用的达 30 多种。已明确证明对人类有致癌性的致癌物，主要有多环芳烃（PAH），其中苯并（a）芘［B（a）P］致癌活性最强，污染也最普遍，可引起皮肤癌和阴囊癌。砷及砷的化合物、石棉、联苯胺、沥青焦油、氯乙烯和苯等所致肿瘤主要有肺癌、膀胱癌、白血病、皮肤癌和肝血管肉瘤等。可诱发恶性肿瘤的药物有咪唑硫嘌呤、环孢霉素、环磷酰胺、己烯雌酚等。空气污染、杀虫剂、农药等污染，尤其是汽车尾气排出的苯并（a）芘与肺癌发生有密切关系。食物和食品中可能存在和受污染的致癌物，如黄曲霉毒素、亚硝胺等。另外，环境中某些元素的不足或过多，也可能与肿瘤的发生有关，如缺碘与甲状腺肿瘤等。

（3）生物因素：生物性致癌因素有病毒、霉菌、寄生虫等，目前认为与人类肿瘤关系最重要的和研究最深入的是病毒。世界上有 15% ～ 20% 的恶性肿瘤与病毒感染有关。

（4）机体因素：是指除了外界致癌因素外的一切机体内在因素，如遗传、种族、年龄、性别、激素水平、免疫功能和营养代谢等。

1）遗传因素：在影响肿瘤发生的因素中，遗传因素最为重要，具体表现：一是家族聚集性，表现为癌家族和家族癌现象，如家族性乳腺癌、家族性结肠癌等。二是种族差异，不同种族许多肿瘤的发病率是不同的，如鼻咽癌遗传倾向十分明显，中国（广东）人患病率高。三是遗传性肿瘤，是由单个基因异常所致，以常染色体显性遗传方式遗传，发病年龄较小，如视网膜母细胞瘤、肾母细胞瘤等。

2）精神因素：心理、精神因素对恶性肿瘤发生也有很大影响。不良生活事件的发生引致的长期持续紧张、压抑、焦虑、沮丧、苦闷、恐惧、悲哀、绝望等会导致神经内分泌系统紊乱、降低或抑制机体免疫系统的功能，增加恶性肿瘤发生的概率。因此，那些心情糟糕、情绪紧张、抑郁、悲观的人更易患癌症。

3）其他：个体的年龄、性别、免疫、内分泌在癌症的发生中都有一定的意义、如随着年龄增长，免疫监测功能降低，致癌因素作用时间延长，恶性肿瘤的发病率也随之增高。

二、心血管疾病流行特征及危险因素

（一）概述

知识点 24-3

1. 心血管疾病的流行病学特征。
2. 心血管疾病的危险因素。

心血管疾病（cardiovascular disease，CVD）是一组以心脏和血管异常为主的循环系统疾病，如急性风湿热、慢性风湿性心脏病、高血压性疾病、缺血性心脏病、肺源性心脏病和肺循环疾病、脑血管疾病等，该组疾病中以高血压、脑卒中、冠心病和风湿性心脏病对人类健康的危害最为严重。心血管疾病也是世界上残疾和过早死亡的一个主要原因。急性冠状动脉事件（心脏病发作）和脑血管事件（脑卒中）往往发病突然，在未给予及时治疗之前导致死亡。通过控制危险因素可以显著减少心血管疾病临床事件和过早死亡事件的发生。

笔记栏

（二）心血管疾病流行特征及危险因素

1. 心血管疾病流行病学特征 心血管疾病流行特征的动态变化是由低发期到上升期，再到高峰期，然后又下降的四个阶段：第一阶段，是在工业化发展之前，生产和生活水平不高，传染病流行严重，是危害人群健康的主要疾病，心血管疾病仅占全部死亡的5%～10%，且主要为风湿性心脏病和肺源性心脏病。第二阶段，随着工业化的进展，生产和生活水平的提高，对传染病认识的深入、抗生素的应用和杀毒灭菌法的完善，传染病得到有效控制、发病率下降，体力劳动减少，饮食结构改变、营养过剩、盐摄入增高，使高血压、高血压心脏病和出血性脑卒中等心血管疾病发病率呈上升趋势，其死亡占全部死亡的10%～30%。第三阶段，随着社会、科技的进步，经济的发展，人们生活逐渐富裕，体力活动逐渐减少，高脂肪、高热量饮食的增加，使冠心病和缺血性脑卒中等心血管病发病率大幅增高，并趋于年轻化，动脉粥样硬化的死亡占35%～65%。第四阶段，由于认识到动脉粥样硬化和高血压等心血管病是严重的公共卫生问题，全社会加强预防，另外医疗技术和药品不断进步，心血管疾病的死亡构成降至50%以下。

据2017年WHO报告：2015年心血管疾病已成为全球第一大致死性疾病，1770万人死于心血管疾病，占全球死亡人数的31.61%，即每10名死者中约有3名死于心血管疾病。其中，有740万人死于缺血性心脏病，670万人死于脑卒中。近年来，高收入国家的年龄标化心血管疾病死亡率下降迅速，其他主要非传染性疾病死亡率下降相对缓慢。低收入国家和中等收入国家的年龄标化心血管疾病死亡率和慢性呼吸系统疾病死亡率也有明显改善，但仍远高于高收入国家。

目前，中国心血管疾病患病率仍处于上升阶段，心血管疾病患病人数约为2.9亿。每5个成年人中有1人患有心血管疾病。中国现患脑卒中至少700万，心肌梗死250万，心力衰竭450万，肺源性心脏病500万，风湿性心脏病200万。《中国居民营养与慢性病状况报告（2015年）》显示，2012年中国≥18岁居民高血压患病率为25.2%，中国高血压患病人数为2.7亿；患病率城市高于农村（26.8% VS 23.5%），男性高于女性，并且随年龄增加而显著增高。近年来中国心血管疾病死亡率有明显的减缓趋势，但总体上心血管疾病死亡率仍然居我国死因谱首位。

2. 心血管疾病的危险因素 近年来，随着人们生活习惯的改变及生活水平的提高，心血管疾病的发生率呈现上升趋势。研究表明心血管疾病的发生是多种不良因素长期共同作用的结果。其中不可改变的危险因素包括性别、年龄、家族疾病史及种族等。临床研究表明，男性患者在60岁以前发生心血管疾病概率与其年龄呈正相关，即患者年龄越大，则其发生心血管疾病的概率越大；女性患者在绝经期后发生心血管疾病的危险较绝经前显著增加。可改变的危险因素包括高血压、高血脂、糖尿病、吸烟、缺乏运动、遗传因素等。中国每年死于心血管疾病者约300万人。积极防治上述危险因素、是减少心血管疾病发生的根本。

（1）高血压：是一个由许多病因引起的处于不断进展状态的心血管综合征，可导致心脏和血管的功能和结构改变。近年来，人们逐渐认识到血压升高和器官损害都可使心血管疾病的危险性显著增加。Framingham进行的一项长达10～12年的心血管事件研究发现，第5年后，正常上限血压（收缩压（SBP）130～139mmHg或舒张压（DBP）85～89mmHg）、正常血压（SBP120～129mmHg或DBP80～84mmHg）和理想血压（SBP＜120mmHg且DBP＜80mmHg）人群间的累计心血管事件发生率有显著差异，与女性相比，在男性人群中观察到的血压和心血管事件的相关性更明确。高血压最佳治疗（HOT）研究显示，患者收缩压平均值由160mmHg降至134mmHg，普通患者总心血管事件危险减少22%左右；舒张压由100mmHg降至83mmHg，总心血管事件危险减少30%。

（2）高血脂：高脂血症是心血管疾病最主要的可改变的危险因素。保持血脂在正常范围内，对每一个人都是重要的，长期的高血脂，对全身的血管逐渐地都会造成损伤，加重动脉粥样硬化，引发心脑血管疾病。

（3）糖尿病：持久的高血糖可引起糖、脂肪、蛋白质、维生素和电解质代谢紊乱，全身微血管、肾脏、肝脏等损害、继发感染和酸中毒等并发症，但威胁糖尿病患者生命的最突出、最严重的并发症是心血管病变。国内外大量研究资料表明糖尿病是心血管疾病的独立危险因子，糖尿病患者与血糖正常者相比，心血管疾病发病的相对危险度为3.0～3.5。

笔记栏

（4）吸烟：是心血管疾病的危险因素之一，其能导致急性血流动力学改变，如心率、冠状动脉血管阻力、心肌收缩力、心肌需氧量增加等。吸烟能导致内皮功能损伤、动脉粥样硬化、炎症、血脂代谢异常以及抗血栓形成因子和促进血栓形成因子的改变，参与诱发和加重动脉粥样硬化、血栓形成和心血管事件。吸烟通过刺激交感神经系统，促进肾上腺素和去甲肾上腺素的分泌，导致每搏输出量增加，血管血流量增加，同时全身小血管痉挛变窄，发挥高血压效应。吸烟亦可通过减少心脏供氧量，诱发心肌缺血缺氧，导致心绞痛和心肌梗死。吸烟还可通过诱发心肌细胞凋亡而导致心力衰竭和心肌病。

（5）缺乏身体活动：在世界范围内，心血管疾病已经成为危害人类健康的杀手。研究表明，适宜的体育锻炼对心血管的形态结构和功能都会产生不同程度的积极影响，对预防和治疗心血管疾病有重要作用。经常锻炼身体，每天至少 30 分钟，经常锻炼身体有助于保持心血管健康；在每周的大多数日子至少锻炼 60 分钟有助于保持健康体重。

（6）遗传因素：研究表明，患有心血管病的患者，其父母死于这类疾病的概率比一般人高 4 倍。单卵双胞胎者父母如有此类疾病，则双胞胎们发生心血管疾病的概率要比一般人高 6 倍。作为最常见的心血管疾病中的冠心病就具有家族遗传性。父母均患冠心病的子女比父母无冠心病的子女发病率高 4 倍，双亲中若 1 人患冠心病，其子女冠心病发病率为双亲正常者的 2 倍。

全球化、城市化和人口老龄化推动社会、经济、文化的不断发展是目前心血管疾病高发的根本原因。心血管疾病的其他决定因素还包括贫困、心理压力等。

第三节　慢性非传染性疾病的预防控制策略与措施

随着社会经济的发展，居民平均寿命延长和生活方式的改变，近几十年来，疾病谱发生了显著的变化。慢性病已成为严重威胁人类健康的重要公共卫生问题。不仅会消耗巨额的医疗费用，而且会导致大量劳动力的损失，对国家和个人带来巨大的损失，给家庭和社会带来巨大的负担，慢性病防控形势依然严峻。

一、制定全人群与高危人群预防策略

知识点 24-4

1. 全人群策略和高危人群策略的定义。
2. 全人群策略和高危人群策略两者的关系。
3. 在疾病预防中如何使用双向策略。

1. 全人群策略（population strategy of prevention） 慢性病全人群策略是指制定相应的卫生政策，以减少发病的目的，以控制主要危险因素为主要内容，通过健康促进、健康教育、社区参与等主要方法，在全人群中控制主要危险因素，预防和减少疾病的发生与流行。这些属于一级预防的范畴。

全人群策略是针对人群中危险暴露的决定因素采取措施，实现整个人群暴露分布向着疾病低风险的方向平移。全人群策略可以使大多数人受益，即使每个人因预防而获得的收益微不足道，但给整个人群带来的累计收益非常可观。通过健康教育，使人们自觉采取有益于健康的行为和生活方式，是一种比较直接的做法，也是目前应用最广泛的全人群策略方法。比健康教育更深层次的干预主要是借助一些政策、法律、经济、环境手段，从根本上去除阻碍个体采取健康行为的障碍，或控制来自各方的不利压力，为人群创造一个有利于健康的环境。

然而，全人群策略也存在一些局限：①全人群策略的预防需要全人群的长期坚持与配合，对多数个体而言，短期内预防效益不显著，往往不被人所理解与支持，缺乏行动的动力；②全人群措施给多数个体带来的收益很小，而任何小的风险都很容易抵消收益，所以对全人群预防措施的安全性要求就更加严格。预防措施可分为两种类型。第一种主要是去除或减少某些非自然的暴露，以便恢复生物常态，如戒烟、减肥、积极运动、减少饮食中的饱和脂肪酸和食盐的摄入等。第二种措施恰恰相反，不是去除某个假定的病因，而是通过增加某个非自然的因素实现保护，如控制血压或胆固醇的药物。但是要证明这两种类型的措施对人群的预防效果和长期的安全性需要开展大规模的流行病学研究和长期的随访观察，在现实社会中缺乏可行性，实施难度大。除非效益特别明显，如在高危人群中，否则一般不推荐使用。

笔记栏

2. 高危人群策略（high-risk strategy of prevention）　该策略主要是对发生疾病风险高的个体，针对致病危险因素采取干预措施，降低个体发病的风险。高危人群策略具有以下优点：①由于发现了个体存在的某些健康问题，激发了动机，无论是高危个体还是医生都会愿意接受这种解决问题的干预措施；②干预是针对高危个体进行，不会对危险较低的个体造成干扰；③对高危个体实施干预，其收益更大，收益-风险比更高；④医疗资源有效，高危人群策略对资源的利用可能更经济更有效。

高危人群策略的实施包括两个部分，即风险评估和后续的高危干预。

（1）风险评估：风险评估的目的是为了发现那些能够从干预实践中获得收益最大的个体。我们要评估的是可逆的风险，而不是疾病的危险因素。这一原则直接影响评估指标的选择。

（2）高危干预：有效且可行的后续高危干预对个体危险评估有重要的意义。我国黑龙江省大庆糖尿病预防策略研究发现：长期的生活方式干预可以产生行为记忆，使患者养成健康的生活习惯，即使干预期结束以后，患者仍会坚持运动和控制饮食，并持续从中受益，效果持续达17年之久。针对吸烟、膳食、体力活动的干预主要是通过健康教育、咨询服务等措施实现，干预效果较慢，需要环境的支持。药物预防相对于生活方式的干预则是一种便捷的预防措施。对于中、低收入国家来说，此项干预措施是可以接受的，但是，这一措施在中、低收入国家覆盖率仍较低。

全人群策略和高危人群策略对慢性病的防治都比较重要。全人群策略覆盖面广，干预成本较低，是实现全人群健康的必经之路；高危人群策略针对性强，效果明确，可操作性强。慢性病的防治应将两者结合起来，提高预防的效果。北京房山心血管疾病干预、启东肝癌防控、河南林县营养干预等均采用双向策略，一方面，对患者或癌前病变患者进行分级管理和干预；另一方面，针对全人群进行干预或开展经常性的健康教育和健康促进，都取得了良好的防控干预效果。

二、慢性非传染性疾病的预防控制措施

1. 坚持政府主导，个体干预与环境支持相结合　个人在发病前采取措施以促进健康，增强机体的生理、心理素质和社会适应能力，形成科学的生活方式，这些有利于降低恶性肿瘤、心血管疾病及其他疾病的发病率。但是人类的健康与所居住的自然、社会环境之间是密切相关的，仅靠个体干预效果非常有限。个体的行为是其自身的因素及所处的自然社会环境中各种因素相互影响、共同作用的结果。经济发展水平及文化教育背景的不同，社会群体所处的环境会有一定的差异，因此，他们获得健康生活的机会是不平等的，经济欠发达地区，环境对健康生活的支持作用就相对少，慢性病的发生发展会更加恶化他们所处的环境。

环境因素凭借个人的力量无法改变，需要政府和社会主导的环境支持。政府要将慢性病预防控制融入政府的公共政策中，进一步强化政府的责任，健全营养改善和慢性病防控相关法律法规，发挥政府主导作用，合理配置各种资源，形成有利于慢性病预防控制的社会支持性环境；积极按照慢性病防治工作规划，将慢性病预防控制融入各项政府规划和健康政策，强化各级政府主导、相关部门密切配合的跨部门慢性病防治协调机制，形成各部门齐抓共管，全社会动员，人人参与的慢性病防控新局面。

2. 加强监测工作，积极推进慢性病综合防治措施　疾病的自然史分为3个阶段，即发病前期、发病期和发病后期。在发病前期，虽未发病，但存在各种潜在的危险因素；发病期一般机体在形态或功能方面已出现不同程度的异常变化；发病后期的结局除痊愈和死亡外，也可能会留下后遗症及病残等，丧失劳动能力。针对疾病自然史的发病前期、发病期和发病后期3个不同阶段采取相应的预防措施防止疾病的发生，阻止或延缓其发展，最大限度地减少疾病造成的危害，称为疾病的三级预防（prevention disease at three levels）。第一级预防（primary prevention），也称为病因预防。主要是针对慢性病致病因子（或危险因素）开展的预防，也是预防疾病发生发展及消灭疾病的根本措施。主要措施包括保障全人群健康的公共卫生措施和保障个体健康的措施。第二级预防（secondary prevention），是在慢性病的临床前期，针对某个或某些疾病开展的早发现、早诊断、早治疗的"三早"措施。第三级预防（tertiary prevention），是对已患病者，采取的措施，目的是及时、有效的治疗，阻断慢性病疾病的发展，预防并发症和残疾；对于已经丧失劳动能力者，主要是功能恢复、家庭护理指导、心理康复，目的是尽快恢复生活和劳动能力，提高生活质量。

慢性病的防治必须从生命早期开始进行，将三级预防措施贯穿整个生命进程。不断完善慢性病监测网络，拓展监测内容和覆盖范围，提升居民死因监测、肿瘤随访登记、慢性病与营养监测等工作的质量，为掌握我国居民慢性病与营养状况和变化趋势，评价防治效果、制定防治政策提供科学依据。

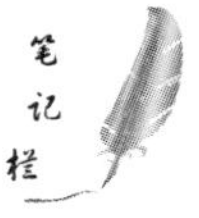

（关红军　牛莹莹）

第二十五章 突发公共卫生事件的应对策略和措施

第二十五章 PPT

【案例 25-1】

2013 年 3 月 31 日，国家卫生和计划生育委员会通报，上海市和安徽省发现 3 例人感染 H7N9 禽流感病例。其中，上海 2 例患者已死亡。3 例病例早期临床表现均为发热、咳嗽等呼吸道感染症状，进而发展为重症肺炎和呼吸困难。未发现 3 例病例之间有流行病学关联。随后两周，上海、北京、安徽、江苏和浙江 5 省（市）陆续确诊了更多的人感染 H7N9 禽流感病例，多数病例以重症肺炎为主要特征，并出现了较多的死亡病例。而此前并未发现该病毒感染过人。调查结果提示，活禽市场是人感染 H7N9 禽流感病毒的可能来源。通过对人感染的病毒和禽类感染的病毒进行基因测序发现，导致此次疫情的 H7N9 禽流感病毒是一个全新的基因重配病毒，病毒跨种（动物到人）传播的潜在风险可能高于 H5N1 人高致病性禽流感。截至 2013 年 9 月 30 日，全国共报告 134 例确诊病例，其中死亡 45 人，康复 87 人。病例波及我国 12 省市的 42 个地市，对社会公众的健康和社会经济造成了严重的影响。

国家卫生和计划生育委员会接到疫情报告后，高度重视，迅速应对，建立了联合多部门的协调机制，统一领导和协调 H7N9 禽流感疫情防控工作。国家联防联控机制由国家卫生和计划生育委员会牵头，由 13 个部委组成，包括农业部、国家林业局和科技部等。在出现疫情的省市（安徽、江苏、上海和浙江），还建立了区域级联防联控机制，以确保信息共享和联合应对疫情。同时，启动多项调查，并采取有效应对措施，包括公共卫生和动物健康部门开展紧密合作，加强对人和动物的监测、病例调查、流行病学调查、风险评估、临床病例管理、院内感染防控、公共卫生干预、风险沟通和相关研究等。根据各省的疫情态势和当地需求，向各省提供不同的应对策略和指导，同时出台了一些相应的技术指南，以指导监测和流行病学调查，包括密切接触者追踪、实验室检测和患者隔离治疗。实际应对中做到早发现、早报告、早诊断和早治疗的"四早"原则。

【问题】

1. 根据案例描述的内容，是否可以界定为突发公共卫生事件？
2. 该案例属于哪一类的突发公共卫生事件？
3. 该案例体现了突发公共卫生事件处置的什么原则？

【案例 25-1 分析】

1. 该案例描述的是 H7N9 流行情况，具有发生时间短、蔓延速度快、涉及人群多、危害重大等表现，符合突发公共卫生事件的特点，可以界定为突发公共卫生事件。

2. 本案例描述的是由感染 H7N9 禽流感病毒引起的人高致病性禽流感，该传染病在短时间内发生、波及范围广泛，出现大量的患者或死亡病例，属于重大传染病疫情。

3. 该案例描述了对 H7N9 禽流感疫情高度重视，迅速应对，在防控工作中建立了联合多部门的协调机制，启动多项调查，并采取有效应对措施，体现了统一领导，分工协作；以人为本，生命优先；预防为主，有备少患；趋利避害，最小代价原则。

公共卫生事件（public health event）不仅可导致大量伤亡，还会引起社会动荡，对人民生命财产安全、社会经济发展和国家安全构成威胁，已成为社会普遍关注的热点问题。因此，加强对突发公共卫生事件（public health emergency）的识别、防范、控制和应急处理具有重要的现实意义。

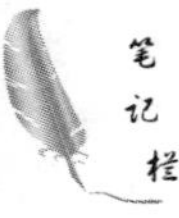

笔记栏

第一节　突发公共卫生事件概述

微课 25-1

一、突发事件的定义和分类

（一）突发事件的定义

突发事件（emergency event）又称“非常状态”“紧急事件”和“特别状态”等。突发事件可被广义地理解为突然发生的事情，其包括两层含义：第一层含义是事件发生出乎意料，其发生、发展的速度很快；第二层含义是事件难以应对，必须采取非常规方法来处理。依据《中华人民共和国突发事件应对法》规定，突发事件是指突然发生，造成或者可能造成严重社会危害，需要采取应急处置措施予以应对的自然灾害、事故灾难、公共卫生事件和社会安全事件。突发事件可由自然因素、社会因素或人为因素等造成。

（二）突发事件的分类

根据《中华人民共和国突发事件应对法》，突发事件主要分为以下四类。

知识点 25-1
1. 突发事件的定义。
2. 突发事件的分类。

1. 自然灾害　如地震灾害、地质灾害、洪涝灾害、气象灾害、海洋灾害、生物灾害和森林草原火灾等。

2. 事故灾难　如危险化学品事故、火灾事故、特种设备事故、矿山事故、轨道交通运营突发事故、建筑施工突发事故、燃气事故、通信线路和设施事故、环境污染与生态破坏突发事件、核事件与放射性污染等。

3. 社会安全事件　如重大群体事件（民族宗教群体性事件、重大群体上访、公共场所滋事、校园安全事件等），经济安全事件（金融危机、经济危机、粮食危机等），重大刑事案件（重大恐怖事件和刑事案件等），涉外突发事件（外交事件、使馆周边事件等），重大社会活动（世界博览会、奥林匹克运动会、二十国集团领导人峰会等）。

4. 公共卫生事件　如重大传染病疫情（鼠疫、炭疽、SARS、流感等），重大动植物疫情（禽流感、口蹄疫等），食品安全与职业危害（食物中毒、职业中毒等），群体性不明原因疾病，其他严重影响工作健康的生命安全的事件。

二、突发公共卫生事件的定义和特征

（一）突发公共卫生事件的定义

知识点 25-2
1. 突发公共卫生事件的定义。
2. 突发公共卫生事件的特征。

突发公共卫生事件（public health emergency）是突发事件中的一种，我国 2003 年 5 月 9 日发布的《突发公共卫生事件应急条例》将其定义为：突然发生，造成或者可能造成社会公众健康严重损害的重大传染病疫情、群体不明原因疾病、重大食物和职业中毒以及其他严重影响公众健康的事件。在实际工作中对突发公共卫生事件的界定，多数学者认为符合下列情况时即可界定：①事件影响范围为一个社区（城市的居委会、农村的自然村）或以上。②事件造成伤亡人数较多或者可能危及居民生命安全和财产损失。③如不采取有效措施控制事件，事态可能进一步扩大。④事件处理需要政府协调多个部门参与，统一调配社会整体资源。⑤事件处理还必须动员公众群策、群防、群控，启动相应应急措施或预案。

（二）突发公共卫生事件的特征

1. 突发性　发生事件的时间突然、发生事件的地点突然，一般情况很难对其做出准确预测和及时识别，难以采取适当的应对措施。开始时事件波及的范围和危害程度较小，很难预测其范围和危害程度、发展速度、趋势和结局等。

2. 难以准备和预防　由于事件突然发生，人们很难采取最适当的方法进行准备和预防。

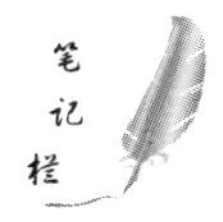

3. 事件的表现呈多样性 引发公共卫生事件的诱因种类繁多，比如自然灾害、生物因素、食药品安全事件及各种事故灾难等，使得事件的表现形式多样。

4. 事件处置过程及结局复杂 突发公共卫生事件无论是事件本身或是其所造成的伤害，在不同情境中的表现形式各具特色，其处置还很难用统一的模式，而同类事件的表现形式也千差万别，处理也难用同样的模式来框定；且事件会随着事态的发展而演变的，人们很难预测其蔓延范围、发展速度及趋势和结局。

5. 群体性受害 突发公共卫生事件往往关系到个体、社区（系统或部门）和社会等多种主体，其影响和涉及的主体具有群体性和社会性。有时，突发公共卫生事件不一定直接涉及公众领域，但却可能因为事件的危害大，传播迅速而引起广大群众关注，成为公众热点，并引起公众心理恐慌和社会秩序混乱。

6. 事件后果严重 事件发生后，轻者可在短时间内造成人群的中毒、发病，也可对健康造成长期影响，使公共卫生和医疗体系面临巨大的压力；重者可造成大量死亡、公众不安、对经济的严重影响及扰乱社会稳定和国家安全。

（三）突发事件造成的公共卫生问题

除突发公共卫生事件以外的其他 3 类突发事件也可引起严重的公共卫生问题。主要有以下几个方面的表现。

1. 污染水源 突发事件可造成供水排水设施破坏，供电供水中断；粪便、垃圾、人及动物尸体等污染井水及其他水源。

2. 污染食品 食品仓库损毁被淹，导致食物原料霉烂变质；污染食品运输和储存；食品监督管理体系受损导致监管失控等，可能导致暴发食源性疾病。

3. 破坏生态环境 自然灾害造成严重人员伤亡，腐败尸体产生恶臭；居住场所破坏，居住拥挤；人员密集；堵塞道路、中断城市供电供水；各级医疗卫生设施破坏，粪便垃圾大量堆积，恶化生活环境，加快蝇类繁殖；积水增多，导致蚊虫滋生；鼠群迁徙、家鼠野鼠混杂，鼠密度局部增高、导致人群接触媒介生物机会增多，可导致虫媒传播的传染病暴发流行。

三、突发公共卫生事件的分类与分期

（一）分类

> **知识点 25-3**
> 突发公共卫生事件的分类。

根据突发公共卫生事件的定义，可将突发公共卫生事件分为四类：即重大传染病疫情、群体不明原因疾病、重大食物和职业中毒以及其他严重影响公众健康的事件。

1. 重大传染病疫情 指某种传染病在短时间内发生、波及范围广泛，其发病率远远超过历年发病率水平而出现大量的患者或死亡病例的情况。主要是指细菌、病毒、寄生虫等病原微生物导致的传染病。包括鼠疫、霍乱和肺炭疽的暴发；动物间鼠疫、炭疽、布鲁病等暴发；乙丙类传染病暴发或出现多例死亡病例；罕见或已消灭的传染病及新发传染病的疑似病例。如 2003 年我国的传染性非典型肺炎（SARS）暴发；2009 年 4 月在墨西哥、美国暴发的甲型 H1N1 流感至 2010 年 8 月，WHO 才宣布流行期结束；2014 年西非的埃博拉病毒疫情。

2. 群体不明原因疾病 指在短时间内，在某个相对集中的区域内同时或者相继出现的、具有共同临床表现的多位患者，且病例不断增加、范围不断扩大，又暂时不能明确原因的疾病。查找原因是一个循序渐进、逐步深入的过程，“原因不明”仅是暂时的现象，或用常规手段难以发现其原因。随着流行病学调查研究的不断深入，一些“原因不明”的疾病可以被揭示出真正的致病原因。1935 年，在我国黑龙江省克山县发现一种流行性的疾病（克山病），涉及我国 16 个省的 32 个县（市、区），约 1.24 亿人口。起初被认为是类似鼠疫的急性传染病，后来证实为原因不明的心肌坏死病。目前，虽然克山病的病因和致病机制尚未完全弄清楚，但大量研究结果表明：克山病主要分布在我国从东北到西南的缺硒地区，因此可认为该病可能与缺硒有很大关系。2005 年，四川省出现了 200 余例具有高热、畏寒和瘀点、瘀斑等症状和体征的病例，卫生部首次在新闻媒体上公布此乃不明原因疾病疫情，后来该疫情被证实为人感染猪链球菌病。

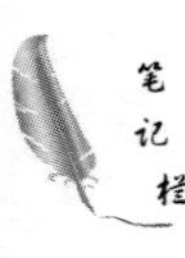

3. 重大食物和职业中毒　指因为食品被污染和职业中的危害原因而造成的人数众多或者伤亡较重的中毒事件。

（1）食物中毒：是因为摄入了含有生物性、化学性有毒有害物质的食品或把有毒有害物质当作食品摄入后所出现的非传染性（不属传染病）急性、亚急性疾病。食物中毒不包括食源性肠道传染病和寄生虫病、暴饮暴食引起的急性胃肠炎，以及有毒食物导致的慢性毒性损害（致癌、致畸、致突变）。如2002年9月14日南京市江宁区汤山镇发生的一起食物中毒，中毒人数达395人，死亡42例。最后查明是一起剧毒鼠药“毒鼠强”特大投毒案件。常见的食物中毒种类：

1）细菌性食物中毒：是最常见的食物中毒类型，多发于每年5～10月份，即夏秋季高发；潜伏期一般在48小时以内；呈暴发性；一般病程较短、病死率低；可表现为胃肠道症状型或神经症状型食物中毒，如沙门菌食物中毒、副溶血性弧菌食物中毒。

2）真菌毒素食物中毒：有明确的季节性和地区性，多与食物的霉变有关；潜伏期短，多在数小时内发病；临床表现为胃肠炎型、神经损害型和肝脏损害型。常见有赤霉病麦中毒、霉变甘蔗中毒。

3）有毒动物食物中毒：有明确的季节性和地区性，其与有毒动物的分布有关；多为家庭散发；潜伏期短，数分钟至数小时，发病率和病死率高；临床表现多为神经损害型、过敏型、皮炎型等。常见有河豚中毒、鱼类组胺中毒。

4）有毒植物食物中毒：发病与季节、有毒植物的季节分布一致；多为农村常见散发；潜伏期数分钟至数天，临床表现多样，主要有胃肠炎型、神经精神型、肝脏损害型等。常见有毒蕈毒素中毒、含氰果仁中毒。

5）化学性食物中毒：发病无季节、地域特征；潜伏期极短，多为数分钟至数小时；发病率和死亡率较高，不同化学毒物有不同的靶器官损害，表现特异。常见有亚硝酸盐中毒、农药中毒。

（2）职业中毒：在特定条件下，较小剂量进入机体即可引起机体暂时或永久性病理改变，甚至危及生命的化学物质称为毒物。在生产过程中，存在于工作环境中的毒物称为生产性毒物。劳动者在生产过程中接触生产性毒物而引起的中毒称为职业中毒。生产性毒物主要通过呼吸道、皮肤和消化道等途径进入人体导致中毒。如2002年，河北保定市白沟镇发生苯中毒事件，一箱包生产企业数名职工陆续出现中毒症状，并导致6人死亡。常见的职业中毒种类：

1）金属与类金属中毒：如铅中毒、锰中毒。金属和类金属及其合金在工业上应用十分广泛，此类中毒在职业中毒中具有重要的地位。

2）刺激性气体中毒：如臭氧中毒、甲醛中毒。刺激性气体是指对眼、呼吸道黏膜和皮肤具有刺激作用，引起机体以急性炎症、肺水肿为主要病理改变的一类气态物质。

3）窒息性气体中毒：如一氧化碳中毒、硫化氢中毒。窒息性气体是指被机体吸收后，可使氧的供给、摄取、运输和利用发生障碍，使全身组织细胞得不到或不能利用氧，而导致组织细胞缺氧窒息的有害气体，分为单纯性窒息气体和化学性窒息气体。

4）有机溶剂中毒：如苯中毒、二氯乙烷中毒。有机溶剂主要用于清洗、去油、稀释和萃取，许多溶剂也可作为原料，制备其他化学品。

5）高分子化合物中毒：如氯乙烯中毒、丙烯腈中毒。高分子化合物是指分子量高达几千甚至几百万，化学组成简单，由一种或几种单体经聚合或聚缩而成的化合物。

6）农药中毒：最常见的农药中毒有杀虫剂中毒、鼠药中毒。农药是指用于防止、控制和消灭一切虫害的化学物质或化合物。

4. 其他严重影响公众健康的事件　包括自然灾害、事故灾难、突发社会安全事件引发的健康问题（如严重威胁或危害公众健康突发性环境污染事件等）；动物疫情（如有潜在威胁的传染病动物宿主，媒介生物发生异常等）；三恐事件（如生物、化学、核辐射等恐怖袭击事件）；其他严重影响公众健康和生命安全的事件（如预防接种、预防性服药后出现群体性异常反应或死亡事件，传染病菌种、毒种丢失等）。

21世纪以来，世界范围内的环境问题日益严重，突发性环境污染事件发生频繁，引起人们的重视。突发环境污染事件是指在瞬间或较短时间内大量非正常排放或泄漏剧毒或污染环境的物质，给人民生命财产造成巨大损失，给生态环境造成严重危害的恶性环境污染事件。突发性环境污染事件与一般的环境污染事件不同，其特点是突然发生、扩散迅速、危害严重及污染物不明等。随着现代科学

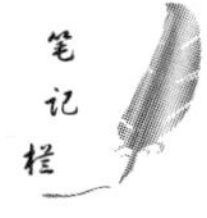

技术的不断发展，导致突发性环境污染事件发生的物质种类和数量还在逐年增加，给生态环境带来极大的安全隐患。环境污染事件不仅可导致机体急性病变死亡，还可造成慢性损坏，甚至造成致癌、致畸胎、致突变的远期危害，危害子孙后代。

根据事件发生的原因、主要污染物性质和事故表现形式，通常可将突发性环境污染事件分为以下几种。

（1）有毒有害物质污染事件：指在生产、生活过程中因使用、储存、运输、排放及生产操作等不当导致有毒有害物质泄漏、爆炸、扩散、从而造成对空气、土壤、水体的污染。其中以气体污染为主，主要的有毒有害气体有一氧化碳、二氧化碳、氮氧化物、氯气、氨气等。

（2）剧毒农药污染事件：指剧毒农药在生产直至使用过程中因意外或操作不当所引起的泄漏导致的环境污染事件。常用的剧毒农药如有机氯类农药，这些物质一旦泄漏扩散不仅引起空气、土壤、水体等严重污染，甚至还可能造成人员伤亡。

（3）溢油污染事件：指原油、燃料油以及各种油制品在生产、储存、运输和使用过程中因意外或操作不当而造成泄漏污染事件，如炼油厂、油库、油车等漏油而引起的油污染；海上采油平台出现井喷、油轮触礁、油轮撞船而导致的溢油事件。此类事件多发生在海洋，所造成的污染主要是使鱼类、海鸟等海洋生物死亡，可严重破坏海洋生态环境。

（4）放射性污染事件：指在生产、储存、运输放射性物质的过程中因意外或操作不当而造成核辐射危害的污染事件。由于放射性物质泄漏，以核辐射方式所造成的污染事件，如核电厂发生火灾，核反应器爆炸、反应堆冷却、核反应系统破裂等都可使放射性物质泄漏，可对人体造成不同程度的辐射伤害和环境污染。

（5）非正常排放废水所致的污染事件：指因不当或事故使大量高浓度废水突然排入地表水体，致使水质突然严重恶化，如厂矿大量未经处理的废水直接排入河流、湖泊，造成水体质量急剧恶化，使鱼虾等水生生物窒息死亡，给水产养殖业造成重大损失，并影响居民饮水和工业用水。

（二）分期

1. 潜伏期 是指事件发生的酝酿期或前兆期。在事件发生之前，有一些蛛丝马迹表明事件即将发生，这也是突发公共卫生事件的预防与应急准备的关键时期，这一时期采取的措施主要是积极制定预案，防止或避免事件的发生；建立与维护预警系统和紧急处理系统，训练救援人员和动员应急人员待命，并实时发布预警消息，协助群众做好应对准备。

2. 暴发期 是指事件的发生期或危害期。不同性质的突发公共卫生事件，持续时间长短不一，如地震和爆炸案可能持续数秒，一次聚餐导致的食物中毒一般会持续几天，而传染病暴发及洪涝灾害则可能持续数月之久，此期应具备快速反应能力，能及时控制事件并防止其蔓延。

3. 处理期 是指灾害救援或暴发控制期。处理传染病疫情主要包括：隔离患者，宰杀病畜，封锁疫源地，取消公共活动，对可能污染的物品及场所进行消毒，封闭被污染的饮用水源，禁止销售受污染的食物，紧急开展疫苗接种和其他个人防护等工作。当人为事故发生时，应重点调查事故原因，防止危害扩大，清除环境中残存的隐患，稳定社会情绪等。

4. 恢复期 是指事件平息期。这个时期的工作重点是尽快让事件发生地区或波及地区恢复正常秩序，包括做好受害人群躯体伤害的康复工作，评估受害人群的心理健康状况，针对可能产生的“创伤后应激障碍”进行预防和治疗。

四、突发公共卫生事件的级别划分

知识点 25-4
突发公共卫生事件的分级。

根据突发公共卫生事件的性质、危害的程度、涉及的范围，可划分为四级：特别重大（Ⅰ级）、重大（Ⅱ级）、较大（Ⅲ级）和一般（Ⅳ级）等级突发公共卫生事件，依次使用红色、橙色、黄色、蓝色进行预警。突发公共卫生事件的分级标准见表 25-1。

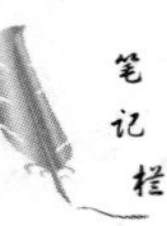
笔记栏

表 25-1　突发公共卫生事件分级标准

分级	分级标准
特别重大突发公共卫生事件（Ⅰ级）	（1）肺鼠疫、肺炭疽在大、中城市发生，疫情有扩散趋势；或肺鼠疫、肺炭疽疫情波及两个以上的省份，并有进一步扩散的趋势 （2）发生传染性非典型肺炎、人感染高致病性禽流感病例，并有扩散趋势 （3）涉及多个省份的群体性不明原因疾病，并有扩散趋势 （4）发生新传染病或我国尚未发现的传染病的发生或传入，并有扩散趋势；或发现我国已消灭的传染病重新流行 （5）发生烈性病菌株、毒株、致病因子等丢失事件 （6）对 2 个以上省（区、市）造成严重威胁，并有进一步扩散趋势的特别重大食品安全事故 （7）周边以及与我国通航的国家和地区发生特大传染病疫情，并出现输入性病例，严重危及我国公共卫生安全的事件 （8）发生跨地区（中国香港特别行政区、中国澳门特别行政区、中国台湾）、跨国食品安全事故，造成特别严重社会影响的 （9）国务院卫生行政部门认定的其他特别重大突发公共卫生事件
重大突发公共卫生事件（Ⅱ级）	（1）在一个县（市）行政区域内，一个平均潜伏期内（6 天）发生 5 例以上肺鼠疫、肺炭疽病例，或者相关联的疫情波及 2 个以上的县（市） （2）发生传染性非典型肺炎、人感染高致病性禽流感疑似病例 （3）腺鼠疫发生流行，在一个市（地）行政区域内，一个平均潜伏期内多点连续发病 20 例以上，或流行范围波及 2 个以上市（地） （4）霍乱在一个市（地）行政区域内流行，1 周内发病 30 例以上，或波及 2 个以上市（地），有扩散趋势 （5）乙类、丙类传染病波及 2 个以上县（市），1 周内发病水平超过前 5 年同期平均发病水平 2 倍以上 （6）我国尚未发现的传染病发生或传入，尚未造成扩散 （7）发生群体性不明原因疾病，扩散到县（市）意外的地区 （8）发生重大医源性感染事件 （9）预防接种或群体预防性服药出现人员死亡 （10）一次食物中毒人数超过 100 人并出现死亡病例，或出现 10 例以上死亡病例 （11）一次发生急性职业中毒 50 人以上，或死亡 5 人以上 （12）境内外隐匿运输、邮寄烈性生物病原体、生物毒素造成我境内人员感染或死亡的 （13）省级以上人民政府卫生行政部门认定的其他重大突发公共卫生事件
较大突发公共卫生事件（Ⅲ级）	（1）发生肺鼠疫、肺炭疽病例，一个平均潜伏期内病例数未超过 5 例，流行范围在一个县（市）行政区域以内 （2）腺鼠疫发生流行，在一个县（市）行政区域内，一个平均潜伏期内连续发病 10 例以上，或波及 2 个以上县（市） （3）霍乱在一个县（市）行政区域内发生，1 周内发病 10 ～ 29 例，或波及 2 个以上县（市），或市（地）级以上城市的市区首次发生 （4）一周内在一个县（市）行政区域内，乙、丙类传染病发病水平超过前 5 年同期平均发病水平 1 倍以上 （5）在一个县（市）行政区域内发现群体性不明原因疾病 （6）一次食物中毒人数超过 100 人，或出现死亡病例 （7）预防接种或群体预防性服药出现群体心因性反应或不良反应 （8）一次发生急性职业中毒 10 ～ 49 人，或死亡 4 人以下 （9）市（地）级以上人民政府卫生行政部门认定的其他较大突发公共卫生事件
一般突发公共卫生事件（Ⅳ级）	（1）腺鼠疫在一个县（市）行政区域内发生，一个平均潜伏期内病例数未超过 10 例 （2）霍乱在一个县（市）行政区域内发生，1 周内发病 9 例以下 （3）一次食物中毒人数 30 ～ 99 人，未出现死亡病例 （4）一次发生急性职业中毒 9 人以下，未出现死亡病例 （5）县级以上人民政府卫生行政部门认定的其他一般突发公共卫生事件

各省、自治区、直辖市人民政府卫生行政部门，为了及时、有效地预警，应对突发公共卫生事件，可结合本行政区域突发公共卫生事件的实际情况及应对能力，对较大和一般突发公共卫生事件的分级标准进行补充和调整，各地区修改后的分级标准要报本省、自治区、直辖市人民政府和国务院卫生行政部门备案。国务院卫生行政部门可根据具体情况变化和实际工作需要，对特别重大和重大突发公共卫生事件的分级标准进行补充和调整，报国务院备案并抄送各省、自治区、直辖市人民政府。

五、突发公共卫生事件的危害及研究意义

（一）突发公共卫生事件的危害

1. 导致造成大量的人员伤亡　发生严重的突发公共卫生事件会造成大量人员疾患、伤残或死亡。如 1986 ～ 1988 年我国新疆南部发生的戊型病毒性肝炎（戊型肝炎）暴发流行，波及 10 万余人，死亡 700 余人。1992 年印度 O139 霍乱暴发流行，死亡 1400 余人。

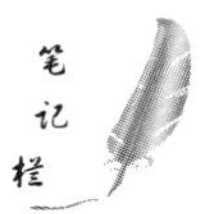

2. 威胁经济发展和国家安全 突发公共卫生事件的处理需要高昂的医疗费用，伤亡和病患所造成的劳动力损失，也阻碍了经济的发展。突发公共卫生事件不仅是一个公共卫生领域的问题，还是一个严重的社会问题。例如，禽流感和疯牛病的暴发将单纯的畜牧业疾病扩展到食品、化妆品、医药产业、新型生物技术产业，成为影响人类公共卫生健康甚至人类生存的重大问题，严重突发公共卫生事件处理不当甚至可能影响地区或国家的稳定。

3. 打乱社会秩序，危及社会稳定 突发公共卫生事件既可以摧毁居民的房屋，剥夺广大社会成员的生命；也可毁坏各种基础设施，妨碍各医疗机构提供正常医疗服务；学校及其他公共场所也可能在突发事件中倒塌或被紧急封闭；最终使得社区功能被削弱，打乱正常的社会秩序和居民生活，从而阻碍社会的稳定和发展。

4. 造成心理伤害 突发公共卫生事件不仅伤害人类躯体，还会伤害人类的心理。突发公共卫生事件因发生突然，危害重大，通常超出一般人正常的心理准备。从社会学角度来看，突发公共卫生事件发生后，人们面对现实的或想象中的威胁，会自觉产生一些不受通常行为规范所指导的、自发的、无组织的同时也是难以预测的群体行为，如做出许多不合作或不合理的心理与行为反应。严重突发公共卫生事件特别是各种灾难过后，必然会有许多人产生焦虑、抑郁等异常心理症状，甚至会导致精神疾病。

5. 危害环境 如传染病暴发后，病原体扩散污染了环境，频繁的龙卷风、洪水、山体滑坡和火灾会破坏环境，使环境污染不断加重。

（二）研究突发公共卫生事件的意义

研究突发公共卫生事件，探索其原因和寻找其发生的规律，对于突发公共卫生事件的预防和应急处理有重要的意义。具体表现：①利用流行病学监测技术，建立突发公共卫生事件的监测网，有助于全面了解我国各类突发公共卫生事件的发生状况，从而了解突发公共卫生事件的流行状况和把握流行态势。②运用流行病学的调查方法及分析方法，对事件进行调查研究，分析其分布特点及影响因素，将有助于尽快查明事件发生原因，探索发展规律，评估事件造成的危害及引发的需求，为选择合适的预防策略和应对措施提供依据，从而提高对事件的预防和应急处理能力。③研究突发公共卫生事件，可动态观察分析各个地区突发事件的发生频率和处理情况，评价各个地区对突发事件的防治水平，进而调整全国突发事件的应急工作。

第二节 突发公共卫生事件的应对策略和措施

微课 25-2

突发公共卫生事件发生突然，如果事先没有准备或准备不充分，必然会顾此失彼，应接不暇，只有做到居安思危，才能有备无患。

一、突发公共卫生事件的应对策略

（一）制定完备的法律、法规和卫生政策

1. 与突发公共卫生事件相关的法规 依据《中华人民共和国传染病防治法》《中华人民共和国食品安全法》《中华人民共和国职业病防治法》《中华人民共和国国境卫生检疫法》《国内交通卫生检疫条例》《中华人民共和国放射性污染防治法》《中华人民共和国安全生产法》和其他有关法律的相关规定，制定了《国家突发公共事件总体应急预案》、25 个专项预案和 80 个部门预案。这些法律、法规和卫生政策的制定，极大提高了政府保障公共安全和处置突发公共事件的能力，最大程度地预防和减少了突发公共事件及其造成的损害，保障了公众的生命财产安全，维护了国家安全和社会稳定，促进了经济社会全面、协调、可持续发展。

2003 年是我国加强应急管理的起步之年，2003 年公布实施《突发公共卫生事件应急条例》，将突发公共卫生事件应急处理工作纳入到法制化轨道，也促进了我国突发公共卫生事件应急处理机制的建立和完善，在我国建立起“信息畅通、反应快捷、指挥有力、责任明确”的突发公共卫生事件的应急法律制度。

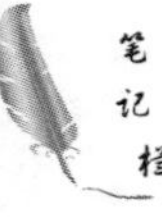

2006 年 1 月，国务院授权新华社全文播发《国家突发公共事件总体应急预案》，其目的是“提

高政府保障公共安全和处置突发公共事件的能力，最大限度地预防和减少突发公共事件及其造成的损害，保障公众的生命财产安全，维护国家安全和社会稳定，促进经济社会全面协调、可持续发展”。2006 年 2 月，国家又发布了公共卫生类突发公共事件专项应急预案，包括《国家突发公共卫生事件应急预案》《国家突发公共事件医疗卫生救援应急预案》《国家突发重大动物疫情应急预案》《国家重大食品安全事故应急预案》。《国家突发公共卫生事件应急预案》强调，突发公共卫生事件应急处理应坚持预防为主，平战结合，各相关部门要从技术、物资与经费、通信与交通、法律以及对社会公众的宣传教育等多方面予以保障；要采取边调查、边处理、边抢救、边核实的方式，以有效的措施控制事态发展。该预案的四条工作原则：①预防为主，常备不懈。提高全社会对突发公共卫生事件的防范意识，落实各项防范措施，做好人员、技术、物资和设备的应急储备工作。对各类可能引发突发公共卫生事件的情况要及时进行分析、预警，做到早发现、早报告、早处理。②统一领导，分级负责。根据突发公共卫生事件的范围、性质和危害程度，对突发公共卫生事件实行分级管理。各级人民政府负责突发公共卫生事件应急处理的统一领导和指挥，各有关部门按照预案规定，在各自的职责范围内做好突发公共卫生事件应急处理的有关工作。③依法规范，措施果断。各级地方人民政府和卫生行政部门要按照相关法律、法规和规章的规定，完善突发公共卫生事件应急体系，建立健全系统、规范的突发公共卫生事件应急处理工作制度，对突发公共卫生事件和可能发生的公共卫生事件做出快速反应，及时、有效开展监测、报告和处理工作。④依靠科学，加强合作。突发公共卫生事件应急工作要充分尊重和依靠科学，要重视开展防范和处理突发公共卫生事件的科研和培训，为突发公共卫生事件应急处理提供科技保障。各有关部门和单位要通力合作、共享资源，最有效应对突发公共卫生事件。要广泛组织、动员广大人民群众参与突发公共卫生事件的应急处理。

2007 年是我国应急管理工作向纵深推进的一年，推出了《国务院关于全面加强应急管理工作的意见》，不断地夯实了包括卫生应急在内的应急管理基础，应急管理逐步走向依法、科学、常态管理的阶段。前卫生部积极贯彻国务院的决定，坚持 “居安思危、预防为主”的方针，坚持预防与处理并重，常态与非常态结合的原则，使我们国家的卫生应急工作在制度建设、机制完善、能力提高方面得到了长足的发展。

2. 突发公共卫生事件的应急管理系统　高效的突发公共卫生事件应急管理系统应当具备：敏感的公共卫生危机管理意识、完备的公共卫生危机应对体制和机制，坚实的法律行为框架、高效的核心协调机制、全面的危机应对网络、顽强的社会应对能力，先进的技术支撑体系等。其核心内容是预案、体制、机制和法制。

（1）突发公共卫生事件应急预案体系：应急预案是指面对突发事件（如自然灾害、重特大事故、环境公害和人为破坏）的应急管理、指挥、救援计划等内容。其重要的子体系：完善的应急组织管理指挥系统；强有力的应急工程救援保障体系；综合协调、应对自如的相互支持系统；充分备灾的保障供应体系；体现综合救援的应急队伍等。目前，我国国家突发公共事件应急预案框架体系已基本形成，包括了《国家突发公共事件总体应急预案》、25 个专项预案和 80 个部门预案。

《国家突发公共事件总体应急预案》中明确了各类突发公共事件分级分类和预案框架体系，规定了国务院应对特别重大突发公共事件的组织体系、工作机制等内容，是指导预防和处置各类突发公共事件的规范性和纲领性文件。总体预案要求，各地区、各部门要不断完善预测预警机制，建立预测预警系统，及时开展风险分析，做到早发现、早报告、早处置，并根据预测分析结果进行预警。预警信息的主要内容应该具体、明确，且要向公众讲清楚突发公共事件的类别、预警级别、起始时间、可能影响范围、警示事项、应采取的措施和发布机关等。总体预案还强调，特别重大或者重大突发公共事件发生后，省级人民政府、国务院有关部门要在 4 小时内向国务院报告，同时通报有关地区和部门。应急处置过程中，要及时续报有关情况。总体预案规定，国务院是突发公共事件应急管理工作的最高行政领导机构，迟报、谎报、瞒报和漏报要追究其责任。

应急预案框架体系共分六个层次，分别明确责任归属：①突发公共事件总体应急预案，是全国应急预案体系的总纲，是国务院应对特别重大突发公共事件的规范性文件，适用于跨省级行政区域，或超出事发地省级人民政府处置能力的，或者需要由国务院负责处置的特别重大突发公共事件的指导原则。②突发公共事件专项应急预案，是由国务院及其有关部门为应对某一类型或某几种类型突发公共事而制定的应急预案，由主管部门牵头，会同相关部门组织实施。③突发公共事件部门应急

笔记栏

预案，是由国务院有关部门根据总体应急预案、专项应急预案和部门职责为应对突发公共事件制定的预案，由指定部门负责实施。④突发公共事件地方应急预案，明确了各地政府是处置发生在当地突发公共事件的责任主体。⑤企事业单位根据有关法律法规制定的应急预案，明确了企事业单位是处理其内部发生的突发事件的责任主体。⑥举办大型会展或文化体育等重大活动，主办单位应制定相应应急预案。

总体预案确定了以下六大工作原则：以人为本，减少危害；居安思危，预防为主；统一领导，分级负责；依法规范，加强管理；快速反应，协同应对；依靠科技，提高素质。总体预案中特别要求：充分动员和发挥乡镇、社区、企事业单位、社会团体和志愿者队伍的作用，依靠公众力量，形成统一指挥反应灵敏、功能齐全、协调有序、运转高效的应急管理机制。加强宣传和培训教育工作，提高公众自救、互救能力，增强公众的忧患意识和社会责任意识，努力形成全民动员、预防为主、全社会防灾救灾的良好局面。

为完善突发公共卫生事件应急预案体系，《国务院关于全面加强应急管理工作的意见》中强调，各地区、各部门应根据《国家总体应急预案》，抓紧编制修订本地区、本行业和各领域的各类应急预案，并加强对预案编制工作的领导和督促检查。各基层单位要根据实际情况制定和完善本单位预案，明确各类突发公共事件的防范措施和处置程序。尽快构建覆盖各地区、各行业、各单位的预案体系，并做好各级、各类相关预案的衔接工作。

（2）突发公共卫生事件应对体制：应对体制的建设主要体现在突发公共卫生事件的应急管理组织体系建设，包括突发公共卫生事件应急指挥中心，日常管理机构，专家咨询委员会，应急处理专业技术机构。突发公共卫生事件应急管理的组织体系按照统一领导，分级负责的原则设立。

（3）突发公共卫生事件应对机制

1）建立监测预警机制：国家建立统一的突发公共卫生事件监测、预警和报告网络体系，包括传染病和突发公共卫生事件监测报告网络、症状监测网络、实验室监测网络、出入境口岸卫生检疫监测网络和公众举报电话等。各省级人民政府卫生行政部门需根据国家相关规定和要求，结合各自实际情况，组织开展重点传染病和突发公共卫生事件的主动监测，国务院卫生行政部门和各级地方政府卫生行政部门加强监督和管理监测工作，保证监测质量。各级医疗卫生机构、疾病预防控制中心、卫生监督和出入境检验检疫机构开展突发公共卫生事件的日常监测工作，根据监测信息资料，依照公共卫生事件的发生、发展规律和特点，及时分析其可能的发展趋势，对公众身心健康的危害程度，并及时发布预警信号。

2）信息报告机制：突发公共卫生事件的信息报告通过网络直报系统完成。任何单位和个人均有权向国务院卫生行政部门和各级地方政府及其有关部门报告突发公共卫生事件及其存在的隐患，也有权向上级政府部门举报不履行或者不按规定履行突发公共卫生事件应急处理职责的部门、单位及个人。突发公共卫生事件责任报告单位要按相关规定及时、准确地报告突发事件及其处置情况。突发公共卫生事件的责任报告单位包括县级以上各级人民政府卫生行政部门指定的突发公共卫生事件监测机构、各级各类医疗卫生机构、卫生行政部门、县级以上地方人民政府和检验检疫机构、食品药品监督管理机构、环境保护监测机构、教育机构等；责任报告人包括各级各类医疗卫生机构的医疗卫生人员、个体医生等。

A. 报告原则：初次报告要快，阶段报告要新，总结报告要全。

B. 报告方法和时限：发生事件后以最快的方式报告，同时在 6 小时内完成初次报告。阶段报告是根据事件的进程变化或上级要求随时上报。总结报告应在事件处理结束后 10 个工作日内上报。

C. 报告方式：以事件发生所在县（市、区）为基本报告单位，相关卫生行政部门为责任报告人，同级疾病预防控制中心使用“国家救灾防病与公共卫生事件报告管理信息系统”进行报告，责任报告人还需通过其他方式确认上一级卫生行政部门已收到报告信息。报告救灾防病和突发公共卫生事件的信息，原则上以“国家救灾防病与突发公共卫生报告管理信息系统”为主，但在紧急情况下或报告系统出现故障时，可采用其他方式报告。

突发公共卫生事件监测机构、医疗卫生机构和其他有关单位，发现有下列情形之一，应当在 2 小时内向所在地县级人民政府卫生行政主管部门报告：发生或者可能发生传染病暴发、流行的；发生或者发现不明原因的群体性疾病的；发生传染病菌种、毒种丢失的；发生或者可能发生重大食物

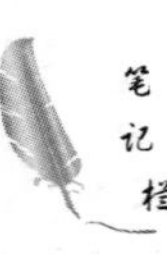
笔记栏

和职业中毒事件的。卫生行政主管部门在接到报告2小时内向本级人民政府报告，并同时向上级人民政府卫生行政主管部门和国务院卫生行政主管部门报告。县级人民政府应在接到报告后2小时内，向疫区的市级人民政府或者上一级人民政府报告；疫区的市级人民政府应当在接到报告后2小时内，向省、自治区、直辖市人民政府报告。省、自治区、直辖市人民政府应当在接到报告1小时内，向国务院卫生行政主管部门报告。国务院卫生行政主管部门对可能造成重大社会影响的突发事件，应立即报告国务院。

《突发公共卫生事件应急条例》中明确规定，任何单位和个人对突发公共卫生事件，不得瞒报、缓报、谎报或者授意他人隐瞒、缓报和谎报。

D. 报告内容：报告重大传染病疫情和其他突发公共卫生事件。重大传染病疫情包括鼠疫、肺炭疽和霍乱的暴发；动物间鼠疫、布鲁菌病和炭疽等流行；乙类、丙类传染病暴发或多例死亡；出现罕见或已消灭的传染病；出现新发传染病的疑似病例；可能造成严重影响公众健康和社会稳定的传染病疫情及上级卫生行政部门临时规定的疫情。其他突发公共卫生事件是指：中毒人数超过30人或出现1例以上死亡的饮用水、食物中毒事件；短期内发生3人以上或出现1例以上死亡的职业中毒事件；由有毒有害化学品、生物毒素等引起的集体性急性中毒事件；有潜在威胁的传染病动物宿主、媒介生物出现异常；暴发医源性感染；由药品引起的群体性反应或死亡事件；由预防接种引起的群体性反应或死亡事件；严重威胁或危害公众健康的水、环境、食品污染；放射性、有毒有害化学性物质丢失、泄漏等事件；生物、化学、核辐射等恐怖袭击事件；学生因意外事故、自杀或他杀出现1例以上死亡的事件；上级卫生行政部门临时规定的其他重大公共卫生事件。

3）分级响应机制：在突发公共卫生事件发生时，事发地的县级、市（地）级、省级人民政府及其有关部门按分级响应原则，做出相应级别应急反应。

4）调查评估机制：突发公共卫生事件处理结束后，各级卫生行政部门应组织对突发公共卫生事件的处理情况进行评估。评估内容主要包括事件概况、现场调查处理概况、患者救治情况、所采取措施的效果评价、应急处理过程中存在的问题和取得的经验及改进建议。对突发公共卫生事件在预防、报告、调查、控制和处理过程中存在的失职、渎职行为，追究其责任。

（4）突发公共卫生事件应对的法制建设：加强应急管理的法制建设，健全应急管理法律法规，逐步形成规范的突发公共卫生事件预防和处置工作的法律体系。到目前为止，我国应急管理法律体系已基本形成，现有突发公共卫生事件应对相关法律35部、行政法规37件，部门规章55件，相关法规性文件111件。2007年11月1日起正式实行的《中华人民共和国突发公共事件应对法》是我国应急管理领域的基本法，该法的制定和实施标志着应急管理进入法制化时代。前卫生部于2009年4月30日，将甲型H1N1流感纳入法定管理，划为乙类传染病，实行甲类传染病的预防和控制措施。

（二）提高认识，加强领导

各级政府统一领导和指挥本辖区突发公共卫生事件的防范和处理工作。强化对突发公共卫生事件防范和处理工作的认识，把突发公共卫生事件的防范和处理列入常规工作，应抓紧抓好。

1. 建立储备金制度　各地方政府在财政预算中适当安排一定的经费作为突发公共卫生事件处理储备金，并建立所需储备的药品、运输、通信等物资储备和资金使用管理办法和制度，确保物资与资金到位。在突发公共卫生事件发生后，尤其在最初阶段，所需物资往往较多。这就要求政府各部门应充分考虑到处置突发事件的紧迫性、复杂性、长期性，提供充足的物资和技术保障。充裕的物资供应和技术支撑，对突发公共卫生事件的有效应对、公众心理和社会稳定起重要作用。

2. 采取紧急控制措施　各级地方政府根据突发公共卫生事件的性质和发展的态势决定对事件发生地采取疫区隔离或封锁等紧急控制措施。在相关政策、资金及物资上支持预防性卫生监督监测、生物医学防治和爱国卫生运动等措施，防止和减少各类突发公共卫生事件的发生。

3. 组织协调，多方参与　积极动员、组织、协调各有关部门和社会团体参与公共卫生突发事件的防控处理工作。

4. 充分发挥媒体的力量　积极组织媒体进行相关宣传和报道。利用媒体正面引导，树立和维护政府形象，为突发公共卫生事件得到积极、稳妥和及时的处理营造良好的舆论氛围。

笔记栏

（三）依法行政，明确职责，密切部门配合

在各政府的统一领导下，财政、卫生、环保、公安、教育、运输、民政、工商、农业、新闻媒体及爱国卫生运动委员会等有关部门各司其职，共同控制突发公共卫生事件。各类医疗卫生机构要分工合作，发挥各单位优势，运用公共卫生、流行病学、虫媒防治、临床诊断治疗、实验室检测和卫生监督执法等学科专长，在事件处理中当好参谋和技术指导。地方各级人民政府和有关部门、单位要加强应急救援队伍的业务培训和应急演练，建立联动协调机制，提高装备水平，积极动员社会团体、企事业单位及志愿者等各种社会力量参与应急救援工作；增进国家间的交流与合作，要加强以乡镇和社区为单位的公众应急能力建设，发挥其在应对突发公共事件中的重要作用。

（四）加强宣传，提高全民防病意识和卫生防病能力

各级政府和宣传部门、卫生部门、教育部门、新闻媒体及群众组织，以学校、社区、农村为重点，广泛宣传突发事件的性质和可能的危害，普及卫生知识、动员全社会积极参与预防、控制和处理工作，提高群众自我防治意识和能力。

（五）科学管理，加强网络建设，提高队伍应急能力，多学科协同，切实提高突发公共卫生事件的处理水平

1. 加强突发公共卫生事件报告、信息及应急处理网络的建设 乡（镇）卫生院、村卫生室（所）及各级卫生医疗机构按统一、规范的突发公共卫生事件报告格式，利用网络报告，规范的自下而上报告程序，向上一级卫生行政部门报告。突发公共卫生事件信息由相应卫生行政部门审定后发布。

2. 加强应急处理机构和队伍建设，健全应急救助机构及网络 省级政府应组建由卫生行政领导、疾病控制、医疗、卫生监督等多机构多学科专家组成的公共卫生事件应急处理队伍。各地（市）、县应成立相应的应急机构和队伍。乡镇卫生院、村卫生所应明确相应的责任人。健全网络，必须完善装备、强化培训、确保质量、提高效率。地（市）级公共卫生突发事件应急处理领导小组和应急队伍成员应报省、自治区、直辖市等卫生部门和当地政府备案。

3. 成立公共卫生应急救助责任网络 各级医疗机构（含村卫生室、卫生所，乡（镇）卫生院）、疾病控制和保健机构是法定的责任报告单位，其医务人员是法定的责任报告人。组建由政府分管领导挂帅的应急救治领导小组；按分级管理原则，各级政府领导到现场组织指挥抢救工作；从人、财、物上保证应急措施的有效落实；健全落实公共卫生突发事件责任督查制；各级政府及有关部门依法对重大公共卫生突发事件全过程处理进行督查。以装备、信息网络为框架，以法律、法规为依据，科学管理为手段，以健全应急机构和队伍为主体，加强责任管理，以三个网络构建整体的公共卫生突发事件应急体系。

一个较为完善的公共卫生应急反应计划，应当具备以下特征：

1）前瞻性：发生突发公共卫生事件性质复杂、形势复杂，因此，做预案时应考虑到那些未发生但可能发生的事件，尽可能多地考虑意外的情况，设想各种复杂的可能。

2）协调性：应急预案应与有关各方相互协调实施。首先，要落实国家和上一级政府对突发公共卫生事件应急反应的总体要求及各项有关措施。其次，要与相邻地区的应急反应计划相协调，以便联合行动。最后，协调参与应急反应的各个部门、机构、组织，以便在事件发生时在统一指挥下协同动作。

3）可持续性：突发公共卫生事件持续时间通常难以估计。因此，应急预案应做好长期工作的准备，做好应急人员的自我防护工作，组织好后备人员、后备机构和后备物资。

4）可操作性：突发公共卫生事件应急预案是在紧急状态下的行动方案，一旦失败，很可能延误宝贵的时机。因此，在制定应急预案时应充分考虑其实用性和可操作性外，并对其可操作性需进行验证。

5）权威性：突发公共卫生事件应急预案是有关部门、机构、组织做好应对突发公共卫生事件工作的指南，其不仅关系到公众的身体健康和生命安全，还关系到整个社会的稳定。因此，在落实计划的过程中，不能马虎，更容不得玩忽职守现象的发生。

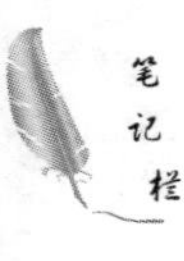

二、突发公共卫生事件的预防

对于突发公共卫生事件，应以预防为主。预防突发公共卫生事件是一项系统工程，应针对突发公共卫生事件的可能诱因和不利的影响因素，采取有针对性的预防措施。

（一）建立高效的应急体系和预案

组建突发事件应急处理指挥部和相关部门；做好突发事件预防、监测与预警；应急处理预案包括：突发事件应急设施、设备、救治药品、医疗器械、防护用品以及其他物资和技术资源的储备与调度；突发事件应急救治的定点医疗机构；突发事件产生的危险废弃物处理方案和措施；突发事件应急储备金等。

（二）加强疾病预防控制和卫生监督体系建设

在城乡预防保健网络的建立健全，公共卫生队伍的建设，切实履行公共卫生管理职责的基础上，加强疾病预防控制工作；疾病预防控制机构制定工作规范，明确工作责任和任务，加强突发事件防治工作的业务指导；医疗机构配备相应的公共卫生专业人员，落实公共卫生事件报告、监测、管理责任；卫生监督机构落实行政执法责任制度，规范执法行为，加强对公共卫生的监督管理。

（三）开展突发公共卫生事件的监测工作

相关监测机构通过开展定期的突发事件监测和专项监测工作，收集监测信息并及时向主管部门报告，主管部门通过对监测信息的综合分析和科学评价，发现存在隐患的，按规定的程序、时限报告，并采取相应的防治措施；其他单位和个人发现突发事件隐患时，及时向卫生行政主管部门报告；同时，主管部门对承担高危监测任务的工作人员，配备相应的防护设施设备、用品，切实保障监测人员的健康和生命安全。

（四）强化综合卫生监管力度

同步建设或改造城乡公共卫生设施和其他基础设施；加强城乡水源保护，切实落实饮用水消毒措施，确保饮用水卫生安全；建立医疗废物和其他危险废弃物集中处置场所，配备专用设施、设备；卫生、公安、经贸、交通等有关部门依法加强对传染病菌种毒种、危险化学品等有毒有害物品的生产、运输、储存、经营、使用、处理等环节的监督管理，防止因管理失误而引起突发事件；加强对各类危险废弃物处理和污染物排放的监督检查，督促落实各项环境保护措施；企事业单位和个人应严格执行危险废弃物处理规范和污染物排放标准，防止因环境污染引起突发事件；加强食品卫生安全监督管理，食品生产经营者应落实食品卫生安全责任制，确保食品安全；加强对人畜共患疾病的监测和管理，发现疫情及时采取相应的控制措施；依法加强对流动人员的公共卫生管理，按照属地管理的原则，做好流动人员公共卫生管理工作。

（五）普及健康教育

充分利用电视、广播、报纸、互联网等多种形式，宣传和普及防治突发事件的相关知识，强化群众对突发公共卫生事件的预防和规避意识，提高公众对突发公共卫生事件的防治能力；卫生行政主管部门指导防治突发事件知识的宣传教育，提供相关资料和咨询服务；教育行政主管部门将防治突发事件相关知识纳入各级学校的相关教学课程；各级行政学院安排相关课程；企事业单位开展防治突发事件知识的教育培训；根据突发事件应急预案规定的职责和要求，开展有关突发事件应急处理知识、技能的培训、演练。

（六）开展爱国卫生运动

各级爱国卫生运动委员会加强协调工作，动员广大群众开展各类爱国卫生活动，普及公共卫生知识，倡导良好的个人卫生习惯，改善城乡公共卫生面貌。

笔记栏

三、突发公共卫生事件的应对措施

有效控制和消除突发公共卫生事件的危害，对保障公众身体健康与生命安全、维护正常的社会秩序意义重大。

（一）突发公共卫生事件的应对原则

1. 以法律、法规为准则 《中华人民共和国突发事件应对法》明确规定“应急预案应当根据本法和其他有关法律、法规的规定，针对突发事件的性质、特点和可能造成的社会危害，具体规定突发事件应急管理工作的组织指挥体系与职责和突发事件的预防与预警机制、处置程序、应急保障措施以及事后恢复与重建措施等内容。”因此，依法处理重大疫情和中毒事故时，必须认真执行有关法律法规，不应强调应急任务而违规操作。同时，要运用法律武器，对任何干扰重大疫情和中毒事故调查处理的单位和个人及时进行处罚，以保证应急处理工作顺利进行。该法为建立健全应急的长效机制提供了法律保障。

2. 以人为本，生命为先的原则 突发公共卫生事件应急处理时，应本着以人为本、生命为先的原则，另一层含义是也应该有效保障参加救援人员自身的安全。因此，应不断地提高防护标准，完善防护设备，提高防护水平，积极有效的参与应急，将勇于献身的精神和应急科学的理念紧密地结合起来。

3. 预防为主，有备少患的原则 突发事件突然发生，不可预料的因素多。《左传》有言：“居安思危，思则有备，备则无患。”在日常情况下，要树立预防为主的意识。“无事要想事、来事不怕事、大事变小事、小事变无事”。这样才能在非常态下快速的反应、从容应对，做到常备不懈、关口前移、主动防范。具体为①疫苗免疫；②健康教育；③健全网络，加强管理；④加强预测预报。

4. 趋利避害，最小代价原则 在众多的控制措施里，选择一个既能有效控制事件的发生和发展，同时对社会所带来的影响最小的措施来控制突发事件。

5. 统一领导，分工协作的原则 应急处置通常时间紧、要求高，需要投入多方面的人力、物力以及各部门的通力合作才能完成。因此，必须加强领导，统一指挥，分工明确、各司其职、通力协作、各相关部门应按职责分工开展各自职责范围内的工作。

（二）突发公共卫生事件的应对措施

1. 现场流行病学调查与控制 利用现场流行病学调查原理和方法，尽快明确突发事件的性质和原因，消除事件隐患。疾病预防控制机构在接到疫情报告后，尽快展开流行病学调查。现场流行病学调查的直接目的，是了解突发疫情的流行病学病因，即那些能使人群疾病发生概率升高的因素，以便及时采取有针对性措施，来控制疫情。在已明确病原的疫情调查过程中，可按已知病原采取综合防治措施，但现场流行病学调查同样重要，尽可能找出当时、当地影响流行的特有的因素；在不明原因传染性疾病流行过程中，现场流行病学调查更为重要，只要找出传染病流行的“三环节（传染源、传播途径和易感人群）、两因素（影响流行的自然因素和社会因素）”，即使病因未明，也可以采取针对性有效控制措施。现场流行病学调查分暴发调查和灾害与事故调查。

拓展阅读（第二十五章）

2. 医疗救护 突发公共卫生事件的医疗救护主要包括 3 个阶段，即现场急救、医院接收治疗和必要时将患者转送其他医院。现场救护在事件发生的初期，其最紧迫的任务就是进行及时的诊断和救治大量的患者和伤员。

如果是暴发传染性疾病，应组织专门的救护力量，设置定点医院对患者进行隔离治疗。根据临床表现可将病人分为确诊病例和疑似病例两类，分别采取不同的治疗和管理措施。值得注意的是，在处理病因不明疾病暴发时，要充分注意对医护人员的安全防护。必要的情况下，需要对与患者有密切接触的医护人员进行隔离，对收治患者的定点医院进行封锁。

3. 公共卫生管理 在救治伤员的同时，应做好紧急情况下的公共卫生管理，以助于防止疫情的蔓延或发生。常规的公共卫生管理工作包括保证供水安全，增加余氯量和水压，当水源可能被污染时，应积极寻找备用水源，检测餐具、厨具，监督食品加工者的个人卫生，做好食品原料的防鼠、防虫

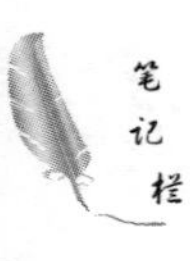

和防霉变工作，使用杀虫剂消灭蚊、虫等传媒介质，对公共场所进行消毒，修建临时厕所、提供洗手、沐浴等基本卫生设备，设立临时垃圾处理场，清理废品、垃圾及各种散落在环境中的有毒物质，焚烧或掩埋动物尸体，加强疫苗接种，保护体弱多病者。如果出现重大传染病疫情，需采取一些特殊措施来切断传播途径，防止传染病扩散和保护高危人群。突发公共卫生事件应急处理指挥部有权采取以下特殊措施：临时放假，关闭公共场所，暂停或延迟公共活动，控制人员流动，加强出入境检疫，封锁疫区，发放预防药物、防护设备，以及执行隔离、观察制度等。

4. 稳定群众情绪　发生突发公共卫生事件后，尤其是病死率较高的疾病，会造成群众心理恐慌。因此，防止谣言，正确引导舆论，要及时通过新闻媒体发布疫情信息，同时解答群众疑问，指导群众做好个体防范，以稳定群众情绪，为救援和防治工作创造良好氛围。

5. 寻求合作和援助　所有地区和国家发生突发公共卫生事件时必须尽量依靠自己的力量来完成救援工作，但当本地力量和技术有限时，十分有必要积极争取周边地区和国家的援助。若国内外同时出现重大疫情时，及时与 WHO 和其他各国合作，不仅有利于信息沟通，协调国与国之间的防治工作，而且有利于吸取他国经验，利用他国研究成果，以提高本国工作效率。

6. 善后处理　一次突发公共卫生事件过后，医疗物资的消耗，金融贸易的停滞，工厂的减产，家庭结构的破坏，社会秩序的混乱，均会引起巨大的直接和间接损失。因此，对事发地的恢复和重建工作非常重要。事件平息后，卫生部门所要做的工作是迅速恢复和重建遭受破坏的卫生设施，提供正常的卫生医疗服务；搞好受害人群躯体伤害的康复工作，预防和处理受害人群的心理疾患，并对突发公共卫生事件的处理情况进行评估，对参加应急处理做出贡献的先进集体和个人进行联合表彰，对在突发公共卫生事件的预防、报告、调查、控制和处理过程中，有玩忽职守、失职、渎职等行为的，依据《突发公共卫生事件应急条例》及有关法律法规追究当事人的责任，同时对因参与应急处理工作致病、致残、死亡的人员按照国家有关规定给予相应的补助和抚恤。

（王金勇）

笔记栏

第二十六章　医院安全管理

第二十六章 PPT

【案例 26-1】

2017 年，某省中医院一名技术人员违反“一人一管一抛弃”操作规程，在医院医疗服务操作中重复使用吸管造成交叉污染。该事件导致 5 位治疗者感染艾滋病病毒，造成重大医疗事故，医院多名责任人受到了处分。为了防止类似事件的发生，医院管理部门为加强医院安全管理，制定更为完善的制度，并定期开展医院安全管理检查，特别是诊疗过程的安全管理。

【问题】

1. 案例描述的是什么事件？反映出什么问题？
2. 医院安全管理主要涉及哪些内容？
3. 医院感染控制，就医院内部的控制，应从哪些方面着手？
4. 就你看来，诊疗过程的安全管理主要涉及哪些内容？

【案例 26-1 分析】

1. 案例描述的是一名技术人员违反“一人一管一抛弃”操作规程，导致出现院内感染，也反映出医院安全管理不到位。

2. 目前，医院安全管理的主要内容包括临床安全管理、护理安全管理、医院感染控制管理、药品安全管理、医技安全管理、仪器设备安全管理、临床用血安全管理、后勤安全管理等。

3. 应建立医院感染监控网络、建立和健全各项制度、合理规划医院建筑、控制感染人员、合理使用抗生素及开展健康教育。

4. 医疗过程的安全管理主要包含诊疗过程的安全性、手术过程的安全性、院内感染的预防和控制、临床用血的安全性、检查检验的伤害防范、药品的安全使用等方面。

随着社会进步和卫生事业蓬勃发展，医院建设的步伐不断加快。医院是病人高度集中的医疗环境，不安全的医疗环境会对人群健康产生很大的影响。医院安全管理不仅是医院管理建设的重要核心部分，也是医疗质量的基本要求和医院发展的保障。医院安全是优质医疗服务的基础，是患者选择医院的重要指标，是保证患者权利得以实现的重要条件。因此，医院安全管理（hospital safety management）已成为当前医疗服务管理的一项重要工作。

第一节　医院安全管理概述

医院安全管理既是医院管理的重要组成部分，也是医院管理的难点和评价医疗质量高低的重要标志之一。影响医院安全管理的因素有医务人员的技术水平、医务人员服务态度、患者行为、医疗器械等。在日常大量的医疗活动中，稍有不慎即可造成差错或者酿成事故，甚至影响医患关系。因此，采取有效的管理策略，提高医院安全水平，防范医疗差错和事故，是医院管理的一项长期重要工作。

微课 26-1

一、医院安全的含义

知识点 26-1

1. 医院安全的含义。
2. 医院安全的相对性。

医院安全（hospital safety）是指患者及医务人员在医疗服务过程中，未发生因医院内在因素引起机体损伤、功能障碍、缺陷或死亡等事件。医院安全包括医院安全生产、医疗环境安全、患者及医护人员的安全等。健全医院安全管理制度，强化安全风险预警，规范安全生产行为，杜绝医院安全隐患，可降低医疗风险的发生。

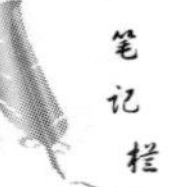

笔记栏

医疗安全应当依据不同时期的标准，以及具体的客观情况进行评价。也就是说，医疗安全或不安全是相对而言的。由于当时的医疗技术水平和客观条件限制，发生意外或无法避免的后遗症时，不能视为医疗不安全。例如，有一患者因为外伤造成手臂不完全断离，仅残留少部分皮肤和肌肉，有条件的医院可采取断肢再植术恢复患者的部分功能，而条件较差的医院只能采取截肢手术，无须承担医疗责任。

二、医院安全管理的概念

> **知识点 26-2**
> 1. 医院安全管理的概念。
> 2. 安全管理的概念。

医院安全管理是指通过对医院有效科学的管理，保证医务人员在提供医疗服务和患者及其家属在接受卫生服务的过程中，不受医院内在不良因素的影响和伤害的全部管理活动。它主要运用现代安全管理原理、方法和手段，分析各种医院不安全因素，从技术上、组织上和管理上采取有效的措施，消除各种医院不安全因素，防止事故的发生。医院安全管理是医疗服务质量管理的重要组成部分，在医院管理领域中发展很快，尤其是发生 SARS 等公共卫生事件之后，医院安全管理显得越来越重要。

安全管理（safety management）是组织管理的重要组成部分，是合理有效地使用人力、财力、物力、时间和信息等资源，为达到预定的安全防范而进行的各种活动的总和。它涉及系统的各个方面和层次，包括从战略到战术、从全局到局部去进行规划、组织、协调和控制，并制定出相关的指导方针和规章制度。

三、医院安全管理的分类

> **知识点 26-3**
> 1. 医院安全管理的内容。
> 2. 医院安全管理的分类。

传统的医院安全管理是指消防安全、人身安全、财产安全及突发性事件处置等。随着“以患者为本”医疗模式的建立和患者自我意识的提高，医院安全管理有了更多和更新的内涵，它囊括了整个医疗服务过程所涉及的人、事、物、信息、事等各种卫生资源，贯穿整个诊疗过程、手术安全、感染管理、血液安全、用药安全、膳食供应等多个环节。

目前，医院安全管理的主要内容包括临床安全管理、护理安全管理、医院感染控制管理、药品安全管理、医技安全管理、仪器设备安全管理、临床用血安全管理、后勤安全管理等。

（一）临床安全管理

临床医疗安全管理指临床科室为保障患者在接受诊疗过程中不受到任何意外伤害所进行的管理活动。临床科室主要任务是为患者提供优质的医疗服务，这个过程包括门诊及住院，涉及检查、诊断、治疗、护理等各项医疗任务。要提供好这些服务，医务人员应该长期坚持专业训练，加强医患沟通；遵守“严格要求、严密组织、严谨态度”的“三严”标准，强化“基础理论、基本知识、基本技能”的“三基”培训和考核；严格执行医疗质量管理制度、操作规范、诊疗指南。建立医疗风险防范机制，及时报告医疗安全（不良）事件与隐患问题。医院应当定期开展医疗质量和安全教育，树立医护人员的医疗质量和安全意识。

（二）护理安全管理

护理工作是医疗服务工作的重要组成部分，因此护理质量也是医疗服务质量的重要组成部分。护理安全管理是指保障患者在接受护理服务过程中不受任何意外伤害所进行的全部管理活动。其主要内容包括医院应当建立护理安全管理机制，明确安全职责，定期监督管理；对护理服务的每一个环节都制定实用、安全、有效的护理服务流程；设置护理安全（不良）事件与隐患问题的报告制度及改进措施；对于护理风险，如跌倒、坠床、压疮、管路脱落、用药错误等要有预防与处理规范；建立护理技术操作常见并发症的处置措施，以及突发情况的应急预案和处理流程。

（三）医院感染控制管理

医院感染管理（hospital infection administration）是指医疗机构在诊疗过程中对存在的医院感染、医源性感染及相关危险因素进行的预防、诊断和控制活动。预防与控制医院感染发生，确保医疗质量，保障患者和医务人员安全，是医院感染管理的目的。医院感染控制管理涉及多环节、多领域、多学科，包括医疗活动过程、护理工作模式、药事管理以及临床检验、消毒供应、手术室、设备管理、后勤部门等诸多方面。因此，医院感染的预防与控制是医疗机构及全体工作人员共同的责任。美国医院感染控制效果研究结果表明，通过实施有效的预防与控制措施，可以预防1/3的医院感染事件。

医院感染控制管理可分为宏观控制和微观控制，即行政管理控制和医疗机构管理控制。国家已经颁布了一系列关于医院感染管理的技术规范文件，其中具有宏观指导意义的有《医院感染管理办法》（2006年9月1日施行）、《医疗废弃物管理条例》《消毒管理办法》及《消毒技术规范》等，属于宏观调控范畴。在此主要介绍医院内部的微观控制。

1. 建立三级监控网络 医院应建立医院感染三级监控网络，监控医院感染的危险因素。一级网为医院感染管理委员会及医院感染管理专设机构或专职人员；二级网为临床科室感染管理小组（科主任、护士长、兼职监控医师和护士）；三级网为全院职工。

2. 建立和健全各项制度 医院应当制定各项管理制度、操作规程、技术规范，监测灭菌效果、消毒剂使用效果、一次性医疗器械的处置，监测感染高发科室，如手术室、供应室、产房、ICU、血透室等消毒执行情况。严格执行对医疗器械、器具的消毒工作技术规范。加强宣传教育，树立标准预防的理念，制定具体措施，保证医务人员的手卫生、诊疗环境卫生、无菌操作技术和职业安全防护工作，降低医院感染的发生风险。

3. 合理规划医院建筑 医院设施应有利于消毒隔离重点易感区域，合理规划手术室、产房、ICU、血透室、供应室、内镜室等区域，各项消毒管理措施落实到位。

4. 控制感染人员 医疗机构应当建立医院感染病例诊断、登记、报告制度，及时发现医院感染病例，严格执行隔离技术规范，根据病原体传播途径，采取相应的隔离措施，积极治疗患者。控制感染源，保护易感人群，特别是易感患者。

5. 合理使用抗生素 合理使用抗生素是预防和控制医院感染的主要措施，应当严格掌握使用指征，根据药敏试验选择敏感抗生素，密切观察抗生素的疗效和毒副作用，加强抗菌药物临床使用和耐药菌监测管理。

6. 开展健康教育 主动开展健康宣教，向患者和家属介绍防范医院感染的知识和基本操作，引导他们积极自我防护。

（四）药品安全管理

药品是医疗机构实施诊疗活动的必要资源，实施药品安全管理是为了保证药品质量、保障人体用药安全、维护居民身体健康。对于医疗机构而言，药品安全管理是指从药品采购、储存到使用的整个过程进行监督和管理，确保临床用药安全有效。主要内容：建立医院药事管理组织，药事管理机构及人员配备必须符合国家相关法律、法规及制度要求；合理遴选药品，医院制剂的配制符合相关规定；安全地储存药品，储存在医疗机构的仓库、各个药房、临床科室等多个地点的所有药品必须符合要求；药品调剂、制剂配制及临床静脉用药调配符合相关规定，保证在安全、清洁的环境中进行；优先使用基本药物，加强处方质量管理。

（五）医技安全管理

医技科室是协同临床科室诊断疾病的科室，包括检验、放射、功能检查、病理、超声、内镜、药剂、核医学等。其任务是为患者和临床提供及时、准确的检验和检查，服务于疾病的诊断、治疗及预防。随着科学技术的迅猛发展，医技科室的范围不断拓展，内涵不断深化，技术不断更新。许多医技部门已从单纯的辅助临床科室，发展成为能够对疾病的诊疗产生决定性作用的部门。医技安全管理主要包括医疗技术管理符合《医疗技术临床应用管理办法》规定，医院提供的医疗技术服务，应与医院的功能和任务相适应，符合法律、法规、部门规章和行业规范的要求，符合医院诊疗科目

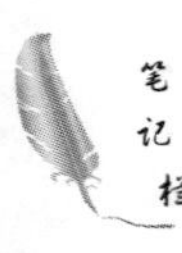

范围，符合医学伦理原则，技术应用安全、有效。

（六）仪器设备安全管理

伴随生物医学工程技术的蓬勃发展，新型医疗仪器设备相继发明，改变了传统医学的诊治模式，但同时由于医疗设备使用、管理不当而造成的医疗纠纷或医疗事故也相继发生。医疗仪器设备管理逐渐成为医疗质量管理和医疗安全的重要环节。卫生部于2010年1月16日颁布了《医疗设备临床使用安全管理规范（试行）》，该规范的主要内容包括医疗设备临床准入与评价管理、临床使用管理和临床保障管理等。仪器设备安全管理的具体内容：建立医疗设备管理部门，制定设备论证、采购、使用、保养、维修、更新和资产处置制度与措施；建立医疗器械临床使用安全事件监测与报告制度，定期对医疗器械使用安全情况进行评估；对用于急救、生命支持系统仪器设备要始终保持在待用状态，建立应急调配机制。

（七）临床用血安全管理

输血作为抢救和治疗患者的有效手段之一，在临床上被广泛使用。血液虽能治病救人，但临床使用时有可能引起溶血反应等不良反应。另外，血液还可作为传染性疾病的载体，可传播肝炎、梅毒、艾滋病等。血液质量和血液安全关系到居民身体健康，关系到社会的和谐稳定。加强血液管理，提高输血的安全性，是医疗服务管理中不可或缺的重要内容之一。

临床用血的监督和管理包括医疗机构须建立临床输血委员会，开展本机构临床用血规范化管理、血液安全质量控制和临床合理用血技术指导等相关工作；医疗机构要严格按照相关法律、法规、规范性文件等要求，加强临床用血管理，积极促进临床科学、合理、安全用血；临床用血必须来自合法的采供血机构，未经批准不得从非指定的采供血机构获得血液；建立独立的输血科或血库；建立临床用血管理制度，严格按照临床用血审批程序进行临床用血；向受血者告之输血的风险；正确使用交叉配血的方法；严格掌握输血适应证；推广和使用成分输血；严格输血查对制度，防止输血差错；及时处理输血反应。

（八）后勤安全管理

医院后勤保障是医疗工作得以顺利完成的可靠保障，工作内容主要包括医院物资供应、生活服务、后勤设备、环境与卫生及行政安全等，是医院运行与发展不可或缺的支持保障系统，并直接关系到医疗安全。后勤安全管理应坚持以患者为中心，树立为医院职工服务的理念，保障水、电、气、物资供应等满足医院运行需要。有健全的医疗废物管理制度，重点环境、重点部位安装视频监控设施，医疗消防系统管理符合国家相关标准，定期演练，灭火器材、电梯等必须按期年检。

四、医院安全管理的意义

> **知识点 26-4**
> 医院安全管理的意义。

做好医疗过程的安全管理是提高医院质量管理的重要手段，也是医院安全管理最核心的内容。医院安全管理为维持正常的医院工作秩序提供了强有力的后勤保障。掌握了医院安全管理的客观规律和特点，克服和解决管理中存在的难点和问题，才能创造一个安全、稳定、有效的医院工作环境。

医疗安全管理是医疗服务质量管理的重要组成部分，其意义有以下几个方面。

（一）医疗安全能保障提供优质医疗服务

医院的优质服务是要全面满足患者生理、心理和其他健康服务需求。医疗安全是优质医疗服务的基石，是医疗质量的基本内容。若发生医疗不安全事件，患者的需求就不能得到满足，甚至会影响患者对医院的评价。

（二）医疗安全是医院竞争的重要指标

医院争取更多患者，必须要确保有高质量的医疗水平。医疗安全是医疗质量的首要质量指标。不安全的医疗行为会损害群众对医院的信任，降低患者的满意度。

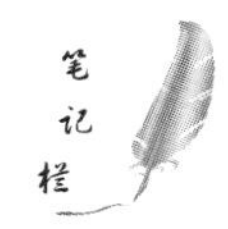

（三）医疗安全是实现患者权利的重要保证

生命健康权是患者的重要权利。不安全的医疗行为有可能会对患者生命健康权造成损害，只有实现了医疗安全，患者的权利才会实现。

（四）医疗安全促成良好的医疗效果

治疗疾病的效果是多种因素作用于医疗活动的结果，可能向好的或不好的方向转化。而医疗安全行为和因素会促成治疗效果向好的方向发展，没有完善的医疗安全措施，要取得良好的医疗效果是不可能的。

（五）医疗安全影响医院效益和声誉

医疗不安全行为可能会带来延长病程、增加治疗步骤、提高医疗成本等后果，还可能发生医疗事故引发医疗纠纷，影响医院的社会信誉和形象。

（六）医疗安全管理影响医院保健管理

医疗安全除保障患者的人身安全外，还包括医院各类人员的健康与安全。医疗场所的各种污染、放射性危害、物理化学有毒制剂等也会对院内工作人员和社会造成影响和危害。只有完善医疗安全管理，才能保证工作人员的健康，更有效地发挥医院的功能。

五、医院安全管理的原则和体系

医院安全管理的原则是指在医院管理活动所依据的准则。它运用贯穿于医院安全管理体系的任何方面，任何医院安全管理活动必须遵循医院安全管理原则，才能将医院管理活动做好。

（一）原则

> **知识点 26-5**
> 1. 医院安全管理的原则。
> 2. 医院安全管理的体系。

1. 以人为本原则 由于医院管理工作所针对的对象、服务目标的主体都是人，所以医院安全管理必须以人为本，即从以人为本的角度出发，关注目标人群的人性化需求，通过人性化思考和关怀强化安全管理。医疗系统的目的是人的健康与安全，主要涉及两个方面的人员，即医务人员与患者。因此，医疗系统的安全管理既包含服务目标即患者的健康与安全，也包含医务人员的职业防护与安全，其中患者的健康与安全是医院安全管理体系的首要任务。

2. 预防为主的原则 构建医院安全管理体系应坚持以预防为主的原则，确保医院始终处于可控制的安全状态。保持医院安全状态需要全面、系统地分析体系中可能的安全隐患或安全事件诱因，辨识医疗系统中的高危环节和因素，并采取控制措施使其危险性降到最小。

（二）体系

医院安全管理是医院关注的一个重要问题，医院安全监管体系亟待完善。医院安全管理体系架构以人本主义管理为基础，涉及医院空间动线规划、设备仪器保养、耗材物资补充、膳食供应、信息系统安全等诸多方面，贯穿诊疗过程、手术安全、感染管理、血液安全、用药安全等多个环节。这一体系包括人、物、医疗过程、职业安全、安全文化、信息系统的安全管理，以及危机的管理。

1. 人的管理 安全管理工作的重点在于全面提高医务人员的安全意识，只有思想意识提高了才能进一步提高安全管理工作的水平，因此，应积极开展员工安全培训。在培训中，应根据不同岗位的人员进行差异化培训，将安全理论与实践经验结合起来，从而提高员工的安全管理意识和水平。另外还应积极开展员工思想政治教育，从思想上引导员工重视安全工作，从根本上转变员工的安全意识，在员工安全培训中应注意遵循“三个度”和“三重点”原则，“三个度”即安全教育内容有一定高度；安全教育对象有一定广度；安全教育方法有一定新度。“三重点”原则是，新员工上岗前安全教育为重点；关键部门、重点科室安全教育为重点；医院内部各级

笔记栏

负责人安全教育为重点。通过贯彻“三个度”和“三重点”原则，能够稳步提高医院安全管理工作的水平。

2. 物的管理 应要全面系统地涵盖一切物的因素，除常规的消防管理、物品安全管理之外，尤其要重点考虑建筑结构规划、设备器材的维护、药品耗材的流转、饮食安全等。

（1）设计医院建筑要求在结构布局合理安全：要求设置水、电、气通道和救生通道；对医院感染隐患高的重点科室，要考虑空气流动、划分清洁与污染区域等；要考虑医疗服务活动方便顺畅，如附近交通的便利、建筑物之间及建筑物内应增加避免患者摔伤的安全设施等，高层布局能实现有效疏散和救援。

（2）重视仪器设备的保养使用：随着现代科学技术的迅猛发展，越来越多的医疗设备和仪器应用于诊疗过程中。但仪器犹如双刃剑，稍有不慎，后果难料。对患者而言，使用侵袭性操作设备和体内植入设备时一定要核实其安全性评价报告，对起搏器这类特殊电子产品应随时检查工作状态参数，及时调整，对需要调校标准的设备仪器，一定要定期调校，确保准确无误。对员工而言，要预防设备仪器使用不当造成的伤害，特别是要对放射性装备的跟踪和检查，严防放射性危害的发生。

（3）规划好药品耗材的流转：耗材物资管理部门应保持品质和实效，在订购、入库等环节一定要严把质量关；入库验收也应准确无误；库房环境应满足储存资材的属性要求。

（4）加强传染病房、隔离病区中物的管理：严格执行医疗废弃物的毁形处理和分类处理，严格执行医疗隔离制度，有效控制交叉感染的隐患。

（5）加强饮食卫生的安全管理：尤其是要抓好采购、配置过程的监管，预防食物中毒，保证饮食安全。

3. 医疗过程的管理 对医疗过程进行安全管理能提高医院质量，是医疗管理的重要内容。医疗过程的安全管理主要包含诊疗过程的安全性、手术过程的安全性、院内感染的预防和控制、临床用血的安全性、检查检验的伤害防范、药品的安全使用等方面。

（1）落实医疗基本规章制度、加强诊疗流程监管，能确保诊疗过程的医疗安全。

（2）实行手术医师资格认证和分级准入制度：每位手术医师必须经过统一的资格认证并经授权后方能申请开展已获授权手术；对新开展的手术方式必须经过医院专门小组评估确认。

（3）健全医院感染组织结构、完善规章制度、加强培训和监测、定期检查，能有效控制医院感染，降低外源性感染和交叉感染的风险。

（4）近年来血源感染时有发生，保障患者和员工在诊疗过程中的血液安全显得尤为重要。制定有效的备案制度，如血液隔离、紧急防治措施、有效的血源管理，做好用血计划的预评估管理和用血过程的核对观察制度，确保临床用血的安全性。

（5）加强检查检验过程的管理，定期进行检查检验设备的养护与维修控制和管理可能的安全风险。同时，建立设备仪器的保养维护制度，在出现隐患前就采取措施解决，防患于未然。

（6）用药安全包括药品配送过程中如何保证药品安全性，如何加强毒、麻药品的管理，如何使用抗生素以避免耐药菌株的出现，如何防控药品不良反应及如何加强安全用药指导等。因此，需要严格规范执行药品管理制度，实行有效的查对制度，保证用药安全。

4. 职业安全的管理 医院工作环境中，医生职业风险主要来自于三个层面，即行医环境、行医过程与行医心理。行医环境主要是医生面临医院病情复杂化、患者多元化、职业晋升、医院职业安全保障存在缺陷时带来的职业风险；行医过程主要是指医疗过程中面对病毒、细菌、药物、仪器等生物、化学、物理等因素带来的职业风险；行医心理主要是行医过程与行医环境中诱发的精神紧张、心理烦躁、疲劳压抑、神经衰弱等问题，增加其职业风险。因此，加强职业安全管理。保持或增进工作人员生理的、心理的与社会的良好状态，是医院安全管理体系的重要内容。

5. 对安全文化的管理 安全文化是20世纪80年代产生于美国，是由国际核安全咨询组（International Nuclear Safety Group）提出，后又经英国、美国等多个健康安全委员会不断发展，而产生现代安全文化，当前西方很多医院都在积极建设医院内部安全文化，能够极大提高医院安全管理工作水平。通过建设医院内部安全文化，可以树立医院的安全观念，进而将医院的医疗环境、物

笔记栏

质环境和人为环境相互结合，建设医院的各项环境，并对医疗设备情况进行评估，从而提高医院的安全管理体系。在医院内部进行安全文化建设，构建安全环境，能够对内部员工进行影响和引导，进而促进员工产生安全思维，使员工自发遵守医院内部相应的安全管理工作制度规范，并使其逐步产生安全生产观，充分调动员工的安全生产积极性，形成良好的医院安全风气，保证医院安全管理工作顺利开展。

6. 信息系统的管理 近年来国内医院信息管理水平明显提升，信息系统的应用可以在很大程度上提升信息档案管理水平，同时增强医院的医疗服务能力。医院信息系统已成为医院生存发展、维持正常医疗服务功能、提高医疗服务质量等方面不可缺少的重要管理工具。信息系统的应用虽然让医院经营管理活动得到了进一步优化，但因为网络环境中的不安全因素及管理制度等方面的缺陷和问题，导致信息系统的安全运行受到了一定的影响。因此需要通过服务器维护管理、对安全访问的严格控制、病毒防治、数据备份及恢复、增强安全方法意识等重点内容加强信息系统的安全性和稳定性保障医疗秩序安全。

7. 危机管理 是针对可能发生的危机和正在发生的危机，进行事先预测防范、事中妥善解决、事后学习提升的一种管理手段。有效的危机管理，对于医院的社会效应和形象及经营发展均会起到积极推进作用；反之，则可能对医院诊疗活动的开展、医院秩序和安全造成不利影响。对于大型医院，更容易产生安全危机事件。其原因：一是大型综合医院所拥有的药品、材料等都有较强的化学腐蚀性和毒害性，部分特殊的材料用品还具有放射性；二是医院的周边环境（锅炉房、营养食堂、供水系统、制氧站、变电站）等具有潜在危险性；三是医疗机构来往人员复杂，大量的患者及其探视、陪护人员，他们大都安全意识薄弱、自救性差，加上这种环境是流动的、不稳定的，极易造成多种治安事件；四是依据我国的有关法规，医院属于一般事业单位，在面对群体性事件的处理、防范和解决中，无行政执法权，存在着很大的局限性。因此，要进一步提高对医院公共安全工作重要性的认识，医院需要根据自身情况，通过系统的观点，有效分析和辨识管理体系中影响安全的诸要素，制定一套全面的应对危机突发事件的制度和措施来确保医院安全。

【案例 26-2】

事件 1：某男 73 岁，因肺源性心脏病、心功能不全入院，经治疗后患者病情有所好转，白蛋白为 18.9g/L。年轻住院医生以支持疗法促进病情好转，在 48 小时内给白蛋白 40g，脂肪乳 500ml、水解蛋白 500ml，18 种氨基酸 500ml，10% 氯化钠 100ml 等液体，导致患者心功能不全加重而死亡。

事件 2：某医院在转送一位重症老年患者时，电梯发生故障，困在电梯内 40 分钟，最后患者死亡，家属以医院耽误抢救为由，将医院告上法庭，经法院审理判医院赔偿 8 万元。

事件 3：据报道，2006 年 12 月某卫生院，检验科把产妇 O 型血错报告为 B 型，输入 400ml B 型血后发生急性肾衰竭转入中心医院，卫生局长说检验人员没有上岗资格。

事件 4：2016 年，某新闻媒体以《我的右肾去哪了》为题，报道了刘某某在某医院做完胸腔手术后右肾离奇失踪的消息。这个新闻引起社会广泛关注，甚至有人对该医院进行不当的猜测和评价。然而，事实是该男子的右肾仍然存在，只是萎缩了。

【问题】

1. 以上事件分别代表影响医院安全的哪些因素?

2. 说明医院安全管理有什么作用？

【案例 26-2 分析】

1. 四个事件分别代表医院安全中的医院专业因素、医院环境因素、医院管理因素和医院社会因素。

2. 医院安全管理是医院运行的支持系统之一。医院安全管理渗透在患者接受诊治的每一个环节之中，同时医院建筑改造、维修，各项后勤设备的运行，能源、膳食的供应等都与其息息相关。医院由于开放性、社会性、流动性的特点，医院安全一旦有疏忽受到伤害的就是群体，安全工作容不得一点闪失，否则将酿成严重后果。

笔记栏

第二节　影响医院安全的主要因素

微课 26-2

一、医院专业因素

> **知识点 26-6**
> 医院专业因素的含义和内容。

医院专业因素（hospital professional factors），也称为医源性因素（iatrogenic factors），主要是指医务人员在医疗过程中的不当或过失行为，给患者造成的不安全结果。医院专业因素是医疗不安全的主要因素，其不安全后果也较为严重。

在医院的安全管理中首当其冲的就是要确保医疗安全。完善医院的专业水平是保证患者诊疗安全的关键，也是衡量医院管理质量的重要标准。医务人员的职业道德、思想作风对医疗安全与否起着很大的作用，甚至有时起着决定性作用。疾病复杂性和多变性是影响医疗安全的重要因素；相同疾病在不同个体表现不同，发展和转归也不同，治疗具有多样性和复杂性，给临床诊断和治疗造成难度，从而加大医疗风险。总体而言，医院专业因素主要包括技术性有害因素、药物性有害因素和设备性有害因素。

（一）技术性有害因素

技术性有害因素是指医务人员实施的影响患者安全的各种技术因素，包括医务人员的专业技术水平低、经验不足或医护人员协作技术差等。例如，医务人员诊疗操作不当，造成患者的健康损害；医务人员错误理解临床信息，造成患者漏诊、误诊；医务人员错误判断适应证，开展不适宜的手术。作为一名医务人员，做任何诊疗操作时都应该仔细谨慎，在实际操作时要坚持按照操作规范，避免危害的发生。医务人员要主动配合医院组织的安全知识的教育培训、工作技巧的演练，以减少甚至消除人为的失误。要强调全体人员共同参与的重要性，只有全体人员参与，才能发现、解决工作过程中存在的潜在的危险因素。

（二）药物性有害因素

药物性有害因素是指由于错误使用药物引起了不良后果，包括用药不当、配药不当、使用无效药物等。药物剂量过大、同时服用禁忌药物、连续服用超限量药物等都可能导致患者产生毒副作用、身体伤残，严重者会危及患者生命。

（三）设备性有害因素

医疗设备器材品种不全、性能不良、规格不符不配套，供应数量不足、不及时、质量不好，均会降低技术能力，影响医疗技术效果，以及部分诊断和治疗技术具有生物、物理、化学等有害性，如果不进行有效质量把控和安全防护，将直接危害患者及医务人员健康，形成医疗不安全因素。

二、医院环境因素

> **知识点 26-7**
> 医院环境因素的含义和内容。

医院环境因素（hospital environment factors）是指医院建筑设施、消毒隔离、环境卫生、食品卫生等诸多环境因素对患者和医务人员健康和安全的潜在威胁。医院的建筑规划是否安全、合理，管理是否到位，制度是否健全、落实等直接影响到医院环境安全与否。由于医院人员来往频繁、人群密集，特别是免疫力低下人群的集中场所，如果医院缺乏针对环境因素的卫生防护措施，极易在医院内造成交叉感染、放射性损害和食物中毒等问题。

（一）医院感染

医院感染是指住院患者在医院内获得的感染，包括在住院期间发生的感染和在医院内获得出院后发生的感染，但不包括入院前已开始或入院时已存在的感染。感染对象为一切在医院内活动的人

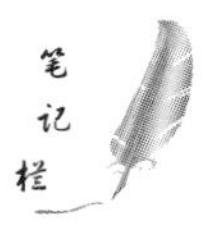

群。医院感染涉及面广，危害性大，造成的后果也比较严重。医院感染按其病原体来源分为外源性感染和内源性感染两类。外源性感染亦称交叉感染，即病原体通过一定媒介传到患者而引起患者发生感染。例如，消毒不彻底的医疗器械、空气、水等。内源性感染亦称自身感染，即病原体存在于患者自身体内，由于位移或菌群失调发生的感染。医院感染可通过传染病的申报和对院内感染的管理进行控制，并通过医院感染办公室开展日常工作。传染性疾病的申报是医院感染办公室的基本职能，手术室和各病房无菌操作区是实施感染控制的重要对象。

（二）放射损伤

放射损伤是由放射线照射引起的机体组织损害。医院辐射多产生于放射科、介入科、核医学科、CT 室、放疗科和口腔放射科。如果没有健全的辐射防护规章制度、高度的防护意识和合理的应急预案，一旦发生医院辐射，医护人员及患者都会遭受巨大辐射影响，严重威胁人们的身体健康。

医院辐射事故主要由以下五类：超剂量事故、工作场所空气污染事故、洒漏误倒放射性物质引起的表面污染事故、误排放射性物质所污染水源或大气事故、丢失放射性物质事故。操作规程不完善、违反操作规程或缺乏安全防护知识、监测设备缺乏或不完善、设备长期带病运行和管理不善均会导致医院辐射事故。放射损伤的防范主要有以下几点：第一，医院辐射场所工程建筑设计和辐射防护屏蔽设施应该符合放射卫生法规、标准要求，基本满足放射卫生学要求。第二，每个辐射场所都要设置安全措施，如门灯连锁、电离辐射警示标志、警示信号灯等，并定期对射线装置的安全和防护措施进行监测和检查。第三，医院应高度重视辐射防护工作，建立医院辐射环境安全与卫生防护管理领导机构。第四，建立健全辐射防护管理的各项规章制度，并通过培训教育加强工作人员的责任心，熟练掌握放射源和非密封放射性物质使用的操作规程。第五，从事辐射工作的人员必须通过放射防护知识及相关法律法规的培训和考核。

（三）设施安全

设施安全是由于医院设施不符合安全管理需要而给患者和医务人员的健康带来危害。例如，过道采光不足和地板过于潮湿导致患者跌倒，锅炉房、营养食堂、供水系统以及其他可能引起安全问题的设备和建筑。医院设施应执行相关法律法规和上级的检查标准，制定工作程序对环境进行管理。第一，医院设施需要合理布局和规范，避免火、烟或其他紧急情况所造成的隐患，防范社会紧急事件、流行病和自然灾害的危害。第二，加强对设备安全的重视，完善对危险品和有害物质执行正规的归类、处理、储藏和使用程序。第三，加强对设备安全的认识，定期检查、测试、维修医疗设备并记录其过程；对水、电、废弃物、新风、气体和其他重要系统定期检查、维修、测试、改进等。此外，医院应当设立相应设施保护医院安全。例如，医院门禁系统的设立，能够杜绝人身伤害的发生，保护医护人员及患者的安全。

（四）环境污染

医院是患者密集的场所，医院环境最容易被病原微生物污染，从而为疾病的传播提供外部条件，导致医院感染的发生。常见的环境污染有医院垃圾污染和医院的空气污染。医疗常规垃圾包括棉签、纱布、换药敷料、各种引流管等。生物危险性垃圾包括手术切除的器官、肿瘤、患者的血液、分泌物、排泄物等。此外，戊二醛、甲醛、乙烯氧化物等物质暴露在空气中，易引起眼灼伤、头痛、皮肤过敏、胸闷、气喘、咽喉炎及肺炎、流感样症状、荨麻疹等症状。对于医疗废弃物的处理和传染病房隔离病区的管理应专人负责，专人核查。

（五）食品安全

医院食品安全问题主要指医院内的膳食不合理或者食品受到污染等。食品安全质量管理直接影响到医院的声誉和卫生形象，对患者的治疗和康复及医院的和谐发展有重要影响。医院食堂的服务对象特殊，就餐人数较多、人员相对集中，极易发生食品安全事故。一旦引起食品安全事故，产生的后果及危害严重。另外，由于医院食堂特殊的就餐环境、餐具和送餐车极易成为交叉污染和致病菌散播的媒介，因此也是群体性食物中毒的主要发生地。保证医院食品安全的措施：第一，建立医院食品卫生安全工作制度。①建立医院突发公共卫生事件报告人制度。发生食物中毒等突发公共卫

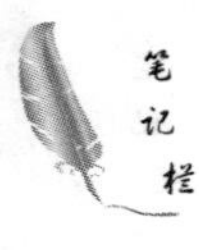

生事件，要立即报告上级并及时进行调查处理工作，事后医院要及时上报事件情况和结果。②建立突发公共卫生事件应急处理机制。发生食物中毒或疑似食物中毒事故后，医院应采取相应的措施予以应对，将事态控制在最小范围。③建立医院食品卫生责任追究制度。对违反规定，玩忽职守、疏于管理，报告不及时、瞒报、漏报的责任人，报上级行政部门按照有关规定给予通报批评或行政处分。第二，切实加强监督管理。要切实加强对医院食品卫生安全工作的监管，落实各项安全管理措施，不断提高管理水平。第三，定期开展培训。定期开展对医院卫生主管领导和医院食堂负责人的卫生法律和食品卫生知识培训，组织对医院饮食从业人员进行相关知识和法规培训。

三、医院管理因素

知识点 26-8
医院管理因素的含义。

医院管理因素（hospital management factors）是指由于没有顺利执行医院的各项组织管理措施，导致运行机制不顺畅等，造成患者或医务人员安全受到威胁的因素。医院管理的好坏直接影响着医疗工作质量，如医院就诊流程烦琐、过分追逐利益导致药占比过高、医务人员工作职责不清、缺乏有效的职业道德教育和安全教育、对医院安全隐患无工作预案等都有可能引发医院安全事故。

四、医院社会因素

知识点 26-9
医院社会因素的含义。

医院社会因素（hospital related social factors）是指可能直接或者间接影响患者和医务人员的健康与医院相关的社会因素。在政府层面，由于长期以来对卫生投入的不足，存在“以药养医”等弊端，导致医院尤其是基层医院的基础设施落后、医疗设备不齐、医院环境恶劣，药价偏高，增加了医院内的有害因素；在医务人员层面，常年处于超负荷运转状态，媒体导向错误、医患关系紧张、患者对医务人员的不信任等，促使医务人员采取过度治疗或保守性诊疗等不妥措施，导致患者的利益受到侵害；在医院层面，对医院工作场所暴力事件的防范不力，严重干扰医院的正常工作，影响医务人员的身心健康，同时也影响患者的正常诊疗；在患者层面，由于缺乏医学知识，一旦患者选择了技术水平低、服务和质量得不到保证的医疗机构、医护人员，就容易发生医疗事故，导致医疗纠纷。

【案例 26-3】

2015 年 8 月 7 日上午 9 时 12 分，某医院监控中心的一键式报警系统突然发出警报声，提示门诊三楼 D 区护士站报警器启动。保卫部监控室值班员迅速通报值班主管和安保队，并将视频监控切换到报警位置，并进行实时视频监控锁定现场画面。

3 分钟后，安保部值班主管率领安保队员到达现场。经了解现场，一名护士被人打了一耳光，肇事方共 4 人。值班主管立即启动伤医、袭医应急处置预案：控制现场并将肇事方带离，并向属地派出所报警；同时了解伤员情况，协助医务人员及时将受伤护士送往急诊科诊治；并将事件的详细情况及伤者、肇事者双方的详细信息上报医院。

8 分钟后，警方到达现场，了解事件过程，拷贝录像，将双方带回派出所进行处置。最终肇事方向被打护士诚恳道歉，并赔偿 5000 元。这得益于由 30 人组成的应急中队，其专业化培训演练结合安装 337 个一键式报警器和高效化警医联动等措施组成的一套完善、高效的安防体系。

【问题】

1. 如何对医院不安全事件进行有效防范？
2. 如何对医疗纠纷进行有效防范？

【案例 26-3 分析】

1. 对医院各类风险的防范必须要有完善的风险防范体系。医院安全防范是有目的、有意识地通过计划、组织、控制和检查等活动来阻止、防范风险损失的发生。防范医疗风险的关键，是必须认识引发风险的原因和影响因素，查找风险点，同时借鉴前人的经验教训，找到相应的防范措施和对策。
2. 防范医疗纠纷的具体策略：优化医疗环境、推行感动服务、消除纠纷隐患、积极化解纠纷。

笔记栏

微课 26-3

第三节　医院安全防范对策

随着医院安全问题日益突出，安全管理已逐渐成为医院管理的核心内容，其中如何预防和减少患者及医护人员在诊疗过程中的不良事件是关键。防范医院安全风险需要建立医院安全管理和医院安全事故处理管理的制度。美国医学研究所（Institute of Medicine，IOM）发布的有关医院安全事故的报告中提出医院安全事故的主要原因不是个人的疏忽大意或特殊群体的行为，而是由有缺陷的系统、程序和环境导致错误或不能预防性的失误。报告提示了建立防范医院安全风险制度的重要性。正确认识医院安全的重要性和防范风险，尽可能减少医院不安全事故，减少风险带来的损害，对于维护医务人员及患者的权益，促进医院发展，都具有积极意义。

医院安全防范的关键对策是完善医院安全责任制，使各个科室和各级医务人员都做到对医院安全负责。院长要负安全生产总责，医院要制定保障医院安全具体的措施，科室主任要对全科的安全负主要责任，切实做到医院安全层层落实到位。以下分别从患者和医生的角度对医院安全防范对策进行阐述。

一、患者安全防范

（一）患者安全防范的管理模式

知识点 26-10
1. 四种典型的患者安全防范的管理模式。
2. 医疗差错的概念。

患者安全（patient safety）是指在医疗保健过程中将患者不必要伤害风险降低到可以接受的最低水平。保障和促进患者安全是医院安全管理的核心内容与基本要求。同一患者可能感染多种疾病，不同的患者社会关系、生活习惯、方式、对药械的敏感程度不同，这些因素容易被医护人员忽视而造成医疗纠纷。医疗安全是医院安全工作的核心和关键所在，因此下文将介绍医疗安全的管理模式。

目前存在 4 种典型的医疗安全管理模式：

1. 重点患者医疗管理和医疗事故、纠纷并行的管理模式　医疗安全管理是医疗管理的一个部分，通过加强重点病例的医疗管理来防范医疗不安全事件的发生，同时建立医疗事故、医疗纠纷处理制度。

2. 医疗缺陷管理与医疗事故、医疗纠纷管理并行的管理模式　医院从控制医疗缺陷入手进行医疗安全管理，将医疗安全管理作为质量管理的一部分。探索医疗缺陷控制办法，制定医疗缺陷标准，控制医疗缺陷，同时医疗事故、医疗纠纷由专人进行管理。

3. 单纯医疗事故、医疗纠纷处理管理模式　这是一种消极被动的医疗安全管理模式。在我国仍有许多医院只是单纯进行医疗事故、纠纷处理工作，而未进行医疗安全防范。

4. 以患者为中心，以安全防范为重点的系统化医疗安全管理模式　此模式主要反映在以下 5 个方面：

（1）以患者为中心的医疗安全管理就是安全优质服务管理。

（2）将医疗安全管理全面纳入全面质量管理（total quality management，TQM），使之成为医院质量管理的重中之重。

（3）医疗安全保障立足于积极有效的防范措施。

（4）建立院、科两级医疗安全目标责任制。

（5）逐步完善和规范医疗事故、纠纷处理程序。

这 4 种医院医疗安全管理模式的差异，见表 26-1。

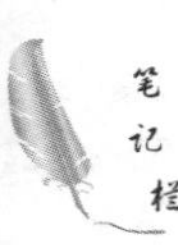

表 26-1　医疗安全模式的对比

管理模式	重点患者医疗管理和医疗事故、纠纷并行管理模式	医疗缺陷管理与医疗事故、医疗纠纷管理并行管理模式	单纯医疗事故、医疗纠纷处理管理模式	以患者为中心，以安全防范为重点的系统化医疗安全管理模式
目的	提高医疗管理水平、积累临床经验，解决医患矛盾	提高医疗质量，减少医疗事故，改善医患关系	缓解医患矛盾，减少医院损失，维持医疗秩序	以患者为中心，实现全面质量管理，安全、优质服务
管理范畴	医疗管理范畴	质量控制与医疗管理相结合	医政事务管理	全面质量管理范畴
管理模式的中心和重点	以医疗技术管理为中心，以重点患者医疗管理为重点	以医疗缺陷管理为重点	集中关注医疗事故、纠纷的处理	以患者为中心，以安全服务管理为重点
医疗安全信息系统	传统的医疗技术信息规范化	建立医疗缺陷监控信息系统	医疗事故、纠纷处理安全信息，无系统的信息汇总	系统化、循环式医疗安全预警 / 防范信息系统

（二）医疗差错

医院安全管理不到位则会造成医疗差错。医疗差错（medical errors）是指医疗机构及其医务人员在医疗活动中，违反医疗卫生管理法律、行政法规、部门规章和诊疗护理规范、常规，过失造成患者人身损害的事故。医疗差错常常会导致与患者安全有关的医疗不良事件。国家卫生健康委员会将医疗不良事件分为四类：一类为警告事件，是指患者非预期的死亡，或是非疾病自然进展过程中造成的永久性功能丧失。二类为不良后果事件，指在疾病医疗过程中因诊疗活动而非疾病本身造成的患者机体与功能损害。三类为未造成后果的事件，虽然发生了错误事实，但未给患者机体与功能造成任何损害，或有轻微后果但不需任何处理可完全康复。四类为隐患事件，由于及时发现错误，未形成事实。

2016 年美国约翰 - 霍普金斯大学医学院的研究发现，在美国医疗差错每年导致约 25 万人死亡，成为美国人的第三大死因。英国官方报道，每年发生 2.37 亿起因药物引起的医疗差错，每年直接导致超过 700 起死亡事件，间接引起的死亡可能在 1700 起至 2.2 万起之间。澳大利亚和瑞典也发现医疗差错是发病率和死亡率的重大构成原因。这些国家加大力度研究和探讨减少医疗差错、提高患者安全的措施。

二、医务人员安全防范

为了保护广大医务人员的工作安全，应该规范医疗操作，保证医院各项工作按制度化、常规化、标准化、规范化运行，防范技术性事故的发生。

（一）医务人员安全防范原则

医院内所有区域都应当采取标准预防。世界卫生组织提出，标准预防的原则即无论何时接触血液、体液、分泌物、排泄物，必须采取相应的隔离防护措施，包括正确洗手和手消毒。

> **知识点 26-11**
> 1. 医务人员安全防范原则。
> 2. 医护人员职业暴露的防护措施。
> 3. 标准预防的具体措施。
> 4. 医护人员三级预防。
> 5. 检验科人员常见职业防范危害影响因素及防范措施。
> 6. 医疗纠纷防范策略。
> 7. 医护人员职业危害暴露处理。

（二）职业暴露防护制度落实措施体系

该体系包括：①开展医务人员职业暴露与安全防护教育，可通过职业暴露相关知识问卷调查，了解医务人员职业暴露相关知识掌握程度和薄弱环节，以宣传页、小册子、视频、专题讲座等形式，加强职业防护教育。②制定上报流程及时报告暴露个案。医务人员发生暴露后，争取第一时间准确处置的同时应在 24 小时内上报感染管理科，以获得评估及指导，并认真填写血源性病原体职业接触登记表，积极探索应用信息化技术，进行职业暴露报告及追踪监测方法。③建立医务人

笔记栏

员本底血清库，本底血清是医务人员特定时期体检时所留的原始血清，当医务人员在发生职工体检项目以外的暴露时可作为其是否发生感染的比对参照基准。④一线医务人员进行疫苗预防注射，对发生暴露职工提供免费接种和预防性用药。⑤规范医疗操作行为落实标准预防，包括医务人员手卫生、标准预防、规范操作、医疗废物处置实施全程管理和现场考核。⑥推广使用安全型注射器，安全型注射器由于其针头在注射后会自动回缩进护套中，故带有患者血液的针头不会对医护人员造成意外伤害。

（三）标准预防的具体措施

1995 年由美国提出标准预防的概念，2000 年作为重要内容出现在医院感染规范里，具体包括①接触血液、体液、分泌物、排泄物等物质及被其污染的物品时应当戴手套；②脱去手套后应立即洗手；③一旦接触了血液、体液、分泌物、排泄物等物质及被其污染的物品后应当立即洗手；④医务人员的工作服、脸部及眼睛有可能被血液、体液、分泌物等物质喷溅到时，应当戴一次性外科口罩或者医用防护口罩、防护眼镜或者面罩，穿隔离衣或围裙；⑤处理所有的锐器时应当特别注意，防止被刺伤；⑥患者用后的医疗器械、器具等应当采取正确的消毒措施。

（四）医护人员的三级防护

1. 一般防护 适用于普通门急诊、普通病房的医务人员。①工作时严格遵循标准预防的原则。②工作时应穿工作服、隔离衣、戴工作帽和防护口罩，必要时戴乳胶手套。③认真执行手卫生。

2. 一级防护 适用于发热门（急）诊的医务人员。除一般防护外，还包括：①严格遵循消毒隔离的各项规章制度。②下班时进行个人卫生处置，并注意呼吸道与黏膜的防护。

3. 二级防护 适用于进入甲型 H1N1 留观室、甲型 H1N1 隔离病房、隔离病区的医务人员，接触从患者身上采集的标本、分泌物、排泄物、使用过的物品和死亡患者尸体的工作人员，转运患者的医务人员和司机。除一级防护外，还包括：①根据甲型 H1N1 流感的传播途径，采取飞沫隔离与解除隔离。②严格遵守消毒、隔离的各项规章制度。③进入隔离留观室和专门病区的医务人员必须戴防护口罩、手套、工作帽、鞋套，穿工作服、防护服或隔离衣。严格按照清洁区、半污染区和污染区的划分，正确穿戴和脱摘防护用品，并注意呼吸道、口腔、鼻腔黏膜和眼睛的卫生与保护。

4. 三级防护 适用于为患者实施吸痰、气管插管和气管切开的医务人员。可引发气溶胶的操作包括气管内插管、雾化治疗、诱发痰液的检查、支气管镜、呼吸道黏液抽吸、器官切口的管理、胸腔物理治疗、鼻咽部抽吸、面罩正压通气、高频震荡通气、复苏操作、死后肺组织活检等。除二级防护外，还应当加戴面罩或全面型呼吸防护器。

（五）检验科人员安全防护

1. 常见职业危害因素 检验科人员常见职业危害因素包括抽血室、常规检验室、血液室、生化室、微生物室、免疫室、血库、基因诊断室等实验室，在这些实验室内，每日要处理大量临床标本，如患者的血液、尿液、粪便、痰、脓液、胸腔积液腹水、胃液和脑脊液等。检验科人员常见的职业危害因素：①化学因素，如酸、碱，对人的眼睛和呼吸道有强烈的刺激性，严重者可致呼吸麻痹，伤害作用极大；而苯、甲醛两者则对眼睛、皮肤、呼吸系统有一定的伤害，导致黏膜红肿、干燥，长期接触还可致癌。②生物性危害因素，包括乙型肝炎（HBV）、丙型肝炎（HCV）、艾滋病（AIDS）、梅毒等经血液传播疾病以及各类病原微生物（如结核菌等）感染所致的各类传染病，均可对检验人员构成很大的职业伤害。③环境因素，如，检验人员需要和患者密切接触，采集血样或其他标本、噪声和辐射等。④其他因素。

2. 检验科人员的安全防护策略 为保护检验科医务人员的健康，防止污染向实验室外扩散，特制定检验科人员职业安全防护措施：

（1）建立相应的规章制度：严格按照上级卫生行政部门的规定和临床检验中心的要求，建立实验室微生物学监控制度、保洁工作制度、消毒工作程序和感染性垃圾分类、收集、运送及登记制度。

（2）培训医务人员职业安全防护知识：加强相关知识的培训可提高工作人员的责任心与自我防护意识，同时对新进工作人员进行严格培训与考核，可增强工作人员自我防护意识，同时促进工作人员间的相互交流、提醒和督促，最大限度地避免医源性感染危险因素。

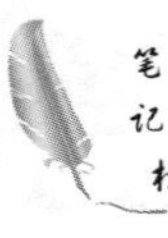

（3）提高医务人员自身防护意识：检验科医务工作者应严格执行无菌技术操作规程，每例患者操作前务必进行手消毒；在工作中医务工作者必须穿工作服、隔离衣，戴口罩、手套、帽子，避免直接接触患者的血液、体液标本，减少发生医源性感染的机会。

（4）增加医务人员防护设备：①增加自动洗手设备，洗手池前张贴正确的洗手流程图，医务工作者严格按照流程图进行洗手、消毒。②为医务工作者安装免提电话，并经常对电话机进行消毒。③实验室的门应带锁可自动关闭，应配备喷淋设备。④细菌室内配置生物安全柜，严禁摆放个人私有物品，保持工作区的清洁，严禁非实验室人员进入。

（5）注重锐器损伤的防护和处理：医务人员被锐器意外刺伤后，应先脱去手套，再自近心端向远心端挤压受伤部位，同时用流动净水冲洗伤口，使部分血液排出，然后用碘酊、乙醇消毒受伤部位，用无菌敷料包扎伤口。锐器伤的防范措施：第一，提高自我防范意识，加强职业暴露培训，加强医务人员对认识职业暴露的危害和风险；定期体检，接种疫苗。第二，规范操作程序，定期参加规范化操作培训，提高规范化操作能力，规范诊治操作，降低职业暴露风险。例如，使用后的锐利器应直接放入一次性的锐器盒，不要将针头等锐利器物丢到一般垃圾箱，也不要徒手处理已污染的锐利器物，禁止将使用后的针头重新套回针帽。第三，充分利用防护设备，建立术前防护措施准备习惯，如隔离服、防护手套、护目镜等。

（6）加强对手部保护的措施：洗手的目的是为了消除手上的病原菌，切断通过手传播感染性疾病的途径。洗手是预防感染传播最经济、最有效的措施，简单有效洗手可消除＞90% 的微生物。美国临床实验室标准化委员会（Committee for Standardization of Clinical Laboratories，NCCLS）建议下述情况须严格洗手：当手上沾有肉眼可见的血迹时；工作完成后及离开实验室之前；摘掉手套后，在吃饭、吸烟、化妆、换隐形眼镜及上厕所前；在任何需要与手、黏膜、眼睛或破损皮肤接触之前。洗手时须用肥皂流水洗手 1 ～ 2 分钟，洗手使泡沫布满手掌、手背及指间至少 10 秒，再用流水冲洗，若手上有伤口，应戴手套接触标本。

（7）化学性危害的防护：甲醛、戊二醛、强酸、强碱等化学消毒液及一些化学试剂，对人体呼吸道、皮肤、神经系统和消化系统都有一定损害。接触这些化学消毒剂时，应戴手套、防护口罩，防止直接接触皮肤。例如，甲醛消毒必须在无菌箱中进行，消毒后注意开窗通风，去除残留的甲醛气体，给尿液中加入甲醛防腐剂时，注意防止溅入眼内；使用戊二醛消毒时，应将戊二醛存放于有盖容器内，且室内应有良好的通风设备，减少与有毒气体的接触，接触戊二醛时应戴橡胶手套，防止溅入眼内或吸入。

（8）噪声防护：现代诊疗技术的发展，使检验科各种大型现代化的仪器应用增多。各种离心机、电脑终端打印机等的工作噪声构成实验室的潜在噪声污染，长期在噪声下工作易引起疲劳、烦躁、头痛和听力下降。故科室排班时，应定期进行轮换，对科室使用的仪器定期进行普查、检修；使用离心机时，操作者尽量在外间，对新建的工作间应从声系设计角度考虑，采用隔音设备。

（9）职业病的防护：检验科任务重、工作量大，长期使用加样器、显微镜、电脑等易引起颈、腰、背部疼痛，双眼视力下降，头晕等。并且长期接触化学试剂、化学物理消毒剂，患者的血液、分泌物、排泄物等，可导致职业病的发生，如乙型肝炎、癌症、艾滋病等。因此，检验人员应高度重视自我防护，操作中严格操作规范，戴口罩，定期空气流通、消毒，严格洗手、消毒等；平时注意锻炼身体、定期体检、进行计划免疫。

（六）医疗纠纷防范策略

1. 优化医疗环境　安全的医疗环境的建立需要社会各方的共同努力。公安机关要充分发挥社会治安管理职能，协助医院建立医警协作机制，依法打击诸如侵犯医护人员人身安全、患者人身财产安全等各类违法犯罪行为。宣传部门要加强对新闻单位的管理，指导媒体对医疗纠纷的报道要客观、真实，正确引导各种舆论，公正、客观、理性地对待医疗行为可能出现的各种风险。民政部门依照有关法律法规规定，建立对诸如流浪乞讨人员中的危重患者、精神病患者和弃婴等的救助制度；落实优抚对象和困难群体的医疗救助政策。工商部门要加强对医疗药品广告的监管，认真清理和查处违法医疗广告。医疗机构应当加强安保应急体系建设，如实行安保责任制，安装视频监视系统等。

2. 推行感动服务　①加强职业道德建设，牢记服务宗旨。努力促使医务人员将职业道德进行整

笔记栏

合、重塑及升华。②建立有效的多元化纠纷解决途径，如探索推行医疗责任保险制度，建立第三方调解机制和医疗纠纷调解专家库，并完善医疗纠纷相关的法规体系及人民调解、行政调解、司法调解相衔接的调解机制。③加强医疗质量建设，做好优质服务，如提高医务人员医疗技术水平及服务态度，贯彻“药品零差率”政策，降低药品价格等。④加强设施配套建设。要从财力、物力上加大投入，完善房舍、饮食、水电、供暖、场地、绿化等硬件设施建设，为患者医疗和医务人员工作创造舒适周全的环境及条件。⑤加强精神文明建设，树立良好形象。医院应以诚信为本，倡导行业新风，维系平等友爱的医患关系和公众关系，全面提升医院的知名度、美誉度和信任度。

3. 消除纠纷隐患 ①掌握医疗纠纷易发环节。例如，易发科室、易发人员、易发时间 、易发诱因等。②了解纠纷初始表现。例如，对医方工作程序或效果产生异议；有意见当面不说而在背后随意散布；刻意收集病历资料和其他资料；患方人员不适当地干预诊疗工作；不听从医务人员的解释和说理；对医方失误所做的道歉不肯谅解；无理由拒绝或不配合治疗；声称要上访告状讨要说法等，均为医疗纠纷即将发生的初始表现。③及早采取有效干预措施。例如，加强医患间的情感沟通，注重患者的健康权、医疗权、自主权等基本权利等。

4. 积极化解纠纷 ①做好信访接待。要以热情、礼貌、信任的态度对待信访人员，并为下步工作打下基础。②妥善平息纷争。医方首先坚持冷静和理智，并劝阻患方的过激言行，待气氛缓和后再平心静气地进行协商。③尽快查明原委。在认真倾听患者主诉的基础上，对反映的问题进行细致深入调查，根据保存的医疗文书、诊治情况等证据，按程序进行严格的鉴定和认定。④探求解决办法。根据调查结果，按照国家相关医疗事故处理及民事纠纷处理的有关规定，公正合理、适度地提出解决办法。⑤努力达成共识。医患双方既要在法规允许的范围内争取自身的利益，也要换位思考，尽量做到在双方都能接受认可的处理结果。⑥依法维护权益。当协商无效时，医院也必须以法律法规为依据进行应对及维权；制止患方侵权，防止纠纷恶性发展。⑦加强与媒体沟通。加强和新闻媒体、有关部门及社会各界的沟通，能有效避免舆论的消极导向与不妥当的新闻炒作，正确通报事实真相，及时反馈处理信息。⑧做好后续工作。保证纠纷处理的有关协议与措施全面得到落实，在最短的时间内消除医疗纠纷的负面影响；并总结相关经验，为类似医疗纠纷的预防及处理打下基础。

（七）医护人员职业危害暴露处理

为了保护广大医务人员的工作安全，应该规范医疗操作，以减少可能造成的医源性感染。在有可能接触患者的血液或其他体液时，医务人员应该坚持采取必要的防护，避免直接接触。一旦发生了职业危害暴露，应该遵循以下的处理原则：

1. 暴露部分的处理 ①发现暴露后，无伤口皮肤用肥皂液和流动水冲洗，黏膜暴露，就用大量生理盐水对局部进行反复冲洗。②有伤口应该立即从伤口近心端向远心端轻轻挤压，尽量挤出血液，同时用流动清水冲洗伤口，并用 0.5% 碘伏消毒伤口，然后用防水敷料包扎。

2. 报告 ①发生职业暴露后，尽快落实紧急处理措施，以最快的方式上报给医院感染管理科。②报告内容包括损伤时间、地点、被何物损伤、伤口多大多深、现场处理措施、医疗处理措施、处理记录、用药记录等。③职业暴露后还需进行登记。

3. 评估 由处理职业暴露专业人员对职业暴露进行评估，包括暴露的种类、体液类型和暴露的体液量、暴露源的现状、暴露者的易感性等，并做出是否需要预防性用药的决定，及具体使用哪些药。

4. 实施职业暴露后预防性治疗 原则上最好在暴露后 1 ～ 2 小时之内开始。

5. 随访 无论暴露者是否进行预防性治疗，感染科都应对感染者进行血清随访。

6. 咨询和健康教育 需对暴露者提供心理咨询服务，并采取防护措施，防止播散。

（黎燕宁　汤　颖）

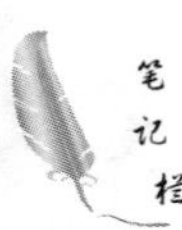

第二十七章 社区卫生服务

第二十七章 PPT

【案例 27-1】

小张从医学院毕业后，如愿以偿进入了当地县医院，成了一名令人羡慕的临床大夫，但医院要求新入职的医生去当地社区卫生服务中心工作半年。小张心中疑惑不解："我学的是临床医学，去服务中心干什么"？小张和同事一行 4 人来到距县城 20 公里的某社区卫生服务中心，其负责人带领大家参观院区后，告诉大家："明天我们在 ×× 村举办健康知识讲座，你们一起参加吧"。第二天一早，在卫生服务中心李医生带领下，大家来到村委会的会议室。令小张惊讶的是，会议室黑压压一片，里面已挤满当地居民，以老年人居多。李医生利用幻灯给大家讲解了高血压、糖尿病的饮食控制策略，演示了血压计和血糖仪的使用方法，并强调慢性病预防和管理胜于单纯药物治疗。演讲过程中，居民不时举手提问，气氛相当热烈。小张觉得这种形式很新鲜——临床医生不是在医院等待患者就诊？到社区开展这些活动是医生该做的吗？

【问题】

1. 临床医学专业毕业生，到社区卫生服务中心干什么？

2. 案例中描述了在社区开展高血压及糖尿病的饮食控制策略，并强调慢性病预防和管理胜于单纯药物治疗，居民不时举手提问，这些意味着什么？

3. 小张的提问"临床医生不是在医院等待患者就诊？到社区开展这些活动是医生该做的吗？"该怎么看待？

【案例 27-1 分析】

1. 社区卫生服务是卫生工作的重要组成，是实现人人享有初级卫生保健目标的基础环节。社区卫生服务的内容可以用"六位一体"进行解释，六位是指卫生部门通过一定的方法与途径向社区居民提供适宜的医疗、预防、保健、康复、健康教育、计划生育服务等卫生保健服务的过程，"一体"是指在社区卫生服务中心（站）为居民提供上述综合、连续的优质服务。

2. 该社区开展的高血压及糖尿病饮食控制健康知识讲座，体现了以家庭为单位、以健康为中心、以预防为主的人性化服务，贯彻了预防为主的思想。居民参加的人数之多及不时举手提问也反映了居民关心高血压及糖尿病的控制和预防。

3. 把临床医生单纯理解为只是到医院门诊等待患者就诊和治疗是错误的。实际上临床医生不但是在临床治疗患者，也应是贯彻预防医学思想、开展健康教育的主体；到社区开展健康教育，受众面广，在社区，不但针对患者人群、也会遇到亚临床患者、高危人群，在疾病的早期开展健康教育，贯彻预防医学的思想，早防、早诊、早治，人群健康受益更大，更有利于降低疾病负担。

社区卫生服务是医疗卫生事业发展的正确方向和必然趋势，1978 年在阿拉木图召开的国际初级卫生保健会议上就首次提出"社区化"原则，强调个人、家庭、社会和国家要联合起来建立持续的卫生保健网，发展以社区为基础的卫生保健体系，合理分配卫生资源，以适应整个社会的需求。以英国、美国为代表的发达国家先后建立起以全科医生、家庭医生为主体的社区卫生服务系统。在《阿拉木图初级卫生保健宣言》发布 40 年后，2018 年 10 月，世界各国协商一致通过了《阿斯塔纳宣言》，为实现全民健康覆盖指明了行动方向，进一步强调要建立可持续的初级卫生保健服务，增强个人和社区权能。

笔记栏

微课 27-1

第一节 社区卫生服务基本概念

一、社区的概念

> **知识点 27-1**
> 1. 社区的含义。
> 2. 社区卫生服务的含义。

社区（community），这一概念是 1881 年由德国社会学家 F. 滕尼斯（F. Tonnies）首创，他在《共同体与社会》一书中提到：社区由共同生活在一个区域的一群人组成，这些人关系密切、守望相助、防御疾病、富有人情味。社区是以家庭为单位的共同体，是血缘共同体和地缘共同体的结合。1933 年，社会学家费孝通等将此概念引入我国。

通常认为，社区是通过某种经济、文化、种族的社会凝聚力，使人们生活在一起的一种社会组织或团体。从结构上看，它是以地理和行政管理为依据明确划分的局部区域，如镇、村、居委会；在功能上是由一群具有强烈归属感、认同感、凝聚力、文化氛围的居民组成。社区构成的基本要素：①一定数量的人群；②一定范围的地理空间；③社区内的各种服务设施；④特定的精神、文化氛围或背景；⑤相应的管理机构和制度；⑥一定程度的归属感与社区认同。

二、社区卫生服务的概念

社区卫生服务（community health care，CHC；community health service，CHS），是社区建设的重要组成部分，是在政府领导、社区参与、上级卫生机构指导下，以基层卫生机构为主体，全科医师为骨干，运用全科医学、预防医学和康复医学理论，以初级卫生保健原则为指导，合理使用社区资源和适宜技术，以人的健康为中心、家庭为单位、社区为范围、需求为导向，以解决社区主要卫生问题、满足基本卫生服务需求为目的，融预防、医疗、保健、康复、健康教育、计划生育技术服务等功能为一体的，有效、经济、方便、综合、连续的基层卫生服务。

社区卫生服务面向整个社区，其服务对象为社区全体居民。根据健康特点，可将社区居民划分为五种类型：①健康人群，他们是社区卫生服务的主要对象；②亚健康人群，指那些未达到健康标准的人群，表现为一定时间内的活力降低、功能和适应能力减退的症状，但不符合现代医学有关疾病的临床或亚临床诊断标准；③高危人群，是指具有某些健康危害因素暴露的人群，其发病概率明显高于其他人群；④重点保健人群，指由于各种原因需要得到特殊保健的人群，如妇女、儿童、老年人等；⑤患病人群，主要由罹患各种疾病的患者组成。根据上述不同人群的特点和需求，有针对性地提供不同的社区卫生服务。

三、社区卫生服务的特点

社区卫生服务以公益性、主动性、广泛性、综合性、连续性、可及性等为特点，主要表现为以下方面。

（一）以健康为中心

> **知识点 27-2**
> 1. 社区卫生服务的特点。
> 2. 社区卫生服务的意义。

在我国，社区卫生服务机构不仅承担了基本医疗服务功能，还是基本公共卫生服务的主要执行者，其与居民健康关联最为紧密。社区卫生服务的对象包括社区中的所有成员，不论是患者、高危人群、重点保护人群还是健康人群。社区卫生服务不应仅仅停留在治疗疾病或者只关注高危人群方面，而应以人群健康为中心。以健康为中心开展卫生服务对广大社区卫生服务工作者提出了更高要求，和过去被动地接诊患者不同，“以健康为中心”要求卫生服务工作者要走出诊所，面向社区。根据具体情况为不同的人群提出合理建议，营造建设健康社区的氛围，预防疾病，引导康复治疗，提高生命质量。

笔记栏

（二）以需求为导向

做好社区卫生服务，需要充分利用临床医学、预防医学、社会医学、管理学和心理学等多学科的理论和技术，针对社区存在的主要健康问题，为社区群体和个体提供有效的卫生服务，使社区居民获得最大可能的健康。"以需求为导向"要求卫生服务工作者应用流行病学、卫生统计学等方法进行调查分析，经过社区诊断，识别和确定社区中的主要健康问题及常见危险因素，发现社区居民在医疗保健方面的突出需求，继而制订出社区卫生服务计划，充分利用和挖掘社区资源，根据需求提供社区卫生服务项目，适时对计划的实施过程和效果进行评估，最终实现改善人群健康，防治疾病、促进健康的目的。

（三）以家庭为单位

家庭是社区组成的最小单位，家庭成员间除了有着相似的遗传背景和社会经济地位外，他们的生活方式、日常习惯、环境暴露、饮食种类等往往也相似。此外，家庭成员之间存在着教养传递和强烈的互相影响。开展社区卫生服务时，可以家庭为单位进行调查，发现影响家庭健康的主要危险因素和共同危险因素，寻找突破口进行干预。以家庭为单位提供社区卫生服务较为经济有效，可以达到一人行为改变、全家受益的情况。

（四）以预防为主

社区卫生服务是广大人民群众接触的第一线卫生服务，在预防疾病方面有着得天独厚的条件。"预防为主"的工作方针可以从根本上应对我国现阶段"一些曾经得到控制的传染病死灰复燃，新发传染病不断涌现，慢性非传染性疾病负担快速上升"的现况。新中国建设初期，中国人民在"动员起来、讲究卫生"的号召下，开展以急性传染病、寄生虫病和地方病为主要防治对象的第一次卫生革命，有效控制了多种烈性传染病和寄生虫病，取得举世瞩目的成就。经过第一次卫生革命，我国居民的疾病谱、死因谱已发生根本变化，传染病发病率和死亡率快速下降。新时期卫生工作方针继续把预防为主确定为主要内容，这不仅是我国卫生工作宝贵经验的总结和继承，也是世界卫生和健康工作发展的潮流。

（五）人性化服务

社区卫生服务将服务对象视为完整的、有感情的社会人，而不是简单的患病生物个体，因此服务目标应在于促使居民获得全面长久的健康，在这一过程中，社区卫生服务工作者和居民就属于一个团队。健康是一种在身体上、精神上和社会适应方面的完满状态及良好的适应力，而不仅仅是没有疾病和衰弱。卫生工作者要以人为本，站在居民的角度去考虑其健康的三个维度。人性化的服务可以充分调动居民积极性，促使居民主动配合社区卫生服务工作者，改变不健康的行为，提高对干预措施的依从性，这样才能更好地获得健康。

（六）综合性服务

社区卫生服务中心集结了众多资源，是社区组织的核心单元。卫生服务工作者一方面要动员社区居民主动参与，另一方面还要帮助社区增强自身的健康促进和健康保护能力。因此，从服务性质上来说社区卫生服务是一个综合性的服务。就服务对象而言，囊括各种特征的人群，包含不同社会经济阶层，包罗不同的文化传统；就服务内容而言，包括基础医疗服务、基本公共卫生服务等；就服务方式而言，包括预防、诊断、治疗、康复等，即综合利用各类资源进行健康指导和帮助。

（七）连续性服务

社区卫生服务为居民提供全程服务，包括全生命周期的服务，即从计划生育、围生期保健、分娩、婴幼儿预防接种、儿童保健，一直持续到中老年慢性病随访管理、康复，直至临终关怀；还包括全疾病周期的服务，即从疾病发生前到疾病发生后提供不间断的三级预防、诊疗和康复指导，还提供力所能及的、适宜的医疗指导和紧急救护。

笔记栏

（八）协调性与团队合作式服务

社区卫生服务不仅停留在诊疗室或卫生服务中心（站），更要延伸到社区甚至居民家中，覆盖居民生活的方方面面，这些服务仅靠个人的力量是无法完成的。因此，社区卫生服务的顺利开展需要各科室（部门）的密切配合，也需要政府各部门的支持。居民对健康的需求不是一成不变的，这就需要社区卫生服务工作者根据当地居民的健康状况、疾病特点及个人的需求，集结各类资源，组建团队，确保可以提供高质量的咨询、诊疗、康复、预防服务。社区卫生服务的综合性很强，"六位一体"的每一"位"都包括大量工作，当团队人员不足时，服务质量就会受到影响。团队成员只有知识全面、结构合理、技能过硬，才能应对社区居民的考验。

（九）可及性服务

可及性包括三方面的内容，即地理上的可及性、价格上的可及性、心理距离上的可及性。地理上的可及是指合理设置卫生服务机构，让居民可以相对便利地及时获得医疗服务。价格上的可及性指合理制定服务价格，增加社会的健康公平性。心理距离上的可及性则与医疗服务提供方息息相关，因为社区卫生服务的顺利开展不仅依靠熟练的专业技术，还需要服务提供者和居民打成一片，居民只有从心底真正认可和信任，社区卫生服务工作才能更好地开展。

（十）首诊服务

社区卫生服务机构是居民们遇到健康问题第一个接触也是最常接触的卫生服务机构，是居民重要的首诊地，能够解决大部分基本健康问题。一些基层社区卫生服务机构不能解决的问题会安排转诊或会诊，经过大医院的处理，到了康复期时再转回社区。通过这种双向转诊，把大医院和社区卫生机构连接起来，彼此职责明确，老百姓的多数健康问题在家门口就可以得到解决。这种"守门人"的角色可以充分利用基层卫生服务资源，有效提高三级医院专科医生的诊疗效率。

四、社区卫生服务的意义

社区卫生服务是我国医疗卫生事业的重要组成部分，其存在和发展具有特殊意义，主要体现在以下几个方面：

（一）发展社区卫生服务是实现"人人享有初级卫生保健"的基础环节

虽然 1978 年的《阿拉木图宣言》为初级卫生保健奠定了基础，但过去 40 年来各地区的进展并不均衡。世界上至少有一半人口无法获得基本卫生服务，包括针对非传染性和传染性疾病、妇幼健康、精神卫生及性与生殖健康的卫生保健服务。

社区卫生服务立足基层，覆盖广泛，通过提供基本公共卫生服务和基本医疗服务，来满足人民群众日益增长的卫生服务需求。为群众就近诊治常见病、多发病、慢性病提供便利，在人民群众中开展健康教育和疾病预防，把大部分的健康问题解决在基层。有利于调整城市卫生服务体系的结构、功能和布局，提高效率，降低卫生成本。有利于落实初级卫生保健工作，实现"人人享有初级卫生保健"目标。

（二）发展社区卫生服务有利于满足人民群众日益增长的医疗服务需求

进入现代社会以来，我国人口数量增长，结构发生变化，现代生活方式也对疾病谱和健康产生影响，人们对于卫生服务的需求也随之发生变化。随着经济发展，居民收入增加，受教育水平和文明程度不断提高，卫生服务的需求也不断增加。社区卫生服务面向基层，覆盖面广，内容多样，方便快捷，防治结合，能够将医疗卫生保健措施落实到社区、家庭和个人，提高居民的健康水平，在很大程度上满足人民群众日益增长的卫生服务需求，是提高人民健康水平的重要保障。

（三）发展社区卫生服务有利于推进医疗卫生体制改革，是建立与社会主义市场经济体制相适应的城市卫生服务体系的重要基础

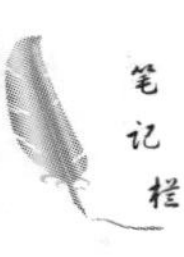

2009 年，我国颁布《关于深化医药卫生体制改革的意见》，提出了完善以社区卫生服务为基础

的新型城市医疗卫生服务体系。加快建设以社区卫生服务中心为主体的城市社区卫生服务网络，完善服务功能，以维护社区居民健康为中心，提供疾病预防控制等公共卫生服务、一般常见病及多发病的初级诊疗服务、慢性病管理和康复服务。转变社区卫生服务模式，不断提高服务水平，坚持主动服务、上门服务，逐步承担起居民健康“守门人”的职责。建立城市医院与社区卫生服务机构的分工协作机制。城市医院通过技术支持、人员培训等方式，带动社区卫生服务持续发展。同时，采取增强服务能力、降低收费标准、提高报销比例等综合措施，引导一般诊疗下沉到基层，逐步实现社区首诊、分级医疗和双向转诊。整合卫生资源，发展和完善社区卫生服务网络。由此可见，社区卫生服务是我国医疗卫生体制改革的重要组成部分，而且是基本突破口，是逐渐实现卫生服务均等化，使人人享有初级卫生保健的必然发展过程。

（四）发展社区卫生服务有利于优化医疗卫生资源的配置

由于城乡二元结构的存在，目前我国的大部分医疗卫生资源分布在大城市以及较大的医疗卫生机构，而真正急需的基层社区却获得较少的资源配置。开展社区卫生服务，能够有效引导医疗卫生资源从上层流向基层，满足基层人民群众的需求，优化卫生资源配置，使之趋向合理化。

（五）发展社区卫生服务是建立城镇职工基本医疗保险制度的要求

社区卫生服务可以为参保职工就近诊治一般常见病、多发病、慢性病提供便利，帮助参保职工合理利用卫生服务，通过健康教育和预防保健，增进职工健康，减少发病，促进康复，既保证基本医疗，又降低成本，符合“低水平、广覆盖”的原则，对职工基本医疗保险制度长期和稳定运行起到重要支撑作用。

（六）发展社区卫生服务有利于加强社会主义精神文明建设，促进社会和谐稳定

社区群众的身心健康影响其生活质量，而社区卫生服务通过多种形式为群众排忧解难，可以使卫生服务人员与居民建立起新型医患关系。积极开展社区卫生服务是为人民办好事、办实事的德政民心工程，充分体现了全心全意为人民服务的宗旨，有利于加强社会主义精神文明建设，密切党群干群关系，维护社会稳定与和谐，促进国家长治久安。大力发展社区卫生服务，构建以社区卫生服务为基础、社区卫生服务机构与医院和预防保健机构分工合理、协作密切的新型城市卫生服务体系，对于坚持预防为主、防治结合的方针，优化城市卫生服务结构，方便群众就医，减轻费用负担，建立和谐的医患关系，让民众享受公平、可及、系统、连续的预防、治疗、康复、保健等服务具有重要意义。

五、社区卫生服务的发展史

（一）国际社区卫生服务的发展

社区卫生服务的发展和预防接种、抗生素发明等一样，对人类健康具有重要影响。英国是社区卫生服务的发源地，其社区卫生服务的历史可追溯到19世纪40年代。当时英国霍乱流行严重，医务人员和卫生设施难以应付，政府相关部门开始强化社区卫生工作，建立社区医院。第二次世界大战时，英国的社区卫生服务主要为军人和民众提供免费医疗服务，第二次世界大战后逐步演化为社区卫生服务的基本框架。1945年英国《国家卫生服务法》首次提出“社区卫生服务”一词，随后其内涵不断扩充。20世纪50年代发展了精神病康复治疗项目，60年代增加了社区老年卫生服务，70年代服务范围扩大到孕产妇、儿童和残疾人等重点人群，80年代将预防保健服务从医院转移到社区，进一步拓展了社区卫生服务范围。英国社区卫生服务的发展和成功经验引起了其他国家的关注和效仿。

由于各国的历史和文化差异，社区卫生服务的形式和内容有所不同。英国、日本、加拿大、澳大利亚的社区卫生服务代表了世界先进水平；亚洲开展社区卫生服务较活跃的国家和地区有韩国、马来西亚、新加坡、印度及我国香港和台湾等；欧洲建立了全科医学师范学院和初级卫生保健研究发展中心；拉丁美洲一些国家相继开展了社区卫生服务和全科医生培训工作；阿根廷建立国际家庭医学培训中心；社区卫生服务在墨西哥、古巴等国的卫生体系中扮演着重要角色；南非、埃及、尼日利亚建立了全科医学专业；苏丹、也门、科威特、约旦等国设立了阿拉伯家庭医学委员会，开展

笔记栏

家庭医学培训。

20世纪70年代，世界卫生组织要求各国将社区卫生服务视作推进初级卫生保健的重要方法和途径。自此，社区卫生服务在全球迅速发展，形成了三种代表性模式：一是国家管理模式，以英国为代表，服务经费由国家提供，全民免费；二是国家计划管理、私人提供服务模式，以德国、澳大利亚、日本为代表，由私人诊所或医生与国家健康保险部签订合同，提供社区卫生服务，同时政府还开设一定数量的社区卫生服务中心来控制家庭医生的高利润；三是以私营为主体的经营模式，以美国为代表，社区卫生服务遵循市场原则。

（二）社区卫生服务模式

全球范围主要有以下三种社区卫生服务模式：

> **知识点 27-3**
> 常见的社区卫生服务模式有哪几种？

1. 计划调节式社区卫生服务模式 英国实行国家健康服务，1948年7月5日英国颁布实施《国民健康服务》，它是世界上第一个实行全民医疗保健的国家，旨在为全民提供免费医疗服务，这种体系被世界卫生组织认为是最好的健康服务体系之一。但这种模式也有缺点，如医务人员积极性不高、卫生系统效率低下、排队等候现象严重、医疗供给和需求不协调、医疗费用增加迅速等，给国家财政带来巨大压力。改进措施：提高患者自付比例；地方政府投资私立医院，形成与公立医院间的竞争；加强医院的自我管理，逐渐脱离政府管办的局面；制定医疗服务质量评定标准，使医疗质量与医务人员报酬成比例。

2. 市场调节式社区卫生服务模式 德国采用的就是市场调节式社区卫生服务模式，由家庭医生、医院、公共卫生服务体系等组成。家庭医生主要是私人执业医师，公共卫生服务体系主要负责公共卫生、疾病预防控制等。德国社会医疗保险制度覆盖超过95%的居民，卫生筹资形式多样，包括政府税收、法定医疗保险基金、养老保险、伤害保险和私人医疗保险。该模式的不足：由于通过第三方支付主要医疗费用，医生和患者缺乏成本意识，医生可能存在诱导患者需求的倾向，导致医疗成本增加；资源配置效率不高，不利于患者的护理、预防和康复。改进措施：控制药物使用、限制医生数量、改变服务支付和补偿形式、提高患者自我管理能力、加强门诊和住院服务、增加社区居民的权利和义务等。

3. 多元化社区卫生服务模式 美国的卫生服务体系由社区卫生服务和医院服务两部分组成，社区卫生服务主要由家庭医生负责，医院服务包括私立医院服务和公立医院服务。居民就医时一般先找家庭医生，如需住院则由家庭医生转诊到适合的医院。其缺点是市场化运作导致了双向转诊困难，社区的导向作用较弱。改进措施：严格转诊制度、增加医务人员数量等。

（三）我国社区卫生服务的发展历程

20世纪80年代以前，我国的社区卫生服务体现为城市红十字卫生站的卫生宣传工作和农村的“赤脚医生”服务。世界卫生组织和世界银行赞誉中国当时的合作医疗制度以最少的投入获得了最大的健康收益，是发展中国家解决卫生保障问题的范例。

1981年，中、美两国专家合作对上海市的卫生服务体系进行系统调研，由此拉开了我国社区卫生服务建设的序幕。1985年，卫生部组织完成了10个省28万农民的卫生服务抽样调查，搜集了大量农村卫生信息资料。1986年，组织开展了9省（市）9.6万名居民卫生服务抽样调查，对城市卫生资源、门诊工作等进行综合研究。

1996年12月，党中央、国务院在北京召开新中国成立以来的第一次全国卫生工作大会，发布了《关于卫生改革与发展的决定》，提出今后15年卫生工作的任务及改革发展目标，吹响了社区卫生服务发展的号角。《关于卫生改革与发展的决定》指出：“积极发展社区卫生服务，逐步形成功能合理、方便群众的卫生服务网络。基层卫生机构要以社区、家庭为服务对象，开展疾病预防、常见病与多发病的诊治、医疗与伤残康复、健康教育、计划生育技术服务和妇女儿童与老年人、残疾人保健等工作。要把社区医疗服务纳入职工医疗保险，建立双向转诊制度。有计划地分流医务人员和组织社会上的医务人员，在居民区开设卫生服务网点，并纳入社区卫生服务体系”。

笔记栏

1999 年 7 月，卫生部等十部委发布《关于发展城市社区卫生服务的若干意见》，提出发展社区卫生服务，要以邓小平理论为指导，坚持党的基本路线和基本方针，坚持新时期卫生工作方针，深化卫生改革，满足人民卫生服务需求，与经济社会发展相同步，构筑面向 21 世纪的、适应社会主义初级阶段国情和社会主义市场经济体制的现代化城市卫生服务体系。到 2000 年，基本完成社区卫生服务的试点和扩大试点工作，部分城市应基本建成社区卫生服务体系的框架；到 2005 年，各地基本建成社区卫生服务体系的框架，部分城市建成较为完善的社区卫生服务体系；到 2010 年，在全国范围内建成较为完善的社区卫生服务体系，成为卫生服务体系的重要组成部分，使城市居民能够享受到与经济社会发展水平相适应的卫生服务，提高人民健康水平。

2000 年 2 月国务院办公厅发布的《关于城镇医药卫生体制改革的指导意见》明确提出："建立健全社区卫生服务组织、综合医院和专科医院合理分工的医疗服务体系"。此后，卫生部等部委又相继制定了一系列法律法规，构建了社区卫生服务的管理制度，社区卫生服务走向规范化和科学化的轨道。

2006 年，《国务院关于发展城市社区卫生服务的指导意见》指出："社区卫生服务是城市卫生工作的重要组成部分，是实现人人享有初级卫生保健目标的基础环节。大力发展社区卫生服务，构建以社区卫生服务为基础、社区卫生服务机构与医院和预防保健机构分工合理、协作密切的新型城市卫生服务体系，对于坚持预防为主、防治结合的方针，优化城市卫生服务结构，方便群众就医，减轻费用负担，建立和谐医患关系，具有重要意义。"随后财政部、国家发展和改革委员会、卫生部联合发布了《关于城市社区卫生服务补助政策的意见》，明确政府对社区卫生服务的补助范围及内容，规范了政府补助方式。

2009 年，卫生部、财政部、国家人口和计划生育委员会联合印发《关于促进基本公共卫生服务逐步均等化的意见》，提出"通过实施国家基本公共卫生服务项目和重大公共卫生服务项目，明确政府责任，对城乡居民健康问题实施干预措施，减少主要健康危险因素，有效预防和控制主要传染病及慢性病，提高公共卫生服务和突发公共卫生事件应急处置能力，使城乡居民逐步享有均等化的基本公共卫生服务"。标志着国家基本公共卫生服务项目在我国正式启动。作为深化医药卫生体制改革的重要内容，我国的社区卫生服务进入了一个新的发展阶段。

2011 年 6 月，卫生部办公厅关于印发《社区卫生服务机构绩效考核办法（试行）》，考核内容包括①机构管理：包括机构环境、人力资源管理、财务资产管理、药品管理、文化建设、信息管理和服务模式等；②公共卫生服务：包括居民健康档案管理、健康教育、预防接种、妇女、儿童和老年人健康管理、高血压、2 型糖尿病和重性精神疾病患者管理、传染病和突发公共卫生事件报告和处理、卫生监督协管、计划生育技术指导等；③基本医疗服务：包括医疗工作效率、医疗质量、合理用药、医疗费用、康复服务等；④中医药服务：包括中医"治未病"、中医医疗服务；⑤满意度：包括服务对象和卫生技术人员满意度。社区卫生服务机构绩效考核采取日常考核与年终考核相结合、定性考核与定量考核相结合、内部考核与外部考核相结合、综合考核与专业考核相结合方式，通过现场查看、资料查阅、现场访谈与问卷调查等方法进行。

2015 年 11 月，国家卫生和计划生育委员会、国家中医药管理局出台《关于进一步规范社区卫生服务管理和提升服务质量的指导意见》（简称《指导意见》），要求规范社区卫生服务机构设置与管理、加强社区基本医疗和公共卫生服务能力建设、转变服务模式，大力推进基层签约服务。《指导意见》以满足群众健康服务需求为导向，以提升社区卫生服务能力、提升居民感受度和服务质量为重点，提出了 4 个方面 17 条具体措施。一是规范社区卫生服务机构设置与管理，包括健全社区卫生服务机构网络、发挥社会力量办医作用、规范全科医生执业注册、改善社区卫生服务环境；二是加强社区卫生服务能力建设，包括提升社区医疗服务能力、加强与公立医院上下联动、落实公共卫生服务、发展中医药服务、加强人才队伍建设；三是转变服务模式，大力推进全科医生签约服务，包括加强签约医生团队建设、推行基层签约服务、开展便民服务、做好流动人口社区卫生服务、延伸社区卫生服务功能；四是加强社区卫生服务保障与监督管理，包括保障医疗质量安全、加强信息技术保障、加强政策支持和绩效考核。

2015 年 12 月，国家卫生和计划生育委员会、国家中医药管理局联合启动社区卫生服务提升工程，目标是到 2020 年社区卫生服务机构环境得到明显改善，服务功能得到完善，服务质量大幅提升；

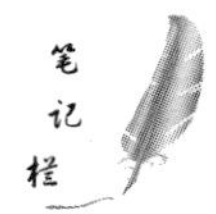

辖区居民普遍与全科医生团队建立稳定的服务关系，居民首诊在社区的比例、社区卫生服务利用率、社区门急诊人次占比均有明显提高；居民通过社区卫生服务机构能够获得安全、有效、经济、方便、综合、连续的公共卫生和基本医疗服务。

第二节　社区卫生服务的基本原则与内容

社区卫生服务应当坚持为人民健康服务的方向，将发展社区卫生服务作为深化城市医疗卫生体制改革，有效解决居民看病难、看病贵等问题的重要举措，作为构建新型城市卫生服务体系的基础，着力推进体制和机制创新，为居民提供安全、有效、便捷、经济的公共卫生服务和基本医疗服务。

一、社区卫生服务的基本原则

知识点 27-4

1. 社区卫生服务的基本原则。
2. 社区卫生服务“六位一体”的含义。

发展社区卫生服务应遵循以下原则：①坚持社区卫生服务的公益性质，注重卫生服务的公平、效率和可及性；②坚持政府主导，鼓励社会参与，多渠道发展社区卫生服务；③坚持实行区域卫生规划，立足于调整现有卫生资源、辅以改建、扩建和新建卫生机构，健全社区卫生服务网络；④坚持公共卫生和基本医疗并重，中西医并重，防治结合；⑤坚持以地方为主，因地制宜，探索创新，积极推进。

微课 27-2

二、社区卫生服务的内容

社区卫生服务是卫生工作的重要组成，是实现人人享有初级卫生保健目标的基础环节。社区卫生服务的内容可以用“六位一体”进行总结，“六位”是指卫生部门通过一定的方法与途径向社区居民提供适宜的预防服务、社区医疗、保健、康复、健康教育、计划生育技术服务等卫生保健服务的过程，“一体”是指在社区卫生服务中心（站）为居民提供上述综合、连续的优质服务。

（一）预防服务

预防疾病是社区卫生服务的中心工作之一，包括传染病预防、非传染病预防和突发事件预防等。传染病预防服务主要包括疫情报告、疫源地处理、易感接触者管理、预防接种等。慢性病预防服务主要包括筛检、患者管理、社区干预、社区卫生调查、社区诊断、计划制订、实施及评价、公共卫生指导与服务。此外还有针对突发事件的预防。在社区居民的疾病预防工作中，要以全科医生为骨干，与公共卫生医师、社区护士等团队成员相互配合，协作完成。要以“预防为主”的思想为指导，坚持三级预防策略，注重群体预防与个体预防相结合，结合社区特点，因地制宜开展预防服务。

（二）社区医疗

针对常见病、多发病以及诊断明确的慢性病进行治疗、提供适时转诊服务是社区卫生服务的重要工作内容。应突出全科医学的特点，以人为中心，以家庭为单位，以社区为范围，综合发现和诊断居民疾病与其他健康问题。重视医疗服务质量，积极开展院前急救，做好健康档案的建立、使用和管理，建立医患合同签约、执行和检查工作，提供方便、及时、持续、综合性的医疗服务，促进社区卫生服务可持续发展。

（三）保健

保护居民健康是社区卫生服务的重要目的。在充分发掘和利用社区现有资源、突出社区特点、满足居民需求的基础上，将社区人群（包括健康人和患者）的卫生需求回归到群体，将个体的需求和健康问题与其所生活的家庭、社区和社会联系起来去认识、分析和处理。通过社区保健服务可以增强人们的保健意识，提高自我保健能力，纠正不良的卫生习惯和行为生活方式，提高社区文明程度，提高健康素养，达到预防疾病、促进健康的目的。社区保健服务既有针对一般人群的，也有针对特定群体的。

笔记栏

（四）康复

1976年，世界卫生组织提出社区康复的服务形式，即在社区层次上采取的康复措施，这些措施是利用和依靠社区人力资源而进行的，包括依靠有残损、残疾、残障的人员本身以及他们的家庭和社会，这一形式很快被多个国家、地区接受。1994年，联合国教科文组织、世界卫生组织、国际劳工组织联合发表了一份关于社区康复的意见书，认为社区康复是属于社区发展范畴的一项战略性计划，目的是促进所有残疾人得到康复，享受均等的机会，成为平等的社会成员。

社区康复主要针对病、伤、残者心身功能的恢复，以功能锻炼和调适、全面康复、重返社会、改善生活质量为原则和目标。社区康复是社区建设的重要组成部分，其优点是费用低、服务面广、简便易行，是实现人人享受康复服务目标的最好形式。主要缺点是设备和技术力量不如专业康复，难以解决复杂的问题，因此需要与专业康复密切配合。各地区在开展社区康复工作中，必须因地制宜，多部门协作，采用适宜技术，以较少的人力、物力、财力，获得较大的服务效益。

（五）健康教育

社区健康教育是指以社区为范围，以社区人群为对象，以促进居民健康为目标，有组织、有计划、有评价的健康教育活动。健康教育是社区卫生服务的灵魂，占有十分重要的地位。主要包括个人健康行为教育、家庭健康教育、保健知识教育、社区常见病防治知识教育和社会卫生公德与卫生法规教育等。

开展社区健康教育可以使社区卫生工作者更加贴近居民日常生活，有助于建立和谐友好、合作互信的关系，同时，也可以使社区卫生工作者更加了解社区，为顺利开展卫生服务工作奠定基础。与人们对健康的高需求相对的是低水平的健康知识知晓率和健康行为形成率，特别是在贫困、边远的农村地区这种现象更为严重。在此形势下，健康教育作为普及健康知识、倡导健康文明生活方式的重要途径，其作用日益突出，成为促进社区居民健康的重要手段。

（六）计划生育技术服务

计划生育技术服务包括计划生育技术指导、咨询以及与计划生育有关的临床医疗服务。计划生育技术指导和咨询包括生殖健康科普宣传、教育、咨询；提供避孕药具及相关的指导、咨询、随访；对已经施行避孕、节育手术和输卵（精）管复通手术的，提供相关的咨询、随访等。对社区育龄人群的计划生育和优生优育优教进行指导在我国开放二孩政策之后显得尤为重要。

“六位一体”是社区卫生服务的核心内容和基本特征，上述六项基本内容不是孤立的，而是相互联系、有机结合的。针对同一社区人群或个体，社区卫生服务所提供的是一种包括上述六项内容在内的综合性、连续性、整体性、协调性的服务，提供的是一种全科医疗式卫生服务，切忌将上述内容割裂开来，回到专科医疗的方式上去。

三、社区卫生服务的组织与管理

（一）社区卫生服务组织

> **知识点 27-5**
> 1. 我国的社区卫生服务组织网络格局。
> 2. 社区卫生服务中心和社区卫生服务站。

社区卫生服务组织是为了有效完成任务，实现提高社区居民健康水平的目标，按照卫生事业发展的要求和责任、权利及职能分工而形成的有机集合，如社区卫生服务中心、社区卫生服务站等，社区卫生服务工作的最大特点就是团队合作。

我国政府对社区卫生服务的组织工作较为重视，以“政府领导，卫生主管，部门协调，社区参与”为原则，形成了社区卫生服务组织网络格局，为社区卫生服务的可持续发展奠定了良好基础。目前，社区卫生服务机构可分：①提供综合性服务的社区卫生服务中心或社区卫生服务站；②提供专项服务的老年健康服务机构、康复服务机构和精神卫生服务机构。

社区卫生服务中心是社区卫生服务体系的主体，原则上5万左右居民设立一个中心。中心可以

笔记栏

由原先的医疗机构改建或组建而成，负责社区诊断，制订卫生服务计划；治疗常见病、多发病，做好分级转诊；对社区卫生服务站进行指导；开展健康教育，进行健康检查；负责辖区内计划免疫和传染病防治工作；开展慢性病防治和社区干预等。

社区卫生服务站是社区卫生服务中心的延伸和补充，设立的初衷是方便居民，提高社区卫生服务的可及性。通常每1万～2万居民设立一个卫生服务站，力争做到居民步行5～10分钟可到达。其条件和人员配备通常弱于社区卫生服务中心，有时无法全面满足“六位一体”的工作要求。管理方式上有一体化管理也有上下级从属管理。主要任务包括建立居民健康档案；做好常见病、多发病的第一级诊疗工作；开展健康教育，提高居民自我保健能力；开展妇幼保健与计划生育工作；以传染病、地方病和寄生虫病为重点的防病工作；开展有关卫生信息的记录、统计和上报工作；根据规定参与医疗保健制度的管理等。

一些提供专项服务的社区卫生服务机构（如老年健康服务机构）主要任务有开展老年病防治、提供必要的生活照料、健康教育、临终关怀等。这些机构可以有效减轻家庭的负担，分流综合性医院的慢性病患者，降低平均住院日，提高有限资源的使用效率，不失为应对社会老龄化的有效手段。

（二）社区卫生服务组织管理

社区卫生服务组织管理是指通过建立组织机构，确定职务或职位，明确责权关系，使组织中的成员互相协作、共同劳动，有效实现组织目标的过程。社区卫生服务组织管理的对象是社区卫生服务的机构、组织或团队，核心是人，所以加强社区卫生服务队伍建设是社区卫生服务组织管理的根本保障。组织管理的目的是规范、明确组织职能、基本条件、人员数量及结构、服务内容、质量标准等管理原则，使各级各类服务机构和组织有章可循。让人们明确组织有什么样的工作（目标任务），基本要求或条件（知识、态度、能力），岗位职责，权利与义务，效益，以及与组织结构中上下左右的关系如何，避免职责不清造成执行障碍。

我国的社区卫生服务管理模式是政府主导、行业监管、社会参与。社区卫生服务是政府履行社会管理和公共服务职能的重要内容，因此政府对社区卫生服务起领导作用。卫生行政部门建立民主监督制度，对社区卫生服务机构实施日常考核、监督、信息公示和奖惩。定期收集社区居民的意见和建议，将居民满意度作为考核业绩的重要标准。发挥行业组织作用，建立社区卫生服务机构评审制度，加强服务质量建设。

（三）社区卫生服务组织的运行机制

> **知识点 27-6**
> 1. 我国社区卫生服务组织运行机制的内容和形式。
> 2. 双向转诊制。
> 3. 国家基本公共卫生服务。

社区卫生服务组织的运行机制是由一系列管理机制、制度和规范共同构成的完整体系，包括外部环境条件和内部运行机制。外部环境条件是指社区卫生服务组织正常运行所需要的经济环境、政策环境等社会条件；内部运行机制则指经济运行和补偿制度、人事制度、分配制度等。社区卫生服务组织的运行机制是社区卫生服务组织生存和发展的内在运行方式，它引导和制约社区卫生服务组织决策以及与人、财、物相关的基本准则及制度，决定组织经营行为。

我国社区卫生服务组织运行机制的形式：①收支两条线。规范收支管理，实行收支两条线，切断药品、检查等收入与医务人员个人分配所得的直接关系；加强成本核算，降低运行成本，减少不合理用药、检查和治疗，逐步推进全面预算管理；完善补偿机制，明确财政补助方式，确保基本补助水平，明确医疗服务定价原则和调价机制。在适当控制医药费用总量增长幅度、降低药品费用和大型医疗仪器设备检查治疗价格的基础上，提高体现医务人员技术价值的医疗服务价格。②医保预付制。围绕综合改革，实行医保总额预付。坚持以收定支、保障基本的原则，科学确定医保费用预付额度，医保总额与社区卫生服务机构服务量的合理增减相匹配。逐步完善细化医保契约化管理，加强以服务质量、医疗费用等为主要内容的医保监控管理。③分配激励机制。建立新型医疗卫生服务考核评估制度，采用以服务数量、质量和群众满意度为核心的绩效考核办法。职工收入与医疗机构经济效益和科室经济效益脱钩，合理确定社区卫生服务机构职工收入的可分配总量，健全职工收

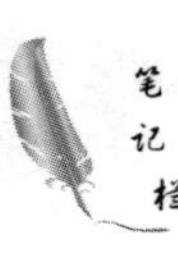
笔记栏

入的合理增长机制。④考核监督机制。强化行业监管和质量控制，严格社区卫生服务准入管理。加强对医疗检查、治疗、用药的日常监管和监督执法。加强社区卫生服务中心药品和医用器械的质量监管，规范采购行为。发挥社会舆论的作用，形成良好的外部监督机制。⑤双向转诊制。社区卫生服务机构与区域大中型综合医院、专科医院签订协议，小病在社区卫生服务机构治疗，大病转向二级以上的大医院，而在大医院确诊后的慢性病治疗和手术后的康复则可转至社区卫生服务机构。按照“小病在社区、大病在医院、康复回社区”的原则，对口协作，提高社区卫生服务机构对常见病、多发病的诊疗水平和对慢性疾病的协作管理能力。

四、国家基本公共卫生服务

2009 年，中共中央、国务院发布《关于深化医药卫生体制改革的意见》，提出国家制定基本公共卫生服务项目，逐步向城乡居民统一提供疾病预防控制、妇幼保健、健康教育等基本公共卫生服务。卫生部在总结各地实施基本公共卫生服务项目经验的基础上，组织制定了《国家基本公共卫生服务规范（2009 年版）》，该《规范》分为 10 个类别，即：城乡居民健康档案管理、健康教育、0 ～ 36 个月儿童健康管理、孕产妇健康管理、老年人健康管理、预防接种、传染病报告和处理、高血压患者健康管理、2 型糖尿病患者健康管理、重性精神疾病患者管理。

2011 年，卫生部在《国家基本公共卫生服务规范（2009 年版）》基础上，对服务规范内容进行修订和完善，形成了《国家基本公共卫生服务规范（2011 年版）》，包括 11 项内容，即：城乡居民健康档案管理、健康教育、预防接种、0 ～ 6 岁儿童健康管理、孕产妇健康管理、老年人健康管理、高血压患者健康管理、2 型糖尿病患者健康管理、重性精神疾病患者管理、传染病及突发公共卫生事件报告和处理及卫生监督协管服务规范。

2017 年，国家卫生和计划生育委员会组织专家对规范内容进行了修订和完善，形成了《国家基本公共卫生服务规范(第三版)》，包括 12 项内容，即：居民健康档案管理、健康教育、预防接种、0 ～ 6 岁儿童健康管理、孕产妇健康管理、老年人健康管理、慢性病患者健康管理（包括高血压患者健康管理和 2 型糖尿病患者健康管理）、严重精神障碍患者管理、肺结核患者健康管理、中医药健康管理、传染病及突发公共卫生事件报告和处理、卫生计生监督协管。

第三节 社区卫生服务计划

微课 27-3

计划（plan）是指人们为了达到一定目的，对未来活动所做的部署和安排。计划是管理工作的一项重要内容，任何工作都要有计划。计划在前，行动在后。计划是指挥的依据，是控制的标准；计划可以确保目标明确、工作有序、各司其职，是提高效率、减少浪费的有效方法。为了使社区卫生服务各项活动能够有目的地协调进行，必须制订严密、统一的社区卫生服务计划。

一、社区卫生服务计划的概念

社区卫生服务计划（plan of community health service），是指为了提高居民健康水平，根据社区健康问题和实际情况，通过科学预测，系统分析社区居民健康需求和满足健康需求的可能性，提出在未来一定时期内要达到的目标及实施策略，对未来一定时期的社区卫生服务工作进行统筹安排，包括社区卫生服务工作的目标和指导思想，以及实现这些目标的策略和方法。

> **知识点 27-7**
> 1. 社区卫生服务计划的概念和类别。
> 2. 社区卫生服务计划的编制步骤。
> 3. 社区卫生服务评价的内容。

二、社区卫生服务计划的类别

按实施时间划分可以分为长期计划、中期计划和短期计划；按计划大小可以分为综合社区卫生服务计划和局部社区卫生服务计划；按计划性质可以分为战略性计划和战术性计划；按主题内容可以分为全科医疗计划、预防保健计划、健康教育和健康促进计划、科学研究计划、基本建设计划、人才培养计划等。

笔记栏

三、制订社区卫生服务计划的意义

1. 制订社区卫生服务计划，可以使各部门有统一的社区卫生服务目标，相互协作，共同为实现目标而奋斗。

2. 制订社区卫生服务计划，可以预测居民的需求和风险，明确措施，降低社区卫生服务工作的不确定性和盲目性，使工作有条不紊地开展。

3. 制订社区卫生服务计划，有利于开展管理工作，使得各项工作有参考标准、考核依据，做到有的放矢，部门间协调一致。

4. 社区卫生服务计划具有定向、定量和尺度的作用，提供了科学的判断准则，有利于对社区卫生服务工作进行监督和评价。

四、制订社区卫生服务计划的原则

制订社区卫生服务计划需要遵循以下原则：明确目标，以提高人民健康水平为中心；坚持预防为主、防治结合的方针；立足于社区水平，充分利用社区资源，从实际出发，实事求是，因地制宜，量力而行；动员社区居民参与，体现人民意愿，满足人民需求，符合人民利益，保证重点人群收益，体现社会公平；依靠科技，选择符合社区特点和能力的适宜技术，讲究实用性；制订计划时，要明确各项活动间的关系，促进多部门协作，统筹安排，协调发展；立足现在，着眼未来，促进可持续发展。

五、社区卫生服务计划的编制

社区卫生服务计划的编制一般分为以下步骤。

（一）形势分析

形势分析（situation analysis）的目的在于探讨健康需求、影响因素及变化的趋势；总结社区卫生事业工作的经验和不足。形势分析是制定发展目标、指标、选择策略和措施的基础，围绕着可能对社区居民健康有影响的各种因素，从宏观的角度去确定健康问题优先领域，并分析造成这些问题的原因。形势分析的内容一般包括社区经济形势；人口形势；卫生资源形势；卫生工作形势；健康需求形势等。在此基础上，提出社区卫生问题。形势分析时要充分考虑可控因素与不可控因素。

（二）确立目标

应围绕重点卫生问题确定目标，包括使命、目的、对象、指标和时限。目标应注意方向明确、总目标和分目标结合；能够量化的目标应量化，以保证目标的科学性；正确划定目标的时间跨度，分段实施。有学者建议使用 SMART 原则来设计目标，SMART 由下列 5 个英文单词的首字母缩写所组成：S：明确的（specific）；M：可衡量的（measurable）；A：能达到的（attainable）；R：相关的（relevant）和 T：有期限的（time-bound）。

（三）选择方案

方案的选择应该根据目标和社区形势分析的结果量体裁衣。定性分析可以为选择方案提供质量指标，定量分析可以为选择方案提供数量指标。根据研究问题的复杂程度采用不同的分析方法来确定方案。简单的项目可以采用投入 - 产出分析、成本 - 效果分析、成本 - 效益分析和功能分析等方法得出初步结论。复杂的项目往往需要利用模型来模拟，然后对各种方案进行比较。

（四）拟定实现计划目标的责任者和各项保证措施

社区卫生服务计划的实施不仅要依靠卫生部门，还需要联合其他部门共同行动。所以需要针对方案来进一步细化任务，责任到人，分工明确。为保证完成各项计划目标和任务，还要合理配置和投入相应资源，落实各项保证措施。

（五）监测计划的实施过程

监测是对计划实施过程的各个环节进行的监督、测量，是评估计划实施质量必不可少的工作。通过监测，发现计划实施中存在的问题，及时调整实施方法或方案，调整人员安排，以确保计划保质保量完成。

（六）评价计划实施情况

计划在实施过程中因环境变化或发现部分内容不合理时，评价计划是否继续执行，分析需要修改哪些计划，以便及时进行调整。

六、社区卫生服务计划的实施

（一）计划实施的组织落实

实施计划的组织涉及领导机构、执行机构及工作人员。社区卫生服务计划的实施可以用行政的方法，即通过行政组织系统下达，也可以用经济手段来下达目标任务及质量要求，还可以动员和利用社区力量支持计划的实施。

（二）工作人员的培训

社区卫生工作人员的认知水平、能力与技术直接决定实施社区卫生服务计划的质量。因此，对参与计划实施的各级各类人员进行具体的、有针对性的培训，是保证计划实施质量的重要环节。培训必须具有针对性，对计划的实施者分别进行培训。根据活动的性质、内容和要求的不同，采用不同的培训方法，一般有课堂培训和实践培训两种方式，而且往往是两者相结合。

（三）资金和设备支持

除了人力资源，社区卫生服务计划的顺利实施离不开相应的财力和物力支持。在投入的过程中，应注重社会效益和经济效益，力争以最小的投入获得最大的产出，避免低水平重复和卫生资源的浪费。

（四）收集相关的信息资源

在社区卫生服务计划实施过程中，必须注重相关信息和资料的收集，这些信息和资料既是社区卫生服务成果的反映，也提供了评价依据。总体而言，信息资料包括：人口学特征、人群健康状况、社区环境、卫生资源、卫生服务等。

（五）制订计划进度安排

任何一项计划都应有明确的时间进度要求，这样才能保证计划按时完成，在每个关键的时间节点进行目标达成度检查。

（六）实施社区卫生服务计划的监督指导

监督指导是保质保量实施社区卫生服务计划的关键环节，可以及时发现不足，纠正偏差，为实现预期目标打下基础。除了依据卫生问题、目标、策略及干预措施等进行监督，还应对时间进度、资源利用情况等进行监督与指导。

七、社区卫生服务的评价

（一）社区卫生服务评价的基本概念

社区卫生服务评价是以社区卫生计划为标准，对计划实施后的成效和经验进行总结，找出问题，改进和提高社区卫生服务工作，判断预期目标取得进展的数量和价值的系统工程。社区卫生服务评价贯穿于计划及实施的全过程，是社区卫生服务管理的重要环节，是保证计划顺利实施的重要手段。

（二）社区卫生服务评价的内容

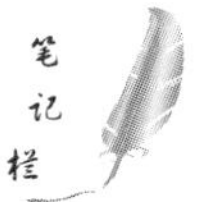

1. 恰当性评价 评价所要解决的社区主要卫生问题是否恰当，包括以下几个方面：①主要卫

生问题的发生率是多少？是否高发？主要原因是什么？②主要卫生问题的严重性如何？是否高死亡率、高病死率、高残疾率？是否引起重大疾病负担？是否严重影响人群的生命质量？③涉及的负面社会影响，包括带来的政治、经济等方面的不利影响；④社区卫生主要问题的分布；⑤社区卫生资源的可及性。

2. 适宜度评价 即评价社区卫生服务计划目标与实施方案的一致性及可行性，重点包括：①计划是否与现行的方针、政策和任务相适应？是否符合国家及本地区的经济社会发展状况及趋势？②计划所提出的主要问题及目标与社区居民的客观需要是否一致？③提供的资源能否满足计划实施的需要？

3. 计划进度评价 在计划开始实施到总结评价之前进行，目的在于保证计划能按预定的目标、时间进行。要关注时间、活动及所消耗的资源是否合理，同时对影响计划实施的因素进行分析。及时发现问题并反馈给决策者，以保证社区卫生服务项目计划的顺利实施。必要时，应对计划进行调整。

4. 结果评价 以计划实施所产生的结果为基础，但并不仅局限于结果，有时还要结合投入进行成本－效果、成本－效益、成本－效率评价。

（三）社区卫生服务评价的程序

社区卫生服务评价的基本程序一般包括以下几个步骤。

1. 制订评价计划 明确评价目标、评价对象、评价方法、评价时间、评价计划的执行者等。

2. 确立评价标准 评价标准应能够反映目标，包括总目标和具体目标。

3. 建立组织并培训人员 评价组织可以和制订计划的组织相结合，也可单独建立，包括领导小组、技术小组和实施小组。根据评价主题和范围，几个小组既可合为一体，也可分开成立。在评价实施前要对评价工作的参与者进行必要的培训，要求所有参与者熟悉评价方案，包括目的、对象、方法等，用统一的标准实施评价，保证评价质量。

4. 实施评价 就是用评价标准对计划的实施效果进行衡量的过程，其关键是获得及时、准确、可靠的信息，没有信息就没有评价工作。

5. 分析评价资料 核对和整理调查资料，进行分析、判断、推理，得出具有规律性的结论。分析结果产生后，需要进一步进行评价。评价侧重于比较，有比较才有鉴别。比较能够有助于评估工作进展，找出问题，分析原因，进而提出解决办法。

6. 报告结果 表明社区卫生服务按计划已取得的成绩，确定现实与目标的差距，从进展、问题和尚未实现的目标等方面为政府和社区提供信息。

（四）社区卫生服务评价的方法

社区卫生服务的评价方法很多，归纳起来主要有以下几种：

1. 比较项目计划实施前后的差异 这是一种简单、实用、费用低廉的评价方法，适用于实施周期较短、范围较窄的项目计划，如社区计划免疫接种实施效果的比较。

2. 时间趋势预测分析 这一方法是在实施某项卫生服务计划的社区，通过计划前的预测值与项目执行后的实际值进行对比，以确定服务效果。这种评价方法不仅与时间有关，而且与人口变动有关，适用于计划期内有长期变化趋势的卫生服务指标，如婴儿死亡率、孕产妇死亡率等。

3. 实施与未实施项目计划社区的比较 对类似的社区或人群用同一个评价指标体系进行比较，其中一个实施项目计划，另一个没有实施项目计划，这种方法可广泛用于社区卫生服务项目评价及计划评价。

4. 对照实验法 选择两组或多组类似的社区（人群），采用随机分组，分别实施和不实施社区卫生服务项目计划，然后进行比较，评价计划成效。这种方法较多应用于临床研究和卫生服务项目评价，特别适用于慢性病防治、健康促进等项目。

5. 项目计划与实际成绩比较法 将项目计划实施前设计的具体目标与项目计划实施后的实际成绩比较。这种方法广泛应用于社区卫生服务项目计划的评价。

6. 卫生经济评价方法 从卫生资源的投入和产出两个方面，即成本与结果两个方面对卫生服务计划的实施进行比较、分析和评价，包括成本－效果分析、成本－效益分析、成本－效用分析等。

笔记栏

（张思懋 王建明）

第二十八章　健康保险与医疗卫生费用控制

第二十八章 PPT

【案例 28-1】

某市自 2000 年 1 月开始实施城镇职工基本医疗保险制度，实施按项目付费方式，医疗费用急速增加，医保基金出现赤字。为此，该市医保中心积极探索医保支付方式改革，2003 年 6 月实施总额控制下的按病种付费方式改革，即在控制付费总量下，创新按病种付费模式，有效控制了定点医疗机构不规范医疗行为和不合理医疗费用支出，取得了较好的成效。具体表现：①实施总额控制下的按病种付费方式改革以来，该市实现医保基金的收支平衡，医保基金运行良好。②个人负担得到有效缓解，参保患者利益得到有效保障。此外，有效防止定点医院转嫁医疗费用，人均医疗费用下降明显。③医疗费用不合理支出得到有效控制。一是年人均费用和人均住院医疗费用均出现负增长趋势；二是住院天数也略有下降。

【问题】

1. 为什么要实行总量控制？
2. 总量控制下按病种支付如何操作？其对不合理医疗费用支出的作用机制如何？
3. 总量控制下的按病种支付存在什么问题？

【案例 28-1 分析】

1. 总量控制也称总额控制，主要是根据预算年度的基金总量，从参编人员构成、年度统筹基金总量来测算定点医疗机构的年度可分配总量，以实现“收支平衡、略有结余”的医疗保险基金管理的目的和要求。

2. 总量控制下按病种支付的操作流程：一是病种分值的确定，即根据历史病种及费用情况，选出厂家病种，并根据病种实际平均费用初步确定病种分值，经专家论证和征求定点医院反馈意见后确定病种分值。

对不合理医疗费用支出的作用机制：以病种结算为基础，按病种之间的消费比例确定分值，实现总量控制和按病种付费的优势互补。

3. 总量控制下的按病种支付存在问题：一是定点医院降低入院标准，如轻病重治、小病大养等问题；二是分解住院，特别是难以治愈又容易付费的病种，如某些特殊疾病（精神病、传染病等）；三是推诿患者，如推诿危重患者的问题。

第一节　健康保险概述

一、健康保险的概念及其内涵

微课 28-1

知识点 28-1

1. 健康保险的定义。
2. 健康保险的特征。

健康保险（health insurance）是以被保险人的身体为保险标的，在被保险人发生疾病或意外事故，而且导致伤害和损失时获得经济补偿的一种人身保险业务。其主要业务种类：医疗保险、疾病保险、以约定疾病为给付保险金条件的保险和收入补偿保险等，是对未来发生的疾病等健康风险的一种制度保障，具有保险保障、资金融通、社会管理等功能。

健康保险起源于 1883 年德国“俾斯麦”政府时期的国家强制健康保险制度（mandatory health insurance systems），是运用保险手段应对健康风险的管理工具，能够有效地规避或转嫁因疾病或意外事故造成的医疗费用风险（或收入损失风险），这是与传统的个人自我保险的主要区别。

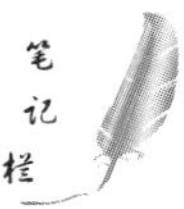

二、健康保险的特征

（一）互助性

健康保险的经济互助关系具体体现在：保险人运用大数法则，将其筹措的保险基金给付给发生健康风险的投保人或被保险人。

（二）法律性

健康保险是以合同的形式明确保险人和被保险人或投保人的权利和义务，并受法律保障。

（三）经济性

健康保险采用货币支付形式进行保险补偿或给付，因而具有经济保障性，社会经济发展对其影响较大。

（四）商品性

商业健康保险是一种对价的交换，因此具有商品经济的属性。

（五）科学性

健康保险的主要技术难点是保险费率的厘定等，其科学基础为概率论和大数法则。

三、健康保险的分类

健康保险主要包括社会医疗保险和商业健康保险两大类别。

（一）社会医疗保险

知识点 28-2

1. 健康保险的分类。
2. 社会医疗保险的定义。
3. 商业健康保险的定义。
4. 社会医疗保险和商业健康保险的区别与联系。

社会医疗保险（social medical insurance），亦称政府医疗保险（social/government health insurance），是由国家立法强制开展的医疗保险制度，即政府为参保人员提供基本医疗保障，其特点：强制性、基础性和筹资来源可靠性等，其目的是达到人人享有公平的健康权利。我国社会医疗保险由国家、单位和个人共同筹资、由专门的医疗保险机构进行组织和管理，在医疗保障体系中居于主导地位。

（二）商业健康保险

商业健康保险（commercial health insurance）是一种保险制度，是指投保人与商业机构签订保险合同，通过合同规范约定保险事故范畴，保险机构负责给付在保险期限内的发生上述约定保险事故的保险金或提供相应服务的一种保险制度，其主要特点：一是自愿参保；二是经营自主；三是产品多样；四是保障水平多层次。资金主要来源于雇主或参保人，主要险种为疾病、失能保险、长期护理保险及医疗责任保险等。

（三）社会医疗保险和商业健康保险的区别与联系

1. 区别 主要体现在目标定位、经营行为、保险原则、保障范围和保障水平等五个方面（表28-1）。

2. 联系 社会医疗保险和商业健康保险是目前大多数国家医疗保障体系中的重要组成部分。根据筹资方式，社会医疗保险和商业健康保险的关系大致分为三种类型：一是以市场为主导的医疗保障体系，如美国；二是以政府为主导的医疗保障体系，如英国；三是以社会医疗保险为主的医疗保障制度，如德国。在我国，基本医疗保障制度是主体，此外还包括商业健康保险和补充保险，多层次的医疗保障体系已基本形成。

笔记栏

表 28-1　社会医疗保险和商业健康保险的区别

保险名称	目标定位	经营行为	筹资来源	保险原则	保障范围	保障水平
社会医疗保险	以为人民提供基本医疗保障为目的	国家社会保障制度的一种	国家财政支持	强制性，由国家立法直接规定	由国家事先规定，风险保障范围比较窄	基本医疗保障(社会保障性质)
商业健康保险	以追求利润为目的	具有自主经营权、盈亏自负	雇主或被保险人个人缴纳	依照平等自愿的原则	由投保人、被保险人与保险公司协商确定	多层次

四、健康保险的相关利益主体及其相互关系

（一）健康保险的相关利益主体

1. 保险人　是指与被保险人或投保人订立保险合同的一方，一般为保险机构，它承诺并承担赔偿或给付保险金的责任，是保险产品和服务的供给方。例如，我国社会医疗保险经办机构是国家医疗保障局，承担医疗保障基金筹集、构建就医管理和费用结算平台以及制定和调整医保药品目录等工作和职责。

2. 投保人　通常称为被保险人或参保人（但有时亦存在投保人是被保险人雇佣单位的情况），即保险产品的需求方和（或）支付人，其权利和义务通过与保险人订立保险合同予以确认和保障。

3. 医疗卫生机构　是医疗卫生服务的提供方，即与医疗保险经办机构签订协议，为其参保人提供医疗服务，并承担相应责任的定点医疗卫生机构。

（二）健康保险相关利益主体的相互关系

健康保险相关利益主体的目标既存在共同点，也存在不同点（图 28-1），具体如下。

1. 保险人和投保人的关系　保险人和投保人的关系是一种管理与被管理的关系。①共同目标。以社会医疗保险为例，为保障全体参保人的基本医疗保障，参保人或参保单位有向社会医疗保险经办机构按时缴纳医疗保险费的义务，而社会医疗保险经办机构则代表全体参保人向参保人或参保单位收缴并向定点医院购买医疗服务。②不同目标。参保人一般只追求自身目标的实现，而社会医疗保险经办机构不仅要考虑参保人基本医疗保障目标的实现，还要考虑实现医疗保险基金收支平衡的整体目标。

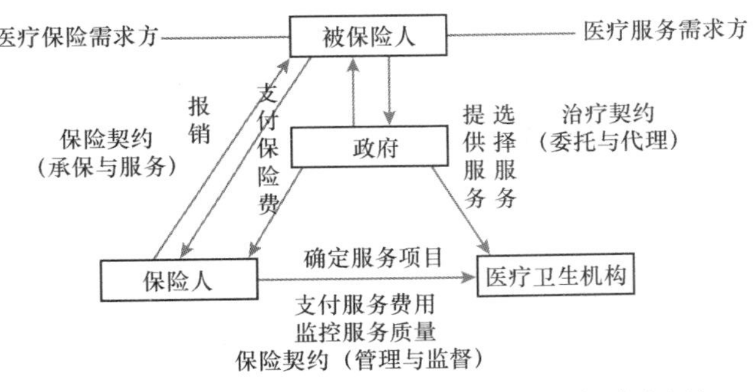

图 28-1　健康保险各方关系图（以社会医疗保险为例）

2. 医疗卫生机构与投保人的关系　医疗卫生机构与投保人之间是一种供需关系、服务与被服务的关系。例如，在社会医疗保险中，医疗卫生服务的供给方通常是医疗卫生机构，而投保人通常是医疗卫生服务的需求方或其雇佣单位。医疗卫生机构作为医疗保险体系中的一个主体要素与投保人存在共同的目标，即提供方工作是为了实现基本医疗保障，需求方的目标是获得基本医疗保障。

3. 保险人与医疗卫生机构的关系　保险人与医疗卫生机构之间的关系是一种相互依存的契约关系。以社会医疗保险为例，保险人与医疗卫生机构通过签订医疗保险服务协议，明确医疗服务提供方为医疗卫生机构，为医疗保险经办机构参保人购买医疗服务并按医疗保险支付比例支付费用。

第二节　健康保险支付制度

一、健康保险支付制度概述

健康保险支付制度是一种制度安排，即政府、保险公司将货币（或健康保险基金）转入医疗服务供给方的有关制度和措施。健康保险支付制度通过其激励和约束机制，对医疗卫生服务供给方和

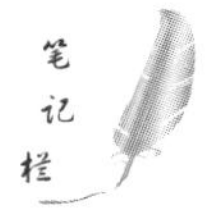

需求方的行为方式和选择产生直接影响。健康保险支付制度的关键是发挥其经济杠杆的调节功能，有效促进健康保险基金对医疗卫生服务体系效率和质量的提高。

二、健康保险基金支付方式

（一）总额预付制

> **知识点 28-3**
> 1. 医疗保险支付制度。
> 2. 健康保险基金的主要支付方式。
> 3. 不同支付方式的优缺点。

总额预付制是一种预付式的支付方式，“结余分享，超支分担”是其通常采取的激励和约束措施。一般是医疗保险经办机构与定点医疗卫生服务机构协议商定某一年度的全部预算和支付标准，即医疗保险经办机构的最高支付额度，促使定点医疗卫生服务机构提高管理效率和控制医疗费用的主动性和积极性。由于此支付方式对医院服务数量限制较大，容易导致医院推诿患者或降低医疗卫生服务质量等现象。

（二）按服务项目付费

按服务项目付费的主要计算依据是服务项目的数量和价格，医疗卫生服务机构计算其所提供的医疗卫生服务费用，保险人据此支付。

（三）按服务单元付费

按服务单元付费通常先将医疗卫生服务按人次或床日分为若干个服务单元，再根据每一服务单元的费用标准，计算其医疗卫生服务费用，保险人据此支付。

（四）按人头付费

按人头付费是指医疗保险经办机构按照定点医疗卫生服务机构所提供服务的人数，按每月、每季度或每年为约定期限，定期支付固定费用给定点医疗卫生服务机构。如有超支，则超支费用部分由定点医疗卫生服务机构自行承担。该方式有利于控制医疗费用，但容易造成定点医疗卫生服务机构对入院患者所需医疗卫生服务进行分解或降低医疗卫生服务质量的情况。

（五）按病种付费

按病种付费的前提是科学制定单个疾病或者疾病诊断相关组（diagnosis related group，DRG），医疗保险经办机构据此测算医疗费用并预付给定点医疗卫生服务机构。按病种付费方式有利于提高医疗卫生资源利用效率及降低医疗卫生服务机构的成本。

美国是世界上第一个实行 DRG 付费制度的国家，由耶鲁大学于 1969 年开始探索并获得美国社会保障部门予以资金支持，其研究成果被美国政府采纳。

（六）按绩效付费

按绩效付费是指保险人对医疗卫生服务机构的工作绩效（一般为医疗卫生服务质量）进行考核，质量越高则获得补偿越高，反之亦然。该补偿方式在某种程度上可有效激励医疗机构提高医疗服务质量，减少不合理医疗费用。

值得注意的是，上述不同支付方式各有特点，目前世界各国通常采用混合支付方式，以便能够优势互补，见表 28-2。

表 28-2 不同支付方式的利弊及其适用条件

支付方式	优点	缺点	适用条件
总额预付制	1. 控制医保基金超支问题 2. 降低不合理医疗费用	1. 预算指标和资金额度的制定有一定的难度 2. 医疗机构有意减少医保范围服务，诱导患者增加自费医疗服务项目	1. 需根据不同地区、不同医院的风险程度制定并调整预付额度 2. 实时监控医疗机构推诿患者和开立自费项目等行为

笔记栏

续表

支付方式	优点	缺点	适用条件
按服务项目付费	1. 简单易行 2. 有利于调动医生提供全面优质的服务 3. 管理成本较低	容易产生过度医疗等行为	1. 技术难度低，适用范围较广 2. 建立不合理医疗费用的体制机制
按服务单元付费	1. 支付标准方便确定，测算比较容易 2. 在定额内降低医疗成本，提高服务效率	1. 分解处方，如增加门诊次数或延长住院天数 2. 推诿重症患者	利用数据监控系统监控医疗费用
按人头付费	1. 降低医疗成本、提高效率 2. 加强疾病预防和保健工作	1. 定点就医 2. 有时出现供给不足或推诿重症患者现象	1. 人头费率厘定有一定技术难度 2. 起付线和报销比例需科学设置
按病种付费	1. 改进管理行为，降低医疗服务成本，提高成本效果 2. 降低医疗费用	1. 需以大量统计数据为基础，制定标准的过程难度大，管理成本高 2. 有时发生部分治疗过程转嫁给DRG付费体系之外医疗机构的现象	1. 以完整病案信息采集为依据，搭建统一的信息管理平台 2. 具有标准统一的临床数据支撑
按绩效付费	1. 促进医疗卫生机构提高服务质量 2. 抑制向大医院或专科医院的不适当转诊	1. 可能出现有欺骗行为而导致财政负担增加 2. 附加成本高，边际效应小	1. 科学合理制定医疗服务质量的考核指标体系 2. 完善的信息技术以监测和评价提供者绩效及其实际效果，同时应对财务进行风险评估和预测

此外，循证决策方式应纳入医疗保险支付制度改革当中，主要是要建立科学全面的评价指标体系，如基金结余率、报销/自付比例、医疗服务质量等反映实施过程和效果的有关指标。

第三节　医疗卫生费用增长及其控制措施

一、医疗卫生费用的概念和内涵

医疗卫生费用通常用卫生总费用和经常性卫生费用表示。

1. 卫生总费用　是国际通用的指标，用于反映在一定时期内，在某个国家或地区，用于医疗卫生服务所消耗的医疗费用总额（以货币形式表示）。其主要构成：个人卫生支出、政府卫生支出和社会卫生支出。卫生总费用与一个国家或地区的经济发展水平息息相关，反映一个国家或地区卫生费用负担水平、利用程度及其公平性的重要指标。

> **知识点 28-4**
> 1. 卫生总费用的概念。
> 2. 经常性卫生费用的概念。

2. 经常性卫生费用　是指在一定时期内，在某个国家或地区，用于卫生保健货物和服务的最终消费费用，主要包括因购买或利用医疗卫生服务而产生的费用，而房屋建设、设备购置等资本形成的费用不属于经常性卫生费用的范畴。

二、医疗卫生费用增长趋势

随着经济社会的日益发展、人口老龄化进程日益加快和慢性病流行的不断加剧，在世界范围内，医疗卫生费用均呈现逐年上涨的趋势，已成为全球性问题，部分国家出现了卫生费用增速超过 GDP 增速的现象。根据相关统计数据，2012 年经济合作与发展组织（Organization for Economic Cooperation and Development，OECD）国家卫生总费用前三位分别为美国（27 316亿美元）、日本（6133亿美元）和德国（4000 亿美元），人均卫生费用前三位分别为美国（8745 美元）、德国（4811 美元）和加拿大（4603 美元）。

1980—2016 年，我国卫生总费用和人均卫生费用总体呈逐年上升趋势，特别是 2000 年以来呈显著上升趋势。2016 年我国卫生总费用达 46 344.88 亿元，分别是 1980 年（143.23 亿元）和 2000

笔记栏

年（4586.63 亿元）的 323.57 倍和 10.10 倍，卫生总费用占 GDP 比重从 1980 年的 3.15% 上升到 2016 年的 6.22%（图 28-2）。2016 年我国人均卫生费用为 3351.7 元，分别是 1980 年（14.5 元）和 2000 年（361.9 元）的 231.15 倍和 9.26 倍（图 28-3）。

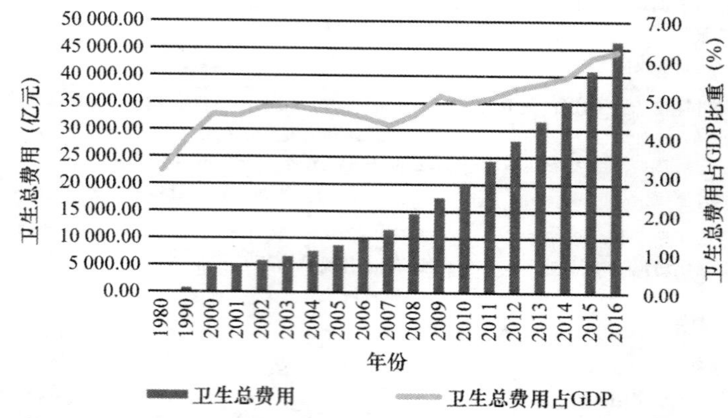

图 28-2　1980—2016 年中国卫生总费用及其占 GDP 比重变化情况

（数据来源：根据《中国卫生统计年鉴 2017》整理）

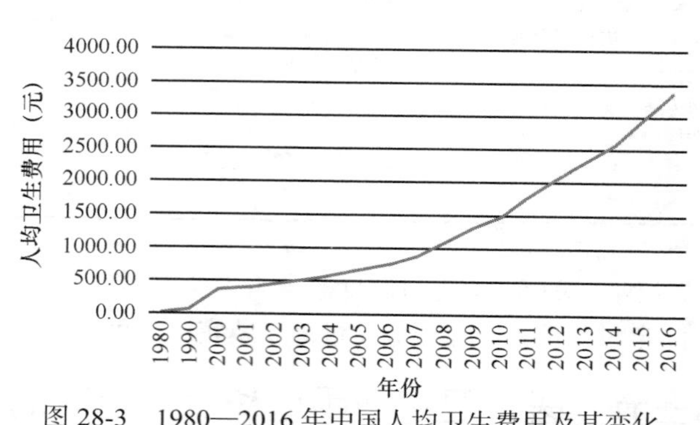

图 28-3　1980—2016 年中国人均卫生费用及其变化

（数据来源：根据《中国卫生统计年鉴 2017》整理）

三、医疗卫生费用增长的影响因素

有关研究表明，经济增长、健康状况、人口老龄化和医保支付方式等因素可引起卫生总费用的增加。

（一）经济增长

1. 衡量经济增长的常用指标为一个国家或者地区的 GDP 和人均 GDP。经济增长对居民可支配收入的增长具有促进作用，进而引起健康服务需求和消费支出的相应增加，促进了医疗费用的增长。

> **知识点 28-5**
> 1. 医疗卫生费用的增长趋势。
> 2. 医疗卫生费用增长的影响因素。

2. 随着经济增长及其带来的医疗卫生事业的发展，政府用于医疗卫生支出不断增加，医疗卫生机构大量采购大型医疗设备及进行改建扩建等，由此造成医疗成本的增加，通常通过提高诊疗费用等方式转嫁到患者身上，从而促使医疗费用的增长。

（二）健康状况

目前，慢性非传染性疾病（简称“慢性病”）是威胁人类健康的首要因素，给患者本人、家庭乃至社会带来了巨大的疾病负担和压力。

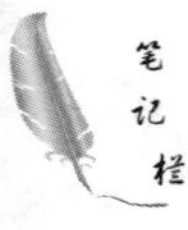

世界卫生组织有关数据显示，2016 年全球范围内慢性病每年导致 4100 万人死亡，占所有死亡人数的 71%，其中心脏病、癌症、慢性呼吸系统疾病和糖尿病是全球致死的四大主要病因[①]。

① 资料来源：https://www.who.int/gho/ncd/mortality_morbidity/en/

我国第四次国家卫生服务调查结果显示，2008 年调查地区居民慢性病患病率（按病例数计算）为 20.0%，有医生明确诊断的慢性病病例数达到 2.6 亿；1999—2008 年间，慢性病新增患病人数每年新增例数为 1000 万例左右[①]。此外，根据世界卫生组织 2017 年慢性病监测报告显示：中国慢性病导致 8 792 000 人死亡，占慢性病患病人数的 89%[②]。

（三）人口老龄化

人口老龄化是指总人口中老年人口比例相应增长的动态变化情况，主要是由于年轻人口数量的减少或年长人口数量的增加所引起。

目前世界各国人口老龄化进程日益加速。例如，法国 60 岁及以上人口占总人口比例从 10% 上升到 20% 经历了 150 年的时间，然而，一些发展中国家，如巴西、中国和印度仅用了 20 年的时间，同时，慢性病是老年人死亡的主要原因[③]。为此，世界卫生组织提出了健康老龄化（health aging）的倡议，并提出实施全民医保以保障老年人健康公平性等政策措施和建议。

人口老龄化对我国的社会、经济、医疗卫生等诸多方面都带来了重要的影响。由于老年人口个体健康状况存在较大差异，其医疗服务需求呈现多样化的特点，一般情况下，老年人口的医疗费用会随着年龄的增长而增加，从而对我国医疗保障体系带来巨大的冲击。

（四）支付方式

研究表明，我国目前部分地区的医疗保险支付制度存在效率低下、诱导需求管控乏力、医疗资源浪费等弊端，造成医疗费用不合理增长。

四、医疗卫生费用合理控制的措施

（一）继续深化医保支付方式改革

以下措施可供选择：①原则上遵循“以收定支、收支平衡、略有结余”的基本原则；②引入谈判竞争机制，增加公平性；③评价机制常态化，定期对定点医院进行考核，防止分解住院、挂床住院现象。

（二）建立基于价值导向的医保支付制度

首先应正确判别医疗卫生服务机构的质量、数量和行为规范；其次是据此评估医疗服务的价值并据此确定医疗服务价格。常用指标为诊断准确率、手术成功率、疾病检出率、患者满意度等。医疗服务数量常用指标为门诊人次数、住院人次数等。制定科学的支付标准尤为关键。具体措施：①建立科学支付标准的指标体系，统一规定支付项目标准，如药品、诊疗、服务的数量、质量和规范行为；②确定药品、诊疗等各类服务项目的支付标准，根据测算结果，对医疗机构进行奖优罚劣，促进“优质优价”支付机制的形成。

（三）慢性病健康管理

健康管理是对个体或群体的健康进行计划、组织、指挥、协调和控制的系统工程，具体表现在对个体或群体的健康实施全面监测、分析、评估、咨询、指导、干预。研究表明，慢性病健康管理通过改变个体或群体的不良生活方式，能够有效改善慢性病患者的健康状态及控制疾病的发生与发展。一是以对社区居民健康进行监测、评价及干预的社区健康管理。二是积极推进分级诊疗制度，扩大家庭医生签约服务范围，提供协同、连续和综合性的基本医疗卫生服务和公共卫生服务。三是通过一体化、系统化、动态化健康信息管理平台，对慢性病患者进行精准和分类管理，如运用居民健康档案大数据平台和云计算等信息技术手段，对社区居民进行慢性病筛查、评估和干预。

拓展阅读
（第二十八章）

（黄小玲　张　帆）

① 资料来源：http://www.nhfpc.gov.cn/mohbgt/s3582/200902/39201.shtml

② 资料来源：https://apps.who.int/iris/bitstream/handle/10665/258940/9789241513029-eng.pdf;jsessionid=7439EF021C4F72C156B1F906F287A7C4?sequence=1

③ 资料来源：https://apps.who.int/iris/bitstream/handle/10665/186463/9789240694811_eng.pdf?sequence=1

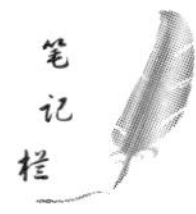

第二十九章 全球卫生

第二十九章 PPT

【案例 29-1】

天花（smallpox）是一种烈性传染病。据记载，天花可追溯到古埃及时期，考古学家在埃及法老的木乃伊的面部就发现有天花遗留的瘢痕。从公元前到 18 世纪，随着贸易和殖民地的扩张，天花从非洲逐渐被带入亚洲、欧洲、美洲、大洋洲……世界卫生组织（WHO）自创建之日起就把天花的控制列为重要议题。1967 年 1 月 WHO 开始实施加强根除天花的计划，向各国提供消灭天花的技术支持。1952 年天花在北美被消灭、1953 年在欧洲被消灭、1971 年在南美洲被根除、1975 年亚洲宣布消灭天花，最后是非洲。1977 年索马里南部海滨城市马尔卡的一名患者是最后的自然天花病例。此后两年，WHO 继续在世界范围内对天花病例进行搜寻，确定全球无自然发生的天花病例。1980 年 5 月 8 日，WHO 在肯尼亚首都内罗毕正式宣布：在全球消灭天花。天花是人类与疾病抗争的过程中，通过全球共同行动消灭的第一个传染性疾病。

【问题】

1. 天花能够在全球消灭的主要原因是什么？采取哪些干预措施？

2. WHO 在全球消灭天花的意义是什么？

【案例 29-1 分析】

1. 天花病毒感染人类具有种属特异性，人类是天花病毒唯一宿主。在医学发达的今天，天花依然没有治愈的方法。在根除天花行动中，WHO 要求所有成员国要及时报告天花病例，积极参与根除天花行动并投入资金，对天花病例的监测和以发现的病例为中心周围易感人群的环形疫苗接种是根除天花取得成功的关键要素。事实证明病例监测和接种疫苗是预防和控制天花的重要公共卫生措施。

2. WHO 在全球成功根除天花，不仅本身是一种成功，它还激发了人们对其他疫苗可预防疾病的信心。根除天花是全球卫生领域最成功的传染病防控案例，其他传染病防控的工作将继续从根除天花的经验中受益。

第一节 全球卫生概述

微课 29-1

随着全球经济发展的一体化进程，全球化成为一个不可避免的潮流席卷全球，国与国之间在政治与经济上的相互依存，也为全球的健康合作带来了契机。从 20 世纪 90 年代开始，“全球卫生（global health）”开始逐步取代“国际卫生（international health）”成为卫生领域占主导地位的术语之一。

一、全球卫生的起源和发展

知识点 29-1

1. 全球卫生的起源。

2. WHO 在全球卫生发展中的作用。

全球卫生在本质上由公共卫生和国际卫生两个概念衍生而来。纵观全球卫生的起源与发展，它实际上是人类对抗传染性疾病的一个历史。根据国际卫生合作模式的改变，全球卫生的起源和发展可划分为 4 个阶段：

第一阶段：跨国检疫制度为主的萌芽阶段。在 18 ～ 19 世纪的欧洲殖民运动中，西班牙、英国和葡萄牙等国家大举入侵非洲和南美洲等热带地区，导致一些热带疾病在欧洲各国肆虐，给欧洲经济、社会和政治带来十分严重的影响，其治疗和研究的经验被总结而形成热带医学。随着各国贸易和人员交往的增多，传染病流行风险增大，为了防止传染病的跨国传播，欧洲各国在诸多港口确定了停船检疫制度，这便是全球卫生最早的萌芽阶段。

第二阶段：以国际卫生会议为主的发展阶段。为了协调各国检疫制度与自由贸易的矛盾，1851

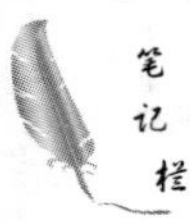

笔记栏

年第一届国际卫生大会在法国巴黎召开，该会议的召开标志着国际卫生合作的开始，是国际卫生体系的建立及制度化进程的起始点。从 1851 至 1938 年共召开了 14 届国际卫生会议，主要内容为传染病的防控。国际卫生署，即泛美卫生组织（Pan American Health Organization，PAHO）的前身、国际卫生公共局（Office International d'Hygiène Publique，OIHP）和国际联盟的常设卫生组织等三大国际卫生组织先后于 1902 年、1907 年和 1923 年成立，独立开展工作。全球卫生合作在这一阶段从国际卫生会议逐渐进化到国际卫生组织，全球卫生跨出了具有决定意义的关键一步。

第三阶段：以 WHO 为主体的黄金时代。1948 年 7 月 24 日 WHO 在日内瓦正式成立，WHO 的成立标志着国际卫生体系的正式形成。此后近半个世纪中，WHO 在全球卫生合作领域充当无可争议的领导者和协调者，以国家为主体，依赖卫生部门的行动开展大量国际合作。在应对传染病方面，WHO 从全球、地区和国家层面开展传染性疾病的防治，成功地在全球消灭天花，在疟疾、脊髓灰质炎、结核和艾滋病等传染病的防控中做出了卓越的贡献。在 WHO 的领导下，国际卫生合作进入了黄金时代。

第四阶段：以全球卫生为理念的全球合作阶段。20 世纪 90 年代开始，特别是进入 21 世纪以后，世界政治格局发生了根本性变化，国际社会开始从“对抗”走向“合作”，和平和发展成为时代的主流特征。随着全球经济的一体化，全球气候变化、传染性疾病肆虐、超级细菌的出现及其他全球性灾难事件，使人类面临更为严重的公共健康问题的威胁。全球化使全球卫生问题变得越来越复杂化，国家与国家之间的界线、卫生与非卫生的界线、医学和其他学科的界线变得模糊，与此同时，WHO 在全球卫生中的绝对领导地位开始动摇，随着 WHO 筹资结构的变化，全球卫生的参与者不断壮大，国际卫生格局呈现行为体多元化的局面。WHO 与其说是全球卫生的领导者倒不如说是全球卫生的倡导者。在 2000 年，联合国提出了千年发展目标（millennium development goals，MDG）。在 2015 年 MDG 收官之际，联合国又通过了 2015 年后千年发展目标，即联合国可持续发展目标（sustainable development goals，SDG），千年发展目标和可持续发展目标的提出对推动全球卫生的发展起到了不可忽视的作用。医学界也逐渐推出并接受了全球卫生的概念，甚至逐步发展为一个新的学科（图 29-1）。

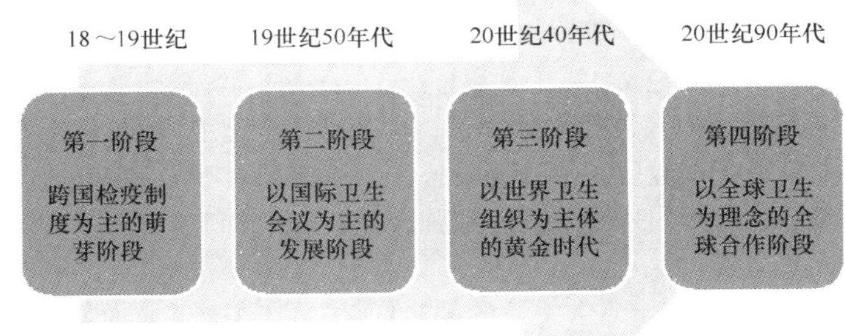

图 29-1 全球卫生的发展历程

在过去的一个多世纪中，从热带医学，到公共卫生，到国际卫生，再发展至目前的全球卫生，与之相关的研究和学术交流也蓬勃发展。自 21 世纪以来，《柳叶刀》、《美国医学会杂志》、《美国流行病学杂志》和《WHO 公报》等世界著名期刊均开设与“全球卫生”相关的专题或专栏，此外与全球健康相关的杂志，如 *Lancet Global Health*、*Global Health Action*、*Journal of Global Health*、*Globalization and Health*、*Pathogens and Global Health*、*Annals of Global Health*、*Global Health Promotion*、*Journal of Epidemiology and Global Health*、*Global Health Research and Policy* 等均为全球卫生研究提供研究阵地与学术交流平台。

全球卫生蓬勃发展的其他佐证是全球卫生的教学科研机构的设立与人才培养的开展。1999 年，美国加利福尼亚大学旧金山分校设立了第一所以“全球卫生”为名的教学科研机构——全球卫生研

笔记栏

究所，并于2008年率先创建了全球卫生硕士学位专业。随后，哈佛大学和杜克大学等国际著名综合性大学相继设立全球卫生教学科研机构。乔治城大学、亚利桑那州立大学、南加州大学、华盛顿大学、西北大学和康奈尔大学等不仅提供全球卫生专业的硕士和博士学位的人才培养，而且还为本科生提供全球卫生主修、辅修或课程证书。在中国，北京大学于2007年成立的全球卫生研究中心是中国在这个领域最早的研究机构，此后复旦大学、武汉大学、昆山杜克大学、浙江大学、中南大学、大连医科大学、中山大学、西安交通大学等高校相继设立全球卫生中心、学系或院所。除了高校，国家卫生健康委员会也成立了卫生发展政策研究中心专门从事全球卫生的相关研究。

二、全球卫生的基本概念

（一）全球卫生的定义

知识点 29-2

1. 全球卫生的定义。
2. 全球卫生的内涵。

全球卫生，国内学者亦称全球健康，尚无明确统一的定义，不同的研究者对其有不同的理解，目前较为认同的全球卫生的概念是柯普兰和他的同事提出的。他们认为，全球卫生是促进世界范围内所有人健康公平的学术、研究和实践的领域。全球卫生强调健康问题、健康决定因素及其解决途径的跨国界性；它超越生物医学科学，基于人群预防和临床保健的融合，促进了学科间的合作；它以国家和不同人群健康公平性为主要目标，是公共卫生向全球范围的扩大和延伸。

根据国际上不同专家对全球卫生的定义，并结合中国实践和理解，原国家卫生和计划生育委员会国际合作司司长、现任WHO助理总干事任明辉博士和国内相关专家编写的《全球健康概论》教科书中给出的全球卫生的定义是：全球卫生是致力于改善全人类的健康水平，实现全球人人公平享有健康的一个兼具研究和实践的新兴交叉领域。其关注的是跨越国界或地域的具有全球意义的健康问题及其决定因素、解决方案和全球治理，需要在国家、地区和全球层面动员并协调各方力量采取有效行动予以应对。其特点是融合以人群为基础的预防医学和以个体水平为对象的临床医学，借鉴卫生领域学科之外的政治、外交、社会、经济等多学科的研究方法与实践经验，倡导跨学科参与和合作。

（二）全球卫生定义的理解

为了更好地理解全球卫生的定义，需要从以下五个方面来了解全球卫生定义中更深层次的内涵。

1. 全球卫生的终极目标 以《阿拉木图宣言》为基础，全球卫生的终极目标是改善全人类的健康水平，实现全球人人公平享有健康，促进健康公平。健康是人类的基本需求，2005年WHO成立健康社会决定因素委员会，呼吁用一代人的时间弥合差距，全球卫生就是以提高全球健康水平消除健康不平等为理念的新型领域。

2. 全球卫生关注的问题 全球卫生关注的健康问题是跨越国界或地域的具有全球意义的健康问题，如气候变化、环境因素、全球化对健康的影响及其解决途径；又如埃博拉出血热、登革热、H5N1禽流感、HIV/AIDS等传染性疾病。同时，全球卫生关注的健康问题也包括烟草控制、营养缺乏、肥胖、移民健康，以及人员迁徙等，因此，全球卫生既关注公共卫生，也关注临床医学，还关注气候环境，体现了它的跨学科特征。

3. 全球卫生的范围 全球卫生需要在国家、地区和全球不同层面上超越国界和政府开展卫生合作。全球卫生问题也涉及对外交政策、经济贸易与社会发展等不同方面，必须通过卫生部门和非卫生部门的跨部门合作。全球卫生是公共卫生向全球范围的扩大和延伸。因此，全球卫生是国际公共卫生和国内公共卫生的结合。“Health is global，global health is local”这句话充分说明健康是全球的，各国自身的卫生和健康问题其实就是全球卫生的重要组成部分，只有解决好本国卫生问题，全球卫生问题才能解决。图29-2的左侧代表全球卫生的医学学科领域，右侧代表全球卫生的地域领域，从下而上反映个人到全球的健康问题。因此全球卫生的范畴是从个人到群体、从国内到国际、从预防到临床的一个全方位的领域。

笔记栏

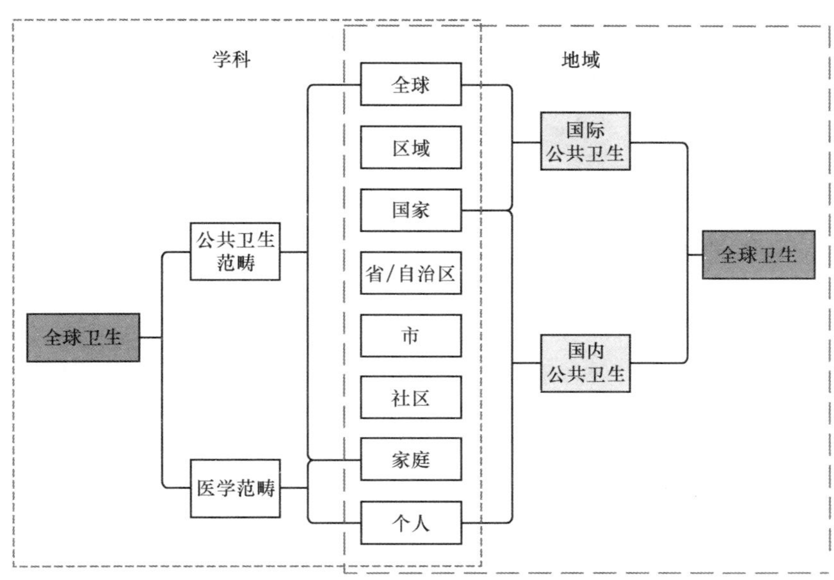

图 29-2 全球卫生的范围

4. 全球卫生的参与者 全球卫生需要动员并协调各方力量采取有效行动予以应对全球的健康问题，“各方力量”表示全球多元主体的参与，强调了动员全球各种力量参与全球卫生问题的解决，并且采取协调有效的行动。

5. 全球卫生涉及的学科 定义中强调许多健康领域之内和之外的学科，即多学科的交叉与融合。全球卫生的范畴超越单个卫生部门和单纯卫生技术，需要政治、经济、文化和教育部门的广泛参与。除了传统的公共卫生学科之外，全球卫生还包括社会和行为学方面的学科和专业，如经济学、社会学、全球学、政治学、国际关系学、心理学、人类学等；也包括生物医学和环境科学、工程学、商业和管理学、公共政策、法律、历史及宗教等。此外，诸如法律、系统工程、运筹学等学科也都与全球卫生有密切的关联。

目前全球卫生自身特有的研究方法尚未形成。因为全球卫生具有多领域、多学科融合的特点，全球卫生问题在研究过程中充分借鉴了其他学科的研究方法。例如，用经济学方法来评价卫生干预措施的成本效益；政策分析法用于分析和全球卫生的相关政策；流行病学方法应用到疾病负担、影响因素与分布的研究。全球卫生本身特有的研究方法还有待进一步发展和完善。

三、全球卫生的作用和意义

随着互联网和交通方式的飞速发展，它在带动全球经济一体化的同时也带来污染全球化、疾病全球化等健康问题。全球卫生的全球治理观已得到很多国家广泛支持，全球卫生除了改善全人类的健康水平，它对全球安全、健康公平、外交和经济等均具有重要的作用和意义。

> **知识点 29-3**
> 全球卫生在卫生安全、宏观经济、健康公平和外交方面具有的重要意义。

（一）全球卫生与全球安全

全球卫生致力于应对全球所面临的日益增加的公共安全问题，帮助构建高效的全球突发事件应对体系及运行机制，开展跨国、跨区域乃至全球范围的行动，对保障全球安全具有重要意义。全球化加剧了传染病的全球传播，构成人类安全的新危机，如严重急性呼吸综合征（severeacute respiratory syndrome，SARS），禽流感（avian influenza，AI）等威胁是全球性的，没有国家能幸免。由于食品生产、运输、销售和消费链条的全球化，食品安全问题也日益成为一个全球性问题。

为什么发达国家要关注不发达国家的健康问题？实际上，可以从全球安全问题、社会伦理和健康公平方面可以给出答案。疾病没有边界，如 2003 年 SARS、2004 年印度洋海啸、抗生素的耐药、全球气候变暖等无不对区域甚至全球的健康安全造成极大的威胁。前 WHO 总干事陈冯富珍在 2009

年5月9日的《柳叶刀》上表述的卫生安全观是："当最富裕国家和最贫困国家的期望寿命差距超过40岁时、当国家政府年度卫生开支存在人均低到20美元到远远超过6000美元的差别时、当撒哈拉以南非洲超过40%的人每天生活费用不到一美元时，我们是没有安全可言的"，因此，全球卫生对全球安全具有重要意义。

（二）全球卫生与健康公平

根据WHO的定义，健康不公平（health inequity）是指"国家内部和国家之间的各人群之间可避免的健康不平等现象"。21世纪以来，健康公平性受到了极大的挑战，与卫生相关的千年发展目标的指标能反映出在世界范围内普遍存在的健康不公平现象。以孕产妇死亡率为例：2005年有超过50万妇女在妊娠、分娩过程中或分娩后六周内死亡，其中99%发生在发展中国家与地区。而在撒哈拉以南的非洲地区，妇女的一生中死于妊娠和分娩并发症的风险高达1/22，而在发达地区仅为1/7300。WHO成立的健康社会决定因素委员会的主要目的就是提升国际社会对健康的社会决定因素和健康公平的关注。WHO提出，健康公平应成为一项国家、区域和全球目标的政治意愿，其将在所有部门以及各个层面针对健康问题的社会决定因素采取坚决行动。全球卫生支持"把卫生纳入所有政策"的策略，促进相关政策制定和实施的进程，支持跨部门合作机制的建立，动员社会组织和居民广泛参与，改善人们的日常生活环境及监测进展和加强问责制，在最大程度上弥合健康差距。全球卫生对于改善健康不公平现象有特别重要的作用和意义。

（三）全球卫生与外交关系

全球卫生虽然是一个卫生问题，其实又是一个政治和外交问题。从20世纪50年代的经济和贸易外交，到80年代的环境外交，再到当前的健康外交，外交主题随着全球科学技术、经济、文化的变化而变化。从艾滋病、SARS、禽流感、埃博拉疫情到寨卡疫情，无不说明疾病是无国界的，健康安全要求各国政府和国际社会通力合作，才能得到有效的保证。传染性疾病的跨国传播引起的健康问题改变着国际政治的议题和外交政策的策略。各国意识到全球卫生重要的作用和意义，纷纷推出本国全球卫生战略白皮书，如英国、瑞士、巴西等国家制定和发表了国家全球卫生战略，全面和系统地应对全球卫生的挑战。健康卫生已经成为外交关系中一个重要的组成部分。

（四）全球卫生宏观经济

人口学家塞缪尔·普雷斯顿在1975年提出了"普雷斯顿曲线"（Preston curve）。该曲线揭示的是人均期望寿命与人均真实GDP之间存在某种正相关。当人均真实GDP很低的时候，稍微的增长可以显著地增加人均期望寿命，当人均GDP上升至一定程度时，其增长与人均期望寿命的相关性减弱。普雷斯顿曲线暗示了宏观经济和健康之间的一种因果关系。一般而言，一个国家经济发展加快，政府对卫生、教育、药物等健康相关的投入就会增加，人们的健康水平也就相对更高。研究表明，出生预期寿命和经济发展速率有关。一个预期寿命为77岁的国家会比一个预期寿命为49岁的国家每年经济发展快1.6%。在国家层面上，宏观经济发展能促进健康。世界银行发布的"1993年世界发展报告"首次提出了健康投资的观念，即好的健康支出不是经济负担，而是对经济繁荣和个体福祉的投资。卫生是影响经济发展的重要因素，1991年霍乱疫情使秘鲁损失了10亿美元。2003年亚洲SARS的暴发则使亚洲损失了180亿美元的经济活动。传染病流行和疾病负担重的国家在国际投资、贸易、旅游以及其他经济领域的发展势必会受到影响，从而给宏观经济带来不利的影响。

第二节　全球卫生的相关问题

全球化对健康的影响主要体现在健康问题社会决定因素越来越全球化、社会城市化、人口老龄化、世界人口流动加速，抗生素的耐药、新（再）发传染病及人们生活方式的改变等，其造成的全球安全威胁和疾病负担逐年增加。健康问题需要各国卫生、外交、贸易、农业、环境、科技、教育等多部门的协同行动，全球卫生的内容也在实践中不断增加。

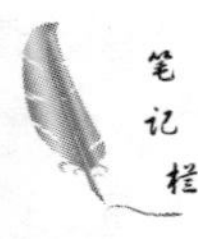

【案例 29-2】

1986 年 10 月 25 日，位于英国东南部的阿福什德小镇发现了第一个患疯牛病的病例，同年，英国国家兽医中心检测发现 4 起疯牛病病例。最初疯牛病被认为只是一种动物疾病，且受污染的动物饲料是引起疯牛病的最大嫌疑。疯牛病持续流行，到 1988 年，发现 2512 例病例，但考虑到经济损失没有采取果断措施。之后几年发病持续升高，1992 年达到最高值，为 44 544 例。虽然从发病数量上看，危机自 1992 年后有所减缓，但从 1990 年开始，相继发现了猫和猪感染疯牛病的病例，人们开始担心疯牛病会传染给人类。德国、法国、奥地利等国开始禁止进口英国牛肉，并向欧盟委员会提议欧盟实施这一措施。欧盟委员会同意采取保障公民健康卫生的措施，但要求欧洲法院来判断成员国禁令的合法性，迫使各国不得不取消禁令。

到 1996 年，人们的担心终于被证实了，3 月 20 日，英国政府宣布 10 名新型克雅氏病患者与疯牛病有关，整个英国乃至整个欧洲"谈牛色变"，政府正式全球性禁止动物饲料出售。除了通过出口禁令来遏制疯牛病的蔓延以外，欧盟还采取了其他的防范措施，包括 1997 年 4 月 1 日开始实施关于处理动物肥料的"严格加工标准"；1998 年 5 月 1 日开始对检测、控制和消除疯牛病实施积极监督。但 2000 年疯牛病在德、法等国新一轮暴发，欧盟各国农业部部长开会时一致认为，疯牛病危机对欧盟的经济和社会压力已经达到"紧急状态"。疯牛病波及爱尔兰、加拿大、丹麦、葡萄牙、瑞士、阿曼等国家，在以后 20 余年中，疯牛病迅速扩散到了欧洲、美洲和亚洲的几十个国家。

【问题】

1. 英国在疯牛病事件管理上有哪些教训值得思考?
2. 欧盟当时采取的防范措施为何没有彻底阻断疯牛病的传播?
3. 各国应如何合作应对类似事件的发生?

【案例 29-2 分析】

1. 对疯牛病的原因调查研究未及时，在无任何证据显示疯牛病不会传染给人类的情况下，未及时采取防范措施。且在认定动物饲料是引起疯牛病的最大嫌疑后，为降低眼前经济损失，延误了 8 年时间，致使多个国家和地区进口了可能感染了疯牛病病毒的饲料。

2. 在得知人也会感染疯牛病时才意识到危机的严重性，德国、法国、奥地利等国开始禁止进口英国牛肉，并向欧盟委员会提议欧盟实施这一措施。欧盟委员会同意采取保障公民健康卫生的措施，但要求欧洲法院来判断成员国禁令的合法性，迫使各国不得不取消禁令。

3. 各国应加强跨境动物疫病的联防联控，特别是重视潜伏期长的传染性疾病；重视食品安全、疫情信息沟通、合作研究和合作管理。

一、全球卫生的主要影响因素

健康问题社会决定因素是指人们出生、生长、生活、工作和老年的环境，包括卫生系统。健康的社会决定因素表明，社会环境、物理环境、个人的生物特征和健康行为都会影响健康状况。有关健康的影响因素在本书第一章内已有介绍，此处不再赘述，本节重点说明全球化、全球气候变化和科学技术对全球卫生的影响。

知识点 29-4

1. 健康问题社会决定因素的概念。
2. 全球卫生的影响因素。

（一）全球化对全球卫生的影响

在全球化进程中，健康问题全球化的趋势日益明显，特别是传染性疾病通过全球社会、经济、贸易活动不断跨越洲界和国境在世界范围内传播，疾病无国界，任何传染病在不同国家和地区的传播就是一个飞机的距离，任何国家都不能独善其身，需要跨国界动员全球力量进行协调行动。2003 年 SARS 的传播就是一个典型案例，SARS 的出现和控制为以后全球传染性疾病的干预措施提供借鉴经验。另外全球化导致的人口流动对全球卫生模式和疾病谱的改变也是一个潜在影响因素。

笔记栏

（二）全球气候变化对全球卫生的影响

由于温室效应，在过去25年，全球变暖的速度加快，WHO的评估结论是，自20世纪70年代以来发生的气候变暖到2004年每年已造成超过14万例额外死亡。全球气候变化对全球卫生的影响为①对人群的影响：气候变化对老年人、体弱及患有疾病的人群的健康影响更为严重。②对脆弱国家和地区的影响：在全球，自20世纪60年代以来的气候相关自然灾害的报告数量已增加两倍以上。不断上升的海平面以及越来越极端的气候事件每年造成6万多人死亡，特别是在发展中国家。③对疾病谱的影响：气候变化可能会延长重要病媒传播疾病的传播季节和扩大其地理范围。例如，气候变化预计将使中国发生钉螺传播的血吸虫病的地区显著扩大；按蚊传播的疟疾每年也将造成近100万人死亡。

（三）科学技术对全球卫生的影响

纵观人类发展历史，科学技术的进步是影响健康的重要原因之一。随着科学技术自身的发展，它在全球卫生发展中的影响和价值也与日俱增。近一百年来，无论是20世纪青霉素的发现还是疫苗的发明，这些科学技术在人类对抗疾病的历史上竖起了一块又一块的里程碑。近年来，信息通信技术（information communication technology，ICT）的迅速发展，也带动了远程医疗，可穿戴设备等在健康领域中的应用，ICT在健康领域中的应用将为不发达的国家和地区的医疗卫生事业的发展提供技术支持。在全球卫生的发展过程中，要正确掌握科学技术的特点，促进科学技术与全球卫生协调发展。

二、全球卫生的主要内容

为了提升全人类健康水平与最终到达公平的目的，全球卫生关注内容相当广泛，主要可以归纳为以下几方面：①全球卫生的战略目标；②研究全球性疾病的预防、流行、治疗和干预，遏制与阻断全球性疾病的传播；③研究生命周期的健康问题，关注脆弱人群和弱势群体的健康问题；④研究全球卫生治理机制，促进全球卫生合作；⑤研究全球卫生体系，促进全球卫生公平；⑥研究全球卫生系统的绩效评估，提高工作效率和经济效益；⑦研究全球卫生政策的影响及其效果，为政策制定提供依据；⑧研究各国卫生系统的能力建设，倡导成功经验分享；⑨研究健康问题社会决定因素，关注环境、遗传、行为和生活方式的影响，提高全球健康水平；⑩研究全球疾病负担，探索全球卫生资源的筹资与分配方案；⑪研究全球疾病监控系统，预警体系和反应网络，为国际公共应急提供法律框架和行动机制；⑫研究全球卫生人才培养模式，为全球卫生储备专业人才。

知识点29-5

1. 全球卫生研究的主要内容。
2. WHO应对全球卫生相关挑战的主要措施。

图29-3从健康、疾病、环境和治理四个方面列举了全球卫生关注的主要内容。实际上，不同的全球卫生参与者所关注的内容各有侧重，例如WHO关注的重点议题：卫生安全、卫生体系、信息与知识、合作伙伴关系及WHO的绩效等。比尔及梅林达·盖茨基金会重点关注的领域为传染病、HIV/AIDS及肺结核、生育保健及儿童保健、全球性卫生保健活动等。但不同的国家、卫生组织或机构其关注的重点领域都会有一些共同点。全球卫生关注内容甚广，本节仅重点介绍全球传染性疾病、慢性非传染性疾病、全球妇幼健康和抗生素耐药四个议题。

（一）全球传染性疾病

全球化导致传染性疾病在全球的流行，各种传染性疾病导致每年数百万人丧生，威胁着全球的安全。除了常见的传染性疾病，新（再）发传染病的出现，使其威胁更加加剧。所谓新（再）发的传染病是指由已存在的病原体的变异或进化所导致的新传染病；原未被认知的传染病、已知的传染病又扩散到新的地域或人群；已控制的传染病由于耐药性的改变或控制措施削弱而重新出现或再度流行。根据WHO《2017世界卫生统计报告》：2015年估计全球有210万HIV新发病例，110万人死于HIV相关疾病，感染人数多达3670万人，特别是非洲地区。此外，全球估计有2.12亿疟疾病例、1040万新发结核病例、2.57亿人感染HBV、7100万人感染HCV。这些传染性疾病由于其本身的不

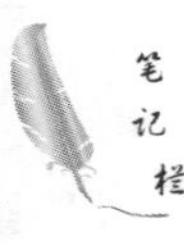

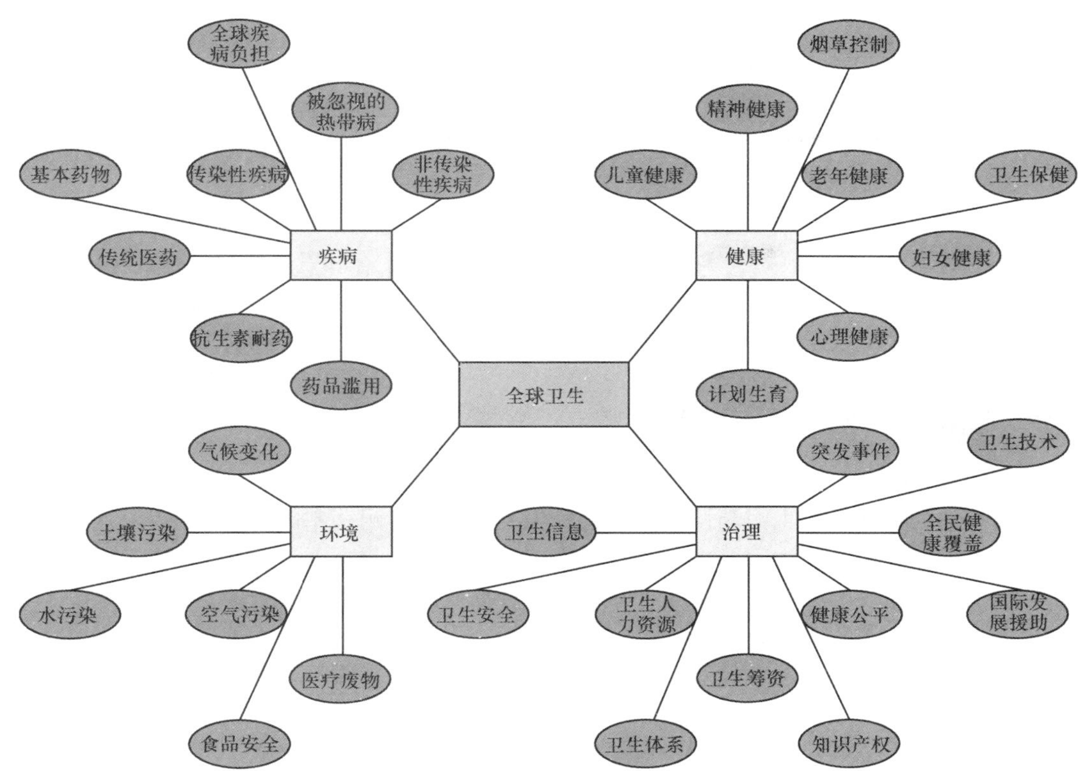

图 29-3　全球卫生关注的主要内容

确定性和难以预测性，给全球社会造成了沉重的疾病负担。

为了应对全球传染病的暴发，WHO 于 2000 年创建和领导全球疫情预警和反应网络（global outbreak alert and response network，GOARN），其目标是抵御传染病疫情的国际传播，支持长期的应急准备和能力建设。全球已有 150 多个机构加入该网络。以《国际卫生条例 2005》为国际法律规范的国际传染病防控机制是实现传染病全球范围内防控的有效途径。传染病的全球化使得公共健康问题由单纯的国内事务演变成了全球危机，传染病的威胁成为全球卫生领域“永恒的挑战”。

（二）慢性非传染性疾病

慢性非传染性疾病（non-communicable disease，NCD）主要包括心血管疾病、恶性肿瘤、糖尿病、慢性阻塞性肺疾病、精神心理性疾病等。吸烟、酗酒、不合理膳食、缺乏体力活动、精神因素等与这类疾病的发生和发展相关。目前，NCD 是全球致死和致残的首位原因，WHO 前总干事陈冯富珍也强调，NCD 可以被称作健康、社会和经济的三重灾难。根据 WHO《2017 世界卫生统计报告》：2015 年，估计有 4000 万人死于 NCD，NCD 造成的死亡占所有死亡的 70%，其中心血管疾病为 1770 万死亡，占所有 NCD 的 45%；肿瘤为 880 万死亡，占所有 NCD 的 22%，NCD 已经成为阻碍各国发展的潜在威胁。

在预防方面，WHO 还推出利用法律手段防止 NCD 的发生，如立法禁止烟草销售、广告和促销，禁止在所有室内公共和工作场所吸烟。在防控策略方面，WHO 制定了一份全球监测框架，使得全球能够对主要 NCD 以及其主要危险因素的防控进展情况加以追踪。在非传染病防控实施方面，WHO 提出加强国际合作，在全球、区域和国家层面提高对非传染性疾病的重视；减少可改变的 NCD 危险因素和潜在的社会决定因素；通过初级卫生保健服务和全民健康覆盖，加强和重新调整卫生系统，开展 NCD 防控；开展高质量的慢性非传染性疾病防控研究与开发工作；监测 NCD 流行趋势和决定因素，评估防控效果。在 2017 年 5 月第七十届世界卫生大会上，各国政府批准了预防和控制 NCD 干预措施，期望 2030 年将 NCD 过早死亡减少 1/3。

（三）全球妇幼保健

特殊人群一般是指由于特殊的个体生理条件或社会经济因素所致的健康风险较高或患病风险较

笔记栏

大的人群，如儿童、青少年、流动人口、孕产妇、老年人等。无论是千年发展目标还是可持续发展目标，孕产妇健康、5岁以下儿童死亡率等都是重要指标。目前全球妇幼健康主要关注他们的健康风险和决定因素，包括解决贫穷和营养不良、增加受教育机会、确保两性平等和赋予权力、健全卫生系统、降低儿童和妇女的常见疾病发生率和死亡率、改善获得安全饮用水、适当的卫生设施和针对妇女儿童的暴力和习俗等。

早在1989年11月，联合国就通过《儿童权利公约》，这是首个具有法律约束力的国际公约，其四项核心原则是不歧视、致力于实现儿童的最大利益、生命生存和发展权利及尊重儿童观点，该公约是有史以来得到最广泛接受的国际人权条约。2010年9月，联合国再次发布“每一个妇女每一个儿童”的战略，旨在大力推动改善妇女和儿童健康的行动，降低孕产妇和5岁以下儿童死亡率以实现联合国千年发展目标的相关指标。

（四）抗生素耐药

抗生素的发现和广泛使用在人类文明的发展过程中有着不可磨灭的意义。抗生素耐药性指微生物对原本有效的抗生素产生耐药性，微生物发生突变或获得耐药基因时，就产生了耐药性。抗生素耐药作为全球卫生的重大问题之一一直是全球卫生关注的焦点。近年来，“超级细菌”的出现更加凸显了全球卫生的安全问题，除了临床上不合理使用抗生素所带来的抗生素耐药风险，另一个潜在威胁来源于畜牧业。各种抗生素被盲目添加、人药兽用、随意增加抗生素使用剂量、不当使用方法等都可能导致抗菌药物残留。由于抗生素耐药造成机体的其他伤害以及疾病负担更是无法测量。

为应对这一挑战，WHO早在2001年就发布了《遏制抗微生物药物耐药性的全球战略》，提出了一个延缓耐药菌的出现和减少耐药菌扩散的综合干预框架，主要措施：①控制传染病流行，减少其疾病负担；②完善获取合格抗菌药物的途径；③改善抗菌药物的使用；④加强卫生系统及其监测能力；⑤加强规章制度和立法；⑥鼓励开发合适的新药和疫苗，要求在个体、社区、国家和全球等不同层面上共同采取遏制抗生素耐药性的干预行动。2014年WHO发布的《抗菌素耐药：全球监测报告》公布了全球114个国家抗菌药物耐药和抗生素耐药的监测报告数据。该报告强调抗生素耐药是一个全球性的挑战，全世界正面临严重的公共卫生威胁。在2011年的世界卫生日，WHO以“抵御耐药性：今天不采取行动，明天就无药可用”为主题，呼吁全球高度重视细菌耐药性问题。

三、全球卫生的主要全球行动

鉴于卫生干预对于改善人类生活质量和福祉有巨大潜力，全球卫生问题在国际发展议程中占的地位变得越来越重要，以联合国和WHO为代表的国际组织在引领全球卫生中有以下三个具有里程碑作用的文件。

（一）《阿拉木图宣言》

1978年9月，来自134个国家的代表在苏联的哈萨克共和国（现哈萨克斯坦共和国）首府阿拉木图参加了国际初级卫生保健会议，大会通过了国际卫生发展史上一个里程碑的文件《阿拉木图宣言》，它明确了初级卫生保健的概念，明确指出：初级卫生保健是实现“2000年人人享有卫生保健”目标的关键和基本途径。《阿拉木图宣言》中提出通过改善和加强健康相关的公共服务和社会政策，以实现“2000年人人享有健康”的全球战略目标，该宣言得到了国际组织和各国政府的支持。

（二）千年发展目标

> **知识点 29-6**
> 1. 千年发展目标的内容。
> 2. 可持续发展目标与卫生有关的主要内容。

2000年，147位国家元首和189个国家代表在纽约召开联合国千年首脑峰会，会议通过了《联合国千年宣言》，宣布人类要在2015年实现的八项千年发展目标。以千年发展目标为指引的一系列有目标、有组织、有协同的多边合作逐渐成为主流。千年发展目标具体内容见图29-4。

如果这些目标实现，将极大促进全球人口健康，缩小健康差距。所有千年发展目标均与人类健康密切相连，特别是其中4、5、6项发展目标与健康指标

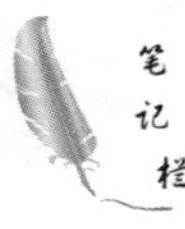
笔记栏

密切相关。2015 年是联合国千年发展目标的收官之年，无论从世界层面还是地区层面，人类的健康水平在千年发展目标的框架下都取得了巨大的成效。

消除极端贫困和饥饿
普及小学教育
促进性别平等和增强妇女权能
降低儿童死亡率
改善孕产妇保健
与艾滋病病毒/艾滋病、疟疾和其他疾病作斗争
确保环境的可持续性
全球合作促进发展

图 29-4　联合国千年发展目标的8 个目标

（三）可持续发展目标

2015 年 9 月 25 日，联合国 193 个成员国在联合国纽约总部召开了可持续发展峰会，会上正式通过了《改变我们的世界：2030 年可持续发展议程》，通过了全球可持续发展目标，升级并替代了联合国千年发展目标。可持续发展目标旨在从 2015 年到 2030 年间以综合方式彻底解决社会、经济和环境三个方面的发展问题，转向可持续发展道路。涵盖了 17 个可持续发展目标、169 个子目标以及 230 个具体指标，旨在消除贫困、保护环境、促进健康。17 个目标：无贫穷；零饥饿；良好健康与福祉；优质教育；性别平等；清洁饮水和卫生设施；经济实用的清洁能源；体面工作和经济增长；产业、创新和基础设施；减少不平等；可持续城市和社区；负责任消费和生产；气候行动；水下生物；陆地生物；和平、正义与强大机构和促进目标实现的伙伴关系。其中目标 3 与健康密切相关。

目标 3 是确保健康的生活方式，促进各年龄段所有人群的福祉，其具体内容包括：降低全球孕产妇死亡率，5 岁以下儿童死亡率，消除艾滋病、结核病、疟疾和被忽视的热带疾病等传染性疾病的流行，控制非传染性疾病、加强心理疾患、酒精和毒品依赖问题的预防和控制、降低公路交通事故，完善性健康和生殖健康保健服务，实现全民健康覆盖，减少因环境污染导致的死亡和强化卫生体系建设等。

可持续发展目标的提出和组织实施，为全球卫生领域的进一步发展提供了一个行动框架和既定目标，为国际合作提供依据和平台，未来的 15 年将是全球卫生飞速发展的时代。

第三节　全球卫生治理

【案例 29-3】

1962 年 7 月，阿尔及利亚人民经过长期的浴血斗争，终于摆脱外国殖民主义者的统治，战后的阿尔及利亚满目疮痍，卫生资源极度匮乏，当年年底，阿尔及利亚政府通过国际红十字会向全世界发出了紧急援助的呼吁。1963 年年初，中国政府第一个回应阿尔及利亚政府的邀请，于 1963 年 3 月派出由 24 名医疗专家组成的第一支中国援非医疗队。1963 年 4 月 6 日医疗队员经过十几天的奔波到达阿尔及利亚，中国对非洲的医疗援助就此拉开序幕。

自中国 1963 年 3 月向阿尔及利亚派遣第一批医疗队，迄今为止已逾 50 周年，这 50 余年来，中国援外医疗队的派遣工作从未间断。中国已向以非洲为主的五大洲近 50 个国家派出医疗队队员 2 万多人，诊治病人 2.4 亿人次。近 10 年来，在援外医疗队的基础上，中国政府为卫生援外增加了新内容，如非洲和拉丁美洲的“光明行”“流动医院”“西非埃博拉的紧急援助行动”等，这一系列的行动为卫生援外提供合作新模式。援外医疗队是我国政府开展最早、持续时间最长、涉及国家和地区最多、成效最为显著的合作项目，被誉为中国同广大发展中国家友好合作的典范。

【问题】

1. 中国给予医疗援助的第一个非洲国家是哪个国家？哪年进行的援助？
2. 在新形势下，中国援外医疗队的援助模式和援助理念有何变化？

【案例 29-3 分析】

1. 1963 年 3 月，中国派遣医疗队援助的是阿尔及利亚，中国是对非洲进行医疗援助的第一个国家。

2. 在新形势下，如何促进南南卫生合作健康发展是我国全球卫生关注的内容之一。卫生合作从完全的援助走向合作共赢，从“授之以鱼”到“授之以渔”。2000 年 10 月，中非合作论坛第一届部长级会议在北京隆重举行，为中国与非洲国家在 21 世纪发展长期稳定、平等互利的新型合作伙伴关系确定了方向。2018 年北京的中非合作论坛通过的《北京宣言》提出构建更加紧密的中非命运共同体的主张，这使得起源于援外医疗队的中非卫生合作将有更为广阔的前景。

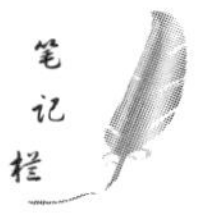

一、全球卫生治理的相关概念

微课 29-3

全球卫生治理从开始至今，经历了国家卫生治理、国际卫生治理和全球卫生治理三个发展阶段。全球卫生治理是解决全球性突发卫生公共事件和传染病防控的有效机制。中国作为一个负责任的大国，一直以来都是全球卫生治理重要的参与者。

（一）全球治理的概念

> **知识点 29-7**
> 1. 全球治理、全球卫生治理的概念。
> 2. 全球卫生治理的挑战。

"全球治理"（global governance）的概念最初由德国国际发展委员会主席勃兰特于1990年提出。全球治理是指通过具有约束力的国际规制和有效的国际合作来解决全球性的政治、经济、生态、健康和安全问题，维持正常的国际政治和经济秩序。全球治理是国家层面的治理在国际层面上的延伸和扩展。

（二）全球卫生治理的概念

全球卫生治理（global health governance）指通过建立多边合作体制，促使多元主体以多种方式在全球卫生领域协作，从全球治理视角共同制定并有效实施具有约束力的国际规则，以便更好应对全球卫生危机，不断促进健康公平，最终实现全球范围内健康的综合治理过程。这一定义强调全球卫生治理与以往跨国界卫生合作的两大重要区别：其一，国家不是应对健康问题的唯一的行为体；其二，全球卫生治理中不存在唯一的解决全球卫生问题的方法。其目的是要构建全球卫生治理的机制，提高全球卫生治理的效率，促进全球的健康公平，增强各国公共卫生治理的能力。全球卫生治理的出现符合公共卫生全球化时代的必然发展趋势。

（三）全球卫生治理的挑战

目前，全球卫生治理的基本框架已经形成，但还面临诸多重大挑战，主要包括4个方面：①逆全球化思潮的挑战：近年来，以美英为首的"逆全球化"思潮泛滥，英国脱欧，"美国优先"，贸易保护主义盛行，导致全球治理意愿下降。②主体缺位的挑战：全球治理是一种非中心的治理，缺乏主体权威。由于参与全球卫生治理主体众多，其需求和目标不一致导致领导权威难以确立，在以各个国家利益为中心的国际体制下跨国行动难以执行。③国际机制的挑战：国际机制的最大功能是调节国际社会行为体的行为使其行为受制于被普遍接受的规则准则和惯例，全球治理缺乏国际机制的保障。④问责制度的挑战：全球卫生治理缺乏评价体系和问责机制，特别是对于非国家行为体，它们无法纳入全球治理的法律框架。

由此可见，全球卫生治理就是多元主体通过多样化的途径共同参与全球卫生问题的综合治理。为了应对上述挑战，应该顺应时代潮流，增强WHO的权威性，深化以WHO为首的全球卫生改革。为了提高全球卫生治理的治理能力与治理效率，亟需把卫生融入所有政策，重视非卫生领域政策与卫生政策的协调，建立新型问责制，增强全球卫生治理的可行性、有序性和有效性。

二、全球卫生治理的核心要素

全球卫生治理的核心要素：全球卫生治理的价值、规制、主体、客体和规划。全球卫生治理的价值主要回答为什么要开展全球卫生治理；主体主要回答全球卫生由谁做；规制和规划主要回答如何做；全球卫生治理的客体则主要回答做什么的问题。

> **知识点 29-8**
> 1. 全球卫生治理的核心要素。
> 2. 全球卫生治理的核心要素的作用。

（一）全球卫生治理的价值

全球卫生治理的价值：①阻止传染病的扩散，防御关口前移，防患于未然；②有助于帮助贫困

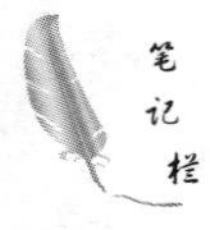
笔记栏

国家或地区应对突发公共卫生问题；③有助于应对突发公共卫生事件，维护全球安全；④提高全球健康水平，最终实现人人享有健康和健康公平。

（二）全球卫生治理的规制

所谓的国际规制主要是指在国际关系一个既定的领域内，由行为体一起制定的一套原则、规范、规则及决策程序。在各种规制中，国际法应成为推动全球卫生治理走向“善治”的重要规制。国际法基本原则是指被所有或者绝大多数国家公认的具有普遍意义法律原则，是构成与维持现代国际社会基本秩序的基石。

（三）全球卫生治理的主体

在传统国际治理模式中，治理的主体主要是国家与政府间的国际组织。国家可以说是治理的唯一主体。因为国际组织是国家的组合，所有国际组织的意志取决于国家的意志。而在全球卫生治理中，国家不再是治理的唯一主体。参与者包括传统参与者和新型参与者。除了上述传统参与者外，新型参与者主要包括非政府组织、基金会、慈善机构、学术机构、专业协会、跨国公司，以及公私合作伙伴型的机构等非国家行为体。近年来，越来越多的非国家行为体参与到全球公共卫生的治理中，成为推动全球公共卫生合作的不可或缺的力量。

（四）全球卫生治理的客体

全球卫生治理的客体是指已经影响或将要影响全球或全人类的、不能靠单一国家解决的跨国性健康问题。它具有全球性、普遍性和严重性。主要包括全球公共卫生问题、全球突发公共卫生事件和全球环境问题等。

（五）全球卫生治理的规划

在全球化背景下，全球卫生治理的重要性和相关机制不健全的矛盾越来越突出，如果需要对全球卫生进行有效的治理，必须完善相关的规划。目前全球卫生治理所依托的核心机构是 WHO，由于 WHO 的强制机制的缺位，导致 WHO 在决议施行过程中缺乏决定权，因此应加强全球卫生组织的政治性。全球卫生治理的规划需要不断地探索和完善关于全球卫生治理的相关理论，建立健全全球卫生本身的相关组织和机构，并强化相关组织机构的法律，利用国际上的相关法律规定进行全球治理。

三、中国参与全球卫生治理

中国作为世界第二大经济体，是世界上人口最多的国家，一直是国际卫生援助和全球卫生治理的践行者和倡导者。在全球卫生治理中，中国积极参与全球各种国际事务，不断改进参与的模式，在全球卫生领域的影响力也在不断提升。

知识点 29-9
1. 中国参与全球卫生治理的历史。
2. 中国参与全球卫生治理的意义。

（一）中国参与全球卫生治理的历史

1963 年，中国向阿尔及利亚派遣了第一支援外医疗队，此时中国以国际卫生援助的形式参与到全球卫生的事业当中。对外援助的主要目的是支持第三世界国家的民族解放运动。此时主要是中国向第三世界国家提供医疗援助，开展单边卫生外交。国际卫生发展援助与全球卫生治理的概念是不同的，但这是当时中国参与全球卫生的一种主要方式。

1972 年，联合国恢复了新中国的合法席位，同年，中国加入 WHO，这是中国融入国际体系的重要环节，也是中国参与全球卫生治理的一个转折点。此时，我国参与全球卫生的方式主要以参加 WHO 为代表的国际组织为主，中国仅仅作为参加者参与国际卫生组织的活动。

改革开放后，中国开始推行全方位的对外开放政策，进入全新发展阶段，特别是 20 世纪 90 年代以后，国内经济飞速发展，我国的国际地位也不断提升，同时积极开展和扩大与 WHO 的技术合作，

笔记栏

积极开展多边外交，扩大影响。这一时期中国的全球影响力快速提升，多边外交和大国外交均有创新与突破。

进入21世纪后，中国以更积极的态度参与全球卫生治理，定期召开大规模有影响的国际卫生合作会议，如2000年开始的中非合作论坛。此外，中国开展与美国、俄罗斯、日本、欧盟的双边合作，参与更多的国际标准和规范的讨论和制定，特别是在2003年SARS暴发以后，更加注重加强公共卫生体系和能力建设，建立更多跨境跨地区合作。中国以不同的形式参与卫生项目，世界范围内的双边卫生合作和多边卫生合作。中国作为全球卫生治理的践行者，积极承担大国责任和义务。

2013年中国借用古代丝绸之路的理念，提出“一带一路”倡议，全球卫生治理也是“一带一路”健康丝绸之路的重要部分。中国在全球卫生治理中开始承担大国应该承担的国际责任与义务，促进全球卫生发展。例如，2014年西非地区暴发埃博拉出血热疫情，中国迅速及时地派遣600多名医疗工作者深入疫区共同抗击埃博拉出血热，首次向非洲国家派出大规模公共卫生专家组、首次援建高等级生物安全实验室、首次向联合国和WHO派遣专家等，中国在参与全球卫生治理中实现多项重大突破。

近年来，在合作机制方面，中国通过举办各种卫生合作论坛和利用亚太经济合作组织，金砖国家等机制开展双边和多边卫生合作；在传染病防控方面，与周边国家开展传染病、动植物疫病的跨境联防联控机制；在全球卫生人才培养方面，实施中国－东盟卫生人才培养百人计划、中国－中东欧国家公立医院合作网络等；在卫生应急方面，积极开展卫生应急合作与演练，开设了中俄灾害医学合作项目等。2017年中国与WHO签署了《中华人民共和国政府与WHO关于“一带一路”卫生领域合作的谅解备忘录》，主张双方共同就沿线国家的医疗卫生问题进行磋商，从而提高沿线国家健康卫生水平。

（二）中国参与全球卫生治理的特点

1. 参与全球卫生治理积极性提高，并发挥重要作用 由于“一带一路”倡议的实施，中国与海外的合作交流和海外利益增多，客观上要求中国通过积极参与全球治理来有效维护自身的利益。更重要的是，中国作为一个负责任的大国，把参与全球治理当作大国维护和平与发展，以及促进健康公平应尽的责任与义务。中国在全球卫生治理中表现突出，特别是在WHO改革和决议时，积极提出本国的建议。此外，在亚太经济合作组织、东盟、“金砖国家”卫生合作机制等多边机制中，中国以更加积极的态度参与全球卫生治理。

2. 参与全球卫生治理以政府为主，非政府组织参与缺位 目前中国参与全球卫生发展援助和全球卫生治理的主体仍以政府为主。在全球化的大背景下，全球治理已经是多元行为体的共同治理，而不是单一国家行为体为主。但是，目前中国非政府组织的国际化程度不高，具有国际视野与能力的非政府组织或基金会严重不足，中国非政府组织在全球卫生治理中的参与度亟需加强。

3. 参与全球卫生治理的力度增大，顶层设计欠缺 中国积极参与全球卫生治理，一方面中国借鉴他国经验，跨越前进；另一方面中国积极总结卫生改革经验，传播中国经验。然而，目前中国参与全球卫生治理还缺乏顶层设计，需要建立整体的对外援助和全球治理的协调统筹体系，制订中长期战略规划、建立政府部门协调机制、开展援外项目监督和评估，2018年4月中国成立了国家国际发展合作署，期待该机构的成立将使中国在全球卫生治理中发挥更大作用。

当今时代是充满机遇的时代，随着“一带一路”倡议的不断推进，全球卫生作为一门新兴的学科将会在中国不断发展。从实践上，全球卫生将进一步推动中国参与全球卫生治理和全球卫生外交事务，在国际舞台发出中国的声音，增强中国全球卫生话语权。在学科发展上，通过更多的中国学者参与，全球卫生学科的内涵与外延将得到进一步扩展，中国参与全球卫生治理的有序性和有效性将得到加强。WHO所提倡的“将健康融入所有政策”的策略和联合国“可持续发展目标”的提出和组织实施为全球卫生的发展提供了重要的战略机遇，终将促进全球卫生学科的发展和卫生公平在全球的实现。

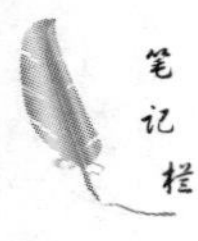

（梁晓晖　毛宗福　丁竹青　他福慧）

第三十章　卫生体系及功能

第三十章 PPT

【案例 30-1】

我国卫生体系长期存在着城乡之间、区域之间、环节之间发展不平衡的问题；同时也面临着基层发展不充分，卫生资源配置、居民患病率和预期寿命的差距呈扩大趋势等问题。面对着人民日益增长的美好生活需要和不平衡、不充分发展之间的矛盾，我国各地纷纷加快探索特色医改之路，以形成目标明确、权责清晰、公平有效的分工协作机制，不断增进群众的健康福祉。

张国栋（化名）是镇江市某电厂的一名退休工人，由于患有冠心病和高血压，时常需要进城看病。“城里医院看病的人太多，每次去一趟都得花上一天时间。”张国栋说。现在，张国栋不需要舟车劳顿，在家门口的社区医院就可以看病，每个月还有大学附属医院的专家定期来坐诊，着实方便。他说：“大医院的医生亲自下乡看病，要竖大拇指。”

近年来，镇江在全市范围内盘活“三医”优势资源，积极推进分级诊疗制度：成立康复联合病房、成立慢性病管理中心、大医院下派医生到社区医院坐诊、建立远程会诊中心、为居民建立电子健康档案……一系列惠民政策纷纷落地，为老百姓带来实实在在的获得感。2017 年，镇江市两大医疗集团医院下派专科医生、护士累计接诊 8.3 万人次；市区 55 家基层医疗卫生机构，收治下转康复期病人 1258 人次；高血压、糖尿病等慢性病 70% 在基层管理，初步实现“小病在基层、大病到医院、康复回社区”的分级诊疗格局。

此外，“三医联动”改革前，镇江群众看病报销要重复提交各种材料，报销周期少则 4 个月，多则半年。“以前不仅挂号、看病要排长队，就连报销住院医药费都要跑好几个部门，很多环节自己也搞不明白。”回想起过去看病的苦日子，张国栋一个劲地皱眉：“每次走进医院，心里直犯怵。”现在，张国栋再也不用为这些问题担忧了。2017 年 4 月，镇江在全市范围内启动区域性医保移动支付平台，开通个人实名制绑定“电子医保卡”，全面实现了就医预约挂号以及“边诊疗、边结算”的一键支付新模式。同时，聚焦于精准扶贫，镇江市卫生健康委员会还研究制定了《关于完善社会医疗救助制度的意见》，进一步优化了“医疗保险 + 医疗救助”与慈善助医相衔接的保障机制，将农村“建档立卡”对象纳入医疗救助范围，并对因病支出急难型的“特殊困难对象”实行了集中医疗救助。

【问题】

1. 面对着人民日益增长的美好生活需要和不平衡、不充分的发展之间的矛盾，镇江在推进医疗、医保、医药改革联动中，改革了卫生服务体系中的哪些主体？

2. 聚焦于精准扶贫，镇江市卫生健康委员会优化了“医疗保险 + 医疗救助”与慈善助医相衔接的保障机制，发挥了医疗保障在精准扶贫中的托底作用。我国医疗保障体系由哪几部分构成？

3. 镇江市居民在诊疗过程中面临着交通不便利、医疗服务质量同质化程度低、沟通不顺畅、医保报销困难等难题。对此，镇江市卫生健康委员会探索试点了“三医联动”改革，让群众切实享受到医改所带来的健康红利。在镇江市医疗卫生服务体系改革过程中，主要体现了我国卫生体系的哪些特点？

【案例 30-1 分析】

1. 我国卫生体系是卫生行政管理体系、卫生筹资体系、医疗卫生服务体系与医疗保障体系与药品供应体系等子体系的集合。我国卫生体系坚持以全民健康为中心理念，致力于促进卫生服务一体化，卫生服务利用便捷化，以及卫生资源普惠化。WHO 认为广义的卫生体系是所有以促进（promote）、恢复（restore）和维护（maintain）健康为目的的，致力于开展卫生活动的组织、机构和资源。

2. 医疗保障体系通常由社会医疗保险、商业健康保险和医疗救助三部分构成。我国的医疗保障体系是以社会医疗保险为主，商业保险医疗与医疗救助为辅的医疗保障体系。

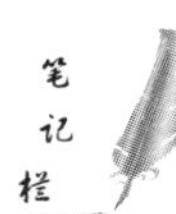

3. 特点：①卫生体系具有开放性。卫生体系具有受多因素影响的特征，卫生体系无法脱离于经济、政治、文化、生态和社会系统中的其他子系统而孤立存在。卫生体系与外部政治环境、经济环境和自然条件等有难以割裂的联系与交互作用。外部生态要素、政策导向、人力与物力等资源影响着卫生体系的资源结构和配置方式，卫生体系则通过影响人群健康反作用与上述系统，多种交互影响的发生说明卫生体系并非是封闭的，具有开放性。

②卫生体系具有复杂性。卫生体系的组成复杂，它并非是单一简化的体系，它由卫生行政管理体系、卫生筹资体系、医疗卫生服务体系、医疗保障体系与药品供应体系等子体系集合而成，各子系统又通过人的实践活动以及物质和信息形成复杂关联。

③卫生体系具有特殊性。卫生体系通过提供各种形式的卫生服务，促进、恢复和维护人群健康，因此具有一定的公益性。由于卫生问题常是多因素作用的结果，这要求由卫生体系发出的实践活动（如疾病的预防、诊断、治疗和康复）具有专业性。

微课 30-1

第一节 卫生体系概述

一、卫生体系的定义

知识点 30-1
1. 卫生体系的定义。
2. 如何理解卫生体系的定义。

卫生体系（health system）有广义和狭义之分。广义上，世界卫生组织（World Health Organization）将卫生体系定义为：所有以促进（promote）、恢复（restore）和维护（maintain）健康为目的的，致力于开展卫生活动的组织、机构和资源。狭义上，卫生体系是卫生行政管理体系、卫生筹资体系、医疗卫生服务体系与医疗保险体系等子体系的集合。

无论其定义与构成要素如何，卫生服务的可及性、质量和可负担性都是卫生体系主要关注的三个关键问题，也是卫生体系设计、卫生改革与发展的着力点和实现全民健康覆盖目标的基础。

二、卫生体系的功能

知识点 30-2
1. 卫生体系功能的六大模块。
2. 卫生体系功能的 4 个维度。

世界卫生组织认为，卫生体系功能可分类为六大模块：卫生服务提供、卫生人力资源的培养与配置、卫生信息系统构建、必需医疗产品的供给、筹资与管理。上述六大模块可概括为以下 4 个维度：

1. 提供卫生服务 是卫生体系的核心功能。卫生服务包括公共卫生服务和医疗健康服务，主要涵盖预防、医疗、保健、康复、计划生育、传染病防控、健康教育与促进等内容。因各国家或地区的政治体制、发展水平及人口结构均有不同，卫生服务的提供也应因地制宜。例如，在低收入及欠发达国家或地区，卫生体系的服务重点多以治疗与防控急性传染性和非传染性疾病为主，而在发达国家及人口老龄化较为严重的国家，卫生服务提供模式及服务提供内容则转向防治与管理慢性非传染性疾病。

2. 提供医疗保障 卫生体系提供医疗保障的功能包括以下三个方面。①筹资：医疗保障经费主要来源于政府、社会和个人三个渠道；②资金统筹：形成基金池，防范和分担风险；③提供和购买服务：政府在提供和购买不同类型和不同数量的卫生服务时，既要考虑到居民的卫生服务需求，也要考虑不同购买方案对健康结果的影响，考虑成本效果、成本效率和成本效益。

3. 资源筹措 卫生体系筹集的资源包括资金、人员与组织合作等，这些资源可以通过医疗卫生机构建设、卫生人才培养、医学技术研发以及卫生服务支援等多种途径对人群健康产生影响。卫生资源的筹集、分配与使用，均需要综合考虑国家发展战略，以及现阶段社会发展目标。在卫生资源有限的情况下，需要综合考虑资源应用的必要性、可行性、兼顾公平和效率，如在贫困偏远地区，更加需要依靠政府配置资源以提高卫生服务的可及性，而在经济发达地区，更加需要发挥市场机制的作用以提高卫生服务供给的效率、质量和数量。

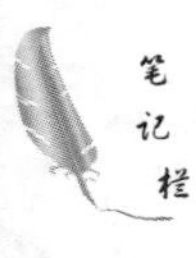

笔记栏

4. 管理与治理　卫生体系管理工作既包括对卫生资源的管理、各体系权力与职责的监督与分配，还包括卫生体系的设计、卫生发展战略制定与实施、对体系规则的确立与完善，对产出成果的评价及确保卫生体系其他功能的实现等。

三、卫生体系的目标

卫生体系的目标不仅局限于疾病治疗这个单一范畴，当今时代的卫生体系目标已呈现多元化趋势。WHO 认为无论卫生体系如何设计与运行，他们都拥有同样的主要目标，即：

> **知识点 30-3**
> 1. 卫生体系的目标。
> 2. 卫生体系功能与目标的关系。

1. 改善卫生服务受众的健康，保障健康的公平性与可及性　在该目标中，卫生体系除需增进、改善与保持人群健康之外，还应致力于保证健康在不同国家和地区，不同发展水平下（尤其指贫困国家与地区）的公平分布，保障"人人享有初级卫生保健"。

2. 提高卫生体系反应性　卫生体系反应性指卫生机构对群体（非个体）的普遍合理期望的认知和及时进行反馈互动的程度。反应性目标的核心基础是保障卫生体系服务人群的基本人权。卫生体系反应性的衡量包括两个部分：一是对服务对象尊严与权利的尊重。在行使健康权之前，服务对象有权选择不同的医疗机构与检查、治疗方案。在接受卫生服务时，其身体隐私应得到保护，已接受的卫生服务情况应得到保密。二是卫生服务的外部要求。卫生服务应具有优质与及时的特点，此外卫生服务要保证服务对象的社会功能的完整性。

3. 提高资金筹措的公平性　卫生体系筹资的公平性主要分为水平公平和垂直公平。一方面，水平公平强调处于相同收入层次水平的人支付相同层次水平的卫生费用；另一方面，垂直公平强调不同收入层次水平的人支付不同层次水平的卫生费用。卫生体系应以水平公平和垂直公平的筹资方式来共同分担和化解服务对象的社会风险与疾病经济风险，减少服务对象因病致贫和因病返贫现象的发生。

卫生体系功能与目标之间的关系，如图 30-1 所示：

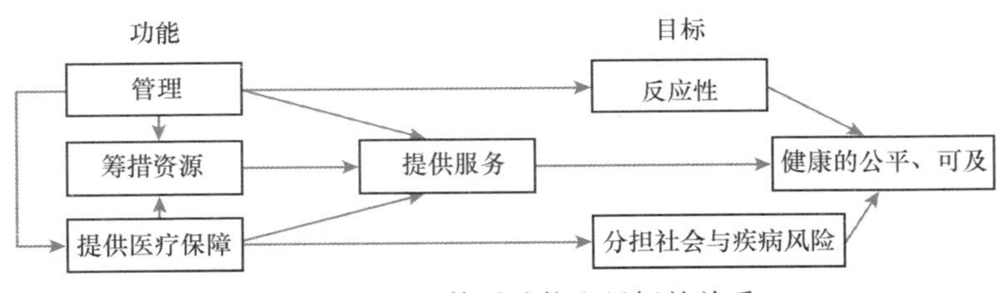

图 30-1　卫生体系功能和目标的关系

四、卫生体系的特征及属性

（一）卫生体系的影响因素

> **知识点 30-4**
> 1. 卫生体系的影响因素。
> 2. 卫生体系的基本属性。

卫生体系作为社会系统的子系统，不能以孤立的方式存在，也不能以封闭的方式发展。卫生体系在与其他系统共生中，受诸多因素（如政治稳定状况、经济发展水平、风俗文化习惯、生态环境状况以及其他社会因素）的影响。上述因素对卫生体系的具体影响及作用方式如下：

1. 政治因素　卫生体系发展的方向和目标受国家内部的政治环境与社会现阶段的主要矛盾和发展目标的影响。同时执政党的执政理念、对发展形势的判断与政策导向，也影响着卫生发展战略在社会总体发展战略中所处的高度和地位。一般来说，处于发展初期的国家和地区，其发展主要思路主要以发展社会经济为主，对卫生体系的设计与建设可能仅局限于满足人群基本的健康诉求，而不追求实现和发挥卫生体系的其他目标与功能。相比而言发达国家，尤其是福利型国家，如瑞典、英国等，通常将卫生置于社会发展的重要地位，因此对卫生体系的关注与建设始终处于国家发展战略

笔记栏

的上游。

中国的卫生体系建设与发展战略坚持以“共建共享、全民健康”为主要原则。《“健康中国2030”规划纲要》充分体现了我国卫生体系建设坚持“以人为中心”的发展思想，以“创新、协调、绿色、开放、共享”的发展理念，以提高公众健康水平为核心，为公众提供全方位、全周期的卫生服务，改善健康公平。除了国家与社会的内部政治因素影响外，国际政治因素与导向也同样对卫生体系发挥了重要影响。在全球健康治理导向下，传染病防控、卫生应急、降低婴幼儿和孕产妇死亡率等成为各国卫生体系致力完成的共同目标。

2. 经济因素 据世界范围的统计资料结果显示，一个国家、一个地区的宏观经济发展水平显著影响居民健康状况。卫生事业的发展需要一定经济资源支撑，经济发展水平决定着国家和政府对卫生体系财政投入的规模和力度，也是卫生体系运行与发展的前提和基础。由于卫生服务具有公共产品或准公共产品性质，市场机制无法完全实现对卫生资源的优化配置。因此政府对卫生体系的宏观政策调控、财政投入额度、资源的投入结构与资源配置的公平性将极大影响卫生体系的建设与发展，同时也影响着卫生服务供给的数量和质量。

3. 文化因素 文化会影响一个国家和地区的教育侧重、社会整体价值判断、健康观念与道德伦理等。在“医者仁心”与“悬壶济世”等传统文化影响下，我国卫生体系一直兼顾道德与技术并重的人才培养理念，同时又以“生物－心理－社会”现代医学模式对卫生人才行医视角进行扩展。卫生体系的根本目标是促进人群健康。文化因素对卫生体系影响还体现在卫生体系在发挥其功能时的决心与对生命与健康的尊重。

4. 生态因素 自然环境是人类赖以生存的物理条件，同样，生态因素也影响着卫生体系的防控重点与应急模式。地区生态的特殊性、环境变化（自然灾害）与环境污染，均对人群健康产生极大影响，也是卫生体系关注的重点问题。例如，我国卫生体系中的地方病防治体系通过设置全国地方病防治办公室，并在各省、自治区、直辖市设立相应的管理机构与专业机构，完成对所在地区环境与病情的监控及地方病的预防与治疗工作。此外，卫生体系会总结既往处理由自然灾害产生的卫生问题相关经验，制定自然灾害卫生应急预案，设置应急组织与确定组织职责，完成灾前准备和保障、灾害期间的卫生应急响应与恢复重建与总结评估的功能。

5. 其他社会因素 WHO 提出：“健康、人口与发展是相互不可分割的。人口规模、年龄结构与性别、区域分布对卫生与医疗工作有重要的影响。”人口因素通过对卫生体系的目标与功能产生影响，进而影响到卫生体系发展方向与机构设置。卫生体系需要保证国家与地区拥有合理的人口规模，在人口规模急剧扩大时还要对卫生资源的合理配置以保障健康公平与卫生服务的可及性；人口的年龄与性别结构通过决定疾病谱特征也间接影响人群健康水平。

（二）卫生体系的属性

系统理论强调，社会系统是由其子系统（如教育、医疗卫生、科技和国防安全）的集合所构成。卫生体系“坐落”于社会系统之中，因此卫生体系兼具了社会系统的一般属性与卫生体系的特殊属性。

1. 卫生体系具有开放性 如前文提及的卫生体系具有受多因素影响的特征，卫生体系无法脱离于经济、政治、文化、生态和社会系统中的其他子系统而孤立存在。卫生体系与外部政治环境、经济环境和自然条件等有难以割裂的联系与交互作用。外部生态要素、政策导向、人力与物力等资源影响着卫生体系的资源结构和配置方式，卫生体系则通过影响人群健康反作用与上述系统，多种交互影响的发生说明卫生体系并非是封闭的，具有开放性。

2. 卫生体系具有复杂性 卫生体系的组成复杂，它并非是单一简化的体系，而是由卫生行政管理体系、卫生筹资体系、医疗卫生服务体系、医疗保障体系与药品供应体系等复杂子体系所集合而成，各子系统又通过人的实践活动及物质和信息形成复杂关联。

3. 卫生体系具有特殊性 卫生体系通过提供各种形式的卫生服务，促进、恢复和维护人群健康，因此具有一定的公益性。由于健康卫生问题常是多因素相互作用交互的结果，这要求由卫生体系内的实践活动（如预防、保健、诊断、治疗、康复和健康促进等）具有较高的专业性。

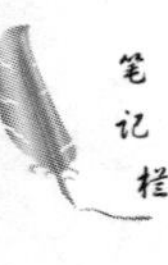
笔记栏

第二节 中国卫生体系

微课 30-2

卫生体系作为社会体系中的一部分，其价值不仅体现在健康的关注度，也包括资源分配、资金筹集及医疗保障等诸多方面。卫生体系不仅包括预防和医疗诊疗服务，也包括通过跨部门合作来进行健康干预，以及对实现改善全民健康状况目标的系列行动进行监管。我国卫生体系是卫生行政管理体系、卫生筹资体系、医疗卫生服务体系、医疗保障体系与药品供应体系等子体系的集合。我国卫生体系坚持以全民健康为中心理念，致力于促进卫生服务一体化，卫生服务利用便捷化，以及卫生资源普惠化。卫生筹资体系强调公平与效率并重，医疗保障体系坚持多层次、保基本、广覆盖和可持续发展的原则，从而提供高质量、低成本、多层次的卫生服务。

一、中国卫生行政管理体系

我国卫生行政管理体系，由卫生工作管理、药事管理、医疗保障管理以及规制与监管等组成，直接负责的机构分别为中华人民共和国国家卫生健康委员会（以下简称“国家卫健委”）、国家药品监督管理局、国家医疗保障局。

1. 卫生工作管理 国家卫健委是主管卫生工作的国务院直属部门，落实党中央关于卫生健康工作的方针政策和决策部署。在职能转变中，国家卫健委与原国家卫计委相比，更加注重预防为主与健康促进、工作重心下移和资源下沉、提高服务质量和水平以及更加注重协调推进深化医药卫生体制改革。国家卫健委内设办公厅、人事司、规划发展与信息化司、财务司、法规司、体制改革司、疾病预防控制局、医政医管局、基层卫生健康司、卫生应急办公室（突发公共卫生事件应急指挥中心）、科技教育司、综合监督局、药物政策与基本药物制度司、食品安全标准与检测评估司、老龄健康司、妇幼健康司、职业健康司、人口监测与家庭发展司、宣传司、国际合作司、保健局、机关党委及离退休干部局。

2. 药事管理 国家药品监督管理局是负责国家药品管理工作的机构。国家药品监督管理局是国家市场监督管理总局直属的国家局，为副部级，主要是负责药品、化妆品、医疗器械的注册并实施监督管理，承接原食品药品监督管理局对应的职能。国家药品监督管理局会协同国家卫健委制定国家药典，建立与完善药品不良反应和医疗器械不良事件相互通报机制与处置机制，保障公众的用药安全与促进公众的合理使用。国家药品监督管理局内设综合和规划财务司、政策法规司、药品注册管理司（中药民族药监督管理司）、药品监督管理司、医疗器械注册管理司、医疗器械监督管理司、化妆品监督管理司、科技和国际合作司（港澳台办公室）、人事司、机关党委及离退休干部局。

3. 医疗保障管理 国家医疗保障局是国务院直属机构，为副部级。国家医疗保障局负责贯彻落实党中央关于医疗保障工作的方针政策和决策部署，坚持和加强党对医疗保障工作的集中统一领导。在医保与医疗、医药方面，国家医疗保障局负责与国家卫健委、国家市场监督管理总局等部门进行政策和制度衔接，建立沟通协商机制，以协同推进改革，促进医疗资源的公平使用和提高医疗保障水平。国家医疗保障局对城乡居民基本医疗保险制度和大病保险制度进行了统一，建立了覆盖全民、城乡统筹的多层次医疗保障体系。在提高医疗保障水平的同时，推进医疗、医保、医药“三医联动”改革，以人民的健康需求为导向、为人民医疗药品费用减负。

4. 规制与监管 卫生监管体制是指政府或中介组织按照法律法规和规章，利用法律、经济及行政手段，引导医疗卫生服务的提供方、需求方及支付方等的行为、干预和限制的一整套制度安排。努力缓解在医疗卫生领域存在的信息不对称、道德风险、寻租行为和外部性等现实矛盾，使公众的医疗质量和安全以及患者的生命健康权益和财产权益得到保障。近年来，随着新医改的进一步深化，我国卫生行政管理体系在卫生规制层面逐渐形成了全面多元的监管体系。我国的卫生监管体制也逐渐初具规模，医疗相关的法律法规、部门规章、规范性文件和医疗行业标准、技术规范和相应的执行机制的更新与完善，不断丰富了我国卫生监管体制的内涵。除了国家卫健委、国家医疗保障局及国家药品监督管理局所具备的主要监管职权，还包括行业监管部门及社会监管部门的监督以及各类微观规制制度与区域卫生规划制度、医疗保险制度等。

笔记栏

二、中国卫生服务体系

（一）卫生服务体系概述

1. 卫生服务体系和卫生服务组织的概念 卫生服务体系是指由不同类型的健康服务提供者所组成，坚持以提升公众健康水平为目标。卫生服务体系的构建过程需要进行综合考虑，系统施策。一套合理的卫生服务体系既有利于优化医疗卫生资源配置，也有助于提升公众获得卫生服务的可及性和公平性。在不同的属地层级，我国卫生服务体系布局主要以资源分布梯度进行合理配置。在地市及以下层级，基本医疗服务和公共卫生资源布局按照常住人口规模和服务覆盖范围的半径进行合理配置；在省部及以上层级，则是分区域统筹规划布局。

我国卫生服务组织有广义和狭义之分。狭义的卫生服务组织包括医疗机构、专业公共卫生机构以及其他卫生服务组织。广义的卫生服务组织所涵盖的范围更广，除狭义的卫生服务组织包含内容以外，还包括血液及血液制品生产组织、药品及其医疗器械的生产组织和药品检验组织、医学科研和教育组织等。

2. 卫生服务体系的特点

（1）卫生服务体系的最终目标是促进人群的健康：与商业服务体系不同，卫生服务体系要求必须以维护促进公众健康为导向，这就要求政府部门应该将保障公众健康的理念融入卫生服务体系建设的全流程中，将公众健康需求与政府的卫生管理绩效的目标进行有效结合，以助力卫生事业发展。

（2）卫生服务体系强调专业性：不同卫生服务组织承担不同的医疗任务和功能，各卫生组织之间服务内容和服务对象也存在差异，所以为了保证卫生服务的质量和安全，卫生服务体系必须以高度的专业性作为保证。

（3）卫生服务体系强调协同性：不同卫生服务组织是卫生服务体系的重要组成部分，各卫生服务组织与卫生服务体系是紧密协作关系，不同卫生服务组织之间也是相互依赖的，不同专业群体之间同样需要高度的协调性。

3. 卫生服务体系的构建原则

知识点 30-5
卫生服务体系的构建原则。

（1）坚持健康需求导向：我国卫生服务体系的构建原则坚持与 WHO“以人为本”理念相协调和匹配。在建设过程中，始终坚持以满足公众的健康需求和解决公众的主要健康问题为核心导向，以调结构、升能级为主线，开展适度有序地发展，针对突出问题和矛盾强化所存在的薄弱环节，改善当前因病致贫与因病返贫的现状，以科学合理地对各级各类医疗卫生机构的数量、规模及布局进行规划与配置。

（2）坚持公平与效率统一：我国卫生服务体系注重保障基本医疗卫生服务的可及性，以促进社会公平公正。这与 WHO 所强调的健康公平与可及性相吻合。同时，我国卫生服务体系注重促进卫生资源配置与使用的科学性与协调性，以提质增效，实现公平与效率的相统一。

（3）坚持政府主导与市场机制相结合：我国政府积极在制度、规划、筹资、服务以及监管等方面承担应有的责任，坚持维护公共医疗卫生的公益性。通过进行区域卫生规划，缩小在卫生资源配置、服务利用、健康水平等方面的差异，以提高卫生服务体系的公平性。与此同时，我国卫生服务体系也坚持市场机制在配置资源方面的决定性作用，注重提高医疗卫生服务质量和反应性，充分动员社会力量的积极参与，形成以公立医疗机构为主导、非公有制医疗机构协同发展的卫生服务体系。

（4）坚持系统协同整合：在结合当前与长远的基础上，我国卫生服务体系加大了对经济薄弱地区和重点领域的投入，加强对全行业的健康服务监管与属地化管理，统筹城乡和区域资源协同合理配置，将以“预防为主”的工作方针贯彻在卫生体系发展全过程中，坚持医疗和康复、中西医并重的理念，推动“重心下沉、关口前移”，充分促进了卫生服务体系的整体均衡可持续发展。

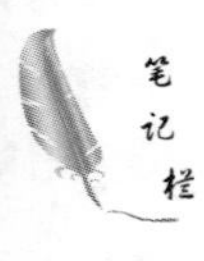

（5）坚持分级分类管理：结合区域经济社会发展水平和医疗卫生资源现状，我国卫生服务体系建设展开了对医疗卫生资源的数量和制定配置标准的统筹规划。同时，我国卫生服务体系建设强调促进优质卫生资源的合理流动，提升基层卫生机构的卫生服务能力和质量；加大了对专业公共卫

生机构建设的投入，以筑起居民健康保障网底，增加居民就医的可及性与公平性。

（二）中国卫生服务体系的机构设置

在国务院办公厅下发的《全国医疗卫生服务体系规划纲要（2015—2020年）》，文件中明确指出，我国医疗卫生服务体系的机构设置，主要包括医院、基层医疗卫生机构和专业公共卫生机构等（图30-2）。其中，医院分为公立医院和社会办医院。公立医院又被划分为政府办医院（根据功能定位主要划分为县办医院、市办医院、省办医院及部门办医院）和其他公立医院（主要包括军队医院、国有和集体企事业单位等举办的医院）。基层医疗卫生机构以县级以下为主，主要分为公立和社会办。专业公共卫生机构划分为政府办专业公共卫生机构和其他专业公共卫生机构（主要包括国有和集体企、事业单位等举办的专业公共卫生机构）。根据属地层级的不同，政府办专业公共卫生机构又划分为县办、市办、省办及部门办四类专业公共卫生机构。

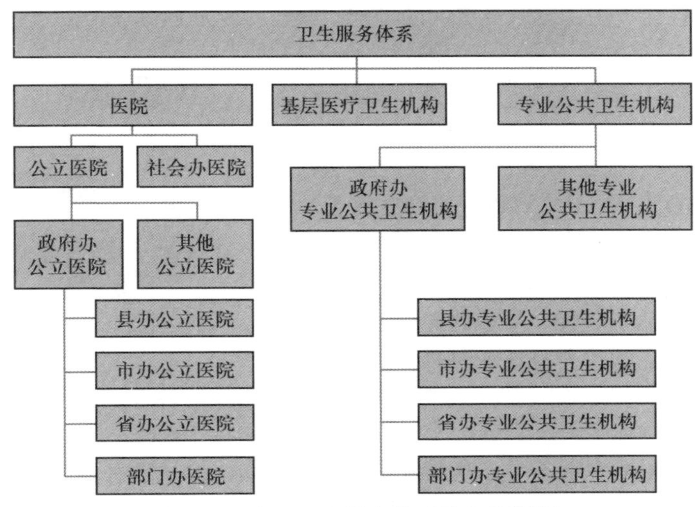

图30-2 中国卫生服务体系的机构设置

1. 医院 根据医疗机构的所有权归属，可以将医院分为公立医院和社会办医院。公立医院作为我国医疗服务供给体系中的主体，坚持以公益性为目标，在基本医疗服务提供、急危重症和疑难病症诊疗等方面发挥着重要作用。公立医院既承担着医疗卫生机构的人才培养、医学科研、医疗教学等任务，同时也担负着公共卫生服务、突发事件紧急医疗救援、援外、支农、支边等卫生应急和支援的责任。另外，社会办医院也是医疗卫生服务体系中的重要组成部分，增加了卫生服务系统的反应性，以满足人民群众多层次、多元化的健康服务需求。社会办医院既可以提供基本医疗服务，也可以提供高端服务以及康复、老年护理等非急性卫生服务，是对公立医院的医疗服务的有益补充。

我国医院按服务能力与职责定位的不同，可分为三级十等。三级主要是指一级医院、二级医院、三级医院，每一级又划分为甲、乙、丙三等。其中，三级医院增设特等，因此医院共分三级十等。一级医院是指，直接向一定人口的社区提供预防、医疗、保健、康复服务的基层医疗机构和卫生机构；二级医院是指，向多个社区提供综合医疗卫生服务并承担一定教学以及科研任务的地区性医疗机构；三级医院是指，向多个地区提供高水平专科性医疗卫生服务和执行高等教育、科研任务的区域性以上的医疗机构。

2. 基层医疗卫生机构 我国基层医疗卫生机构主要包括乡镇卫生院、社区卫生服务中心（站）、村卫生室、医务室、门诊部（所）和军队基层卫生机构等。其主要负责基本公共卫生服务和常见病、多发病的诊疗服务以及部分疾病的康复、护理服务。同时，基层医疗卫生机构承担着“健康守门人职责”，并对超出自身服务能力范围内的常见病、多发病及危急疑难重症患者进行及时转诊。

3. 专业公共卫生机构 按照功能定位划分，我国公共卫生系统主要由五个子系统组成，包括疾病预防控制体系、卫生监督执法体系、突发公共卫生事件应急指挥体系、妇幼卫生保健体系及基本医疗卫生服务体系。专业公共卫生机构原则上由政府举办，主要包括疾病预防控制机构、综合监督执法机构、妇幼保健计划生育服务机构、急救中心（站）及血站等。其主要职责是向辖区内居民提

笔记栏

供专业性较强的公共卫生服务（如疾病预防控制、健康教育、妇幼保健、精神卫生、急救、采供血、综合监督执法、食品安全风险监测评估与标准管理、计划生育及出生缺陷防治等），同时也承担着相应的管理工作。

三、中国卫生筹资体系

（一）卫生筹资体系概述

> **知识点 30-6**
> 卫生筹资的定义、目的和功能。

1. 卫生筹资的定义 卫生筹资（health financing）有狭义和广义之分。狭义的卫生筹资是指卫生筹资只涉及卫生保健资金的筹集。广义的卫生筹资是包括以下三个主要方面：其一，卫生保健资金的筹集；其二，筹集的资金在不同地区、不同人群和各类卫生保健服务之间的分配；其三，医疗保健服务的支付机制（图 30-3）。

2. 卫生筹资的目的及功能 医疗卫生筹资主要包括两个目的：一是确保医疗卫生服务的公平性和可及性；二是风险分摊，保障患者不会因灾难性疾病卫生支出损失（获得筹资保障），而导致因病致贫或因病返贫。在 2000 年世界卫生报告中，WHO 提出，卫生筹资主要具有三个功能：资金筹集、风险共担、服务购买。①资金筹集主要指居民医疗卫生服务所需要的资金由谁承担，或谁是最终的付款者。资金筹集的形式包括很多种，如税收、强制性或自愿性的医疗保险、个人现金的自费支付或募捐形式等。资金筹集的功能在于体现公平与高效原则。②风险共担主要指医疗的各种风险要素以某种形式在不同主体间进行分配，分为风险集中与风险分散两种形式。其功能在于确保一个国家所选择的筹资方式在群体中有部分人需要利用卫生服务时，其所发生的财务风险可以被这一群体中的所有人公平有效分担。目前国际上，分摊机制已经成为各国卫生筹资体制中最基本的一环，同时结合个人直接现金支付形成医疗费用的共担机制。③服务购买主要指政府部门或患者按照协议约定向特定的卫生机构购买其所需要的服务。在筹资过程中，“交易双方”（通常指提供方与需求方）按照一定的价格出售和购买服务。服务购买的功能在于确保所筹集的资金能够购买卫生保健服务，并改善医疗服务效率和质量。卫生服务需求方通过不同方式向卫生服务的提供方进行支付，目前大多数国家采用多种形式相结合的支付方式进行服务购买。

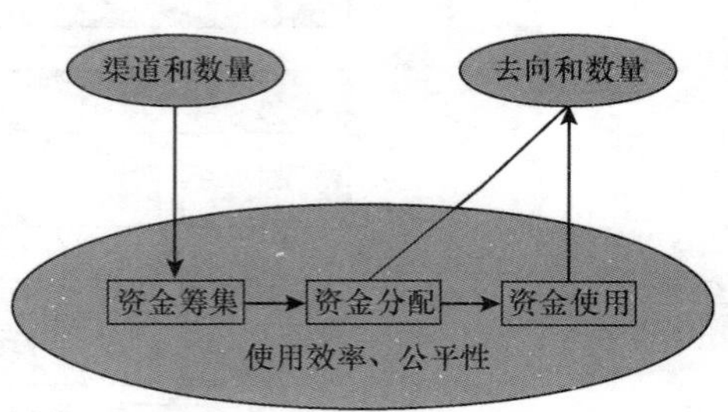

图 30-3 卫生筹资的定义

（二）卫生筹资体系构成

> **知识点 30-7**
> 我国卫生筹资体系的构成。

根据卫生筹资的种类，医疗卫生的经费筹集主要采用了五种筹资渠道：即政府卫生筹资、社会医疗保险筹资、商业医疗保险筹资、个人自费支付筹资和社区卫生筹资。

1. 政府卫生筹资 政府筹资（government financing）是我国卫生筹资的重要来源，尤其是在公共卫生与基本医疗等方面存在市场失灵，更需要政府进行筹资，弥补其不足。我国的预算卫生支出的费用主要源于税收（普通税收、专项税收）及通货膨胀。

通过政府卫生筹资可以实现大范围的覆盖，从而将受益面扩大到更广的人群范围，更好地分摊筹资的经济负担。首先，政府卫生筹资可以确保卫生资金拥有稳定的来源，同时通过广覆盖更好地实现卫生筹资的公平性。另外，也可以在一定程度上控制医疗费用的过快上涨。然而，政府卫生筹资存在两个明显的弊端：其一，由于单一的政府筹资渠道，容易导致过于依赖政府的投入，政府卫生筹资亦存在不稳定性，财政有可能因此变得不堪重负；其二，忽视市场调节的作用，医疗服务的提供效率低下，难以满足居民日益增长的卫生服务需求。

2. 社会医疗保险筹资 社会医疗保险（social medical insurance）即社会医疗保险基金的筹集，是指社会医疗保险机构向筹资对象按照规定的标准和方式筹集医疗保险基金的过程。社会医疗保险的主要组织形式包括两种：疾病基金会及工资税筹集。

社会医疗保险作为国家通过立法形式强制实施的一种卫生筹资模式，可以为卫生系统筹集到

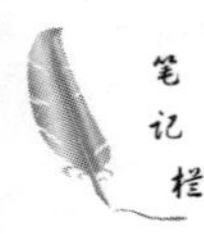

更多的资金，而且由于对政府预算投入依赖不强，更加具有稳定性特点。另外，其也可以更好地实现对不同收入和不同风险人群的风险分摊。社会医疗保险的缺点存在以下三方面。首先，在"委托-代理"关系中可能存在道德风险问题，出现诸如资源浪费、健康服务利用效率低和医疗费用难以控制等问题；其次，对于医疗费用的负担问题，容易出现代际转移问题。最后，由于社会医疗保险可能会将未参保人群（尤其是老年人和儿童）排除在外，这会可能会在一定程度上出现不公平问题。

3. 商业医疗保险筹资　商业医疗保险（commercial medical insurance）由非营利性或营利性保险公司提供，消费者可以自愿购买符合自己需求的保险项目。商业医疗保险筹资与潜在的卫生利用相关，筹资者作为受益者，其与个人卫生服务量不发生直接关系。与社会医疗保险相比，商业医疗保险具有保费较高、可选择种类多、自愿性购买等特征。在中国，商业医疗保险作为一种补充性医疗保险，更符合市场的运作规律，且以部分高收入人群购买为主。

4. 个人自费支付筹资　个人自费支付（out-of-pocket payment）是指患者在接受医疗服务过程时，直接向医疗服务提供者支付费用的一种筹资模式。在国际上，个人自费支付通常在私营医疗机构较多见。居民个人支付主要包括卫生服务机构提供的医疗服务、医药物品、医疗耗材等费用。

个人自费支付筹资模式作为一项有效和易管理的筹资渠道，可以有效提高卫生服务使用者的费用控制意识，减少或避免不必要的卫生资源浪费，进而提高整体的利用效率。同时，当遇到政府财力不足的问题时，自费支付一定程度上可以缓解政府的压力。然而，过高的自费比重会导致贫困人群因无法支付得起医疗费用而放弃治疗，进而造成灾难性卫生支出等一系列问题，不利于保障卫生服务的可及性与公平性。

5. 社区卫生筹资　社区卫生筹资（community financing）是指在社区中（农村地区、行政区、其他地理区域等），为筹集或协作筹集既定的一系列相关卫生服务费用资金，每个家庭所进行的一项卫生筹资机制。社区卫生筹资通常采取自愿参保方式，让人们参与到社区筹资中。

社区卫生筹资更倾向于强调社区参与管理，有助于提供更广的健康保险覆盖保障。然而，社区卫生筹资也存在筹资可持续性较差和效率较低的问题，因为社区卫生筹资的受益者多为高收入者，而贫困者获益程度较为有限。

（三）卫生筹资的主要影响因素

由于不同的卫生筹资模式有不同的适用条件，因此各个国家在选择筹资方式时往往各不相同。通常来说，社会经济发展水平、政府财政能力、政府的治理模式及管理能力均会对筹资模式的选择造成影响。

> **知识点 30-8**
> 卫生筹资的主要影响因素。

1. 社会经济发展水平　卫生筹资的来源分布往往与社会经济发展水平相协调。据研究表明，在低收入国家中，在卫生总费用的结构中，税收筹资占比为 4% ～ 60%；社会保险占比为 10% ～ 15%；个人直接现金支付占比为 40% ～ 50%；商业医疗保险占比较小。在中等经济发展水平和较高经济发展水平的国家中，社会保险所占的比例则通常要高于低收入国家。

2. 政府财政能力　以税收为基础的政府卫生筹资，政府卫生筹资的规模很大程度上与各种不同的税基，即某种专项税下的经济活动总量有关。在保险筹资角度，对于社会保险而言，筹资能力取决于雇主与雇员的缴费水平，以及工作人员的数量；对于商业保险而言，筹资能力与较高支付水平的人群相关，因为高收入人群往往会通过购买商业医疗保险来获得更多，更优质的医疗卫生服务。在个人现金支付角度，处于中低水平的国家自费支付比重往往较大；在高收入国家，由于医保体系的不完善，部分服务未被纳入医保体系，以及受到起付线和共付机制的影响，通过自费支付筹集资金的能力会更高。

3. 政府治理模式　对于政府筹资治理而言，不断优化与调整卫生筹资结构是其主要工作。只有政府预算卫生支出的比例不断提高，个人现金卫生支出的比例不断降低，这样才能促进医疗卫生服务的公益性及公平性。据研究表明，当个人现金卫生支出占主导时，贫困和弱势群体将无法被卫生保健所覆盖，基本卫生服务的可及性也难以得到保障。如果政府不增加财政性投入，改善和平衡社会保障体系，那么社会上则会产生严重的因病致贫与因病返贫问题。

笔记栏

4. 政府管理能力 为了进一步改善医疗卫生服务体系，促进全民覆盖目标的实现，我国需要适时提升卫生筹资管理能力，以期适应于医药卫生体制改革的步伐。只有不断提升管理能力，才可以促进对卫生资金的有效监管，降低卫生筹资体系运行的管理成本，实现社会效益的增长。

（四）卫生筹资体系的问题及挑战

> **知识点 30-9**
> 我国卫生筹资体系的主要问题及挑战。

1. 卫生筹资来源 从卫生筹资来源层面来看，政府卫生筹资存在总量不足的问题。虽然从总量上看，我国政府卫生支出呈逐年上升，但是，政府卫生支出占卫生总费用的比例并没有明显增加。在 2017 年，我国卫生总费用占 GDP 的 6.20%，低于我国所属的中高收入国家组的平均值（6.85%）。

2. 卫生筹资公平性 从筹资公平性来看，我国卫生筹资公平性仍有待提高。具体而言，首先，城乡间公平性问题。新医改以来，城乡统筹协调开展以来，仍尚未显著降低城乡医疗卫生资源的配置差距，城乡医疗服务的公平性仍然有待进一步提高。其次，区域间的公平性问题。政府卫生筹资地区差异明显，东、中、西地区不均衡现象突出，不同地区间差距较大。

3. 宏观社会经济环境 从社会经济环境来看，随着我国人口老龄化趋势日趋加剧，我国应对人口老龄化的任务艰巨。截至 2018 年年底，我国 60 岁及以上的老年人数达 2.49 亿人（占总人口的 17.9%），参照既往发展趋势，预计到 2025 年，将会超过 3 亿人，2040 年可能将达到 4 亿人，在 2080 年之前，我国可能成为世界上老年人口最多的国家。失能老人及半失能老人的养老问题同样是一个严峻的问题，这些都给我国卫生筹资体系的稳定和可持续发展带来了挑战。另外，随着我国当前人群疾病谱的转变，主要慢性病（肿瘤、高血压、糖尿病等）长期的经济负担以及城乡二元结构体制造成的户籍壁垒限制都在一定程度上对当前我国卫生筹资模式的稳定造成了较大的挑战。

（五）卫生筹资系统的评价

当前，对我国卫生筹资系统的评价主要有两种参考路径。其一，宏观评价。宏观评价是指利用一个国家或地区的卫生总费用的信息工具，以卫生筹资体制及政策目标的实现程度作为衡量标尺，对本区域卫生筹资的总体水平、筹资结构、卫生总费用发展趋势进行分析。其二，微观评价。微观评价是指利用居民家庭卫生服务的调查资料，对卫生资金筹集的公平性、资金分配收益（卫生补助收益状况分析）以及卫生筹资系统的风险保护状况（灾难性卫生支出分析和因病致贫分析）进行分析。

四、中国医疗保障体系

（一）医疗保障体系概述

医疗保障制度是保证居民医疗卫生事业稳定可持续发展的筹资机制，以保障居民医疗服务可及性为目标，关注治疗过程与费用，是一种基于确定的医疗服务进行预付或后付补偿的保障制度。医疗卫生保障体系作为社会保障体系的重要组成部分，在与卫生服务系统相互作用中，以筹集资金方式为卫生服务提供物质资源保障与支持，共同承担着保障公众健康的职能。

（二）医疗保障体系的构成

从世界范围来看，医疗保障体系通常由社会医疗保险、商业健康保险和医疗救助三部分构成。我国的医疗保障体系以社会医疗保险为主，商业医疗保险与城乡医疗救助为辅的医疗保障体系。

> **知识点 30-10**
> 我国医疗保障体系的构成。

1. 社会医疗保险的概述及特点

（1）社会医疗保险的概述：社会医疗保险是社会保障体系的重要组成部分，覆盖人群主要包括公立部门的雇员、半国有企业和私人企业少数特定的工作人员。社会医保费用通常直接从雇员工

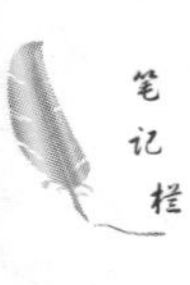

资中扣除，由雇主和雇员按照一定的分配比例共同承担。此外，国家也会对其提供一定的补助。

（2）社会医疗保险的特点：首先，社会医疗保险具有强制性。社会医疗保险一般由政府承办，借助经济手段、行政手段、法律手段进行强制实施及组织管理。社会医疗保险规定适宜人群必须参保，所需支付的金额、覆盖项目也都由国家强制规定。其次，社会医疗保险具有非营利性。社会医疗保险由政府建立并进行管理，其主要目的是帮助防范健康风险，以更好地维持居民生活稳定。最后，社会医疗保险具有广覆盖性。截至 2017 年，我国社会医疗保险已经走向了全民医保，覆盖超过 96% 的人群。

2. 商业医疗保险的概述及特点

（1）商业医疗保险的概述：商业医疗保险是由商业保险公司经营的，营利性的医疗保障模式。根据保险公司所提供的不同种类服务包，投保人可根据自身需要选择适宜的保险服务项目，按选取的保障项目缴纳相应的保险金额。当投保人患有在投保项目保障范围内的疾病时，可以按照参保协议向保险公司获得一定数额的医疗费用赔付。

我国商业医疗保险尚处于发展阶段。当前在政府不断完善全民医保制度建设的进程中，日益强调重视和发展商业医疗保险。商业医疗保险有助于满足居民多层次、多元化的健康服务需求，促进医疗服务供给的数量、质量和效率的提升，在一定程度上也可以推动医学科技的进步与发展。然而，商业医疗保险在不同收入人群之间难以实现风险共担。在同等覆盖水平下，相对比社会医疗保险，商业医疗保险的管理成本也相对较高，投保费用成本高出 25% ～ 40%。

（2）商业医疗保险的特点：商业医疗保险注重发挥市场在卫生资源配置中的重要作用，具有自愿性、营利性和灵活性等特点。首先，自愿性体现在商业医疗保险合同签订本质上属于民事契约活动，因此自治原则在商业医疗保险领域也同样适用，且应得到充分尊重。其次，营利性体现在商业保险公司的独立企业法人身份，以寻求经济利益的最大化为根本目的。因此，商业医疗保险在引导合理就医，约束医疗行为规范上作用较弱。最后，灵活性体现在，相比于社会保险种类的单一、固定的保险种类，商业保险公司会开发更多元的投保产品，以积极满足和回应市场的需求，扮演着社会医疗保险的补充角色。

3. 城乡医疗救助的概述及特点　城乡医疗救助在我国多层次的医疗保障体系中发挥着网底作用，主要由政府财政提供资金，用以帮助无力进入基本医疗保险体系以及进入基本医疗保险体系后无力承担共付费用的城乡贫困人口，使他们能与其他社会成员同样享有基本的医疗保障，促进卫生系统的健康公平。城乡医疗救助强调了健康“兜底”保障作用，主要措施是资助城乡低保家庭成员、五保户参加城乡居民医保，并对由于经济困难而难以自负医疗费用的家庭成员进行补助。

五、中国卫生体系的发展

> **知识点 30-11**
> 我国卫生体系的发展沿革。

我国医药体系，自有文字记载以来已有三千余年的历史。但严格来说，现代卫生观念与卫生体系及相应制度的形成主要是从民国时期西方卫生思想的涌入后形成的。新中国成立以来，我国卫生体系的变革大致可以分为五大阶段：福利化阶段、市场化阶段、民生化阶段、系统化阶段及全民健康阶段。

（一）福利化阶段（1949—1989 年）

该时期主要致力于保障公众就医，解决公众严重的缺医少药的问题。政府在卫生领域承担了主要责任，通过兴建公立医院和建立医疗保障制度等，建立了覆盖广大人民群众、与基本医疗福利相适应的卫生体系。在医疗保障体系层面，我国建立了与当时计划经济体制相适应的城镇职工医疗保障制度，即公费、劳保医疗制度，对保障职工的身体健康、促进经济的发展及维护社会稳定都发挥了重要作用。自 20 世纪 80 年代开始，我国计划经济逐步向市场经济转轨，城镇职工制度的弊病日益显现，亟待进一步深化医药卫生体制的改革。

（二）市场化阶段（1985—2002 年）

该时期主要为市场化医疗阶段，致力于解决卫生效率低下等问题。新中国成立后，由于我国采

笔记栏

用福利化的医疗卫生体系模式，在解决人民群众缺医少药问题的同时，政府财政负担也不堪重负，卫生体系效率低下的问题也日益凸显。在以经济建设为中心的整体发展战略中，政府采取弱化财政补偿，由医院自负盈亏，以及建立城镇职工基本社会医疗保险等举措，以激发医疗行业的市场活力。在医疗保障体制度改革层面，随着《关于建立社会主义经济体制若干问题的决定》的出台，逐渐开始探索试点建立社会统筹和个人账户相结合的基本医疗保险制度。

（三）民生化阶段（2003—2008 年）

该时期主要为改善民生阶段，主要致力于解决居民“看病难、看病贵”、政府责任缺位、医疗机构的逐利明显以及城乡贫富差距扩大等问题。医药卫生体制改革具体表现为构建综合性医改框架，推行全民医保工作，重构公共卫生体系。在医疗保障制度改革层面，2003 年，新型合作医疗制度和医疗救助制度开始建立，城镇职工基本医疗保险的参保规模也在这一阶段逐渐扩大，并在 2007 年开展了城镇居民基本医疗保险制度的试点工作。

（四）系统化阶段（2009—2015 年）

该时期为深化医改阶段，致力于解决医药卫生体制改革深层次的体制机制问题。随着新医改的序幕拉开，国务院实施分级诊疗、区域医疗联合体、“三医联动”等一系列更加一体化、系统化的措施，使得改革实践之间衔接性差、互动性弱的问题得到部分缓解。在医疗保障制度改革层面，2010 年，我国全面推行城镇居民医疗保险的试点工作。在“十二五”期间，以三大社会医疗保险（城镇职工基本医疗保险、城镇居民基本医疗保险和新型农村合作医疗）为支柱的基本医疗保障体系建立起来。加之，商业健康保险及公费医疗所覆盖的人口，医疗保障体系全民覆盖的目标逐步达成。

（五）全民健康阶段（2016 年至今）

该时期主要为全民健康筹备阶段，重点强调了“没有全民健康，就没有全面小康”。随着医药卫生体制改革步伐加快，我国重点加强了在分级诊疗制度、现代医院管理制度、全民医保制度及药品供应保障制度等层面的建设。随着对医疗、医保和医药“三医联动”改革的深化，形成更加系统、可持续的改革观，同时也有利于提升卫生系统的服务效率和服务质量，进而更好地促进全民健康。

微课 30-3

第三节　国外典型国家的卫生服务体系

我国卫生体系有其自身优越性，但不可否认的是，也还存在一些亟待完善的不足之处。对此，在新的时代背景下，我国需要积极学习国外典型国家的卫生服务体系进行取长补短。本章主要介绍了美国、德国和日本的卫生服务体系的总体概况和各自特色，如美国的医疗商业化运营方式、德国的医保支付方式、日本的社会养老保障制度，以期对我国进一步深化医改提供一些启示与借鉴。

美国卫生服务体系

美国作为世界上最发达的经济体，追求完全自由的市场经济，在健康领域的相关科学研究和临床诊疗技术均位于世界前列。与经济合作与发展组织（Organization for Economic Co-operation and Development，OECD）中的国家相比，美国人均医疗支出在国民生产总值（gross domestic product，GDP）的占比最高。从 2000 年到 2015 年，美国国民健康支出占 GDP 的比例从 13.3% 上升到 17.8%，人均支出从 4857 美元增至 9990 美元（2017 年，中国卫生总费用占 GDP 的百分比为 6.2%，人均卫生总费用为 3712.2 元）。多年来，尽管在美国国内建立统一的医疗保障体系的呼声日益高涨，但至今仍未能建立，美国也是发达国家中唯一尚未建立全民医保的国家。

（一）健康行政部门与管理

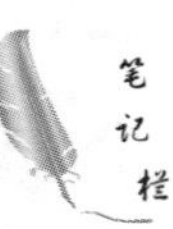

美国卫生和公众服务部（United States Department of Health and Human Services，HHS），是美

国联邦政府内最大的健康保障管理机构，是美国官方医疗健康体系内的最高管理机构。HHS 负责制定可持续发展的绩效管理规划（strategic sustainability performance plan，SSPP），旨在提高美国国立卫生研究院（National Institutes of Health，NIH）、美国食品药品监督管理局（Food and Drug Administration，FDA）、美国疾病控制与预防中心（Centers for Disease Control and Prevention，CDC）和美国印第安人卫生服务署（Indian Health Services，IHS）的服务运营效率。

美国国家医学院作为一个独立的非营利性非政府组织机构，负责为政策制定者和私营部门提供改善国民健康的相关建议。根据国会的具体授权和联邦机构或独立组织的要求，美国国家医学院展开相应医学科研研究。同时，其他利益相关者（如美国医学会，American Medical Association）的评论和游说也会影响到卫生系统的运营和决策。

（二）卫生服务提供

美国的医疗机构主要提供医疗服务场地与设备等必备的医疗基础设施以及助理医师、护士和术后护理团队等辅助性的医疗健康服务。对于病情较急或较严重的患者一般在门诊中心（多科室联合诊所）、急救中心等诊治；危急重症患者则送往急诊医院（acute care hospitals），急诊医院主要提供短期的住院服务，平均在 5～6 天，患者出院后也可转去康复医院和长期照护医院。

美国的公立医院服务特定人群（如现役军人、退伍军人、犯人、原住民）和社会弱势人群（低收入、无医保、甚至无合法身份者），公立医院为这些寻求医疗服务的群体提供医疗安全网（safe net）。私立医院是美国民众接受医院服务的主体（约占医院总数的 84%）。私立医院又可分营利性和非营利两种。虽然美国的营利性私立医院数量在逐年增加，但仍以非营利性医院为主。

在美国，医生拥有个体执业、团体执业、雇佣执业等多种执业模式。①美国医生并不是医院的长期雇员，而是采取独立执业方式，拥有自主选择执业地点的权力。独立执业的医生会选择参加独立执业医师协会。执业医师协会多为非营利性，代表和维护着医生的利益，并与保险公司就服务支付标准和支付方式展开协商与签约。②美国医生的团体执业普遍采取签约合作制，指两个及以上的医生组成团队或医生集团为患者提供一种或多种专科诊疗服务。美国的专科医生约占全部医生的 87.5%，但是家庭医生的数量存在明显不足，约仅占全部医生的 12.5%（OECD 国家的家庭医生平均约占 38.7%）。③在美国，医生和医疗机构之间的合作方式日益多样化。除传统医生和固定医疗机构建立转诊关系以及作为医院长期雇员外，也出现了医疗机构和医生的联盟关系。

（三）筹资与支付

> **知识点 30-12**
> 美国医疗保险主要包括内容。

美国的医保体系主要包括以下三方面内容：①针对退伍军人、现役军人、印第安人等建立的公费医疗体制。②医保和医疗援助服务中心（Centers for Medicare and Medicaid Services，CMS）负责管理联邦医疗保险（medicare）、联邦医疗援助（medicaid）和儿童健康保健（State Child Health Insurance Program，SCHIP）。其中，Medicare 用于保障 65 岁以上老年人、残疾人及终末期肾病患者；Medicaid 用于保障低收入人群、应对突发公共卫生事件及自然灾害和人为灾害方面。③商业医保，雇员的医保主要由商业保险机构提供。

美国充分市场化所带来的自由选择与昂贵医疗费用之间存在巨大矛盾。医疗保险与雇员从业的工作相关联，失业或者收入较低的人群可能面临失去医疗保险的风险。在美国，由于个人购买医疗保险价格高昂，可负担性不高，无医保人数约占总人数的 16%。此外，对于未参保患者而言，一般就诊费用难以负担，健康服务的公平和可及性较差。对于参保的患者而言，在接受医疗服务过程中，付款程序由保险公司完成，但从中也可能存在因过度医疗而导致高昂的医疗费用。

美国的商业健康保险主要包括三类：非营利性商业健康保险（如蓝十字 Blue Cross 和蓝盾 Blue Shield）、营利性商业健康保险（如团体健康保险、补充健康保险和个人健康保险）和管理式健康保险计划（如健康维护组织 Health Maintenance Organization，HMO；优先选择提供者组织 Preferred Provider Organization，PPO；专有提供者组织 Exclusive Provider Organization，EPO 和服务点集合 Point of Service，POS）。

笔记栏

美国医保体系的构成和特点见表30-1。

表30-1 美国医保体系的构成和特点

保险种类	保险来源	特点	覆盖人群	覆盖人群比例（%）	月保险费用（美元）	自付费用（美元）
雇主型医保	私人保险	个人保险费低，家属也可享受	大中型私营公司、政府、学校等的工作人员	55.1	20～100	10～30
私人购买型医保	私人保险	保险费很高，服务有限	无工作保险福利的小公司，个体户	3.6	500～2000	10～100
联邦医疗保险	联邦	个人	65岁或以上的人群，残疾人	15.2	50～100	10～30
联邦医疗援助	联邦、州政府	家属也可享受	部分符合条件的穷人	16.5	较低或无	0～10
军人保险（VA，USFHP）	政府、国防部	基本免费，家属也可享受	现役、退伍和退休军人	4.4	0～50	0～20
多保险人群	政府、私人	保险费低，家属也可享受	同时有2～3种保险的人群	20.0	0～100	0～10
无保险人群	无	大部分为适龄工作人员	个体工商人员及部分穷人	15.7	自费	自费

注：根据多种资料整理，以可能优先使用的保险种类确定。因20%以上的人群同时拥有2种保险，因此覆盖人群构成比总和大于100%

未参保人群为不愿意自费或没有经济能力购买而缺乏保险的人群。

拓展阅读（第三十章）

（孙 涛 李福军 周 梅）

笔记栏

参考文献

白晨，黄玥，2014. 食品安全与卫生学 [M]. 北京：中国轻工业出版社 .
常峰，纪美艳，路云，2016. 德国的 G-DRG 医保支付制度及对我国的启示 [J]. 中国卫生经济，35(6): 92-96.
陈晨，黄万丁，2016. 日本长期护理保险制度的经验与启示 [J]. 中国卫生政策研究，9(2): 17-21.
陈君石，黄建始，2007. 健康管理师 [M]. 北京：中国协和医科大学出版社 .
陈思东，2010. 流行病学 [M]. 北京：高等教育出版社 .
陈文，2013. 基本医疗保险支付制度改革的关注点 [J]. 中国卫生资源，16(1): 7-8.
陈文，2017. 卫生经济学 [M]. 4 版 . 北京：人民卫生出版社 .
陈学敏，杨克敌，2008. 现代环境卫生学 [M]. 2 版 . 北京：人民卫生出版社 .
程永忠，石应康，2005. 构建医院安全管理新体系 [J]. 中国医院，9(2): 12-14.
仇瑶琴，贺佳，2008. 国内护理期刊有关 Meta 分析论文的质量分析 [J]. 解放军护理杂志，25(23): 28-31.
丛黎明，许亮文，2014. 公共卫生监测概论 [M]. 北京：人民卫生出版社 .
杜文东，2008. 医学心理与精神卫生 [M]. 北京：中国中医药出版社 .
傅华，2007. 社区卫生服务管理（2007 年版）[M]. 北京：北京大学医学出版社 .
傅华，2013. 预防医学 [M]. 6 版 . 北京：人民卫生出版社 .
傅华，2014. 临床预防医学 [M]. 2 版 . 上海：复旦大学出版社 .
傅华，2018. 预防医学 [M]. 7 版 . 北京：人民卫生出版社 .
高永清，吴小南，蔡美琴，2008. 营养与食品卫生学（案例版）[M]. 北京：科学出版社 .
宫芳芳，孙喜琢，李文海，2018. 医保支付要跟上医联体脚步 [J]. 中国卫生，(11): 110-111.
龚贻生，2012. 中国商业健康保险发展战略研究 [D]. 天津：南开大学 .
龚幼龙，严非，2009. 社会医学 [M]. 3 版 . 上海：复旦大学出版社 .
顾景范，杜寿玢，郭长江，2009. 现代临床营养学 [M]. 2 版 . 北京：科学出版社 .
顾亚明，2015. 日本分级诊疗制度及其对我国的启示 [J]. 卫生经济研究，335(3): 8-12.
顾瑜琦，胡佩诚，2006. 心理治疗 [M]. 北京：中国医药科技出版社 .
郭清，2000. 社区卫生服务理论与实践 [M]. 广州：暨南大学出版社 .
国家体育总局，2018. 全民健身指南 .
国家药品监督管理局，2018. 政策法规司 . 内设机构 [DB/OL]. http://www.nmpa.gov.cn/WS04/CL2163/.
国家药品监督管理局，2018. 主要职责 [DB/OL]. http://www.nmpa.gov.cn/WS04/CL2073/.
国务院办公厅关于印发全国医疗卫生服务体系规划纲要（2015—2020 年）的通知 [DB/OL]. http://www.nhfpc.gov.cn/guihuaxxs/s3585u/201503/6f403fed54754e4f916bcceac28c197a.shtml. 2018.
贺洪，汤长发，2012. 健康管理概论 [M]. 长沙：湖南师范大学出版社 .
胡善联，2003. 卫生经济学 [M]. 上海：复旦大学出版社.
黄建始，陈君石，2007. 健康管理在中国的历史、现状和挑战 [J]. 中华全科医师杂志，6(1): 45-47.
黄悦勤，2017. 临床流行病学 [M]. 4 版 . 北京：人民卫生出版社 .
蒋春红，罗五金，马敬东，2014. 全民健康覆盖的内涵及我国推进全民健康覆盖的策略选择 [J]. 中国卫生经济，8(33): 5-7.
康德英，许能锋，2015. 循证医学 [M]. 3 版 . 北京：人民卫生出版社 .
康越，2017. 日本社区嵌入式养老发展历程及其经验 [J]. 北京联合大学学报（人文社会科学版），15(4): 110-117.
李斌，2006. 黑龙江省卫生筹资累进性研究 [J]. 中国卫生经济，25(1):10-15.
李芬，王常颖，王力男，等，2018. 老龄化与医疗费用增长的国际研究进展与启示 [J]. 中国卫生经济，37(3): 94-96.
李立明，2017. 流行病学 [M]. 8 版 . 北京：人民卫生出版社 .
李立明，王建华，2015. 流行病学 [M]. 3 版 . 北京：人民卫生出版社 .
李鲁，2012. 社会医学 [M]. 4 版 . 北京：人民卫生出版社 .
李鲁，2017. 社会医学 [M]. 5 版 . 北京：人民卫生出版社 .
李鹏，王拥军，陈光勇，等，2015. 中国早期结直肠癌及癌前病变筛查与诊治共识 [J]. 中国实用内科杂志，35(03): 211-227.
李廷谦，刘雪梅，张鸣明，等，2007. 中文期刊发表的中医药系统评价 /Meta 分析现状调查 [J]. 中国循证医学杂志，7(3): 180-188.
李威，孙同波，张雪，等，2017. 美国病人安全文化研究及其对我国的启示 [J]. 中国医学伦理学，30(12): 1492-1495.
李学信，陈永年，2007. 社区卫生服务导论 [M]. 3 版 . 南京：东南大学出版社 .
李幼平，2015. 循证医学 [M]. 北京：人民卫生出版社 .
李幼平，2018. 实用循证医学 [M]. 北京：人民卫生出版社 .
李幼平，李静，孙鑫，等，2016. 循证医学在中国的起源与发展：献给中国循证医学 20 周年 [J]. Chin J Evid-based Med，16(1): 2-6.
李孜，李娴君，游茂，等，2017. 美国医生集团发展以及对我国的启示 [J]. 中国卫生政策研究，10(3): 33-39.
梁万年，2012. 卫生事业管理学 [M]. 3 版 . 北京：人民卫生出版社 .
廖专，孙涛，吴浩，等，2014. 中国早期胃癌筛查及内镜诊治共识意见（2014 年 4 月・长沙）[J]. 胃肠病学，19(7): 408-427.

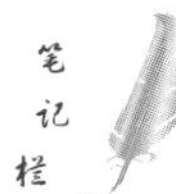

林光汶，郭岩，2010. 中国卫生政策：汉英对照 [M]. 北京：北京大学医学出版社 .
凌文华，孙志伟，2015. 预防医学 [M]. 3 版 . 北京：人民卫生出版社 .
刘芳，赵斌，2016. 德国医保点数法的运行机制及启示 [J]. 德国研究，(314): 48-63.
刘启望，冯超，刘敏，2008. 对医疗安全管理体系建设的几点思考 [J]. 中国卫生事业管理，25(1): 20-21.
刘天鹏，2006. 健康管理师培训教材 [M]. 北京：人民军医出版社 .
刘晓燕，徐凌忠，2014. 国外社区卫生服务发展模式的思考与启示 [J]. 社区医学杂志，12(23): 33-34.
刘续宝，王素萍，2013 年 . 临床流行病与循证医学 [M]. 4 版 . 北京：人民卫生出版社 .
鲁新，2016. 全球健康治理 [M]. 北京：人民卫生出版社 .
罗家洪，李建，2011. 流行病学（案例版）[M]. 北京：科学出版社 .
罗杰斯，2016. 创新的扩散 [M]. 5 版 . 唐兴通，郑常青，张延臣译 . 北京：电子工业出版社 .
罗斯・C. 布朗逊，伊丽莎白・A. 贝克，特里・L. 里特，2014. 循证公共卫生 [M]. 黄建始，张慧，钱运梁，译 . 北京：中国协和医科大学出版社 .
罗晓红，2012. 中西医临床全科医学概论 [M]. 北京：中国医药科技出版社 .
罗秀，2017. 以健康促进为核心的德国健康金齐格塔尔整合医疗介绍 [J]. 中国全科医学，20(19): 2306-2310.
骆庆，2013. 流行病学之父：约翰・斯诺 [J]. 世界文化，2: 14-17.
马春瑕，2008. 论医患双方权利与义务关系 [J]. 科技信息（科学教研），(6): 198-199.
马琳，郑英，潘天欣，2014. 我国参与全球卫生治理回顾与展望 [J]. 南京医科大学学报 (社会科学版)，63(4), 266-269.
孟庆跃，2013. 卫生经济学 [M]. 北京：人民卫生出版社 .
那斌，2012. 个人健康管理在健康保险中的应用现状与发展趋势 [J]. 经济视野，(10)：43.
聂建刚，熊昌娥，2010. 全球治理下的卫生国际合作现况分析 [J]. 医学与社会，23(4): 6-7.
牛侨，2007. 职业卫生与职业医学 [M]. 2 版 . 北京：中国协和医科大学出版社.
彭聃龄，2014. 普通心理学 [M]. 北京：北京师范大学出版社，
彭颖，金春林，王贺男，2018. 美国 DRG 付费制度改革经验及启示 [J]. 中国卫生经济，37(7): 93-96.
瞿良，朱玉琨，王惠萱，2004. 检验科在医疗事故防范中应采取的对策 [J]. 中华检验医学杂志，27(08): 62.
曲巍，唐军，2014. 预防医学 (案例版)[M]. 2 版 . 北京：科学出版社 .
任明辉，汤胜蓝，刘远立，2016. 全球健康概论 [M]. 北京：人民卫生出版社 .
尚磊，2014. 卫生管理统计学 [M]. 北京：中国统计出版社 .
申杰，2012. 预防医学 [M].2 版 . 上海：上海科学技术出版社 .
沈红兵，2014. 流行病学 [M]. 8 版 . 北京：人民卫生出版社 .
沈洪兵，齐秀英，2017. 流行病学 [M]. 8 版 . 北京：人民卫生出版社 .
施榕，2016. 预防医学 [M]. 3 版 . 北京：高等教育出版社 .
孙贵范，2012. 劳动卫生与职业卫生 [M]. 7 版 . 北京：人民卫生出版社.
孙贵范，2015. 预防医学 [M]. 3 版 . 北京：人民卫生出版社 .
孙宏伟，杨小丽，2013. 医学心理学 [M]. 北京：科学出版社 .
孙录宝，2012. 城市社区管理知识读本 [M]. 济南：山东人民出版社 .
孙长颢，2017. 营养与食品卫生学 [M]. 8 版 . 北京：人民卫生出版社 .
孙志伟，2012. 预防医学 [M]. 北京：高等教育出版社 .
谭红专，2008. 现代流行病学 [M]. 2 版 . 北京：人民卫生出版社 .
唐军，2007. 预防医学（案例版）[M]. 北京：科学出版社 .
唐平，2009. 医学心理学 [M]. 北京：人民卫生出版社 .
陶芳标，2017. 儿童少年卫生学 [M]. 8 版 . 北京：人民卫生出版社 .
陶芳标，李十月，2017. 公共卫生学概论（案例版）[M]. 北京：科学出版社 .
王蓓，2011. 临床流行病学 [M]. 2 版 . 南京：东南大学出版社 .
王光荣，龚幼龙，2004. 小康社会社区卫生服务发展策略 [M]. 上海：复旦大学出版社 .
王吉耀，何耀，2016. 循证医学 [M]. 北京：人民卫生出版社 .
王家良，2016. 循证医学 [M]. 3 版 . 北京：人民卫生出版社 .
王建国，范智勇，丁剑，2003. 影响医疗安全的因素及防范对策 [J]. 中华现代医院管理杂志，(1): 4.
王建华，2005. 流行病学 [M]. 6 版 . 北京：人民卫生出版社 .
王建华，2008. 流行病学 [M]. 7 版 . 北京：人民卫生出版社 .
王建华，2013. 预防医学 [M]. 3 版 . 北京：北京大学医学出版社 .
王力男，李芬，张晓溪，2017. 我国卫生筹资制度建设进展及问题 [J]. 中国卫生经济，36(9): 46-50.
王丽萍，曾令佳，任翔，等，2015. 中国 2013 年报告法定传染病发病及死亡特征分析 [M]. 中华流行病学杂志，36(3): 194-198.
王培玉，2012. 健康管理学 [M]. 北京：北京大学医学出版社 .
王卫宪，张贵凡，崔丽华，2003. 医疗纠纷的三级防范 [J]. 中华医院管理杂志，(12): 45-47.
王勇，2014. 公共管理视角下中国医疗卫生体系改革问题研究 [D]. 呼和浩特：内蒙古农业大学 .
王宇，杨功焕，2013. 中国公共卫生 [M]. 北京：中国协和医科大学出版社 .
王重建，李玉倩，于二曼，等，2010. 人工神经网络在个体患原发性高血压预测中的应用 [M]. 中国卫生统计，27(6): 591-593.
卫生部，2005. 医院管理评价指南（试行）[J]. 中国医院杂志，(4)：411.

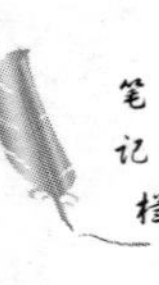

邬堂春，2017. 职业卫生与职业医学 [M]. 8 版 . 北京：人民卫生出版社.
吴苇， 2015. 社区护理 [M]. 2 版 . 北京：人民军医出版社 .
吴悦，彭凯，张研，2016. 德国巴伐利亚州健康服务整合实践及其思考 [J]. 中国卫生资源，19(3): 252-256.
夏北海，2004. 日本的医疗保健体系和医疗保险制度简介 [J]. 中国农村卫生事业管理，24(6): 60-62.
夏挺松，卢祖洵，彭绩，2011. 国外医疗卫生体系模式对我国的启示 [J]. 中国卫生事业管理，28(7): 486-488.
肖荣，2013. 预防医学 [M]. 3 版 . 北京：人民卫生出版社.
谢春艳，何江江，胡善联，2015. 英国初级卫生保健质量与结果框架解析 [J]. 中国医院管理，35(7): 78-80.
徐国平，李东华，2014. 美国卫生体系面临的挑战及对中国的启示 [J]. 中国卫生政策研究，7(2): 32-37.
许国章，魏晟，2017. 现场流行病学 [M]. 3 版 . 北京：人民卫生出版社 .
杨晶鑫，王欣昱，2010. 日本医疗保险制度的改革进程及对我国的启示 [J]. 东北亚论坛，19(1): 115-122.
杨克敌，2017. 环境卫生学 [M]. 8 版 . 北京：人民卫生出版社 .
杨燕绥，妥宏武，2018. 卫生费用增长控制与医疗保障治理机制研究——基于全国与省际数据的实证分析 [J]. 国家行政学院学报，2: 52-58.
姚力，2018. 卫生工作方针的演进与健康中国战略 [J]. 当代中国史研究，25(3): 35-43.
姚树桥，杨彦春，2013. 医学心理学 [M]. 北京：人民卫生出版社 .
姚应水，高晓虹，2017. 流行病学（案例版）[M]. 2 版 . 北京：科学出版社 .
余震，张亮，2007. 医疗安全管理新理念的探讨 [J]. 中华医院管理杂志，23(11): 11.
詹思延，2009. 正确使用和合理解读 Meta 分析 [J]. 中华儿科杂志，47(12): 883-886.
詹思延，谭红专，2017. 流行病学 [M]. 8 版 . 北京：人民卫生出版社 .
张开金，夏俊杰，2013. 健康管理理论与实践 [M]. 2 版 . 南京：东南大学出版社 .
张亮，胡志，2013. 卫生事业管理学 [M]. 北京：人民卫生出版社 .
张鹭鹭，王羽，2014. 医院管理学 [M]. 2 版 . 北京：人民卫生出版社 .
张日新，范群，2014. 社区卫生服务导论 [M]. 南京：东南大学出版社 .
张文昌，贾光，2017. 职业卫生与职业医学（案例版）[M]. 2 版 . 北京：科学出版社 .
张文昌，夏昭林，2008. 职业卫生与职业医学（案例版）[M]. 北京：科学出版社 .
张欣，马军，2017. 儿童少年卫生学（案例版）. 2 版 . 北京：科学出版社 .
张研，张亮，2018. 健康中国背景下医疗保障制度向健康保障制度转型探索 [J]. 中国卫生政策研究，11(1): 2-5.
张艳丽，王春玉，王圣友，等，2017. 德国“医管之道”及其借鉴与启示 [J]. 中国医院管理，37(2): 76-77.
赵仲堂，2005. 流行病学研究方法与应用 [M]. 2 版 . 北京：科学出版社 .
郑英杰，2017. 医院感染学 [M]. 上海：复旦大学出版社 .
郑玉健，王家骥，2015. 预防医学 [M]. 北京：科学出版社 .
郑振佺，王宏， 2016. 健康教育学（案例版）[M]. 2 版 . 北京：科学出版社 .
《中国高血压防治指南》修订委员会，2018. 中国高血压防治指南（2018 年修订版）[M]. 北京：中国医药科技出版社 .
中国抗癌协会乳腺癌专业委员会，2017. 中国抗癌协会乳腺癌诊治指南与规范（2017 年版）[J] . 中国癌症杂志，27(09): 695-759.
中国心血管病预防指南 2017 写作组，中华心血管病杂志编辑委员会，2018. 中国心血管病预防指南（2017）[J]. 中华心血管病杂志，46(1): 10-25.
中国营养学会，2014. 中国居民膳食营养素参考摄入量速查手册 [M]. 北京：中国标准出版社 .
中国营养学会，2016. 中国居民膳食指南 2016[M]. 北京：人民卫生出版社 .
中华人民共和国国家卫生和计划生育委员会，2015. 营养名词术语 WS/T 476—2015[S].
中华人民共和国国家卫生和计划生育委员会，2018. 2017 年我国卫生和计划生育事业发展统计公报 [R].
中华人民共和国环境保护部，国土资源部，2014. 全国土壤污染调查公报 [R].
中华人民共和国生态环境部，2018. 2017 年中国生态环境状况公报 [R].
中华人民共和国卫生和计划生育委员会，2015. 中国居民营养与慢性病状况报告 [J].
中华医学会放射学分会心胸学组，2015. 低剂量螺旋 CT 肺癌筛查专家共识 [J]. 中华放射学杂志，49(5): 328-335.
中华医学会糖尿病学分会，2018. 中国 2 型糖尿病防治指南（2017 年版）[J]. 中国实用内科杂志，38(04): 292-344.
仲来福，2014. 卫生学 [M]. 8 版 . 北京：人民卫生出版社 .
朱启星，2018. 卫生学 [M]. 9 版 . 北京：人民卫生出版社 .
纵伟，2016. 食品安全学 [M]. 北京：化学工业出版社 .
邹宇华，邓冰，2016. 社会医学 [M]. 北京：科学出版社 .
Avenell A, Mak JC, O'Connell D, 2014. Vitamin D and vitamin D analogues for preventing fractures in post-menopausal women and older men. Cochrane Database of Systematic Reviews, 14(4): CD000227.
Bolland MJ, Leung W, Tai V, et al., 2015. Calcium intake and risk of fracture: systematic review [J]. BMJ, 351: h4580.
BUSSE R, BL MEL M, KNIEPS F, et al., 2017. Statutory health insurance in Germany: a health system shaped by 135 years of solidarity, self-governance, and competition [J]. Lancet, 390 (10097): 882-897.
BUSSE R, BLüMEL M, 2014. Germany: Health system review [J]. Health Systems in Transition, 16(2): 1.
Carlsson AC, Wandell PE, Gigante B, et al., 2013. Seven modifiable lifestyle factors predict reduced risk for ischemic cardiovascular disease and all-cause mortality regardless of body mass index: a cohort study. INT J CARDIOL, 168: 946-952.
CHIEF A B, POLICY R P, CENTER S P S, et al., 2017. U.S.Department of Health and Human Services Strategic Sustainability Performance

Plan [DB/OL]. https://www.hhs.gov/sites/default/files/2017-HHS-Strategic-Sustainability-Performance-Plan_0.pdf.

DENAVASWALT C, PROCTOR B D, SMITH J C. Income, Poverty, and Health Insurance Coverage in the United States:2011 Current Population Reports [J]. Current Population Reports, 2012, (36): 60-243.

Ellie Whitney, Sharon Rady Rolfes, 2015.Understanding nutrition (4th edition) [M]. Wadsworth Publishing.

Evidence-Based Medicine Working Group, 1992. Evidence-based medicine. A new approach to teaching the practice of medicine [J]. JAMA, 268(17): 2420-2425.

Gordon M. Burke, Michael Genuardi, Heather Shappell, et al., 2017. Temporal Associations Between Smoking and Cardiovascular Disease, 1971 to 2006 (from the Framingham Heart Study). Am J Cardiol, 120: 1787-1791.

Guyatt GH, 1991. Evidence-based medicine [J]. ACP J Club, 114: A-16.

Iain Chalmers, 2016. 治疗的真相 [M]. 杨克虎，陈耀龙，译 . 北京：人民东方出版社 .

Katsilambros N, Dimosthenopoulos C, Kontogianni M, et al., 2010. Clinical nutrition in practice [M]. A John Wiley & Sons, Ltd., Publication.

Liberati A, Altman DG, Tetzlaff J, et al., 2009. The PRISMA statement for reporting systematic reviews and meta-analyses of studies that evaluate health care interventions:explanation and elaboration [J]. J Clin Epidemiol, 62(10): e1-34.

Liu Tao, Chen Weiqing, He Yanhui, et al., 2009. A Meta—analysis on the association between maternal passive smoking during pregnancy and small- for- gestational -age infants [J]. Chin J Epidemiol, 30(1), 68-72.

Marshall T, 2008. Identification of patients for clinical risk assessment by prediction of cardiovascular risk using default risk factor values [J]. BMC Public Health, 8: 25.

Mossialos E, Wenzl M. International profiles of health care systems [J]. 2013, 11: 1-129.

Norman J Temple, Ted Wilson, George A.Bray, 2017. Nutrition guide for physicians and related healthcare professionals [M]. 2nd edition. Humana Press.

Plotnikoff RC, Lippke S, Johnson ST, 2010. Physical activity and stages of change: A longitudinal test in types 1 and 2 diabetes samples[J]. Ann Behav Med, 40: 138-149.

Shen X, Zhao B, 2018. Efficacy of PD-1 or PD-L1 inhibitors and PD-L1 expression status in cancer: meta-analysis [J]. BMJ, 362: k3529.

Skolnik R, 2012. Global health 101[M]. Second edition. Washington: Jones & Bartlett Learning, LLC.

Thomas F., David F., Steven H., et al., 2014. Multitarget stool DNA testing for colorectal-cancer screening [J]. The New England Journal of Medicine, 370(14): 1287-1297.

Wang XH, Bao ZQ, Zhang XJ, et al., 2017. Effectiveness and safety of PD-1/PD-L1 inhibitors in the treatment of solid tumors: a systematic review and meta-analysis [J]. Oncotarget, 8(35): 59901-59914.

White F, 2015. Primary health care and public health: Foundations of universal health systems [J]. Medical Principles &Practice, 24(2): 103-116.

WHO, 2008. International health regulations (2005) [M]. Second edition. Geneva: WHO Press.

Zhao JG, Zeng XT, Wang J, et al., 2017. Association between calcium or vitamin D supplementation and fracture incidence in community-dwelling older adults a systematic review and meta-analysis [J]. JAMA, 318(24): 2466-2482.

笔记栏

中英文名词对照索引

笔记栏

E

F

G

H

J

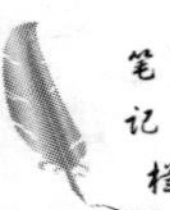

K

L

M

N

笔记栏

P

Q

R

S

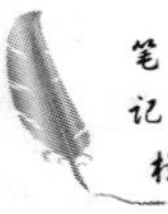

T

W

X

Y

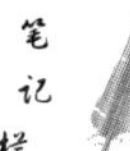

Z

笔记栏